新编普通外科与血管外科学

（上）

陈俊卯等◎主编

吉林科学技术出版社

图书在版编目（CIP）数据

新编普通外科与血管外科学/陈俊卯等主编. -- 长
春：吉林科学技术出版社，2016.6
ISBN 978-7-5578-0776-4

Ⅰ．①新… Ⅱ．①陈… Ⅲ．①外科学②血管外科学
Ⅳ．①R6②R654.3

中国版本图书馆CIP数据核字（2016）第133657号

新编普通外科与血管外科学

Xinbian putong waike yu xueguan waikexue

主　　编	陈俊卯　张会英　贾廷印　王宏博　綦声波　孙爱梅	
副 主 编	李山峰　牛志鹏　邓　冲　张　旭	
	耿　林　张相成　翟登合　李东方	
出 版 人	李　梁	
责任编辑	张　凌　张　卓	
封面设计	长春创意广告图文制作有限责任公司	
制　　版	长春创意广告图文制作有限责任公司	
开　　本	787mm×1092mm　1/16	
字　　数	1014千字	
印　　张	41.5	
版　　次	2016年6月第1版	
印　　次	2017年6月第1版第2次印刷	

出　　版	吉林科学技术出版社
发　　行	吉林科学技术出版社
地　　址	长春市人民大街4646号
邮　　编	130021
发行部电话/传真	0431-85635177　85651759　85651628
	85652585　85635176
储运部电话	0431-86059116
编辑部电话	0431-86037565
网　　址	www.jlstp.net
印　　刷	虎彩印艺股份有限公司

书　　号	ISBN 978-7-5578-0776-4
定　　价	165.00元

如有印装质量问题　可寄出版社调换
因本书作者较多，联系未果，如作者看到此声明，请尽快来电或来函与编辑
部联系，以便商洽相应稿酬支付事宜。

主编简介

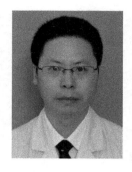

陈俊卯

　　1976年出生，华北理工大学附属医院普通外科，医学硕士，副主任医师，副教授，硕士研究生导师，华北理工大学临床学院外科学教研室秘书，华北理工大学专家库成员，《中华现代临床医学杂志》常务编委，中文核心期刊《肿瘤防治研究》特约审稿专家。2000年毕业于华北煤炭医学院，主要从事微创介入工作研究。擅长普外科疾病的ERCP治疗、各器官肿瘤综合微创介入治疗、狭窄性疾病的支架置入及各器官病理性积液置管引流治疗与管道管理等。承担和参与科技攻关课题7项，获得河北省科技成果证书5项，获得省市科技进步奖二等奖3项，市三等奖3项，在国家级核心期刊上发表科研论文30篇。主编著作1部，参编著作3部。承担国家级继续医学教育项目4项。培养硕士研究生2名。

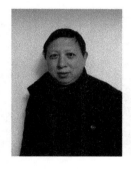

张会英

　　1969年出生，1995年毕业于河南大学医学院，后从事普外科工作至今，2003年—2006年在中国协和医科大学北京协和医院普外科学习研修，对肝胆外科、胰腺外科、胃肠外科等各种手术娴熟掌握，特别擅长胰十二指肠切除术治疗，胰腺癌获得很好的疗效。发表论文20余篇。

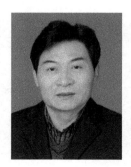

贾廷印

　　1966年出生，南阳医学高等专科学校第一附属医院普外三科主任，副主任医师。1990年毕业于新乡医学院临床医学系。现任河南省中华医学会普外微创外科学组分会委员，河南省内镜学会十二指肠镜学组委员，南阳市腹腔镜研究治疗中心主任，南阳市医学会普通外科分会常务委员，南阳市医学会微创专业委员会副主任委员。先后获得南阳市科技成果二等奖成果3项，在国家核心期刊发表论文10余篇，主持编写临床著作2部。

编　委　会

前　言

　　普外科是外科学的基础，相对于外科其他专科来说，是一门比较成熟的学科。近年来随着现代影像技术、计算机技术、生物医学工程、分子生物学、微创外科及相关学科的发展，普外科也得到了日新月异的发展。有关普外科学方面的基础理论研究及临床诊治都有了迅速发展，新概念、新理论、新观点、新技术、新疗法不断涌现，循证医学也在不断地把最新证据推向临床。

　　本书重点介绍了颈部手术、甲状腺外科、胃肠外科、肝胆外科、周围血管外科等常见普外科疾病的手术治疗方式方法，对普外科微创技术、血管外科学以及普外科常见疾病的护理也做了相关介绍。全面系统，条理清晰，规范实用，适用于普外科医师、研究生和高等医学院师生以及相关医务人员学习参考。

　　本书编委均是高学历、高年资、精干的专业医务工作者，对各位同道的辛勤笔耕和认真校对深表感谢！由于写作时间和篇幅有限，难免有纰漏和不足之处，恳请广大读者予以批评、指正，以便再版时修正。

编　者
2016 年 6 月

目　录

第一章

无菌术和灭菌术

第一节　外科灭菌和消毒法

一、热力灭菌和消毒法

（一）热力杀灭微生物的机制

热力是最古老也是最有效的消毒灭菌法，可以杀灭各种微生物，但不同种类的微生物对热的耐受力不尽相同。如细菌繁殖体、真菌和酵母菌在湿热80℃历时5～10min可被杀死，而真菌孢子比其菌丝体耐热力强，于100℃历时30min才能杀灭。细菌芽孢的抗热力要比繁殖体强得多，如炭疽杆菌的繁殖体在80℃只能耐受2～3min，而其芽孢在湿热120℃历时10min才能杀灭。为了达到热力灭菌的目的，必须对不同抵抗力微生物的热力致死温度和时间有所了解。

热力杀灭微生物的基本原理是破坏微生物的蛋白质、核酸、细胞壁和细胞膜，从而导致其死亡。其中干热和湿热破坏蛋白质的机制是不同的，干热主要是通过氧化作用灭活微生物，而湿热是使微生物的蛋白质凝固以致其死亡。在干热灭菌时，干燥的细胞不具备生命的功能，缺水更使酶无活力和内源性分解代谢停止，微生物死亡时仍无蛋白凝固的发生，死亡是由于氧化作用所致。湿热使蛋白质分子运动加速，互相撞击，肽链断裂，暴露于分子表面的疏水基结合成为较大的聚合体而发生凝固和沉淀。蛋白质凝固变性所需的温度与其含水量有关，含水量越多，凝固所需的温度越低。

影响热力灭活微生物的外界因素很多。研究证明，溶液的类型、pH、缓冲成分、氯化钠和阳离子等对热力消毒均有一定的影响。如pH<6.0或>8.0时，某些微生物对热的抵抗力降低；磷酸盐缓冲能降低芽孢对湿热的抵抗力；微生物在高浓度的氯化钠内加热，其抗热力降低；灭菌环境的相对湿度可决定微生物的含水量，相对湿度越高，微生物的灭活率越大。此外，气压直接影响着水及蒸汽的温度，气压越高，水的沸点越高，当然微生物的灭活率越大。

（二）干热消毒和灭菌

1. 火焰烧灼　可以直接灭菌，其温度很高，效果可靠，外科手术器械急用时可予烧灼灭菌，但器械易遭破坏。

2. 干烤　干烤灭菌是在烤箱内进行的，适用于玻璃制品、金属制品、陶瓷制品以及不能用高压蒸汽灭菌的吸收性海绵和油剂等物品，因为这些物品在高温下不会损坏、变质和蒸发，但不适用于纤维织物和塑料制品等灭菌。对导热性差的物品，适当延长高温的维持时间；对有机物品，温度不宜过高，因为超过170℃就会碳化。

使用烤箱灭菌时，器械应先洗净，待完全干燥后再干烤。灭菌时间应从烤箱内达到所要求的温度时算起。物品包装不宜过大，粉剂和油剂不宜太厚，以利热力穿透；物品之间留有空隙，以利于热空气对流。打开烤箱前待温度降至40℃以下，以防炸裂。

3. 红外线辐射灭菌 红外线有较好的热效应，以 $1\sim10\mu m$ 波长者最强，其灭菌所需温度和时间与用干热烤箱相同，可用于医疗器械的灭菌，但目前更多应用于注射器和安瓿的灭菌。

（三）湿热消毒和灭菌

1. 煮沸消毒 实用、简便而经济。适用于金属器械、玻璃、搪瓷以及橡胶类等物品的消毒。橡皮、丝线及电木类物品可待水沸后放入，煮沸 10min；金属及搪瓷类物品在水沸后放入，煮沸 15min；玻璃类物品可先放入冷水或温水，待水沸后煮沸 20min。上述物品在水中煮沸至100℃，维持 10~20min，一般的细菌可被杀灭，但其芽孢至少需煮沸 1h，而有的甚至需数小时才能将其杀灭。煮沸消毒时，在水中加入增效剂可以提高煮沸消毒的效果。如在煮沸金属器械时加入碳酸氢钠，使之成为1%碱性溶液，可提高沸点至105℃，消毒时间缩短至10min，还可防止器械生锈。同样，0.2%甲醛、0.01%升汞和0.5%肥皂水（指加入后的浓度）均可作为煮沸消毒的增效剂，选用时应注意其对物品的腐蚀性。

锐利刀剪煮沸后，其锋利性易受损害，最好采用干热烤箱灭菌。疑有芽孢菌污染的器械，改用高压蒸汽灭菌。

煮沸消毒时注意事项：①先洗净物品，易损坏的物品用纱布包好，放入水中，以免沸腾时互相碰撞。水面应高于物品，加盖。自水沸腾时开始计算时间。如中途加入其他物品，重新计算时间。②消毒注射器时，应拔出内芯，针筒和内芯分别用纱布包好。③接触肝炎患者的刀剪器械，应煮沸 30min。④高原地区气压低，沸点也低，一般海拔高度每增高 300m，应延长消毒时间 2min。故可改用压力锅 [其蒸汽压力可达 $12.75N/cm^2$（1.21×10^2kPa）]进行煮沸消毒，其中最高温度可达124℃左右，10min 后即可达到消毒目的。

2. 低温蒸汽消毒 目前国外已广泛用于怕高热器材的消毒，如各种内镜、塑料制品、橡胶制品、麻醉面罩和毛毡等。其原理是将蒸汽输入预先抽真空的高压锅内，温度的高低则取决于气压的大小。因此，可以通过控制高压锅内的压力来精确地控制高压锅内蒸汽的温度。

低气压和低温度的蒸汽比相同温度的水有更大的消毒作用，这是因为蒸汽在凝结时释放出潜热，加强了消毒作用，而同样温度的水则没有潜热。例如80℃的低温蒸汽，可以迅速杀灭非芽孢微生物，但对怕热物品无明显损害。如在通入蒸汽之前加入甲醛，更可用以杀灭芽孢。

3. 高压蒸汽灭菌 高压灭菌器有两大类：一种是较为先进的程控预真空压力蒸汽灭菌器，国外发达国家多已采用。灭菌器装有抽气机，用以通入蒸汽前先抽真空，便于蒸汽穿透。它具有灭菌时间短和损害物品轻微的优点，在物品安放拥挤和重叠情况下仍能达到灭菌，甚至有盖容器内的物品也可灭菌。整个灭菌过程采用程序控制，既节省人力又稳定可靠。国内生产 JWZK - 12A 型程控预真空压力蒸汽灭菌柜，性能良好。灭菌时最低真空度为8.0kPa（60mmHg），最高温度为 132~136℃。

另一种是我们目前广泛使用的下排气式高压灭菌器，其下部设有排气孔，用以排出内部的冷空气。分有手提式、立式和卧式等类型。手提式是小型灭菌器，全重 12kg 左右。立式是老式高压锅，使用时需加水 16L 左右。至于卧式高压灭菌器可处理大量物品，最为常用。结构上有单扉式和双扉式两种。后者有前、后两个门，分别供放入和取出物品之用。灭菌室由两层壁组成，中有夹套，蒸汽进入灭菌室内，积聚而产生压力。蒸汽的压力增高，温度电随之增高。蒸汽压达 $1.40 \sim 13.73 N/cm^2$ 时，温度上升至 $121 \sim 126℃$，维持 30min，能杀灭包括耐热的细菌芽孢在内的一切微生物，达到灭菌目的。

（1）适用范围：适用于各种布类、敷料、被服、金属器械和搪瓷用品的灭菌。对注射器及易破碎的玻璃用品，宜用干热灭菌。油脂、蜡、凡士林、软膏和滑石粉等不易被蒸汽穿透的物品灭菌效果差，以用干热火菌为妥。一切不能耐受高温、高压和潮气的物品，如吸收性海绵、塑料制品、橡胶和精密仪器等，可用环氧乙烷等消毒。

（2）使用方法：灭菌物品均须适当包装，以防取出后污染。物品包装不宜过大，每件不宜超过 30cm×30cm×50cm，各包件之间留有空隙，以利于蒸汽流通。瓶、罐、器皿应去盖后侧放。灭菌开始时，先关闭器门，使蒸汽进入夹套，在达到所需的控制压力后，旋开冷凝阀少许，使冷凝水和空气从灭菌室内排出。再开放总阀，使蒸汽进入灭菌室。

到达灭菌所需时间后，应即熄火或关闭进气阀，逐渐开放排气阀，缓缓放出蒸汽，使室内压力下降至与外界相同。灭菌物品为敷料包、器械、金属用具等，可采用快速排气法。如灭菌物品是瓶装药液，不宜减压过快，以免药液沸腾或喷出瓶外。将门打开，再等 10 ~ 15min 后取出已灭菌的物品，利用余热和蒸发作用来烤干物品包裹。

（3）高压蒸汽灭菌效果的测定：①热电偶测试法：使用时将热电偶的热敏电极插入物品包内，通过电流的变化反应测出作用温度，可从温度记录仪描出的记录纸上观察整个灭菌过程中的温度曲线。新式高压蒸汽灭菌器都带有热电偶和温度记录仪的装置。②留点温度计测试法：留点温度计的最高温度指示为 $160℃$，使用时先将其水银柱甩到 $50℃$ 以下，放在灭菌物品内，灭菌完毕后方可取出观察温度计数。③化学指示剂测试法：将一些熔点接近于高压灭菌所需温度的化学物质晶体粉末装入小玻璃管内，在火上封闭管口，做成指示管。灭菌时将指示管放入物品内，灭菌完毕取出指示管，如其中化学物质已经熔化，说明灭菌室内的温度达到了指示管所指示的温度。常用化学物质的熔点为：安息香酸酚，$110℃$；安替比林，$111 \sim 113℃$；乙酰苯胺，$113 \sim 115℃$；琥珀酸酐，$118 \sim 120℃$；苯甲酸，$121 \sim 123℃$；芪（二苯乙烯），$124℃$；硫黄粉的熔点为 $121℃$，但国内多数医院所用的硫黄熔点为 $114 \sim 116℃$，最低者仅 $111.2℃$，可见硫黄熔点法判断高压灭菌的效果是不可靠的。④微生物学测试法：国际通用的热力灭菌试验代表菌株为脂肪嗜热杆菌芽孢，煮沸 $100℃$ 致死时间为 300min；高压蒸汽 $121℃$ 致死时间是 12min，$132℃$ 为 2min；干热 $160℃$ 致死时间为 30min，$180℃$ 为 5min。制成菌片，套入小封套，置入灭菌物品内部。灭菌完毕后，取出菌片，接种于溴甲酚紫蛋白胨液体培养管内，$56℃$ 下培养 $24 \sim 48h$，观察结果。培养后颜色不变，液体不浑浊，说明芽孢已被杀灭，达到了灭菌要求。若变成黄色，液体浑浊，说明芽孢未被杀灭，灭菌失败。⑤纸片测试法：现多采用 Attest™ 生物指示剂。高压蒸汽灭菌所用生物指示剂是以脂肪嗜热杆菌芽孢制备，干热灭菌和环氧乙烷灭菌所用生物指示剂则是以枯草杆菌黑色变种芽孢制备。

二、紫外线辐射消毒法

紫外线属电磁波辐射，其波长范围为 328 ~ 210nm，其最大杀菌作用的波长为 240 ~ 280nm。现代水银蒸汽灯发射的紫外线 90% 以上的波长在 253.7nm。紫外线所释放的能量是低的，所以它的穿透能力较弱，杀菌力不及其他辐射。具有灭菌作用的紫外线主要作用于微生物的 DNA，使 1 条 DNA 链上的相邻胸腺嘧啶键结合成二聚体而成为一种特殊的连接，使微生物 DNA 失去转化能力而死亡。

临床上采用紫外线灯对空气进行消毒。在室内有人的情况下，为防止损害人的健康，灯的功率平均每立方米不超过 1W。一般在每 10 ~ 15m² 面积的室内安装 30W 紫外线灯管 1 支，每日照射 3 ~ 4 次，每次照射 2h，间隔 1h，并通风，以减少臭氧。经照射，空气中微生物可减少 50% ~ 70%。在无人的室内，灯的功率可增加到每立方米为 2.0 ~ 2.5W，照射 1h 以上。紫外线强度和杀菌效能主要有四种方法：硅锌矿石荧光法，紫外线辐射仪测定，紫外线摄谱仪法和平皿培养对比法。

紫外线用于污染表面的消毒时，灯管距污染表面不宜超过 1m，所需时间为 30min 左右，消毒有效区为灯管周围 1.5 ~ 2.0cm 处。

三、微波灭菌法

研究表明微波灭菌与其热效应和非热效应相关，后者包括电磁场效应、量子效应和超电导作用。微波的热效应是指当微波通过介质时，使极性分子旋转摆动，离子及带电粒子也做来回运动产热，从而使细胞内分子结构发生变化而死亡。但其热效应的消毒作用必须在一定含水量条件才能显示出来。微波灭菌作用迅速、所需温度低（100℃）、物品表面受热均匀，为灭菌提供了新的途径，有着广泛的应用前景，现已用于食品、注射用水和安瓿及口腔科器械的灭菌。

四、电离辐射灭菌法

利用 γ 射线、伦琴射线或电子辐射能穿透物品，杀灭微生物的低温灭菌方法，称之为电离辐射灭菌。电离辐射灭菌的辐射源分两类：放射性核素⁶⁰钴 γ 辐射装置源和粒子加速器。电离辐射灭菌法的灭菌作用除与射线激发电子直接作用于微生物 DNA 外，尚与射线引起细胞内水解离产生的自由基 OH⁻ 间接作用于 DNA 有关，灭菌彻底，无残留毒性，保留时间长、破坏性小。适用于不耐热物品的灭菌，如手术缝线、器械、敷料、一次性塑料制品、人造血管和人工瓣膜及药物的灭菌。电离辐射灭菌是 20 世纪 90 年代后工业发达国家中最为常用的灭菌方法。

五、化学药品消毒法

（一）醛类消毒剂

1. 甲醛　通过阻抑细菌核蛋白的合成而抑制细胞分裂，并通过竞争反应阻止甲硫氨酸的合成导致微生物的死亡，且能破坏细菌的毒素。含 37% ~ 40% 甲醛水溶液又称福尔马林，能杀灭细菌、病毒、真菌和芽孢。10% 甲醛溶液可用作外科器械的消毒，浸泡 1 ~ 2h 后，用水充分冲洗。

甲醛气体熏蒸有两种用途：一是在一般性密封的情况下消毒病室，用量为福尔马林18～20ml/m³，加热水10ml/m³，用氧化剂（高锰酸钾9～10g/m³或漂白粉12～16g/m³）使气化。福尔马林的用量可依室内物品多少作适当调整。密闭消毒4～6h后，通风换气。二是用密闭的甲醛气体消毒间（或消毒箱）处理怕热、怕湿和易腐蚀的受污染物品。福尔马林的用量为80ml/m³，加热水40ml/m³、高锰酸钾40g/m³或漂白粉60g/m³。密封消毒4～6h，如为芽孢菌，延长为12～24h。

2. 戊二醛　杀菌谱广，高效，快速，刺激性和腐蚀性小，被誉为继甲醛、环氧乙烷之后的第三代消毒剂。其杀菌作用主要依赖其分子结构中的两个自由丙醛作用于微生物的蛋白质及其他成分，适用于各种医疗器械的消毒，包括橡胶、塑料、人造纤维、玻璃、皮革、金属。由于价格昂贵，目前仅用于不耐温、怕腐蚀、灭菌要求高的医疗仪器和内镜的消毒。

市售品为25%～50%酸性溶液，性质稳定。用时加水稀释成2%溶液。如加碳酸氢钠配成碱性溶液（pH为7.5～8.5），则杀菌力增强，但稳定性差，贮存不超过3d，宜现用现配。常用2%碱性戊二醛浸泡10～30min（一般病菌和真菌为5min，结核菌和病毒为10min，芽孢菌为30min），可达到消毒目的。

（二）烷基化气体消毒剂

烷基化气体消毒剂是一类主要通过对微生物的蛋白质、DNA和RNA的烷基化作用而将微生物灭活的消毒剂，杀菌谱广、杀菌力强，其杀灭细菌繁殖体和芽孢所需的时间非常接近，环氧乙烷是其中一个代表。环氧乙烷穿透力强，不损坏物品，消毒后迅速挥发，不留毒性。适用于怕热、怕潮的精密器械和电子仪器，以及照相机、软片、书籍的消毒。

环氧乙烷为易挥发和易燃液体，遇明火燃烧爆炸，如与二氧化碳或氟利昂混合，则失去爆炸性。本品须装在密封容器或药瓶中。先将物品放入丁基橡胶尼龙布袋（84cm×52cm）中，挤出空气，扎紧袋口，将袋底部胶管与药瓶接通，开放通气阀，并将药瓶置于温水盆中，促其气化。待尼龙布袋鼓足气体后，关闭阀门，隔10min再加药一次，两次共加药50～60ml。取下药瓶，用塑料塞塞住通气胶管口，在室温放置8h，打开尼龙布袋，取出消毒物品，通风1h，让环氧乙烷挥发后即可使用。

环氧乙烷用量一般为1.5ml/L（1 335mg/L），在15℃消毒16～24h，在25～30℃消毒2h。

本品应放阴凉、通风、无火电源处，轻取轻放，贮存温度不可超过35℃。本品对皮肤、黏膜刺激性强，吸入可损害呼吸道。

（三）含氯消毒剂

含氯消毒剂的杀菌机制包括次氯酸的氧化作用、新生氧作用和氯化作用，其中以次氯酸的氧化作用最为重要。漂白粉是此类消毒剂的杰出代表。适用于食具、便器、痰盂、粪、尿及生活污水等的消毒。通常加水配成20%澄清液备用。临用时再稀释成0.2%～0.5%澄清液。加入硼酸、碳酸氢钠配制成达金溶液（daking solution）、优索儿（eusol）可用于切口冲洗，尤其是已化脓切口。

（四）过氧化物类消毒剂

本类消毒剂杀菌能力较强，易溶于水，使用方便，可分解成无毒成分。其中过氧乙酸（过醋酸）杀菌谱广、高效，快速。市售品为20%或40%溶液，消毒皮肤及手时用0.1%～

0.2%溶液，浸泡1~2min；黏膜消毒用0.02%溶液；物品消毒用0.042%~0.200%溶液，浸泡20~30min；杀芽孢菌用1%溶液，浸泡30min。空气消毒用20%溶液（0.75g/m³），在密闭室内加热蒸发1h，保持室温18℃以上、相对湿度70%~90%。污水消毒用100mg/L，1h后排放。

高浓度过氧乙酸（>20%）有毒性，易燃易爆，并有腐蚀性。

（五）醇类消毒剂

醇类消毒剂的杀菌作用机制主要为变性作用，干扰微生物代谢和溶解作用。醇类可作为增效剂，协同其他化学消毒剂杀菌。乙醇能迅速杀灭多种细菌及真菌，对芽孢菌无效，对病毒作用甚差。皮肤消毒用70%乙醇擦拭。本品不宜用作外科手术器械的消毒。

（六）酚类消毒剂

酚作为原生质的毒素，能穿透和破坏细胞壁，进而凝集沉淀微生物蛋白质而致死亡，而低浓度的酚和高分子酚的衍生物则能灭活细菌的主要酶系统而致细菌死亡。

1. 石炭酸　由于对组织的强力腐蚀性和刺激性，石炭酸已很少用作消毒剂，仅供术中破坏囊壁上皮和涂抹阑尾残端之用。

2. 煤酚皂溶液　能杀大多种细菌，包括绿脓杆菌及结核杆菌，但对芽孢菌作用弱。擦抹家具、门窗及地面用2%~5%溶液；消毒器械用2%~3%溶液，浸泡15~30min，用水洗净后再使用。因酚类可污染水源，已逐被其他消毒剂所替代。

酚类消毒剂被卤化后能增强杀菌作用，其中六氯酚是国外医院中用得较多的一种皮肤消毒剂。

（七）季铵盐类消毒剂

季铵盐类消毒剂是一类人工合成的表面活性剂或洗净剂，可改变细胞的渗透性，使菌体破裂；又具有良好的表面活性作用，聚集于菌体表面，影响其新陈代谢；还可灭活细菌体内多种酶系统。本类季铵盐类消毒剂包括新洁尔灭、度米芬和消毒净等品种，以前两者使用较多。能杀灭多种细菌及真菌，但对革兰阴性杆菌及肠道病毒作用弱，且对结核杆菌及芽孢菌无效。性质稳定，无刺激性。

新洁尔灭和度米芬消毒创面及黏膜用0.01%~0.05%溶液；消毒皮肤用0.02%~0.10%溶液；消毒手用0.1%溶液，浸泡5min；冲洗阴道、膀胱用1：20 000~1：10 000的水溶液；消毒刀片、剪刀、缝针用0.01%溶液，如在1 000ml新洁尔灭溶液中加医用亚硝酸钠5g，配成"防锈新洁尔灭溶液"，更有防止金属器械生锈的作用。药液宜每周更换一次，注意勿与肥皂溶液混合，以免减弱消毒效果。

（八）碘及其他含碘消毒剂

碘元素可直接卤化菌体蛋白，产生沉淀，使微生物死亡，结合碘由于其渗透性能加强了含碘消毒剂的杀菌效果。

1. 碘酊　常用为2.0%~2.5%碘酊。用于消毒皮肤，待干后再用70%酒精擦除。会阴、阴囊和口腔黏膜处禁用。

2. 碘伏（iodophor）　是碘与表面活性剂的不定型结合物，表面活性剂起载体与助溶的作用，碘伏在溶液中逐渐释出碘，其中有效碘含量为0.3%~0.5%，以保持较长时间的杀菌作用，一般可持续4h。

聚乙烯吡咯酮碘（PVP碘）是通过聚乙烯吡咯酮与碘结合而制成，具有一般碘制剂的杀菌能力，易溶于水。含有效碘1%的水溶液可用于皮肤的消毒，含有效碘0.05%～0.15%的水溶液用作黏膜的消毒。用含有效碘0.75%的肥皂制剂可用作术者手臂以及手术区皮肤的消毒。

近期已用固相法制成固体碘伏，含有效碘20%，加入稳定剂和增效剂，大大加强其杀菌能力，且便于储存和运输。

（九）其他制剂

1. 器械溶液　由石炭酸20g、甘油226ml、95%乙醇26ml、碳酸氢钠10g，加蒸馏水至1 000ml配成，用作消毒锐利手术器械，浸泡15min。

2. 洗必泰（氯己定）　是广谱消毒剂，能迅速吸附于细胞表面，破坏细胞膜，并能抑制细菌脱氢酶的活性，杀灭革兰阳性和阴性细菌繁殖体和真菌，但对结核杆菌和芽孢菌仅有抑制作用。本品为白色粉末，难溶于水，多制成盐酸盐、醋酸盐与葡萄糖酸盐使用。病房喷雾消毒用0.1%溶液，每日2～3次，每次约数分钟；外科洗手及皮肤消毒用0.5%洗必泰乙醇擦洗；创面及黏膜冲洗用0.05%水溶液；金属器械的消毒用0.1%水溶液，浸泡30min，如加入0.5%亚硝酸钠也有防锈作用。

3. 诗乐氏（swashes）　由氯己定（1%）、戊二醛等制成的一种高效复合刷手液，具有迅速、持久的杀菌效应。可迅速杀灭甲、乙型肝炎病毒，对金黄色葡萄球菌、大肠杆菌、绿脓杆菌和真菌均有极强的杀灭作用。pH为6.8～7.2，无刺激，无毒，可用于手术者手臂消毒，亦可用于手术器械消毒。急用时直接用原液浸泡2min，平时可稀释至5倍，浸泡5min，用无菌水冲净。

（张会英）

第二节　手术室的灭菌和消毒

手术室的灭菌和消毒是一个很重要的问题。从手术室的建筑要求、布局以及一些管理制度都要有利于灭菌的实施和巩固。如手术室内要划分无菌区和沾污区，并分别建立感染手术室、无菌手术室和五官科手术室。应采用牢固和耐洗的材料建造室顶和墙壁，以便于清洁；墙角做成弧形，以免灰尘堆积；地面有一定的倾斜度，低处留有排水孔，以便尽快排出冲洗地面的水。限制参观手术人员的数目。凡患有急性感染和上呼吸道感者，不得进入手术室。凡进入手术室的人员，必须换上手术室专用的清洁衣裤、鞋帽和口罩。定期清洁和彻底大扫除制度极为重要。

一、空气消毒

消除空气中的微生物，可应用紫外线照射、化学药品蒸熏和过滤等方法。

1. 紫外线辐射消毒　见前节有关内容。

2. 药物蒸熏消毒

（1）乳酸消毒法：在一般清洁手术后，开窗通风1h，按100m³空间，用80%乳酸120ml倒入锅内，加等量的水，置于三角脚架上，架下点一盏酒精灯，待药液蒸发完后熄火，紧闭门窗30min后再打开通风。在绿脓杆菌感染手术后，先用乳酸进行空气消毒，1～

2h 后进行扫除，用 1∶1 000 新洁尔灭溶液揩洗室内物品，开窗通风 1h。

（2）甲醛消毒法：用于破伤风、气性坏疽手术后。按每立方米空间用 40% 甲醛溶液 2ml 和高锰酸钾 1g 计算，将甲醛溶液倒入高锰酸钾内，即产生蒸汽，12h 后开窗通风。

3. 过滤除菌法　空气滤器通常用纤维素酯、玻璃棉、玻璃棉纤维的混合物、含树脂的氟化碳、丙烯酸黏合剂等制成。装有空气调节设备者，空调机的滤过装置要定期做细菌学检查。目前广泛运用各种净化装置，其结构包括污染空气的进入、前置过滤、高效过滤、净化空间和气流排出等程序。净化气流的方向有垂直层流式和水平层流式两种。凡达至 100 级的洁净技术，即允许含尘量为 3.5 颗/L，粒径为 0.5μm，才符合空气消毒的要求。

二、手术器械、用品的消毒和灭菌

见前节有关内容。

（张会英）

第三节　手术人员的准备

一、洗手法

1. 准备工作

（1）先更换洗手衣、裤、鞋。要脱去衬衫，内衣的衣领和衣袖要卷入洗手衣内。

（2）戴好无菌口罩和帽子。口罩需遮住鼻孔。帽子要盖住全部头发，不让头发外露。

（3）修剪指甲。

（4）手臂皮肤有化脓性感染者，不能参加手术。

2. 刷洗手、臂

（1）用肥皂洗去手、臂的污垢和油脂。

（2）如用乙醇浸泡消毒者，取无菌刷蘸肥皂按下列顺序依次刷洗手、臂 3 遍，共约 10min；先刷指甲缝、手指、指蹼，然后刷手掌、手背、腕、前臂直至肘上 10cm 处。刷洗时，双手稍抬高。两侧交替刷洗，一侧刷洗完毕后，取手指朝上、肘部朝下的姿势，用清水冲掉手臂上的肥皂沫。

（3）全部刷洗完毕后，用无菌小毛巾的一面依次擦干一侧的手、腕、前臂和肘部，取其另一面擦干另一侧的手臂。擦过肘部的毛巾不能再擦手部。

3. 消毒手、臂

（1）乙醇浸泡法：将手臂浸泡在 70% 乙醇内 5min，浸泡范围至肘上 6cm 处。浸泡毕，取手指朝上、肘部朝下的姿势（如拱手姿势）沥干乙醇，也可取无菌毛巾擦干。

（2）新洁尔灭浸泡法：仅需刷手、臂一遍。按上述同样方法将手臂浸泡在 0.1% 新洁尔灭溶液内 5min，并取小毛巾轻轻擦洗皮肤。浸泡完毕，取出手臂，也呈拱手姿势，令其自然干燥。

（3）碘伏洗手法：用含有效碘 1% 的吡咯烷酮碘刷手、臂 3min，流水冲净，再取少许刷手、臂 7min，流水冲净后即可穿戴无菌手术衣和手套。

（4）诗乐液洗手法：手术前用清水冲洗手臂，勿用肥皂，然后取诗乐洗手液 3~5ml 刷洗手臂，3min 后用流水冲净，取无菌毛巾擦干手臂，再取 0.5～1.0ml 揉搓双手、腕部和前臂，晾干 2min 后穿戴手术衣和手套。

4. 接连进行手术时的洗手法

（1）在施行无菌手术后，需接连进行另一手术时，由他人解开衣带，将手术衣翻转脱下。脱衣袖时，顺带将手套上部翻转于上。戴手套的右手伸入左手套反折部（不能接触皮肤），脱下左手套；未戴手套的左手拿右手套的贴皮肤面（不能接触手套的外面），脱下去手套。重刷手、臂一遍，按同法进行浸泡或取碘伏、诗乐洗手液擦手一遍。

（2）在施行污染手术后，需接连进行另一手术时，重新刷洗手消毒。

二、戴手套

1. 戴干手套　先穿手术衣，后戴手套。双手可沾滑石粉少许，按图 1－1 所示戴上手套。注意在未戴手套前，手不能接触手套的外面；已戴手套后，手不能接触皮肤。最后，用无菌盐水冲净手套上的滑石粉。

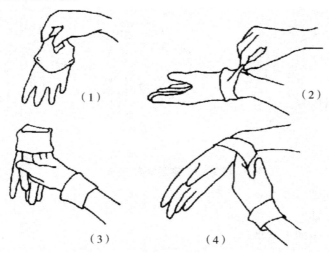

（1）　（2）

（3）　（4）

图 1－1　戴干手套法

2. 戴湿手套　先戴手套，后穿手术衣。戴手套方法如图 1－2 所示。注意戴好手套后，要抬手使手套内积水顺腕部流出。

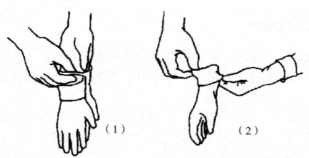

（1）　（2）

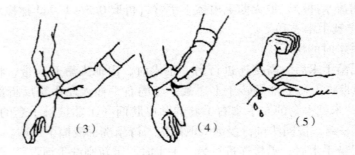

图 1 - 2　戴湿手套法

（三）穿手术衣

穿手术衣的方法如图 1 - 3 所示。注意将手术衣袖折压于手套腕部之内。

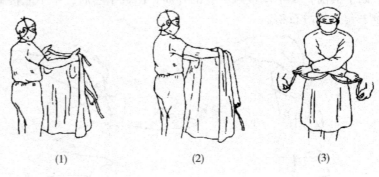

（1）　　　　　　　　（2）　　　　　　　　（3）

图 1 - 3　穿手术衣步骤

（1）手提在领两端抖开全衣。

（2）二手伸入衣袖中。

（3）提出腰带，由他人系带。

（张会英）

第四节　手术区的准备

一、手术区皮肤消毒

手术区域皮肤准备，除急症外，需于手术前完成。颅脑手术者须于当日早晨或手术前一日下午剃光头发。手术区皮肤消毒的用药：均先用乙醚或汽油拭净皮肤上的油脂或胶布粘贴的残迹。

1. 碘酊　用 2.5% ~3.0% 碘酊涂搽皮肤，待碘酊干后，以 70% 乙醇将碘酊擦净两次。

2. 新洁尔灭酊或洗必泰酊　适用于婴儿面部皮肤、口腔黏膜、肛门和外生殖器等处的消毒。用 0.1% 新洁尔灭酊或洗必泰酊涂擦两次。

3. PVP 碘　用 0.75% 吡咯烷酮碘涂擦两次。

4. 碘尔康　有多种商品名，均为碘伏制剂。涂擦手术区域皮肤两次，不用乙醇。

涂擦上述药液时，应由手术区中心部向四周涂擦。如为感染伤口或肛门等处手术时，应自手术区外周涂向感染伤口或会阴肛门处。皮肤消毒范围要包括手术切口周围 15cm 的区域。

二、铺盖无菌巾单

小手术仅盖一块孔巾。对较大手术，须铺盖无菌巾、单等。除手术野外，至少要铺盖两层布单。铺中巾单的方法以腹部手术为例，用 4 块无菌巾，依次盖住切口下方、切口靠操作者的对侧、切口上方、切口靠操作者的近侧。用巾钳固定或用无菌手术薄膜粘贴后，铺剖腹单。

（张会英）

第五节　手术进行中的无菌规则

为了保证达到手术进行中的无菌要求，参加手术的人员应自觉遵守下列规则。任何人发现或被指出违反无菌技术时，必须立即纠正，不得强辩。

（1）严格遵守前述的无菌规则，包括戴口罩和帽子的要求。

（2）手术衣的背部、肩部和脐平面以下区域均为有菌区，故不得在术者身后或脐平面以下传递器械。

（3）虽经刷洗和消毒的手，在未戴上手套之前不得接触手术衣和器械桌上任何灭菌物品。

（4）于术台边缘以下的无菌单，也是有菌区，不得用手接触。

（5）术中发现手套破损，应及时更换。本类品一经潮湿即可以有细菌通过，必须另加无菌巾覆盖。如衣袖为汗水浸湿或污染时，应另加无菌袖套。

（6）放置在器械桌上的灭菌敷料和器械，虽未使用或无污染，不能放回无菌容器中，须重新灭菌处理后再使用。

（7）术中已污染的器械，须另放于弯盘内，不得重新用于无菌区。

（8）在手术过程中，同侧手术人员如需调换位置时，应先退一步，转过身，背对背地转到另一位置，以防污染。

（9）术中应避免强力呼气、咳嗽、喷嚏，不得已时须旋转头部，背向无菌区。更不应大声嬉谈。

（10）参观手术人员不得太靠近手术人员，不要随意走动。

（张会英）

参考文献

[1] 雷鸣，周然. 外科疾病. 北京：科学出版社，2011.

[2] 翟瑜，苏力，脱红苏. 外科微创学. 北京：科学技术文献出版社，2010.

［3］黄志强．实用临床普通外科学．北京：科学技术文献出版社，2009.

［4］汤文浩．普外科精要．北京：科学出版社，2010.

［5］赵华，皮执民．胃肠外科学．北京：军事医学科学出版社，2010.

第二章

颈部手术

第一节 颈部损伤的手术处理

颈部外伤可累及多个重要组织器官，从而引起大出血、窒息、空气栓塞、纵隔气肿等严重后果，必须及时抢救处理。

表浅伤口处理需清创缝合者可选用局部浸润麻醉，深部伤口且有气急表现时，选用气管插管全身麻醉为宜。

体位依伤及组织器官判断而定，以便于暴露为准。

一、颈部动脉损伤的手术

颈部大动脉损伤引起猛烈出血，可在短时间内导致伤者死亡，颈总动脉损伤最常见。应立即在伤侧锁骨上方以指压法将该动脉压向椎突暂时止血，迅速吸氧、输血及进行术前准备。

（一）手术步骤

消毒敷料继续压迫伤部止血。沿外侧胸锁乳突肌肉缘作切口，切开皮肤、颈阔肌及颈深筋膜。从胸骨舌骨肌、胸骨甲状肌和胸锁乳突肌间解剖，显露颈动脉鞘。切断肩胛舌骨肌下腹（图2-1（1）），切开颈动脉鞘，必须分离出损伤动脉上、下端，在其下穿过布带或细乳胶管提紧，或用无损伤性血管夹夹住以暂时止血（图2-1（2））。慎勿损伤迷走神经及颈内静脉。移去压迫止血的敷料，伤处清创，检查动脉损伤程度。如为颈总动脉或颈内动脉损伤，应按伤情予以血管缝合、对端吻合或血管移植。血管缝合前，将血管伤口边缘修齐，剥去附近血管外膜，在伤口两端用血管缝针及5-0缝线各缝一针，提起缝线使创缘靠拢后，外翻缝合血管伤口（图2-1（3））。切口内一般不放引流，如需放置，引流物勿靠近血管缝合处，以免影响愈合或诱发感染、继发出血等。疏松缝合皮肤。

因损伤严重或无条件进行上述处理而必须结扎时，应在损伤血管远近两侧正常部位行双重结扎或结扎加贯穿缝合。40岁以上伤者如行颈总动脉或颈内动脉结扎，约半数可因同侧大脑的严重血循环障碍而发生偏瘫或死亡。

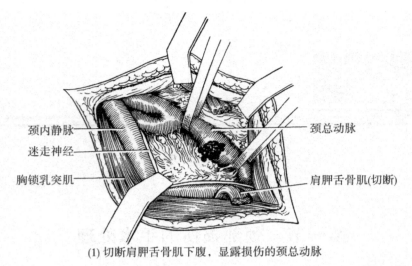

颈内静脉
迷走神经
胸锁乳突肌
颈总动脉
肩胛舌骨肌(切断)

(1) 切断肩胛舌骨肌下腹，显露损伤的颈总动脉

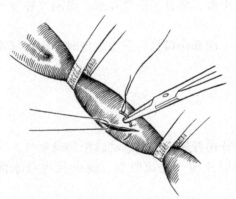

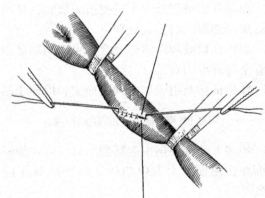

(2) 用布带提起损伤处上下方的颈总动脉 　　(3) 用5-0丝线间断缝合裂口

图 2-1　颈动脉损伤的手术

（二）术后处理

（1）切口敷料适当加压包扎。

（2）大动脉结扎后者，持续吸氧。观察改变。

（3）术后 24～48 小时取出引流物。

（4）继续防治休克。

（5）抗菌药物预防感染，破伤风被动免疫。

二、颈部静脉损伤的手术

　　颈部大静脉损伤，尤其是颈根部大静脉受伤后的首要危险是空气栓塞，其次是大出血。紧急处理以指压法或敷料加以压迫，立即准备手术。探查步骤及术后处理同颈动脉损伤。一般都可在损伤静脉上下端结扎而无严重并发症。双侧大静脉伤则宜争取行血管缝合、血管吻合或移植术，至少保持一侧大静脉畅通，如一侧结扎后，可剪出该静脉一段移植至对侧静脉缺损处等。

三、胸导管损伤的手术

胸导管损伤可发生在左锁骨上方的刺伤或手术时,可见伤口有乳白色液体流出。先以敷料压迫局部,如压迫法无效可手术处理。

手术步骤:仰卧位,肩部垫高,头偏向右侧。局部浸润麻醉,切口在左锁骨上约两横指处与其平行(图2-2(1)),向前超过颈中线,向后至胸锁乳突肌后缘。切开颈阔肌及颈深筋膜,在胸锁乳突肌的胸骨头与锁骨头间向上分离约4~5cm长,显露颈动脉鞘。向内外侧牵开颈动脉鞘和胸锁乳突肌锁骨头,分离其后脂肪垫,在颈动脉鞘后外方及颈内静脉和锁骨下静脉汇合处附近找出胸导管断端,分别用丝线结扎两断端(图2-2(2)),逐层缝合伤口。

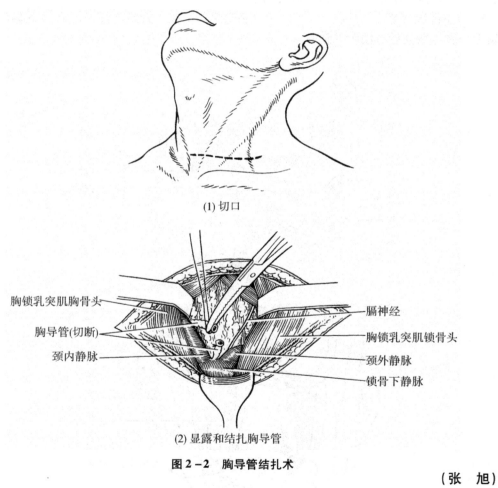

(1) 切口

(2) 显露和结扎胸导管

图2-2 胸导管结扎术

(张 旭)

第二节　颈部脓肿切开引流术

一、好发部位

颈部脓肿好发于颈部诸间隙（图2-3）。

1. 咽后间隙（图2-3（1）） 位于咽及食管后壁与椎前筋膜前方，咽后蜂窝组织感染形成咽后脓肿。

2. 咽旁间隙（图2-3（2）） 位于咽侧壁与腮腺深叶、翼内肌之间，后间隙内有颈内动、静脉及颈深上淋巴结。感染后形成咽旁脓肿。

3. 舌下间隙（图2-3（1）） 位于口底黏膜与下颌舌骨肌之间，内有颌下腺、淋巴结和颏舌骨肌。感染后形成颌下脓肿。

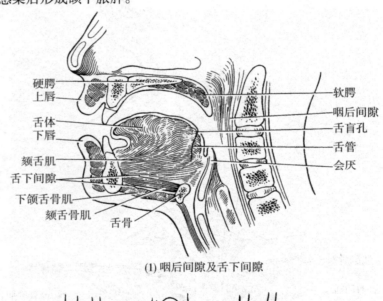

(1) 咽后间隙及舌下间隙

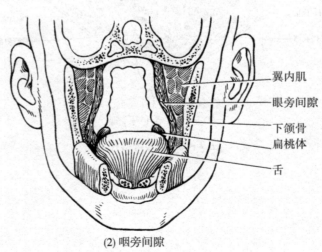

(2) 咽旁间隙

图2-3　颈部间隙

二、术前准备

（1）熟悉舌咽部及毗邻解剖关系。

（2）颌下脓肿受到下颌骨和颈筋膜的限制，波动不易查出，且因口底黏膜水肿，舌被推向后上方，易引起吞咽及呼吸困难。应早期手术。

（3）已有呼吸道阻塞且估计术时可能发生窒息者，行预防性气管切开术。

三、麻醉

局部浸润麻醉。幼儿咽后脓肿可在无麻醉下快速引流。

四、手术步骤

1. 咽后脓肿切开引流术（图2－4）　经口腔引流：垂头仰卧位（图2－4（1））穿刺出脓液后切开咽后壁，以扁桃体血管钳插入脓腔后撑开使切口扩大，亦可用小尖刀片直接刺入脓腔后扩大切口（图2－4（2））。吸净脓液。棉球或纱布压迫止血。注意防止脓液或其他分泌物流入气管。

如感染已蔓延至颈动脉鞘间隙，须经颈部引流：垂头仰卧偏向健侧，肩部垫高。沿胸锁乳突肌前缘，肿胀压痛最显著处作切口（图2－4（3））。切开皮肤、颈阔肌及深筋膜，向后外牵开胸锁乳突肌，分离颈动脉鞘外后侧并轻轻向内侧牵引（图2－4（4））。穿刺出脓液后，用直止血钳插入脓腔并撑开以扩大切口（图2－4（5））。脓液引流后，脓腔内置入乳胶片或烟卷式引流（图2－4（6））。勿用质硬引流物以免压迫血管壁发生坏死、破裂及大出血。

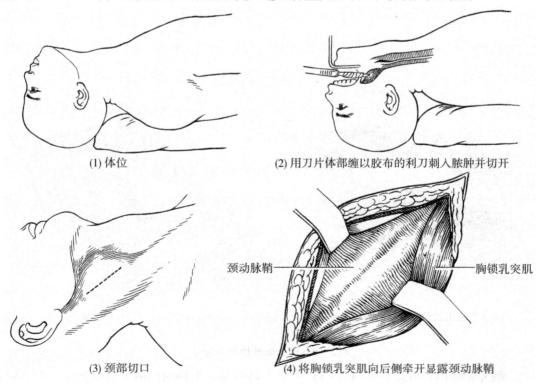

(1) 体位　　　　　　　　　(2) 用刀片体部缠以胶布的利刀刺入脓肿并切开

(3) 颈部切口　　　　　　　(4) 将胸锁乳突肌向后侧牵开显露颈动脉鞘

颈动脉鞘　　　胸锁乳突肌

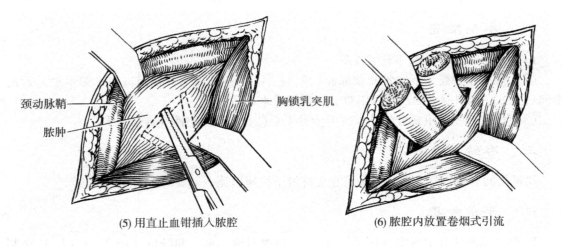

颈动脉鞘 —— 胸锁乳突肌
脓肿

(5) 用直止血钳插入脓腔　　　　　　(6) 脓腔内放置卷烟式引流

图 2 - 4　咽后脓肿切开引流术

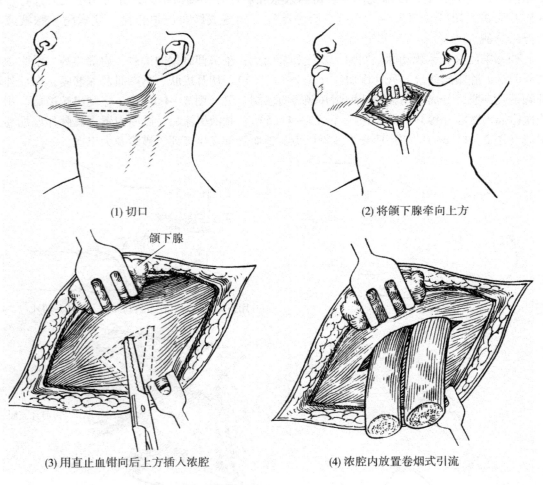

(1) 切口　　　　　　　　　　　　(2) 将颌下腺牵向上方

颌下腺

(3) 用直止血钳向后上方插入浓腔　　　(4) 浓腔内放置卷烟式引流

图 2 - 5　咽旁脓肿切开引流术

2. 咽旁脓肿切开引流术（图 2 - 5）　　垂头仰卧位，头偏向健侧，肩部垫高。沿下颌骨下缘肿胀压痛最显著处作切口（图2-5（1）），显露颌下腺后牵向上方（图2-5（2）），以直止血钳朝后上方插入脓腔并撑开以扩大切口（图2-5（3））。引流脓液后在脓腔内置入乳胶片或卷烟式引流（图2-5（4））。

3. 颌下脓肿切开引流术（图2-6） 斜坡仰卧位，头稍后仰（图2-6（1））。引流途径有以下几点。

（1）经口腔切开引流：脓腔部位接近口腔者适用。张口后将舌向上方托起，切开口底黏膜，以直止血钳垂直插入脓腔，撑开扩大切口，或以小尖刀片刺入脓腔并切开（图2-6（2）），务使引流通畅。以棉球或纱布压迫止血。

（2）经颌下切开引流：脓腔接近体表者适用。距下颌骨下缘约一横指或颏部与舌骨间肿胀压痛最显著处作与下颌骨平行或横行切口（图2-6（3））。如为两侧脓肿作两侧切口或在中线连接作较大切口。勿损伤面神经的下颌支。切开颈深筋膜及下颌舌骨肌（图2-6（4）），以手指或止血钳插入脓腔并扩大切口（图2-6（5）），以乳胶片或纱布条引流脓腔（图2-6（6））。

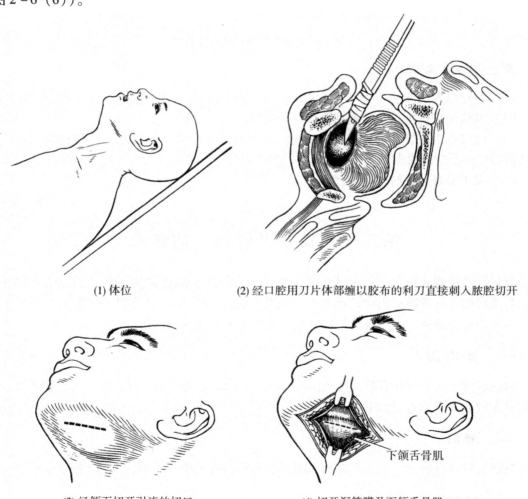

(1) 体位　　　　　　　　(2) 经口腔用刀片体部缠以胶布的利刀直接刺入脓腔切开

(3) 经颌下切开引流的切口　　　　(4) 切开深筋膜及下颌舌骨肌

下颌舌骨肌

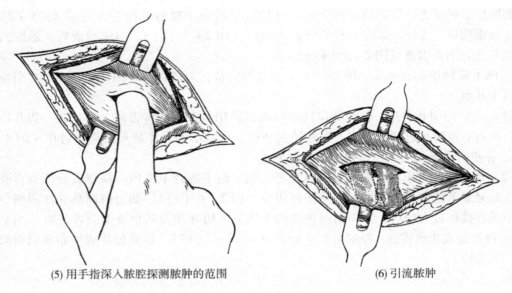

(5) 用手指深入脓腔探测脓肿的范围　　　　　　　　(6) 引流脓肿

图 2-6　颌下脓肿切开引流术

五、术后处理

（1）治疗原发病灶。

（2）继续使用抗生药物，包括抗厌氧菌药物。

（3）经口腔引流者，术后予流质饮食，餐前餐后用口腔消毒液漱口，根据恢复情况改变饮食种类。不能进食者静脉输液。

（4）发生窒息，及时气管切开。

（张　旭）

第三节　囊状淋巴管瘤切除术

囊状淋巴管瘤亦称先天性囊状水瘤。源于胚胎期颈囊的残留体，常见于婴幼儿的颈侧部，为多房性薄壁囊肿，内含透明微黄淋巴液。位于胸锁乳突肌后侧、锁骨上方皮下组织内。亦可生长在锁骨下方向腋窝扩展，位于筋膜下者可向纵隔延伸。

一、手术指征

因囊状淋巴管瘤引起吞咽或呼吸困难等压迫症状时，需手术治疗。无压迫症状者可在药物注射无效或 2 岁后再考虑手术。

二、麻醉

气管插管全身麻醉。成人患者的局限、小型、表浅囊状水瘤可选用局部浸润麻醉。

三、体位

垂头仰卧，头偏向健侧，垫高肩部。

四、手术步骤

作以肿瘤为中心并两端超过肿瘤边缘少许的顺皮肤纹路切口，如肿瘤较大则作梭形切口（图2-7（1））。必要时可结扎切断颈外静脉。在颈阔肌深面解剖皮瓣以超过肿瘤边缘为准。从胸锁乳突肌后缘、锁骨上方处仔细分出肿瘤与周围组织分界线，逐步由下极向上剥离肿瘤（图2-7（2）~（4））。切口置乳胶片引流后，逐层缝合。

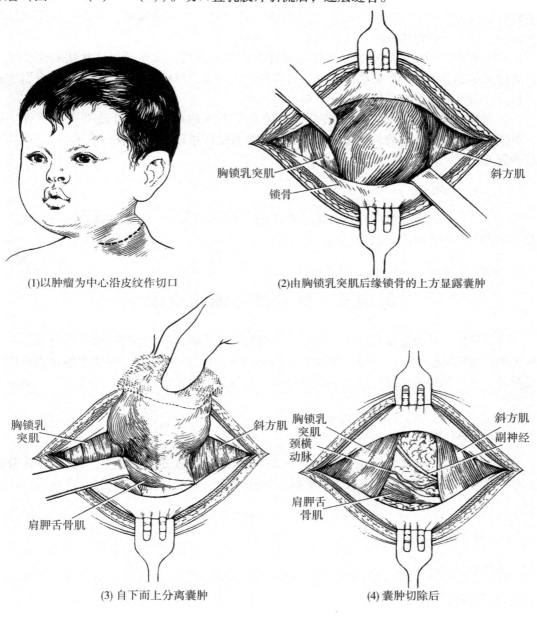

(1)以肿瘤为中心沿皮纹作切口

(2)由胸锁乳突肌后缘锁骨的上方显露囊肿

(3) 自下而上分离囊肿

(4) 囊肿切除后

图2-7　囊状淋巴管瘤切除术

五、注意事项

（1）感染的囊状水瘤，必须在感染控制后 3~6 个月再施行手术。

（2）肿瘤切除须完整、彻底，否则术后易复发、并发淋巴漏或感染。因肿瘤壁薄易破，术中避免以器械钳夹或牵引，以免残留囊壁。

（3）剥离囊壁时，慎勿损伤邻近的颈总动脉、颈内静脉、副神经及肺尖部胸膜。分离颈动脉前，以 1% 普鲁卡因 1~2ml 浸润其周围，预防心动过缓或骤停。如囊壁与颈内静脉粘连甚紧，可在血管鞘内分离，将血管鞘一并切除。

（4）展延至腋窝的囊状水瘤，将其从锁骨下血管分离出，必要时可结扎切断锁骨下静脉，将已从颈部分离出的肿瘤推向腋窝，另作胸大肌后缘切口暴露腋窝，由此向外牵引、剥离并切除肿瘤。肿瘤范围广泛者，宜分期手术。

（5）肿瘤完全切除有困难时，将未能切除部分囊腔内的间隔分开使形成一单腔，以 10% 甲醛溶液涂布内膜或腔内再填塞含 5% 鱼肝油酸钠纱条以破坏内膜；或术后放射治疗，以减少复发。

六、术后处理

使用抗菌药物以预防感染。引流物于术后 24~48 小时拔去。填塞的药物纱条视残腔大小及分泌物情况，每 3~5 天更换一次。

（张　旭）

第四节　颈动脉体瘤切除术

颈动脉体瘤为化学感受器肿瘤，起源于与动脉有关的副神经节细胞。位于颈总动脉分叉的外鞘内，紧贴动脉壁。红褐色、卵圆形、大小不一，有较完整包膜。由于其渐增大可压迫迷走神经、舌下神经或交感神经，亦可引起颈内动脉受压而狭窄，还可有部分恶变，故需手术切除。

一、术前准备

术前 1 周开始，每天指压患侧颈总动脉 3~4 次以促进侧支循环建立，每次 2~3 分钟后，逐渐延长至 10~20 分钟无不适感觉时，可行手术。术前日配血备用及/或血管移植术准备。

二、麻醉

气管插管全身麻醉。

三、体位

仰卧，床头抬高 15°~20°，垫肩，头稍后仰并偏向健侧。

四、手术步骤

在胸锁乳突肌前缘作斜切口，长度由乳突至胸锁关节上方。必要时加两个横行短切口（图 2 - 8（1））。在颈阔肌下分离皮瓣，前至颈中线，后抵胸锁乳突肌后缘（图 2 - 8（2））。向后牵开胸锁乳突肌，切断肩胛舌骨肌（图 2 - 8（3））。切开颈深筋膜显露颈动脉鞘，以 1% 普鲁卡因约 10ml 浸润注射封闭颈动脉窦部。结扎切断横过颈动脉分叉上方的舌下神经。切开颈动脉鞘，分离出颈内静脉及迷走神经，连同胸锁乳突肌牵开。游离出肿瘤上、下端的诸动脉，各绕以纱布带（图 2 - 8（4））。必要时可结扎切断甲状腺上动脉。同时同向提起三条纱布带以从肿瘤深面分离（图 2 - 8（5））。反向提起颈内、外纱布带以增宽其间距离，便于分离肿瘤顶部（图 2 - 8（6））。依肿瘤与动脉壁分界线从颈内动脉壁上分出肿瘤，继而从颈外动脉壁上分出完整肿瘤。必要时可在动脉鞘内分离部分动脉外膜，同肿瘤一并切除（图 2 - 8（7））。对合缝合切断的肌肉及切口，必要时切口置引流。切口适当加压包扎。

五、注意事项

（1）肿瘤分离的难点在其下后缘，应尽可能保持颈总动脉和颈内动脉的完整性。

（2）尽量少扰动颈动脉，对其操作时应轻柔，可追加局部封闭或颈交感神经封闭。

（3）如需作颈动脉部分切除，应先在颈总动脉及颈内动脉间行内转流，切除肿瘤及一段动脉后，视血管间张力大小，决定作对端吻合或血管移植术（可用自体静脉或人造血管）。

六、术后处理

（1）严密观察脉搏血压改变及神经情况，注意脑供血不足、脑缺血及偏瘫的发生。

（2）术后 24～48h 拔去引流。

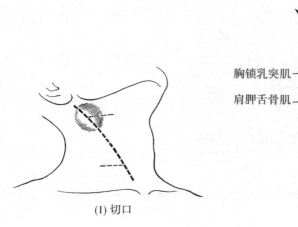

(1) 切口

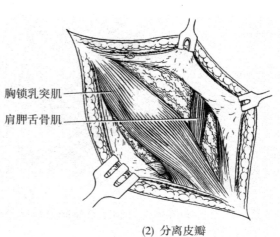

胸锁乳突肌
肩胛舌骨肌

(2) 分离皮瓣

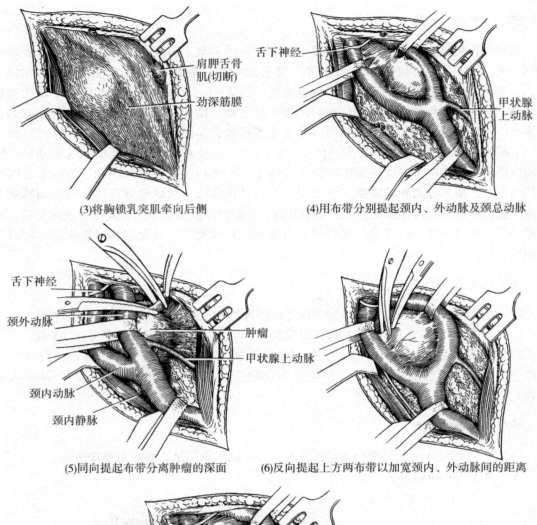

(3)将胸锁乳突肌牵向后侧　　　　　　(4)用布带分别提起颈内、外动脉及颈总动脉

(5)同向提起布带分离肿瘤的深面　　　(6)反向提起上方两布带以加宽颈内、外动脉间的距离

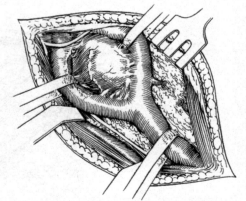

(7)逐步从上而下，从外而内地分离肿瘤，必要时同时切除动脉的部分外膜

图2-8　颈动脉体瘤切除术

（张　旭）

第五节　颈淋巴结根治性切除术

传统经典的颈淋巴结根治性切除术是指整块切除颈前后三角区、颌下及颏下区的脂肪淋巴组织，及胸锁乳突肌、肩胛舌骨肌、副神经、颈内静脉、腮腺下极及颌下腺等。当前对不同头颈部恶性肿瘤根治术式中已有诸种在此基础上的改良型颈淋巴结根治术。

一、手术指征

经淋巴系统转移为主的头颈部癌肿，如甲状腺癌伴颈淋巴结转移者。

二、禁忌证

（1）癌肿已侵及邻近重要器官或已有双侧颈淋巴结转移，不能取得根治疗效者。

（2）原发癌肿已不能切除或已有远处转移者。

三、术前准备

（1）全面系统检查以确定手术耐受性，如有异常，应在术前纠正。

（2）术前 2 周戒烟，治疗呼吸道感染。

（3）术前 1～2 日开始予抗生素预防感染。

（4）术前备血。

四、麻醉

气管插管全身麻醉。

五、体位

仰卧，床头抬高 15°～20°，垫肩，头稍后仰并偏向健侧。

六、手术步骤

1. 切口（图 2-9）　有 U 字、Y 字形或双叉形切口等。双叉形切口暴露较佳，上叉较下叉长。

2. 分离皮瓣　在颈阔肌浅面分离上缘超越下颌骨下缘 2cm，下缘抵锁骨，内缘超越颈中线至对侧二腹肌前腹，后缘抵斜方肌前缘。将各皮瓣翻转并固定于相应处皮肤上。

3. 切断颈静脉　在颈外静脉汇入锁骨下静脉处将前者结扎切断。紧靠胸锁骨处切断胸锁乳突肌（图 2-10（1）），沿斜方肌前缘切开颈阔肌和深筋膜，连局部脂肪组织钳夹牵向前侧方，分离切断副神经及颈丛的肌支。在斜方肌深面切断肩胛舌骨肌下腹（图 2-10（2）），在胸锁乳突肌前缘切开颈阔肌及深筋膜显露并切开颈动脉鞘。分离出颈内静脉，结扎切断后，近心端贯穿缝扎（图 2-10（3））。慎勿损伤其内后方的迷走神经、外侧的副神经、外下的胸导管（右侧为淋巴导管）。如发现伤口内有淋巴液样渗出物，须找到损伤的淋巴管予以结扎。对来自颈前区在颈内静脉下端的小静脉，均予结扎切断，以免撕破出血，甚至发生空气栓塞。

4. 清扫淋巴结 将已分离切断的胸锁乳突肌、肩胛舌骨肌、颈内静脉及颈动脉鞘的前、外侧壁上翻，自上而下、自内而外作整块分离并清除颈前、后三角区内的淋巴组织（图2－11（1））。可分别结扎切断颈横动脉及肩胛上动脉的分支。沿胸骨舌骨肌前侧向上切开胸锁乳突肌前缘的颈阔肌及深筋膜切口直至下颌骨下缘，前过颈中线，后至斜方肌前缘。切断附着于舌骨的肩胛舌骨肌，结扎切断分离出的甲状腺上静脉及面总静脉（图2－11（2）），由上往下清除颏下区内的淋巴脂肪组织（图2－11（3））。

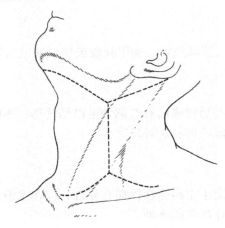

图 2－9 颈淋巴结根治性
切除术：双叉形切口

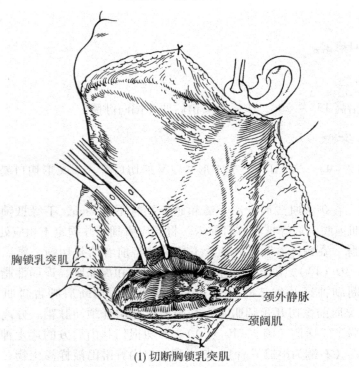

(1) 切断胸锁乳突肌

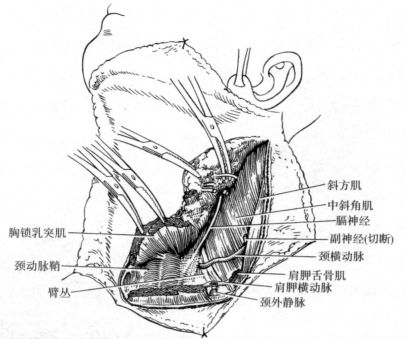

(2) 切开胸阔肌与深筋膜，分离切断副神经和颈神经丛分出的肌支，切断肩胛舌骨肌的

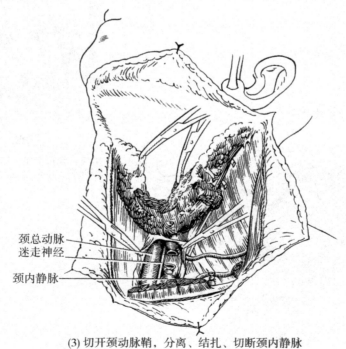

(3) 切开颈动脉鞘，分离、结扎、切断颈内静脉

图 2－10　颈淋巴结根治性切除术：切断颈静脉

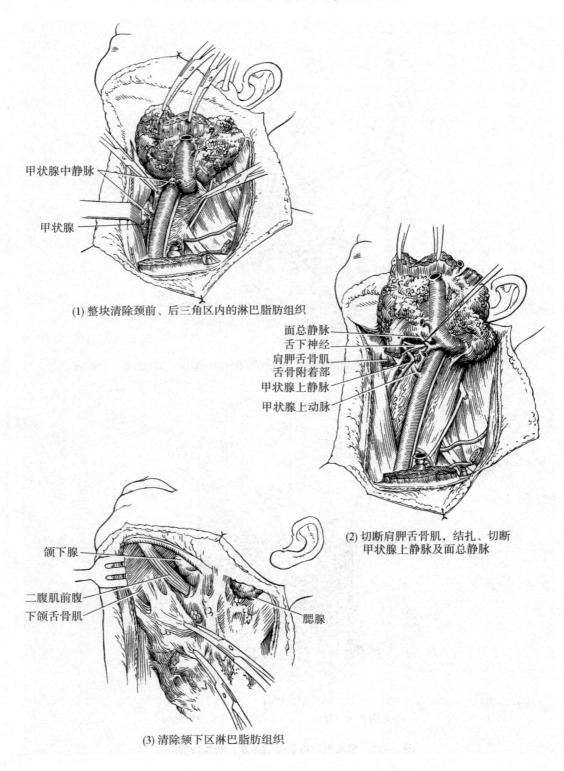

甲状腺中静脉

甲状腺

(1) 整块清除颈前、后三角区内的淋巴脂肪组织

面总静脉
舌下神经
肩胛舌骨肌
舌骨附着部
甲状腺上静脉
甲状腺上动脉

(2) 切断肩胛舌骨肌，结扎、切断
甲状腺上静脉及面总静脉

颌下腺

二腹肌前腹
下颌舌骨肌

腮腺

(3) 清除颌下区淋巴脂肪组织

图 2 - 11　颈淋巴结根治性切除术：清扫淋巴结

5. 解剖颌下区 在下颌骨缘中点下方约2cm处，分离结扎并切断面动、静脉，保护面神经下颌支（图2-12（1）），但若下颌缘支旁的淋巴结已有转移，则应将其一并切除，切断二腹肌和茎突舌骨肌的舌骨部（图2-12（2））。在分离结扎切断与舌下神经伴行的静脉丛时，勿损伤位于颈外动脉浅面的舌下神经。向下牵引颌下腺，在其前方显露颌下腺导管（图2-12（3））并予结扎切断，继而切断舌神经至颌下腺的分支（图2-12（4）），勿伤主干。从口腔底、舌骨肌浅面向下剥离淋巴脂肪组织、颌下腺、已断离的茎突舌骨肌、二腹肌等，向后达腮腺时，沿下颌角切除腮腺下极（图2-12（5）），在腮腺内结扎切断颈外静脉及面后静脉诸分支，间断缝合腮腺残缘。

6. 解剖颈外侧区 在乳突附着区切断胸锁乳突肌及二腹肌后腹及位于胸锁乳突肌上方的副神经，保护迷走神经。切断茎突附着处的茎突舌骨肌，与胸锁乳突肌、二腹肌的断面一并向后牵引（图2-13（1）），在胸锁乳突肌后面分离颈内静脉，在尽可能高处结扎切断颈内静脉，远端双重结扎（图2-13（2））。在二腹肌上缘结扎切断面动脉。游离切除上端颈动脉鞘的前、外侧壁，勿损伤迷走神经。一并清除胸锁乳突肌、肩胛舌骨肌、二腹肌后腹、茎突舌骨肌、颌下腺、腮腺下极及大块淋巴脂肪组织（图2-13（3））。在解剖颈总动脉分叉部位前，以1%普鲁卡因液注射于动脉外膜内，再切开动脉鞘，以减轻对心率及血压的影响。

7. 关闭切口（图2-13（4）） 以消毒等渗盐水先冲洗伤口，彻底止血，伤口内置乳胶半管或烟卷引流，逐层缝合切口。适当加压包扎。保持引流通畅。

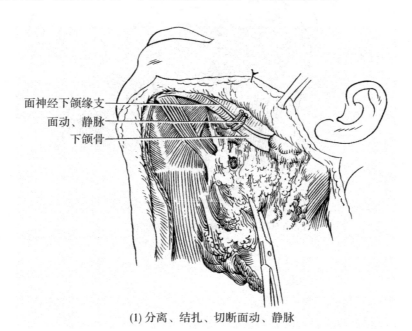

面神经下颌缘支
面动、静脉
下颌骨

(1) 分离、结扎、切断面动、静脉

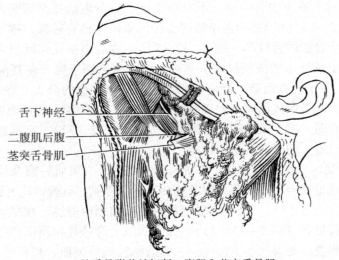

舌下神经

二腹肌后腹

茎突舌骨肌

(2) 从舌骨附着处切断二腹肌和茎突舌骨肌

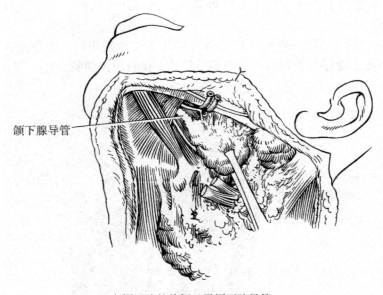

颌下腺导管

(3) 在颌下腺的前侧显露颌下腺导管

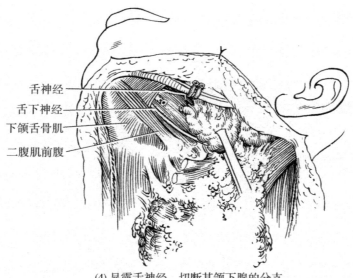

(4) 显露舌神经，切断其颌下腺的分支

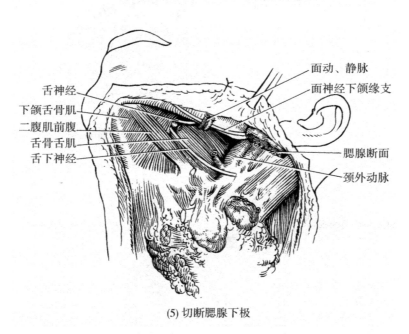

(5) 切断腮腺下极

图 2-12　颈淋巴结根治性切除术：解剖颌下区

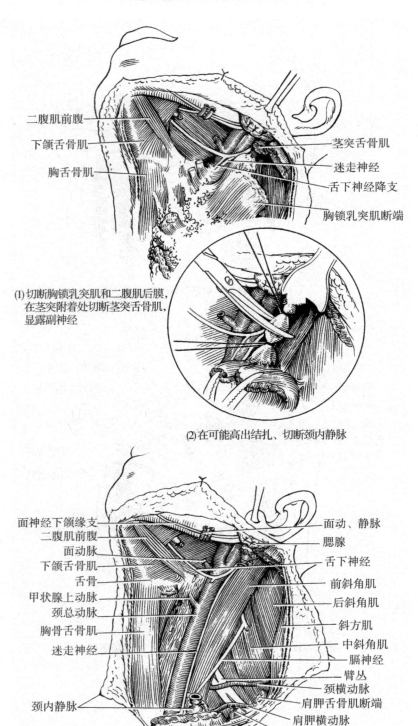

二腹肌前腹

下颌舌骨肌

胸舌骨肌

茎突舌骨肌

迷走神经

舌下神经降支

胸锁乳突肌断端

(1) 切断胸锁乳突肌和二腹肌后膜，在茎突附着处切断茎突舌骨肌，显露副神经

(2) 在可能高出结扎、切断颈内静脉

面神经下颌缘支

二腹肌前腹

面动脉

下颌舌骨肌

舌骨

甲状腺上动脉

颈总动脉

胸骨舌骨肌

迷走神经

颈内静脉

面动、静脉

腮腺

舌下神经

前斜角肌

后斜角肌

斜方肌

中斜角肌

膈神经

臂丛

颈横动脉

肩胛舌骨肌断端

肩胛横动脉

颈外静脉

(3) 切除后的创面

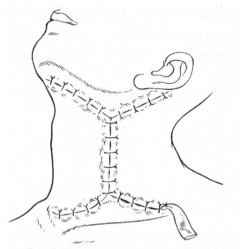

(4) 伤口内放置空心乳胶片引流，间断缝合伤口

图 2 – 13 颈淋巴结根治性切除术：解剖颈外侧区，关闭切口

七、注意事项

（1）熟悉颈部解剖、组织器官的毗邻关系，在术中辨清诸有关的解剖关系。

（2）防止损伤重要脏器、血管、神经及胸膜。遇有颈内静脉损伤时，先指压后修补或结扎，切忌盲目钳夹。左颈根治术时，防止损伤胸导管，在处理颈内静脉时易伤及；一旦损伤，应予结扎。

八、术后处理

（1）常规做好随时切开气管的准备：术后 24 ～ 48 小时内有多种原因导致呼吸困难甚至窒息，应严密观察，及时发现并处理。

（2）注意伤口有无积液，无积液者 24 ～ 48 小时拔去引流物；如有积液，可辅以穿刺或置硅胶管持续负压吸引。

（3）全身应用抗生素，根据情况适时进行原发病灶的辅助治疗。

（4）如无皮肤坏死：可在术后 5 ～ 7 天拆线，如有小块坏死，经换药后多能愈合，如伤口感染，应部分或全部拆线以通畅引流。

（张　旭）

参考文献

［1］王深明. 血管外科学. 北京：人民卫生出版社，2011.

［2］姜洪池. 普通外科疾病临床诊疗思维. 北京：人民卫生出版社，2012.

［3］ 王宇．普通外科学高级教程．北京：人民军医出版社，2015.

［4］ 周奇，匡铭，等．肝胆胰脾外科并发症学．广州：广东科技出版社，2012.

［5］ 高志靖．普通外科临床经验手册．北京：人民军医出版社，2014.

第三章

甲状腺外科

第一节　甲状腺手术术前常规检查和手术入路

一、甲状腺手术术前常规检查

凡施行甲状腺手术，除一般手术的常规术前检查项目外，甲状腺手术术前还应常规进行下述检查：

（1）血、尿、粪便常规检查：血常规检查应注意血小板计数是否正常。

（2）凝血功能检查。

（3）电解质检查：电解质检查中应特别注意血清钙、磷是否正常。

（4）甲状腺功能检查及抗体检查：甲状腺功能检查及抗体检查应特别注意 FT_3、FT_4、TSH、TPOAb、TgAb 是否正常。

（5）甲状腺 B 超（彩色）检查：甲状腺 B 超（彩色）检查应了解甲状腺肿块（结节）的性状（实性或囊性、混合性）、数量、大小、位置及同侧颈鞘内淋巴结情况，疑为恶性病变者，应同时作同肝脏的 B 超检查。

（6）X 线胸片 + 颈部正、侧位片：了解气管是否移位、狭窄以及有无胸骨后甲状腺肿，并可了解甲状腺肿块的钙化情况。

（7）常规声带检查（纤维喉镜检查）：其检查对特别是有甲状腺手术史者，尤应了解原手术侧声带活动情况。

（8）测基础代谢率（BMR）：合并有甲状腺功能亢进者，入院后清晨应测基础代谢率（BMR）、（Gale 法）连续 3 天。

（9）常规心电图检查及了解血压、血糖情况：年纪大者除行心电图检查及了解血压、血糖外，还应行心脏 B 超检查及肺功能检查，以了解心脏功能情况及肺功能情况。

二、甲状腺手术常规体位

（1）施行甲状腺手术所采取的体位，一般采取所谓"甲状腺手术常规体位"。即患者取仰卧位，肩下垫枕，头部固定在头圈内，头板放下20°，以保证颈部充分后伸，手术床上身抬高15°~20°，双膝下垫枕或足底垫以足托板，以防患者身体下滑（图3-1）。

（2）如施行甲状腺癌颈淋巴结清扫术时，则在完成甲状腺手术后，将患者面颈部转向对侧（图 3 - 2）。

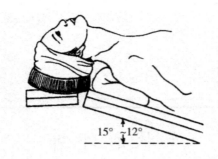

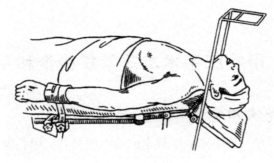

图 3 - 1　甲状腺手术常规体位

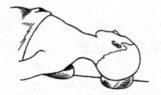

图 3 - 2　甲状腺癌手术体位

三、甲状腺手术切口

1. 甲状腺手术的切口　施行甲状腺手术，一般做低衣领皮肤切口。

（1）于胸骨柄上 2cm 处，按颈部皮纹作皮肤弧形切口，预先用 7 号丝线做一皮肤压迹，并用手术刀背做几条与切口线相垂直的标志，供缝合切口时对位参照（图 3 - 3 ~ 图 3 - 5）。

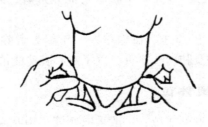

图 3 - 3　切口压迹

（2）消毒、铺单：皮肤消毒的范围为下达双乳头水平，上达下颌部，两侧抵颈后线，包括两肩。皮肤消毒后，颈部两侧垫以无菌纱布团，小器械台置于患者头上，相当于口唇平面，用无菌巾将术野与非手术区完全分隔。

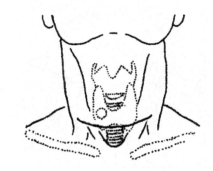

图3-4 皮肤划痕

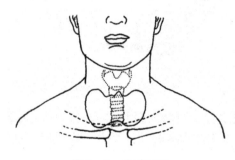

图3-5 皮肤切口

（3）切口长度：在不影响操作的前提下，切口应尽量短，以满足患者的美观要求，一般至胸锁乳突肌肉侧缘止。切开皮肤、皮下后，可使用电刀切开颈阔肌。

（4）游离皮瓣：用鼠齿钳轻提起皮下组织及颈阔肌，向上、向下游离皮瓣，可使用电刀或手指包纱布做锐性或钝性分离。游离皮瓣的范围上至甲状软骨水平，下抵胸骨凹。瘤体小者，游离皮瓣的范围可不必如此规范，但颈中线处必须游离足够。在游离皮瓣过程中，勿损伤颈前静脉。遇有出血点时，应一一结扎。（图3-6、图3-7）

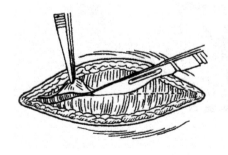

图3-6 切开颈阔肌

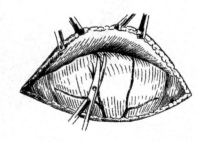

图3-7 游离皮瓣

（5）缝扎颈前静脉：颈前静脉缝扎与否，要视具体情况而定。大部分患者可不必缝扎；瘤体大、颈前静脉怒张者应予以缝扎。如果须横断颈前肌群，则颈前静脉须缝扎。颈前静脉缝扎的位置要尽量低和尽量高，先缝扎近心端（胸骨端），缝扎位置要尽量低；后缝扎远心

端（甲状软骨端），其缝扎部位要尽量高。（图 3-8）

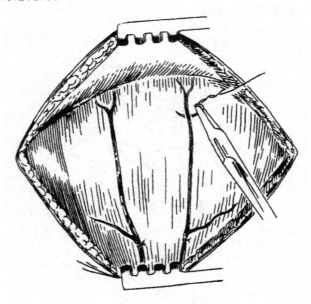

图 3-8　缝扎颈前静脉

（6）切开颈白线：颈白线位于甲状软骨角与胸骨凹中点的连线上，系两侧颈前肌群的汇合相连处，但瘤体大者可发生颈白线移位。切开颈白线时，应同时切开甲状腺峡部的外科被膜（图 3-9）。

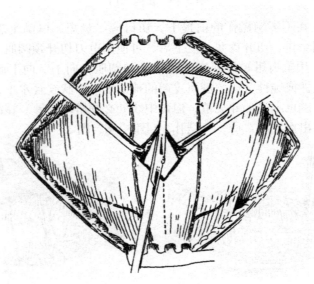

图 3-9　切开颈白线

（7）横断颈前肌群：颈前肌群由胸骨甲状肌和胸骨舌骨肌组成。大部分患者可以不横断颈前肌群。个别瘤体大者，可能要横断颈前肌群方可获得良好的甲状腺显露。横断颈前肌群的方法是将同侧的胸锁乳突肌肉侧缘（前缘）切开少许，从外侧伸入 2 把直柯克钳，于两钳间切断。注意 2 把柯克钳应紧挨，其横断平面不应与皮肤切口位于同一平面上，以免日后形成的瘢痕较粗。

（8）显露甲状腺：在甲状腺固有膜和外科被膜间钝性剥离甲状腺的前面，显露出双叶甲状腺。注意在分离时，一定要找准甲状腺固有膜和外科被膜之间的间隙（即外科囊），动作应轻柔，勿损伤甲状腺表面的血管（图3-10）。

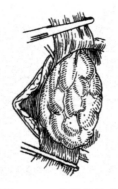

图3-10　显露甲状腺

2. 甲状腺手术切口的缝合　在完成甲状腺腺体手术操作后，其切口的缝合方法如下。

（1）颈前肌群缝合：如做了颈前肌群横断，则在甲状腺手术操作完成后，将横断的颈前肌群缝合，方法是用4号缝线做2针U形交锁断端内翻缝合，颈前肌群的切口前端和邻近肌肉各做一8字形缝合。

（2）缝合颈白线：用4号丝线间断缝合颈白线。在缝合甲状软骨段颈白线时，可以将颈白线下方的肌肉缝入少许，以达到止血的目的。缝合胸骨凹段颈白线时，亦可将颈白线下方之颈前肌群缝入少许，以消灭胸骨凹处的空隙，以防积血。中段仅将颈白线缝合，不宜将两侧的颈前肌群缝入，以免术后形成较粗的瘢痕（图3-11）。

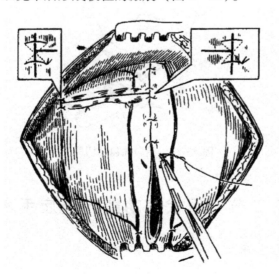

图3-11　缝合颈白线

（3）颈阔肌及皮下组织缝合：可以将颈阔肌及皮下组织作为一层，用0号（或1号）丝线做间断缝合。缝合此层时，应注意将颈阔肌缝入，否则术后颈阔肌回缩，影响切口的愈合。在缝合此层时组织不宜缝入过多，否则术后瘢痕较粗。

（4）缝合皮肤：依术前定好的对合标志，以4－0医用尼龙线做皮内缝合；或医用胶纸粘贴皮肤切口（图3－12）。

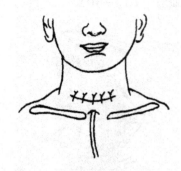

图3－12　皮肤缝合及引流管

（5）切口缝合后盖以无菌纱布，做围巾式包扎切口（图3－13、图3－14）。

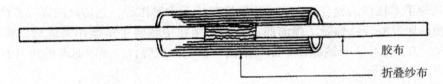

胶布

折叠纱布

图3－13　围巾式纱布制作示意

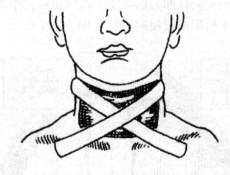

图3－14　围巾式包扎切口

（樊敦徽）

第二节　甲状腺功能亢进症手术

（一）适应证和禁忌证

1. 适应证

（1）中度以上的原发性甲状腺功能亢进。

（2）腺体较大，伴有压迫症状的甲状腺功能亢进。

（3）继发性甲状腺功能亢进或高功能腺瘤。

（4）抗甲状腺药或^{131}I治疗后的复发性甲状腺功能亢进。

（5）坚持长期服药有困难的甲状腺功能亢进。

2. 禁忌证

（1）青少年甲状腺功能亢进患者。

（2）症状较轻的甲状腺功能亢进患者。

（3）甲状腺炎甲状腺功能亢进阶段的甲状腺功能亢进患者。

（4）老年患者。

（5）有心、肝、肺、肾等脏器严重器质性疾病不能耐受手术的甲状腺功能亢进患者。

（二）术前准备

甲状腺功能亢进症患者特别是原发性甲状腺功能亢进症患者均需在门诊服用抗甲状腺药治疗，待一般症状明显改善，且 FT$_3$、FT$_4$、TSH 测定正常后开始服用碘剂作术前准备。服碘方法：卢戈碘液 5 滴/次，3 次/d，每天每次增加 1 滴，至 16 滴维持。抗甲状腺药在开始服卢戈碘液后继续服用 1 周即停。停服抗甲状腺药后再次测定 FT$_3$、FT$_4$、TSH 仍正常，则收入院作进一步术前准备。入院后继续服用卢戈碘液至手术当天止。

术前检查：

（1）原发性甲状腺功能亢进症患者，在入院后再次复查 FT$_3$、FT$_4$、TSH 应属正常。并应同时检查 TPOAb、TgAb 以了解是否有慢性淋巴细胞性甲状腺炎并存。

（2）测 BMR：3 次正常（±10%）。

（3）测脉率：每 6 小时 1 次，每次均 <90 次/min，且波动幅度 <10 次/min。

（三）麻醉

气管内插管全身麻醉或颈神经丛阻滞。

（四）手术步骤

（1）切口：如腺体较大，上极较高者，切口两端可适当顺胸锁乳突肌前缘向上延长。

（2）皮瓣游离要充分。

（3）常规缝扎颈前静脉。

（4）横断双侧颈前肌群，显露双侧甲状腺及峡部。

（5）锥体叶切除：在施行甲状腺手术时，凡遇有锥体叶者，应将锥体叶切除，原发性甲状腺功能亢进症患者尤应如此。切除方法是：先于甲状软骨下方横断锥体叶，其断端以钳夹作牵引，沿锥体叶两侧及后方进行游离，直达锥体叶末端，以直角钳钳夹，完整切除锥体叶。注意：在游离时应于钳夹间切断，以免出血。

（6）处理右叶上极：沿锥体叶横断处创面，游离松解右叶悬韧带，直达上极，结扎、切断上极。

（7）依次处理右叶中静脉、下极血管。

（8）横断峡部。

（9）次全切除右叶甲状腺腺体，残留腺体创面缝合：切除时应尽量保留腺体后被膜。在切除腺体时要注意保护脂肪颗粒样组织，勿被切下；缝合创面时不要过深，以避免并发症的发生。

（10）按上述方法次全切除左叶腺体，残留腺体创面缝合。

（11）完成双叶次全切除，残留甲状腺创面缝合后，反复用0.9%氯化钠溶液（生理盐水）冲洗创面，止血，放置引流管，缝合切口。

（五）术后处理

（1）术后取高坡卧位（全身麻醉患者待其完全清醒后再改高坡卧位）。

（2）术后当天禁食、禁饮、勿咳、勿下床，吸氧，输液，可适当使用抗生素，注意监测体温、脉搏、呼吸及血压。

（3）床旁放置气管切开包和吸引器，供抢救窒息时急用。

（4）术后继续服用卢戈碘液，每次16滴，3次/d，每天每次递减1滴，术后共服用3~5天，也可以含服普萘洛尔（心得安），10mg/次，每6小时1次。

（5）术后第1天可进食少量流质，术后第2天拔除引流管，改半流质饮食。

（6）术后第5天拆除切口缝线，第6天可出院休息。嘱至少全休3个月。术后1个月门诊复查，测定FT_3、FT_4、TSH。终身随访。

（7）对未孕妇女应嘱在妊娠前、妊娠期、产后哺乳期进行FT_3、FT_4、TSH监测。其分娩时，应抽取胎儿脐带血检查甲状腺功能，以早期发现新生儿甲状腺功能减退。

（六）术后并发症及处理

（1）术后患者如出现呼吸困难，则首先检查是否有切口内出血。必要时拆除切口缝线检查。如切口内出血，则在床旁初步清除血块后即送手术室手术止血；如止血后仍有呼吸困难者，则应作气管切开。

（2）手术当晚或第1天以后出现面部、唇部或手足针刺样麻木感或强直感，甚至手足搐搦时，应立即静脉注射10%葡萄糖酸钙注射液20ml，同时抽血进行血钙、血磷检查。

（七）手术经验和探讨

（1）原发性甲状腺功能亢进症是由各种原因导致正常甲状腺素分泌的反馈调控机制丧失，引起血液循环中甲状腺素异常增多，而以全身代谢亢进为主要特征的总称。甲状腺次全切除术对中度以上的甲状腺功能亢进仍是目前最常用的有效疗法，但手术治疗有可能发生一定的并发症，对采取手术治疗者一定要严格掌握手术适应证。

（2）术前采取充分而完善的准备是保证手术顺利进行和减少并发症的关键。甲状腺功能亢进患者在基础代谢率亢进的情况下进行手术是十分危险的。

（3）在处理上极时，应紧贴上极在包膜内结扎、切断甲状腺上极血管，以避免损伤喉上神经；在处理下极时，为避免损伤喉返神经，紧贴腺体结扎甲状腺下动脉分支，并尽量保留腺体背面，不必常规靠近颈总动脉结扎其主干。

（4）为了避免术后复发或甲状腺功能减退，腺体残留量是关键。总的原则是：腺体越大，残留腺体可适当多一些；腺体越小，残留腺体应越少。通常是切除腺体的80%~90%，每侧残留的腺体大小如成人拇指末节大小为宜（3~4g），常规切除峡部。有锥体叶者，一定要将锥体叶切除。

（5）甲状腺功能亢进症患者特别是原发性甲状腺功能亢进症患者术后48小时内一定要严密观察呼吸、心率、体温等情况，以便及时发现并发症，及时做出相应的处置。

（樊敦徽）

第三节 甲状腺肿手术

一、结节性甲状腺肿手术

（一）适应证

（1）临床可扪及明确结节（肿块）的结节性甲状腺肿，其中有结节 >2cm 者。

（2）合并甲状腺功能亢进的结节性甲状腺肿。

（3）疑有恶变的结节性甲状腺肿。

（4）位于胸骨后的结节性甲状腺肿。

（二）术前准备

（1）按甲状腺手术术前常规检查项目进行术前检查。对肿块巨大者，尤应注意气管狭窄及移位情况。

（2）合并有甲状腺功能亢进者应按原发性甲状腺功能亢进症术前准备的要求进行术前准备。

（三）麻醉

一般选用气管内插管全身麻醉。结节较大，且有明显气管移位或气管狭窄者，尤宜选用气管内插管全身麻醉。

（四）基本术式

根据术中探查情况决定具体术式。可供选择的具体术式如下：

（1）双侧甲状腺次全切除术：适用于双叶均有结节，而且双叶均可保留部分正常腺体者。

（2）一侧甲状腺次全切除术 + 对侧腺体内结节剜出术：适用于结节集中于一个腺叶内，对侧腺叶内仅有 1~2 个小囊性结节者。

（3）一侧甲状腺近全切除术 + 对侧腺叶部分切除术：适用于一叶大结节或一叶内多个结节，几乎无正常腺体，而对侧叶亦有多个小结节者。

（五）手术步骤

1. 切口 较大的结节性甲状腺肿切口可适当向两侧及向上延长。

2. 横断颈前肌群 遇有较大肿块者，可以横断一侧或两侧颈前肌群。横断前应缝扎颈前静脉。

3. 根据术中探查结果决定具体术式

（1）双侧甲状腺次全切除术：一般先完成右侧次全切除，后行左侧次全切除，操作起来较为方便。①先松解右叶甲状腺悬韧带，处理右叶上极；右叶中静脉及右叶下极血管分支，切断峡部，切除右叶大部分，注意保留腺体的背面部，缝合右叶残余腺体创面。②同法切除左叶大部分及缝合左叶创面。将标本送快速切片病理学检查。③缝合切口，放置引流管。

（2）一侧甲状腺次全切除 + 对侧结节剜出术：其结节剜出术的手术操作如下。

1）先完成一侧的甲状腺次全切除术 + 峡部切除，其残留腺体创面缝合。

2）甲状腺结节剜出术：用血管钳夹住甲状腺近峡部的创面切缘，用扁桃体钳从腺体创面内剜出结节，然后缝合该叶创面。如有困难，则可切开结节表面的腺体直达结节处，从此切口内用弯血管钳或小纱布球作钝性分离，将结节完整取出。结节取出后，用纱布压迫片刻止血，遇出血点予以结扎或缝扎止血，彻底止血后，将腺体创口用 1 号（或 2 号）丝线间断内翻缝合，封闭剜出结节所遗留的甲状腺空隙。

最后缝合切口，放置引流管。

（六）术后处理

（1）同"甲状腺腺瘤切除术"术后处理。

（2）出院后坚持服用甲状腺素片至少 3 年，以避免复发。

（七）手术经验和探讨

（1）甲状腺叶的切除，根据其切除腺叶量的多少可分为部分切除术、次全切除术、近全切除术、全叶切除术。一般以每个腺叶为单位，切除腺叶的 10% ~ 50% 者称"部分切除术"；切除量 >50%、<95% 者称"次全切除术"；切除量 >95%，但尚保留有少量腺叶组织者称"近全切除术"；腺叶组织全部被切除则称"全腺叶切除术"。

（2）结节性甲状腺肿的临床表现多样，故其式式的选择要根据术中探查情况决定，并无固定模式可言。但总的手术原则是：结节一定要切除干净，正常腺体尽量保留。

（3）根据统计，结节性甲状腺肿居甲状腺住院患者的首位，即使临床或 B 超检查发现为单个结节（肿块）的患者，其病理诊断亦可能为结节性甲状腺肿。

（4）结节性甲状腺肿术后易复发：其复发的原因主要有 2 个。

1）术中探查不仔细，遗留有小结节未切除。

2）术后未坚持服药。故预防复发的关键在于术中探查仔细，可疑结节一定要切除干净；术后一定坚持服用甲状腺素片至少 3 年。

二、巨大甲状腺肿手术

甲状腺腺叶或甲状腺肿块长径 >10cm 者，称"巨大甲状腺肿"，其手术切除操作有其特点。

（一）术前准备

除一般甲状腺手术的术前准备外，要特别注意从 X 线胸片 + 颈部正、侧位片中了解气管移位及狭窄的详细情况，以供麻醉插管和手术操作者参考。

（二）麻醉

应选用气管内插管全身麻醉，麻醉插管应选用管内有支撑架的气管导管。

（三）手术步骤

（1）切口要够长：肿块侧的低衣领皮肤切口应沿患侧胸锁乳突肌肉侧缘向上延长。

（2）要充分游离皮瓣：患侧皮瓣的游离，上界要达到或接近肿块的边缘，并应将患侧胸锁乳突肌的内侧缘筋膜切开，分离，可以减轻胸锁乳突肌张力。

（3）常规横断患侧颈前肌群，以便充分显露患侧甲状腺腺叶（对侧胸锁乳突肌则可不横断）（图 3 - 15）。

（4）在分离甲状腺前方时，一定要找准间隙，即从甲状腺固有膜与外科被膜之间的疏松间隙进入。分离时勿损伤肿块表面曲张、迂曲的血管，遇有出血点要结扎或缝扎。双叶甲状腺显露后，先探查健侧，后探查患侧。遇有锥体叶者，应先将锥体叶切除。

（5）在处理甲状腺上、下极前，先横断甲状腺峡部。峡部横断后，再依次松解患侧甲状腺悬韧带，处理上极、中静脉、下极血管，然后钝性剜出肿块，并切除之。根据具体情况，健侧叶做出相应处置（图3-16）。

（6）仔细检查气管是否软化，如有软化或可疑软化，则应作气管悬吊术。

（7）常规放置引流管。

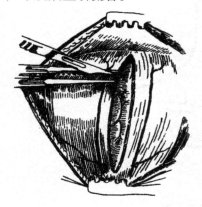 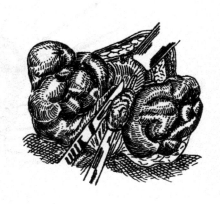

图3-15 常规横断颈前肌群　　　图3-16 先切除峡部及一侧腺体

（四）手术经验和探讨

（1）在施行巨大甲状腺肿手术时，关键在于找准肿块部位的进入间隙，即从甲状腺固有膜与外科被膜之间的疏松间隙进入。否则不仅出血多，且操作将十分困难，甚至难于完成手术。

（2）巨大甲状腺肿的肿块表面血管一般均迂曲、粗大，且肿块内积血，故手术操作过程中应严格注意止血。

（3）切下标本应送快速切片病理学检查，警惕甲状腺交界性肿瘤的可能。

三、胸骨后甲状腺肿手术

通过术前检查，如甲状腺腺体（或肿块）全部位于胸骨后者，应由心胸外科处理。仅小部分位于胸骨后，而大部分甲状腺（及肿块）位于颈部者，则可以颈部手术切除。如大部分位于胸骨后，而仅小部分位于颈部者，即整个甲状腺叶或肿块的2/3，或腺叶（肿块）下极深入到胸骨后>5cm者，则常需作开胸手术。

（一）颈部吸尽囊液切除术

1. 适应证　巨大囊性肿块，但有大部分是位于胸骨后者。

2. 麻醉　一般宜选用气管内插管全身麻醉。

3. 手术步骤

（1）常规颈部切口：常规显露甲状腺及肿块后，探查双叶甲状腺。如术中证实确为巨大囊性肿块，而又按常规颈部手术操作切除有困难时，则采用从颈部穿刺吸尽囊液，使肿块缩小后从颈部切除。

（2）在准备穿刺的部位，用小圆针、4号丝线预先作一荷包缝合备用。

（3）将囊肿前壁显露后用一次性使用的10ml注射器（无菌）套上5ml注射器的针头，从荷包处刺入，抽尽囊内液体。然后拔出针头，锁紧荷包，以免残留囊内液体流出。囊性肿块明显缩小，按常规手术操作做患侧叶近全切除术或次全切除术。有时仅为一巨大囊肿而几乎无正常腺体，则肿块切除为腺叶全切除术或腺叶近全切除术（图3-17）。

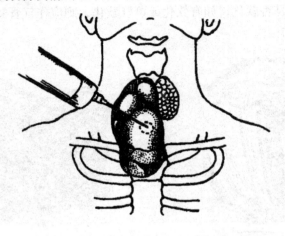

图3-17 颈部吸尽囊液切除法

（二）"蚂蚁上树"颈部切除法

1. 适应证 巨大甲状腺肿块，而肿块为实质性，且大部分位于颈部，仅小部分（<1/3）位于胸骨后窝。

2. 麻醉 气管内插管全身麻醉。

3. 手术步骤

（1）常规显露双叶甲状腺，探查双叶甲状腺后，先依次游离好甲状腺上极，结扎，切断中静脉，使位于颈部的甲状腺或肿块游离。

（2）用粗丝线、弯圆针缝住大块腺体作为牵引线，将腺体（或肿块）向上、向外侧提起，同时推开外科被膜，遇有血管分支则予以结扎、切断。如此逐步向下推进，便可将胸骨后部分腺体（肿块）游离至颈部。特别值得注意的是，在提拉过程中，动作应轻柔，切勿用暴力，以免腺体（肿块）撕裂，造成手术困难或撕裂血管，造成大出血。

（3）术毕常规放置引流管。

（三）开胸切除法

1. 适应证 腺体部分位于颈部，而大部分（腺叶或肿块的2/3或下极伸入到胸骨后>5cm）位于胸骨后的巨大甲状腺肿（或肿块）。

2. 麻醉 气管内插管全身麻醉。

3. 手术步骤

（1）颈部低衣领皮肤切口，其切口位置要低，同时从颈部低衣领皮肤切口中点向下作一稍偏离中线的纵弧形皮肤切口至第3前肋肋软骨水平。

（2）显露胸骨柄及胸骨体上端，两侧距中线1~2cm，分离两侧的胸骨舌肌及胸骨甲状肌的内缘，紧贴胸骨柄深面，以手指伸入前纵隔，分离胸骨的后面，向后钝性推开甲状腺、大血管及胸膜。在进行此步操作时，注意动作要轻柔，勿躁，以免损伤胸骨柄后方的组织器官或造成大出血。

（3）劈开胸骨：如有必要，可劈开胸骨以拓宽手术野，以便更好地显露胸骨后方的甲状腺或肿块。首先切开胸骨骨膜，并分离骨膜，用胸骨刀沿中线从上而下垂直劈开胸骨柄，至第2前肋肋软骨或第3前肋肋间平面。

（4）切断胸骨体：横形切断胸骨体，分离，结扎、切断胸廓内动脉。对骨膜剥离面及胸骨断面的出血可用电凝或骨蜡止血（图3－18）。

（5）显露前纵隔：用肋骨牵开器撑开切开之胸骨边缘，前纵隔可获得良好显露（图2－19）。

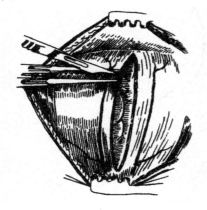

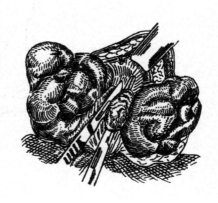

图3－18　切断胸骨体　　　　　　　　图3－19　显露前纵隔

（6）分离甲状腺（或肿块）：前纵隔显露后，胸骨后的甲状腺（或肿块）便可获得良好显露，可用手指钝性分离出甲状腺下极，对甲状腺下极血管分支应紧贴甲状腺结扎、离断（图3－20）。将整个甲状腺（或肿块）游离出来后，将其拉至颈部，按需要作甲状腺叶切除。

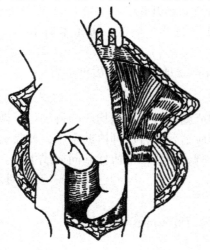

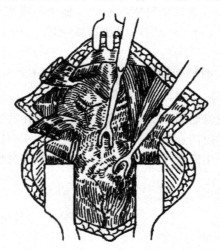

图3－20　分离甲状腺

在施行以上操作过程中，注意勿损伤左侧的无名静脉，勿撕破胸膜。万一胸膜被撕破，则应立即进行修补，并于术后抽吸胸膜腔内积气。

（7）冲洗创面：彻底止血。

（8）缝合胸骨：在劈开的胸骨平面上钻孔 2～3 个，用医用钢丝拉紧对合胸骨。注意钢丝结头应埋入胸骨间隙内，然后缝合骨膜、胸大肌腱膜。

（9）放置引流管：应于切除的甲状腺窝内，常规放置小号硅胶引流管，引流管从颈部皮肤切口下方一侧另戳小口引出，并固定好。

（10）缝合切口：按常规缝合颈部切口及胸骨部位切口。

（11）颈、胸切口缝合后，将引流管接好引流袋，围巾式包扎颈部的切口（图 3-21）。

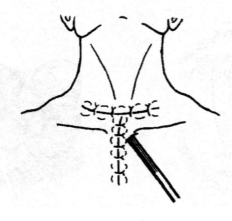

图 3-21　缝合切口，放置引流管

（四）术后处理

（1）术后待全身麻醉清醒后 8 小时改半坐位卧式，手术当天禁食，禁饮，勿起床，勿咳嗽。术后第 1 天可进食流质，拔管后改半流质饮食。

（2）注意监测呼吸、心率、血压。常规床边备气管切开包。

（3）注意引流管内引流量及颜色，如流量很少，且颜色变淡，可于术后第 2 天拔除引流管。

（4）有胸膜腔闭式引流管者，术后经 X 线胸片检查证实无积气后可拔管。

（五）手术经验和探讨

对胸骨后甲状腺肿患者，无论收治在普外科抑或胸外科，术前均应两科会诊，做好开胸准备。如收治在胸外科，开胸后颈部手术有困难时应请普外科医师协助手术，如收治在普外科，在术中发现手术有困难时，应请胸外科协助开胸，两科医师协作共同完成手术。

（刘天元）

第四节　甲状腺腺瘤切除术

（一）适应证

经临床诊断为甲状腺良性肿瘤。

（二）术前准备

按甲状腺手术术前常规检查项目完成相关检查。

（三）麻醉和体位

1. 麻醉　气管内插管全身麻醉或颈神经丛阻滞。
2. 体位　甲状腺手术常规体位。

（四）基本术式

肿瘤侧甲状腺叶部分切除＋峡部切除。

（五）手术步骤

1. 切口　取低衣领式皮肤切口。
2. 探查　显露出双叶甲状腺后，对甲状腺先行探查。先探查健侧叶，后探查患侧叶。
3. 松解悬韧带　从甲状软骨下方开始，游离、松解患侧悬韧带，直达患侧腺叶上极处。
4. 处理上极　充分游离患侧腺体叶外侧，术者右手持直角钳从上极内侧伸向外侧，以左手示指从外侧引导直角钳，从患侧上极后方引入 7 号丝线 1 根，尽量靠近腺体上极，在膜内进行上极结扎 1 次，以此作牵引，将上极轻轻向前下方牵引；同法再在此线上方引入 1 根 7 号丝线结扎，于两线间上 1 把弯柯克钳，并于钳近侧切断上极，以 4 号丝线紧贴弯柯克钳下贯穿缝合 1 针，作 8 字形打结，然后用直角钳夹住上极远端（保留端），以 4 号丝线再结扎 1 次，保留端之上极定会结扎牢固、可靠。
5. 分离、切断峡部　用弯钳从气管前方、峡部后方逐步钝性分离出峡部。于峡部左、右侧并紧靠左、右叶各用 7 号丝线结扎，然后于两线间紧靠线结处切断峡部。在切断峡部前，应于切断处下方垫以一钳，以防伤及气管。在分离峡部时，平面要适当，尽量保留气管前筋膜。
6. 处理中静脉及下极血管　上极切断结扎后，峡部亦已离断，患叶腺体即已有一定的游离度，紧贴腺体被膜结扎、切断甲状腺中静脉及下极血管。在处理下极血管时，应紧贴下极被膜进行，勿远离下极，以免伤及喉返神经。如血管较粗，则以缝扎或双重结扎为宜。
7. 切除患侧腺体　根据瘤体大小，决定患侧腺叶的切除量，要求切缘距结节（肿块）1cm 以上。在切除时，可于两钳间进行，即弯柯克钳在下，直柯克钳在上。（图 3 - 22）切下标本立即送快速切片进行病理学检查。如快速切片报告为恶性病变，则应按甲状腺癌术式完成根治性切除；如为良性病变，则要求再次对保留腺体及健侧腺体进行仔细探查，以防遗漏病变。
8. 缝合甲状腺创面　对保留的患侧叶创面用 4 号丝线作间断内翻缝合，对健侧叶近峡部的创面亦予以缝合。在缝合创面时注意勿过深，以免伤及喉返神经。
9. 放置引流管　用小号医用硅胶管，一端剪去半边管壁，形成一槽式引流管，置入患侧腺窝内，从切口下方正中（胸骨凹上）另戳小孔引出，引流管出口处用 4 号丝线缝扎固定 1 针（图 3 - 23），如果切除腺体量不多，止血非常彻底，术者自觉无后顾之忧，也可以不放置引流管。

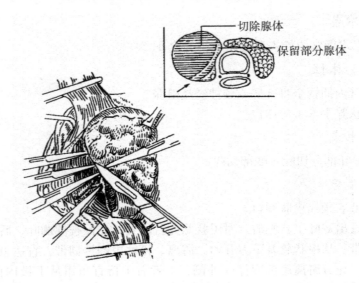

切除腺体

保留部分腺体

图 3-22 切除甲状腺

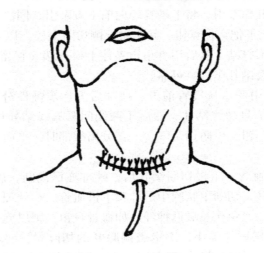

图 3-23 缝合切口，放置引流管

（六）术后处理

（1）如麻醉采用颈神经丛阻滞，术后患者取高坡卧位。

（2）手术当天禁食，禁饮，勿下床，勿咳嗽。并输液、吸氧、心电监护，可适当给予抗生素，可使用预防用抗生素。

（3）术后第 1 天停吸氧，可开始进食流质。术后第 1、第 2 天继续输液。术后第 3 天停止输液，进食半流质或普食。

（4）有引流管者，术后第 2 天拔除。

（5）术后第 5 天拆除切口医用尼龙线或胶纸。

（6）术后第 6 天出院休息，嘱术后 1 个月门诊复查，复查内容包括 FT_3、FT_4、TSH。

（7）术后一般无须服用甲状腺素片。但如腺体切除较多，可服用甲状腺素片，40mg/次，1 次/d，或左甲状腺素片，50μg/次，1 次/d，以清晨空腹服用为佳，用药量应根据复

查的 FT_3、FT_4、TSH 结果调整。

（8）终身随访。

（七）手术经验和探讨

（1）术中应坚持行快速切片病理学确诊，不可盲目自信临床经验而妄下诊断，以防失误。术后则常规行标本石蜡切片病理学检查。

（2）如快速切片报告为乳头状腺瘤，则可适当扩大切除范围，因乳头甲状腺瘤与甲状腺乳头状癌有时很难区别，特别是快速切片尚难做出肯定性诊断。

（刘天元）

第五节　甲状腺癌根治术

（一）适应证

（1）甲状腺肿块疑为甲状腺癌者。

（2）诊断为甲状腺癌而无颈淋巴结广泛转移者。

（3）在施行甲状腺手术中"意外"确诊为甲状腺癌者。

（二）术前准备

施行彩超等检查，以了解颈部淋巴结情况。

（三）麻醉

以气管内插管全身麻醉为宜，少数患者亦可采取颈神经丛阻滞。

（四）基本方式

患侧腺叶全切除术 + 峡部切除术 + 对侧叶次全切除术 + 患侧颈鞘探查术。

（五）手术步骤

（1）甲状腺探查：显露双叶甲状腺后，先仔细探查健侧叶是否有结节，然后探查患侧。如临床高度疑为恶性病变。则按由健侧到患侧程序操作。

（2）游离松解健侧悬韧带，处理健侧上极，再依次处理健侧中静脉及下极血管。

（3）切断峡部。

（4）做健侧叶次全切除术，创面缝合。

（5）游离和松解患侧悬韧带，处理患侧腺叶上极、中静脉、下极血管。充分游离患侧叶甲状腺，遇有与肿块粘连的颈前肌群，可以连同部分肌肉一并切除，完整切除腺叶，注意保护腺体后方被膜，将切下之健侧甲状腺组织及患侧腺叶全部标本送快速切片检查以确诊。

（6）打开患侧颈鞘，沿患侧颈内（颈总）动脉途径，仔细探查患侧颈鞘，如有肿大的淋巴结或可疑淋巴结样组织（包括脂肪样组织），则一一切除干净。在进行颈鞘探查操作时，勿损伤颈内静脉、迷走神经，左侧者勿损伤胸导管。颈鞘探查中切下之全部组织，术后送病理学检查，以了解颈鞘淋巴结是否转移。

（7）常规于患侧甲状腺窝内放置引流管，从切口下方另戳口引出。常规缝合切口。注意：打开之颈鞘不必缝合，但需注意彻底止血。

（六）术后处理

（1）坚持终身服药，终身随访。

（2）对未孕女性，应嘱其在妊娠前、妊娠期、产后坚持监测 FT_3、FT_4、TSH。新生儿应在产时抽取其脐带血检查甲状腺功能，以便早期发现新生儿甲状腺功能减退。

（七）手术经验和探讨

（1）改良甲状腺癌根治术适用于经术前临床及 B 超等检查证实颈部无淋巴结肿大者，或术前未疑及甲状腺癌而术中快速切片"意外"证实为甲状腺癌者。如果术前临床及 B 超等检查证实甲状腺肿块同侧颈部有多个肿大淋巴结者，则宜施行颈廓清术（甲状腺癌根治性颈淋巴结清扫术或甲状腺癌功能性颈淋巴结清扫术）。

（2）改良甲状腺癌根治术术后远期颈淋巴结复发率相对较高，但对患者损伤小，基本不影响美容。术后患者颈淋巴结复发者，经 B 超证实，且临床可以明确扪及肿大淋巴结者可作颈淋巴结切除术（俗称"摘桃术"），局部麻醉或颈神经丛阻滞下将肿大的淋巴结切除。如甲状腺并无复发征象者，则甲状腺可不必再作手术处理。

（3）甲状腺乳头状癌患者，无颈淋巴结肿大，健侧叶并无病变者，如已施行患侧全切除术或近全切除术＋峡部切除术，则可不必再扩大手术切除范围，术后定期观察，终身随访。

（张会英）

第六节　甲状腺癌改良（功能性）颈淋巴结清扫术

一、适应证和禁忌证

1. 适应证　甲状腺癌伴有颈淋巴结肿大者。

2. 禁忌证

（1）甲状腺未分化癌。

（2）分化型甲状腺癌局部广泛浸润、固定，或有气管、食管广泛受累者。

（3）颈部皮肤及软组织有严重放射性损伤。

（4）合并严重疾病不能耐受本手术者。

二、术前准备

1. 术前常规检查　血常规，肝、肾功能，心电图，X 线胸片及颈部正、侧位片和甲状腺彩超。

2. 必要时行颈部 CT 或 MRI 检查　以了解有无颈淋巴结肿大、淋巴结与颈部血管的关系。

3. 皮肤准备　剃除全部头发或耳周部分头发，男性患者须剃除胡须。

4. 备血　对估计手术难度较大的患者应常规配血备用。

三、麻醉和体位

1. 麻醉　通常采用气管内插管全身麻醉。

2. 体位 仰卧位，肩部垫高，颈部后仰，将头转向对侧，使头部充分伸展，颈部充分暴露。

四、手术步骤

1. 切口 可采用单臂弧形切口（图3-24）、宽蒂矩形切口（图3-25）或X形切口（图3-26）。

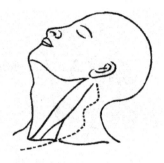

图3-24 单臂弧形切口

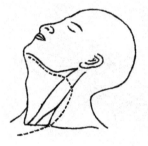

图3-25 宽蒂矩形切口

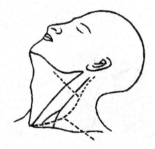

图3-26 X形切口

2. 游离皮瓣 切开皮肤、皮下、颈阔肌后，用电刀于颈阔肌下游离皮瓣。范围：上至下颌骨下缘，下至锁骨水平，前方至颈中线，后方到斜方肌前缘。在分离后缘时要注意保护副神经，分离上界时宜在下颌骨下缘1cm以下分离，且位置宜略深，以免损坏面神经下颌缘支。

3. 寻找、游离副神经 于斜方肌前缘中、下1/3交界处切开颈深筋膜浅层，在软组织内寻找副神经入肌点，沿其表面向上游离至胸锁乳突肌后缘，继续游离直达二腹肌下方。术中注意动作要轻巧，避免过度牵拉神经。

4. 游离胸锁乳突肌 沿胸锁乳突肌前、后缘锐性分离，游离时在其前后缘切开肌膜，切断其浅面的颈外静脉、耳大神经和颈皮神经，注意不要伤及下方的颈内静脉。副神经常于中上1/3处穿行其中，要加以保护（图3-27）。

5. 解剖颈内静脉 于颈内静脉表面锐性分离，贴近颈内静脉前缘，结扎、切断进入此静脉的甲状腺上、中静脉等属支，使其全长游离，切开动脉鞘，将筋膜及其他软组织与静脉壁分开，向深层达迷走神经（图3-28）。

6. 清除颈内静脉外侧部组织 分离、切断、结扎颈外静脉上、下两端，用拉钩将胸锁乳突肌拉向内侧，沿锁骨上缘向深层解离直达臂神经丛表面，于斜方肌前缘找到肩胛舌骨肌,颈横动、静脉分别切断、结扎。沿着颈总动脉表面自下而上切断第Ⅳ、第Ⅲ、第Ⅱ颈神经丛根部,术中注意保护前斜角肌表面的膈神经。将颈内静脉外侧区软组织上自二腹肌后腹,下至锁骨上,外至斜方肌,内至颈内静脉这一区域内斜角肌和提肩肌浅侧的全部软组织分离切除(图3-29)。

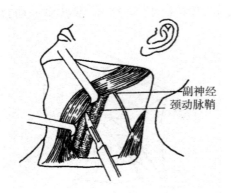

图3-27 游离胸锁乳突肌

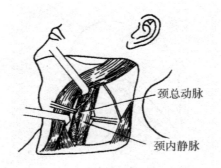

图3-28 解剖颈内静脉

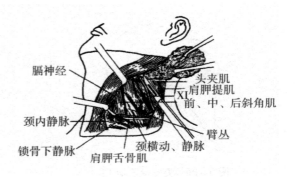

图3-29 清除颈内静脉外侧部组织

7. 清除颈内静脉内侧组织 将颈内静脉、迷走神经及颈总动脉拉向外侧,进行解离,上方直到颌下区,将颈内静脉气管侧软组织连同淋巴结一并切除。如为甲状腺癌联合根治术,则包括患侧气管食管沟淋巴结、脂肪组织、胸骨舌骨肌与胸骨甲状肌及甲状腺一并切除。术中注意要清楚显露喉返神经至入喉处,并加以保护(图3-30)。

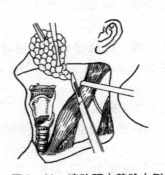

图3-30 清除颈内静脉内侧组织

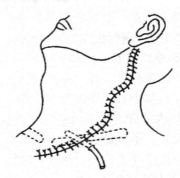

图3-31 放置引流管

8. 彻底止血，并放置引流管 创面仔细止血。观察有无乳糜漏，如有乳糜漏，应找到相应的淋巴导管，予以结扎，创面可用生物蛋白胶封闭止血。于切口外下方放置引流管 1 根，并接负压吸引（图 3 - 31）。

9. 缝合伤口 用 1 号丝线间断缝合皮肤、皮下、颈阔肌全层，或用 0 号丝线间断缝合皮下及颈阔肌，皮肤行皮内缝合（图 3 - 32）。

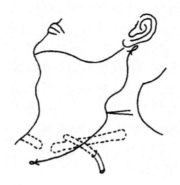

图 3 - 32 缝合伤口

五、术后处理

同传统颈淋巴结清扫术。

六、手术经验和探讨

（1）甲状腺癌颈淋巴结清扫术，包括传统颈淋巴结清扫术（Crile 手术）和改良（功能性）颈淋巴结清扫术。传统颈淋巴结清扫术切除的范围包括患侧胸锁乳突肌、肩胛舌骨肌、颈内静脉和颈外静脉、颈横血管、副神经和颈神经丛等以及 Ⅱ ~ Ⅵ 组区域的淋巴结，手术创伤大，术后并发症多，致残率较高，目前已很少采用。

改良（功能性）颈淋巴结清扫术，采用三保留（保留胸锁乳突肌、副神经、颈内静脉）术式，操作明显减少，术后并发症明显降低，故为甲状腺癌伴有颈淋巴结转移者的常规术式。采用颈淋巴结清扫术，术后颈淋巴结复发率明显减少。

（2）施行甲状腺癌颈淋巴结清扫术前，先对甲状腺进行处理：常规为患侧叶全切除术 + 峡部切除 + 对侧叶次全切除术。颈淋巴结清扫术需经快速病理切片确诊为甲状腺癌后方可施行。

（3）甲状腺癌术式的选择十分重要。若甲状腺癌癌灶仅限于甲状腺内，而无颈淋巴结转移者，则选择改良甲状腺癌根治术较为妥当；若术前已发现有颈淋巴结转移者（如患侧术前便能触及颈淋巴结肿大且经影像学检查证实），在完成甲状腺的操作后则选择改良（功能性）颈淋巴结清扫术较为适宜。

（4）对于前上纵隔淋巴结（第Ⅶ组）有转移的甲状腺癌患者应根据术中情况酌情决定是否开胸处理：如淋巴结较小而少，未侵及大血管则尽量从颈部切口清除该组淋巴结；而对于淋巴结较大或较多，侵及深部大血管或相对固定者则应加做胸部切口进行清扫。

（张会英）

第七节 甲状旁腺功能亢进症

一、概述

甲状旁腺功能亢进症（hyperparathyroidism，简称甲旁亢）是指由甲状旁腺自身或继发性病变引起自主性甲状旁腺激素（parathormone，PTH）分泌过多，从而产生高钙低磷血症及其一系列临床表现的疾病。可分为原发性、继发性和三发性（tertiary parathyroidism）3种。原发性甲旁亢是由于甲状旁腺本身病变引起的甲状旁腺素合成、分泌过多。继发性甲旁亢是由于各种原因所致的低血钙症，刺激甲状旁腺，使之增生肥大，分泌过多的PTH，见于肾功能不全、骨质软化症和小肠吸收不良等。三发性甲旁亢是在继发性甲旁亢的基础，由于腺体受到持久和强烈的刺激，部分增生组织转变为腺瘤，自主地分泌过多的PTH，主要见于肾功能衰竭和长期补充中性磷后。由于继发性甲旁亢多系慢性肾功能衰竭患者长期透析的后期并发症，其诊断方法可以参照原发性甲旁亢。

临床上常见的是原发性甲状旁腺功能亢进，病因多是甲状旁腺的腺瘤、增生或腺癌等，其中80%~85%为单个腺瘤引起，2%~3%为甲状旁腺癌引起，其余病例为主细胞增生所致，而透明细胞增生较为少见。国外文献报告一般人群中原发性甲旁亢的发病率约为25/100 0000 原发性甲旁亢的发病率随年龄的增加而明显增高，尤其多于绝经后妇女，65岁以上妇女此病的发病率为250/100 000。在我国原发性甲状旁腺功能亢进发病率较低，准确的发病情况尚不清楚，这可能与种族遗传因素有关外，目前临床对该病缺乏认识和重视不足造成误诊或漏诊也是重要的原因之一。

二、诊断思路

（一）病史要点

主要有高钙血症、骨骼病变和泌尿系统等3组症状，可单独出现或合并存在。

1. 高钙血症的症状 ①中枢神经系统：淡漠、消沉、性格改变、记忆力减退、烦躁、多敏、情绪不稳定等，偶见明显的精神病、幻觉、狂躁，严重者甚至昏迷；②神经肌肉系统：易疲劳、四肢肌肉软弱、近端肌肉尤甚，重者发生肌肉萎缩。可伴有肌电图异常；③消化系统：食欲不振、腹胀、便秘、严重高钙血症可有恶心、呕吐、反酸、上腹痛。高血钙可刺激促胃液素分泌，胃酸增多，溃疡病较多见；④急性或慢性胰腺炎发作：因钙离子易沉着于有碱性胰液的胰管和胰腺内，激活胰蛋白酶原和胰蛋白酶，临床上慢性胰腺炎为原发性甲旁亢的一个重要诊断线索，一般胰腺炎时血钙值降低，如患者血钙值正常或增高，应除外原发性甲旁亢。

2. 骨骼病变 典型病变是广泛骨丢失、纤维性囊性骨炎、囊肿棕色瘤形成、病理性骨折和骨畸形。主要表现为广泛的骨关节疼痛、伴明显压痛。多由下肢和腰部开始，逐步发展至全身，以致活动受限、卧床不起、翻身亦困难。重者有骨畸形，如椎体变形、四肢弯曲。约30%的患者有自发性病理性骨折和纤维性囊性骨炎。国内报道的病例80%以骨骼病变表现为主或与泌尿系结石同时存在。

3. 泌尿系症状 患者常有烦渴、多饮和多尿。可发生反复的肾脏或输尿管结石，表现为肾绞痛或输尿管痉挛的症状，血尿、乳白尿或尿砂石等，也可有肾钙盐沉积症。在肾结石患者中，原发性甲旁亢为其病因者占 2.5% 左右。

4. 其他 皮肤钙盐沉积可引起皮肤瘙痒。严重病例可出现严重高钙血症，伴明显脱水、威胁生命，应紧急处理。部分原发性甲旁亢为多发性内分泌肿瘤 Ⅰ 型或 Ⅱa 型中的组成部分。Ⅰ 型常伴有胰腺内分泌腺瘤和垂体腺瘤；Ⅱa 型常伴有甲状腺髓样癌和嗜铬细胞瘤。

（二）查体要点

多数病例无特殊体征，在颈部可触及肿物者占 10% ~ 30%。骨骼有压痛、畸形、局部隆起和身材缩短等。少数患者钙沉积在角膜。肾脏受损可有继发性高血压。

（三）辅助检查

1. 实验室检查

（1）血钙、血磷：高血钙伴有低血磷是原发性甲旁亢诊断的最重要依据之一。正常人血总钙值为 2.2 ~ 2.7mmol/L，血清游离钙值为 1.13 ~ 1.23mmol/L，一般说来甲旁亢患者要有 3 次以上血钙升高，血游离钙测定结果较血总钙测定对诊断更为敏感和正确。

（2）PTH：测定血 PTH 水平可直接了解甲状旁腺功能，原发性甲旁亢时 PTH 明显升高。PTH 正常参考值应检测方法差异而不同。

（3）血清碱性磷酸酶：血清碱性磷酸酶来自成骨细胞，由胆汁排泄，有骨骼病变的甲旁亢患者中血清碱性磷酸酶升高。

2. 影像学检查

（1）B 超：为首选的无创影响学检查，可以发现直径 5mm 以上的甲状旁腺腺瘤，敏感性达 85%，假阳性率约为 4%。

（2）放射性核素：用于甲状旁腺肿瘤的定位检查，常用的示踪剂有 ^{99m}Tc - MIBI。2 ~ 4h 后延迟显影，腺瘤显影的敏感性达 85% ~ 100%，高于甲状旁腺增生的检出率。

（3）CT 和 MRI：其定位诊断敏感性 60% 左右，主要用于已确诊原发性甲旁亢的患者术前检查，协助确定肿瘤的部位。

3. 其他检查

（1）尿钙：在低钙饮食条件下，尿钙排出量大于 200mg/24h，这有一定诊断意义。

（2）骨骼 X 线：X 线表现与病变的严重程度相关。典型的表现为普遍性骨质疏松。

（3）再次探查的病例可以选择静脉插管，在两侧不同水平抽血测 PTH 以及动脉造影检查。

（四）诊断标准

1. 定性诊断 凡具有骨骼病变、泌尿系结石和高钙血症的临床表现，单独存在或三个征象复合并存时，血钙、碱性磷酸酶和 PTH 增高、血磷降低、尿钙排量增多支持甲旁亢的诊断。

2. 定位诊断

（1）颈部 B 超：诊断符合率约 70%，如第一次颈部手术失败，相当一部分患者的病变甲状旁腺仍在颈部，因此重复 B 超检查仍属必要。

（2）放射性核素：^{99m}Tc - MIBI 扫描检查符合率在 90% 以上，也能检出迷走于纵隔的病变。

（3）颈部和纵隔 CT 扫描：对颈部的病变甲状旁腺定位意义不大。对位于前上纵隔腺瘤的诊断符合率为 67%。可检出直径大于 1cm 的病变。

（五）鉴别诊断

应与下列两类疾病相鉴别。

1. 高钙血症

（1）恶性肿瘤：肿瘤患者出现高钙血症可见于以下两种情况：①恶性肿瘤发生骨转移或造血系统恶性肿瘤的溶骨性破坏使骨组织释放大量的钙，远远超出肾脏的排泄能力，从而引起高钙血症，如肺癌、肾癌、前列腺癌、甲状腺癌等出现骨转移时，或白血病、淋巴瘤时可出现血钙增高，但血磷可以正常，血浆 PTH 正常或降低，与原发性甲旁亢的鉴别要点是检查出原发癌肿；②假性甲旁亢（也称异位甲状旁腺激素综合征）：一些恶性肿瘤可以分泌引起高钙血症的物质，临床上出现类似甲状旁腺功能亢进的症状。

（2）结节病：无普遍脱钙，有血浆球蛋白升高。鉴别可摄胸片，血 PTH 正常或降低。

（3）维生素 A、D 过量：有明确的病史可供帮助，此症有轻度碱中毒，而甲旁亢有轻度酸中毒。

（4）甲状腺功能亢进：由于过多的甲状腺激素使骨吸收增加，约 20% 的患者有轻度高钙血症，尿钙也增多，伴有骨质疏松，鉴别时甲亢临床表现容易辨认。

2. 代谢性骨病　如骨质疏松症、骨质软化症、肾性骨营养不良。

三、治疗措施

（一）一般治疗

（1）多饮水，限制食物中钙的摄入量：如忌饮牛奶，注意补充钠、钾、镁盐等。

（2）降钙素：鲑鱼降钙素 4～8U/kg，肌内注射，6～12 小时一次；也可用降钙素（密钙息）50～100U/次，肌内注射，每日或者隔日一次。

（4）磷酸盐治疗：可用磷酸钠或磷酸钾，每日 1～2g。

（二）手术治疗

外科手术是唯一有效治疗原发性甲旁亢的疗法，有学者认为即使是无症状型原发性甲旁亢也应进行手术治疗，除非患者存在手术禁忌证或诊断尚未确定。

1. 手术方法

（1）腺瘤：行腺瘤摘除术。术前检查为单个腺瘤并精确定位，行单个腺瘤探查；或手术中探查同侧另一腺体，如另一个甲状旁腺腺体正常或萎缩，则结束手术；传统手术主张双侧甲状旁腺探查。

（2）增生或多发性内分泌肿瘤（MEN）：甲状旁腺大部切除术。切除甲状旁腺原位留下1/2 个腺体（或保留 40mg 腺体）；或者全部切除后行甲状旁腺自体移植，通常移植于前臂肌肉内，一般需移植 60～80mg 甲状旁腺组织。

（3）腺癌：颈部大块切除，包括同侧甲状腺、胸腺上部以及中央区淋巴脂肪组织，如果局部有侵犯或有颈部淋巴结转移，行颈侧区淋巴结清扫术。

再手术：术前力求定位精确，位于颈部可采用原切口进入，不必分层解剖，直达肿瘤外膜，顺外膜锐性分离，剔除肿瘤。位于纵隔深部的，需开胸手术。

2. 手术并发症

（1）低钙血症：在手术后数小时至 7 天发生，轻者手足、唇麻木，重则手足抽搐。

（2）偶可发生胰腺炎，原因尚不清楚，但临床表现很重。

（3）约 1/2 甲旁亢患者手术后出现低血镁，由于长期低血钙合并低血镁使这种并发症的处理极为复杂。

四、预后评价

手术切除病变的甲状旁腺组织后 1～2 周，骨痛开始减轻，6～12 个月明显改善。骨结构修复需 2～4 年或更久。如术前活动受限者，大多术后 1～2 年可以正常活动，手术切除后高钙血症和高 PTH 血症被纠正，不再形成新的泌尿系结石，但已形成的泌尿系结石不会消失，已造成的肾功能损害和高血压也不易恢复。

（张会英）

第八节　甲状旁腺手术

一、甲状旁腺腺瘤切除术

（一）适应证

经检查确定诊断为甲状旁腺腺瘤者。

（二）麻醉和体位

1. 麻醉　气管内插管全身麻醉。
2. 体位　甲状腺手术常规体位。

（三）手术步骤

根据术前的影像学定位，可采用单侧探查法：

（1）切口：依甲状腺手术常规。

（2）显露双叶甲状腺后，先对甲状腺进行探查，了解有无甲状腺病变。

（3）根据术前定位，对甲状旁腺腺瘤进行探查。切断相应侧甲状腺中静脉或下极血管，将患侧叶甲状腺向前内侧牵开，或向上内侧牵开，显露出甲状旁腺腺瘤。甲状旁腺腺瘤多呈红褐色。将甲状旁腺腺瘤周围组织进行钝、锐性分离，找到蒂部，紧贴瘤体，切断、结扎进入甲状旁腺腺瘤的血管束，完整摘除甲状旁腺腺瘤（图 3-33）。

（4）将切下的甲状旁腺腺瘤送快速切片病理学检查确诊，如快速切片证实为甲状旁腺腺瘤，则可结束探查。分离面止血、冲洗，可不放置引流管，按甲状腺手术常规缝合切口各层。

（5）如术中探查，发现有甲状腺结节，则应将甲状腺结节切除，送快速切片病理学检查，根据快速切片结果予以相应的处理。

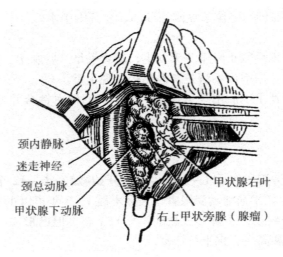

颈内静脉
迷走神经
颈总动脉
甲状腺下动脉
甲状腺右叶
右上甲状旁腺（腺瘤）

图 3 - 33　切除右上甲状旁腺腺瘤

（四）手术经验和探讨

随着医学影像学的发展，术前对甲状旁腺腺瘤的定位比较准确，故甲状旁腺腺瘤手术现多采用单侧探查、切除腺瘤。手术操作较为简单、易行。如要手术获得满意疗效，术前影像学检查定位便显得十分重要。值得注意的是甲状旁腺微小腺瘤，有作者报道过甲状旁腺微小腺瘤引起的甲状旁腺功能亢进。一般将直径 <6mm，外表看来无明显变形甲状旁腺腺瘤定为微小腺瘤。遇到此种情况，往往会使术者产生困惑，常常需要探查全部甲状旁腺。

二、甲状旁腺癌切除术

（一）适应证

（1）同侧患甲状旁腺腺瘤，曾做过 2 次以上甲状旁腺腺瘤切除术者。

（2）术中探查发现甲状腺腺瘤可疑有恶变者。

（3）经快速切片病理学检查确诊为甲状旁腺癌者。

（二）手术步骤

（1）除了按甲状旁腺手术操作外，要适当扩大切除范围，应将同侧甲状腺叶、峡部和颈总动脉前的疏松结缔组织、气管周围脂肪组织及淋巴结一并切除，在切除过程中以勿损伤气管、食管、颈内静脉和喉返神经为原则。

（2）如颈淋巴结受累则做颈淋巴结清扫术。

（3）术中如发现癌灶包膜未破，没有侵犯喉返神经，则应保留喉返神经（图 3 - 34）；如果癌灶破溃，且与喉返神经有粘连、浸润，则应切除受累的喉返神经（图 3 - 35），同时对喉返神经进行缝接修复或同时行自体静脉移植桥接，一期修复喉返神经缺损。

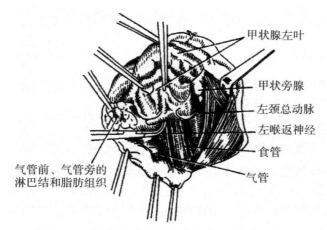

图 3 - 34 甲状旁腺癌肿被膜未破，保留喉返神经

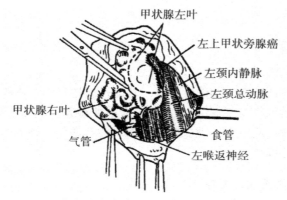

图 3 - 35 甲状旁腺癌癌肿溃破、粘连，切除受累段喉返神经

（三）手术经验和探讨

有下列情况者应高度疑为甲状腺癌：

（1）术前血清钙、磷检测值差异特别大。

（2）甲状旁腺肿块于颈部易于触及者。

（3）同部位曾做过 1 次以上甲状旁腺腺瘤摘除术。

（4）术中见甲状旁腺肿块较大，与周围组织有粘连或侵犯。凡遇到上述 4 种情况，手术应按甲状旁腺癌操作原则进行。

三、无功能性甲状旁腺囊肿切除术

（一）适应证

（1）本病几乎 100% 误诊为甲状腺腺瘤而施术，而在术中才发现为无功能性甲状旁腺囊肿。

（2）术中探查时发现：囊肿系自甲状腺上极、下极或外侧的甲状腺后方伸出，大小为 1 ~ 10cm，为孤立单房薄壁型，内含水样或淡黄色澄清液体（少数可呈乳汁样或褐色或呈血性，后 2 种则提示有囊内出血），囊肿与甲状腺之间并无明确的解剖联系，囊内液体的甲状旁腺激素（PTH）高于患者血清中 PTH 含量 100 倍。遇到此种情况，则应疑及无功能性甲状旁腺囊肿之可能。

（二）麻醉和体位

1. 麻醉 气管内插管全身麻醉。

2. 体位 甲状腺手术常规体位。

（三）手术步骤

（1）按甲状腺手术常规切口逐层进入，显露双叶甲状腺。

（2）探查：如发现囊肿如前所述，则沿囊肿壁进行小心分离，直达甲状腺后方、囊肿的底部，于钳夹间切断、结扎蒂部，完整摘除囊肿。将囊肿送快速切片病理学检查。

（3）如快速切片病理学检查证实为无功能性甲状旁腺囊肿，则结束手术。甲状腺不必做处理。注意缝合切口前，冲洗创面。

（4）按甲状腺手术常规关闭切口，可不放置引流管。

（四）术后处理

按甲状腺腺瘤手术后处理常规进行。

（五）手术经验和探讨

甲状旁腺囊肿分为功能性和无功能性两种。功能性者按甲状旁腺腺瘤原则处理；而无功能性者则多以"甲状腺肿块"收入院手术，而在术中才疑及。凡术中见囊肿来自甲状腺后方，且与甲状腺无明显解剖联系者，则应疑及此病。如有条件，则术中可抽取囊液进行 PTH 测定，但主要由病理切片确诊。

四、甲状旁腺次全切除术

（一）适应证

适应于原发性甲状旁腺功能亢进症系由甲状旁腺增生所致的病例。

（二）麻醉和体位

1. 麻醉 宜选用气管内插管全身麻醉。

2. 体位 甲状腺手术常规体位。

（三）手术步骤

（1）切口：同甲状腺手术常规，但两端宜略向上延长，以便于探查。

（2）切开皮肤、皮下、颈阔肌，游离皮瓣。注意皮瓣游离要充分，上达甲状软骨水平，下抵胸骨凹，缝扎颈浅血管，切开颈白线，横断双侧颈前肌群，充分显露双叶甲状腺，特别是甲状腺上极、下极，气管食管沟，颈动脉鞘及喉返神经。

（3）探查甲状旁腺：本手术探查范围广，手术时间长，故要求有良好的麻醉。探查总的要求是：显露充分，解剖仔细，层次清楚，止血彻底，要避免颈部疏松组织染血后不易辨认甲状旁腺。手术操作要求轻巧，最好使用眼科钳、镊、剪。

探查一般从右叶甲状腺开始。切断、结扎右叶甲状腺中静脉，用牵引线将右叶甲状腺拉向前内侧，分离出甲状腺的外侧面及背面，探查右甲状旁腺。同法分离左叶甲状腺及探查左侧甲状旁腺，找出 4 个甲状旁腺，一般是左、右各 2 个，上、下各 1 个。

（4）4个甲状旁腺均已找到，选择其中1个，将其切除1/2，用天平称其质量后，送切片病理学检查。切除时以小血管钳垫于甲状旁腺下，用尖刀片迅速切下约一半，创面用生理盐水纱布轻压止血。

（5）如快速切片报告为甲状旁腺增生，则将另外3个甲状旁腺切除，即切除4个甲状旁腺的3.5个。应使甲状旁腺总质量保留约40mg，所切下的甲状旁腺均应标明部位，一一送快速病理切片确诊。

术中应注意对甲状旁腺的识别：正常甲状旁腺本色为褐色，实际上因被有脂肪组织而呈黄褐色。如有增生性病变，则因充血而呈红色或像牛肉样色，呈卵圆形、扁平，质地柔软易碎，每颗约5mm×2mm×2mm大小。如有增生，则显增大。

（6）如果切下的3.5个甲状旁腺均有增生性改变，表明术前诊断明确，手术即可结束，彻底冲洗创面、止血，按层缝合切口，一般应放置引流管，结束手术。

（7）如果某个部位取下之组织，经快速切片证实不是甲状旁腺，则应继续探查。探查方法为依次先后探查右、左叶背面甲状腺下动脉分支处，再探查右叶背面后方近甲状腺上极处，然后再探查甲状腺上极上方甲状腺上动脉周围，最后探查甲状腺下极下方前上纵隔，直到胸骨处（图3-36）。值得注意的是，甲状旁腺异位较多，如果仔细探查颈部甲状腺区、胸骨后区、上纵隔区域均未找到，则应劈开胸骨探查结束后终止手术，关闭切口。留待术后对原发性甲状旁腺功能亢进症的诊断予以重新评价后再作是否再次手术的决定。

（四）术后处理

（1）按甲状腺术后护理常规进行护理。

（2）术后第1天起空腹抽血，复查E6A，每隔2~3天复查1次，并监测血清淀粉酶。

（3）警惕和及时发现并处理甲状旁腺术后可能发生的一些并发症，如低钙血症、低镁血症、少尿、无尿等，特别注意及时补充钙剂。

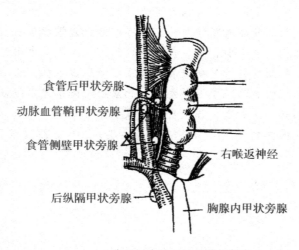

A.常见异常位置的上甲状旁腺

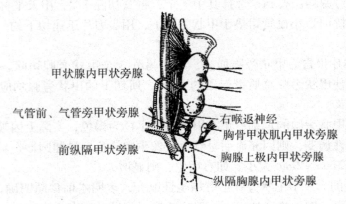

甲状腺内甲状旁腺

气管前、气管旁甲状旁腺

前纵隔甲状旁腺

右喉返神经

胸骨甲状肌内甲状旁腺

胸腺上极内甲状旁腺

纵隔胸腺内甲状旁腺

B.常见异常位置的下甲状旁腺

图3-36　常见甲状旁腺异位情况

（五）手术经验和探讨

对甲状旁腺增生的手术，应慎之又慎，术前一定要通过多种检查排除继发性甲状旁腺功能亢进之可能，对确诊为原发性甲状旁腺增生者方可试行探查术。

（张会英）

参考文献

［1］苗毅. 普外科疾病诊断流程与治疗策略. 北京：科学出版社，2008.

［2］朱雄增，蒋国梁. 临床肿瘤学总论. 上海：复旦大学出版社，2009.

［3］吴阶平，裘法祖，黄家驷，等. 外科学. 北京：人民卫生出版社，2003.

［4］杨玻，宋飞. 实用外科诊疗新进展. 北京：金盾出版社，2015.

［5］王水，陈思梦. 腹股沟疝手术并发症. 北京：人民军医出版社，2007.

［6］陈建立，张国志，王长友，陈俊卯，田文，菅雁兵，李晨. 分化型甲状腺癌术中甲状旁腺功能的保护 ［J］. 中华高血压杂志，2014，22（综2）：89-90.

第四章

乳腺外科

第一节 乳腺炎性疾病

乳腺炎性疾病种类很多，包括乳头炎、乳晕炎、乳晕腺炎、乳腺皮脂腺囊肿、急性乳腺炎与乳房脓肿、慢性乳腺炎、乳腺结核、浆细胞性乳腺炎以及男性浆细胞性乳腺炎等。

一、乳头炎

乳头炎（thelitis）一般见于哺乳期妇女，由乳头皲裂而使致病菌经上皮破损处侵入所致。有时糖尿病患者也可发生乳头炎。早期表现主要为乳头皲裂，多为放射状小裂口，裂口可宽、可窄，深时可有出血，自觉疼痛。当感染后疼痛加重，并有肿胀，但因乳头色黑充血不易发现，由于疼痛往往影响哺乳。患者多无全身感染中毒症状，但极易发展为急性乳腺炎而使病情加重。治疗上首先要预防和治疗乳头皲裂。主要为局部外用药治疗，可涂油性软膏，减少刺激，清洗时少用或不用碱性大的肥皂，可停止哺乳，当发展为乳头炎后应局部热敷，外用抗生素软膏，全身应用有效抗生素。

二、乳晕炎

乳晕炎（areolitis）多为乳晕腺炎。乳晕腺为一种特殊的皮脂腺，又称 Montgomery 腺。乳晕腺有 12～15 个，在乳头附近呈环状排列，位置比较浅在，往往在乳晕处形成小结节样突起，单独开口于乳晕上。乳晕腺发炎，即为乳晕腺炎。在妊娠期间，乳晕腺体显著增大，导管扩张，皮脂分泌明显增加，这时乳晕腺导管容易发生堵塞和继发感染，可累及一个或多个腺体，形成脓疱样感染，最后出现白色脓头形成脓肿，致病细菌为金黄色葡萄球菌。如感染继续发展也可形成浅层脓肿。炎症多限于局部，很少有全身反应。

在妊娠期和哺乳期应随时注意乳头乳晕处的清洁，经常以肥皂水和水清洗局部以预防感染，避免穿着过紧的乳罩，产后初期乳量不多时，勿过分用手挤乳。如已发生感染，早期可用 50% 乙醇清洁乳晕处皮肤，涂以金霉素软膏或如意金黄膏，并予以热敷。如出现白色脓头，可在无菌条件下用针头刺破，排出脓性分泌物，再用 50% 乙醇清洁局部，数天后即可痊愈，如已形成脓肿，则必须切开引流。

三、乳腺皮脂腺囊肿

乳腺皮脂腺囊肿（scbaceous cyst）并不少见。当其继发感染时可误认为是乳腺脓肿，也可由于患处发红、变硬而疑为炎性乳腺癌。乳腺皮脂腺囊肿主要是在发病部位有一缓慢增大的局限性肿物，体积一般不大，自皮肤隆起，质柔韧如硬橡皮，呈圆形，与表面皮肤粘连为其特点。中央部可见有被堵塞的腺口呈一小黑点。周围与正常组织之间分界明显，无压痛，无波动，与深层组织并无粘连，故可被推动。乳腺的皮脂腺囊肿削弱了局部皮肤的抵抗力，细菌侵入后，易发生感染，尤其在妊娠与哺乳期乳腺的皮脂腺分泌增加，开口更易堵塞所以更易发病。当感染后囊肿迅速肿大，伴红、肿、热、痛，触之有波动感。继续发展可化脓破溃，形成溃疡或窦道。

当乳腺皮脂腺囊肿未感染时应手术切除，但必须将囊壁完全摘除。以免复发，继发感染者先行切开引流，并尽量搔刮脓腔壁减少复发机会。有时囊壁经感染后已被破坏，囊肿不再复发。对囊肿复发者仍应手术切除。

四、急性乳腺炎和乳房脓肿

（一）病因

急性乳腺炎（acute mastitis）大都是金黄色葡萄球菌感染，链球菌少见。患者多见于产后哺乳的妇女，其中尤以初产妇为多。往往发生在产后第 3 周或第 4 周，也可见于产后 4 个月，甚至 1 年以上，最长可达 2 年，这可能与哺乳时限延长有关。江氏报道的 60 例中，初产妇有 33 例，占 55%，其发病率与经产妇相比约为 2.4 ：1。江氏认为初产妇缺乏喂哺乳儿经验，易致乳汁淤积，而且乳头皮肤娇嫩，易因乳儿吮吸而皲裂，病菌乘虚而入。由于病菌感染最多见于产后哺乳期，因而又称产褥期乳腺炎。由于近年计划生育一胎率增高，刘氏等报告初产妇占 90%，因此该病发病率增高。急性乳腺炎的感染途径是沿着输乳管先至乳汁淤积处引起乳管炎，再至乳腺实质引起实质性乳腺炎。另外，从乳头皲裂的上皮缺损处沿着淋巴管到乳腺间质内，引起间质性乳腺炎。很少是血行感染，而从邻近的皮肤丹毒和肋骨骨髓炎蔓延所致的乳腺炎更为少见。长期哺乳，母亲个人卫生较差，乳汁淤积，压迫血管和淋巴管，影响正常循环，对细菌生长繁殖有利，也为发病提供了条件。患者感染后，由于致病菌的抗药性，炎症依然存在时，偶可发展为哺乳期乳腺脓肿，依其扩散程度和部位可分为乳腺皮下、乳晕皮下、乳腺内和乳腺后脓肿等类型。

（二）病理

本病有以下不同程度的病理变化，从单纯炎症开始，到严重的乳腺蜂窝织炎，最后形成乳腺脓肿。必须注意乳腺脓肿有时不止一个。感染可以从不同乳管或皲裂处进入乳腺，引起 2 个或 2 个以上不同部位的脓肿，或者脓肿先在一个叶内形成，以后穿破叶间的纤维隔而累及其邻接的腺叶，两个脓肿之间仅有一小孔相通，形成哑铃样脓肿。如手术时仅切开了浅在的或较大的脓肿，忽视了深部的较小的脓肿，则手术后病情仍然不能好转，必须再次手术；否则坏死组织和脓液引流不畅，病变有变成慢性乳腺脓瘘的可能。

急性乳腺炎可伴有同侧腋窝的急性淋巴结炎，后者有时也可能有化脓现象。患者并发败血症的机会则不多见。

（三）临床表现

发病前可有乳头皲裂现象，或有乳汁淤积现象，继而在乳腺的某一部位有胀痛和硬结，全身感觉不适，疲乏无力，食欲差，头痛发热，甚至高热、寒战。部分患者往往以发热就诊，查体时才发现乳腺稍有胀痛及硬结，此时如未适当治疗病变进一步加重，表现为患侧乳腺肿大，有搏动性疼痛。发炎部位多在乳腺外下象限，并有持续性高热、寒战。检查可见局部充血肿胀，皮温增高，触痛明显。可有界限不清之肿块，炎症常在短期内由蜂窝织炎形成脓肿。患侧淋巴结可肿大，白细胞计数增高。

脓肿可位于乳腺的不同部位。脓肿位置愈深，局部表现（如波动感等）愈不明显。脓肿可向外破溃，亦可穿入乳管，自乳头排出脓液。有时脓肿可破入乳腺和胸大肌间的疏松组织中，形成乳腺后脓肿。

（四）诊断

发生在哺乳期的急性乳腺炎诊断比较容易，所以应做到早期诊断，使炎症在初期就得到控制。另外，应注意的是急性乳腺炎是否已形成脓肿，尤其深部脓肿往往需穿刺抽到脓液才能证实。

（五）鉴别诊断

1. 炎性乳腺癌 本病是一种特殊类型的乳腺癌。多发生于年轻妇女，尤其在妊娠或哺乳时期。由于癌细胞迅速浸润整个乳腺，迅速在乳腺皮肤淋巴网内扩散，因而引起炎样征象。然而炎性乳腺癌的皮肤病变范围一般较为广泛，往往累及整个乳腺 1/3 或 1/2 以上，尤以乳腺下半部为甚。其皮肤颜色为一种特殊的暗红或紫红色。皮肤肿胀，呈橘皮样。患者的乳腺一般并无明显的疼痛和压痛，全身炎症反应如体温升高、白细胞计数增加及感染中毒症状也较轻微，或完全缺如。相反，在乳腺内有时可触及不具压痛的肿块，特别同侧腋窝的淋巴结常有明显转移性肿大。

2. 晚期乳腺癌 浅表的乳癌因皮下淋巴管被癌细胞阻塞可有皮肤水肿现象，癌组织坏死后将近破溃其表面皮肤也常有红肿现象，有时可被误诊为低度感染的乳腺脓肿。然而晚期乳癌一般并不发生在哺乳期，除了皮肤红肿和皮下硬节以外别无其他局部炎症表现，尤其没有乳腺炎的全身反应。相反，晚期乳腺癌的局部表现往往非常突出，如皮肤粘连、乳头凹陷和方向改变等，都不是急性乳腺炎的表现，腋窝淋巴结的转移性肿大，也较急性乳腺炎的腋窝淋巴结炎性肿大更为突出。

不管是炎性乳腺癌还是晚期乳腺癌，鉴别的关键在于病理活检。为了避免治疗上的原则性错误，可切取小块组织或脓肿壁做病理活检即可明确诊断。

（六）治疗

患侧乳腺应停止哺乳，并以吸乳器吸净乳汁，乳腺以乳罩托起，应当努力设法使乳管再通，可用吸乳器或细针探通，排空乳腺内的积乳，并全身给予有效、足量的抗生素，这样往往可使炎症及早消退，不致发展到化脓阶段。另外，在炎症早期，注射含有 100 万 U 青霉素的等渗盐水 10～20ml 于炎症周围，每 4～6 小时重复之，能促使炎灶消退。已有脓肿形成，应及时切开引流。深部脓肿波动感不明显，需用较粗大针头在压痛最明显处试行穿刺，确定其存在和部位后再行切开。乳腺脓肿切开引流的方法主要根据脓肿的位置而定。

（1）乳晕范围内的脓肿大多比较表浅，在局部麻醉下沿乳晕与皮肤的交界线作半球状切口，可不伤及乳头下的大导管。

（2）较深的乳腺脓肿，最好在浅度的全身麻醉下，于波动感和压痛最明显处，以乳头为中心做放射状切口，可不伤及其他正常组织。同时注意切口应有适当的长度，保证引流通畅。通常在脓肿切开脓液排出以后，最好再用手指探查脓腔，如脓腔内有坏死组织阻塞，应将坏死组织挖出，以利引流；如发现脓腔壁上有可疑的洞孔，应特别注意其邻接的腺叶内是否尚有其他脓肿存在，多发脓腔有纤维隔时应用示指予以挖通或扩大，使两个脓腔合二为一，可避免另作一个皮肤切口；但如脓腔间的纤维隔比较坚实者，则不宜用强力作钝性分离，只可作另一个皮肤切口，以便于对口引流。

（3）如脓肿在乳腺深面，特别是在乳腺下部，则切口最好做在乳腺和胸壁所形成的皱褶上，然后沿着胸大肌筋膜面向上向前探查，极易到达脓腔部位；此种切口引流既通畅，愈合后也无明显的瘢痕，但对肥大而悬垂的乳腺则不适用。

另外有人报道应用粗针穿刺抽脓的方法治疗乳腺脓肿，其方法为确定脓肿部位，用16号针头刺入脓腔尽力吸净脓汁。脓腔分房者或几个脓腔者可改变进针方向不断抽吸。此后每天抽吸1次。70%的患者经3～5次即可治愈。3%～5%的患者并发乳瘘。此方法虽然简便易行，但由于此种方法引流脓液并不通畅，故建议仅在不具备手术条件的卫生所或家庭医师处临时施行，脓肿切开引流仍应为首选治疗方案。

乳腺炎是理疗的适应证之一。所用的物理因子品种繁多，有超短波、直流电离子导入法、红外线、超声磁疗等。何春等报道应用超短波和超声外加手法挤奶治疗急性乳腺炎201例，有效率为99.5%，他们认为发病后炎性包块不大且无波动时，及时进行理疗，一般均可促使其炎症吸收，关键在于解除炎症局部的乳汁郁积问题。采用超短波、超声波或两者同时应用，目的不外是利用其消炎、消肿作用，使病变消散，闭塞的乳管消肿后便于排乳通畅。

急性乳腺炎应用清热解毒的中草药也有较好作用。但应说明的是，对于急性乳腺炎中医中药治疗的同时，应使用足量有效的抗生素。常用方剂如下。①蒲公英、野菊花各9g，水煎服；②瓜蒌牛蒡汤加减：熟牛蒡、生栀子、金银花、连翘各9g，全瓜蒌（打碎）、蒲公英各12g，橘皮、橘叶各4.5g，柴胡4.5g，黄芩9g，水煎服。

关于停止哺乳尚有不同意见，有人认为，这样不仅影响婴儿的喂养，且提供了一个乳汁淤积的机会，所以，不宜将此作为常规措施，而只是在感染严重或脓肿引流后并发乳瘘时才予以考虑。终止乳汁分泌的方法有：

（1）炒麦芽60g，水煎服，分多次服，1剂/d，连服2～3天。

（2）口服己烯雌酚，1～2mg/次，3次/d，共2～3天。

（3）口服溴隐亭，1.25mg/次，2次/d，共7～14天。

（七）预防

本病的预防非常重要。妊娠时期尤其哺乳期要保持乳头清洁，经常用温水及肥皂洗净。但不宜用乙醇洗擦；乙醇可使乳头、乳晕皮肤变脆，反易发生皲裂。乳头内缩者更应注意，在妊娠期应经常反复挤捏、提拉矫正使内缩之乳头隆起，但个别仍需手术矫正。哺喂时应养成良好的哺乳习惯，定时哺乳，每次应吸净乳汁；不能吸尽时，用手按摩挤出，或用吸乳器吸出。另外，不应让婴儿含着乳头睡眠。如已有乳头破损或皲裂存在，要停止哺乳，用吸乳器吸出乳汁，并可局部涂抗生素软膏，待伤口愈合后再哺乳。

五、慢性乳腺炎

慢性乳腺炎（chronic mastitis）多因急性乳腺炎治疗不当或不充分转变而来，也可从发病一开始即为慢性乳腺炎，但不多见。慢性乳腺炎临床表现多不典型，红、肿、热、痛等炎症表现也较急性乳腺炎为轻。病期较长，有的经久不愈，甚至时好时坏或时重时轻，治疗主要是抗生素治疗。应尽可能对病原菌及其对抗生素的敏感性做出鉴定，选择敏感药物治疗，并应 2 种或 2 种以上抗生素联合应用。如炎症经久不愈应及时断奶。

六、乳腺结核

结核病虽然是一个较常见的疾病，但乳腺结核（tuberculosis of breast）的报道并不多见。乳腺结核多见于南非和印度，约占 2.8%。乳腺结核与乳腺癌的比例约为 1 : 11.6，西方国家约为 1 : 200。本病可见于任何年龄，最年轻者为 6 个月婴儿，最年老者为 73 岁，但以 20 ~ 40 岁多见，平均年龄为 31.5 岁。男性乳腺结核更为少见，占 4% ~ 5%。

（一）病因

本病可分原发性和继发性两类，原发性乳腺结核除乳腺病变以外，体内无其他结核病灶，极为少见。继发性乳腺结核患者一般都有其他慢性结核病灶存在，然后在出现腋窝淋巴结结核或胸壁结核之后出现乳腺结核。

乳腺结核的感染途径：关于这个问题各家意见不一，归纳起来有以下几种可能。

（1）直接接触感染：结核分枝杆菌经乳腺皮肤破损处或经乳头，沿着乳管到达乳腺。

（2）血行感染：其原发病灶多在肺或淋巴等处。

（3）邻近组织器官结核病灶的蔓延：最常来自肋骨、胸骨、胸膜、胸腔脏器或肩关节等处。

（4）淋巴系统感染：绝大多数乳腺结核病例，都伴有同侧腋窝淋巴结结核，故来自该处的可能性最大，也可从颈、锁骨上、胸腔内结核病灶沿着淋巴管逆行至乳腺。

在上述几种感染途径中，以后两种特别是逆行淋巴管感染途径最为常见。此外，乳腺外伤、感染、妊娠和哺乳，也与诱发本病有关。

（二）病理

本病的早期病变比较局限，常呈结节型；继而病变向周围扩散，成为融合型，由邻近结节融合成为干酪样液化肿块，乳腺组织从而遭到广泛破坏，有相互沟通的多发性脓肿形成，最终破溃皮肤，构成持久不愈的瘘道。有的病例特别是中年妇女患者，则以增殖性结核病变居多，成为硬化型病变，其周围显示明显的纤维组织增生，其中心部显示干酪样液化物不多；有时由于增殖性病变邻近乳晕，故可导致乳头内缩或偏斜。镜下可见乳腺内有典型结核结节形成。

（三）临床表现

病变初起时，大多表现为乳腺内的硬节，一个或数个，触之不甚疼痛，与周围正常组织分界不清，逐渐与皮肤粘连。最常位于乳腺外上象限，常为单侧性，右侧略多见，双侧性少见。位于乳晕附近的病变，尚可导致乳头内陷或偏斜。数月后肿块可软化形成寒性脓肿。脓肿破溃后发生一个或数个窦道或溃疡，排出混有豆渣样碎屑的稀薄脓液。若结核病破坏乳管，可从乳头流出脓液。有时尚可继发细菌感染。患侧腋窝淋巴结常肿大。

乳腺结核患者全身可有结核中毒症状，如低热、乏力、盗汗及消瘦。

（四）诊断

早期乳腺结核不易诊断，需行病理活检才能确诊。晚期有窦道或溃疡形成后，诊断不难。窦道口或溃疡面呈暗红色，镜检脓液中仅见坏死组织碎屑而无脓细胞，脓液染色后有时可找到结核分枝杆菌，这些都有助于乳腺结核的诊断。

（五）鉴别诊断

本病除要注意与结节病、真菌性肉芽肿、丝虫病性肉芽肿、脂肪坏死和浆细胞性乳腺炎等鉴别外，首要的问题是应与乳腺癌相鉴别，其鉴别要点为：

（1）乳腺结核发病年龄较轻，较乳腺癌患者年轻 10~20 岁。

（2）除乳腺肿块以外，乳腺结核患者常可见其他的结核病灶，最常见的是肋骨结核、胸膜结核和肺门淋巴结结核，此外，颈部和腋窝的淋巴结结核也属常见，身体其他部位的结核如肺、骨、肾结核亦非罕见。

（3）乳腺结核除肿块以外，即使其表面皮肤已经粘连并形成溃疡，也很少有水肿，特别是橘皮样变。

（4）乳腺结核发展较快而病程长，除局部皮肤常有粘连、坏死和溃疡以外，还常有窦道深入到肿块中心，有时可深入 5cm 以上。

（5）除窦道中可有干酪样分泌物以外，乳腺结核乳头有异常分泌的机会亦较乳癌为多。

（6）乳腺结核即使已经溃破并有多量渗液，也不像乳腺癌那样具有异常恶臭。而重要的可靠的鉴别是结核分枝杆菌和活检。此外，尚要想到乳腺结核可并发乳腺癌，但十分罕见。据统计约 5% 乳腺结核可同时并发乳腺癌，两者可能是巧合的。

（六）治疗

合理丰富的营养，适当休息。全身应用足量全程抗结核药。对局限于一处的乳腺结核可行病灶切除。若病变范围较大，则最好将整个乳腺连同病变的腋淋巴结一并切除。手术效果与原发结核病灶的情况有关，一般多良好。

七、浆细胞性乳腺炎

浆细胞性乳腺炎是一种好发于非哺乳期，以导管扩张和浆细胞浸润为病变基础的慢性非细菌性乳腺炎症。其发病率占乳腺良性疾病 1.4%~5.36%，临床上极易误诊。

（一）病因和发病机制

本病病因迄今仍不完全清楚，本病病名由 Ewing 1925 年首先提出，是以乳腺疼痛、乳头溢液、乳头凹陷、乳晕区肿块、非哺乳期乳腺脓肿及乳头部瘘管为主要临床表现的良性乳腺疾病。1956 年 Haagensen 首次提出本病是以乳头部大导管引流停滞为基础，因而命名为乳腺导管扩张症。当病变发展到一定时期，管周出现以浆细胞浸润为主的炎症时才称其为浆细胞性乳腺炎。一般认为与哺乳障碍，乳腺外伤，炎症，内分泌失调及乳腺退行性改变有关。也有认为与厌氧菌感染有关，乳腺内积聚的类脂过氧化物引起局部组织损伤，导致厌氧菌在乳管内滋生而引起化脓性炎症。

（二）临床表现

本病好发于 30~40 岁非哺乳期或绝经期妇女，主要分为急性、亚急性、慢性 3 个阶段。

其主要临床特征为：

（1）乳腺肿块：多位于乳晕旁，急性期肿块较大，边界欠清，可伴有肿痛及压痛，至亚急性期及慢性期，肿块持续缩小形成硬结。

（2）乳头溢液：为部分病例首诊症状。多为淡黄色浆液性，与乳管内分泌物潴留相关。

（3）急性期可出现同侧腋窝淋巴结肿大伴压痛，质软不融合，随病程进展逐渐缩小或消退。

（4）由于乳腺导管纤维增生及炎性反应可导致乳管缩短，乳头凹陷，部分病例可出现皮肤橘皮样改变。

（5）部分病例随病程进展可形成脓肿，破溃后形成经久不愈的通向乳头部的瘘管。

（三）诊断

主要依据临床表现。钼靶 X 摄片主要表现为片状模糊致密影，肿块边缘似有毛刺状改变，易与乳腺癌相混淆。B 超检查常提示病灶位于乳晕后或乳晕周围，内部不均匀，低回声，无包膜，无恶性特征的肿块，导管可呈囊状扩张。肿块针吸细胞学检查和乳头溢液涂片检查可见大量炎细胞及浆细胞。乳管造影可清楚显示扩张的导管。目前尚无一种辅助检查有确认价值，确认仍需术中快速冷冻病理学检查。

（四）鉴别诊断

本病临床表现复杂多样，随着人们对该病的不断认识，诊断率不断提高，但仍存在漏诊与误诊，尤其是在基层医院。肿块型乳腺炎特别是有乳头凹陷、皮肤橘皮样改变时应与乳腺癌相鉴别。乳腺癌肿块无触痛，病程进展中肿块逐渐增大，腋窝淋巴结肿大可融合成团质硬，超声示肿块血流丰富，可有钙化，而肿块型乳腺炎可有红肿、触痛，随病程进展肿块及腋窝淋巴结可缩小消退。瘘管形成者与结核性乳腺瘘管相鉴别。可从分泌物查找抗酸杆菌。以乳头溢液为主要表现者应与乳腺导管内乳头状瘤相鉴别，溢液涂片及乳管镜检查对鉴别诊断有一定帮助。

（五）治疗

手术治疗是浆细胞性乳腺炎主要而有效的治疗方法。急性炎症期常合并有细菌感染，应先行抗感染治疗及局部理疗，待炎症控制后手术治疗。手术方式视具体情况而定，但必须完整切除病灶，特别是必须清除乳晕下大乳管内病灶，否则极易复发。手术未完整清除病灶，术后切口可能经久不愈形成瘘管。对于乳头溢液者，术中应亚甲蓝标记受累乳管，再行包括受累乳管的乳腺区段切除术。对于慢性瘘管可术中亚甲蓝标记瘘管，切除瘘管及周围炎症组织与扩张导管，术中应特别注意彻底清除乳晕下导管内病灶。伴乳头凹陷者可做沿乳晕弧形切口，切除主导管病灶同时乳头外翻整形。术中尽可能使用可吸收线缝合乳腺组织，使术区不留残腔且减少异物反应。对于肿块较大或经多次手术切口经久不愈保留乳头乳晕有困难者，征得患者及家属同意后可行单纯乳腺切除术。

八、男性浆细胞性乳腺炎

男性浆细胞性乳腺炎一般发生于男性乳腺增生的基础上，虽然男性乳腺增生并不少见，但是男性浆细胞性乳腺炎确实罕见。其临床症状和一般浆细胞性乳腺炎类似，诊断一般需依靠手术切除后的病理学检查。治疗上一般均采用手术治疗，将男性患者增生的乳腺组织连同病灶一并彻底清除。由于切除范围广泛，复发者较少。

（张会英）

第二节　乳腺增生症

乳腺增生症（mazoplasia）又称乳腺结构不良症（mammary dysplasia），是妇女常见的一组既非炎症亦非肿瘤的乳腺疾病。常有以下特点：在临床上表现为乳房周期性或非周期性疼痛及不同表现的乳房肿块。组织学表现为乳腺组织实质成分的细胞在数量上的增多，在组织形态上，诸结构出现不同程度的紊乱为病理改变。本病好发于 30 ~ 45 岁的中年妇女，而且有一定的恶变率。

本病与内分泌失衡有着密切关系。多数学者同意称本病为乳腺结构不良症，也是世界卫生组织（WHO）所提倡的名称。从临床习惯上，一些学者称"乳腺增生症"或"纤维性囊性乳腺病"。文献中名称繁多，很不统一，造成临床诊断标准的不一致，临床医师对恶变尚缺乏统一诊断标准。尤其是临床表现，尚没有一个明确指征为诊断依据。因此，在治疗中所用方法也较混乱，治疗效果也欠满意，故对预防早期癌变，尚没一个可靠的措施。因本病的不同发展阶段有一定癌变率，如何预防癌变或早期发现癌变而进行早期治疗，尚待进一步研究。

（一）发病率

Haagen Sen 报道，本病占乳腺各种疾病的首位。Frantz 等（1951）在 225 例生前无乳腺病史的女尸中取材检查，镜下 53% 有囊性病。蚌埠医学院（1979）报道 2 581 例乳房肿块的病理学检查，发现该病 636 例，占全部的 25.85%。北京中医学院（1980）报道 519 例乳腺病中，该病有 249 例，占 48%。河南医学院附一院（1981）门诊活检 1 100 例各种乳房疾病中，乳腺结构不良症 260 例，占 26%。栾同芳等（1997）报道的 3 361 例乳房病中，乳腺增生及囊性乳房病 600 例，分别占全部病例的 17% 和 9%。足以证明，该病是妇女乳房疾病中的常见病。因本病有一定癌变率，因此应引起医师的注意。近些年来，随着人们的物质及文化生活水平的提高，患者逐年增多，且发病年龄有向年轻化发展趋势。有人称其为妇女的"现代病"，是中年妇女最常见的乳腺疾病，30 ~ 50 岁达最高峰，青春期及绝经后则少见。欧美等西方国家，有 1/4 ~ 1/3 的妇女一生中曾患此病。从文献报告的尸检中，有乳腺增生的妇女占 58% ~ 89%。在乳腺病变的活检中，乳腺增生症占 60%。我国报道的患病率因资料的来源不同，>30 岁妇女的发生率为 30% ~ 50%。有临床症状者占 50%。河南医科大学附一院近 5 年间（1991—1996），从门诊 248 例乳痛及乳房肿块患者中（仅占乳房疾病就诊者的 1/20）做病理学检查，其中 151 例有乳腺不同程度的增生，有 12 例不典型增生至癌变。发病率为 58%，较 16 年前（1981）有明显的上升，是原来的 2 倍左右。尽管这种诊断方法是全部乳腺疾病患者的一部分，但也说明了一个问题，从病理学检查中已有半数患者患此病。城市妇女的发病率较农村高，可能与文化知识及对疾病的重视程度乃至耐受程度有关。这些也引起医师对该病的重视。

（二）病因和发病机制

本病的病因虽不完全明了，但目前从一些临床现象的解析认为与内分泌的失衡有密切关系，或者说有着直接关系。

1. 内分泌失衡 尽管乳腺增生症的病因尚未完全探明，但可以肯定，与卵巢内分泌激素水平失衡有关是个事实，其原因如下。

（1）乳房的症状同步于乳腺组织变化，即随月经周期（卵巢功能）的变化而变化。也即随体内雌激素、孕激素水平的周期变化，发生周而复始的增生与复旧。乳腺增生症的主要组织学变化就是乳腺本质的增生过度和复原不全。这种现象必然是由于雌激素、孕激素比例失衡的结果。

（2）从发病年龄看，患者多系性激素分泌旺盛期，该病在青春前期少见，绝经后下降，与卵巢功能的兴衰相一致。

（3）从乳腺病变在乳房上不规律的表现，也说明是受内分泌影响引起。乳腺组织内的激素受体分布不均衡，而乳腺增生在同一侧乳房上的不同部位可表现为程度上的不一致，病变位置每人也不相同。主要表现了激素水平的波动后乳腺组织对激素敏感性的差异，决定着增生结节的状态及疼痛的程度。生理性反应和病理性结构不良的分界，取决于临床上的结节范围、严重性和体征的相对固定程度。然而两者往往很难鉴别，也往往要靠活检来鉴别。

（4）切除实验动物的卵巢，乳房发育停止，而给动物注射雌激素可诱发乳腺增生，目前无可靠依据来说明乳腺增生症患者体内雌、孕激素的绝对值或相对值比正常女性为高。

性激素对引起本病的生理机制主要表现在性激素对乳腺发育及病理变化均起主导作用。雌激素促进乳管及管周纤维组织生长，黄体酮促进乳腺小叶及腺泡组织发育。正常的乳腺组织结构，随着月经周期激素水平变化，而发生着生理性增生–复旧这种周期性的变化。如雌激素水平正常或过高而黄体酮分泌过少或两者之间不平衡，便可引起乳腺的复旧不完全，组织结构发生紊乱，乳腺导管上皮和纤维组织不同程度的增生和末梢腺管或腺泡形成囊肿。也有人认为，雌激素分泌过高而孕激素相对减少时，不仅刺激乳腺实质增生，而且使末梢导管不规则出芽，上皮增生，引起小管扩张和囊肿形成。也因失去孕激素对雌激素的抑制性影响而导致间质结缔组织过度增生与胶原化及淋巴细胞浸润，并认为这种增生与复旧的紊乱，就是该病的基础。另外，近年来许多学者注意到催乳素、甲基嘌呤物与乳腺增生症的关系。因此，目前认为这种组织形态上的变化，并非一种激素的效应所为而是多种内分泌激素的不平衡所引起。

2. 与妊娠和哺乳的关系

（1）多数乳腺增生症患者发生在未哺乳侧，或不哺乳侧症状偏重。

（2）未婚未育患者的乳腺增生症（尤其是乳痛症），在怀孕、分娩、哺乳后，病症多可缓解或自愈。

（3）精神因素：此类患者往往以性格抑郁内向或偏激者为多。作者曾听到部分患者诉说，每遇生气乳房就痛且有硬块出现，心情好时症状减轻，局部肿块变软。这也说明本症与精神情绪改变有关。

（三）病理

由于本病组织形态改变较为复杂，病理分类意见纷纭，迄今尚未统一。

正常时，乳腺组织随卵巢周期性活动而有周期性变化，经前期表现为乳腺上皮增生，小管或腺泡形成、增多或管腔扩张，有些上皮呈空泡状，小叶间质水肿、疏松。月经期表现为管泡上皮细胞萎缩脱落，小管变小乃至消失，间质致密化并伴有淋巴细胞浸润。月经结束后，乳腺组织又进入新的周期性变化。如果雌激素分泌过多或孕激素水平低下而使其相对过多时，则刺激乳腺实质过度增生，表现为导管不规则出芽，上皮增生，引起小导管扩张而囊肿形成，同时间质结缔组织增生、胶原化和炎性细胞浸润等。上述病理变化常同时存在，但由于在不同个体、不同病期，这些病变的构成比例不同而有不同的病理阶段和不同的病理改变。

乳腺增生症是有着不同组织学表现的一组病变，尽管其病理分型不同，病因都与卵巢功能失调有关，各型都存在着管泡及间质的不同程度的增生为病理特点。各型之间都有不同程度的移行性病理改变，此点亦被多数医师认为是癌前病变。为了临床分类及诊断有一明确概念，按王德修分类意见，使临床与病理更为密切结合，可将本病分为乳腺腺病期和乳腺囊肿期 2 期，对临床诊治实属有利。

1. 乳腺腺病（adenosis）　是乳腺增生症的早期，本期主要改变是乳腺的腺泡和小导管明显的局灶性增生，并有不同程度的结缔组织增生，小叶结构基本失去正常形态，甚者腺泡上皮细胞散居于纤维基质中。Foote、Urball 和 Dawson 称"硬化性腺病"，Bonser 等称"小叶硬化病"。根据病变的发展可分 3 期：即小叶增生、纤维腺病和硬化性腺病。有文献报道，除小叶增生未发现癌变外，后 2 期均有癌变存在，该现象有重要临床意义。

（1）乳腺小叶增生：小叶增生（或乳腺组织增生）是腺病的早期。该期与内分泌有密切关系，是增生症的早期表现。主要表现为小叶增生，小叶内腺管数目增多，因而体积增大，但小叶间质变化不明显。镜下所见：主要表现为小叶数目增多（每低倍视野包括 5 个以上小叶），小叶变大，腺泡数目增多（每小叶含腺泡 30 个以上）。小导管可见扩张。小叶境界仍保持，小叶不规则，互相靠近。小叶内纤维组织细胞活跃，为纤维母细胞所构成。小叶内或周围可见少数淋巴细胞浸润，使乳房变硬或呈结节状。临床特点是乳腺周期性疼痛，病变部触之有弥漫性颗粒状感，但无明显硬结。此是由于在月经周期中，乳腺结缔组织水肿，周期性乳腺小叶的发育与轻度增生所引起，是乳腺组织在月经期、受雌激素的影响而出现的增生与复旧的一个生理过程，纯属功能性，也可称生理性，可恢复正常。因此，临床上肿块不明显，仅表现为周期性乳痛。甚者，随月经周期的出没，乳房内的结节出现或消失。本期无发生恶变者，但仍有少数发展为纤维腺病。

（2）乳腺纤维腺病（乳腺病的中期变化）：小叶内腺管和间质纤维组织皆增生，并有不同程度的淋巴细胞浸润，当腺管和纤维组织进一步灶性增生时，可有形成纤维瘤的倾向。早期小管上皮增生，层次增多呈 2~3 层细胞甚至呈实性增生。同时伴随不同程度的纤维化。小管继续增多而使小叶增大，结构形态不整，以致小叶结构紊乱。在管泡增生过程中，由于纤维组织增生，小管彼此分开，不向小叶内管泡的正常形态分化。形成似囊样圆腔盲端者，称"盲管腺病"（blunt ductal adenosis）。此期的后期表现是以小叶内结缔组织增生为主，小管受压变形分散。管泡萎缩，甚至消失，称"硬化性腺病"。在纤维组织增生的同时，伴有管泡上皮增生活跃，形成旺炽性硬化性腺病（norjd schemsing adenosis）。另有一种硬化性腺病是由增生的管泡和纤维化共同组成界线稍分明的实性肿块，称"乳腺腺瘤"（adenosis tumor of breast）。发病率低，约占所有乳腺病变的 2%。因此，临床上常见此型腺病同时伴发纤维腺瘤存在。

（3）硬化性腺病（又称纤维化期）：乳腺腺病的晚期变化，由于纤维组织增生超过腺管增生，使腺管上皮受挤压而扭曲变形，管泡萎缩消失，小叶轮廓逐渐缩小，乃至结构消失。

而仅残留萎缩的导管，上皮细胞体积变小，深染严重者细胞彼此分离，很似硬癌，尤其冷冻切片时，不易与癌区分。本病早期有些经过一定时期可以消失，有些可发展成纤维化，某些则伴有上皮明显乳头状增生的该病理改变尤其值得注意，多数医师正视此为癌前期病变。

纤维腺病与纤维腺瘤病理上的区别点是：后者有包膜，小叶结构消失，呈瘤样增生。与硬癌的区别点是：硬癌表现小叶结构消失，癌细胞体积较大，形态不规则，有间变核分裂易见，两者较易区别。作者（1998）从176例乳腺结构不良中发现，乳腺腺病期的中期（纤维性腺病）及晚期（硬化性腺病），均有不同程度癌变（其癌变率为17%）。该两期应视为癌前病变，临床上已引起足够重视。

2. 乳腺囊性增生病（cystic hyperplasia）　与前述的乳腺组织增生在性质有所不同，前者是生理性改变，后者是病理性而且是一种癌前状态。根据Stout的1 000例材料总结，本病的基本病变和诊断标准是：导管或腺泡上皮增生扩张成大小不等的囊或有上皮化生。本期可见肿瘤切面为边界不清或不整的硬结区。硬结区质硬韧，稍固定，切面呈灰白色伴不规则条索状区。突出的特点是囊肿形成。囊肿小者直径在2mm以下，大者1～4cm不等，有光滑而薄的囊壁，囊内充满透明液体或暗蓝色、棕色黏稠的液体。后者称为蓝顶囊肿（所谓Bloodgood cyst蓝顶盖囊肿），镜下可见囊肿由中小导管扩张而来。上皮增生发生于扩张的小囊内，也可发生于一般的导管内。为实体性增生（乳头状增生），导管或扩张的小囊上皮细胞可化生。显微镜下，囊性上皮增生的病理表现如下。

（1）囊肿的形成：主要是由末梢导管高度扩张而成。仅是小导管囊性扩张，而囊壁内衬上皮无增生者，称"单纯性囊肿"。巨大囊肿因其囊内压力升高而使内衬上皮变扁，甚至全部萎缩消失，以致囊壁仅由拉长的肌上皮和胶原纤维构成。若囊肿内衬上皮显示乳头状增生，称乳头状囊肿。增生的乳头可无间质，有时乳头上皮可呈大汗腺样化生，末端小腺管和腺泡形成囊状的原因可能有以下2种说法：①因管腔发炎，致管周围结缔组织增生，管腔上皮脱落阻塞乳管所致。②乳管及腺泡本身在孕激素作用下上皮增生而未复原所致。但多数认为囊性病变可能是乳管和腺泡上皮细胞增生的结果。作者有同样看法。

（2）导管扩张：小导管上皮异常增生，囊壁上皮细胞通常增生成多层，也可从管壁多处作乳头状突向腔内，形成乳头状瘤病（papiuomatosis），也可从管壁一处呈蕈状增生。

（3）上皮瘤样增生：扩张导管或囊肿上皮可有不同程度的增生，但其上皮细胞均无间变现象，同时伴有肌上皮增生。上皮增生有以下表现。

1）轻度增生者上皮细胞层次增多，较大导管和囊肿内衬上皮都有乳头状增生时，称"乳头状瘤"。

2）若囊腔内充满多分支的乳头状瘤，称"腺瘤样乳头状瘤"。

3）复杂多分支乳头的顶部相互吻合后，形成大小不一的网状间隙，称"网状增生"或"桥接状增生"。

4）若上皮细胞进一步增生，拥挤于囊腔内致无囊腔可见时，称"腺瘤样增生"。

5）增生上皮围成孔状时，称"筛状增生"。

6）上皮细胞再进一步增生而成实体状时，称"实性增生"。

上皮瘤样增生的病理生理变化：雌激素异常刺激→乳腺末梢导管和腺泡增生成囊肿→囊内液体因流通不畅→淤滞于囊肿内，囊液中的刺激物→先引起上皮的脱落性增生→再促使增生的上皮发生瘤化→进一步可演变为管内型乳癌（原位癌）→癌由管内浸及管周围组织→

浸润性癌。

乳头状瘤可分为：①带蒂型（细胞多为柱状，排列整齐），多系良性，但也有可能恶变。②无蒂型（细胞分化较差，排列不整齐），多有恶变倾向。

有人认为小囊肿易恶变，而大囊肿却不易。可能是因为大囊肿内压力较高，上皮细胞常挤压而萎缩，再生力较差之故。但事实上在大囊肿周围常伴有小囊肿。故除临床上不能触及的小囊肿以外，一切能触及的乳腺囊性增生病，都有恶变可能，对可疑的病变应行活检。

（4）大汗腺样化生：大汗腺细胞样的化生，也是囊性病的一种特征。一般末端导管的上皮是低立方状，一旦化生为汗腺核细胞，其上皮呈高柱状，胞体大，小而规则的圆形核位于基底部，细胞质丰富，嗜酸性，伴有小球形隆出物的游离缘（knobby free margins），称"粉红细胞"（dink cell），这些细胞有强烈的氧化酶活性和大量的线粒体，是由正常乳腺上皮衍生的，而且具有分泌增生能力。不同于大汗腺细胞。大汗腺细胞核化生的原因不明，生化的意义也不了解。Speet（1942）动物实验研究认为此种化生似与癌变无关。乳腺囊性增生病中的乳头状增生与管内乳头状瘤的增生不同之处是，前者发生于中小导管内，而后者则是发生在大导管内，且多为单发性。

一、乳腺组织增生症

乳腺组织增生症（mazoplasia）又称乳痛症（mastodynia），是乳腺结构不良症的早期阶段，是一种因内分泌失衡引起的乳腺组织增生与复旧不良的生理性改变。临床表现以乳痛为主，病理改变主要是末端乳管和腺泡上皮的增生与脱落，目前未发现有癌变的报道。

（一）发病率

本病为妇女常见病，发病年龄多为 30~50 岁，青少年及绝经后妇女少见。男性极少见。近期文献报道有乳腺增生的妇女为 58%~89%。城市患病率高于农村。

（二）临床表现

本病系乳腺结构不良症的早期阶段，主要是乳腺组织增生，如小叶间质中度增生，如小叶发育不规则、腺泡或末端乳管上皮轻度增生。

1. 好发年龄　多见于中年妇女（30~40 岁），少数在 20~30 岁之间，并伴有乳房发育不全现象。青春期前和闭经期少见。发病缓慢，多在发病 1~2 年后开始就医。

2. 本病与月经和生育的关系　此类患者月经多不规则，经潮期短，月经量少或经间期短等。多发生于未婚或未育及生育而从未哺乳者。

3. 周期性乳痛　周期性乳痛及乳胀是本病的特点。

1）疼痛出现的时间：乳痛为本病的主要症状，常随月经周期而出现经前明显乳痛，经潮至症状锐减或消失，少数患者也有不规律的疼痛。乳痛多在月经来潮前 1 周左右出现且渐加重，月经来潮后渐缓解至消失，此乃本病的特点。

2）疼痛的性质：多为间歇性、弥漫性钝痛或针刺样痛，亦有表现为串痛或隐痛，甚者有刀割样痛，多数为胀痛或钝痛。有些表现为自觉痛，亦有表现为触痛或走路衣服摩擦时疼痛。乳房也可以有压痛，或上肢过劳后疼痛加重现象。

3）乳痛的部位：位于一侧乳房的上部外侧或乳尾部位，甚至全乳痛。单侧或双侧，以双侧为多见，有时也可仅有乳房的部分疼痛，也可伴患侧胸部疼痛且疼痛常放射到同侧上肢、颈部、背部及腋窝处。其疼痛程度不一致，多发生在乳房外上象限及乳尾区。疼痛发生前乳房无肿块及结节。

4）乳痛的原因：在月经周期中，乳腺小叶受性激素影响，在月经前乳腺小叶的发育和轻度增生，乳腺结缔组织水肿，腺泡上皮的脱落导致乳腺管扩张而引起，纯属生理性，可以恢复正常。此种现象在哺乳期、妊娠期或绝经后减轻或消失。

4. 乳痛与情绪改变的关系　本病的症状及乳房肿块，多随月经周期、精神情绪改变而改变。如随愁怒、忧思、工作过度疲劳，甚至刮风、下雨、天阴、暑湿等气候改变而加重；经期或心情舒畅以及风和日暖气候则症状减轻或消失。此乃本病的特点。

与乳痛症的相关特点：

（1）疼痛原因：与性激素有直接关系。

（2）好发年龄：30～40岁妇女。

（3）疼痛出现时间：月经前7天左右。

（4）疼痛性质：慢性钝痛及刺痛。

（5）疼痛部位：乳房上部或外侧，一侧或双侧。

（6）疼痛、触痛及可变的乳房结节为本病三大主要表现。

5. 乳房检查

（1）乳头溢液：有些患者偶尔可见乳头溢出浆液性或牙膏样分泌物。

（2）乳房的检查：乳房外形无特殊变化，在不同部位可触及乳腺组织增厚，呈颗粒状，多个不平滑的结节，质韧软，周界不清，触不到具体肿块。增厚组织呈条索状、三角形或片状非实性。月经来前7天以内胀硬较明显，月经后渐软而触摸不清。多为触痛，有时月经来前出现疼痛时，多伴有乳房肿胀而较前坚挺，触诊乳房皮温可略高。乳房触痛明显，乳腺内密布颗粒状结节，以触痛明显区（多为外上象限）最为典型，但无明显的肿块可触及，故有人称"肿胀颗粒状乳腺"（swollien granular breast）、"小颗粒状乳腺"（sinail granula reast）。月经来潮后，症状逐渐消失，待月经结束后，多数患者症状完全消失，乳房触诊为原样。

（三）诊断

1. 症状和体征　周期变化的疼痛、触痛及结节性肿块。

2. 物理检查

（1）B超检查：乳痛症者多无明显改变。

（2）X线检查：乳痛症乳腺钼靶摄片常无明显改变，在腺病期、囊性增生症期，增生的乳腺组织呈现边缘分界不清的棉絮状或毛玻璃状改变的密度增高影。伴有囊肿时，可见不规则增强阴影中有圆形透亮阴影。也可行B超定位下的囊内注气造影。乳腺钼靶摄片检查的诊断正确率达80%～90%。

（3）红外线透照检查：由于乳腺组织对红外光的吸收程度不同，透照时可见黄、橙、红、棕和黑各种颜色。乳腺腺病一般情况下透光无异常，增生严重者可有透光度减低，但血管正常，无局限性暗影。

（4）液晶热图检查：该检查操作简便、直观、无创伤性，诊断符合率可达到80%～95%，尤适用于进行乳腺疾病的普查工作。

（5）乳腺导管造影：主要适用于乳头溢液患者的病因诊断。

（6）细胞学检查：细针穿刺细胞学检查对病变性质的鉴别诊断有较大的价值，诊断符合率可达 80% ~ 90%。对有乳头溢液的病例，行乳头溢液涂片细胞学检查有助于确定溢液的性质。

（7）切取或切除活体组织检查：对于经上述检查仍诊断不清的病例，可做病变切取或切除行组织学检查。乳腺增生症大体标本中，质韧感，体积较小，切面常呈棕色，肿块无包膜亦无浸润性生长及坏死出血。

有下列情况者应行病变切取或切除活体组织检查，以确定疾病性质：①35 岁以上，属乳腺癌高危人群者。②乳腺内已形成边界清的片块肿物者。③细胞学检查（穿刺物、乳头溢液等）查见不典型增生的细胞。

此外，CT、MRI 等方法可用于乳腺增生症的检查，有些因为可靠性未肯定，尤其 CT 价值不大，以 B 超及红外线透照作为乳腺增生症的首选检查方法为妥。除少数怀疑有恶性倾向的病例外，35 岁以下的病例钼靶摄影一般不做常规应用。对临床诊断为乳腺增生症的患者，应嘱患者 2 ~ 3 个月复查 1 次，最好教会患者自我检查乳房的方法。

（四）治疗

1. 内科治疗　迄今为止，对本病仍没有一种特别有效的治疗方法。根据性激素紊乱的病因学理论，国外一直采用抑制雌激素类药物的治疗方案。目前对本病的治疗方法都只是缓解或改善症状，很难使乳腺增生后的组织学改变得到复原。

（1）性激素类：以往对乳腺增生症多采用内分泌药物治疗，尽管激素治疗开始阶段多会有较好的效果，但由于乳腺增生症患者多有内分泌激素水平失衡因素，现投入激素，应用时间及剂量很难恰如其分适合本病需要，往往有矫枉过正之弊。应用不当，势必会更加重这种已失衡的状态，效果必然不甚满意。同时乳腺癌的发生与女性激素有肯定关系，甚至增加乳腺癌发生机会。因此，目前应用激素类药物作为治疗本病的已很少作为常规用药。此类药物应用主要机制是利用雄激素或孕激素对抗增高了的雌激素。

以调节体内的激素维持平衡减轻疼痛，软化结节。该类药物早在 1939 年 Spence 就试用雄性激素（睾酮），Atkins 也报道了本药作用。因恐导致乳腺癌的发生，临床应用应谨慎。下面介绍常用药物：

1）黄体酮：一般在月经前 2 周用，每周注射 2 次，5mg/次，总量 20 ~ 40mg。疗程不少于 6 个月。然而目前有报道，认为此药对本病治疗无效且不能过量治疗，否则会引起乳房发育不良，甚至引起乳腺上皮恶变。

2）雌激素：在月经期间，每周口服 2 次小剂量己烯雌酚（1mg），共服 3 周。在第 2 次月经期间，依据病情好转程度而适当减量，改为每周给药 1 次或 0.2mg/d，连用 5 天。如此治疗 6 ~ 8 个月。亦可用 0.5% 己烯雌酚油膏局部涂抹，每晚抹乳腺皮肤，连用半年。

雌激素应用的不良反应可见恶心、呕吐、胃痛、头痛、眩晕等，停药后消失。

3）甲睾酮（甲基睾丸素）：甲睾酮 5mg 或 10mg，1 次/d，肌内注射，月经来潮前第 14 天开始用，月经来潮停用。每次月经期间用药总量不超 100mg。

4）丙酸睾酮：丙酸睾酮 25mg，月经来前 1 周肌内注射，1 次/d。连用 3 ~ 4 天。睾丸素药膏局部涂抹亦有一定作用。

以上 2 种雄激素的不良反应，有女性男性化多毛、阴蒂肥大、音变、痤疮、肝脏损害、黄疸、头晕和恶心。

5）达那唑（danazol）：是 17 - 已炔睾（elhisterone）衍生来的合成激素，其作用机制是抑制促性腺激素，从而减少了雌激素对乳腺组织的刺激。Creenbiall 等在治疗子宫内膜异位症时，发现该药治疗的病例所伴有的良性乳腺疾病同时得到缓解。达那唑不能改变绝经前妇女的促性腺激素水平，其机制可能是抑制卵巢合成激素所需要的酶，从而调整激素水平，此药治疗效果显著。症状消失及结节消失较为明显，有效率达到 90% ~ 98%。但不良反应大，尤其月经紊乱发生率高，因此仅对用其他药物治疗无效、症状严重、结节多者，才选用此药。用药剂量越大，不良反应出现的也越多，且有停药复发问题。用法为：达那唑 100 ~ 200mg，1 次/d，月经来后第 2 天开始服用，3 ~ 6 个月为 1 个疗程。

6）他莫昔芬（tamoxifen）：本品主要是与雌激素竞争结合靶细胞的雌激素受体，直接封闭雌激素受体。阻断雌激素效应是一种雌激素拮抗药。1980 年有人开始用本品治疗本病，国内报道治疗本病的缓解率为 96.3%，乳腺结节缩小率为 97.8%，停药后有反跳作用。不良反应主要为月经推迟或停经，以及白带增多等。且前 Femtinen 认为治疗乳痛效果好。用法 10mg，2 次/d，持续 2 ~ 3 个月。但也有报道长年服用可引起子宫内膜癌的危险。

（2）维生素类药物：维生素 A、维生素 B、维生素 C、维生素 E 等能改善肝功能、调节性激素的代谢，同时还能改善自主神经的功能，可作为乳腺增生症的辅助用药。Abrams（1965）首先报道用维生素 E 治疗本病，随后的研究发现其有效率为 75% ~ 85%。机制系血中维生素 E 值上升，可使血清黄体酮/雌二醇比值上升；另一方面可使脂质代谢改善，总胆固醇 - 脂蛋白胆固醇的比值下降，α - 脂蛋白 - 游离胆固醇上升。维生素 E 可使乳房在月经前疼痛减轻或缓解，部分病例可使乳房结节缩小、消散，又可调节卵巢功能，防治流产和不孕症，维生素 E 是一种氧化剂还可抑制细胞的间变，可以降低低密度脂蛋白（LDL）增加孕激素，故鼓励患者用维生素 E 以弥补孕激素治疗的不足。其优点是无不良反应，服药方便，价格低廉，易于推广使用，但疼痛复发率高。维生素 B_6 与维生素 A 对调节性激素的平衡有一定的意义，维生素 A 可促进无活性的雄烯酮及孕炔酮转变为活性的雄烯酮及孕酮，后两者均有拮抗雌激素作用。可以试用。具体用法为：维生素 B_6 20mg，3 次/d。维生素 E 100mg，3 次/d，维生素 A1 500 万 U，3 次/d，每次月经结束后连用 2 周。

（3）5% 碘化钾溶液：小量碘剂可刺激腺垂体产生促黄体素（LH），促进卵巢滤泡黄体化，从而使雌激素水平降低，恢复卵巢的正常功能，并有软坚散结和缓解疼痛的作用。有效率为 65% ~ 70%。碘制剂的治疗效果往往也是暂时的，有停药后反跳现象。由于可影响甲状腺功能，因此应慎重应用。常用的是复方碘溶液（卢戈液每 100ml 含碘 50g、碘化钾 100g），0.1 ~ 0.5ml/次（3 ~ 5 滴），口服，3 次/d。可将药滴在固体型食物上，以防止药物对口腔黏膜的刺激。5% 碘化钾溶液 10ml，口服，3 次/d。碘化钾片 0.5g，3 次/d，口服。

（4）甲状腺素片：由于近年来认为本病可能与甲状腺功能失调有关，因此有人试用甲状腺素片治疗乳腺增生症获得一定的效果。用甲状腺浸出物或左甲状腺素（syntthroid）治疗，0.1mg/d，2 个月为 1 个疗程。

（5）溴隐亭（bromocripine）：本品属于多巴胺受体的长效激活剂，它通过作用在垂体催乳细胞上多巴胺受体，释放多巴胺来直接抑制催乳腺细胞对催乳素的合成和释放。同时也减少了催乳素对促卵泡成熟激素的拮抗，促进排卵及月经的恢复，调整激素的平衡，使临床症状得以好转，有效率达 75% ~ 98%。本品的不良反应是头晕困倦、胃肠道刺激（恶心甚至腹痛、腹泻）、面部瘙痒、幻觉、运动障碍等。具体用法为：溴隐亭 5mg/d，3 个月为 1 个疗程。连续应用不宜超过 6 个月。

（6）其他

1）夜樱草油：本品是一种前列腺受体拮抗药，用药后可致某些前列腺素（PGE）增加并降低催乳素活性，3g/d。效果不肯定，临床不常应用。

2）催乳素类药物：正处于临床试验阶段，其效果尚难肯定。

3）利尿药：有作者认为乳房疼痛与乳房的充血水肿有关，用利尿药可以缓解症状。常用螺内酯（安体舒通）和氢氯噻嗪短期应用。

2. 手术治疗

（1）适应证：乳腺增生症本身无手术治疗的指征，手术治疗的主要目的是避免误诊，漏诊乳腺癌。因此，手术治疗必须具备下列适应证：①有肿块存在。重度增生伴有局限性单个或多个纤维瘤样增生结节，有明显片块状肿块，乳头溢液，其他检查不能排除乳腺癌的病例。②药物治疗观察的病例，在弥漫性结节状乳腺或片块状乳腺腺体增厚区的某一局部，出现与周围结节质地不一致的肿块者，长期用药无效而且症状又加重者。③年龄在 40～60 岁患者，又具有乳腺癌高危因素者。④长期药物治疗无效，思想负担过于沉重，有严重的精神压力（恐癌症），影响生活和工作的患者。

（2）手术目的和治疗原则：①手术的主要目的是明确诊断，避免乳腺癌的漏诊及延诊。因此，全乳房切除是不可取的也是禁忌的，如果围绝经期患者必须如此，须谨慎应用（仅行保留乳房外形的腺体切除），绝不宜草率进行。②局限性病变范围较小，肿块直径不超过2.5cm，行包括一部分正常组织在内的肿块切除。③全乳弥漫性病变者，以切取增生的典型部位做病理学检查为宜。④年龄在 50 岁以上，病理证实为乳腺导管及腺泡的高度非典型增生患者可行单纯乳房切除（仅行腺体切除，保留乳房外形）。

总之，没有绝对适应证而轻举扩大乳腺切除范围是十分错误的。用防止癌变的借口切除女性（尤其是青、中年女性）的乳房也是绝对不允许的。

3. 其他治疗

（1）中医治疗：中医药在治疗乳腺增生症方面有其独到之处，为目前治疗本病的主要手段。

中医治疗时，除口服药物外，不主张在乳房局部针刺治疗（俗称扎火针）且必须强调的是：在诊断不甚明确而又不能除外癌时，局部治疗属于禁忌。在临床实践中，有多例因中药外敷、扎火针而致使误为乳腺增生症实为乳腺癌的患者病情迅速恶化的病例，应引以为戒。

（2）饮食治疗：据某些学者认为，此病的发生也与脂肪代谢率紊乱有关，因此应适当减少饮食中的脂肪的摄入量，增加糖类的摄入。

（3）心理治疗：乳腺增生症的发生和症状的轻重常与情绪变化有关，多数患者在遇心情不舒畅的情况下及劳累过度时，很快出现症状或使症状加重。因此，给予患者必要的心理护理，对疾病的恢复是有益的，尤其是对乳痛症患者。如果能够帮助患者消除心理障碍，保持良好的心理状态，可完全替代药物治疗。消除恐惧和紧张情绪是心理治疗的关键。必要时可给予地西泮（安定）等镇静药以及维生素类药。

二、乳腺囊性增生病

乳腺囊性增生病（cystic hyperplasia of breast）属于乳腺结构不良的一个晚期阶段，是一种完全性的病理性变化。临床表现主要是以乳房肿块为特点，同时伴有轻微的乳痛。病理改变除了有小叶增生外，多数中小乳管扩张形成囊状为本病特点。乳管上皮及腺泡上皮的增生，与癌的发生有着一定关系。Warren 等追踪病理证实的乳腺囊性增生病，其后发生癌变者较一般妇女高 4.5 倍，并且乳腺囊性增生病在乳腺癌患者的发生率远高于一般的同龄妇女。本病在临床上极为多见，大约 20 个成年妇女在绝经期前就有 1 个患本病，发病率较乳腺癌高，在尸检资料中如将小叶囊肿一并统计在内，其发病率更明显增高。

本病属于中医的"乳癖"范围，中医学认为"乳癖及乳中结核……随喜怒消长，多由思虑伤脾，恼怒伤肝，气血瘀结而生"。

（一）发病率

乳腺囊性增生病是乳腺各种病变中最常见的一个阶段。即使仅以临床能觉察的较大囊肿为限，乳腺囊性增生病的发病率也较乳腺其他病变的发病率为高。据纽约长老会医院1941—1950 年间共有临床表现明显的乳腺囊性增生病 1 196 例，同时期内的乳腺癌有 991 例、腺纤维瘤有 440 例，可见乳腺囊性增生病之多见。又据 Bmhardt 和 Jaffe（1932）曾报道 100 个 40 岁以上女尸的尸检资料统计，其乳腺囊性增生病的发生率高达 93%。Franas（1936）曾报道 100 个 19～80 岁的女尸，其乳腺中有显微观的小囊肿者占 55%，双侧病变也有 25%。Frantz 等（1951）研究过 225 例并无临床乳腺瘤的女尸，发现 19% 有肉眼可见的乳腺囊性增生病（囊肿大 1～2mm 以上），半数为两侧性。此外在显微镜下还发现 34% 有各种囊性病变（包括小囊肿、管内上皮增生等），总计半数以上（53%）具有各种表现的乳腺囊性增生病。总之，以这样的估计，一般城市妇女中每 20 个就有 1 个在绝经前可能在临床上发现乳腺囊性增生病，其发病率远较乳癌的发病率高。

乳腺囊性增生病通常最早发生在 30～39 岁之间，至 40～49 岁之间其发病率到达高峰，而在绝经后本病即渐减少。据美国纽约长老会医院统计的 454 例临床可见的乳腺囊性增生病也说明了是中年妇女常见病。其发病年龄如以初诊时为准，20～29 岁占 5.2%，30～39 岁占 33.2%，40～49 岁占 49.6%，50～59 岁占 9.4%，60 岁以上的共占 2.6%，其平均发病年龄为 41 岁。我国王德修、胡予（1965）报道的 46 例乳腺囊性增生病，平均年龄为 39.8 岁，天津市人民医院（1974）报道的乳腺囊性增生病 80 例，患者就诊年龄为 14～74 岁，平均为 38.7 岁，可见乳腺囊性增生病主要为中年妇女的疾病。

（二）临床表现

1. 患病年龄　患病年龄多在 40 岁左右的中年妇女，青年及绝经后妇女少见。自发病到就诊时间平均 3 年（数天至 10 余年）。

2. 乳痛　多不显著，与月经周期关系不甚密切，偶尔有同乳腺增生症一样的疼痛，此点可与小叶增生相区别。疼痛可以有多种表现，如隐痛、钝痛或针刺样痛，一侧或双侧，同时伴患侧胸、背及上肢的疼痛。疼痛可以是持续性，也可以是周期性，但不规律的乳痛是本病的特点。乳痛多因早期乳管开始扩张时出现，囊肿发展完全时疼痛消失，疼痛也可能与囊内压力迅速增加有关。

3. 乳头溢液　多为草黄色浆液、棕色、浆液血性甚至纯血液。一般为单侧，未经按压而自行排出。也有经挤压而出。溢液主要是病变与大导管相通之故。有文章报道，762 例乳房肿块病患者，发生排液者 41 例，占 5.4%，其中 63.5% 为乳腺囊性增生病。

4. 乳房肿块　是本病主要诊断依据。但检查该病时，最好在月经前后 7～10 天之内。先取坐位后取平卧位，按顺序仔细检查乳房各个象限，检查肥大型或下垂型乳房时，可采用斜卧位，并将上肢高举过头，以便检查乳腺的外上象限。常见肿块有以下几种表现。

（1）单一肿块状：呈厚薄不等的团块状，数目不定，长圆形或不规则型，有立体囊样感，中等硬度有韧性，可自由推动，不粘连，边缘多数清楚，表面光滑或呈颗粒状，软硬不一，是单纯囊肿的特点。有些囊肿较大，一般呈圆球形，表面光滑，边界清楚；囊肿的硬度随囊内容物的张力大小而有差别，张力小的触诊时感觉较软，甚至有波动感，张力大的显得较硬，有时与实质性的腺纤维瘤很难区别。此外，在月经来潮前因囊内张力较大，肿块也会变得较硬。由于囊内容物一般多为澄清的液体，所以大的囊肿大多透光明亮。

如囊肿有外伤出血或感染，则透光试验时囊肿显出暗淡的阴影，在感染的情况下因囊肿与周围组织常有粘连，还可见皮肤或乳头的粘连退缩现象。囊内乳头状瘤存在时，囊液每呈血性或浆液血性，此时透光试验也能显出境界清楚的阴影。

（2）乳腺区段型结节肿块即多数肿块出现：结节的形态按乳管系统分布，近似三角形，底位于乳房边缘，尖朝向乳头，或为不规则团块，或为中心部盘状团块，或为沿乳管走向的条索状，囊肿表现形式可以是单个或多个，呈囊状感，也有为颗粒状边界清楚，活动度大，大小多在 0.5～3cm 之间。大者甚至可达 8cm 左右。文献上有人将直径在 0.5cm 以下，称"沙粒结节"。

（3）肿块分布弥漫型：肿块分布的范围超过 3 个象限或分散于整个或双侧乳腺内。

（4）多形状肿块：同乳腺内，有几种不同形态的肿块（片状、结节、条索、颗粒等），在同一部位或不同部位，甚至散在全乳房。

（5）肿块变化与精神情绪的关系：多数人于月经前愁闷、忧伤、心情不畅以及劳累、天气不好而加重，使肿块变大、变硬，疼痛加重。当月经来潮后或情绪好、心情舒畅时，肿块变软、变小。同时疼痛可减轻或消失。这种因精神、情绪的变化而改变的肿块，是本病的特点，而且多为良性经过。有人认为，这种表现多在乳腺结构不良的早期，而囊肿期则表现不甚明显，仅表现为肿块的突出特点。各型肿块，与皮肤和深部筋膜不粘连，乳头不内陷。乳房外形不变，同侧腋窝淋巴结不肿大。切开肿块，内有大小不等的囊肿（为扩张的乳管），大如栗子，小如樱桃，多散在乳房深部。

（三）辅助检查

1. X 线检查　可见多数大小不一的囊腔阴影，为蜂巢状，部分互相融合或重叠，囊腔呈圆形，大囊腔为卵圆形，边缘平滑，周围大或伴有透亮带。牵引乳头摄片，则发现弧形之透亮区易变形，而由于皮下脂肪层变薄，由于位于边缘的囊腔而呈皱襞状。文献报道钼靶 X 线的诊断正确率达 80%～90%。随着 X 线技术的改进，如与定位穿刺活检相结合，其诊断正确率可进一步提高。近年来磁共振的应用，对诊断本病有一定参考价值，典型的 MRI 表现为乳腺导管扩张，形状不规整，边界不清，但本病 MRI 表现是多种多样。因此法不太经济，故临床应用目前未推广。

2. B 超检查　Wild（1951）首先应用超声波检查乳腺的肿块，近年来 B 超发展很快，诊断正确率高达 90% 左右。超声波显示增生部位不均匀的低回声区，以及无回声的囊肿。它的诊断在某些方面优于 X 线摄片。X 线片不易将乳腺周围纤维增生明显的孤立性囊肿和边界清楚的癌相鉴别，而 B 超则很容易鉴别。B 超对乳腺增生症患者随访很方便，也无创伤。临床检查应作为首选方法。B超对囊肿型的乳腺病表现为，光滑完整的乳腺边界，内皮质稍紊乱，回声分布不均，呈粗大光点及光斑。囊肿区可表现出大小不等的无声回区，其后壁回声稍强。

3. 肿块或囊肿穿刺　在乳房肿块上面，行多处细针穿刺并做细胞学检查，对诊断乳腺上皮增生症有较大价值。结合X线透视下定位穿刺活检，其诊断正确率较高。需注意的是对怀疑癌变的病例，最后确诊仍有赖于组织切片检查。

4. 透照摄影　乳腺透照法首先由 Curler（1929）提出，Cros 等（1972）作了改进。其生物学基础是短波电磁辐射（蓝光）比长波（红光）更容易透入活组织，短波光在组织内广泛散布，长波光可被部分吸收，并产生热。乳腺各区域的不同吸收质量用黄光透照能更好地显示。Gros 等使用非常强的光源，在半暗环境中进行透照，并用普通彩色胶卷摄影，观察其图谱的变化。有一定的诊断价值，最适宜大面积的普查。由于乳腺组织囊性增生和纤维性变，在浅灰色背影下，可见近圆形深灰色均匀的阴影，周围无特殊血管变化，乳腺浅静脉边界模糊不清。由于含的液体不同，影纹表现各异。清液的囊肿为孤立的中心造光区，形态规则，含浊液则表现为均匀深灰色的阴影，边界清楚。也是鉴别良恶性一种方法。

5. 囊内注气或用造影剂摄像检查　这些方法仅可说明有囊肿，并不能确定其性质，最终还需依靠病理组织学检查。

6. 活检　对诊断不清，特别是难与恶性肿瘤相鉴别者，可行活检，但是应注意。

（1）如果肿块小而局限者，可行包括一部分正常组织在内的全部肿物切除，送病理学检查。

（2）如果肿块大，范围广泛，可在肿块最硬处或肿块中心处取组织做病理学检查。

（四）鉴别诊断

鉴别诊断目的主要在于：①为排除癌变的存在。②了解病变增生程度，以便采取相应措施。③预测疾病的发展与转归。④对一些肿物局限者切除，达治疗目的。

根据病史、体征及一些辅助检查，基本能提示本病存在的可能，但最终仍需病理组织学来确诊，确诊后方可采取治疗措施。

乳腺增生症尚需与乳房内脂肪瘤、乳腺导管内或囊内乳头状瘤、慢性纤维性乳腺炎、导管癌等鉴别。

1. 乳房内脂肪瘤　为局限性肿块，质软有假性波动，无疼痛及乳头溢液，也无随月经周期的变化而出现的乳房疼痛及肿块增大现象。

2. 乳痛症　以乳房疼痛为主，与月经周期有明显关系，每经潮开始后，痛即减轻或消失。乳腺触诊阴性，仅疼痛区，乳腺腺体增厚，无明显肿块感，仅有小颗粒状感觉。很少有乳头溢液。

3. 乳腺管内或囊内乳头状瘤　有乳头溢液及乳房肿块，但与乳腺结构不良的乳头溢液及肿块不同。前者为自溢性从乳头排出血性液体，呈粉红色或棕褐色；后者多为挤压而出，非自溢性，且为淡黄色的浆液性液体。前者乳房肿块较小，位居乳晕外，挤压肿块可见有血性分泌物从乳头排出，肿块随之变小或消失；而乳房结构不良症的肿块，常占乳房大部分或布满全乳，一侧或双侧乳房肿块随月经周期而出现疼痛及增大为特点。

4. 慢性纤维性乳腺炎　有乳房感染史及外伤史，往往因炎症的早期治疗不彻底而残留2~3个小的结节。在全身抵抗力降低时，再次发作。反复发作为其本病的特点。很易与乳房结构不良相鉴别。

5. 恶性肿瘤 肿块局限、质较硬，无随月经周期变化而出现的乳房变化现象，多需病理协诊。

（五）治疗

1. 手术治疗

（1）手术目的：①明确诊断，排除乳房恶性疾病。②切除病变腺体，解除症状。③除去乳腺癌易患因素，预防乳腺癌发生。

（2）手术指征

1）肿块切除：增生病变仅局限乳房一处，经长时间药物治疗而症状不缓解，局部表现无改善或肿块明显增大、变硬和有血性分泌物外溢时，应包括肿块周围正常组织在内的肿块切除病检。如发现上皮细胞不典型增生而年龄 >45 岁，又有其他乳腺癌高危因素者，则以单纯乳房切除为妥。在做乳房肿块区段切除时，应做乳房皮肤的梭形（或弧形）切除，但不要损及乳晕，以便在缝合后保持乳房的正常外形。

2）单纯乳房切除：乳房小且增生病变遍及一侧全乳，在非手术治疗后症状不缓解，肿块继续增大，乳头溢血性分泌物，病理诊断为不典型增生，年龄在 40 岁以上者，有乳腺癌家族史或患侧乳房原有慢性病变存在，可行单纯乳房切除，并做病理学检查。如为恶性，可行根治。年龄 <30 岁一侧乳房内多发增生者，可行细胞学检查，也可进行活检（应在肿块最硬的部位取组织）。如为高度增生，也行乳房区段切除。术后可以药物治疗和严密观察。

3）病变弥漫及双侧乳房：经较长时间的药物治疗，症状不好转，肿块有继续长大，溢水样、浆液性或浆液血性及血性分泌物者，多次涂片未发现癌细胞，如年龄 >45 岁者，可在肿块最明显处做大区段乳房切除，并送病理学检查。年龄 <35 岁，有上述情况者，可将较重的一侧乳房行肿块小区段切除，较轻的一侧在肿块中心切取活体组织检查。如无癌细胞，乳管增生不甚活跃，无上皮细胞间变及化生的，可继续行药物治疗，定期复查。

4）凡为乳腺囊性增生病行肿块切除、区段切除或单纯乳房切除者，术前检查未发现癌细胞，术后一律常规再送病理学检查。发现癌细胞者，均应尽快在短时间内补加根治手术。对于仅行活检或单纯乳房肿块切除患者，术后应继续行中药治疗。

5）乳腺囊性增生病行单纯乳房切除的适应证：凡病理学检查为囊性增生、上皮细胞不典型增生或重度不典型增生，药物治疗效果不佳，年龄 >40 岁，可行保留乳头及乳晕的皮下纯乳房腺体切除。如年龄 <30 岁，可以肿块区段切除。如病理学检查为腺病晚期或囊肿增生期，无论年龄大小，均做肿块切除，并用药物治疗及定期复查。

总之，关于乳腺增生症的治疗问题不能一概而论，应根据年龄、症状、体征以及病理类型、病变进展速度及治疗反应而综合治疗，且不可长期按良性疾病处理，而忽略恶性病变存在的可能，以致贻误治疗时机。也不能因本病是癌前病变就不注意上皮增生情况、年龄大小及病史和治疗反应就一概而论地行区段乳房切除或单纯乳房切除，这些都是不妥的。

2. 化学药物治疗 同乳腺组织增生症。

（张会英）

第三节 乳腺肿块切除术

（一）适应证

乳房良性肿瘤如乳房纤维腺瘤，且患者为年轻女性或未哺乳女性，希望尽量保证乳房外形及保护乳管少受损伤以利于将来哺乳者。

（二）术前准备

（1）术前用温水清洗乳房皮肤，保持局部清洁。如正值哺乳期，为避免术后形成乳瘘，应停止哺乳。

（2）皮肤准备范围包括患侧腋窝、锁骨上区和胸前壁。

（三）麻醉和体位

（1）麻醉：局部浸润麻醉或静脉复合全身麻醉或连续硬膜外阻滞。

（2）体位：仰卧位，患侧上肢外展90°。

（四）手术步骤

（1）切口：乳晕部肿瘤及乳房边缘处肿瘤采用弧形切口，乳房其他部位肿瘤采用放射状切口。

（2）切除肿块：切开皮肤、皮下组织，显露乳腺组织，继续切开乳腺组织直至肿块表面。以组织钳夹住肿块后，将肿块提起，用止血钳或剪刀沿肿块边缘钝性或锐性分离，将肿块完整从乳腺组织中分离出来并予以切除。

（3）缝合：创面仔细止血后，用丝线缝合乳腺创面，避免留有死腔。切口予以皮内连续缝合或间断缝合。

（五）术后处理

（1）为防止创口渗血，可用紧身乳罩，或用弹力绷带加压包扎。

（2）标本应常规送病理学检查。

（六）手术经验和探讨

（1）注意切口方向，尽量避免损伤乳腺导管，也不要造成乳头内陷而影响哺乳及美观。

（2）应严格把握手术指征。一般而言，乳房良性肿瘤应选择行乳腺区段切除术，因为单纯乳腺肿块切除有时并不能保证能将乳腺肿块切除干净，尤其是肿块包膜易导致残留，从而使复发机会增加。

（3）标本应行病理学检查，有条件者应行快速切片病理学检查，以明确诊断。

（张会英）

第四节 腔镜乳腺手术

自1992年以来，腔镜辅助下的乳腺外科手术由于其创伤小、美容效果显著等优点，开始应用于临床。传统的乳腺外科手术创口瘢痕给患者留下了不少缺憾，乳腺癌腋窝淋巴结清扫术后引起的上肢活动障碍、感觉异常、淋巴水肿等也为众多患者带来术后的焦虑、不适和痛楚。近 10 多年来腔镜辅助下的乳腺微创外科手术因其微创、美观的优势，在治疗良恶性乳腺疾病方面得到广泛应用，尤其在治疗乳腺恶性肿瘤方面开始显示其独特的微创、美容效果，无疑提高了术后乳腺癌患者的生活质量。由于此技术较腹腔镜技术起步较晚，目前仍存在诸多问题，如乳腔镜应用乳腺癌手术的规范化、传统无瘤原则的挑战、肿瘤复发的长期随访等，但随着乳腔镜技术的日益成熟，手术器械的不断完善，乳腺疾病的腔镜微创手术必将在乳腺手术的治疗领域发挥越来越重要的作用。

一、乳腔镜在治疗乳腺良性疾病中的应用

患有良性乳腺疾病的患者会更多注重术后的美容效果，因此乳腔镜在治疗良性乳腺肿瘤方面最能体现其应用优势。Kitamura 等首次报道了乳腔镜下行直径为 5cm 的乳房纤维腺瘤切除，手术时在腋中线放置 3 个 Trocar，通过直接气囊扩张；钝性分离和 CO_2 充气的方法建立皮下的操作空间来完成手术。随后还对 35 例患者行同样的手术，结果认为应用乳腔镜治疗良性乳腺肿瘤是最佳的手术方式。此外，Osanai 等通过腋窝入口钝性分离乳房后间隙，用 CO_2 来建立及维持操作空间，从而达到切除良性肿瘤的目的，该操作的优势是充分保证了操作空间，不必考虑肿瘤在乳房的位置。虽然该操作对巨大肿瘤或位于乳腺表面肿瘤的切除有一定困难，但该手术方式能减少对皮肤诸如灼伤和麻木等并发症。姜军等对男性乳房发育症行腔镜辅助的皮下乳房切除术，并对中、重度不典型增生的病变行腔镜全乳切除术后一期假体植入，都取得满意的效果。以上技术对于乳腺多发小结节或良性肿瘤，有一定的局限性，但随着超声引导下 Mammotome 微创旋切术的广泛应用，可弥补乳腔镜这方面的缺陷。

二、乳腔镜下男性乳房发育症切除术

男性乳房发育症一般均能通过药物治疗得到缓解。仍有部分患者由于乳房较大、病期较长，药物治疗疗效不明显；肿大的乳房对男性造成了较严重的心理负担，因此这部分患者仍需手术治疗。传统手术造成乳房局部较为明显的瘢痕、严重影响美观，使得部分患者拒绝手术。这种心理矛盾的状况，对患者的身心造成了严重的伤害。腔镜在乳腺外科的应用为这部分患者提供了较理想的解决办法。

手术方法：全身麻醉，患侧明显垫高，患侧肢体海绵垫包裹后用绷带固定于头架上。术前以标记笔标出需切除的乳房范围，另以标记笔标出距发育乳房 1cm 的范围。腋中线与乳头连线交点作为进镜孔，腋中线纵向距进镜孔上、下 5cm 各取 1 点作为操作孔，于进镜孔分层注入溶脂液（生理盐水 200ml，蒸馏水 200ml，去甲肾上腺素 0.5mg，2% 利多卡因 20ml），注意溶脂液须均匀注射至整个乳房及乳房后间隙。溶脂 20 分钟后，以刮宫吸引器头（由细到粗更换吸引器头）吸出脂肪溶液，特别注意吸除乳头乳晕外其余所有乳房皮下的脂肪组织及乳房后间隙的脂肪组织。所有患者均以充气法建立损伤空间，气压控制在 6 ~ 8mmHg。超声刀切断皮肤与乳房之间韧带，乳头悬吊一针吊起乳头，乳头下方保留近 1cm 的乳腺组织，保留乳头部血运以免乳头坏死。分离至术前所标记的范围后，于腋前线部、术前所标切除范围处离断乳房与周围组织，于胸大肌表面完整切除乳房。退出 Trocar，血管钳将乳房拉至 Trocar 处，边切边拉直至将整个乳房完整取出。镜下彻底止血，创面生理盐水冲洗，置硅胶引流管 1 根于穿刺孔引出，可吸收线缝合穿刺孔。同法完成对侧乳房切除术。术

后弹力绷带加压包扎。

三、乳腔镜在乳腺癌相关诊断及治疗方面的意义

乳腺癌是女性发病率最高的恶性肿瘤，严重威胁女性健康和生命，给患者、家庭和社会带来严重影响。近年来乳腺癌的临床治疗发生很多变化，早期诊断率的提高促进了保留乳房手术的开展，辅助放疗、化疗和内分泌治疗的进步显著改善了患者的预后。各种新的技术和方法的应用进一步改善了患者的生存质量。其中腔镜手术在乳腺癌中的应用改变了传统手术方式和程序，增强了手术技术的效能，突出了创新手术的特点，发展了新的手术理念，且具有突出的微创和美容效果而备受关注。

（一）腋窝解剖结构

乳腔镜腋窝淋巴结清扫手术不同于通常的腹腔镜手术，其操作空间较小、解剖层次复杂、腋窝部血管、神经、脂肪、淋巴组织多，需要借助特殊的手术器械，一直被认为是腔镜操作的盲区。腋窝部不存在腔隙，不易形成稳定的 CO_2 气体空间，需人为创建操作空间。腋窝部血管、神经、脂肪、淋巴组织多，解剖层次复杂，手术操作空间狭小。因此，熟悉乳腔镜腋窝淋巴结清扫手术操作的解剖学特点，能少走弯路，减少手术失误。此外，腔镜下能清晰暴露常规开放腋窝淋巴结清扫手术无法或难以识别的解剖结构，现详述如下。

1. 神经

（1）肋间臂神经：肋间臂神经由第2肋间神经外侧皮支的后支和第1、第3肋间神经的外侧皮支（有时还包括臂内侧皮神经）组成。肋间臂神经于前侧胸壁交界处，即胸长神经前 2～3cm 处穿过肋间肌和前锯肌，向外侧行走于腋静脉下方的脂肪组织中，横穿过腋窝，于背阔肌前方穿过臂固有筋膜进入上臂内侧，分布至上臂内侧及背侧皮肤，向下可达鹰嘴附近。肋间臂神经是 Malnd 术中最先碰到的主要结构，其位置表浅。当腋窝充气、置入腔镜后，稍加分离蜘蛛网状结构，在腋窝中部即可"遭遇"横跨于腋窝腔、类似"横梁"的1～3根较粗的肋间臂神经，切忌以为无用的结构而剪断。常规腋窝淋巴结清扫术中常将其切除，导致患者患侧上臂内侧感觉障碍，如麻木、疼痛、烧灼感或痛温觉迟钝等。受累范围为 $10～20cm^2$，感觉异常发生率达 47.5%，疼痛发生率为 26.5%，部分患者的感觉障碍难以恢复。保留肋间臂神经能使患臂内侧感觉障碍，如麻木、疼痛、烧灼感或痛温觉迟钝等的发生率大幅度减低。

（2）胸长神经：胸长神经起自臂丛神经根部的 C_5、C_6、C_7 节段脊神经，位置深且隐蔽，从腋顶深处钻出，沿胸侧壁下行分布到前锯肌。手术时应提起胸廓外下方与腋窝底部交界最深处的脂肪组织，使胸长神经似电线样被拉紧后，剔除周围的脂肪和淋巴组织。

（3）胸内侧神经：胸内侧神经起自臂丛内侧束，行于腋动脉和静脉之间，再穿过胸小肌，从胸小肌的中上部穿出到达胸大肌。由于胸大、小肌之间没有其他致密性纤维条索，腔镜下该神经显示良好，不易受损，可避免发生胸大肌瘫痪萎缩，保持胸前局部外形和功能。

（4）胸背神经：胸背神经起自锁骨下部的臂丛神经后束，达腋静脉下方时位于肩胛下血管的内侧，随后向外下行走，以锐角斜跨于胸背血管上方，和胸背动脉伴行，支配背阔肌。它们"躺"在腋窝后壁，后方为肩胛下肌和背阔肌。

2. 血管

（1）腋静脉：越过肋间臂神经，从气腔中央直指腋窝顶部推进腔镜，在肋间臂神经的前下方即为腋静脉中部。当脂肪抽吸特别充分时，腋静脉清晰可见；若腋静脉周围脂肪抽吸不够彻底，应根据腋静脉解剖学走行，小心分离其表面的脂肪、纤维组织和腋血管鞘即可显露颜色呈蓝色的腋静脉，其上方为腋动脉、有搏动，其上后方为白色的臂丛。腋静脉清楚暴露后，用电剪带电夹住剪断向下的小分支，保留粗大的分支为肩胛下血管：胸外侧静脉和胸上腹静脉均应予保留。

（2）肩胛下血管：腋窝部腋静脉中段略向底部、再向下方走行的片状条索为肩胛下血管，其主干长 2～3cm，发出转向外后的旋肩胛动脉及向下延伸的胸背血管。

（3）胸上腹静脉：通过腔镜可见自胸小肌外侧、腋静脉下方向前胸壁发出一较粗大的静脉支——胸上腹静脉。手术中如果损伤该静脉，有可能引起 Mondor 病，即胸壁硬化性静脉周围炎或胸腹壁血栓性静脉炎。胸上腹静脉起源于上腹浅静脉，上行汇至腋静脉或胸外侧静脉，在股静脉和腋静脉之间建立重要的联系，形成上下腔静脉支流。Mondor 病即为该段静脉的化学性炎症，乳腺癌术后偶见，表现为该静脉沿途条索状红肿、发硬、疼痛。

（4）胸外侧动脉和腋静脉胸小肌后段：胸外侧动脉发自腋动脉，沿胸小肌外缘向下行走至前侧胸壁，常有 1～3 条分支，并分出许多细小血管支配乳房和胸肌。在手术解剖分离过程中易出血，需特别小心，否则会影响视野。常规开放性腋窝淋巴结清扫术是将其全部切断。它们直径较粗易于保留，其细小支可以用电剪带电剪断，以防出血影响视野。随后可向内侧清扫胸小肌后方腋静脉下方的脂肪和淋巴组织（即第 II 水平淋巴结）。

3. 上臂淋巴回流　腋窝淋巴结切除术后，上肢淋巴出现长期水肿恢复的可能性很小。产生的主要原因可能是术中切断了上臂的淋巴回流径路。上臂的淋巴通过一细小淋巴管，在腋静脉靠上臂处与腋静脉平行并汇入腋静脉。在乳腔镜微创切除腋窝淋巴结同时，为进一步降低上肢淋巴水肿的发生，应特别注意避开腋静脉外侧靠上臂的局部区域，不强求此处的分离，以保留上臂引流至腋静脉的淋巴管。如果此处有淋巴结转移，腋窝必定出现广泛转移淋巴结融合，手术方式应另当别论。本研究结果证实，避开腋静脉外侧靠上臂局部区域的腋窝淋巴结切除手术较实用安全。

综上所述，乳腔镜腋窝淋巴结切除术特殊的手术视野，保留了原本十分隐蔽的腋窝解剖结构和肋间臂神经、胸内侧神经、胸外侧血管、胸上腹静脉和上臂淋巴回流。充分体现了乳腔镜腋窝淋巴结切除术的微创和功能效果，这是常规开放性腋窝淋巴结切除术所不易做到的。掌握乳腔镜腋窝淋巴结清扫手术的应用解剖，可加快手术速度，减少手术失误，避免并发症的发生。

乳腔镜腋窝淋巴结清扫术的开展提高了外科治疗乳腺癌的手术技术含量，必将带来某些传统外科理念的变革。

（二）腔镜辅助小切口改良乳腺癌根治术

1. 手术方式　虽然保留乳房的乳腺癌手术已经成为早期乳腺癌标准的外科治疗方法，但目前在中国多数乳腺癌患者诊断时病期较晚，即使较早期病例常因多种原因仍需要行改良根治术。例如，在医、患一方顾虑保乳手术是否增加复发率时；乳房体积相对较小，保乳术后难以达到满意的美容效果者；保乳术后需辅加放疗，部分患者因经济原因而放弃保乳手术。同时，对于虽为早期病变，但属多原发肿瘤和伴广泛的导管内浸润难达切缘阴性者仍需行根治性切除手术。常规乳腺癌根治性手术须经较大的梭形切口显露以完成乳房切除和腋窝淋巴结清扫，术后胸部遗留巨大瘢痕，影响美观，并有上肢水肿等较严重并发症。根治肿瘤和保持乳房美观是一对矛盾，努力提高根治效果的同时，减少并发症，改善患者生活质量是外科医师长期追求的目标。在乳腺癌腔镜腋窝淋巴结清扫术和腔镜皮下乳房切除术等手术渐趋成熟的基础上提出了对较早期乳腺癌用腔镜辅助完成小切口乳腺癌改良根治术。

2. 手术方法　全身麻醉，术侧肩背部垫高、手术床稍倾斜以便于腔镜操作。取以肿瘤为中心的横梭形切口，如术前超声或 X 线检查证实肿瘤位于乳腺组织内无皮下浸润时，切口距肿瘤边缘 1cm 即可，如肿瘤已侵犯皮下组织时，切口应距肿瘤边缘 2cm。如肿瘤位于乳房内侧，则附加腋窝下皱襞横切口或行腔镜腋窝淋巴结清扫术。肿瘤位于乳房中央区或距离乳晕 <2cm 则切除乳头乳晕复合体。皮瓣游离范围同根治术，厚约 0.5cm，至近乳旁边缘时稍增厚。先用电刀分离皮瓣，到难以直视下手术时则用腔镜辅助操作，外牵法建立操作空间，用超声刀等分离至预定范围。由于小切口的限制可先将乳腺组织和胸肌筋膜整块切除移出术野，给腋窝淋巴结清扫提供充分的空间。此时器械可直接进入腋窝，解剖、分离、结扎等均无困难。如乳房切口距离腋窝较远时可在分离腋窝脂肪淋巴组织后，在腋窝下方附加小切口置入 Trocar 完成锁骨下区淋巴清扫，术后该小切口可用于引出引流管。腋静脉和锁骨下静脉的分支及其周围的淋巴管均可以用超声刀切断。另一种方法是将吸脂法腔镜腋窝淋巴结清扫术与腔镜辅助小切口乳腺切除术结合，先完成腔镜腋窝淋巴结清扫术再行乳房切除，亦可达到常规乳腺癌改良根治术的要求，并可简化腋窝手术过程。术中取距离肿瘤最近两侧梭形皮肤切缘和保留乳头后方乳腺组织送冷冻切片检查，确保无癌残留，并在切除标本乳头下腺体处缝线标记，术后行病理学检查。完成手术后常规冲洗、腋下放置引流管，术后行持续低负压吸引，不加压包扎。因术中冷冻切片和术后病理学检查可确保皮肤切缘和乳头乳晕复合体下的腺体组织无癌残留，术后无须附加放疗。

乳房的完全腔镜手术不同于腹腔镜手术，没有自然腔隙，需要建立操作空间。且腔镜下乳腺组织各层次正确的解剖关系不易掌握，需要经过专门的学习和动物手术训练，乳房切除后仍须适当切口才能取出标本。而乳腺癌小切口腔镜辅助手术可快速直视下建立腔镜操作空间，而且易于掌握手术层次和游离皮瓣厚度，同时又免除了 CO_2 充气造成高碳酸血症之忧。术中可避免对肿瘤的挤压，更加符合无瘤手术的原则。

3. 适应证　目前该手术主要适用于以下几种情况。

（1）乳房松弛下垂不明显者：重度乳房下垂者术后因保留较多皮肤将造成皮肤下垂和皱缩，影响美观。

（2）临床Ⅱa 期乳腺癌，无明显皮肤和深部浸润。

（3）保留乳头和乳晕复合体要求肿瘤边缘至乳晕边缘距离≥2cm，且术前超声或 X 线证实乳头乳晕部无癌浸润征象。

（4）腋窝淋巴结无明显融合及与腋静脉无明显粘连。对有淋巴结与腋静脉粘连者，目前的腔镜手术尚有一定危险。推荐对部分肿瘤较大和腋窝淋巴结较多的患者先行新辅助化疗，待原发肿瘤和腋窝转移淋巴结缩小后再手术，可扩大适应证并简化手术操作。肿瘤所在部位不是该手术禁忌证。

4. 并发症

（1）切口皮缘坏死，多发生于初期，由于对腔镜技术的视觉转换不习惯，通过小切口直视下操作，拉钩外牵用力过大是致使皮缘损伤的直接原因。

（2）乳头表皮坏死，与手术创伤、术后乳头血液供应不良有关。

5. 展望　腔镜辅助小切口乳腺癌改良根治术是在外科微创理论指导下，引进腔镜技术的基础上发展起来的。虽然提出的时间不长，长期疗效仍需更多的病例积累和更长期的随访结果，因其基本手术内容和原则与常规手术相同，可在保证治疗效果的同时，减少并发症和改善患者心理压力；符合乳腺癌外科治疗趋向个体化、微创化、注重手术效果的同时兼顾美观、患者心理等生存质量的趋势，其突出的美容效果使我们看到了乳腺癌手术最终摆脱胸壁巨大、丑陋切口瘢痕的可能性。同时因保留了维持乳房自然形态的胸部皮肤，通过一期或二期整形可恢复女性完美胸部形态。相信随着新的外科理论、技术和方法的不断发展，将明显改变传统乳腺外科的现状，使患者获得更好的治疗效果。

（三）乳腔镜内乳淋巴结清扫

由于腔镜技术最大限度地保证患者在治疗的同时享有最佳的美容效果，尽管目前对前哨淋巴结阴性患者是否需要腋窝淋巴结清扫还存在争议，但阳性患者仍需要行腋窝淋巴结切除术，因此，利用腔镜技术行前哨淋巴结活检将成为一种新的微创技术。内乳淋巴结是肿瘤位于乳腺内侧和中央区乳腺癌淋巴引流的第 1 站淋巴结。核素法探测前哨淋巴结时常遇到"热点"位于内乳区，但不能判定其是否转移。乳腺癌原发病灶被清除后，内乳淋巴结癌转移可能是锁骨上淋巴结和全身远处转移的来源之一。由于乳腺癌手术范围的缩小，用扩大根治术获取内乳淋巴结的方法已较少采用，目前临床上缺少对内乳区淋巴结转移状况的准确诊断方法，对仅根据肿瘤部位进行内乳区的放射治疗存在一定的盲目性。无内乳淋巴结转移的患者实施放射治疗显然不必要，并且增加了肺部并发症。如何用简便安全的方法明确内乳淋巴结的转移状态，是临床工作中亟待解决的难题。对经乳腺淋巴显像检查内乳前哨淋巴结的乳腺癌患者，采用经肋间隙内乳区前哨淋巴结切除术，如发现内乳前哨淋巴结位于肋间可通过常规手术方法切除活检，而位于肋骨后方的淋巴结不切除肋软骨常无法直视手术，手术难度较大。因此，结合乳腔镜技术行内乳前哨淋巴结活检术可以大大简化手术操作，活检率达到 100%，将会解决乳腺癌内乳前哨淋巴结转移的诊断问题。

（四）乳腔镜在乳腺癌保乳术或乳房重建中的应用

保留乳房的乳腺癌手术方式和观念可能随着新的乳腔镜手术的发展而发生变化。乳腔镜辅助下行乳房切除后利用背阔肌肌瓣行一期乳房重建以及乳腔镜辅助皮下全部乳腺腺体切除及一期假体植入等方法操作简单，对不能接受部分乳腺切除的保乳手术治疗的原发乳腺癌患者可能是一期乳房重建的较好选择，美容效果佳。

（五）手术经验和探讨

体会到乳腔镜在治疗乳腺疾病尤其是乳腺癌中的广泛应用，这一手术方式体现了微创外科技术和美容要求的完美结合。腔镜下腋窝淋巴结清扫的彻底性仍有争议，吸脂是否促进肿瘤细胞的转移和扩散，减少甚至消除淋巴结的残留和破损也需要进一步探索。总之，目前还缺乏大规模的临床研究资料和远期随访效果，对存在的上述问题还需进一步研究和规范，同时新的器械和手术方法也会随着研究的深入、不断地创新和改进，该技术有望在乳腺肿瘤外科治疗领域中成为最有前途和最安全的治疗手段。

（张会英）

第五节 乳腺癌根治术

一、传统乳腺癌根治术

(一) 适应证

(1) 临床上属Ⅱ期乳腺癌，肿瘤位置较深，侵犯胸大肌或Ⅲ期乳腺癌患者。

(2) 腋下可以触及融合肿大淋巴结的患者。

(二) 术前准备

同乳腺癌改良根治术。

(三) 麻醉

同乳腺癌改良根治术。

(四) 手术步骤

1. 切口标记 一般作 Halsted – Meyer 纵切口（纵梭形）或 Stewart 横切口（横梭形）。纵切口上端起自锁骨下缘中、外1/3交界处，下端止于锁骨中线与肋弓交界处（图4-1）。横切口内侧端达胸骨旁，外侧端至腋前线。

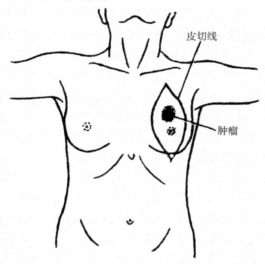

图4-1 Halsted – Meyer 纵切口

2. 切开皮肤，电刀游离皮瓣 皮肤切开后，以组织钳提起皮缘，使其成一平面，于皮肤和皮下脂肪间用电刀游离。

皮瓣上留薄层脂肪，以3~5mm为宜。将皮瓣剥离至5cm左右后，皮瓣逐渐增厚。腋窝部皮瓣始终为薄层皮瓣。皮瓣游离范围：上至锁骨下方，下抵肋弓上缘，内到胸骨中线，外达背阔肌前缘。

3. 切断胸大肌锁骨部和肱骨抵止部 显露胸大肌锁骨部和肱骨抵止部（肱骨大结节嵴处），保留胸大肌锁骨部2cm，沿肌纤维方向由内向外侧钝性分离胸大肌，直至其抵止部，钝性游离胸大肌外缘，以拇指、示指握住已分离的胸大肌，尽量靠近止点以电刀将其切断（图4－2）。

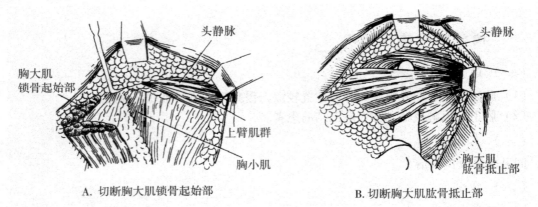

A. 切断胸大肌锁骨起始部　　　　B. 切断胸大肌肱骨抵止部

图4－2　切断胸大肌锁骨部和肱骨抵止部

4. 切断胸小肌　向下牵拉胸大肌断端，显露胸小肌，游离切断胸小肌肉、外缘筋膜，结扎、切断进入胸小肌的血管，以示指伸入胸小肌后方轻轻分离，使其与深层的脂肪组织分开，往上分离至肩胛骨的喙突止点处，用电刀于靠近止点处切断胸小肌抵止部。

5. 清扫腋窝及锁骨下区域淋巴结　将胸大肌、胸小肌一起向下牵开，显露腋窝及锁骨下区域。切开喙锁筋膜，显露腋血管及臂神经丛。沿血管走行切开腋筋膜，显露腋静脉，剥离腋静脉周围淋巴脂肪组织，使其仅保留薄层被膜。将通向胸大肌、胸小肌的血管在其起点处结扎、切断，同时结扎、剥离沿这些血管分支走行的神经、淋巴管。注意保留胸肩峰动脉、静脉的肩峰支，胸背动脉、静脉，胸背神经和胸长神经。若胸背动脉、静脉周围有高度可疑转移的较大淋巴结时，可于根部切断、结扎胸背动脉、静脉，淋巴结连同胸背动脉、静脉一并切除。胸背神经与胸背动脉、静脉在背阔肌表面伴行，在其近侧端逐渐与胸背动脉、静脉分开。胸长神经在胸背神经走行的内侧3cm，与胸背神经几乎平行走行，紧贴胸壁下行进入前锯肌，应注意辨认。将腋窝及锁骨下区域的淋巴结、脂肪组织一并向下剥离。

6. 整块切除　从背阔肌前缘向内侧剥离腋窝脂肪组织，至前锯肌的前面继续向内侧剥离，显露胸大肌、胸小肌的胸壁起始部，由此处向内侧用电刀沿胸壁剥离胸大肌、胸小肌。胸壁血管穿支必须妥善结扎，以免断端缩回肋间肌。切离至胸骨旁时，注意先将胸廓内动脉、静脉的穿支结扎、切断后再切离胸肌。将乳房、胸大肌、胸小肌及腋窝、锁骨下区域脂肪、淋巴组织整块切除。

7. 置管引流，缝合皮肤　先以蒸馏水浸泡腋窝10~15分钟，再以0.9%氯化钠溶液清洗创面，彻底止血。置硅胶管引流腋窝，于其下方另戳口引出，并固定。间断缝合皮肤，加压包扎。皮肤张力大时，应予以减张缝合，必要时行中厚皮片游离植皮。术后5~7天拔除引流管。

（五）术后处理

同乳腺癌改良根治术。

（六）手术经验和探讨

此种乳腺癌切除法为乳腺癌传统、经典的术式，又称 Halsted 法。1984 年 Halsted 和 Mayer 创用此乳腺癌根治术，为原发性乳腺癌的治疗确立了一种观念和规范。权威的全美乳腺癌与肠癌外科辅助治疗计划（NSABP）的 NSABP B－04 试验 25 年随访结果显示，在接受乳腺癌经典根治术的患者与接受较小范围外科手术的患者之间生存率没有显著差异。目前欧美国家的一些权威性肿瘤学专著只将乳腺癌经典根治术作为一个历史事件进行介绍，而不再叙述其具体手术方法，新疗法的评定也不再以此根治术作为标准，而是转向了改良根治术。但作为乳腺癌的基本术式，其手术要领还是应该掌握为宜。

二、乳腺癌改良根治术

（一）Ⅰ式（Auchincloss 法）（保留胸大肌、胸小肌术式）

1. 适应证　主要适用于恶性肿瘤距乳头 <3cm 的Ⅰ、Ⅱ期乳腺癌，且胸大肌未受累者。也可用于无皮肤广泛受侵，无胸肌受累以及同侧锁骨上淋巴结无转移的部分Ⅲ期乳腺癌。

2. 术前准备

（1）患侧腋窝部剃毛：手术当天应禁食、禁饮。

（2）术前正确估计病变累及范围：双腋、双乳必须行 B 超检查。

（3）对乳腺肿块术前可行穿刺活检，包括细针穿行细胞学找到癌细胞或空芯针穿刺活检或麦默通活检。如果仍不能判断其性质，则应在根治术前将肿块切除，立即做快速冷冻切片病理学检查。

（4）确定为乳腺癌施行根治术时，应重新准备器械和消毒巾单。

3. 麻醉　全身麻醉或酌情采用高位硬膜外阻滞。心、肺功能异常，且全身情况差的老年患者也可作胸部肋间神经阻滞。

4. 手术步骤

（1）标记切口位置　目前多采用梭形切口，尤其是横向的梭形切口（Stewart 横切口）（图 4－3），皮肤的切缘应距肿瘤边缘不少于 3cm。

（2）切开皮肤，用电刀或激光刀分离皮瓣：皮瓣的内、外侧界分别为近胸骨正中线和背阔肌前缘。保留供应皮瓣的皮下毛细血管网。距切口边缘 5cm 内以及腋窝部为薄层皮瓣。保留脂肪逐渐增厚，接近终点时保留全层脂肪，直达肌层。

（3）向外侧翻转乳房：沿胸大肌锁骨部和胸骨由上向下将乳房连同胸大肌筋膜一并切离，并将其向外侧翻转，直至胸大肌外缘（图 4－4）。

（4）保留胸大肌外侧的血管和下胸肌神经：将乳房翻转至胸大肌外缘后，继续沿胸大肌里面分离，于胸大肌近腋窝侧显露胸大肌外侧的血管和下胸肌神经，并小心予以保留。

（5）清除胸肌间淋巴结（Rotter 淋巴结）：当胸大肌分离至一半左右，将其向内侧拉开，分离胸小肌，直到其内缘，分离过程中注意保留经胸小肌进入胸大肌的中间胸肌神经以及胸肩峰动脉、静脉的胸肌支。将 Rotter 淋巴结单独取出送病理学检查（图 4－5）。

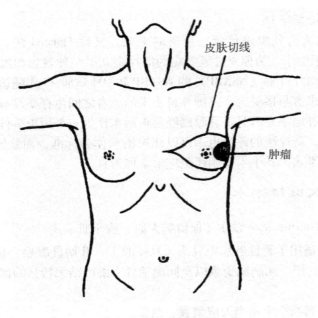

图 4-3 Stewart 横切口

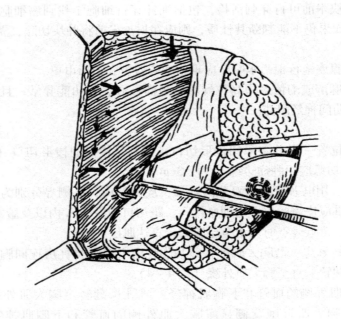

图 4-4 将乳房连同胸大肌筋膜一并切离

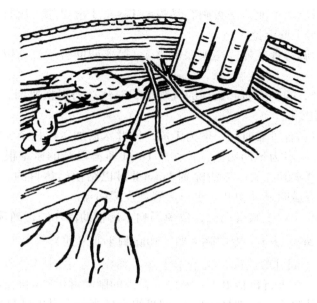

图 4-5 清除 Rotter 淋巴结

（6）清除胸小肌深层淋巴结（Level Ⅱ 淋巴结）：自胸小肌外侧切开胸筋膜深层，显露腋静脉。注意保留胸小肌下方的中间胸肌神经，于腋静脉下缘结扎、切断向下方走行的动脉、静脉分支。于胸小肌下方的胸壁向内上方清除腋窝淋巴脂肪组织，直至与腋静脉交叉的胸小肌肉缘，必要时将胸小肌向外侧牵拉，以便进行胸小肌肉侧淋巴结（Level Ⅲ 淋巴结）的清扫。但因该术式适应证为早期病例，故一般不必清扫至 Level Ⅲ 淋巴结。

（7）清扫胸小肌外缘的外侧淋巴结（Level Ⅰ 淋巴结）：继续沿胸壁分离脂肪组织，上至腋血管，下达胸背动脉、静脉的前锯肌分支处，注意于第 2 肋骨水平显露下行的胸长神经。显露和保留背阔肌表面的胸背神经和胸背动脉、静脉，清除其周围淋巴脂肪组织。于第 2、第 3 间水平保留与腋血管平行走向至上臂的肋间臂神经。

（8）切除乳房：外侧沿前锯肌筋膜由后向前切离，于前锯肌前缘同乳房外翻时的平面会合，将乳房与腋窝淋巴脂肪组织整块切除。

最后放置引流管，间断缝合皮肤，加压包扎。

5. 术后处理　腋窝引流管接负压吸收装置。术后 3～4 天撤去负压，改接无菌引流袋。术后 5～7 天更换敷料，检查皮下有无积液，如有积液则用注射器抽出。腋窝引流管持续 3 天以上引流量 <20ml/d 时，可予以拔除。开始肩关节功能锻炼，继续加压包扎至术后 8～9 天。

6. 手术经验和探讨

（1）该术式又称 Auchincloss 术式（改良 Ⅰ 式），系岛田（1957）、Auchincloss（1963）以及 Madden（1965）等最先报道，后经不断改进和完善。该术式在保持手术根治性的同时兼顾和保留功能和形态，已成为目前应用最多的术式。

（2）该术式的几个细节问题应予以重视

1）切口不宜切至腋窝中部和上臂，否则上肢活动会受瘢痕限制。

2）胸大肌的血管和支配神经应予以保留，否则，术后会导致胸大肌萎缩。

3）腋窝部位皮瓣应尽可能薄，否则容易遗漏 Level Ⅰ淋巴结。况且，腋窝处皮瓣保留过厚，可致术后腋窝与手臂摩擦不适。

4）除保留胸长、胸背神经外，还须保留第2、第3肋间臂神经，以缩小术后上臂内侧麻木的范围。

5）电刀分离胸骨旁的胸大肌起始部的乳腺组织时注意勿损伤肌肉，同时，应注意肿瘤部位的胸大肌有无癌浸润。

6）皮瓣与胸大肌黏合可靠时间一般为1周，因此术后加压包扎至少须持续7天。

7）该术式适应证一般为早期病例，转移至 Level Ⅲ淋巴结的概率很少，而且 Level Ⅲ淋巴结的清扫后常致上臂水肿，故一般清除到 Level Ⅱ淋巴结便已达目的。术后第7天若仍有皮下积液，则可于积液最明显处切开一小口放置橡皮膜引流。

8）必须清扫出10个以上腋淋巴结，以免影响术后辅助治疗的正确选择。

（二）Ⅱ式（Patey 法）（保留胸大肌、切除胸小肌术式）

1. 适应证　基本上同乳腺癌改良根治术Ⅰ式。临床上，该术式主要用于腋窝淋巴结有较多转移和明显肿大，需进行包括 Rotter 淋巴结在内的腋窝淋巴结彻底清除的、与胸大肌无粘连的临床Ⅰ、Ⅱ期乳腺癌。特别是发现 Level Ⅲ组有较多肿大淋巴结且考虑其清除困难者。

2. 术前准备　同乳腺癌改良根治术Ⅰ式。

3. 麻醉　同乳腺癌改良根治术Ⅰ式。

4. 手术步骤

（1）标记切口位置：一般采用 Stewart 横切口。切口两边距肿瘤边缘至少3cm。

（2）切开皮肤，电刀游离皮瓣：沿皮下组织浅层进行游离，保留薄层脂肪组织4～5mm（电刀热力烧灼破坏范围可达3～4mm），游离距皮肤切缘3～5cm后，皮瓣逐渐增厚，直至皮瓣根部的胸大肌筋膜。皮瓣游离上至锁骨下部，下抵乳褶下方5cm（肋弓），内达胸骨正中，外至腋中线（背阔肌前缘）。腋窝部也应作薄层皮瓣。（图4-6）

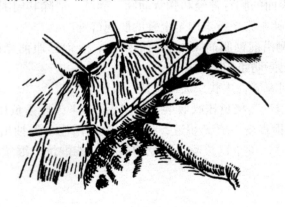

图4-6　剥离皮瓣

（3）向外侧游离乳房：用电刀自内上方往外下方游离乳房，将乳房连同胸大肌筋膜一并切除，直至胸大肌外缘，妥善结扎胸骨旁的胸廓内血管的肋间穿支。

（4）暴露胸小肌：游离至胸大肌外缘后，继续用电刀沿胸大肌游离其全长。切除前锯肌筋膜，切离下胸肌神经及其伴行的血管，暴露胸小肌外缘，继续沿胸大肌下面分离，显露胸小肌肉缘。

（5）清除 Rotter 淋巴结：将患侧上肢肘关节屈曲 90°，手置于患者下颌前方，松弛胸大肌，将胸大肌、胸小肌分离，保留中间胸肌神经，不便保留时可予以切断，但切勿损伤上胸肌神经。游离上胸肌神经及胸肩峰血管支，清除 Rotter 淋巴

（6）切断胸小肌抵止部：距喙突 1cm 处切离胸小肌抵止部，将其层侧端向下牵引，以便清除腋窝淋巴结。

（7）清除腋窝淋巴结：一般沿腋静脉由远端向近端进行。从远端剥离臂神经丛及腋窝血管周围的脂肪淋巴组织，显露腋动脉、静脉，仔细向下方剥离脂肪淋巴组织，直达锁骨下。结扎切断胸外侧动脉、静脉及腋动脉、静脉向下发出的动脉、静脉支。保留胸背静脉，保留臂内侧皮神经，显露肩胛下血管、旋肩胛下血管及胸背血管。

（8）清除锁骨下淋巴结：显露腋窝最上部的腋静脉，结扎胸最上静脉，保留上胸肌神经及其伴行的胸肩峰血管胸肌支。电刀游离胸小肌第 2～第 5 肋骨起始部，包括其内侧的薄层脂肪组织，保留胸长神经和胸背神经。

（9）切除乳房：切除背阔肌外侧 1～2cm 的脂肪组织，继续向内侧分离，沿前锯肌筋膜后向前分离，于前锯肌前缘同乳房外翻时的平面会合，将乳腺、胸小肌连同腋窝淋巴、脂肪组织整块切除。最后，以蒸馏水 2000ml 和氟尿嘧啶液浸泡和冲洗腋窝，彻底止血。

最后放置引流管，间断缝合皮肤，加压包扎。

5. 术后处理　同乳腺癌改良根治术 I 式。

6. 手术经验和探讨

（1）该术式由 Patey（1992）于伦敦 Middlesex 医院最早施行，故又称 Patey 法，切除胸小肌，确保清扫腋窝淋巴结至腋窝顶部。既保持了手术的根治性，又有较好的术后外观效果。改良 II 式与改良 I 式的主要区别在于切除了胸小肌。选择手术方式要根据患者的具体情况和术者的手术操作技巧，改良根治术 I、II 式没有太明确的界限。

（2）该术式因切除了中胸肌神经、下胸肌神经，故数月后出现胸大肌萎缩，故不宜普遍使用，如需采用本术式，则应在切除胸小肌时尽量避免中胸肌神经的损伤。

（3）从实践经验来看，在行改良 I 式时，将胸小肌以纱条向外侧牵拉开，同样可以完成 Level III 淋巴结清扫。

三、乳腺癌扩大根治术

（一）适应证

对于术前无其他脏器转移迹象而仅有胸骨旁淋巴结转移的进展期乳腺癌，或需确认胸骨旁有转移而又缺乏放疗条件时，在取得患者充分合作的基础上，可考虑施行此术。

（二）术前准备

同乳腺癌改良根治术。

（三）麻醉

同乳腺癌改良根治术。

（四）手术步骤

（1）标记切口位置：切口乳腺癌经典根治术。避免采用胸骨旁有较大皮肤缺损的切口。

（2）切开皮肤，游离皮瓣：其操作同乳腺癌经典根治术。注意胸骨旁皮瓣不宜太薄，以免发生皮瓣坏死。

（3）切除乳房、胸大肌、胸小肌，清扫腋窝淋巴结按乳腺癌经典根治术的方法进行，但暂先保留胸大肌与第2、第3、第4肋软骨及胸骨部的联系。

（4）高位结扎胸廓内动脉、静脉：于第1肋间距胸骨缘1cm处切开肋间肌，在胸内筋膜表面脂肪内找到胸廓内动脉、静脉，将其结扎后切断，近端双重结扎。此处胸膜很薄，解剖时防止胸膜戳破。

（5）切除肋软骨：按第4、第3、第2肋骨的顺序切除肋软骨。电刀切开肋软骨膜，以骨膜剥离子肋软骨前面的肋软骨膜，再用骨膜起子剥离肋软骨上、下缘的肋软骨膜，然后用肋骨剥离器充分剥离肋软骨背面的软骨膜，最后用肋骨剪于肋骨和肋软骨交界处及胸骨缘切断，切除肋软骨。

（6）清扫胸骨旁淋巴结：分离并切开肋软骨膜和肋间肌。将切开的肋间肌和肋软骨膜向两旁牵开，显露胸廓内动脉、静脉（内乳动脉、静脉）及胸骨旁淋巴结和胸膜前面的脂肪组织。于第5肋软骨上缘结扎、切断胸廓内动脉。提起近侧端，将其周围的淋巴结、脂肪组织一并向上游离，沿壁层胸膜向上方清扫胸骨淋巴结。于各肋间分别结扎、切断胸廓内动脉、静脉的内侧穿支与肋间动脉、静脉。第3肋间以下的壁层胸膜前面的胸横肌予以切除（第2肋间以上胸横肌消失）。

手术过程中，若有胸膜损伤，可于肺加压膨胀排出胸膜腔内气体后，将胸膜缝合闭锁。若缝合有困难，可将胸大肌锁骨部游离出一带蒂肌瓣，堵塞闭锁。

（7）肋软骨膜、肋间肌和胸骨旁组织整块切除。切断胸大肌的胸骨附着点，将肋软骨膜、肋间肌、胸骨旁组织以及乳腺癌经典根治术标本整块切除。

（8）缝合残留的肋软骨膜。

（9）置管引流，缝合皮肤，负压抽吸。

（五）术后处理

（1）注意伤口出血情况，保持负压引流通畅。

（2）如胸膜损伤，由于应用引流负压吸引，可不必行胸膜腔引流。

（3）及时处理皮下及腋窝积液。

（4）尽早开始上肢功能锻炼。

（5）其余同乳腺癌改良根治术

（六）手术经验和探讨

（1）20世纪50年代，一些外科医师将乳腺癌经典根治术治疗失败的原因归结于其未将乳腺区域淋巴结全部清除，主张在根治术的同时将胸骨旁淋巴结一并切除，此即乳腺癌扩大根治术。20世纪六七十年代，该术式广泛应用于进展期或位于乳房内侧的乳腺癌病例，但是其后一系列随机对照研究表明，该术式的远期生存率与乳腺癌经典根治术并无显著差异。近年来，随着对乳腺癌生物学行为的研究进展，保留乳房的手术逐渐增加，采用乳腺癌扩大根治术者已越来越少；而且，即使采用该术式，也一般采用乳腺癌经典根治术＋胸膜外胸骨旁淋巴结清扫的非整块方法（non en bloc法）。

（2）该术式仅适用于乳房肿块位于乳房内象限，且显示有胸骨旁淋巴结转移的病例。

随着放疗、化疗的发展，目前采用该术式者极少，故采用该术式宜谨慎选择病例。

四、保乳乳腺癌根治术

（一）适应证和禁忌证

1. 绝对适应证 经病理学检查确诊为乳腺癌，且具备下列 3 个条件者。

（1）肿块长径＜3cm，且肿块边缘距乳晕边缘线≥5cm。

（2）经影像学检查证实，非多中心或多灶性病变。

（3）术后有条件完成放疗和化疗，患者主动要求保乳或同意保乳者。

2. 相对适应证

（1）确诊为乳腺癌，如肿块长径＞5cm，经新辅助化疗后，肿块缩小至 3cm 以下，而患者有保乳要求者。

（2）临床上患侧腋窝未扪及明确肿大淋巴结，而仅 B 超发现有淋巴结而肿块大小及位置符合上述条件者。

3. 禁忌证

（1）患侧胸壁或患侧乳房有放疗史。

（2）有活动性结缔组织病，特别是有系统性硬化病或系统性红斑狼疮风险者。

（3）妊娠期、哺乳期患者（哺乳期患者在终止哺乳后可考虑）。

（4）有 2 个象限以上的多中心或多灶性病变。

（5）乳头乳晕湿疹样癌。

（6）肿瘤位于乳房中央区，即乳晕及乳晕旁 2cm 环形范围内。

（二）麻醉和体位

1. 麻醉 气管内插管全身麻醉。

2. 体位 仰卧位，患侧上肢外展于托板上。

（三）手术步骤

1. 患者皮肤准备 常规皮肤消毒。其消毒范围上至肩部，下抵肋缘，内侧达对侧腋前线，患侧达腋后线，包括患侧上肢肘关节远端1/3。

2. 手术分两大部分进行 先完成乳房肿块的区段切除术，继而进行患侧腋窝淋巴结清扫术。

（1）肿块部位区段切除术

1）以肿块为中心做放射状梭形皮肤切口，皮肤切缘距肿块边缘 2～5cm，不得进入乳晕区。

2）切开皮肤、皮下组织、腺体，直达胸大肌筋膜，做肿块部位包括皮肤、皮下组织及肿块周围正常腺体的整块切除（图 4－7、图 4－8）。

3）将切下标本进行定点标记：分为内端，外端，近端，远端（以乳头为标志，靠近乳头者为近端，另一端为远端）以及底部共 5 点，标记清楚，送快速病理学检查。证实为乳腺癌，且 5 点均无癌细胞残留。如某点有癌细胞，则应将此方向再扩大切除范围 1～2cm，单独再送快速切片病理学检查，证实无癌细胞残留为止。

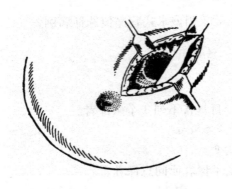 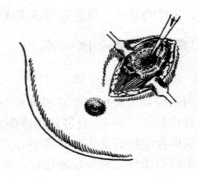

图 4 - 7　切开皮肤、皮下组织、腺体，直达胸大肌筋膜　　图 4 - 8　切除肿块及其周围部分正常腺体

4）彻底止血，并以蒸馏水、氟尿嘧啶溶液对创面浸泡 1 ~ 2 分钟。

5）分层缝合切口：分腺体层、皮下组织、皮肤 3 层，逐层缝合切口。皮肤采用医用尼龙线或可吸收线进行皮内缝合，以免日后皮肤出现"蜈蚣"样瘢痕。

（2）腋窝淋巴结清扫术

1）切口：原乳房肿块切口位于外上象限者，向同侧胸大肌外缘延长其皮肤切口即可；如肿块位于其他象限者，腋窝皮肤的切口需另做一沿胸大肌外缘的皮肤切口。

2）显露胸大肌外侧缘：切开皮肤、皮下组织，显露胸大肌外缘。

3）显露胸小肌外侧缘：将胸大肌外缘脂肪组织分离，遇有血管分支则可结扎，拉开胸小肌外侧缘的脂肪组织，显露胸小肌外侧缘。

4）显露腋静脉，清扫腋窝：用拉钩拉开胸大肌、胸小肌外侧缘，在臂神经丛平面横形切开腋鞘，向下轻轻拨开脂肪组织，便可显露出腋静脉。从中段部分开始解剖腋静脉，依次解剖外侧段及内侧段，将位于腋静脉腹侧及内侧的腋动脉、静脉各个分支和属支逐一分离、钳夹、切断，并结扎之。腋静脉内 1/3 段的内侧为锁骨下区，又称腋顶。解剖腋静脉内侧段时，将该处脂肪结缔组织与胸壁分离，在分离、切除过程中，应仔细钳夹与结扎。此后再切断、结扎胸外侧血管（沿胸下行达前锯肌）及肩胛下血管（沿肩胛骨腋前缘下行，在肩胛下肌与前锯肌之间）。在清扫腋窝时应注意保护胸长神经及胸背神经。注意肩胛下动脉是腋动脉的最大分支，首先发出的肩胛旋动脉营养肩胛下肌。其主干沿着胸大肌外侧缘下行的胸背动脉则营养背阔肌和前锯肌，在清扫腋窝时防止伤及。

5）将清扫的腋窝组织全部送病理切片检查。

6）依次以蒸馏水、氟尿嘧啶溶液浸泡创面后，放置粗硅胶引流管 1 根于腋窝，在切口下方相当于腋中线处另戳孔引出，固定引流管，彻底止血。

7）加压包扎，胸带固定：腋窝部位以纱布团块进行加压及切口部位包扎胸带固定，以防积液。特别注意对腋窝的加压，既不影响患肢静脉回流，又要消灭空腔。

（四）术后处理

（1）手术当天禁食，患侧上肢外展、抬高，实行围术期预防用抗生素。

（2）引流管采用负压持续吸引 1 ~ 2 天后改为接床旁引流袋。根据引流量，术后 5 ~ 7 天拔除引流管。

（3）术后 10 ~ 14 天拆除切口缝线，开始进行化疗、放疗。

（4）根据雌激素受体（ER）、孕激素受体（PR）测定结果，在放疗、化疗结束后服用他莫昔芬（三苯氧胺）或同类药物 5 年。

（5）定期复查，终身随访。

（五）手术经验和探讨

（1）保乳乳腺癌根治术在近几年大有发展之势，该术式在某些医院已占乳腺癌根治术的一定比例。该术式可以满足部分女性，特别是青年女性乳腺癌患者的保乳要求。

（2）采用该术式，要掌握好适应证，切忌勉强为之。如肿块稍大，而患者又强烈要求保乳者，可采用新辅助化疗，使肿块缩小，达到保乳条件，再予以手术是可行的。

（3）该术式的操作技术，关键在于肿块部位的区段切除要符合要求，要以病理学诊断为依据。

（4）综合治疗是保乳乳腺癌根治术后患者延长生存期的保障。术后坚持放疗、化疗显得十分必要，且其剂量要求比其他根治术要适当增加。

（张会英）

第六节　腋窝淋巴结清扫术

随着对乳腺癌认识的更新，Fisher 的乳腺癌生物学理论取代了经典的 Halsted 理论，认为乳腺癌在很大程度上是一种具有突出局部表现的全身性疾病的概念，引发了乳腺癌治疗方式的变革。乳腺癌手术范围经历了由小到大，再由大到小的过程。尽管手术范围缩小了，但无论经典根治术，还是改良根治术和保留乳房的手术，都必须切除腋窝淋巴结。虽然有一些文章提出前哨淋巴结活检可减少腋窝淋巴结切除术所导致的肩手综合征，但目前乳腺癌前哨淋巴结活检尚不能代替腋窝淋巴结切除术用于临床，乳腺癌腋窝淋巴结切除术仍是评价腋窝淋巴结转移状况最准确的方法。

一、腋窝淋巴结清扫和检测程度的临床意义

腋窝淋巴结清扫在乳腺癌的标准治疗方案中占有极其重要的地位。由于受不同医院、不同外科和病理科医生的客观条件的限制（如对疾病的认识水平、技术能力等），腋窝淋巴结清扫和检测程度的差异很大。这种差异势必影响对腋窝淋巴结转移情况的准确判断，并进一步影响对预后的判断和治疗方案的合理制定。

（一）判断腋窝淋巴结清扫和检测是否彻底的标准

对腋窝淋巴结状态的评价主要包括两个方面：①腋窝淋巴结是否有转移（是否有阳性淋巴结）；②腋窝淋巴结转移的程度（阳性淋巴结的个数）。两者的精确度不一样，对腋窝淋巴结清扫和检测的彻底程度的要求也有所不同。

（1）用于判断腋窝淋巴结是否有转移的标准：腋窝淋巴结是否转移是判断预后和制定合理的辅助治疗方案的重要参考指标。丹麦一组研究表明，淋巴结阳性率在清扫和检测数 ≥10 个时才逐渐上升到平台期。Kiricutta 报道，要使淋巴结阴性的可靠性达到 90%，清扫和检测的腋窝淋巴结数目至少应有 10 个，Siegel 等报道为 9 个。Wilking 对 1 622 例患者的研究结果显示，清扫和检测的淋巴结数 5～9 个和 ≥10 个时，淋巴结阳性率分别为 36% 和

42%，差异显著。可见，清扫和检测的腋窝淋巴结数目应达到 10 个时才能准确判断腋窝淋巴结是否转移。

（2）用于判断腋窝淋巴结转移程度的标准：Willemse 等报道，淋巴结阳性个数随清扫和检测的腋窝淋巴结数目的增加而增加，其中 ≥4 个阳性率在淋巴结总数 <10 个、10 个和 >10 个组分别为 8.9%、17.4% 和 31%，Willking 等的结果也证实这一点，其 4 个以上淋巴结阳性率在淋巴结总数 <5 个、5~9 个和 ≥10 个组分别为 7%、9% 和 18%。

Kiricuta 等通过对 1 446 例患者的深入分析，采用数学模式建立了一套评价腋窝淋巴结清扫和检测是否彻底的方法。例如对 T_1 患者，清扫和检测的腋窝淋巴结数为 5，未发现淋巴结转移，其可信度（腋窝无阳性淋巴结残留的可能性）为 75.67%，若清扫和检测的淋巴结数目增加至 11 个，可信度上升至 93.16%，如果术后病理检查在 8 个腋窝淋巴结中发现 2 个阳性，其可信度仅为 28.66%；如果在 9 个淋巴结中发现全部转移，其可信度仅为 0.02%。同时，Kiricuta 等还建立了用以推算当知道清扫和检测的淋巴结总数及阳性淋巴结数时，实际上腋窝淋巴结可能转移的最大数目的数学模式，例如 T_1 患者，在 5 个淋巴结中发现 3 个阳性，实际上淋巴结转移数目最多可达 14 个，若在 13 个淋巴结中发现 3 个阳性，淋巴结最多转移数目则下降至 6 个。

Iyer 等通过对 1 652 例 I 期、II 期患者的分析，建立了一套更为实用的评价标准，认为腋窝淋巴结转移程度的可信度与原发肿瘤的大小、清扫的腋窝淋巴结数目及病理检查淋巴结阳性个数有关。对于 T_1 肿瘤，若病理检查发现 1 个阳性淋巴结，要使实际上转移淋巴结数 ≥4 个的概率低于 10%，至少应清扫和检测 8 个淋巴结，如果病理检查发现 2 个、3 个阳性淋巴结，应清扫和检测的腋窝淋巴结数则分别应上升至 15 个和 20 个以上，T_2 肿瘤对应的腋窝淋巴结清扫和检测数则分别应该是 10 个、16 个和 20 个以上。

可见，腋窝淋巴结清扫和检测不彻底常导致过低估计淋巴结的转移状态，其可能性随淋巴结清扫和检测数目的增加而下降。清扫和检测的淋巴结数要达到多少才能准确评估腋窝的转移程度，目前仍缺乏统一的标准。可以根据实际情况，参照已有的评估模式，对具体的患者加以衡量。

（二）对治疗的影响

腋窝淋巴结阴性与阳性的患者，特别是广泛转移的患者，其术后的辅助治疗方案各不相同。清扫和检测不彻底导致的腋窝淋巴结分期错误，必然影响术后治疗方案的合理制定，并进一步影响疗效。

（1）对放疗的影响：腋窝淋巴结转移情况是制定放疗方案最重要的依据之一：淋巴结转移 ≥4 个是术后放疗的适应证，转移 1~3 个则倾向于不做术后放疗。Willemse 等报道，淋巴结阳性数目随腋窝淋巴结清扫和检测数目的增加而增加，其中 ≥4 个阳性淋巴结比率在腋窝淋巴结清扫和检测 <10 个和 >10 个组分别为 8.9% 和 31%，即在实际上淋巴结转移 ≥4 个的患者中，有 22% 可能因腋窝清扫和检测不彻底而被错误当成 0~3 个淋巴结转移。Willking 等的研究结果相似，4 个以上淋巴结阳性率在腋窝淋巴结清扫和检测 <5 个和 ≥10 个组分别为 7% 和 18%，约有 11% 可能被错误分期。4 个以上淋巴结阳性的患者术后、化疗后局部复发率高达 14%~36%，加用术后放疗可使局部复发率降低 23% 左右。因腋窝清扫和检测不彻底而被降低分期的患者，由于得不到应有的放射治疗，理论上会导致局部复发率相对升高，而且已被相关的临床研究证实。

（2）对化疗的影响：腋窝淋巴结转移情况对制定化疗方案的影响较小。近10余年的资料显示，不管腋窝淋巴结是否转移，化疗均能延长无病生存期。所以，目前化疗方案的制定大多依据原发肿瘤的特征，例如对直径＞1cm的患者，不管腋窝淋巴结是否转移，均应给予化疗（病理类型分化好的除外）。随着新辅助化疗的增多，术后化疗方案的制定更加依赖原发肿瘤的变化特征，腋窝淋巴结受累情况不再影响化疗的实施。对于应该行化疗的患者，化疗的强度是否应该因为腋窝淋巴结转移程度的不同而不同，目前还没有统一的认识，但倾向对高危患者给予以阿霉素为主的方案。以往对初程化疗抗拒的肿瘤由于缺乏有效的交叉化疗方案，常需加大药物剂量，但目前还未能证实高剂量化疗对延长高危患者的生存有更多的好处。紫杉醇类药物的出现，使抗拒蒽环类药物肿瘤的有效率明显增加，无需再加大药物剂量以提高疗效。可见，原发肿瘤的特征对化疗方案的制定越来越重要，腋窝淋巴结的参考价值日益下降。

（三）对预后的影响

（1）对复发率的影响：腋窝淋巴结清扫和检测不彻底常导致低估腋窝淋巴结转移程度。腋窝、胸壁、锁骨上区等部位的复发率与腋窝淋巴结转移程度成正比，所以，低估淋巴结转移程度会导致这些部位复发率的相对升高。Ragaz等和Overgaard等两个试验组中淋巴结转移1～3个、行术后化疗但未行术后放疗的患者，局部复发率分别为33%和30%，远高于一般试验组，主要原因就是两组的腋窝淋巴结清扫和检测均不彻底，淋巴结清扫和检测平均数分别只有11个和7个。

Blamey等报道，腋窝淋巴结活检组淋巴结阳性患者的腋窝复发率高达12%～29%，在腋窝淋巴结清扫组仅3%。Willking等报道，腋窝淋巴结转移1～3个的患者，腋窝淋巴结清扫和检测数目≥10个时，腋窝复发率仅1%，当清扫和检测数下降至1～4个时，复发率则上升至6%。

Benson等报道，腋窝淋巴结清扫组和活检组5年局部复发率分别为11.7%和19.4%（P=0.001 9），同侧腋窝复发率分别为2.4%和7.1%（P=0.000 8）。Nicolaou研究了腋窝淋巴结清扫程度对术后局部控制率的影响，其中淋巴结阳性的早期乳腺癌腋窝复发率在清扫数目≤6个、7～10个和＞10个组分别为33%、0和2%（P=0.006 7），清扫数目≤6个组复发率明显高于其他两组，说明腋窝淋巴结彻底清扫对腋窝控制很重要。显然，腋窝淋巴结清扫和检测不彻底的患者由于未能清除所有的转移淋巴结，以及对腋窝淋巴结转移程度估计过低，其复发率相对增高。

（2）对生存率的影响：目前关于腋窝淋巴结清扫和检测程度对生存率影响的报道较少。Willking等报道，腋窝淋巴结清扫和检测＜5个、5～9个及≥10个组远处转移的相对危险度分别为1.0、0.8和0.7（P＜0.05），病死率的相对危险度分别为1.0、0.9和0.8（P＜0.05）。在淋巴结阴性、淋巴结转移1～3个及≥4个组，腋窝淋巴结清扫和检测＜5个与≥10个的患者相比，无病生存率和总生存率均有降低趋势。有学者认为原因可能与前者腋窝淋巴结清扫不彻底，未能根除腋窝淋巴结的肿瘤负荷有关。

一般认为，乳腺癌的腋窝淋巴结状态只是转移的信号，不能起到阻止和控制转移的作用，根据这一理论，腋窝淋巴结清除与否并不影响生存。一组多中心早期乳腺癌的综合分析结果显示，腋窝淋巴结清扫与不清扫（加用术后放疗）患者的10年生存率相同。

Kahlert等对1 003例Ⅰ～Ⅲ期乳腺癌患者的随访结果显示，腋窝淋巴结清扫和检测1～

10 个组与 >10 个组相比，5 年无病生存率、无远处转移生存率及总生存率均无显著统计学差异。腋窝淋巴结清扫和检测 >10 个组，淋巴结阴性与阳性患者的无病生存率分别为 68% 和 48%，无远处转移生存率分别为 83% 和 55%，总生存率分别为 92% 和 70%，均有显著性差异。但是清扫和检测 1~10 个组淋巴结阴性与阳性患者的 5 年无病生存率分别为 61% 和 46%，无远处转移生存率分别为 68% 和 53%，总生存率分别为 81% 和 80%，均无显著性差异。由于腋窝清扫和检测不彻底，许多淋巴结阴性患者实际上在残留的组织中含有阳性的淋巴结，可能是造成腋窝淋巴结清扫和检测 1~10 个组淋巴结阴性与阳性患者生存率无差别的主要原因。

（四）挽救措施

Fowble 认为，对腋窝淋巴结清扫不彻底的患者应予术后放疗。Benson 等报道，对于淋巴结阳性、未行术后放疗的患者，腋窝淋巴结清扫与活检组腋窝复发率分别为 3% 和 12%（P = 0.026 4），加术后放疗者则分别为 2% 和 4%（P = 0.432 3）；对于淋巴结阴性、未行术后放疗的患者，淋巴结清扫与活检组腋窝复发率分别为 3% 和 8%（P = 0.024 1），加术后放疗者均未见复发。显然，术后放疗消除了腋窝淋巴结清扫与活检组腋窝复发率的显著性差异。故作者建议，无论淋巴结是否转移，腋窝淋巴结活检后应常规予以放疗。

Blamey 等对行腋窝淋巴结活检、淋巴结阳性、病理Ⅲ级的乳腺癌患者随机研究显示，腋窝术后放疗和未行术后放疗组局部复发率分别为 4% 和 12%，差别显著，故推荐使用术后放疗。Galper 等也认为，腋窝照射是腋窝淋巴结活检后安全有效的治疗方法，腋窝清扫不彻底的患者加用放疗后局部复发较低。Ragaz 等和 Overgaard 等两组试验患者的平均腋窝淋巴结解剖数目分别为 11 个和 7 个，特别是后组，15% 患者的淋巴结清扫和检测数目少于 3 个，均属于清扫和检测不彻底，这两组患者术后、全身治疗后采用包括腋窝在内的广泛照射技术，均提高了局部控制率和生存率，结果都支持对腋窝清扫不彻底者行腋窝照射。Bland 等报道，行乳腺保全手术的患者，不伴腋窝清扫、伴腋窝清扫、不伴腋窝清扫但行术后放疗组 10 年生存率分别为 66%、85% 和 85%，而且后两组的无瘤生存率、局部复发率和转移率也相近，说明腋窝放疗可以达到与腋窝清扫相同的疗效。

总之，腋窝淋巴结清扫和检测有诊断、治疗和评价预后等作用，但其价值受清扫和检测程度的影响很大。目前仍缺乏判断腋窝淋巴结清扫和检测是否彻底的统一标准。一般认为清扫和检测数目达 10 个以上时才能准确判断淋巴结是否转移，如果想知道转移淋巴结的具体个数，则对淋巴结清扫和检测数目有更严格的要求；淋巴结阳性率及阳性个数随腋窝淋巴结清扫和检测数目的增加而增加，故清扫和检测不彻底常导致低估淋巴结的转移状态，使其局部复发率相对升高，但有关影响生存率的报道较少；腋窝清扫和检测不彻底可能使一部分患者因分期降低而得不到应有的放疗，但对化疗方案的制定影响较小；对清扫不彻底的患者，术后放疗是有效的挽救手段，可以达到与腋窝淋巴结彻底清扫相同的疗效。

二、清扫腋窝淋巴结的新观点

（一）前哨淋巴结概念的引进

无论是传统的乳腺癌根治术或改良根治术，都需对患者的腋下淋巴结进行较彻底的清扫。但近年来有学者对这一应用已久的治疗方法提出了异议，并提出了一种新的改良手术，有可能帮助乳腺癌患者减少，甚至避免清扫腋下淋巴结。由于对早期乳腺癌诊断的水平不断提高，以致在接受腋下淋巴结清扫的患者中，约有 68% ~ 75% 的患者被告知，未发现腋下淋巴结转移的情况。

最近，意大利米兰肿瘤研究所的研究人员开展了一项专题研究，其目的是为了判断乳腺癌癌细胞是否已从原发肿瘤部位先转移到一个前哨淋巴结。如果前哨淋巴结未发生转移，是否可以确认这预示其腋下的其他淋巴结均未发生恶性转移。研究人员观察了 163 名拟接受乳腺癌手术治疗的患者。在手术的前 1 天给她们注射了放射性核素的示踪剂，并通过闪烁显像仪检查，确定核素是否已被前哨淋巴结所吸收。手术时用 γ 射线探头寻找有核素的前哨淋巴结，然而再做一小手术切口，把它们取出，接着进行完整的腋下淋巴结清扫手术。研究者对 160 名乳腺癌患者中的 159 人（97.5%）清扫了腋下淋巴结，认真地进行了逐一检测，其中包括了原发肿瘤直径 <1.5cm 的 45 例早期乳腺癌患者。在 85 例有腋窝淋巴结转移的患者中，仅有 32 例（38%）被发现前哨淋巴结是唯一的阳性淋巴结。

该项研究证明了用淋巴结闪烁显像技术和 γ 射线探头可找到大多数乳腺癌患者的前哨淋巴结。研究者认为，对临床上未发现阳性淋巴结转移体征的患者，可以对其施行常规的前哨淋巴结活检手术。如该淋巴结中未发现恶性转移者，则可避免施行全腋窝淋巴结的清扫术。并提出了积极地开展前哨淋巴结活检手术，可为开展更为保守的保留乳房手术迈出了重要的一步。

（二）level Ⅲ 淋巴结清扫的相关问题

level Ⅲ 淋巴结也是乳腺癌转移的第一站淋巴结，但位置较高，受累较 level Ⅰ、Ⅱ 淋巴结晚且单独转移极少见。

Chan 等对 203 例乳腺癌患者进行了统计，发现 95.6% 的 T_1 期肿瘤患者没有 level Ⅱ 淋巴结的转移，因此建议对于 T_1 期肿瘤患者，仅清扫 level Ⅰ 淋巴结就足够了；Tominaga 等对 1 209 例乳腺癌患者进行了统计，发现对于 Ⅱ 期的乳腺癌患者来说，level Ⅲ 淋巴结的清扫并未提高患者的总的生存率和无病生存率。

这些研究均证实了对于 Ⅰ 期、Ⅱ 期的乳腺癌患者，清扫 level Ⅰ、Ⅱ 淋巴结就已足够，而清扫 level Ⅲ 淋巴结的临床意义不大。有学者认为：对于 Ⅰ 期和部分 Ⅱ 期（T≤3cm）的乳腺癌患者，清扫 level Ⅰ 期、Ⅱ 淋巴结就已足够，无需再清扫 level Ⅲ 淋巴结。

三、腋窝淋巴结清扫的解剖要点

（一）血管

乳腺癌腋窝淋巴结切除术中涉及的血管，除腋静脉外主要有：胸外侧动、静脉，胸背动、静脉，胸肩峰血管。在经典根治术中，仅需要保留胸背动、静脉；而在保留胸大肌、胸小肌的 Auchincloss 术式中，还应保留胸外侧动脉、胸肩峰血管，以避免术后胸大肌、胸小肌萎缩。胸外侧静脉一般 1 ~ 2 支，可全部切断。在保留胸大肌的 Patey 术式中，是否保留胸肩峰血管看法不一。有研究者应用肌电图仪对术后胸大肌功能进行动态检测，发现切除胸肩峰血管对手术后远期的胸大肌功能恢复没有明显影响，损伤绝大多数可在 1 年内恢复正常。

（二）神经

乳腺癌手术需要保护的神经有胸长神经、胸背神经、肋间臂神经和胸肌神经。经典根治术切除胸大肌、胸小肌，胸肌神经自然也不能保存，肋间臂神经也多不保留，故此术式术后患者的上肢功能影响较大，而且患侧上肢内侧、胸侧壁和背部皮肤的感觉较差。

在很多医院行改良根治术时，对保护腋窝神经的重要性认识不足，尤其对肋间臂神经的保护不重视。现在的要求是既要保留胸肌神经，又要保留肋间臂神经，当然胸长神经和胸背神经必须保护。如此既可保护胸大肌、胸小肌的功能，又可保留上臂内侧、侧胸壁和背部皮肤的感觉功能，术后患者感觉良好。

改良根治术治疗乳腺癌是目前外科医师广泛采用的手术方法，但是对于支配胸肌神经重要性的认识不足所造成的神经损伤，必然导致术后患侧胸大肌的萎缩，从而严重影响改良根治术的效果或失去改良根治术的价值。胸大肌运动神经来源于 $C_{5\sim8}$ 和 T_1，形成内侧胸肌神经、外侧胸肌神经。内侧胸肌神经经胸小肌肉前方与胸肩峰动脉胸肌支伴行，支配胸大肌锁骨部及胸骨部，外侧胸肌神经绕胸小肌外侧缘或穿胸小肌，支配胸大肌外侧半。胸肌神经的解剖变异较多，可为1支型、2支型、3支型、多支型，部分人群存在胸肌神经中间支，穿过胸小肌。

Auchincloss 改良根治术切除 Level Ⅰ 和 Level Ⅱ 淋巴结不存在困难，但切除锁骨下淋巴结（Level Ⅲ）时应注意保护胸肌神经。Auchincloss 术式中，在胸大肌外侧缘上中1/3水平开始仔细解剖，可见绕胸小肌外缘或穿过胸小肌进入胸大肌外上之胸外侧神经，并有血管与之伴行。在锁骨下方3cm沿胸肌纤维走行切开胸大肌，对清扫胸肌间甚至锁骨下淋巴结均可提供良好的手术视野，并可在胸小肌肉上缘找到内侧胸肌神经及伴行的胸肩峰血管。由于支配胸肌神经均有明显的血管伴行，因此在相应区域稍加注意，避免神经损伤应无困难。Patey 手术中切除 Level Ⅲ 淋巴结时，也必须注意保护胸肌神经。保留支配胸肌神经可以有效地提高患者术后生存质量，同时不影响淋巴结清扫数目，对手术疗效无不良影响，这一点已得到公认。

肋间臂神经一般是由第2肋间神经的外侧皮支组成的感觉神经，多为1支，有时与第1或第3肋间神经的分支相汇合，少数人群为2~3支，为第1肋间神经或第3肋间神经的分支。主要分布于腋窝后方、上臂内侧皮肤，其范围有个体差异。肋间臂神经穿行于腋静脉下方的脂肪组织内，直径1~2mm。于前、侧壁移行处，即胸长神经前方2~3cm，穿出第2肋间，自胸外侧静脉前方或后方横跨腋窝，与胸长神经走行垂直，进入上臂后内侧。

肋间臂神经在腋窝多有分支，较为固定的是一向下的细小分支。早先常认为保留该神经不利于腋窝脂肪、淋巴组织彻底清扫，有增加乳腺癌局部转移或复发的危险，因此部分术者在手术中主张切除该神经。国外资料显示，各种术式的乳腺癌根治术后，半数或半数以上的患者可有感觉异常，主要表现为上臂内侧、腋下、肩胛等部位皮肤麻木、酸胀、疼痛或烧灼感、沉重感、蚁行感等，多认为这些感觉异常与术中损伤或切除肋间臂神经有关。这种难以用药物及其他方法控制的腋下、上臂内侧、肩胛部感觉异常，多成为患者长时期不能摆脱恶性肿瘤阴影的主要因素之一，对肿瘤患者的心理及生活质量的影响是很大的。

已有长期随访结果表明，保留肋间臂神经不增加局部复发率，不影响生存，而且可提高术后生活质量。在分离清扫腋窝脂肪、淋巴组织时，显露、保护肋间臂神经的方法与胸长神经、胸背神经手法基本一致，基本上不增加手术操作难度及手术时间。手术中清除腋窝脂肪组织时经腋静脉下方途径解剖显露肋间臂神经，即先切除腋静脉旁脂肪、淋巴组织，由上向下至第2肋间前、侧胸壁交界处肋间臂神经穿出部位，再由内向外沿肋间臂神经行径解剖分离至腋窝与上臂交界处。沿此神经自内向外剪开其浅面的软组织，游离至上臂后内侧，将应切除的组织自神经深面切除。若发现腋窝淋巴结肿大与之有粘连时，应放弃保留。保留肋间臂神经手术后部分患者仍可出现患侧上肢感觉障碍，可能与手术中此神经受到牵拉或钳夹损伤有关，多于 2~3 周恢复。

（三）淋巴管

腋淋巴结切除术后早期常有上肢不同程度的肿胀，在数月甚至十多年后仍可出现淋巴水肿。Kwan 等统计 1993—1997 年 744 例乳腺癌，术后淋巴水肿的发生率为 12.5%。一般认为与腋窝解剖操作有关，腋窝淋巴结切除术切断上臂的淋巴回流径路，减少淋巴引流的容量，其结果是不能清除间质液中的蛋白质，导致蛋白浓度增高，胶体渗透压差减小，离开毛细血管的液体量增加，最终出现水肿。在腋窝淋巴结切除术中，显露腋静脉时仔细寻找，可于腋静脉靠上臂处见到一与腋静脉平行并汇入腋静脉的细小淋巴管，该淋巴管引流上臂的淋巴，术中予以保留，可减少术后的淋巴水肿。腋窝外侧廓清时应尽量结扎，以免淋巴管漏。清扫至肩胛下血管外 1cm 即可，过度清扫亦可导致上肢水肿。

缩小手术范围旨在减少术后并发症，提高生存质量，这决不意味着手术越来越简单，而是越来越精细。作为乳腺外科医生必须熟悉腋窝的解剖，不仅保留肌肉的营养血管与运动神经，还要保留上臂的感觉神经与淋巴管，提高患者的生存质量。

四、具体手术步骤

（一）切口

通常切口与腋静脉平行，起自胸大肌外侧缘，横跨腋窝至背阔肌前缘，皮瓣分离范围见图 4-9。皮瓣厚度勿超过 8mm。上方分离至足以显露胸大肌及其内侧腋静脉周围的脂肪组织和臂丛神经、外侧的喙肱肌和背阔肌，下方皮瓣约分离 8cm。

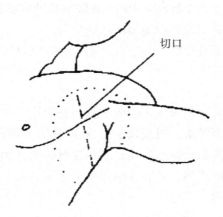

图 4-9 腋窝切口及皮瓣分离范围

（二）显露腋窝

清除胸大肌外侧缘筋膜，牵开胸大肌显露喙肱肌，并清除其表面的筋膜和脂肪，直至喙突与胸小肌止点。若准备清除第Ⅲ组淋巴结，需游离胸小肌肌腱，并靠近喙突将肌腱切断。切断胸神经进入胸小肌外缘的内侧分支，但必须保护胸神经沿胸小肌肉缘行走的主干。该神经大部均支配胸大肌，切除胸小肌将有助于腋窝的显露和清扫。切开背阔肌前缘脂肪组织，以确认淋巴结清除的外侧界。在相当于腋静脉近侧部位，切开胸喙筋膜，清除疏松脂肪组织、显露出腋静脉。切勿解剖臂丛神经，以免产生永久性疼痛。

（三）腋静脉周围清除

在腋窝外侧区确认腋静脉，打开其静脉鞘膜，边分离边剪开鞘膜直至锁骨下。所遇跨过腋静脉的胸外侧神经小分支和胸肩峰神经以及血管均予切断并结扎。汇至腋静脉下方的静脉分支予逐一切断和结扎，保留进入腋静脉后壁的肩胛下静脉。

（四）解剖胸壁

沿腋静脉切开胸锁筋膜，从锁骨下平面至肩胛后间隙。在腋窝顶部的脂肪淋巴结组织上缝一针作标记。在胸廓外缘纵行切开筋膜4~6cm，这时即可将腋静脉周围已解剖和分离的脂肪和淋巴结组织，贴胸壁向下、向外侧做清扫。高频手术电刀切断部分胸小肌的肋骨端、显露上胸壁的肋骨和肋间肌；切断第2肋间神经进入被清扫组织内的分支，胸壁出血点电凝止血。至此，腋静脉前方和下方，连同上胸壁6~10cm处的脂肪淋巴结组织已得到彻底清扫。

（五）解剖肩胛后间隙

在肩胛后间隙，用纱布块从上向下钝性推剥肩胛和胸壁外侧间的疏松脂肪结缔组织，即可显露紧贴肋骨的胸长神经及跨过肩胛下静脉并与之一起向外侧进入背阔肌的胸背神经。若此前未完全游离背阔肌前缘，此时应将脂肪结缔组织在背阔肌缘离断，但注意保护胸背神经。至此，已可将清除标本整块从胸壁取下，同时保留了胸长及胸背神经。应于切下标本之外缘做缝扎标记，以便病理医师辨认方位。

（六）引流和缝合

在腋窝顶部置多孔硅胶管，于腋窝下10cm的腋前线处皮肤戳孔引出，皮肤缝线固定引流管后接闭式负压装置。注意引流管尖端勿压迫腋静脉。

间断紧密缝合切口的皮下及皮肤。若缝合过松，将影响负压引流。

五、术后处理

维持引流管负压吸引，可采用500ml的盐水瓶，利用热胀冷缩原理排出瓶内空气，作为负压瓶，既方便又能达到吸引要求。引流物少于30ml/d即可拔管。

术后数日内，皮瓣下可能积聚血浆渗液，应于穿刺抽吸，加压包扎。

术后1周内限制上肢外展活动。之后鼓励作整个患侧肩关节活动训练，如梳头，手指爬墙等。鼓励术后早期下床活动。

六、手术要点

从锁骨至背阔肌整块切除腋静脉下的脂肪和淋巴结组织。腋窝的充分显露需要将上肢向躯干稍靠近，使胸大肌在清除腋窝内侧时保持松弛；若切除第3组淋巴结，少数患者需切断胸小肌。有时胸小肌血供在解剖时被损害，可做部分胸小肌切除。胸长和胸背神经若非肿瘤浸润，应注意保护。

（张会英）

第七节 保留胸大肌的乳腺癌改良根治术

一、Patey 式手术方法

Patey 式手术方法是在 1932 年由 Patey（英国）首先实行。即保留胸大肌，切除胸小肌及全乳房和腋窝锁骨下淋巴结的手术。Patey 手术方法的目的：①考虑的是手术后美容的问题；②是对胸肌间（rotter）、锁骨下区域（infroclavicular）为止的整个腋窝部淋巴结的彻底廓清。

Patey 手术方法由于保留了胸大肌，乳房切除后肋骨走行被隐藏在胸肌后面，同时腋前皱褶（anterior axillary fold）也被保留下来。因此，术后可穿低领口或无袖的衣服，特别具有美容作用。

因为需要对锁骨下的 Level Ⅲ 淋巴结进行完全廓清，这一组淋巴结又处于高位，所以将患侧上肢用力向前方牵引，松弛胸大肌，便于显露锁骨下区是本手术方法在技术上的要点。在胸大肌十分松弛的状态下被拉开，切除胸小肌，通过宽敞的术野进行腋窝廓清。

大多数学者认为保留胸大肌的乳腺癌改良根治术术式适宜于Ⅰ期、Ⅱ期乳腺癌和某些低度恶性乳腺癌、Ⅲ期乳腺癌中属于年老体弱的患者。

（一）术前准备

术前乳房 X 线影像学检查，不仅可进一步了解被怀疑的局部病灶，更重要的是可以了解病灶以外区域是否有恶性病灶存在。

Ⅲ期和疑为Ⅳ期的乳腺癌患者，需做术前骨和肝核素扫描，对Ⅰ期、Ⅱ期乳腺癌没有必要扫描检查，因假阳性远超过可能证实的少数转移病例。

（二）体位及消毒

患者取仰卧位，调节手术台使上半身及患侧稍稍抬高。输液入路和血压计袖带应避开在患侧上肢操作。消毒范围除与通常的乳房切除术相同之外，患侧上肢到手指尖为止均应消毒，并用灭菌巾包裹手及前臂，然后将手臂外展位放置在托手台上。

（三）手术要点

（1）活检切口：活检切口的确定必须考虑到一旦病理检查结果为恶性需进一步手术拟作的切口。如预期用横切口做乳房切除，就必须做横的活检切口。

（2）楔形活检、肿瘤全切或乳腺区段切除：原发肿瘤 >3cm，宜做楔形切口活检，而将肿瘤大部暂留。若切除整个肿瘤活检，所留创面较大。在做乳腺全切除时，很难做到不进入活检区域而导致癌细胞污染术野。原发病灶 <3cm，则可将肿瘤全切除送活检和检测雌激素受体。

不少情况下，为了对可疑增厚区做活检（如早期硬癌），需切取足够的乳腺组织送活检。对这类患者要达到活检目的，做乳腺区段切除要比肿块局部切取为好，乳腺区段切除需要分离到胸肌筋膜平面，然后用示指游离此间隙，切除包括大部可疑区在内的乳腺组织。

（3）高频手术电刀及电凝的使用：乳腺外科要求迅速和有效的止血，高频手术电刀及电凝不失为一种有用的器械，但电凝时过高的温度将影响肿瘤标本的雌激素受体检测。因此，高频手术电刀通常仅用于做肿瘤周围组织的切割，不致产生肿瘤组织过热。若肿瘤小，高频手术电刀的使用更要慎重，以免标本过热。活检所遇出血，只可对出血点电凝。

（4）皮瓣的厚度：Halsted 曾强调和告诫切除乳房所有皮肤以及薄皮瓣的重要性。如何做薄皮瓣取决于皮肤和乳腺之间存在多少皮下脂肪。肥胖患者皮下脂肪 1～2cm，而瘦者仅几毫米。重要的原则是必须切除所有的乳腺组织。皮瓣留存脂肪组织的多少，并不影响局部复发率。然而，保留皮下脂肪有利于皮瓣的存活和此后乳房的重建。

Cooper 韧带系从乳腺到皮下，形成一个不连续的白色纤维组织薄层，紧贴于其基部的黄色脂肪。切开这纤维层进入皮下脂肪，不但可作为确认是否已完全切除乳腺组织的好标记，同时也保护了皮下脂肪层。具体分离皮瓣操作将在下面的章节阐述。

（5）乳房切除的切口选择：横切口对美观的影响最小，即使患者术后穿低领衣服，瘢痕也不会显露，尤适合于乳房 3 点或 9 点钟部位的肿瘤。若肿瘤位于乳房上方或下方，则需做改良横切口，基本的方法是在距肿瘤边缘 3cm 划圈，然后设计余下的延长切口，务使整个乳晕包括在切除标本内，并尽可能接近横式状。肿瘤周围划圈后，应尽量多保留其余皮肤，以避免皮肤缝合张力过大。乳房各部位的肿瘤可选用不同的切口。若肿瘤位于乳房 10 点钟部位，所做横切口的两个角应修去其多余皮肤，然后做"Z"形缝合（图 4 - 10）。

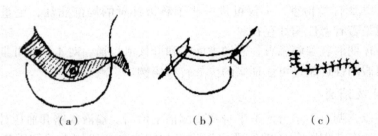

图 4 - 10 位于乳房 10 点钟部位的横切口及其"Z"形缝合

（6）美观问题：自 Halsted 和 Meyer 开创乳腺癌根治术后，数十年来外科医师普遍采用纵切口，穿着无领衣服时，高达锁骨上及肩部的瘢痕显露无遗。此外，切除胸大肌必然使锁骨下出现塌陷。改良根治术则可避免上述缺陷。保留胸大肌的锁骨头既对美观有利，又不影响淋巴结的清扫。

无论是典型的乳腺癌根治术还是 Patey 改良根治术，从美观角度看，横切口远胜于纵切口。若肿瘤位于乳房外上方，则可做斜切口，其上端没有必要达到肩部（图 4 - 11）。一个抵达腋部的横切口，对腋窝的显露远较抵达上臂的切口为佳。横切口对于以后可能进行的假体植入，重建乳房也是有利的。切口端形成"耳朵"，为另一个可能影响美观的缺点，并常使患者对此隆起的皮肤误认为残存的肿瘤而担忧，应注意切去多余的皮肤三角后做"Z"形缝合（图 4 - 12）。

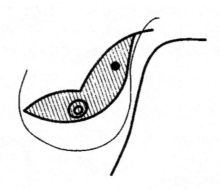

图4-11　斜切口上端仅至腋部

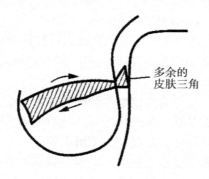

多余的
皮肤三角

图4-12　切除多余的皮肤三角，"Z"形缝合

（7）植皮：Halsted 曾提倡尽量广泛地切除皮肤，再进行薄皮片植皮，以将局部胸壁的复发率减少到最低限度。但从胸骨旁区皮肤的肿瘤复发而言，来自胸廓内淋巴结的机会远多于皮下组织肿瘤的残余，简单地切除更多的皮肤，并不能防止胸骨旁区肿瘤复发。此外，现今手术的早期患者也远多于当年。一般讲，切除肿瘤及其周围 3cm 的皮肤，足以降低复发率。

传统的做法是用取皮刀，在大腿切取薄皮片，用于补胸壁皮肤缺损区。但全层植皮不论从功能还是美观均优于薄皮片植皮。多数医师设计的皮肤切口为椭圆形，这样胸壁将不会有多余的皮肤保留，而标本上的皮肤则太多。如做距肿瘤边缘 3cm 的圆形切口，可克服此缺点。为避免局部复发，只需环形切除包含乳晕在内的皮肤，多余的乳房皮肤将临时留于胸壁。如需要植皮，可从胸壁修剪下多余皮片反钉于消毒的板上剪去其皮下脂肪，即用于全层皮片植皮。一个合适的全层皮片移植如同薄皮片移植一样，几乎可 100% 存活。因此，近年对于绝大多数的 T_1 和 T_2 乳腺癌患者，做任何类型的乳腺癌根治性手术，均无需植皮。

（8）电烙器的使用：近 10 年多已采用电烙技术进行皮瓣分离及止血。电凝对切口皮下脂肪产生大量的热，达到脂肪液化。但用电切可避免此高热，用高频手术电刀分离与手术刀分离并无太大不同；换言之，电切对局部组织没有太多的热或直接止血作用。因此，一个具有电凝和电切手开关的电烙器，可在分离时用电切，对小的出血点用电凝，避免时而需分离，时而需止血的不便。一旦掌握了这种技术，将加快手术进度及减少失血。

对脂肪层的止血比肌肉出血点需要更多的技巧，一般在出血点旁止血。不仅会引起不必要的损害，而且止血作用差。必须注意找到血管断端出血点。用扁平电极电凝止血。多年来在改良根治术中，除腋动静脉分支外，对各种出血点应用电凝止血，既未增加伤口并发症，也未产生皮瓣下严重积液。

（四）麻醉及体位

选择全麻或硬膜外麻醉。

患者取仰卧位，患侧上肢消毒后，包无菌巾，置于手术视野中的手部临时固定在头侧无菌巾包裹的支架上，使肩关节外展90°，肘关节屈曲90°。术中可根据需要随时改变上肢姿势，使胸大肌松弛，从而易于廓清腋窝。

（五）手术步骤

（1）活检：如前所述，肿瘤表面的活检切口应与预计要做的乳房切除的切口方向一致，若肿瘤直径为2~3cm，活检切口长度应为3~4cm。切开皮肤及皮下脂肪直达乳腺组织，在脂肪与乳腺组织之间，用电刀切割分离3~4cm区域。如肿瘤很容易辨认，在肿瘤周围用高频手术电刀切除病灶，然后用电凝止血，等待快速冷冻切片病理报告结果。必须注意留部分标本送雌激素受体检测。

一般无需缝合活检缺损区，缝合将造成酷似肿瘤的术后硬结。若病变为良性，这个硬结将存在数月甚至数年，造成患者及其医师的疑虑；不缝缺损则对术后乳腺的扪诊检查更为精确。如病灶病理报告为良性，间断缝合皮肤和皮下组织即可；若为恶性，连续缝合切口，更换手术衣服、手套和器械，患者皮肤重新消毒。此时，选择Patey式手术方法应根据病理切片所报告的结果进行判断选择，当活检组织证实局部的增厚，宜做乳腺区段性切除，完全切除该区的乳腺组织深达胸肌筋膜。

（2）切口和皮瓣：上臂外展90°，置于手托板。将折叠成5cm厚的被单垫于患者患侧肩胛和后半胸。常规消毒乳房、上腹、肩和下臂。用双层无菌单包裹全臂保持无菌，以便分离腋窝顶部时便于屈曲上臂。切口呈圆形，距肿瘤周围3cm，向内和外侧扩展，使乳晕和乳头包含在内。如肿瘤小无需植皮，可做椭圆形切口。

用手术刀切开皮肤，电凝止血。用牵引缝线或皮肤拉钩提起下方皮瓣，同时朝相反方向推压乳腺。用高频手术电刀在Cooper韧带与乳腺表面脂肪层之间分离。勿使乳腺组织置于皮瓣上，所遇出血点改用电凝止血，用高频手术电刀切割脂肪所产生组织的热损害，并不比手术刀严重，这种高频手术电刀分离和电凝止血的技术，对乳腺切除的损伤最小，而止血效果最好。下方皮瓣分离至乳腺以下，内侧至胸骨，外侧至背阔肌前缘。伤口内用湿纱布填塞，然后用相同方法分离上方皮瓣，直至锁骨下缘。无论选用哪种切口，都必须充分显露腋窝的内容，从锁骨至腋静脉横跨背阔肌的交界点。用手术刀从背阔肌前缘清除脂肪，确认拟解剖的整个外缘，达到显露腋窝。

（3）清除胸肌筋膜：在创面彻底止血后，用手术刀从胸大肌肉侧缘开始。切开胸大肌筋膜，同时由第一助手对每个乳腺血管分支，不论进行电凝止血或用血管钳止血，在寻找缩入胸壁的血管断端均应仔细，否则可能造成血胸。尤其是消瘦的患者，当电凝或血管钳不易止血时，可采用简单的缝扎止血，采用钝性和锐性相结合的方法，游离胸大肌外缘，使乳腺、胸肌筋膜和腋淋巴结仍保持连接。

（4）胸肌间淋巴结（Rotter）的廓清：从胸大肌外缘开始向内进行剥离胸大肌筋膜。其次显露胸小肌外侧缘，向胸小肌在喙突的附着处分离后，并在胸小肌外侧缘分离并保留进入胸大肌的下胸肌神经及伴行血管。

第一助手用手将胸大肌向上外翻，开始廓清胸肌间淋巴结（图4－13）。胸肌间淋巴结的廓清，重点是沿着胸肩峰动静脉的那一部分。上胸肌神经与胸肩峰动静脉伴行，在根部较粗不易损伤，在进入胸大肌的末梢处易损伤，廓清胸肌间淋巴结时要注意将其保留。中胸肌神经穿过胸小肌时容易辨认，应尽可能保留。胸大肌、胸小肌之间用电刀广泛地剥离，对应该保留的神经和血管仔细辨认后才能保证其安全。为了保留胸肌神经，胸肌间（Rotter）的组织易残留，所以应该尽可能地进行彻底廓清。

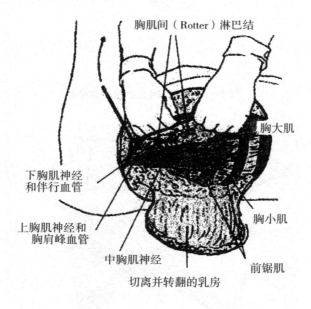

图4－13　胸肌间淋巴结（Rotter）的廓清

（5）剪开腋动脉鞘：用甲状腺拉钩提起胸大肌，显露胸小肌（图4－14）。分离胸小肌肉侧缘后，用示指伸入胸小肌的后方并挑起，靠近喙突的附着部切断胸小肌（图4－15）。在胸小肌起点的外侧，可见胸内侧神经分支。将其切断不会发生严重后果，但必须确认并保留中胸肌神经，在该神经穿过胸小肌处辨认其末梢部，切开胸小肌肌束游离出此神经。然后切断胸小肌的肋骨附着处，切除胸小肌。

切断胸小肌则可获充分的游离，使腋静脉完全暴露。切断胸小肌后，可见其深面有完整的脂肪垫覆盖于头静脉和腋静脉交界处，采用轻柔地钝性分离方法向下分离此脂肪组织，很容易显露出腋静脉。剪开腋静脉鞘膜，钳夹并切断横过腋静脉前方的胸前外动脉分支及其伴行静脉和神经分支。为了从背阔肌至锁骨处完全剪开腋静脉鞘膜，有时需内收上臂，使被拉钩牵引的胸大肌得到松弛。

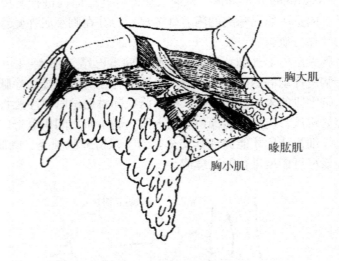

图 4-14　翻起胸大肌显露胸小肌

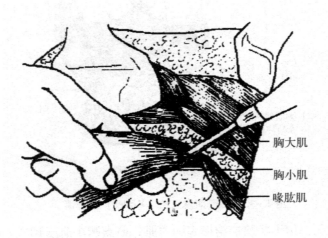

图 4-15　切断胸小肌

　　（6）锁骨下淋巴结的廓清：将患侧上肢向内上方牵引，用肌肉拉钩将胸大肌向上拉开，在直视下进行腋窝 Level Ⅱ、Ⅲ淋巴结及脂肪组织的廓清。

　　首先，尽可能地在高位横的方向切开深胸肌筋膜，然后向下方分离此筋膜，即可显露臂丛神经、腋窝和锁骨下动静脉及其分支。对于从主干直接发出的血管分支，直径 2mm 以上的血管应结扎切断，而其他细小的血管用高频手术电刀电凝并切断。完全显露锁骨下动静脉后，此时切开锁骨下脂肪组织的胸壁侧筋膜并向上方剥离。锁骨下脂肪的胸骨端以及所谓的腋窝尖部组织均用高频手术电刀切除，在切除一侧的断端用丝线缝扎，作为腋窝尖部的标记。同时在腋窝 Level Ⅱ、Ⅲ淋巴结分界处，分别用丝线缝扎标记（图 4-16）。牵引腋窝尖部的标记线，从腋窝 Level Ⅲ淋巴结开始，向 Level Ⅱ和 Level Ⅰ淋巴结进行逆行性廓清。

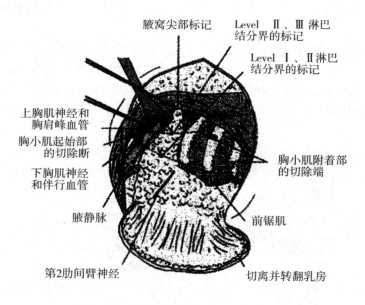

图4-16　锁骨下淋巴结（Infro）的廓清

（7）解剖腋静脉：腋淋巴结清扫的目的是清除所有腋静脉下方的淋巴结组织，仅适用于这些淋巴结有肿瘤转移时，但没有必要从臂丛剥脱所有的脂肪，否则有可能引起神经炎性永久性疼痛。

辨认所有汇入腋静脉下方的分支，予切断结扎。肩胛下静脉在腋静脉后方进入，可予保留。此时应在将要切除的腋窝标本的顶部和外缘做好继续标记。不少病理学家认为，在胸小肌所达的腋窝标本点，做第三个标记更重要。标记的重要性在于病理科医师能向外科医师报告哪个淋巴结组被侵犯。显然，腋窝顶部淋巴结转移的预后比外侧组淋巴结转移差。

解剖腋窝的上界，为锁骨与腋静脉交界处。此时，在腋静脉下约1cm处做胸锁筋膜切开，注意勿向上牵拉腋静脉，以免损伤腋动脉。从内向外将乳房和淋巴组织自肋间肌和肋骨切下。并将所遇胸小肌距其起点2~3cm处用高频手术电刀切断（图4-17），将切除肌肉附于标本上。若手术开始并未切断胸小肌的止端（喙突侧），则可保留胸小肌。此时，将上臂恢复至外展90°，在清除胸壁表面组织时可见1~2支肋间神经从肋间肌穿出，进入上臂内侧皮肤，若该神经穿入将切除的标本而被切断，术后常可引起上臂内侧皮肤感觉缺损。用湿纱布块将肩胛下疏松脂肪，从上向下推剥。这样可显露沿腋前线部位向下穿入前锯肌的胸长神经，并可见与胸背动静脉伴行的胸背神经向下外穿入背阔肌。上述两神经贴近切除标本的外缘，除非其附近淋巴结有肿瘤转移，否则均应保留。

分离横跨背阔肌的腋静脉以下淋巴结组织时，有不少小静脉跨过胸长神经的远端，使保留该神经的操做出现困难。尤其是在背阔肌前缘的标本分离后，游离胸壁的乳腺内侧时，保留该神经更需仔细。此时，可在胸长神经内侧1cm处切开前锯肌筋膜，分离部分筋膜，显露该神经并加以保护，再完整切下标本。

（8）伤口冲洗及关闭：手术野用抗癌药物溶液彻底冲洗，以破坏术中脱落于手术野的癌细胞。仔细检查整个手术野无出血点后，于伤口内置2根多孔导管（管径4mm），1根朝上置向腋静脉，另 1 根向下直达胸骨旁，由腋下戳口引出。导管做皮肤固定，接负压引流瓶。

在确认缝合后皮肤没有明显张力或预计无坏死可能后，间断缝合皮下及皮肤。为减低皮瓣张力，可在上、下皮瓣做减张固定缝合数针，或在内侧和外侧做皮瓣转移，但也不允许皮肤过多而造成切口两端的皮赘。对此，可做皮肤三角形切除整形。因术后使用负压引流，故无必要用厚敷料加压包扎。

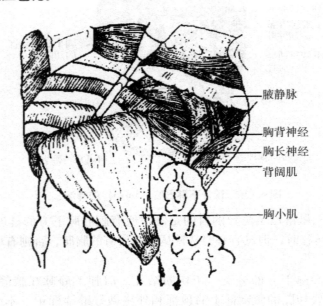

图 4 - 17　腋窝已解剖，乳腺及淋巴组织连同胸小肌一并切除

（六）术中注意事项及异常情况处理

（1）除采用纵形切口外，还可行横切口。

（2）切除胸小肌时要避免中胸肌神经的损伤。保留中胸肌神经的方法有两种。

1）在中胸肌神经贯通部位的下方，切除胸小肌，保留中胸肌神经。通常中胸肌神经的贯通部位是在胸小肌头侧的 1/3 处，所以适合靠近头侧的病例。这种方法不易引起麻烦。

2）从胸小肌上分离并保留中胸肌神经的方法。原则上是距离肿瘤边缘 2cm 以上作为皮肤切开线，并从腋窝开始做纺锤状斜切口，其中包含肿瘤及乳头在内。

从上内侧开始向下外侧方向，将乳房连同胸大肌筋膜一并从胸大肌上切离，向外翻转，显露胸大肌。沿胸大肌外侧缘分离，首先保留下胸肌神经。保留下胸肌神经时，同时保留中胸肌神经是避免胸大肌萎缩的重点。

用窄幅肌肉拉钩将胸大肌和胸小肌之间拉开，注意肌肉拉钩若插入过深，在胸大肌、胸小肌之间拉开用力过大，有时可损伤中胸肌神经以及分布在胸大肌里面的胸肩峰动静脉。此时一并廓清胸肌间淋巴结，在术后检查方面，容易进行区域淋巴结的分类。廓清胸肌间淋巴结后，靠近喙突的附着部切断胸小肌，并在胸小肌侧暂时放置一把大弯钳。

分离中胸肌神经时，神经与不易分开的肌纤维连在一起，外观上虽不好看，但却是防止神经损伤的关键。注意确认中胸肌神经的走行之后再进行分离。一旦疏忽辨认就可能切断中胸肌神经。中胸肌神经的损伤，很快引起胸大肌的萎缩，对于患者的美容和功能都造成影响，所以应该注意保留此神经。

（3）保留的胸大肌不萎缩并具有完整的功能有赖于全部胸大肌神经支配的解剖及功能正常。胸大肌的神经支配主要来自起源于臂丛的胸前神经，按其实际位置又分为胸前内侧神经（起源于臂丛外侧束）和胸前外侧神经（起源于臂丛内侧束）。前者长 5 ~ 6cm，直径 0.8 ~ 2.0mm，跨过腋静脉前方在胸小肌肉侧缘沿胸肩峰动脉的胸肌支进入胸大肌深面，其中一小分支支配胸大肌锁骨部，其余分支支配胸大肌的内侧份；后者长 8 ~ 9cm，直径 0.8 ~ 2.0mm，其走行过程中不跨越腋静脉，沿胸小肌深面向前下方走行，有 1 ~ 3 个小分支支配胸小肌，另外 1 ~ 4 个分支绕过胸小肌缘或穿过胸小肌中份，或穿绕结合至胸大肌外侧份。文献报道，此三种类型对式分别占 8%、66%、26%。

目前，有关乳腺癌的专著及手术学在介绍 Patey 手术时均十分强调胸前内侧神经的保护，忽略了胸前外侧神经的保留。手术中在切除胸小肌时，均将胸前外侧神经的各支切断，使胸大肌的神经支配不完全。研究发现切断神经者胸大肌外侧半肌电图明显异常，这势必造成部分胸大肌形态萎缩及功能障碍。

随着手术逐渐向精细发展，以及对术后患者生活质量的重视，行 Patey 手术时，有必要在保护胸前内侧神经的同时保留住胸前外侧神经的各分支。这一措施不增加额外损伤，不过多增加手术时间，可真正达到功能性根治的目的。

（七）术后处理

（1）伤口内负压引流量少于 20ml/d（一般在术后 3 ~ 5 天）即可拔除引流管。

（2）鼓励患者术后早期下床活动，但术后 1 周内患肢勿过多外展，以免阻碍皮瓣与胸壁粘随着所致的引流时间延长，允许患者先作一般无需外展的活动。在术后第 8 ~ 10 天才可开始做外展练习。Lotze 以及 Duncan 的研究证实，这样将不会影响上肢的运动范围。

（3）鉴于手术中广泛地分离了皮瓣下组织而影响皮瓣血供，使其愈合速度下降，需术后 2 周才可拆线。对皮瓣下积液均应用空针抽吸。

（4）所有腋淋巴结转移的绝经前妇女，均应在术后 1 ~ 2 周开始化疗。对淋巴结检查阴性、雌激素受体阳性的绝经后患者，给予他莫昔芬 20mg，每日 1 次，连续服用 5 年。

（5）应嘱咐患者出院后的最初 3 年，每 3 ~ 4 个月回院复查 1 次，此后半年复查 1 次，包括对侧乳房的影像学检查。除检查有无局部复发及远处转移外，应仔细检查对侧乳房，此类患者对侧乳腺癌的发生率约 10%。

（6）观察患侧臂有无淋巴水肿，若不早期注意，可能出现致残性并发症，或者有癌复发表现，告诫患者避免患侧上肢损伤，若手或臂有破损及感染应立即给抗生素治疗 7 ~ 10 天。如有早期淋巴水肿，可嘱其做握拳运动，以及白天戴弹性袖套，晚上抬高患臂。这样，可能防止发生永久性的淋巴水肿。

（八）术后并发症

（1）皮瓣缺血：避免皮肤切缘高张力缝合和皮瓣过薄所致的血供减少，将可预防皮瓣缺血这一严重并发症。皮瓣缺血发展成皮肤坏死，约需 2 周时间，并可因蜂窝织炎导致淋巴管阻塞，影响上臂淋巴液回流，增加上肢永久性淋巴水肿的发生率和严重性。若术后第 6 ~ 7 天皮瓣呈现紫色，应考虑为缺血坏死，用手指压迫不变苍白，说明不是发绀而是皮肤丧失活力。

一旦发生皮肤坏死，即应在局部麻醉下切除已坏死的皮肤，并予植皮。坏死早期感染尚未发生，植皮可取得一期愈合，且能减少数周后因淋巴侧支损害的并发症。对于皮瓣缺血最有效的预防措施，还在于手术时若皮肤缝合张力过大，即在当时做适当植皮。

（2）伤口感染：无皮肤坏死时，很少产生感染。

（3）血浆积聚：手术后头 2 周，若皮肤与胸壁紧贴不佳，渗出的血浆便会积聚于皮下。多见于肥胖患者。可用空针每 3～5 天抽吸 1 次。对经多次抽吸仍有积液者，应做小切口置入引流管，以免反复抽吸发生感染。

（4）淋巴水肿：患侧上臂淋巴水肿易发生于肥胖、腋部放疗、皮瓣坏死、伤口感染或上臂蜂窝织炎的患者。对有蜂窝织炎患者应给抗生素治疗，未伴感染时应用弹性袖套或绷带，对上肢施加约 6.7kPa 的压力，这种治疗在发现上臂直径增加 2cm 时即开始采用，一般皆可使淋巴水肿得到控制。若淋巴水肿已发生数月，则可因皮下组织纤维化而造成不可逆改变。对手或臂感染迅速采用抗生素治疗，以及早期使用弹性袖套，将有助于预防或抑制淋巴水肿。

此外，尚需警惕由癌细胞阻塞引起的患侧上臂淋巴水肿。

（九）失误和危险

（1）活检手术的技术失误可能导致假阴性结果。

（2）皮瓣缺血坏死。

（3）静脉和动脉损伤。

（4）臂丛神经损伤。

（5）胸壁损伤引起气胸。

（6）胸外侧神经损伤导致胸大肌萎缩。

二、Crose 氏法

Crose（1978 年）提出在锁骨下横行劈开胸大肌的径路清除淋巴结。Crose 氏改良根治术由于其通过劈开胸大肌，显露胸小肌及腋上、中群淋巴结，尤其在胸小肌切除后，对于彻底扫清腋上、中群及 Rotter 氏淋巴结则比较方便。对腋淋巴结清扫的彻底性同 Halsted 根治术。同时，由于采用劈开胸大肌的方法，避免了将胸大肌肌腱切断再缝上，减少了手术创伤和术后粘连，有利于术后胸部外观和患肢功能的改善。

国内傅立人等学者在对胸大肌神经支配的解剖结构深入研究后，为了保证支配胸大肌上1/3 的上胸肌神经不受损伤又能彻底廓清腋窝，对 Crose 氏劈开胸大肌的入路进行了改进。这样则可以更好地保留胸大肌支配神经的胸上、胸内侧与胸外侧三个主要分支，且可彻底廓清腋窝淋巴结。

（一）适应证

（1）Ⅰ期浸润性乳腺癌。

（2）Ⅰ期、Ⅱ期乳腺癌未侵犯胸大肌。

（3）Ⅲ期年老体弱的患者。

（4）Ⅲa 期尤其是腋窝上组、中组淋巴结有转移者。腋窝淋巴结有无转移，临床分期是不可靠Ⅰ期、Ⅱ期乳腺癌。

（二）术前准备、麻醉、体位

与乳腺癌根治术相同。

（三）手术步骤

（1）切口：与乳腺癌根治术相同。

（2）切开皮肤及剥离皮瓣：与乳腺癌根治术切开方法相同。

（3）剥离乳腺：将全乳腺连同其深面的胸大肌筋膜，由下内开始向上外从胸大肌肌纤维表面分离，直至腋窝处。至此则完成全乳腺剥离，但不切断乳腺与腋窝的连结部分。

（4）显露神经：于平第2肋软骨的上缘水平，水平方向将胸大肌肌束劈开，向外到胸大肌肌腱部，向内到胸肋关节并纵行向下切至第3肋软骨前面，用牵开器将劈开的胸大肌创口拉开，则可见起自臂丛走向胸大肌锁骨头深面的上胸肌神经，予以保护。此时，位于胸大肌、胸小肌之间的肌间结缔组织也得以充分显露并予以廓清。继之，切开胸锁筋膜，略加分离即可认出位置恒定、位于创口内方的胸内侧神经和位于外方的胸小肌。然后，再显露胸外侧神经，首先于紧靠喙突的止点处切断胸小肌，用Kocher钳钳夹胸小肌断端并轻轻向下牵拉，以示指在胸小肌后方触诊时，便能触及如琴弦的胸外侧神经。确认胸上侧、胸内侧与胸外侧三支主要分支神经并予以保护后，即可廓清腋窝。

（5）廓清腋窝：与乳腺癌根治术相同。

（6）缝合胸大肌：将分开的胸大肌行结节缝合。

（7）放置引流管与缝合皮肤：与乳腺癌根治术相同。

（四）术中注意事项

（1）熟悉解剖上胸肌神经和胸内侧神经均起于臂丛外侧束，分别支配胸大肌的上、中1/3，其走行较恒定，劈开胸大肌腋窝入路时，只要稍加注意，即可辨认，避免损伤。胸外侧神经起于臂丛内侧束，终止于胸大肌的外上1/3，它可以穿过胸小肌中部或绕过胸小肌外侧缘而止于胸大肌。

（2）从喙突止点处切断胸小肌，可避免神经损伤。

（3）示指置于胸小肌后方触及如琴弦样感觉即为胸外侧神经。外侧胸神经从胸小肌外侧绕过时，可切除胸小肌；若从胸小肌中间穿过时，则仔细分离后再切除或做胸小肌部分切除。

（五）术后处理

Crose氏法的术后处理与乳腺癌根治术相同。

（翟登合）

第八节　保留乳头的乳腺癌改良根治术

自20世纪80年代初开始，逐步开展节皮的乳腺癌改良根治术（skin – sparing mastecto-my，SSM）。Medina – Franco等研究发现乳腺癌术后局部复发的危险因素与肿瘤的分期、肿瘤的大小、淋巴结阳性以及肿瘤的分化程度差有关，与实施SSM手术无关，施行SSM的患者局部复发率是很低的（随访73个月局部复发率为4.5%）。经过大量研究证实，早期乳腺癌施行 SSM 是安全的。若能进一步保留乳头乳晕复合体，则有利于乳腺癌患者术后乳房重建。

现代解剖学认为，乳头、乳晕区皮肤的血供是皮肤、皮下真皮血管网提供的，这为保留乳头乳晕复合体的乳腺癌改良根治术提供了解剖学依据。

由此产生了另一种乳腺癌改良根治术——保留乳头的乳腺癌改良根治术（nipple pre - served modified radical mastectomy）。

保留乳头的乳腺癌改良根治术又称皮下乳腺切除（subcutaneous mastectomy）加腋窝淋巴结清扫术，是在保留胸肌的改良根治术的基础上，进一步保留乳头、乳晕，有利于术后 I 期或 II 期乳房再造及提高乳腺癌患者术后生存质量。该手术的前身是"皮下乳腺切除术"，最早应用于欧洲，多被用来治疗有乳腺癌家族史等危险因素的重度乳腺增生患者。近年来，该术式在国内已开始应用于 I 期、II 期乳腺癌的手术治疗。

（一）手术适应证

（1）肿瘤单发，长径≤3cm，且与胸肌及表面皮肤无粘连。

（2）肿瘤至乳晕边缘的距离≥3cm。

（3）乳头、乳晕部检查无癌浸润征象，乳头无内陷、溢血或溢液，乳头、乳晕部皮肤无变硬、水肿、糜烂、溃疡等。

（4）同侧腋窝无明显肿大、融合、固定的淋巴结（小的可推动的孤立肿大淋巴结不作为禁忌）。

（5）乳腺钼靶 X 线片上无广泛的钙化点，肿瘤与乳头乳晕之间无异常阴影相连。

（6）术前检查无远处转移。

（二）手术体位

患者仰卧位，术侧肩背部垫高。术侧上肢消毒并用无菌巾包裹于手术无菌区，使该侧上肢能按术中需要随时变换位置，以松弛皮肤和胸大肌，有利于游离皮瓣和显露腋窝顶部。

（三）手术步骤

（1）切口：如肿瘤位于乳房外侧半，取乳房外侧以肿瘤为中心的纵梭形切口；如肿瘤位于乳房内侧半，取肿瘤表面的横梭形切口和乳房外侧的纵弧形切口。梭形切口距肿瘤边缘距离≥2cm（图 4 - 18）。

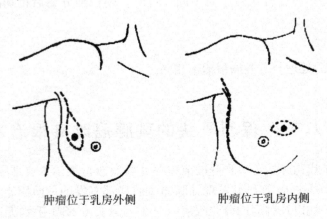

肿瘤位于乳房外侧　　　　肿瘤位于乳房内侧

图 4 - 18　切口选择

（2）皮瓣游离：皮瓣游离范围内达胸骨旁，外至背阔肌前缘，上达锁骨下，下至乳房下皱襞。皮瓣厚0.5～1cm，近肿瘤处相对较薄，远离肿瘤处相对较厚；乳头基底部主乳管尽量切除，不应保留太多的组织，以减少癌残留的机会，并可减少保留的乳头组织对血供的需求（图4-19）。标本的乳头基底部切线处缝标记线，术中或术后做病理检查。乳头基底部有许多乳管断端，可用高频手术电刀烧灼予以破坏。

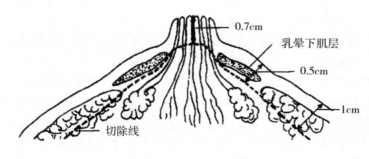

图4-19　皮瓣游离

（3）腋窝淋巴结清扫：皮瓣游离完成后，从胸骨旁开始自内向外，将乳腺连同胸大肌筋膜一起从胸大肌表面剥离。剥离至胸大肌外缘后，将乳腺及筋膜翻至切口外侧，可以显露胸大、小肌间间隙和腋窝。向前提起胸大肌，清扫胸大、小肌间的淋巴脂肪组织。将术侧上肢置于内收屈曲位，松弛胸大肌。将术侧胸大肌向外下方牵开，从而可显露并清扫腋窝Ⅲ组区域的淋巴脂肪组织，将游离的上述组织自胸小肌后方牵出，以保证腋窝淋巴脂肪组织能整块切除。保留胸肌神经、胸长神经、胸背神经、肋间臂神经和肩胛下血管。最终将除乳头以外的所有肉眼可见的乳腺组织、胸肌筋膜及同侧腋窝淋巴脂肪组织整块切除。

（4）引流：胸骨旁皮下及腋下分别放置引流管，术后行负压吸引。

（5）切口缝合：分别用可吸收线连续缝合皮下层，皮内缝合法缝合皮肤。纱布覆盖切口，不加压包扎。

（翟登合）

第九节　乳管内乳头状瘤切除术及区段切除术

一、乳管内乳头状瘤切除术

乳管内乳头状瘤是发生于乳腺导管上皮的一种良性肿瘤，主要发生于女性，可见于任何年龄的成年妇女，以40～50岁最多见，但也有男性乳腺乳管内乳头状瘤的报道。临床上分为3种形式，即孤立性乳管内乳头状瘤、多发性乳管内乳头状瘤及乳管内乳头状瘤病。孤立性乳管内乳头状瘤与多发性乳管内乳头状瘤发生的比例是1：3。前者主要发生在乳晕区的大乳管，很少癌变；而后两者主要发生在中小导管，癌变率较高，为癌前病变。但乳管内乳头状瘤病实际上属于乳腺增生，是乳腺小叶内或小叶间的小导管上皮呈乳头状增生，其特点为多发、体积小、肉眼难于发现，不同于多发性乳管内乳头状瘤。

临床上一般是指发生在靠近乳头一端大导管内的乳头状瘤而言，故又称"大乳管内乳头状瘤"。多为单发，多发者少见。乳头间歇性自发性血性溢液是本病的临床特征。

（一）手术指征

（1）乳头溢液伴乳房肿块：单孔乳头溢液，特别是血性分泌并可扪及肿块者的乳腺癌发病率高，必须手术。

（2）单个导管溢液未扪及肿块：若长期自发性溢液，乳腺癌的发病率约为 11.8%，因而有手术指征。

（二）手术方式

（1）局部切除既难于在术前做出正确定位，术后复发率又高，复旦大学华山医院外科的随访资料表明，复发率达 38.4%，故不推荐做局部切除。

（2）乳腺楔形切除术，包括病变的乳管内乳头状瘤，适用于除年轻、未婚、未育者外的所有病例。采用本术式治疗相对比较彻底，复发机会小，对乳房的整体外观影响不大。术中应做切除肿块的组织剖视，对病变组织应做冷冻切片检查。

（3）乳腺单纯切除术，适宜于多孔溢液的乳腺乳管内乳头状瘤；临床仅有乳头溢液，而未扪及乳内肿块者；术前不能病变定位，术中又不能找到病灶者以及对年龄较大，溢液细胞学检查疑为恶性者。术后病理报告为癌，再行放疗及化疗等综合治疗。

（三）手术步骤

（1）病灶定位：术前术者应亲自观察患者。顺乳管走行方向，自腺体外侧依次向乳晕区轻轻挤压，仔细观察以明确溢液的乳管。自其开口处插入探针，依次用粗探针扩张。以 22G~24G 平头针内病变乳管开口处注入 0.5%~1.0% 亚甲蓝 0.2~3.0ml。为避免在乳管内形成高压而破裂，注射时可轻轻旋转注射器，切勿加压注射。因为压力过高可使乳管破裂，色素外漏将增加手术操作的难度。

当乳管内分泌物较多时，可用注入色素的注射器进行抽吸，因为乳腺分泌物的比重往往较色素轻，在注射器内大多浮于色素的上层，所以并不影响病变乳管系统的着色。

色素注入完毕后，应再次将探针插入病变乳管开口，一方面防止色素外流，另外还可作为切开皮肤后确定中心乳管的标志。

（2）切口的选择：术前应根据乳管造影结果确定病变区域。在该区域乳晕的外缘做同心圆状切口，切开皮肤约半个圆周的长度：经验证明该切口术后形成的瘢痕较小，利于美观。若乳管造影结果提示病变距乳头较远或病变范围较大，可采用以乳头为中心的放射状切口；必要时也可采用半圆与放射状切口相结合。

（3）切开脂肪及筋膜，暴露病变导管（图 4-20）：用牵引线或蚊钳将半圆形的乳晕瓣牵升，用止血钳向深部分离，分开肿瘤所占据的乳腺管，并沿其管腔方向切开乳腺管，显露并切除瘤体，分离有病变的导管（图 4-21）。

（4）病变乳管的切除：着色乳管剥离完全后，在乳晕下以 2 根丝线分别结扎集合乳管，边结扎边拔出探针，以防色素溢出；轻轻牵拉丝线，向乳头方向游离集合乳管，在乳晕皮肤下方将其切断（图 4-22）：在此操作中，术者可让助手牵拉丝线，自己用左手示指自乳头外侧向内侧轻压，将乳头下方的乳管推挤上来，似乎更便于操作。确认为溢血、有病变的导管并解剖完全后，将其边缘的腺组织楔形切除，有时需将病变导管切开。找到很小的乳头状瘤有助于检查手术的成功率（图 4-23）。

经手术证实为病变乳管后开始向末梢侧逐步游离着色乳管，边游离边用小拉钩拉开周围脂肪及正常腺体组织（图4-24）。全周剥离末梢的小叶组织，以病变乳管系统为轴，扇形切除腺体组织，切离线应达腺体后方的胸大肌筋膜（图4-25）。将有病变的组织切除后，缝合乳腺管，已被切断的乳腺管应予结扎，用"0"号线将残腔缝闭（图4-26）。

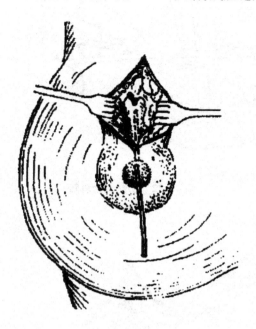

图4-20 显露病变乳管

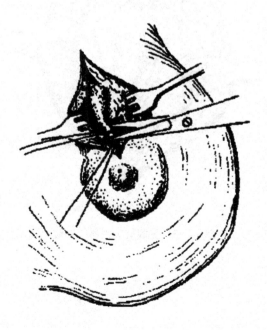

图4-21 分离病变乳管

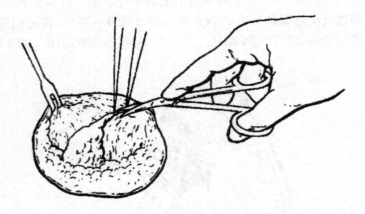

图 4 – 22　切断集合乳管

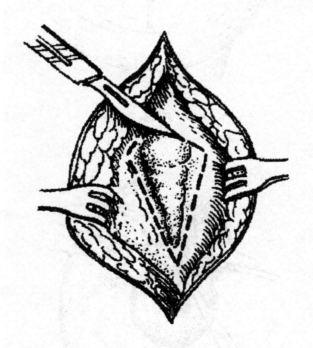

图 4 – 23　显露乳管内微小肿瘤

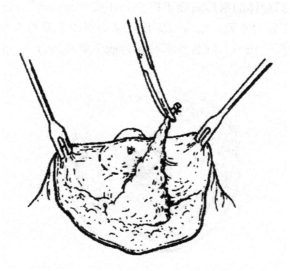

图 4 - 24 病变乳管 – 小叶系统的分离

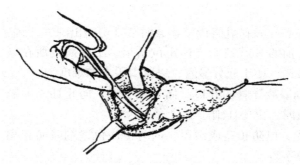

图 4 - 25 完全切除病变的乳管 – 小叶系统

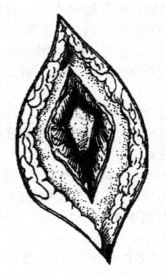

图 4 - 26 肿瘤切除后的残腔

（5）缝合：对切除后腺体的扇形断面予以充分止血，并以连续皮内法缝合皮肤（图4－27），如无积液空隙可不置引流物。缝合时应使乳晕边缘组织良好地对合。也有人认为为了使术后乳房外观不致改变，也可只缝合深部腺体，或干脆不缝合。

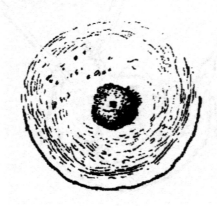

图4－27　皮内缝合皮肤

5. 手术注意事项

（1）做好术前定位：可在做乳管内镜检查时从乳房透出的光线确定病变的方向和部位；切口设计一定要根据术前的X线造影立体定位结果，了解病变所在导管的走向，以确保切口离病变位置的距离最短，便于充分显露，以减少手术的难度。

（2）要准确寻找到溢液导管的开口，插入钝头针，防止插入非病变导管，尤其是在乳头有凹陷或马口状乳头时，更要仔细。

（3）避免暴力插入，以防止造成假道，同时推注色素剂时防止用力过猛，以免胀破导管，色素剂外溢而污染术野。

（4）切断乳管时操作应仔细，应游离到乳头下最细的乳管处，钳夹并切断，以免将病变切除不彻底残留在乳头一侧，切断后近乳头侧要结扎，以免术后感染或发生乳管瘘。

（5）分离解剖乳头下病变导管时，要游离到乳头真皮处，并在此结扎切断，否则术后易复发或残留病变，因近乳头开口处的乳管是乳头状瘤的好发部位。临床有患者因乳头溢液于手术治疗，术后半个月至2个月原乳管溢液复发，再次发现为乳头下残留导管内有瘤体所致。

（6）术中游离染色乳管及切除染色腺叶时要小心，不要分破，以防染料外溢污染术野，给手术造成困难。一旦发生，应适当扩大切除范围，以保证切除病变导管。游离乳头乳晕下皮肤时范围不可太广，以免乳头缺血坏死。

（7）切除腺体后剖开乳管时要小心，以防病灶脱落，并以缝线标记。

（8）术后包扎时乳头区的敷料要剪洞，以免乳头受压而缺血坏死。

（9）乳管内乳头状瘤手术切口属于Ⅱ类切口，术后宜预防性应用抗生素3天，以防切口感染。因感染后容易形成乳管瘘而经久不愈。

（10）伴有导管上皮增生活跃及非典型增生而未行腺体单纯切除者，术后应给予他莫昔芬治疗3个月，并注意定期检查。

（11）对于伴有非典型增生和发生癌变者，尤其对较年轻的患者，其术式的选择必须充分征求患者及其亲属的意见。

（12）男性乳管内乳头状瘤，若能准确定位可做局部切除，送病理检查、若定位困难，应做单纯乳房切除术。

（四）预后

乳管内乳头状瘤经手术治疗后预后较好，乳房单纯切除术后即得到根治。如果仅行肿块切除术有术后复发的可能。如果肿瘤及病变的导管系统被切除，复发率很低。本病属于良性肿瘤，有癌变的可能，大多数学者认为多发性的乳管内乳头状瘤恶变的机会较单发性的乳管内乳头状瘤大，甚至有的认为多发性乳管内乳头状瘤本身就是癌前病变，所以本病的诊断一旦成立，应尽早彻底地手术治疗。

二、乳腺区段切除术

乳腺区段切除术（breast dochectomy）开始于1938年，最初是针对有乳头分泌的乳晕下乳头状瘤，切除病变的乳管。1964年，Atkius等报道使用双眼显微镜进行手术，并将该术式称为 Microdochectomy。由于是将乳管及乳腺小叶全部摘除，所以称为乳管小叶区段切除术（duct – lobular segmentectomy，DLS）较为正确。也就是说，乳管小叶区段切除术是从乳头正下的导管开始到末梢导管为止，将整个含有病变的导管系统选择性切除的方法。

乳腺区段切除术（breast dochectomy）是针对良性疾病的手术方法。目前，由于影像诊断、病理学检查等诊断技术的进步，对良性、恶性交界的病变或早期乳腺癌（非浸润癌）也可采用此术式。

（一）适应证

（1）乳腺良性肿瘤，如乳房纤维腺瘤。

（2）局限性乳腺增生症及囊性乳腺病，病变区局限在某一区段者。

（3）局限的慢性乳腺炎症，如经久不愈的炎性瘘管、乳瘘及反复发作的乳腺结核等。

（4）乳管内乳头状瘤。

（5）较局限的乳管扩张症。

（6）局限性非浸润癌。

（二）术前准备

（1）术前用温水清洗乳腺皮肤，保持局部清洁，如为哺乳期患者，应停止哺乳，以免术后形成乳瘘。

（2）乳腺癌患者术前应用抗癌药物治疗。

（三）麻醉、体位

采用局部麻醉或硬膜外麻醉。有文献报道提倡采用肋间神经阻滞麻醉，而不选用硬膜外麻醉，理由是：①乳腺区段切除手术属于体表手术，高位硬膜外阻滞麻醉虽可提供良好的麻醉效果，但由于胸椎棘突的叠瓦状结构增加了穿刺的失败率；②高位硬膜外阻滞麻醉对机体会产生一些负面影响：一方面由于胸段脊神经受阻滞，内脏大小神经麻痹，导致腹腔内血管扩张，回心血量减少而使血压下降，同时心脏交感神经纤维受麻痹，导致心动过缓，射血指数减少；另一方面由于双侧肋间肌和膈肌被不同程度麻痹，可出现呼吸抑制，严重时呼吸困难，甚至呼吸停止，对肥胖患者尤其如此；③肋间神经阻滞麻醉对血压、心率、呼吸影响甚微，操作简便，安全可靠。

患者体位取平卧位。

（四）手术步骤

1. 切口及游离皮瓣　肿块位于乳腺上半部者，按病变的长轴做弧形切口或放射状切口，位于乳腺下半部者，做放射状切口或乳房下皱褶纹的弧形切口。以肿块为中心切开皮肤及皮下组织，暴露乳腺组织，用 1 号丝线结扎止血，用组织钳钳夹皮下组织作为牵引，用剪刀在乳腺组织与皮下组织之间，向四周游离皮瓣至适当范围，充分显露乳腺组织（图 4 - 28）。

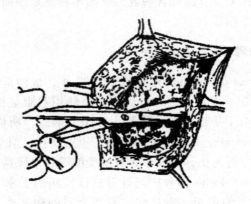

图 4 - 28　剥离皮瓣显露乳腺组织

2. 楔形切除乳腺组织　用鼠齿钳提起切口中央的乳腺组织，用手术刀在病变两侧呈梭形切开乳腺组织，向深部切割时，仔细检查确定肿块的范围后，在其中心缝置一根粗不吸收线或用鼠齿钳夹持牵引（图 4 - 29）。沿肿块两侧，距病变区处 0.5 ~ 1.0cm 做楔形切口，然后自胸大肌筋膜前将肿块切除（图 4 - 30）。

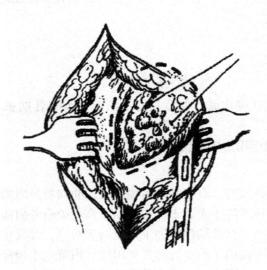

图 4 - 29　丝线悬吊乳腺肿块，利于剥离

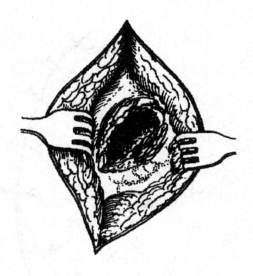

图 4 - 30 将乳腺肿块楔形切除

3. 缝合 用 1 号丝线彻底结扎断面上的出血点，再用 4 号丝线做贯穿缝合切口底部的乳腺组织创口，避免出现残腔（图 4 - 31）。逐层间断缝合浅筋膜、皮下组织和皮肤。彻底止血后，如有较多渗血可于创面放一橡皮引流条或橡皮管引流，加压包扎（图 4 - 32）。

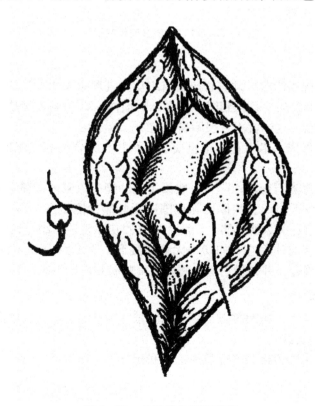

图 4 - 31 丝线缝合乳腺残腔

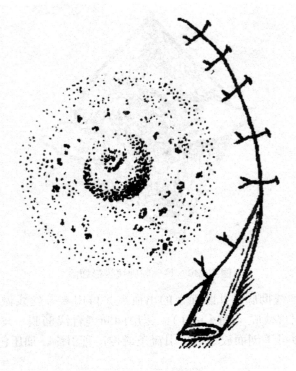

图4-32　放置橡皮引流管或引流条

（五）术中注意事项

（1）楔形切除乳腺组织时，须防止病变组织切入乳腺组织内，应边切边用手触摸病变。如肿物较小，在浸润麻醉后不易摸到时，可在麻醉前用一针头刺入肿块作为引导并作固定。然后再进行麻醉及切除，这样就不致遗漏病变组织。

（2）为防止血肿形成，术中止血很重要。在结扎、缝合乳腺组织的切断面时，如有出血应补加缝合。

（3）对乳腺癌的患者行区段切除，一般采用在肿瘤的象限内做弧形切口，切开皮肤后，用高频手术电刀切剥皮下组织。腺体切除范围应距肿瘤两侧至少1.5cm以上，用高频手术电刀切断腺体组织，直达胸大肌筋膜，沿胸大肌筋膜切除整块组织。切除的组织送病理切片检查并同时做快速冷冻切片检查，如切缘无癌瘤浸润，手术野内又无肿瘤残留，即可将腺体、皮下组织和皮肤缝合，并另做切口，清除腋窝脂肪和淋巴组织。

（六）术后处理

（1）为防止切口渗血，敷料覆盖后，宜用胸带或弹性绷带包扎，以防止切口渗血。

（2）术后7～9天拆线。

（3）乳腺癌患者术后根据病情行放射治疗和化疗。

（翟登合）

第十节　乳腺手术后乳腺重建及局部缺损修复

一、乳腺癌术后乳房重建

乳腺癌是女性常见的恶性肿瘤，对女性健康带来致命性威胁，尽管保乳治疗令人向往，然而对许多乳腺癌患者来说，乳腺癌根治术仍然是最合适的外科治疗方法。乳房的缺失可导致身体形态的畸变与缺陷，产生不良的负面情绪，使者遭受身体与心理的双重打击。随着筛查的普及和自我保健意识的提高，乳腺癌能发现在更早的阶段。因此，近年来乳腺癌治疗不仅着力于提高患者的生存率，而且非常重视切除术后的乳房重建及其效果。

（一）重建的理由

接受切除术后的女性常遭受生理和心理的双重打击。根治术后患者生理打击包括全身打击，部分或完全丧失哺乳功能，胸部皮肤感觉缺失，活动受限，影响外观和穿着问题等。心理打击，首先是对癌症的忧虑；其次，是情感的蹂躏，包括乳房缺失所带来的形体毁损感受、女性特征和女性魅力的丧失。对某些患者来说，后者的打击更重于前者，并促使已接受或将接受根治术的女性患者去探讨乳房重建的可能性。术后乳房重建能重塑体形，提高活力，恢复女性特征和性魅力，令患者感觉到有良好的生活质量。Elder 等对乳腺癌患者乳房切除和立即重建术术前和术后 12 个月的生活质量，以及对假体立即重建的期望值与满意度进行前瞻性研究，使用 SF－36 健康调查问卷法评分。76 例参与者术前评分要低于 920 例年龄接近的普通人群，而术后 12 个月各方面评分均有所提高并与普通人群相等。乳房重建能重塑乳房和保证生活质量而不影响预后或乳腺癌术后监测。Murphy 等回顾了 1 444 例乳腺癌根治术后患者，非重建组 1 262 例，重建组 182 例，包括假体重建、自体组织重建、立即重建及延期重建。随访 10 年后发现，重建组与非重建组的乳腺癌局部复发率相似，切除术后乳房重建与乳腺癌局部复发率无明显相关性。研究表明，选择保乳治疗更多是考虑身体美感问题。对于那些惧怕切除术影响身体美感而又不得不将其作为乳腺癌治疗手段之一的患者来说，术后乳房重建无疑是一种良好的选择。因此，术后重建既是医疗也是情感上的决定。

（二）重建的时机

重建可选择立即或延期进行。立即重建可提高整复效果并缓和切除术后负面情绪。延期重建可给患者更多的时间作决定。立即重建有明显的心理优势。Al－Ghazal 等对 121 例根治术后乳房重建患者进行回顾分析，结果表明立即重建能明显减低焦虑、抑郁程度，在身体形象、自信、性感吸引力和满足感方面有明显的优势。立即重建更能减少不良感受和提升精神健康状态。此外，有明确的证据表明无论是假体或自体重建均不会对意外事件发病率或癌症复发的监测产生影响。从手术角度来看，立即重建能保留重要的解剖结构如乳房下皮皱，乳房皮肤扩展性高，能达到更佳的整复效果。因此，立即重建更为受欢迎。此外，还有延期－立即重建，是在切除乳房的同时置入组织扩张器以保存乳房的皮肤囊袋，待病理结果确定是否需要进行放射治疗。如果不需要进行放疗，患者就立即接受重建手术，相反，重建手术就延期至放疗结束后，保存乳房皮肤囊袋能取得更好的整形效果。

（三）重建方式

1. 假体重建　目前假体重建的方式包括使用标准或可调节假体立即重建，扩张器-永久性假体两阶段重建，或假体-自体组织联合重建。

（1）一次性完成的假体立即重建只适合于拥有小而不下垂的乳房的患者，且皮肤和肌肉质量要好。其缺点是整复效果一般，许多患者需要进行一定的调整。这种重建方法应用不广。

（2）扩张器-永久性假体两阶段重建切除时扩张器置于肌肉下（通常在胸大肌和前锯肌下方）。扩张器连续每周定期注入生理盐水以进行扩张，一旦扩张器充盈达到目标体积，组织已充分扩张（通常3~6个月或辅助治疗结束后），便可进行二期取出扩张器置入永久性假体。扩张器-永久性假体两阶段重建已成为假体重建最常用的方法。

（3）假体-自体组织联合重建乳房切除时切去一大片皮肤，复杂的瘢痕和受放疗伤害的皮肤和肌肉形成一个不可扩张的囊袋。上述情况没有足够的皮肤-肌肉囊袋，进行扩张时可联合自体组织（通常是背阔肌皮瓣）重建。假体重建中采用额外的自体组织会延长手术时间，增加手术复杂性和提高背部供区并发症风险。因此，假体-自体组织联合重建通常只适用于高度合适的患者。

2. 永久性假体的选择　永久性假体因形状、外壳质地和填充材料的不同而分类。乳房假体有两种基本类型：盐水假体和硅胶假体。最常见的形状有泪滴状或圆形。所有假体的外壳均由硅胶制成并可分为光滑表面假体和特种质地表面假体。特种质地表面假体是假体技术的一个飞跃，它降低了包膜挛缩的发生率。相比盐水假体，使用硅胶假体重建的乳房更柔软，感觉更自然，形状保持更好。过去20年对硅胶假体的安全性一直存在误解与争议。直到2006年11月，美国食品药品管理局经过多年严格的多中心临床研究和多项数据的回顾分析，总结出硅胶假体在乳房重建、纠正先天乳房畸形和美容隆胸的普遍应用是安全有效的。现在明确硅胶和乳房假体不会致癌，不会引起免疫或神经失调或其他系统性疾病。最可能发生的风险是硅胶渗漏到局部组织。虽然这种风险并未确定，但怀疑硅胶假体安全性的患者多选择盐水假体。

3. 自体组织重建　自体组织乳房重建是指利用患者身体其他部位的组织重建阙如的乳房，形成外观自然的乳房突起。

（1）TRAM皮瓣技术横向切口的腹直肌皮瓣（transverse rectus abdominis muscle flap，TRAM）：由皮肤、皮下组织和一侧或双侧腹直肌及前鞘构成，分带蒂TRAM皮瓣和游离TRAM皮瓣（也称腹壁下动脉穿支游离皮瓣）。腹直肌存在腹壁上深动静脉和腹壁下深动静脉双重血供，带蒂皮瓣的血供来自于腹壁上深血管，而游离皮瓣则选用腹壁下深动静脉作为吻合血管。带蒂肌皮瓣组织通过胸腹之间的皮下隧道移行到乳房阙如区。游离皮瓣需要精确分离出腹直肌肉腹壁下深动静脉血管，离断血管远端并与乳内血管或胸背血管进行吻合。转移皮瓣通过安全而精确的裁剪完成重建。缺损腹直肌予以缝合腹直肌前鞘，必要时使用人工补片。缝合皮肤后腹部只剩下一个低位水平瘢痕，脐部则重置在对应的皮肤上。

（2）使用腹部组织的局限性：使用腹部皮瓣重建的患者下腹部需有足够的皮肤和皮下组织。对于体瘦患者，腹部皮瓣不是一个好选择。使用腹部皮瓣的禁忌证包括腹部手术史，如腹部整形术、吸脂术、开腹胆囊切除术或其他腹部大手术，以上手术会减低皮瓣的皮肤和组织容量，或使腹部组血供受损。其他相对禁忌证包括肥胖、吸烟、血栓史和其他严重的系统性疾病。

（3）其他：自体组织皮瓣其他自体组织供区包括背部、臀部和大腿。大腿皮瓣、臀上动脉皮瓣或臀下动脉皮瓣需要显微外科技术和设备。背阔肌皮瓣无显微外科手术要求，但背阔肌皮瓣的重建组织量通常不足，需要与假体联合重建。

（四）优点与缺点

与单纯切除术相比，所有重建方法均会使意外风险增加。患者及其医师必须衡量每一种方法的优点和缺点以做出最适当的决定。

假体重建的优点包括较短的手术时间（1～2h）、无供区瘢痕和并发症。其明显的缺点是延长了重建乳峰的时间和需多次门诊完成扩张器扩张，并需二次手术完成假体植入。早期并发症包括感染、血肿、假体外露，晚期并发症包括包囊挛缩、假体渗漏或破裂、感染，或其他可能导致假体移除或更换的并发症。有放疗史或接受术后放疗的患者并发症发生率明显提高。对于此类患者，自体组织重建是一个更好选择。假体重建最终的整复效果不够理想，假体乳房的乳峰形状过圆，没有形成自然略微下垂的乳房，有时需行对侧乳房修整手术以提高双侧乳房的对称性。自体组织重建最突出的优点是一次手术过程再造一个更柔软、自然略微下垂和外观更自然的乳峰。应用 TRAM 皮瓣还兼行腹部美容手术。缺点是手术时间延长（5～10h）、失血更多、恢复期更长、转移的皮肤和皮下组织坏死率相对较高，供区可能出现相应问题，如额外的瘢痕、腹壁变薄弱、腹壁膨出或切口疝。带蒂 TRAM 皮瓣手术操作简单、时间相对较短，但腹直肌缺损较大，切口疝或腹壁膨出的风险相应增加。由于蒂扭转，血供相对较差，易发生皮瓣坏死和脂肪坏死。游离皮瓣主要优势在于需获取的供区肌肉更少，能够使用自体组织的同时减少并发症。游离 TRAM 皮瓣，只需使用一小部分腹直肌，而带蒂 TRAM 皮瓣则需要几乎一整块腹直肌。游离皮瓣通常能取得更佳的重建效果，因为胸腹间皮下隧道没有多余的肌肉。游离皮瓣血供更好，有助于减少脂肪坏死。缺点是游离组织转移会增加手术时间，血管吻合需要显微外科技术和设备并有血栓形成的风险。

（五）完成重建

1. 乳头－乳晕重建 乳头－乳晕重建可还原乳房逼真自然的外形。随着根治术中保留乳头－乳晕的增加和重建技术的进步，根治术后重建乳房比保乳手术乳房更为美观。Cocquyt 等最近的研究表明，保留皮肤的即时腹壁下动脉穿支游离皮瓣重建或 TRAM 皮瓣重建比保乳治疗有更佳的整复效果。乳头－乳晕重建术通常在乳房重建后 3 个月左右，待两侧乳房达到稳定对称后再进行，包括重塑形态和颜色。通常使用再造乳房的顶部组织塑造出一个自然凸起的乳头，乳头－乳晕的着色可于伤口愈合后使用纹身技术完成。

2. 修正手术 许多重建乳房的形态和大小与对侧乳房并不一致，修正手术可改善重建乳房外观和双侧乳房对称性。正手术可和乳头－乳晕重建同期完成。修正手术还包括对侧乳房的提升、减缩、增大。

（六）放疗问题

需要接受放疗的乳腺癌患者，假体重建并不是一个好的选择。放疗能影响伤口愈合，并使组织量丢失。受放疗影响的组织通常难以扩张，感染、扩张的需量、假体外露的风险将会增加。因此，放疗后的乳房重建最好采用自体组织。需接受术后放疗的患者不建议行立即自体组织重建，后续的放疗会对自体组织重建产生不可预知的影响。Tran 等 102 例乳腺癌患者进行了关于放疗对游离 TRAM 皮瓣重建乳房影响的研究，102 例入组，立即重建后放疗组 32 例，完成放疗后重建组 70 例，平均随访时间分别为 3 年和 5 年，早期并发症包括血栓形成、部分或全部皮瓣缺失、皮肤坏死、局部伤口愈合困难，后期并发症有脂肪坏死、皮瓣组织量丢失、皮瓣挛缩。结果发现两组早期并发症无明显差异，后期并发症则差异显著，发生率分别为 87.5% 和 8.6%，表明放疗对皮瓣重建乳房的影响是长期的，对于需要接受术后放疗的患者，重建应延期到放疗结束后进行。术前预计不需要进行放疗，但根据最终病理结果需接受放疗的患者，其中一部分已完成立即重建。但这并不意味着重建是失败的。放疗的影响和患者的身体状况各有不同，因此放疗对最终重建效果的影响也不一致。只需进行密切随访，及时发现并发症。

（七）小结

乳房重建方法多种多样，并在不断进步之中，最常见的重建方法是扩张器－假体重建和 TRAM 皮瓣重建，这些方法给乳房阙如的女性提供了再造接近正常外观的乳房的极佳选择。选择重建的时机和方法由多因素决定，如原来乳房的形状与大小、肿瘤的位置与类型、可供重建使用的自体组织、年龄、患者全身状况、辅助治疗类型等。重建方案的制订需要患者及肿瘤外科医师、病理医师、整形外科医师共同参与，以便患者更好地了解可行的、方法，做出正规而个体化的选择。但实际上最终的决定往往取决于患者的喜好。患者了解重建方法的特点并做出个性化选择，能获得最佳的整复效果、最大的满足感和最佳的生活质量。相信乳房重建会越来越受患者的欢迎与医师的重视，重建方法会有进一步的发展。

二、乳腺癌保乳手术后背阔肌肌皮瓣乳房缺损修补

保乳手术是中国近年来乳腺外科的一个新发展，是早期乳腺癌患者一个理想的选择。但是保乳手术后的美容效果直接与切除的组织量相关，中国女性的乳房相对较西方女性小，在局部扩大切除后如不进行适当地填充修复，乳房常出现严重变形，造成保乳手术后乳房外观上的缺陷。

（一）适应症与禁忌症

该方法适用于早期乳腺癌（Ⅰ/Ⅱ期）患者（排除多发病灶）。对中等偏小的乳房，切除范围较大，用腺体缝合修复难以达到满意的外形，本法尤为适合。对于肿瘤的位置而言，乳腺外上、外下、内上象限及中央区均适合，外上效果最佳。内下象限由于肌瓣难以达到，故不适合本法。另外该方法还适用于巨大的乳腺良性肿瘤。

（二）手术优点

该方法与标准的保乳手术相比，在相同美容效果的情况下，可切除的组织量更大。研究结果显示：应用这项技术，乳腺的切除量最大可达总量的 1/3，而不影响乳房的外形，从而可对更大的肿瘤进行保乳手术。该方法还具有手术创伤小、操作简便的优点。背阔肌是人体背部的一块扁肌，血供充分，切取转移后，不影响背部的外形和功能，并且切口隐蔽，易于患者接受。该方法与全乳腺切除后即刻乳房再造相比，术后并发症少，能保留乳头乳晕的感觉，乳房形态更佳。

（三）手术步骤

1. 患者的体位及手术切口的设计 患者取侧卧位，患侧朝上，患侧上肢肘关节呈 90°弯

曲固定于托手架上。术前标记好肿瘤的范围及手术切口。原发灶位于外侧时取放射状切口或小梭形切口，位于内上象限时取横弧形切口，位于乳头乳晕中央区取乳晕环形切口（注意应将术前穿刺病检的针孔切除）。如肿瘤位置较浅，估计与皮肤有侵犯，须将肿瘤表面的皮肤梭形切除。腋窝切口均选择腋下顺皮纹横形切口，前方不要超过胸大肌外缘，后方达背阔肌前缘。如填充物只需肌瓣，切口沿背阔肌前缘向下延伸获取肌瓣。如乳房皮肤缺损大，须于背部另取横梭形切口，切取带岛状皮肤的肌皮瓣，大小与缺损皮肤相匹配，位置设计于患者乳罩下方，以便达到隐蔽的效果。

2. 肿瘤扩大切除　距肿瘤周围 1 ~ 2cm 处切除肿瘤及部分正常乳腺组织，深达胸大肌筋膜。取 6 ~ 8 个点作快速切缘冰冻病理检查，证实无癌残留，如报告有癌残留，须继续扩大切除，直至切缘无癌残留。

3. 腋窝淋巴结的处理　从腋下另取切口进行常规腋窝淋巴结清扫。清扫过程中，注意不损伤肩胛下血管及胸背神经。

4. 背阔肌肌皮瓣的切取及转移　根据乳腺组织缺损容量的大小，用电刀游离部分背阔肌肌瓣或带岛状皮肤的肌皮瓣。注意结扎供应背阔肌的小血管分支。背阔肌止点大部分切断，使之充分活动游离，便于肌皮瓣的转移。背阔肌肌皮瓣应略大于乳腺缺损，因随着时间的延长或术后放射治疗会造成肌肉的一定萎缩，游离肌瓣过程中要确保不损伤胸背血管和神经。肌皮瓣游离后经皮下隧道转移至胸前区，转移时注意不要使血管蒂扭转。供区仔细止血，放置负压引流管后，用可吸收线皮内缝合伤口。

5. 重塑乳房　调整患者于平卧位，进行乳房的塑形。将转移至胸前的背阔肌肌瓣或肌皮瓣置于乳房的缺损部位，肌瓣可以重叠、卷曲塑形。将肌瓣用可吸收线四周缝合于乳腺组织残端，以防止肌瓣回缩，然后用可吸收线进行皮内美容缝合。

（四）小结

保乳手术是乳腺外科一个划时代的进步，对早期乳腺癌患者行保乳手术加放射治疗与传统的乳腺癌根治术相比，在远期生存率方面无明显差异，但是保乳手术后的美容效果常受到切除量的影响。中国女性的乳房较小，如果切除量小，则不能保证切缘阴性；如果切除量大，缝合伤口后乳房的外形将会受到影响。据文献报道，如果切除量大于 70cm^3，或超过整个乳腺的 25%，乳房将出现严重变形。所以，有学者利用背阔肌肌瓣或肌皮瓣转移填充乳房缺损部位，重建一个完美的乳房，从而弥补了保乳手术所带来的美容缺陷。

早在 90 年代，国外学者已经良好效果，并且证实安全可行。近年来，国内外学者也对该项技术进行了相关报道，均收到满意效果，并且随访 3 ~ 5 年未发现局部复发。总之，保乳手术后利用背阔肌肌皮瓣修复缺损，是改善乳房美容效果的一个可行而安全的好方法。手术成功与否，取决于适应证的把握、切口的设计、手术操作的熟练程度和细心，以及对美观的判断。

（翟登合）

参考文献

[1] 刘昌伟，王深明．血管外科手术学．北京：人民军医出版社，2013.

[2] 吴金术．肝胆胰外科急症病案精选．湖南：湖南科学技术出版社，2011.

[3] 倪世宇，苏晋捷，等．实用临床外科学．北京：科学技术文献出版社，2014.

[4] 王少文，蔡建辉，闻兆章．肿瘤科微创学．北京：科学技术文献出版社，2011.

[5] 李海燕，王淑云，等．外科疾病健康教育指导．北京：军事医学科学出版社，2010.

[6] 杨德久，陈俊卯，韩萍．子宫出血的动脉栓塞治疗［J］．现代预防医学杂志，2006，33（8）：1495－1496.

[7] 杨德久，陈俊卯，周士琦，张万壮．中晚期子宫内膜癌32例介入治疗疗效观察［J］．现代预防医学杂志，2010，37（12）：2397－2401.

第五章

腹膜及腹部疾病

第一节 急性腹膜炎

一、概述

急性腹膜炎是腹膜的壁层和（或）脏层因各种原因受到刺激或损害而发生急性炎症反应，是一种常见的外科急腹症。可分为原发性或继发性，弥漫性或局限性，细菌性或非细菌性等。急性腹膜炎虽有性质、范围和程度的不同，但由于致病因素，机体抵抗力的差异，以及接受治疗的早晚和治疗措施是否得当，在发展过程中是可以相互演变的。非细菌性腹膜炎如溃疡病急性穿孔、大量酸性消化液溢入腹腔导致急性腹膜炎，开始并无细菌参与，为非细菌性，但数小时后，消化液中的细菌繁殖，产生致病能力，遂演变成细菌性（化脓性腹膜炎）。又如局限性腹膜炎可因抗生素的应用不及时而转化为弥漫性腹膜炎。急性腹膜炎通常是一些腹部外科疾病的严重并发症，病情危重，复杂多变，甚至危及生命，外科医生应及时做出诊断，并分析其发生原因，给予正确的处理。

二、诊断思路

（一）病史要点

继发性化脓性腹膜炎是最常见的腹膜炎。常见的病因如下：①炎症和感染，如急性阑尾炎、胆囊炎、胰腺炎、肝脓肿、急性输卵管炎等。②消化道急性穿孔，如胃、十二指肠溃疡急性穿孔等。③绞窄性肠梗阻、肠扭转、闭襻性肠梗阻等。④血管闭塞性疾患，如肠系膜血管栓塞等。⑤腹腔内出血，如自发性脾破裂等。⑥外伤，如腹壁穿透性损伤，腹壁闭合性损伤等。⑦医源性，如胃肠道吻合口漏等。

原发性腹膜炎腹腔内无原发性病灶。致病菌多为溶血性链球菌、肺炎链球菌或大肠杆菌。细菌进入腹腔的途径一般为：①血行播散，婴儿和儿童的原发性腹膜炎大多属于这一类。②上行性感染，来自女性生殖道的细菌，通过输卵管直接向上扩散至腹腔，如淋病性腹膜炎。③直接扩散，如泌尿系感染时，细菌可通过腹膜层直接扩散至腹膜腔。④透壁性感染，正常情况下，肠腔内细菌是不能通过肠壁的。但在某些情况下，如肝硬化并发腹水、肾病、猩红热或营养不良等机体抵抗力降低时，肠腔内细菌即有可能通过肠壁进入腹膜腔，引起腹膜炎。

（二）查体要点

体温、脉搏、血压：其变化与炎症的轻重有关。开始正常，以后体温逐渐升高、脉搏逐渐加快，则原有病变为炎症性。年老体弱的患者如脉搏快体温反而下降，这是病情恶化的征象之一。患者可出现高热、脉速、呼吸浅快、大汗、口干。病情进一步发展，可出现面色苍白、虚弱、眼窝凹陷、皮肤干燥、四肢发凉、呼吸急促、口唇发绀、舌干苔厚、脉细微弱、体温骤升或下降、血压下降、神志恍惚或不清，表示感染性中毒症状明显，并已有重度缺水、代谢性酸中毒及休克。

腹部体征：明显腹胀、腹式呼吸减弱或消失。腹胀加重是病情恶化的一项重要标志。腹部压痛、反跳痛和腹肌紧张是腹膜炎的标志性体征，尤以原发病灶所在部位最为明显。腹肌紧张，其程度随病因与患者全身情况不同而不等。胃肠或胆囊穿孔可引起强烈的腹肌紧张，甚至呈"木板样"强直。幼儿、老人或极度虚弱的患者腹肌紧张不明显，易被忽视。腹部叩诊时胃肠胀气呈鼓音。胃十二指肠穿孔时膈下有游离气体，使肝浊音界缩小或消失。腹腔内积液较多时可叩出移动性浊音。听诊时肠鸣音减弱，肠麻痹时肠鸣音可完全消失。直肠指检：直肠前窝饱满及触痛，这表示盆腔已有感染或盆腔脓肿。

（三）辅助检查

（1）血常规：白细胞计数及中性粒细胞比例增高。病情险恶或机体反应能力低下的患者，白细胞计数不增高，仅中性粒细胞比例增高，甚至有中毒颗粒出现。

（2）腹部立位平片：小肠普遍胀气并有多个小液平面的肠麻痹征象。胃肠穿孔时多数可见膈下游离气体。

（3）B超检查：显示腹内有不等量的液体，但不能鉴别液体的性质。B超指导下腹腔穿刺抽液或腹腔灌洗，可帮助诊断。腹腔穿刺方法是：根据叩诊或B超检查进行定位，在两侧下腹部髂前上棘内下方进行诊断性腹腔穿刺抽液，根据抽出液的性质来判断病因。抽出液可为透明、混浊、脓性、血性、含食物残渣和粪便等几种情况。结核性腹膜炎为草绿色透明腹水。胃十二指肠急性穿孔时抽出液呈黄色、混浊、含胆汁、无臭味。饱食后穿孔时可含食物残渣。急性重症胰腺炎时抽出液为血性、胰淀粉酶含量高。急性阑尾炎穿孔时抽出液为稀脓性略带臭味。绞窄性肠梗阻抽出液为血性、臭味重。如抽出的是全血，要排除是否刺入脏器或血管。抽出液还可以做涂片及细菌培养。腹内液体少于100ml时，腹腔穿刺往往抽不出液体，可注入一定量的生理盐水后再进行抽液检查。

（4）CT检查：对腹腔内实质性脏器病变（如急性胰腺炎）的诊断帮助较大，对评估腹腔内渗液量也有一定帮助。

（5）直肠指检：如发现直肠前壁饱满、触痛，提示盆腔已有感染或形成盆腔脓肿。已婚女性患者可做阴道检查或后穹隆穿刺检查。

（四）诊断流程

诊断流程见图5-1。

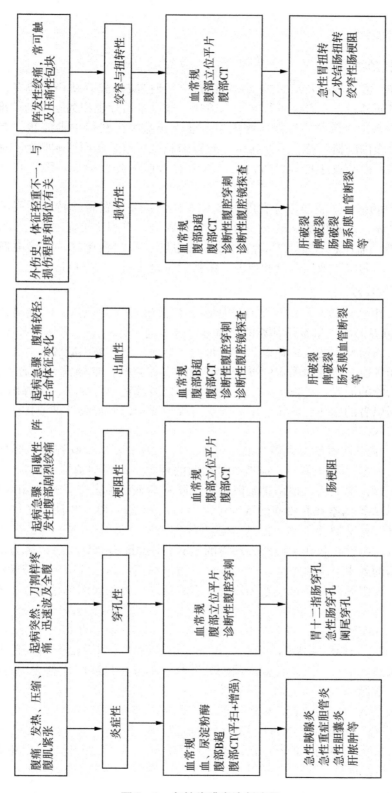

图 5 - 1　急性腹膜炎诊断流程

三、治疗措施

（一）一般治疗

对病情较轻，或病程较长超过 24 小时且腹部体征已减轻或有减轻趋势者，或伴有严重心肺等脏器疾患而禁忌手术者，可行非手术治疗。非手术治疗也作为手术前的准备工作。

1. 体位　一般取半卧位，以促使腹内渗出液流向盆腔，减轻中毒症状，有利于局限和引流；且可促使腹内脏器下移，腹肌松弛，减轻因腹胀压迫膈肌而影响呼吸和循环。鼓励患者经常活动双腿，以防发生血栓性静脉炎。休克患者取平卧位或头、躯干和下肢各抬高约20。的体位。

2. 禁食、胃肠减压　胃肠道穿孔的患者必须禁食，并留置胃管持续胃肠减压，抽出胃肠道内容物和气体，以减少消化道内容物继续流入腹腔，有利于炎症的局限和吸收。

3. 监测脉搏、血压、尿量、中心静脉压、心电图、血细胞比容、血清电解质、肌酐以及血气分析等，以调整输液的成分和速度，维持尿量每小时 30～50ml。

（二）药物治疗

1. 纠正水、电解质紊乱　由于禁食，腹腔大量渗液及胃肠减压，因而易造成体内电解质失衡。根据患者的出入量及应补充的水量计算补充的液体总量（晶体、胶体），以纠正缺水和酸碱失衡。病情严重的应多输血浆、清蛋白或全血，以补充因腹腔内渗出大量血浆引起的低蛋白血症和贫血。急性腹膜炎中毒症状明显并有休克时，如输液、输血未能改善情况，在加强抗生素治疗的同时，可以用一定剂量的激素，对减轻中毒症状、缓解病情有一定的帮助。也可以根据患者的脉搏、血压、中心静脉压等情况给以血管收缩剂或扩张剂，其中以多巴胺较为安全有效。

2. 抗生素　继发性腹膜炎大多为混合感染，致病菌主要是大肠杆菌、肠球菌和厌氧菌（拟杆菌为主）。在选用抗生素时，应考虑致病菌的种类。尚无细菌培养报告时的经验用药，应选用广谱抗生素，第三代头孢菌素足以杀死大肠杆菌而无耐药性。经大组病例研究发现，2g 剂量的第三代头孢菌素在腹膜腔的浓度足以对付所测试的 10 478 株大肠杆菌。过去较为常用的氨苄西林、氨基糖苷类和甲硝唑（或克林霉素）三联合方案，现在已较少应用。因为氨基糖苷类有肾毒性，且在腹腔感染环境的低 pH 中效果不明显。现在认为单一广谱抗生素治疗大肠杆菌的效果可能更有效。严格地说，根据细菌培养出的菌种及药敏结果选用抗生素较为合理。需要强调的是，抗生素不能替代手术治疗，有些病例单是通过手术就可以获得治愈。

3. 补充热量和营养支持　急性腹膜炎的代谢率约为正常人的 140%，每日需要热量达12 550～16 740kJ（3 000～4 000kcal）。热量补充不足时，体内大量蛋白质首先被消耗，使患者的抵抗力及愈合能力下降。在输入葡萄糖供给一部分热量同时应补充白蛋白、氨基酸、支链氨基酸等。静脉输入脂肪乳剂，热量较高。长期不能进食的患者应及早考虑用肠外高营养；手术时已做空肠造口的患者，可用肠内高营养法。

4. 镇定、止痛　可减轻患者的痛苦与恐惧心理，已经确诊、治疗方案已定及手术后的患者，可有哌替啶类止痛剂。诊断不清或要进行观察时，暂不用止痛剂，以免掩盖病情。

（三）手术治疗

1. 手术适应证　①经上述非手术治疗 6～8 小时后（一般不超过 12 小时），腹膜炎症及体征不缓解反而加重者；②腹腔内原发病严重，如胃肠道或胆囊坏死穿孔、绞窄性肠梗阻、腹腔内脏器损伤破裂，胃肠手术后短期内吻合口漏所致的腹膜炎；③腹腔内炎症较重，有大量积液，出现严重的肠麻痹或中毒症状，尤其是有休克表现者；④腹膜炎病因不明，无局限趋势。

2. 麻醉方法　多选择全身麻醉或硬膜外麻醉，个别危重休克患者可用局部麻醉。

3. 处理　原发病手术切口应根据原发病变的脏器所在部位而定。如不能确定原发病变位于哪个脏器，以右旁正中切口为好，开腹后可向上下延长。如曾做过腹部手术，可经原切口或在其附近做切口。开腹后要小心肠管，如腹内脏器与腹膜粘连，要避免分破胃肠管壁。探查时要轻柔细致，不要过多地解剖和分离以免感染扩散。为了找到病灶可分离一部分粘连。查清楚腹膜炎的病因后，决定处理方法。胃十二指肠溃疡穿孔的患者，穿孔时间不超过12小时，可做胃大部切除术。如穿孔时间长，腹内污染严重或患者全身情况不好，只能行穿孔修补术。坏疽的阑尾及胆囊应切除，如果局部炎症严重，解剖层次不清，全身情况不能耐受手术时，只宜行腹腔引流或胆囊造口术。坏死的小肠尽可能切除吻合，坏死的结肠如不能切除吻合，可行坏死肠段外置。

4. 彻底清理腹腔　开腹后立即用吸引器吸净腹腔内的脓液及液体，清除食物残渣、粪便、异物等。脓液多积聚在病灶附近、膈下、两侧结肠旁沟及盆腔内。可用甲硝唑及生理盐水灌洗腹腔至清洁。患者高热时可用 4～10℃ 生理盐水灌洗，有助于降温。腹内有脓苔、假膜和纤维蛋白分隔时，应予清除以利引流。关腹前是否在腹腔内应用抗生素，尚有争议。

5. 充分引流　要把腹腔内的渗液通过引流物排出体外，以防止发生腹腔残余脓肿。常用的引流物有硅管、橡胶管或双腔管引流；烟卷引流条引流不够充分，最好不用。引流管的前端要剪数个侧孔，放在病灶附近和盆腔底部，有的要放在膈下或结肠旁沟下方。严重的感染，要放在两条以上引流管，并可作腹腔冲洗。放引流管的指征是：①坏死病灶未能切除或有大量坏死组织无法清除；②坏死病灶已切除或穿孔已修补，预防发生漏液；③手术部位有较多的渗液或渗血；④已形成局限性脓肿。

6. 术后处理　继续禁食、胃肠减压、补液、应用抗生素和营养支持治疗，保证引流管通畅。根据手术时脓液的细菌培养和药物敏感实验结果，选用有效的抗生素。待患者全身情况改善，感染症状消失后，可停用抗生素。密切观察病情，以便早期发现并发症，如肝或肾衰竭、呼吸衰竭以及弥散性血管内凝血等，并进行相应的处理。

（张　旭）

第二节　结核性腹膜炎

一、概述

结核性腹膜炎是由结核菌引起的特异性感染，均继发于身体其他部位的结核病灶，又称腹膜结核。结核菌侵犯腹膜的途径有二：一是由腹盆腔的结核病灶，如肠结核、肠系膜淋巴结结核或结核性输卵管炎经淋巴管或直接蔓延至腹腔；二是由远位的结核病灶，主要是肺结核经血行播散至腹膜。腹膜受侵后可很快发生炎症，也可先形成潜在病灶，在机体抵抗力下降时始发病。结核性腹膜炎在肺外结核中并不少见，任何年龄均可发生，多见于 20～40 岁，女性较男性发病率高。目前死亡率低于 5%。

二、诊断思路

（一）病史要点

多数患者呈慢性发病，先有一段时间的结核病全身症状如低热、乏力、食欲不振、排便不畅或便秘、盗汗、消瘦等，逐渐感觉脐周或全腹隐痛不适，或者因腹水渐增而感到腹胀，也可出现慢性肠梗阻症状。少数患者发病较急，常为粟粒型结核血行播散引起，也可以是由于腹腔内结核病灶突然破裂所致，表现为急性腹痛，部位不定，但很快蔓延至全腹。由于腹膜大量渗出，患者觉腹胀。一般均有低热或中度发热，个别有高热。

由于结核性腹膜炎多为慢性过程，对有慢性腹痛病史、原因不明的腹水、不全肠梗阻或腹部出现包块的患者，特别是患者比较衰弱或消瘦，伴有低热、盗汗等症状者，应想到结核性腹膜炎的可能。

（二）查体要点

腹水型有明显的腹水征。粘连型腹部有广泛的轻度压痛及特有的柔韧感。包裹型则可触及不规则的肿块，或呈实性，或呈囊性，或囊实性兼而有之，常有明显的压痛。物理检查见全腹压痛、轻度肌紧张以及反跳痛，常可叩出移动性浊音。

（三）辅助检查

1. 实验室检查　贫血，血沉增快，白细胞计数多在正常范围，可作为诊断的参考。

2. 结核菌素皮内注射试验　80%的患者为阳性，但阴性并不能排除结核病的诊断，因重症结核患者免疫功能低下，多种淋巴因子缺乏，对常规试验剂量的结核菌素不产生变态反应之故。

3. 影像学检查　腹部平片可显示腹膜增厚或发现钙化淋巴结。钡餐造影常有肠粘连的表现，或有不全肠梗阻或肠管局限性狭窄的征象。B 型超声或 CT 检查可显示腹水或包裹性积液以及粘连团块，但无特异性。

4. 腹腔穿刺　有腹水征者可行腹腔穿刺，粘连者禁用，包裹性积液者也可在 B 型超声引导下穿刺。腹水富含蛋白，蛋白定量常在 25g/L 以上，如患者有低蛋白血症，血浆和腹水白蛋白之差多在 11g/L 以下。镜检白细胞以淋巴细胞和单核细胞为主，找到结核菌的机会不足 5%，结核菌培养阳性率约 40%。一升腹水离心沉淀物做豚鼠接种，阳性率较高，可达 80%。

5. 腹腔镜检查　对可能有腹腔广泛粘连者不适用，因充气困难，视野不清，且易损伤肠管。对合适的病例通过腹腔镜可看到腹膜的粟粒样结核结节或个别粘连带，还可取肠系膜或腹膜以及盆腔的病变组织做病理检查。

6. 剖腹探查　对与恶性肿瘤不能鉴别的病例，比如回盲部有狭窄或充盈缺损，兼有局部粘连团块不能排除盲肠癌；或顽固性腹水，排除了肝硬化，但不能排除恶性肿瘤，如腹腔恶性淋巴瘤或间皮瘤时，应及时开腹探查。注意腹膜和肠系膜淋巴结的病变，送冰冻及常规病理切片检查以明确诊断，给予相应的处理。

对于急性结核性腹膜炎，如腹膜粟粒型结核或腹腔内结核病灶破裂，需和外科急腹症鉴别，值得注意的是腹腔结核和肠结核引起的急性肠梗阻或肠穿孔，本身就是外科急腹症，结核是其发病原因。

（四）诊断流程

诊断流程见图 5 - 2。

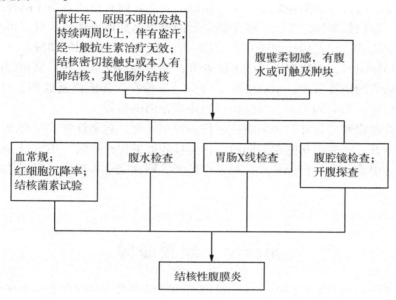

图 5 - 2 结核性腹膜炎诊断流程

三、治疗措施

（一）一般治疗

无并发症的结核性腹膜炎属于内科治疗范畴，休息、加强营养和给予抗结核药物是基本治疗方法。利福平、异烟肼、链霉素、对氨基水杨酸钠、乙胺丁醇、吡嗪酰胺等是常用的有效抗结核药物，应根据患者具体情况选用或联合使用，但疗程要够长，一般持续用药 18 ~ 24 个月。在用药过程中注意耐药情况的发生和毒副作用，特别是肝功能损害以及链霉素所特有的听神经损害，及时调整用药。腹水型结核，尤其是急性渗出阶段，采用定期穿刺放腹水，注入抗结核药物，结合全身用药，疗效较好。

（二）手术治疗

当结核性腹膜炎出现腹部其他并发症，特别是肠梗阻时则需外科治疗。粘连型以及某些包裹型结核性腹膜炎常伴有慢性不全性肠梗阻症状，当饮食过量或肠道发生急性炎症水肿可导致完全性梗阻而出现急性肠梗阻症状，按一般急性肠梗阻的原则处理，给予禁食、胃肠减压、静脉输液，多能自行缓解。由于肠管之间广泛粘连，位置固定，不易发生绞窄。急性肠梗阻缓解后仍会遗有不全肠梗阻症状或反复急性发作。对急性肠梗阻经非手术治疗数日甚至一周以上仍不缓解，或慢性肠梗阻症状明显，进食受影响，不能维持营养和体重的患者，应行手术治疗。手术方案根据腹腔内粘连的情况制定，疏松而范围比较局限的粘连可进行分离松解，紧密而广泛的粘连，分离时容易损伤肠壁，甚至穿破进入肠腔，而且分开后肠管浆膜面往往缺如，遗有很多创面，术后极易再次粘连，所以应尽可能将紧密粘连成团块的肠管切除，行端端吻合。有时粘连团块很难和周围分离开来，无法整块切除，可在辨明远近段肠管后做侧侧吻合，形成短路，以解除梗阻，但术后由于病变肠管被旷置以及抗结核治疗难以奏效，原有的梗阻肠段可以恢复通畅，使肠内容物通过原来的肠段后又经过短路返回，而发生侧侧吻合综合征，所以尽量避免旷置手术。粘连的肠管之间有可能夹杂干酪样坏死病灶，甚至有内瘘形成，也以整块切除为宜。位于肠系膜的淋巴结如形成坏死灶时，可切开清除干酪样组织，并搔刮残壁。原发病灶如输卵管结核、肠结核等，争取同时切除。

发生急性肠梗阻时，也应按上述的方法处理，如患者情况危重或局部切除困难时，也可暂行梗阻近端肠管的插管造瘘，术后继续全身抗结核治疗，如能恢复通畅，可拔除造瘘管，或过一段时间后施行彻底的手术，切除包括肠造瘘在内的肠管。

包裹型结核性腹膜炎合并肠梗阻时按同样的原则处理，包裹性积液可吸净，周围粘连的肠管尽量剥离分开，必要时切除部分肠段。包裹性积液继发感染时，不宜过多剥离，由肠间隙进入脓腔做外引流，以后再做处理，如发生肠瘘，则在完全局限后，根据情况切除病变创段及瘘管。

（张　旭）

第三节　腹腔脓肿

脓液积聚于腹腔内的某些间隙，逐渐被周围的纤维组织或脏器包裹而形成脓肿。脓肿可发生于腹腔内的任何间隙，可分为膈下脓肿、盆腔脓肿、肠间隙脓肿。通常是化脓性腹膜炎的后遗症或者是腹部污染或感染性手术的并发症。腹腔脓肿的病原菌和化脓性腹膜炎一样，多来自胃肠道，以大肠杆菌为主，常有厌氧菌和其他阴性杆菌的混合感染。腹腔脓肿位置隐蔽，诊断和治疗较复杂，病程较长，拖延时日，对患者的消耗和危害很大，是腹部外科中难于处理的一个问题，以下分述几种常见的脓肿。

一、膈下脓肿

（一）概述

凡位于膈肌以下、横结肠及其系膜以上的上部腹腔内脓肿都泛称为膈下脓肿。膈下脓肿均为感染性液体积存而直接形成，病因主要有以下三种：①弥漫性腹膜炎；②手术后并发症；③邻近脏器的化脓性感染。

腹腔感染性液体进入膈下间隙后，经过炎症阶段，一般都可自行吸收，但如果患者抗感染能力差，致病菌毒性强，患者因衰弱或腹痛呼吸变浅，横膈运动减弱，加以体位不当，积存液体不能排除，间隙腹膜的炎症继续发展，若治疗再不得当，则大约1/3的患者形成膈下脓肿。脓肿大小不一，可单发也可多发，或脓肿较大而有间隔。脓肿形状复杂，随占据的空间被纤维包裹，与周围的脏器紧密粘连。脓汁的性质因致病菌的不同而异，一般为大肠杆菌为主的混合感染，为有臭味的灰白色黏稠脓汁，有铜绿假单胞菌感染时，脓汁成淡绿色，有特殊臭味，如混有产气菌感染，则脓肿中存在气体。肝上间隙脓肿，膈胸膜可出现反应性渗出，感染也可经淋巴途径蔓延至胸腔或直接破入胸腔。右肝下脓肿偶可破入结肠。小网膜囊脓肿易侵及胰腺或脾门血管而发生出血。膈下区域血循环及淋巴丰富，加之横膈不停地运动，感染易扩散而发生脓毒症。

（二）诊断思路

1. 病史要点　由于膈下脓肿实际是继发性感染或其他原发疾病的后遗症，一般均在原发疾病的基础上或术后发生。根据原发病或近期手术的历史，患者出现全身感染中毒的症状而又找不到明显的原因，血象白细胞计数显著升高，或分类出现核左移，参考腹部检查所见，应考虑有膈下脓肿的可能，需及时做进一步检查。

2. 查体要点　上腹部有明显压痛及肌紧张者不足50%，可有饱满感，个别患者能触及边界不清的肿块。肝区可以有叩击痛，侧胸部或后腰部有时出现指凹性水肿。听诊患侧呼吸音弱或有湿性啰音。肠蠕动音正常或减弱，感染中毒症状明显时，可出现肠淤胀。

3. 辅助检查

（1）X线检查：透视下可发现患侧横膈运动受限，胸片常有患侧横膈抬高，肋膈角模糊，或有胸腔积液。膈下偶见占位阴影，或有胃外的液气面。左肝下脓肿可显示胃泡移位。约50%患者X线检查有阳性发现。

（2）B超检查：约80%的患者可发现脓肿，逐日做动态观察对诊断很有帮助，可作为首选的检查方法。

（3）CT检查：约95%的患者可显示脓肿，并明确定位，是必要的诊断方法。

（4）脓肿穿刺：脓肿较大时，可在B超引导下穿刺，如抽吸出脓汁即可确诊，但难以准确定位。脓汁应送细菌学和药敏检查。如穿刺未能抽吸出脓汁，并不能排除脓肿的诊断，为脓肿不规则或脓汁过于黏稠之故。

4. 诊断流程（图5-3）

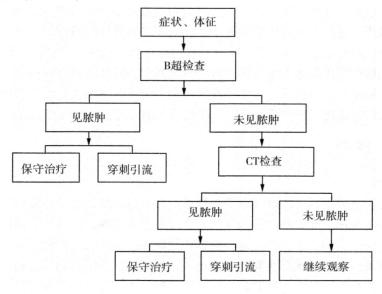

图5-3　膈下脓肿诊断流程

（三）治疗措施

1. 一般治疗　患者因不能进食，输液、维持水电平衡是必要的。消耗严重者应给予全胃肠道外营养。有肠淤胀的患者行胃肠减压。静脉滴注给予抗生素是重要的治疗方法，宜选用有效的广谱抗生素，并给予抗厌氧菌药物，如甲硝唑。如曾穿刺获取细菌学资料，应根据药敏结果调整抗生素的应用。

2. 脓肿穿刺　　如脓肿形成，脓腔较大，可在 B 超引导下穿刺，将脓肿尽可能吸净，并注入抗生素，可间隔数日反复进行。如脓肿位置较浅，估计不致损伤空腔脏器时，可试行经导丝插管留置引流，并经导管注入抗生素。

3. 手术引流　　多数患者需手术引流。术前应再次用 B 超定位，选择合适的切口，原则上采用腹膜外入路，以免污染游离腹腔或损伤肠管。胸膜损伤也应避免。

（1）腹壁前入路：适用于右肝上、右肝下位置较靠前的脓肿及左膈下位置较靠前的脓肿。做左或右侧肋缘下切口，逐层切开，至腹膜后将腹膜向横膈方向分离。如腹膜下粘连成块，层次不清，也切开腹膜，小心剥离，切勿损伤粘连的肠管，在膈肌与粘连的胃、结肠或小肠之间分离至脓腔，穿刺吸出脓汁证实后，即可切开脓腔，吸净脓汁，放置引流管。

（2）后腰入路：适合于右肝下、右膈下靠后的脓肿。沿第 12 肋做切口，显露并切除第 12 肋，平第 1 腰椎平面横行切开肋骨床，注意不可顺肋骨床斜形切开，以免切除肋膈角的胸膜隐窝而进入游离的胸膜腔。切开肋骨床后即进入腹膜后，可触及较硬的脓腔后壁，将肾脏向下推移，试验穿刺，抽吸出脓汁后，切开脓肿，吸尽脓汁，放置引流管。

（3）胸壁入路：适合于右肝上间隙的高位脓肿。为了避免进入胸膜腔，手术分两期进行。第一期可在右胸侧壁第 8 或第 9 肋处沿肋骨做切口，切除部分肋骨，直达胸膜外，然后用碘纺纱布填塞伤口，使胸膜和膈肌形成粘连，5 ~ 7 天后行二期手术，将充填的纱布取出，在基底创面试行穿刺，切开引流，切口部分缝合。

无论经何入路切开脓腔，引流必须充分，可酌情放置 1 根或 2 ~ 3 根引流管，以带侧孔的双套管为佳，引流管要妥善固定于皮肤，术后可虹吸引流或负压吸引，可定时冲洗脓腔。随着引流量的减少，逐渐分次拔出引流管。必要时在拔管前做窦道造影，以了解有无残腔。

膈下脓肿即或治疗得法，至今仍有 5% 左右的死亡率，故应注意预防。腹膜炎患者宜采取半坐位，避免腹腔内渗出液上流。选用抗生素要有效。腹部手术关腹前，根据腹腔污染情况，充分吸净腹腔渗出液或脓液，需要冲洗时应大量等渗盐水冲洗后洗净。腹腔内如遗有创面或有吻合口瘘的可能时，应放置引流管，麻醉恢复后尽早行半坐位。

二、盆腔脓肿

（一）概述

盆腔指腹腔最下方直肠上端前壁腹膜反折以上及直肠乙状结肠交界处两侧的间隙，腹膜反折处构成直肠膀胱凹，在女性因子宫存在于直肠和膀胱之间，又分隔为前后两个间隙，有临床意义的是直肠子宫凹。下腹部及盆腔脏器的化脓性感染，如急性阑尾炎、急性输卵管炎以及弥漫性腹膜炎或腹部手术后腹腔内有渗出，因体位原因，感染的液体易于向下流至盆腔各间隙，形成盆腔脓肿，是腹腔脓肿较为常见的一种。由于盆腔腹膜吸收毒素能力较小，炎症范围也较局限，全身感染中毒症状较轻。

（二）诊断思路

根据急性腹膜炎治疗过程中，特别是下腹部脏器的化脓性感染以及近期腹部手术史，患者有全身感染症状及直肠受刺激的表现，应想到盆腔脓肿的可能。腹部检查多无阳性发现，直肠指诊触及压痛包块，则基本上可肯定诊断。已婚女性应做盆腔检查，以除外妇科疾病引起的炎性包块，必要时经阴道做后穹隆穿刺，如吸出脓汁即可确诊，B 型超声和 CT 检查有助于明确诊断，并可显示脓肿的具体位置和大小。

诊断流程见图 5 - 4。

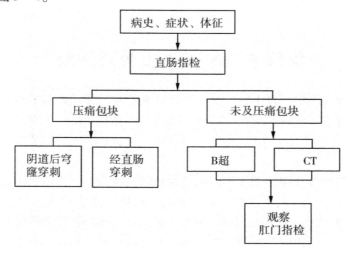

图 5 - 4　盆腔脓肿诊断流程

（三）治疗措施

盆腔脓肿较小或尚未形成时，可采用非手术治疗，给予有效抗生素，辅以湿热盐水灌肠和物理透热疗法，多可自行吸收消散。如脓肿较大，临床症状较重，经一段抗感染治疗后收效不显著，需手术治疗。如直肠指诊触及包块，可经直肠先做局部穿刺，吸出脓液，然后即可在直肠内穿刺的进针部位切开，有脓液流出后，用止血钳扩大切口，吸净脓液，放入引流管引流。盆腔脓肿经引流后，由于小肠的下沉和体位引流的通畅，脓肿容易闭合。数日后患者如有便意，即可将引流管拔除，必要时指诊探查一下引流口及脓腔，并可结合 B 超检查，如脓腔已消失，可行高锰酸钾热水坐浴，并日后再行直肠指诊复查。

三、腹腔内其他脓肿

腹腔内感染性液体有时也可积聚在其他间隙形成脓肿。胃十二指肠溃疡急性穿孔，消化液沿右结肠旁沟下流，有可能形成右结肠旁脓肿或再向下行形成右下腹脓肿。化脓性阑尾炎的渗出液在平卧时也可流向盲肠外下方形成右下腹脓肿。弥漫性腹膜炎的渗出液可以在肠管之间和肠管肠系膜之间形成肠间脓肿，这种脓肿一般较小，常多发。

上述的几种脓肿同样有全身感染症状或有腹痛，但除非脓肿较大，一般症状都不很严重。肠间脓肿偶可因粘连而发生不完全性或完全性肠梗阻。腹部检查在脓肿部位有压痛，可以摸到包块，但肠间脓肿很少能触及肿物。B 超有助于诊断及定位。

关于治疗，非手术治疗如给予抗生素、腹部理疗等，脓肿多可自行吸收，或包裹局限，症状逐渐消失，无须特殊处理。如脓肿较大，伴有感染症状，非手术治疗无效，或出现急性肠梗阻时则需要手术治疗。

手术的原则是切开引流。在脓肿部位做切口。右下腹脓肿多采用麦氏切口，结肠旁脓肿可在右或左侧腹壁做直切口，切开至腹膜后，如已和腹膜发生粘连，在穿刺证实有脓后，直接切开引流，注意勿伤及肠管。如尚未与腹膜粘连，可于腹膜外剥离至脓肿部位穿刺后切开。肠间脓肿合并急性肠梗阻时需进入腹腔，分离粘连，常有脓汁溢出，解除梗阻后，将脓汁吸净，敞开脓腔，可用稀释碘伏液局部冲洗，一般不放置引流，术后继续抗感染治疗。

（张　旭）

第四节　原发性腹膜后肿瘤

原发性腹膜后肿瘤不包括肾上腺、肾、输尿管和胰腺的原发性肿瘤及胃肠道的腹膜后淋巴结转移性肿瘤。好发年龄在 40～60 岁，约 1/5 的病例的年龄在 10 岁以下。

一、病理

腹膜后肿瘤种类很多，按病理性质分成良性和恶性两大类。按组织学类型或可依组织来源分类，分别来自于脂肪组织、结缔组织、筋膜、肌肉、血管组织、神经、淋巴管和淋巴结，其中良恶性肿瘤之比为 1：4。良性肿瘤以脂肪瘤、淋巴瘤和皮样囊肿多见。恶性肿瘤以恶性淋巴瘤及各类纤维肉瘤、脂肪肉瘤多见。但腹膜后肿瘤总发病率不高，各病理类型都呈散在发生，尚无完整的分类发病率资料。其主要病理类型见表 5-1。到目前为止，国内外尚无统一的国际协作组织对腹膜后恶性肿瘤进行分类分析，但可参照以下标准：按分化程度分为 Ⅰ 级：高分化程度；Ⅱ 级：中分化程度；Ⅲ 级：低分化或未分化程度。按肿瘤大小及有无转移分为：T_1 期 <5cm；T_2 期 ≥5cm；T_3 期：有局部骨、神经及血管侵犯；T_4 期：有远处器官转移或淋巴结转移。

表 5-1　常见原发性腹膜后肿瘤分类

组织来源	良性肿瘤	恶性肿瘤
结缔组织	纤维瘤	纤维肉瘤
脂肪组织	脂肪瘤	脂肪肉瘤
淋巴管	淋巴管瘤	淋巴管肉瘤
淋巴结	淋巴瘤	淋巴肉瘤、网织细胞肉瘤、霍奇金病
平滑肌	平滑肌瘤	平滑肌肉瘤
横纹肌	横纹肌瘤	横纹肌肉瘤
神经组织	神经鞘瘤、神经纤维瘤、神经节细胞瘤	恶性神经鞘瘤、神经纤维肉瘤、节细胞瘤或神经细胞瘤
嗜铬组织	嗜铬细胞瘤	恶性嗜铬细胞瘤
化学感受群	非嗜铬性副神经节瘤	恶性非嗜铬性副神经节瘤
胚胎残余	畸胎瘤、皮样囊肿、脊索瘤	恶性畸胎瘤、恶性脊索瘤
其他类	腺瘤、黏液瘤、黄色肉芽肿	未分化恶性肿瘤、无性细胞瘤、滑膜肉瘤

二、诊断

原发性腹膜后肿瘤由于腹膜后间隙的疏松解剖结构，生长空间大，前方有腹内脏器遮盖，早期多无症状体征。直至肿瘤生长到一定程度时，可出现腹部包块、腹胀、疼痛和腹部肿瘤压迫症状而就诊。腹部包块常由患者自己首先发现，此时多已较大，但临床上却很难立即用物理检查手法确定其来自腹膜后间隙。可以结合肿块部位、是否占位症状加以判断。肿瘤生长可以压迫附近组织器官或使其移位产生症状，如腹胀、恶心、呕吐、尿频、腹水、下肢和阴囊水肿、腹壁或精索静脉曲张等，如肿块合并上述压迫症状，应高度考虑腹膜后肿瘤可能。腹痛的性质大多为胀痛或隐痛，当肿瘤侵犯腰骶神经根时，可向腰背及大腿部放射，并可出现下肢知觉减退和麻木等。全身症状多为非特异性的，晚期可以出现体重减轻、发热、乏力及恶液质、贫血等。肾上腺嗜铬细胞瘤可引起发作性高血压的症状。某些肉瘤，偶可引起低血糖症状。

由于上述症状并不典型，诊断常被延误，对临床医师而言，应建立腹部肿块都可能是来自腹膜后间隙的概念，积极作进一步检查，其目的是除了在术前明确诊断外，还可对病变范围及毗邻关系有清楚了解，以下检查可以选择使用。

（1）B型超声波：由于该方法简单普及，目前基层医院均已装备，已大大提高了腹膜后肿瘤的术前确诊率，但其对后腹膜间隙的组织器官有时分辨率不高，特别是其毗邻关系不易判明。

（2）胃肠道钡剂造影：可以通过胃肠道受压情况判断肿瘤的部位，检出率不足50%。但可以了解肠道是否受累，对确定手术范围和术前准备十分必要。

（3）计算机体层扫描摄影（CT）：该方法对腹膜后肿瘤的部位和病变范围分辨力高，一般对≥2cm肿瘤的诊断率达90%左右，现已逐渐普及。还可在CT定位下行术前细针细胞学检查，确定肿瘤的性质。

（4）血管造影术：包括腹主动脉和下腔静脉造影、选择性腹腔动脉造影等。根据动脉造影所显示的腹主动脉及其分支的行经、分布及形态学改变，以及肿瘤的血供来源，可以区分其为腹腔内或腹膜后肿瘤。腹膜后肿瘤的血供来源主要有：上腹部的来自肋间动脉；肾上方的为膈下动脉；肾周的可为肾及肾上腺、肾周围血管；下腹的来自腰动脉、髂动脉、卵巢动脉，可以依据上述血供的分布，选择特定部位的适当造影术。动脉造影的征象有：动脉移位、血管异常分布、动脉包围和梗阻等。下腔静脉造影可以显示下腔静脉受压移位和侵犯，有助于术前作好血管移植的准备工作。

（5）排泄性尿路造影：可以观察肾与输尿管移位或被包裹情况，还可以了解对侧肾脏功能，对手术中判断能否切除受累肾脏有极重要价值。

（6）核磁共振成像（MRI）：MRI对后腹膜肿瘤的分辨率高于CT，且可以清楚辨认≤2cm的肿瘤及其毗邻关系，诊断率大于90%，已在大中城市中使用。但价格较贵，尚不能普及。

（7）淋巴造影：对淋巴系统肿瘤有很高诊断价值，肿大淋巴结检出率达90%以上。

另外，还可选择腹腔镜检查术或其他检查方法。可以根据具体情况用至少三种以上检查方法，对确定肿瘤的位置、范围、性质及相邻脏器受压、推移、侵犯和淋巴转移等情况均有帮助。不宜仅仅根据某种检查结果，满足于作出腹膜后肿瘤的诊断或甚至仅是腹部肿瘤的诊断，就轻易决定剖腹探查，以免造成患者的痛苦和损伤，增加再次手术的难度。

三、治疗

腹膜后肿瘤无论良性或恶性都应及早手术治疗。术前应视肿瘤的情况作好以下准备：肠道准备，以备行结肠切除；静脉肾盂造影以备肾脏切除；准备人造血管，以备血管侵犯时血管移植。还应准备充足的血液和作好各有关专科的组织协调工作。

到目前为止，原发性腹膜后肿瘤的切除率仍然不高（40%～70%），国内恶性肿瘤切除率一般不足 50%，良性约 80%。主要原因是诊断较晚、广泛转移、出血过多、局部侵犯多脏器或包绕血管而放弃手术。另外，术前检查不完善，奉行是肿瘤就及早探查的概念，存在侥幸心理。由于准备不足，常被迫在术中放弃肿瘤切除，往往使患者丧失了手术切除的机会。也是迄今腹膜后肿瘤切除率不高的重要原因。

1. 手术原则

（1）肿瘤包膜完整，与周围脏器粘连不明显或虽有粘连但可以分离者，争取一期完成切除术（指肉眼可见肿瘤组织）。

（2）肿瘤较大或已侵犯邻近器官组织，争取完全切除或联合器官切除术。

（3）对不能完全切除的病例，可以争取部分切除术或取活检病理切片检查，按病理类型进行放疗或化疗后，再考虑二次手术。

（4）对无法切除或因患者出现高危因素，如高龄、严重疾病等时；或经其他检查证实有远处转移者，均应行放疗或化疗，或采用介入放射学方法治疗。

除上述手术原则外，手术操作还应注意以下几点。

1）腹膜腔及内脏可因肿瘤巨大而推向对侧，在作切口时，见不到腹腔；还可造成输尿管、胆总管、肝动脉与门静脉拉长、变细与移位等，若不注意就会误伤以上重要结构。

2）侵犯肾血管以下大血管的恶性肿瘤可一并切除下腔静脉和腹主动脉，并作腹主动脉人造血管移植；直接缝合下腔静脉两断端，一般无需作血管移植。如肾及肝下下腔静脉受侵犯时，可切除一段肝下下腔静脉及右肾，并在左肾静脉与下腔静脉入口附近切断缝扎肾静脉，依靠左肾静脉的侧支，仍可能保存左肾功能；缝合前可行左肾静脉阻断耐受试验，即静脉测压或靛青蓝排泄试验，如左肾不能耐受结扎时，可将切断的左肾静脉与下腔静脉的上或下切端作端侧吻合。

3）当腹膜后肿瘤的体积较大，表面血管丰富或与周围脏器粘连紧密时，正常解剖结构已被破坏而不易辨认，可以切开肿瘤包膜，放出其内大量液体或稀稠内容物，以缩小体积；也可作"Z"字型缝合后，用粗针吸出液体，再结扎缝线。但对实质性肉瘤应慎用此法，且应注意肿瘤内有无血管连通或破裂，应充分止血。对肿瘤巨大，与其周围血管关系不明或虽明但难以处理、包膜外出血较多时，可以行包膜内切除肿瘤，但有发生严重出血且不易止血的危险。

2. 复发性腹膜后肿瘤的处理　腹膜后恶性肿瘤手术切除后复发率很高，死亡病因常为局部复发而非远处转移所致，即使是作联合脏器切除或完全切除术的 5 年生存率也在 56% 左右。对于腹膜后软组织肉瘤，临床上往往难以施行完全切除术，术后复发率高达 40%～82%。据文献统计：肿瘤的恶性程度是影响复发的主要因素之一。高恶性程度分级肿瘤的术后复发时间约 15 个月，低恶性程度肿瘤为 42 个月。其中脂肪肉瘤复发率较高，良性肿瘤也有相当复发率。迄今，对复发肿瘤惟一有效的方法仍然是手术切除肿瘤。与原发肿瘤手术相比，复发肿瘤的切除手术难度更大，切除率也更低。再次手术时，肿瘤周围的解剖关系多不易辨认，施行完全切除可能性较小，以后复发率则较高。但仍可在复发后考虑再次手术。

3. 术后并发症　腹膜后肿瘤的手术并发症有下腔静脉损伤、输尿管损伤、急性肾功衰、创面出血等，主要是注意预防措施，作好充分的术前准备工作。一旦发现损伤，采取相应补救措施，避免损害扩大，但多预后很差。另外，腹膜后肿瘤可以见到少数化学感受器瘤，表现为肿瘤切除后，血液中去甲肾上腺素骤然降低，可使长期处于收缩状态的血管突然扩张，以致回心血量和循环血量减少，出现低血容量性休克，处理时以扩容并应用血管收缩剂为主，多能很快纠正。

4. 辅助性化学疗法和放射疗法　化学疗法的效果尚不肯定，主要对淋巴瘤有一定效果。最近有报道认为阿霉素对一些软组织肉瘤有效，但尚待进一步证实。采用介入性化学疗法可能有助于延长患者生命。

放射疗法对无法切除或不完全性切除肿瘤，可以减轻疼痛，改善一般情况和延长生命，其中以淋巴肉瘤效果较好。对完全切除肿瘤，可以提高 5 年生存率。

（张　旭）

参考文献

[1] 张书信，张燕生，等．肛肠外科并发症防范与处理．北京：人民卫生出版社，2012.

[2] 张有生，李春雨．实用肛肠外科学．北京：人民军医出版社，2009.

[3] 吴详德，童守义．乳腺疾病诊治．北京：人民卫生出版社，2009.

[4] 方先业，刘牧林．急腹症与腹部损伤诊疗学．北京：人民军医出版社，2010.

[5] 那彦群，叶章群，等．中国泌尿外科疾病诊断治疗指南．北京：人民卫生出版社，2014.

第六章

胃、十二指肠外科

第一节　胃、十二指肠临床应用解剖基础

一、胃的外科解剖

　　胃作为消化系统的重要组成部分，大部分位于左季肋区，小部分位于中上腹，上连腹段食管，下接十二指肠球部，具有容纳、搅拌食物，分泌胃液，消化食物，吸收酒精、少量水分及某些药物和内分泌功能。成人胃的容量平均可达 1 500ml 左右。但胃的容量、形态及位置个体差别很大，可因胃充盈程度、体形、体位或疾病的影响而有变化，也可受年龄、性别、体质以及周围器官的影响。

　　1. **胃的分部**　胃有贲门口、幽门口共两个开口，有胃大弯、胃小弯共两个弯曲以及前（前上面）、后（后下面）共两个壁。常将胃分成以下几个区域（图6-1）。

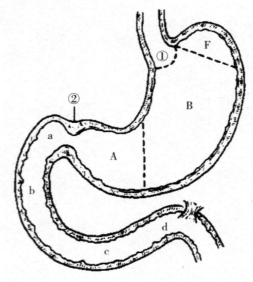

图6-1　胃的分区图

　　①贲门；②幽门；F：胃底；B：胃体；A：胃窦；a、b、c、d 分指十二指肠第1，2，3，4 段
　　（摘自吴孟超主编《腹部外科学》，1992 年第 1 版）

（1）贲门部：贲门是胃的入口，上接腹段食管的下端。贲门口和切牙之间的距离为40cm，这一数值在判断胃管等器械是否已到达胃腔时有重要的参考意义。在内镜下，食管和贲门黏膜的交界处呈锯齿状，常以此锯齿状线作为胃和食管的分界。而在外形上是从贲门切迹向右至胃与食管右缘连续处作一水平线，并以此作为胃与食管之分界。

（2）胃底部：指贲门切迹平面以上的部分。因腔内常有咽下的空气，故又称为"胃泡"。

（3）胃体部：是胃的主要部分，上接胃底，下方以胃小弯角切迹和胃大弯的连线与幽门部分界。

（4）幽门部：由左侧份的幽门窦和右侧份的幽门管两部分组成。幽门管的终末处环形肌层增厚形成幽门括约肌环。幽门前静脉和幽门括约肌环是临床判断幽门管和十二指肠球部分界的标志。

2. **胃的毗邻关系和胃周韧带**　胃是腹膜内位器官，周围腹膜移行形成众多韧带和网膜。

胃上邻膈穹，下连横结肠，左侧毗邻脾脏，右上毗邻左肝。因此，胃的恶性肿瘤可直接侵及邻近器官，常需行联合脏器切除。胃的后壁隔网膜囊与胰腺、左肾、左肾上腺、脾、横结肠及系膜等相邻，上述器官组织共同构成所谓的"胃床"。

胃周韧带众多，在施行胃手术时，常需切断结扎这些韧带。

（1）肝十二指肠韧带和肝胃韧带：分别连接肝门与十二指肠、肝左叶与胃小弯，共同构成小网膜。肝胃韧带内含有胃冠状血管、左迷走神经干肝支等。肝十二指肠韧带中含有胆总管、肝动脉和门静脉，在行胃大部切除时有误断该韧带的报告，要注意切勿损伤。

（2）胃结肠韧带：连接胃大弯与横结肠，是大网膜的一部分，参与构成网膜囊的前壁，内含胃网膜血管、淋巴结等。

（3）胃脾韧带：连接脾门与胃大弯左侧，内含胃短血管等。

（4）胃膈韧带：连系胃底、贲门与膈肌，下续胃脾韧带。在行贲门周围血管离断术时需切断此韧带。

（5）胃胰韧带和胃胰襞：胰腺上缘向胃体、贲门及胃底后份移行的腹膜皱襞即胃胰韧带，而其右侧缘为胃胰襞，内有胃左血管通过。

3. **胃的血管**

（1）胃的动脉：胃的动脉血供相当丰富，众多血管分支在胃壁内相互吻合、交通形成血管网。胃的动脉均来自腹腔动脉及其分支。

1）胃左动脉：95%以上的胃左动脉起自腹腔动脉干，是腹腔动脉的三大分支。少数源自腹主动脉或肝左动脉。胃左动脉起始后行向左上，达贲门平面分出食管支及贲门支后折行向右下，在肝胃韧带中走行并分出胃支至小弯侧胃前后壁，在角切迹处与胃右动脉相吻合，构成胃小弯动脉弓。有时胃左动脉发出迷走肝左动脉和左膈下动脉，在手术时应注意辨别。

2）胃右动脉：大多起自肝固有动脉，亦可源自肝总动脉、肝左动脉或胃十二指肠动脉。行经幽门上缘，向左沿胃小弯走行在肝胃韧带中，在角切迹处与胃左动脉吻合。

3）胃网膜左动脉：起自脾动脉，经脾胃韧带达胃大弯并沿其向右下行进在胃结肠韧带的两层腹膜之间，沿途分支供应大弯侧上 1/3 的胃体前后壁，最终与胃网膜右动脉吻合形成大弯动脉弓。胃网膜左动脉的第一胃支和胃短动脉之间是表面无血管区，是胃大部切除术中大弯侧的切断标志。

4）胃网膜右动脉：是胃十二指肠动脉的终末分支之一，在胃结肠韧带中由右向左行，沿途分支到胃前后壁及大网膜，最终与胃网膜左动脉吻合。

5）胃短动脉：是脾动脉的分支，多为 2~5 支，经胃脾韧带供应胃底部。

6）胃后动脉：1/2~2/3 源自脾动脉干，多为 1~2 支，经胃膈韧带至胃底后壁。

7）左膈下动脉：起自腹主动脉、腹腔动脉或胃左动脉，行向左上方，经左膈脚前方、左肾上腺内侧，绕食管后方至膈，分支到膈、胃底、贲门等处。

胃的动脉之间有广泛吻合，在行胃大部切除时，只需保留一支主要动脉，残胃便可保持良好血供，无缺血之虞。

（2）胃的静脉：胃的静脉均与各同名动脉伴行，汇入门静脉系统。

1）胃左静脉：又称胃冠状静脉，包括食管支、胃支等属支，多汇入门静脉。在门脉高压症中，门静脉回流受阻而使胃左静脉代偿性增粗，食道静脉曲张，可致上消化道大出血。

2）胃右静脉：汇入门静脉。其属支幽门前静脉是术中胃和十二指肠分界的重要标志。

3）胃网膜左静脉：汇入脾静脉。

4）胃网膜右静脉：汇入肠系膜上静脉。在汇入前可与右结肠静脉汇合形成胃结肠干（Henle 干）。

5）胃短静脉：汇入脾静脉。

6）胃后静脉：经胃膈韧带汇入脾静脉。

4. 胃的淋巴回流　胃壁各层内均有丰富的毛细淋巴管网，由内至外汇入胃周淋巴结，经逐级淋巴引流后最终汇入腹腔淋巴结，此后再经胸导管流入血循环。胃周淋巴结分为胃左、胃右、胃网膜左、胃网膜右四个区域，分别引流相应区域的淋巴液。而淋巴结分组对胃恶性肿瘤根治术有重要的指导意义。

5. 胃的神经支配　支配胃的神经主要是自主神经。

（1）交感神经：支配胃的交感神经节前纤维起自脊椎 $T_{6\sim10}$，在腹腔神经节换元后发出节后纤维，参与构成腹腔神经丛。交感神经兴奋可引起幽门括约肌收缩，抑制胃蠕动，减少胃液分泌，促使胃血管收缩。

（2）副交感神经：支配胃的副交感神经纤维发自迷走神经前干和后干。在贲门平面，左迷走神经居前（前干）而右迷走神经位后（后干）（图 6-2）。

前干在贲门平面分出肝支后继续沿胃小弯下行，称胃前神经（Latarjet 前神经），与胃左动脉伴行，沿途发出 4~6 支胃支至胃前壁，在角切迹处形成鸦爪支，分布于幽门窦和幽门管的前壁。后干在贲门平面以下发出腹腔支，参与组成腹腔神经丛，然后胃后支（Latarjet 后神经）继续沿胃小弯走行，分布于胃后壁，其终末支亦呈鸦爪状分布于幽门窦和幽门管的后壁。前干和后干分支之间有相互吻合，共同调节胃的运动和分泌。迷走神经兴奋后可使胃蠕动增强，胃酸分泌增多，幽门括约肌松弛。因此，迷走神经兴奋性增高与消化性溃疡的形成有关。而高选择性迷走神经切断术可只切断支配壁细胞的胃前后支，保留肝支、腹腔支和前后鸦爪支，既可有效减少胃酸分泌，又不至于严重影响胃的蠕动排空及肝胆、胰肠等器官功能。

6. 胃壁的组织结构　胃壁由内而外分为黏膜层、黏膜下层、肌层和浆膜层。黏膜层由单层柱状上皮细胞构成，可分泌大量保护性黏液。不同部位的黏膜在腺体和细胞的构成上有所差异：贲门腺仅存在于贲门部，以黏液细胞为主；幽门腺局限于幽门窦和幽门管部，含有黏液细胞和内分泌细胞如分泌胃泌素的 G 细胞；胃底腺遍布于胃底和胃体部，是产生胃液的主要腺体。胃底腺主要由以下几类细胞构成：①主细胞：分泌胃蛋白酶原；②壁细胞：产生盐酸和内因子；③黏液细胞：分泌黏液；④内分泌细胞：G 细胞分泌胃泌素，D 细胞分泌生长抑素等；⑤未分化细胞。有泌酸功能的壁细胞主要分布在胃体、胃底部，尤其是小弯侧，也是溃疡的好发部位。黏膜下层由疏松结缔组织构成，有一定的韧性。其内有丰富的血管淋巴网，在胃手术时应注意仔细结扎黏膜下血管止血。肌层由内层斜行肌、中层环形肌和外层纵形肌组成，在幽门管处环形肌明显增厚形成幽门括约肌。浆膜层覆盖于胃表面，移行为各种韧带和网膜。

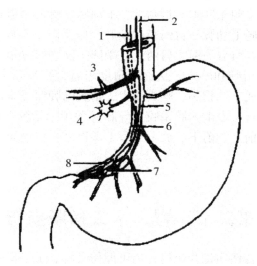

图 6 - 2　胃的副交感神经分布

1. 右迷走神经；2. 左迷走神经；3. 肝支；4. 腹腔支；5. Latarjet 神经
前支；6. Latarjet 神经后支；7、8. "鸦爪"神经

（摘自吴孟超主编《腹部外科学》，1992 年第 1 版）

二、十二指肠的外科解剖

十二指肠上接胃幽门，下续空肠上段，呈"C"字形包绕胰头部，长约 25～30cm。十二指肠共分四段，除第一段外，其余各段均位于腹膜后，故属于腹膜后位器官。

1. 第一段　即十二指肠上部。长约 5cm，其初始 2.5cm 段全部为腹膜包绕，属腹膜内位，称十二指肠球部，是溃疡病的好发部位。此段上方与肝十二指肠韧带、胆囊、肝方叶等相邻，下方为胰头，后方有胆总管、胃十二指肠动脉、门静脉等通过，借十二指肠上曲续为降段。

2. 第二段　即十二指肠降部。始于十二指肠上曲，垂直下降于脊椎右侧，至 L₃ 平面时终于十二指肠下曲。此段属腹膜外位肠段，其中部内侧份有十二指肠大乳头，是胆总管和胰管的共同开口。十二指肠大乳头距切牙 75cm，属胆胰结合部，也是肿瘤、结石、炎症狭窄等的好发部位。

3. 第三段　即十二指肠水平部。长约 12～13cm，亦为腹膜外位肠段。始于十二指肠下曲，横跨右输尿管、下腔静脉、腰椎和腹主动脉的前方，上邻胰腺头体部，前有肠系膜上血管从胰腺下缘至小肠系膜，因此，十二指肠水平部处于肠系膜上血管和腹主动脉形成的夹角内。若此夹角过小，会致使水平部受压而表现为高位肠梗阻症状，称为肠系膜上动脉压迫综合征（wilkes 综合征）。

4. 第四段　即十二指肠升部，长约 2.5cm。先行向左上方至 L_2 左侧平面，然后折转向下前形成十二指肠空肠曲，续为空肠上段。十二指肠空肠曲上缘的左前份和横结肠系膜根之间为十二指肠悬韧带，又称屈氏韧带。此韧带下端附着肠段为空肠起始部，手术时常寻找屈氏韧带作为定位空肠上段的重要解剖标志。

十二指肠的血供主要来源于胰十二指肠上、下动脉。胃十二指肠动脉自十二指肠第一段后方下行，分出胰十二指肠上动脉和胃网膜右动脉。肠系膜上动脉分出胰十二指肠下动脉。胰十二指肠上、下动脉又各自分为前、后两支，于胰头前、后方相互吻合形成胰十二指肠前后动脉弓，分支供应十二指肠和胰头。从这一角度来看，胰头和十二指肠是密不可分的整体，不可能单独切除胰头或十二指肠，胰头或十二指肠的肿瘤常需行胰十二指肠切除术。十二指肠静脉与同名动脉伴行，多汇入肠系膜上静脉（胰十二指肠上后静脉除外）。十二指肠的淋巴引流至胰十二指肠前上、前下、后上、后下淋巴结，再进而回流至幽门下和肠系膜上淋巴结。

（綦声波）

第二节　胃、十二指肠损伤

腹部外伤，无论是闭合伤还是开放伤，均可能伤及胃、十二指肠。由于解剖因素，胃受到肋弓保护且有一定的活动度，十二指肠位置深在，故临床上胃、十二指肠单纯性损伤较为少见，约占腹部脏器损伤的 5%。常合并其他脏器的损伤或腹腔内大出血。若诊治不及时，可酿成严重后果，甚至危及患者生命。因此，掌握胃、十二指肠损伤的诊治特点，对减少误诊和漏诊，降低死亡率都是极为重要的。

一、胃损伤

1. 损伤原因及类型

（1）闭合性损伤：上腹部在遭受外界突然暴力打击、撞击或挤压时，胃可发生不同程度的损伤，在饱食状态下更易发生。常见于工伤、钝器伤、交通事故等。由于致伤原因不同，胃损伤可仅表现为较轻微的损伤如浆膜挫裂伤、胃壁血肿，也可导致严重的胃全层破裂，引起腹腔广泛污染。

（2）开放性损伤：平时多见于刀刺伤，战时以火器、枪弹伤为主。损伤类型以胃破裂穿孔为主，胃前壁损伤最多见，但后壁亦可同时受累，表现为前后壁贯穿伤。有时可在胃的多个部位同时发生穿孔破裂。由于胃血供极为丰富，穿孔破裂后常伴有大量失血，甚至引起失血性休克。无论是开放性还是闭合性胃损伤，都常伴有腹腔内邻近或远隔脏器的损伤（如胸腹联合伤）。

（3）医源性损伤：在手术、洗胃等过程中，因操作不当、疾病因素、经验不足等可导致医源性胃损伤，如再次胆道手术中胃前壁可与肝门紧密粘连，在分离时易发生胃壁浆膜大片撕脱，甚至胃全层破裂。

（4）其他原因引起的胃损伤：如误服强酸、强碱可引起胃黏膜广泛烧灼伤，胃黏膜充血、水肿、糜烂、溃疡形成，严重者可引起胃大出血或穿孔。吞食金属异物等也可引起不同程度的胃损伤。

2. 临床表现　胃损伤后的临床表现取决于多种因素，如致伤原因、损伤的严重程度、就诊早晚、是否复合性损伤等。轻微的胃壁挫伤可无明显的症状和体征或仅表现为上腹饱胀，餐后隐痛不适。胃破裂穿孔则可引起明显的临床症状。由于大量的、具有强烈化学刺激性的胃内容物进入腹腔，患者表现为急性腹膜炎：起病急、剧烈腹痛、明显的腹膜刺激征、伴或不伴有发热。呕吐物可呈血性。若安置胃管，从胃管内可引出血性胃液。体检时全腹压痛、反跳痛，以中上腹为主，腹肌紧张呈"板状腹"，肝浊音界缩小或消失，肠鸣音减弱或消失。立位 X 片可提示存在膈下游离气体。若就诊过晚，患者从最初的化学性腹膜炎演变为细菌性腹膜炎，伴不同程度的发热，严重者发生感染性休克。如果为复合型损伤，除上述症状、体征外，还有相应器官受损的临床表现。

3. 诊断　开放性胃损伤根据伤道的部位、方向和深度、创口流出物的性质等，一般容易作出诊断，但要警惕有时远离上腹部的刺伤也可能伤及胃部。闭合性胃损伤当出现典型的上腹痛、腹膜刺激征时，结合腹部 X 片发现膈下游离气体，则不难考虑诊断。对症状和体征不典型或合并有其他严重复合伤（如颅脑损伤、胸部损伤等）的患者，可因伴发伤症状更为突出而掩盖了胃损伤的诊断。有时因腹腔内其他脏器损伤而行剖腹探查时在术中才得以意外诊断。对高度怀疑诊断者，应密切观察伤情变化，特别要注意腹部体征的转变，必要时结合腹部穿刺、安放胃管、反复腹部摄片、胃镜检查等作出诊断。

4. 治疗　根据受伤的原因和程度，分别给予不同的处理。

（1）轻微的胃损伤：若无明显的腹痛、腹膜刺激征，也无其他需行手术的合并伤时，可暂行保守治疗，密切观察病情变化。一旦病情加重恶化，立即转为手术治疗。

（2）严重的胃损伤：胃破裂穿孔一经确诊应立即手术探查。手术时遵循先止血、后控制胃内容物外溢和修补的治疗原则。在对胃损伤程度进行检查和评估时，除检查胃前壁外，必须切断胃结肠韧带，进入网膜囊，检查胃后壁、胃底及贲门部，防止漏诊胃多发性损伤。在术中还应对腹腔内其他脏器作一全面的探查，以免遗漏伴发损伤而造成严重后果。对开放性胃损伤者，必须解剖显露出整个伤道的走行过程，以防遗漏远离伤道入口部位的损伤。

（3）手术方式：因损伤程度而异。①胃浆膜的撕裂伤，可用 1 号丝线间断缝合修补。②胃壁血肿应切开血肿表面的浆膜，清除血肿，结扎出血点，修补胃壁。③如胃壁已破裂、穿孔，应先彻底修剪、清除创缘失活的组织，对出血点予以缝扎止血，然后行两层内翻间断缝合。对损伤部位在幽门部，估计缝合修补后会造成幽门狭窄者，应作幽门成形术。④对胃壁广泛挫裂伤、缺血坏死或位于幽门部比较大的裂伤，估计单纯修补无法达到治疗目的者，可行胃部分切除术。⑤合并有其他腹腔脏器损伤者，应根据实际情况同期或二期处理。

（4）并发症的防治：做好围手术期处理是减少或预防并发症的关键。术前应尽量改善患者全身情况，纠正休克，维持血流动力学稳定，纠正水、电解质及酸碱平衡紊乱，使用广谱抗生素。术中探查应仔细、彻底，吸尽漏至腹腔内的胃内容物，尤其要注意膈下、小肠间、盆腔等处，避免积液，导致术后感染、脓肿形成。胃修补完成后用大量温生理盐水冲洗腹腔，并置放乳胶引流管。术后积极改善患者营养状况，防止切口感染及腹腔内残余感染。

二、十二指肠损伤

十二指肠分为球部、降部、水平部和升部。除球部近侧有腹膜包裹外，其余各部均位于腹膜后，解剖位置深在，前有右侧肋弓，后有腰背部肌肉保护，因此，十二指肠损伤的机会较其他脏器为少，约占腹腔内脏损伤的 2.5% ~ 5% 。第二军医大学长海医院华积德等报道468 例腹部内脏损伤中十二指肠损伤仅占 2.56% 。十二指肠损伤虽然较少见，但因其位置特殊，常合并邻近器官损伤，诊断和治疗均较棘手。有资料显示术前诊断率仅为 6% ~ 10% ，术中漏诊率可达 5% ~ 30% ，术后并发症发生率和病死率亦可高达 15% ~ 20% 。十二指肠损伤的诊治至今仍是临床外科医生面临的难题之一。

1. 损伤类型和机制

（1）闭合性损伤：最常见，国内一组资料表明闭合性损伤约占 88% 。多见于交通事故、工作生产意外、上腹钝器伤、挤压伤等。当腹壁受到突然而强烈的暴力冲击时，腹内压急剧升高，十二指肠可直接被压向坚硬的脊柱，造成十二指肠血肿、破裂或横断。暴力亦可将胰头和十二指肠第 2、3 段推向脊柱右侧而十二指肠 1、4 段被推向脊柱左侧，形成一种剪切力，同时幽门痉挛、十二指肠空肠曲关闭，使十二指肠肠腔内压力明显升高，导致十二指肠破裂。

（2）开放性损伤：国外多见。平时以刀刺伤为主，战时多见于枪弹伤，常合并周围邻近脏器和组织的损伤。

（3）医源性损伤：指患者在接受诊疗过程中发生的损伤，常因术者操作粗暴、缺乏经验或责任心不强而引起。一般为单纯十二指肠损伤，损伤部位多为一处，损伤程度不重，但若未能及时发现和治疗，可酿成严重后果。

由于损伤原因不同，十二指肠损伤程度轻重不一。轻者可仅有十二指肠壁挫伤、血肿，重者可引起十二指肠横断。按 Lucas 分类法可将十二指肠损伤分为四级：Ⅰ级：十二指肠壁挫伤或壁内血肿，多为肌层断裂而黏膜、浆膜并无破裂。Ⅱ级：十二指肠破裂穿孔或断裂，但无胰腺损伤。Ⅲ级：十二指肠损伤伴有胰腺轻微损伤，胰管未断裂。Ⅳ级：十二指肠损伤伴有重度胰腺损伤，常有胰头、颈部碎裂，主胰管断裂，病情严重，多伴有腹膜炎及休克。

在十二指肠各段中，仅在起始处和屈氏韧带处有较大活动度，其余部分位于腹膜后，较为固定。因此，十二指肠闭合性损伤中以降段损伤最多见，约占 35% ，第 3、4 段占 30% ，第 1 段占 10% ，其余为多发伤。

2. 临床表现　十二指肠大部分位于腹膜后，位置深在隐蔽，与肝、胆、胰腺等重要器官关系密切。一旦损伤，常为合并伤。临床表现根据十二指肠损伤的部位、程度以及有无合并伤而异。

若仅为十二指肠壁挫伤或小血肿，患者无急性腹膜炎的表现，无腹膜刺激征，可能仅表现为上腹隐痛不适。但当十二指肠壁内血肿增大后，可引起十二指肠不全或完全性梗阻。在十二指肠乳头附近者还可同时引起胆道梗阻。患者出现腹痛、频繁恶心、呕吐、胃扩张、胃内容物潴留等高位肠梗阻症状，有时伴有不同程度的黄疸。

若为十二指肠前壁破裂（腹膜内），大量含酶消化液流入腹腔，具有强烈的刺激性。临床表现为急性上腹痛，很快扩散至全腹，呈弥漫性腹膜炎症状。查体时腹式呼吸减弱或消失，全腹均有压痛、反跳痛，腹肌紧张，可呈板状腹，肝浊音界缩小或消失，肠鸣音减弱或消失。腹部 X 线平片可见膈下游离气体。腹穿可抽出消化液、胆汁或肠内容物。

十二指肠腹膜后破裂更为常见。由于破口位于腹膜后，十二指肠内容物在腹膜后弥漫扩散，患者表现为上腹疼痛，但腹膜刺激征不明显。随着时间推移，可出现右侧腰背部疼痛和压痛，并向肩部及会阴部放射。也可由于气体在腹膜后疏松间隙内弥散，出现全身多处皮下气肿，少数患者在直肠指检时可因气体弥散至盆腔腹膜后而有捻发感。患者可有不同程度的发热、恶心呕吐，呕吐物也可呈血性。X 片、B 超等可提示腹膜后积气、积液。如果诊治不及时，可出现腹膜后严重感染、水、电解质酸碱平衡紊乱、重度营养不良等，甚至休克、多器官功能衰竭。

3. 诊段　开放性十二指肠损伤根据损伤原因、伤道、流出液的性状（含十二指肠液、胆汁）等诊断相对容易。闭合性十二指肠损伤若为腹腔内破裂，表现类似消化性溃疡急性穿孔，有明显的腹膜刺激征，一般也不致延误诊断。然而，闭合性十二指肠损伤大多为腹膜后破裂，缺乏典型的症状和体征，术前确诊率很低。Cog - bill 等报道术前确诊率仅为 10%，即使是剖腹探查时，漏诊率也可高达 5%～30%。常见的误漏诊原因包括：①解剖学因素：十二指肠破口位于腹膜后，肠道内容物进入腹膜后疏松结缔组织，症状、体征不典型。②常合并胰腺、肝脏、肾、结肠等脏器损伤，易掩盖或与十二指肠损伤的症状、体征相混淆。③临床医生经验不足、缺乏警惕性，满足于已发现的其他损伤部位，忽视了对十二指肠各段的详细探查。

术前出现以下情况时应考虑有十二指肠损伤可能：①上腹部、下胸部或腰背部的严重钝性损伤、冲击伤后出现腹膜刺激征者。②上腹部钝性损伤后数小时有腹痛加重，呕吐血性液体，右腰大肌部位有疼痛及压痛，并向会阴、睾丸和肩部放射。③右腰背部皮下气肿的患者。④上腹外伤后不明原因的、逐渐加重的高位消化道梗阻。⑤直肠指检时骶骨前有触痛或捻发感。⑥腹穿液中含有胆汁或肠内容物。⑦腹部 X 线平片、CT、MRI 等发现膈下游离气体、右腰大肌阴影模糊或右肾周积气、积液。⑧B 超提示十二指肠周围血肿、积气或积液。⑨口服泛影葡胺见十二指肠处有造影剂外溢。

十二指肠损伤的严重程度和预后与穿孔部位、大小、病程长短、就诊早晚等有关，早期诊断能显著降低并发症的发生率和患者死亡率。对术前高度怀疑十二指肠损伤者，应积极行剖腹探查术。剖腹探查既是治疗手段，也是最可靠的诊断方法。全面、细致、有序的探查可大大减少十二指肠损伤漏诊的机会。在术中若发现以下情况时应仔细探查十二指肠有无损伤：①十二指肠周围后腹膜有胆汁染色者。②经胃管注入空气或亚甲蓝稀释液 100ml，腹膜后有气体积聚或亚甲蓝染色者。③后腹膜肿胀、积气、积液，有捻发感或后腹膜血肿。④腹膜后穿刺抽出肠内容物、胆汁等。⑤后腹膜右侧结肠系膜水肿、瘀血、脂肪坏死或后腹膜蜂窝织炎。⑥腹腔内有胆汁积聚。⑦十二指肠壁严重肿胀、瘀斑或坏死。

部分十二指肠 Ⅰ 级损伤的患者可暂行保守治疗，但要密切观察腹部体征的变化，警惕发生十二指肠迟发性破裂。

4. 治疗　十二指肠损伤的治疗较为复杂和棘手。治疗时应根据受伤的原因、部位、时间、程度分级和患者的全身情况等综合评估，因人而异，遵循个体化的治疗原则，选择最合适的手术治疗方式。由于十二指肠损伤的术前确诊率很低，不少患者就诊时已发生严重的腹膜后感染、内环境紊乱、血流动力学不稳定，甚至出现休克。术前处理应加强抗感染治疗，纠正水、电解质及酸碱平衡紊乱，纠正休克，维持血流动力学稳定，改善营养状况，以提高患者的手术耐受性。

术中探查时应充分显露全部十二指肠，避免遗漏十二指肠的多发性损伤。刀刺伤可引起十二指肠贯通伤，应注意对十二指肠后壁的检查，特别是比较细小的破口，术中极易漏诊。为防止漏诊，术中按照一定的顺序探查十二指肠各段是很重要的。可先作 Kocher 切口，切开十二指肠降段外侧的侧腹膜，将降段后方充分游离至下腔静脉处并翻向内侧，检查十二指肠第1、2段后壁；游离横结肠及肝曲，切断胃结肠韧带以显露十二指肠下曲和第3段；提起横结肠及其系膜，沿根部切开后腹膜，切断屈氏韧带，显露十二指肠第4段。

十二指肠损伤的治疗原则是彻底清创、妥善修补和通畅引流。在此原则指导下，具体术式多种多样。国内秦新裕等提出根据损伤部位、Lucas 分型和就诊时间决定手术方式，颇为合理。其具体手术方式选择见表6-1。

表6-1 十二指肠损伤的手术方式

损伤部位	Lucas 分型	病情	术式
D1~4	I	单纯肠壁挫伤、大血肿	肠壁血肿清除加修补术
D1~4	II、III	肠破口 <1/3 肠径，伤后至手术时间 <12h	清创加单纯缝合加胃、十二指肠减压
D2~4	II、III	肠破口 <1/3 肠径，伤后至手术时间 <12h	扩创加缝合、修补术加三造瘘术
D2~4	II、III	肠壁缺损大，伤后至手术时间 <12h	扩创加吻合胃、肠带蒂肌瓣修补加三造瘘术或 Roux-Y 吻合术或 Grabam 手术
D2、D3	II、III	肠破、断裂、缺损，伤后至手术时间 >12h，或伤后肠水肿严重，或首次术后发生十二指肠漏	清创术加修补加 Roux-Y 术或 Berne 手术或三造瘘术
D2	III	十二指肠毁损，但后壁乳头部周围良好	95% 十二指肠切除术或 Berne 手术
D2	IV	十二指肠毁损、胰头断裂或乳头部毁损严重	胰十二指肠切除术（保留幽门）

注：D1~4：十二指肠各段；Beme 手术：十二指肠憩室化手术；Grabam 手术：暂时性十二指肠憩室化手术。

在治疗过程中应注意以下几点。

（1）在行局部缺损缝合修补时，必须做到无张力对拢缝合。修补处肠壁应保证有良好的血供，否则术后极易发生十二指肠漏。

（2）必须做到充分的十二指肠减压，降低肠腔内压力，并在破口修补处和吻合口附近放置有效的腹腔引流，防止腹腔内积液、感染，促进修补处和吻合口愈合，减少十二指肠漏的发生。十二指肠漏是极其严重的并发症，一旦发生，处理上相当困难，死亡率极高。

（3）术后应加强抗感染药物治疗、肠内外营养支持治疗。有报道联合应用生长抑素和生长激素可抑制胆汁、胰液、肠液的分泌，促进蛋白质合成，明显提高十二指肠损伤的治愈率，降低死亡率。

（4）十二指肠损伤后的最佳手术时间是在伤后6~8h内，随着时间延长，并发症发生率和病死率均明显上升。因此，改善十二指肠损伤预后的关键在于早诊断、早治疗。外科医师应强化对此病的认识，提高警惕性，尽量减少误诊、漏诊率。

（郝清斌）

第三节 胃、十二指肠溃疡

胃、十二指肠溃疡，又合称为消化性溃疡，是以周期性和节律性腹痛为主要临床表现的常见病、多发病，也是一种古老的疾病，早在公元前350年，人们即已开始了对消化性溃疡的探索。随着近代基础学科的发展，对胃的运动功能、泌酸机制、胃、十二指肠黏膜防御机制、溃疡的病理改变以及幽门螺旋杆菌与消化性溃疡的关系等有了更新、更深入的了解。消化性溃疡基础研究的进展也直接推动了消化性溃疡药物治疗的进步。各种新型的制酸剂、质子泵抑制剂不断问世，极大地改变了消化性溃疡过去主要依靠手术治疗的局面。现代胃、十二指肠溃疡的治疗观念正在发生变化，临床外科医生必须正确地捕捉和把握这一变化，才能合理地选择最佳的治疗方案。

一、病因和发病机制

1. 胃酸是胃、十二指肠溃疡的发病基础 虽然胃、十二指肠溃疡的病因和发病机制尚未完全阐明，但"无酸即无溃疡"这一学说早已为大量的基础和临床研究所证实。胃、十二指肠溃疡的发病是溃疡形成因子和抗溃疡因素相互作用的结果。溃疡形成因子主要与胃液中胃酸和胃蛋白酶的消化作用有关，而抗溃疡因素主要是指黏膜自身的防御功能。若双方力量对比失衡，溃疡形成因子超过黏膜防御能力，即有助于溃疡的形成。大量的事实已经表明：十二指肠溃疡的形成主要与胃酸分泌过高有关。迷走神经兴奋性增强可刺激壁细胞分泌胃酸增多，也是十二指肠溃疡的形成因素之一。胃溃疡与十二指肠溃疡有所不同，其胃酸分泌量与常人相仿或略低，黏膜防御能力的低下或破坏是胃溃疡的形成主因。胃排空延迟、胆汁反流、非甾体类抗炎药物的应用等可加剧胃黏膜屏障功能障碍。在上述发病机制的基础上，结合胃的解剖、生理，人们从不同的角度创造了各种类型的胃大部切除术及迷走神经切断术来治疗消化性溃疡。

2. 幽门螺旋杆菌感染 这是胃、十二指肠溃疡的重要发病因素幽门螺旋杆菌是一种革兰阴性的微需氧弯杆菌。1983年澳大利亚学者Warren和Marshall首先发现胃黏膜中存在幽门螺旋杆菌。之后的研究显示90%以上的十二指肠溃疡和70%~80%的胃溃疡患者胃窦黏膜中可检出幽门螺旋杆菌。因此，幽门螺旋杆菌与胃、十二指肠溃疡的关系成为近20年来的研究热点。现已肯定幽门螺旋杆菌感染与胃、十二指肠溃疡的发病和复发密切相关。如根除幽门螺旋杆菌，可明显加速溃疡的愈合过程，同时降低溃疡的复发率。幽门螺旋杆菌引起胃、十二指肠溃疡的确切机制尚未完全明了，曾有多种学说，如胃泌素－胃酸分泌失调学说、十二指肠黏膜胃上皮化生学说等。新近的研究认为幽门螺旋杆菌能分泌高活性的尿素酶，分解尿素，产生氨。氨一方面形成低氧弱酸保护层，保护幽门螺旋杆菌免遭杀灭；另一方面可扰乱胃黏膜的正常离子交换，使 H^+ 离子逆向弥散至胃黏膜，导致黏膜屏障功能破坏。幽门螺旋杆菌还可以产生多种酶及细胞毒素（如蛋白酶、磷脂酶 A_2 等），作用于胃黏膜细胞，改变细胞膜的通透性，参与破坏胃黏膜屏障。但幽门螺旋杆菌并不是胃、十二指肠溃疡的唯一病因，也非决定性因素。因为在多数健康人中也有幽门螺旋杆菌的感染；有幽门螺旋杆菌感染的群体中，仅有一小部分人发生消化性溃疡；在已根除幽门螺旋杆菌的患者中，25%仍可复发溃疡。因此，可以理解为胃、十二指肠溃疡的形成是众多因素共同作用的结果，而幽门螺旋杆菌感染是其中重要的致病因子之一。

3. 其他　吸烟、非甾体类抗炎药物、精神因素、遗传、应激等均与胃、十二指肠溃疡的形成有关，是胃、十二指肠溃疡发生的易感因素。

二、临床特点

胃、十二指肠溃疡的临床表现有相似之处，但又各有特点。

1. 胃溃疡　胃溃疡的好发年龄为 40～50 岁，男性多见，发病率随年龄增长而升高。95% 的胃溃疡见于胃窦小弯侧，其中 60% 在离幽门 6cm 之内。Johnson 等根据胃溃疡的发生部位、临床表现及胃酸分泌情况将胃溃疡分为四型，对临床治疗方法的选择有一定的指导意义。具体分型如下：Ⅰ型：约占 75%。发生于小弯侧胃切迹部附近，胃酸分泌正常或偏低，胃黏膜屏障功能低下。Ⅱ型：约占 22%。常合并十二指肠溃疡，即为复合性溃疡。胃酸分泌增高，内科治疗效果欠佳，常需外科手术治疗。Ⅲ型：约占 20%，为幽门管溃疡或幽门2cm 以内的溃疡，胃酸分泌偏高。Ⅳ型：较少见，为高位溃疡，胃酸分泌偏低，易并发出血。

胃溃疡的典型临床表现为餐后上腹疼痛，多在餐后 0.5～1h 开始出现疼痛，持续时间不等。疼痛性质多为隐痛，可伴有恶心、呕吐、食欲减退、体重下降等。腹痛可呈节律性、周期性发作。但临床实践中发现相当多的胃溃疡患者症状并不典型且缺乏特异性，与胆道、胰腺疾病等容易混淆。有的患者也可无任何症状，而在体检或手术时意外被发现。腹部检查时可无阳性体征或仅有上腹深压痛。由于胃酸分泌水平并未增高，单用制酸药物治疗胃溃疡效果不佳。

2. 十二指肠溃疡　十二指肠溃疡的好发年龄为 30～40 岁，男性多见，男女之比为 4：1。发生部位以十二指肠球部前壁最常见，少数为后壁或球后溃疡。典型的症状仍是中上或右上腹疼痛，以夜间痛、饥饿痛为主。也可有明显的节律性、周期性和季节性。进食、服用抗酸药物、制酸剂后疼痛可缓解。腹部检查时上腹偏右可有轻压痛，也可无任何阳性体征。

三、诊断

胃、十二指肠溃疡的临床表现常不典型，缺乏特异性，实验室检查也无特异性改变。因此，仅凭临床表现很难作出确定性诊断。近年，随着胃肠 X 线技术的提高，胃镜检查技术的普及，影像学检查在胃、十二指肠溃疡的诊断中发挥着越来越重要的作用，不可或缺。X线钡餐检查是最常用的无创性诊断方法。胃溃疡主要表现为一个突出于胃腔之外的、光滑而整齐的龛影，直径多小于 2cm。在 X 线下，溃疡可有一些特征性的表现如"项圈征"、"狭颈征"、"Hampton 线征"等。十二指肠球部溃疡多数无法见到龛影，而表现为诸如球部变形、激惹等间接征象。纤维胃镜检查是确定胃、十二指肠溃疡诊断的首选方法。在镜下，胃溃疡常表现为圆形或椭圆形，溃疡基底部光滑，可有纤维蛋白沉积。溃疡周围有呈放射状排列的黏膜皱襞向溃疡集中，溃疡边缘很少隆起，直径一般不超过 2cm。若在随访过程中溃疡增大（直径大于 2.5cm），边缘隆起不规则，呈"火山口"样，溃疡底部不平整、质硬、污秽，应高度怀疑溃疡恶变。十二指肠溃疡多位于球部前壁，直径小于 1cm。由于溃疡瘢痕增生，纤维收缩，可导致球部变形、狭窄或梗阻。纤维胃镜下不仅可以直接观察溃疡的形态、大小、有无活动性出血等，还可以对可疑病灶进行活检。在不明原因的急性上消化道出血时，急诊胃镜检查既是一重要的诊断方法，也可在胃镜下实施止血等治疗。

四、治疗

（一）胃、十二指肠溃疡治疗格局的变化

近年来，胃、十二指肠溃疡的相关基础研究不断深入，各种新型药物相继问世，加上微创技术的介入，使胃、十二指肠溃疡的病程和转归发生了明显变化，从而影响了胃、十二指肠溃疡的总体治疗格局。

（1）内科药物治疗效果显著提高，而需选择外科治疗的病例明显减少：胃酸分泌机制的阐明，幽门螺旋杆菌与胃、十二指肠溃疡关系的确立，内镜技术的发展使消化性溃疡的诊治得到了极大的提高。强效制酸剂、胃黏膜保护剂及抗幽门螺旋杆菌药物的发现，使胃、十二指肠溃疡药物治疗有了长足进步。新一代 H_2 受体拮抗剂和质子泵抑制剂（洛赛克）配合根除幽门螺旋杆菌感染的药物（阿莫西林、铋剂等）可使溃疡的愈合率明显提高。正规治疗 $2\sim4$ 周，溃疡治愈率可达 70% ～90% 以上。因此，对大多数初诊为胃、十二指肠溃疡的患者，外科手术已并非首选。但对内科治疗无效或复发的溃疡、有并发症、怀疑恶变者仍需外科手术干预。

（2）外科手术仍在胃、十二指肠溃疡的综合治疗中占据重要地位：虽然药物治疗的进步使接受外科手术的胃、十二指肠溃疡患者已明显减少，但外科手术并未退出历史舞台，仍是胃、十二指肠溃疡综合治疗中一个不可或缺的组成部分。这主要是基于以下的认识：①尽管 H_2 受体拮抗剂和质子泵抑制剂等治疗效果显著，尤其是近期效果良好，但停药后溃疡的复发率很高。有资料表明，H_2 受体阻滞剂停药后 1 月内溃疡复发率为 10%，18 个月内复发率可达 90% 以上。即使是长期用药的患者，5 年内有症状复发率仍高达 20%。②各类药物并未从根本上改变溃疡病的自然进程，溃疡的并发症率及病死率未见明显降低。③外科手术（胃大部切除术或迷走神经切断术）可终止胃、十二指肠溃疡的自然进程，术后复发率低。在胃、十二指肠溃疡并发症的治疗方面有不可替代的优势。

（3）以腹腔镜为代表的微创技术的介入替代了部分传统开放手术，展示出良好的发展前景，腹腔镜技术的提高和器械的更新使腹腔镜在胃肠道疾病中的应用日趋广泛。就胃、十二指肠溃疡而言，20 世纪 90 年代初即开展了腹腔镜消化道溃疡穿孔修补术。近年随着病例和经验的积累，在某些大的腔镜中心，腹腔镜穿孔修补术已经完全可以替代传统的开腹修补手术，避免了传统开腹手术的大切口，减少了患者的痛苦，术后胃肠功能恢复更快，并发症更少。腹腔镜下迷走神经切断术用于治疗药物无效的慢性十二指肠溃疡，创伤小，疼痛轻微，住院时间短，效果良好。腹腔镜胃大部切除术、胃空肠吻合术等已应用于临床，实践证明是安全可行的。微创技术是现代医学发展的方向，具有强大的生命力。腹腔镜技术在胃、十二指肠溃疡的诊治方面有广阔的应用前景。

（二）外科治疗的指征

大多数胃、十二指肠溃疡内科治疗有效，但仍有相当一部分患者或因出现并发症，或因溃疡反复复发，或因顽固性溃疡药物治疗难以收效而需外科手术干预。在临床应用时，应根据患者的实际病情，因人而异，严格而恰当的掌握手术治疗指征。

一般来说，十二指肠溃疡外科手术治疗的适应证为：①发生严重并发症如急性穿孔、大出

血和瘢痕性幽门梗阻；②内科治疗无效的顽固性溃疡或某些特殊类型的溃疡。顽固性溃疡的临床诊断要点为：病程长，频繁发作且持续时间长，疼痛越来越重，节律性消失，经过至少一个疗程的严格内科治疗，症状未见减轻或短期内又复发，严重影响患者的日常工作和生活；X线钡餐检查或胃镜检查提示溃疡较大，球部严重变形或为穿透性溃疡；既往有穿孔或反复大出血的病史，而溃疡仍呈活动性。对于少数由胃泌素瘤引起的溃疡，应积极外科干预。

同十二指肠溃疡相比，胃溃疡的内科治疗效果较差，并发症的发生率相对较高，而且小部分胃溃疡可以发生恶变。因此，胃溃疡的手术指征可以适当放宽。以下情况时可以考虑手术治疗：①经严格的内科治疗4～6周，溃疡未愈合或愈合后又复发者；②年龄在45岁以上的患者；③X线钡餐检查或胃镜检查证实为较大溃疡、穿透性溃疡或高位溃疡者；④胃幽门管溃疡或胃、十二指肠复合性溃疡；⑤既往有急性穿孔或大出血病史者；⑥不能排除或已被证实为溃疡恶变者。

（三）胃、十二指肠溃疡并发症的诊断和治疗

急性大出血、穿孔、幽门梗阻和溃疡恶变是胃、十二指肠溃疡的四大主要并发症，也是外科手术的主要适应证。

1. 胃、十二指肠溃疡急性穿孔　胃、十二指肠溃疡穿孔是胃、十二指肠溃疡的常见并发症之一，以急性穿孔最常见，占全部溃疡病例的26%～10%。十二指肠溃疡穿孔较胃溃疡穿孔多见，占溃疡急性穿孔的90%，穿孔部位以十二指肠球部前壁最常见。有时溃疡穿孔可合并不同程度的出血。

（1）病因和临床表现：溃疡处于活动期时，其基底部组织发生坏死，成为胃壁薄弱之处。在过度劳累、暴饮暴食、剧烈呕吐、咳嗽、应用免疫抑制剂等情况下，可诱使溃疡突然穿破浆膜层，成为急性游离性穿孔。穿孔后，胃、十二指肠消化液及食物流入腹腔，刺激腹膜引起化学性腹膜炎。6～8h后，由于病原菌滋长和繁殖，转变为细菌性腹膜炎。腹腔积液量多时，可引起水电解质及酸碱平衡紊乱。肠管长时间浸泡在炎性渗液中，肠蠕动减弱或消失，形成麻痹性肠梗阻。严重时可致败血症、中毒性休克，甚至死亡。临床表现为突发的、剧烈的持续性腹痛，常始于中上或右上腹，并迅速蔓延至全腹。体格检查时腹式呼吸减弱或消失，全腹有压痛、反跳痛和肌紧张，呈板状腹。肝浊音界缩小或消失，肠鸣音减弱或消失。腹穿可抽出胃肠内容物。腹部立位X线平片75%～80%的病例可见膈下游离气体。严重患者可出现休克。

（2）诊断：多数胃、十二指肠溃疡急性穿孔的诊断并不困难，诊断要点如下：有多年的溃疡病史，穿孔前溃疡病症状加重；穿孔后表现为突发的剧烈腹痛，典型的腹膜刺激征，尤其是板状腹征，少数伴有轻度休克症状；腹穿抽出胃肠内容物，血白细胞升高；腹部X线平片75%～80%的病例可见膈下游离气体。根据上述特点，诊断多无难度。但应注意的是：部分患者并无明显的溃疡病史；老年患者因痛觉刺激和应激反应迟钝，缺乏典型的突发性腹痛或板状腹征，此时，诊断可能被延误或漏诊；存在膈下游离气体时，高度怀疑为溃疡穿孔。如未发现膈下游离气体，也不能排除诊断；在确定诊断前，还须与急性胆囊炎、胰腺炎等疾病相鉴别。

（3）治疗：胃、十二指肠溃疡急性穿孔一旦确诊，原则上应尽快外科手术治疗。若延误治疗，特别是穿孔时间超过24h后，患者死亡率和术后并发症率均明显增加。对部分病情较轻的患者，如果符合下述条件可在严密观察的前提下暂行非手术治疗：患者一般状况好，

血流动力学稳定；无合并内出血表现；空腹穿孔，时间在 6h 以内；无幽门梗阻和溃疡恶变；腹膜炎体征不重。在观察期间，应注意患者生命体征及腹膜炎症状的变化。如果在治疗 6h 后，病情仍不稳定或加重，应当机立断，立即转为手术治疗。

胃、十二指肠溃疡急性穿孔的手术治疗方法分为单纯穿孔缝合修补和彻底的溃疡手术（如胃大部切除术）两大类。这两种手术方式何者作为首选，至今尚存有争议。客观分析这两种手术方式各有其优缺点。单纯缝合修补术具有操作简单、易于掌握和推广、安全有效、手术时间短、对患者打击小、危险小等优点，但溃疡病灶未能去除，术后复发率及再手术率高是其不足。而彻底的溃疡手术能去除溃疡病灶，术后复发率低，但手术时间长、创伤大、并发症多。因此，对每一个具体的病例，应根据患者的一般状况、年龄、溃疡部位、大小、腹腔污染程度、并发症、病理检查等综合考虑，选择最合适的术式。近年来，溃疡病内科治疗效果明显提高，90% 以上的难治性和顽固性溃疡都可以治愈。对行溃疡穿孔单纯缝合修补的患者，术后配合使用强有力的药物治疗，可以明显降低术后溃疡复发率及再手术率。Blomgren 等研究表明消化性溃疡穿孔患者行单纯缝合修补术后溃疡复发及术后病死率与胃大部切除术患者无显著性差异。目前有学者赞成将单纯缝合修补术结合内科药物治疗作为胃、十二指肠溃疡急性穿孔的主要治疗手段。

随着社会的老龄化，老年胃、十二指肠溃疡急性穿孔患者日渐增多。老年胃、十二指肠溃疡急性穿孔有如下临床特点：①老年患者由于免疫功能低下，穿孔后感染性休克发生率很高；②老年患者常有心脑血管等伴发病，各脏器代偿能力差，容易诱发脏器功能衰竭；③老年患者病程长，溃疡反复发作，其穿孔直径多在 0.5cm 以上，腹腔污染重；④老年患者机体应激反应差，临床表现不典型，不能正确反映腹膜炎的严重程度。基于以上特点，老年患者一旦诊断明确，应尽快手术治疗，原则上不宜行非手术治疗。老年患者手术耐受性差，术式应力求简单、有效。单纯缝合修补或修补加高选择性迷走神经切断术可作为首选。对病情允许，手术耐受性好，穿孔合并大出血、幽门梗阻的患者，可考虑行胃大部切除术。但一定要严格把握适应证，慎重选择。

2. 胃、十二指肠溃疡大出血　胃、十二指肠溃疡大出血目前尚无统一标准，一般是指在短时间内失血 800～1 000ml 以上或循环血量的 20%。胃、十二指肠溃疡大出血是胃、十二指肠溃疡最常见的并发症，也是上消化道大出血的首位病因。若处置不当，可危及生命。胃、十二指肠溃疡大出血有以下临床特点：①男性比女性多见，男：女 = 5.5：1；②十二指肠溃疡出血较胃溃疡多见，两者之比约为 4：1。十二指肠球部后壁溃疡和球后溃疡更易并发出血；③部分患者无明确的溃疡病史，而以上消化道大出血为首发症状；④一次出血后易再次发生出血，再出血率可高达 50%，老年患者发生率更高。

胃、十二指肠溃疡大出血是由于溃疡在发展过程中基底部血管受侵蚀破裂所致。胃溃疡出血部位多在胃小弯附近，通常出血来源是胃左或胃右动脉分支。十二指肠溃疡出血则多见于球部后壁，出血来源于胃十二指肠或胰十二指肠上动脉分支。凡促使溃疡病变活动的因素都可成为溃疡出血的诱因，如饮食不当、过度劳累、精神高度紧张、服用糖皮质激素等。

（1）临床表现：根据出血量和出血速度，患者可呈现不同的临床表现，但黑便和呕血是其特征。小量而缓慢的出血，患者可仅表现为大便潜血阳性。大量而迅速的出血，患者可出现便血和（或）呕血，以便血为主，大便呈柏油样改变。当出血速度很快时，可排出暗红色血便。呕血相对少见，可表现为呕吐咖啡色样液体或鲜血。

一般而言，大便潜血阳性提示每日失血量在 5ml 以上，柏油样黑便提示每日失血量在 50～70ml 以上。当急性出血量在 500ml 以内时，患者可无明显症状，或仅感觉轻微头昏、乏力。急性失血量在 1 000ml 以上时，患者可出现低血容量休克的表现，如面色苍白、皮肤湿冷、脉速、口渴、收缩压低于 80mmHg（10.7kPa）、脉压差缩小、少尿或无尿等。除上述表现外，还可有低热、上腹轻压痛等表现。若出现上腹剧烈疼痛伴腹肌紧张，应考虑同时并存溃疡穿孔可能。

（2）诊断：胃、十二指肠溃疡大出血是一外科危重急症，需要及时诊治以降低死亡率。其诊断要点如下。

1）有典型的溃疡病史，出现上消化道大出血表现，诊断不难。

2）对于无溃疡病史而出现上消化道大出血的患者，诊断时需同其他引起上消化道大出血的疾病如食道胃底静脉曲张破裂出血等相鉴别。应争取在出血后 24～48h 内行急诊纤维胃镜检查，90% 以上可确立诊断。同时还可以施行内镜下止血治疗如喷洒止血药物、电凝止血等。急诊纤维胃镜检查应作为诊断上消化道大出血的首选方法。

3）对胃镜无法确诊的疑难病例，可行选择性腹腔动脉造影。当出血量多于 0.5ml/min 时，可见造影剂自破裂血管处外溢，由此可明确出血部位。

4）应仔细观察腹部体征，确定有无同时伴发溃疡穿孔。

5）诊断时应对出血量作一粗略估计。有学者提出以下情况可视为大出血：突然大量呕血，一次在 400ml 以上或 72h 内连续少量呕血 2 次以上；每日排大量柏油样便 3 次以上；收缩压低于 12kPa 或较基础血压下降 25%；脉搏 >100 次/min，脉压差 <4kPa，休克指数≥1，红细胞计数 <3×10¹²/L，血红蛋白 <80g/L。

6）诊断时应判断出血是处于活动期还是已经停止，有无再出血。应根据患者生命体征、血流动力学监测、临床表现等综合判定。若出现以下几种情况则提示仍有继发性出血：反复呕血、黑便，次数增多，胃管内持续抽出血性液体；周围循环衰竭的表现经补液输血后未见明显改善，或虽有好转而再度恶化；红细胞计数、血红蛋白的测定及红细胞压积进行性下降；内镜下见病灶部位有新鲜出血，选择性腹腔动脉造影阳性者。

（3）治疗：胃、十二指肠溃疡大出血患者中 80%～90% 的病例经非手术治疗后出血可停止，需行急诊手术的患者仅占 10%～20%。即使是拟行急诊手术的患者，术前的非手术治疗可改善患者的一般状况，为手术创造更好的基础条件。非手术治疗措施主要包括：卧床休息、吸氧、禁食、安置胃肠减压管、补充血容量、纠正休克、全身和（或）局部应用止血药物、内镜下止血等。在非手术治疗过程中，采取积极的抗休克治疗措施。根据脉搏、血压、中心静脉压、尿量等指标来判断血容量是否已经补足。若脉搏由快弱转为有力正常，四肢由湿冷转为温暖红润，收缩压升至接近正常，脉压差增大（>4kPa），尿量 >25ml/h，中心静脉压恢复至正常范围，提示血容量不足已得到纠正，抗休克治疗有效。反之，若出现以下情况则提示非手术治疗常常效果不佳，需行急诊手术干预：出血快，早期出现休克者；在 6～8h 内输血 600～800ml，血压、脉搏及全身情况未见好转，血红蛋白进行性下降者；近期曾发生过大出血，短期内又大量出血者；在进行溃疡病内科治疗期间发生大出血者；年龄大于 60 岁，有动脉硬化，出血难以自行停止者；出血合并溃疡穿孔或幽门梗阻者；胃镜下证实溃疡内有活动性出血或血管性出血而内镜下止血失败者。

胃、十二指肠溃疡大出血的外科治疗原则是制止出血，抢救生命。在彻底止血的前提下争取切除病灶。理想的手术方式应达到完全止血、治愈溃疡和防止再出血的要术。目前可供选择的术式很多，如胃大部切除术、溃疡缝扎止血＋迷走神经切断术、单纯溃疡缝扎止血＋术后药物治疗、溃疡缝扎止血＋胃十二指肠动脉、胃网膜右动脉结扎等。术式的选择应根据患者的全身和局部情况、术者的经验习惯和当时的医疗条件等综合考虑，选择安全、有效的手术方式。对全身状况稳定、手术耐受性好的患者，尽量作包括出血溃疡在内的胃大部切除术；如果患者全身情况极差，病情危急时，手术则应力求简单有效，缩短手术时间，可选择行溃疡缝扎止血等。术后进行规范的抗溃疡药物治疗，同样可取得比较良好的效果。对切除困难的、低位的十二指肠球部后壁溃疡，应切开十二指肠球部前壁，用丝线缝扎溃疡面的出血点，再作旷置溃疡的胃大部切除术（Bancroft 法或 Nissen 法）。

3. 瘢痕性幽门梗阻　幽门附近的溃疡（十二指肠球部溃疡、幽门管溃疡、幽门前溃疡）在愈合过程中，纤维瘢痕组织增生，使幽门变形、狭窄，胃内容物无法顺利通过而在胃内大量潴留，称瘢痕性幽门梗阻。多见于老年男性患者，约占全部溃疡病例的 5% ~ 10%。随着内科药物治疗效果的提高以及人民群众卫生条件的改善、保健意识的增强，本并发症有减少的趋势。

（1）诊断：根据病史、临床表现及相关辅助检查，诊断一般不难。主要的诊断依据：有多年的溃疡病史，近期出现溃疡症状加重；呕吐是其典型的临床表现。呕吐的特点为：多于餐后 30 ~ 60min 发作，以下午或夜间多见。呕吐次数不多，约每隔 1 ~ 2 天 1 次，但每次呕吐量很大，常含有带酸臭味的宿食，且不含胆汁。患者可同时伴有上腹胀满不适、胀痛、纳差、消瘦等。长期梗阻的患者，可因反复呕吐引起严重脱水、电解质紊乱及代谢性碱中毒。患者表现为重度营养不良，进行性衰竭；体格检查时可见中上腹膨隆，有时见胃型及蠕动波，空腹状态下可闻及振水音；胃镜检查可明确幽门梗阻的部位和病因，对可疑病灶还可紊乱及低 K^+ 低 Cl^- 性碱中毒等。

（2）治疗：瘢痕性幽门梗阻是外科手术治疗的绝对适应证。治疗的主要目的是解除梗阻。术前应做好充分的准备工作，尽量改善患者的一般状况，包括纠正水电解质和酸碱平衡紊乱、纠正贫血和营养不良、安放胃管减压并用高渗温盐水洗胃等。术式选择以远端胃大部切除术为主，也可施行胃窦切除加迷走神经切断术。手术时要注意：在切除病灶后重建消化道时，尽量选择符合生理要求的胃十二指肠吻合术。若行毕Ⅱ式胃空肠吻合，应特别注意十二指肠残端的处理。对处理困难者，可行旷置溃疡的胃大部切除术或十二指肠造瘘。

4. 溃疡恶变　通常认为约 5% ~ 10% 的胃溃疡可能发生恶变，而十二指肠溃疡恶变罕见。恶变的确切机制尚不明了，可能与长期慢性炎症刺激、某些致癌物质的作用等有关。发生恶变的溃疡直径多在 2cm 以上，恶变后胃镜下可观察到溃疡边缘质硬、隆起不平，溃疡底部污秽不平，触之易出血。胃溃疡恶变和溃疡性胃癌在病理组织形态方面有所区别，以下病理表现提示为溃疡恶变：在溃疡的边缘有恶变证据如癌细胞浸润；有既往溃疡存在的证据如溃疡底部有肉芽组织和纤维瘢痕组织形成，有动脉内膜炎、增生性血栓静脉炎，溃疡的边缘可见胃黏膜肌层与肌层靠近并粘连融合在一起。

胃溃疡恶变常是在发生之后才得以确诊。若注意病情观察和随访，可能会发现某些提示恶变的蛛丝马迹，以便早期进行外科手术治疗。如果胃溃疡患者出现下述情况，应高度怀疑有恶变可能：①腹痛性质发生改变，如上腹痛失去节律性，腹痛程度加重，持续时间延长等；②短期内明显的进行性消瘦；③大便潜血试验持续阳性；④长期不明原因的低热；⑤胃镜检查发现溃疡增大，边缘质硬、隆起不平呈结节状，溃疡底部污秽不平，触之易出血等。因此，对胃溃疡患者除了进行正规的内科治疗外，很强调要定期作胃镜复查，直至溃疡完全愈合。

胃溃疡恶变的诊断主要依靠胃镜检查，在直接观察溃疡形态学变化的同时，取多点溃疡组织行病理检查，多可明确诊断。对高度怀疑恶变而病理组织学检查阴性的患者，应反复多次活检复查。一旦明确诊断，应尽早手术治疗。

（四）胃、十二指肠溃疡治疗术式的选择

胃、十二指肠溃疡手术方式的产生基础是对胃、十二指肠溃疡病理生理机制的认识，通过手术消除神经性和体液性胃酸分泌，达到治愈溃疡的目的。胃、十二指肠溃疡的基本手术方式分为两大类：胃大部切除术和迷走神经切断术。这两种术式孰优孰劣，一直存有争议。事实上，这两类术式各有其优缺点，有各自的适应证，没有一种能适用于所有的患者。手术方式的选择除了与术者的经验、认识和习惯倾向有关外，最重要的是根据患者的具体情况，选择最合适的术式。

1. 胃大部切除术 1881 年 Billroth 完成世界首例胃次全切除术，开创了胃外科治疗的新纪元。时至今日，胃切除术的历史已逾百年。其间，曾经历了多种术式的演变，但 Billroth I 式和 II 式作为胃大部切除术的标准术式，至今仍被广泛沿用。在我国，溃疡病的外科治疗历史已有数十年。随着实践经验的积累，Billroth I 式和 II 式作为一种常规手术已经为广大基层医院医生所熟知。但在临床上因术式选择和操作不当导致术后严重并发症的事例仍屡见不鲜，应当引起重视。基础医学的发展使我们已经能从更深的层次去了解胃、十二指肠溃疡的发病机制，从而指导临床术式的选择。胃溃疡患者的胃酸分泌水平正常或稍低，而血清胃泌素水平较高，因此，行包括溃疡在内的胃大部切除术、Billroth I 式重建应作为首选。研究发现 Billroth I，式较 Billroth II 式重建更符合生理要求，胃肠道功能紊乱的并发症更少，安全且操作简便，溃疡复发率低。但对于十二指肠溃疡和复合溃疡，由于炎症、瘢痕或粘连，行 Billroth I 式重建常存在困难，此时，可选择 Billroth II 式吻合。Billroth II 式吻合适用于各种情况的胃十二指肠溃疡，尤其是十二指肠溃疡。对贲门附近的胃高位溃疡，可行近侧胃大部切除术。若切除困难时，也可采用溃疡旷置加远端半胃切除，术后再配合药物治疗，溃疡可逐步愈合。

2. 迷走神经切断术 迷走神经切断术因能消除神经性的胃酸分泌而成为治疗十二指肠溃疡的另一类术式。最早由 Dragstedt 于 1942 年提出并应用于临床，此后，各国学者对其进行了深入研究和改良，历经了迷走神经干切断（TV）加胃肠吻合、幽门成形或胃窦、半胃切除；选择性迷走神经切断（SV）和高选择性迷走神经切断术（HSV）三个阶段，目前术式已经定型和成熟。因其具有手术创伤小、死亡率低、并发症和后遗症少等优点，在欧美等国家已作为治疗十二指肠溃疡的首选术式。但在我国尚未能普及开展，其中一个最主要的原因是 HSV 术后溃疡复发率较高（20% ~ 30%），远远高于胃大部切除术（2%），这与迷走神经切断不全有关。迷走神经的解剖变异、术者对迷走神经的解剖分支认识不足、操作不当、缺乏经验等都是造成迷走神经切断不全的原因。手术者操作熟练可降低复发率。当前选择性迷走神经切断附加引流性手术（如幽门成型、胃空肠吻合或胃窦、半胃切除等）、HSV 已成为常规手术方法。但要推广此类手术，关键在于要降低其术后复发率。对迷走神经切断术后复发者，可考虑行胃大部切除术。

（綦声波）

第四节　上消化道出血

上消化道出血系指 Treitz 韧带以上消化道包括食管、胃、十二指肠或胆道、胰腺等病变所引起的出血，胃空肠吻合术后空肠病变出血亦属此范围。上消化道出血为临床常见急症，主要表现为呕血和（或）黑便，常伴血容量减少引起的急性周围循环衰竭。成人全身总血量约为体重的 8%，如果一次失血超过全身总血量的 20%（约 800～1 200ml 以上），并引起休克的症状和体征，称上消化道大出血。上消化道大出血的病死率与病因误诊率目前仍然较高，分别在 10% 与 20% 以上，必须引起重视。

一、病因

上消化道出血的病因很多，但引起大出血且急需外科处理的，在我国仍以下列五种情况比较常见。

1. 胃、十二指肠溃疡　占 40%～50%，其中 3/4 是十二指肠溃疡。大出血的溃疡一般位于十二指肠球部后壁或胃小弯，由于溃疡基底血管被侵蚀破裂所致，多数为动脉出血（图 6-3）。特别在慢性溃疡伴有大量瘢痕组织，动脉破裂处缺乏收缩能力，出血难以自止。其中有两种情况需要注意：一种是药物损伤如可的松、阿司匹林、吲哚美辛等有促进胃酸分泌增加和导致胃黏膜屏障损害（抑制黏液分泌，加重胃局部血管痉挛）的作用，长期应用较大剂量可引起急性溃疡形成，或使已有的溃疡活动，导致大出血。另一种是胃部分切除术后或单纯胃空肠吻合术后，在胃空肠吻合口附近发生溃疡，在前者发生率为 1%～3%，在后者可高达 15%～30%。发生时间多在术后 2 年内，也可在手术后 1～2 周内。50% 吻合口溃疡会出血，且可引起大出血不易自止，需急诊手术。

2. 门静脉高压症　约占 20%，门静脉高压症多伴有食管下段和胃底黏膜下层的静脉曲张。黏膜因曲张静脉而变薄，易被粗糙食物所损伤；或由于胃液反流，腐蚀已变薄的黏膜；同时门静脉系统内的压力又高，导致曲张静脉破裂，发生大出血，预后不佳。

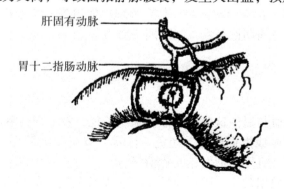

肝固有动脉

胃十二指肠动脉

图 6-3　十二指肠球部溃疡出血，溃疡基底部胃十二指肠动脉被腐蚀破裂

3. 应激性溃疡（stress ulcer）或急性糜烂性胃炎（aeute erosive gastritis）　约占 20%。近年来国内外报道发生率明显上升。多与休克、严重感染、严重烧伤（curling 溃疡）、严重脑外伤（cushing 溃疡）或大手术有关。在这些重症情况下，交感神经兴奋，肾上腺髓质儿茶酚胺分泌增多，胃黏膜下血管发生痉挛性收缩，组织灌流量骤减，导致胃黏膜缺血、缺

氧，直接破坏胃黏膜屏障。胃腔 H^+ 反向弥散明显增加，以致发生表浅的（不超过黏膜肌层）、边缘平坦的溃疡或多发的大小不等的糜烂。这类溃疡或急性糜烂位于胃内较多，在十二指肠发生较少，常导致大出血。

4. 胃癌　由于癌组织的缺血坏死，表面发生糜烂或溃疡，侵蚀血管而引起大出血。

5. 胆道出血（hemobilia）　肝内局限性慢性感染可引起肝内小胆管扩张继发感染形成脓肿，脓肿直接破入门静脉或肝动脉分支，导致大量血液流入胆道，再进入十二指肠。肝脏肿瘤、肝外伤引起的肝实质中央破裂也能导致肝内胆道大出血。

二、临床表现

一般幽门以上的出血表现为呕血，幽门以下的出血易致便血。但实际上呕血还是便血以及血的颜色主要取决于出血的速度和出血量的多少，出血部位的高低是次要的。出血量小，血液在胃内未引起恶心、呕吐，则血液都自下排出；而如果出血很急、量大，幽门以下的血液反流到胃内，引起恶心、呕吐，则表现为呕血。同样，在血液颜色方面，如果出血量小，血液在胃内滞留时间较长，经胃酸充分作用而形成正铁血红素后，呕血呈咖啡样或黑褐色。如果出血很急、量大，血液在胃内滞留时间短，呕血则呈暗红、甚至鲜红。出血向下排出时，经过肠液的作用，使血红蛋白的铁形成硫化铁，排出的血呈柏油样或紫黑色。个别病例，若发生突然大量出血，由于肠蠕动亢进，排出的血也可呈暗红，甚至相当鲜红。有便血的患者可无呕血，但呕血都伴有便血或黑便。

但是仔细分析，不同部位不同病因的出血仍然有其不同的特点。了解这些临床特点，不仅对于诊断出血的病因有一定意义，而且在需要手术时对于寻找出血部位更有帮助。①食管或胃底曲张静脉破裂引起的出血，一般很急，来势很猛，一次出血量常达 500～1 000ml，可引起休克。临床上主要表现是呕血，单纯便血的较少。采用积极的非手术治疗可以止血，但一日内仍可反复呕血。②胃、十二指肠溃疡、急性糜烂性胃炎、胃癌引起的出血，虽然也可以很急，但一次出血量一般不超过 500ml，并发休克的较少。临床上可以呕血为主，也可以便血为主。经过积极的非手术治疗多可以止血，但日后可以再出血。③胆道出血，量一般不多，一次为 200～300ml，很少引起休克。临床表现以便血为主。采用积极的非手术疗法后，出血可暂时停止，但常呈周期性复发，间隔期一般为 1～2 周。

三、诊断思路

（一）病史要点

首先应主要针对呕血与黑便这两项特征性临床表现，着重询问呕血及黑便的情况，包括其诱因，起病缓急，呕血或黑便的量、颜色、性状，有无周围循环衰竭表现，如头昏、心悸、晕厥、口渴等。既往有无类似发作及诊治经过。

应详细追问病史，根据常见病因针对性了解有无相关疾病的情况，如消化性溃疡患者，病史中多有典型的上腹疼痛，用制酸药物可以止痛，或过去曾有 X 线钡餐检查及内镜检查资料证实有溃疡病变。对做过胃部分切除术的患者，应考虑有吻合口溃疡的可能。门脉高压症患者一般有肝炎、酗酒或血吸虫病病史，或有过 X 线吞钡检查及内镜检查证实有食管胃底静脉曲张。非甾体抗炎药、肾上腺皮质激素、抗凝药服用病史及严重外伤、大手术、重度感染等应激状态应提示考虑应激性溃疡的发生。对中老年患者应注意近期有无腹痛、厌食、消瘦等异常，需警惕有无消化道恶性肿瘤。有无慢性胆道感染，近期有无腹部外伤等情况亦需了解，排除有无胆道出血的可能。

有典型明确病史的患者如果发生上消化道大出血，诊断一般没有困难。但需注意这些患者中有部分在出血前没有任何自觉症状，如 10% ~ 15% 胃、十二指肠溃疡出血的患者没有溃疡病史，许多胆道出血的患者没有明确的肝外伤或肝内感染的病史，要进一步明确出血的病因和部位，就必须依靠其他客观的检查资料。

（二）查体要点

全面细致的体格检查对上消化道出血的诊断是不可缺少的。生命体征监测特别注意心率、血压的变化，有无烦躁、四肢湿冷、皮肤弹性差等表现，及时判断有无休克发生，采取有效的措施。查体时发现有巩膜黄染、蜘蛛痣、肝掌、腹壁皮下静脉曲张、肝脾肿大、腹水等表现，多可诊断为肝硬化门静脉高压食管胃底曲张静脉破裂的出血。但在没有腹水、肝脾大也不明显肿大的患者，尤其在大出血后，门脉系统内血流量减少，脾脏可暂时缩小，甚至不能扪及，常会增加诊断上的困难。锁骨上淋巴结肿大，上腹部触及包块，高度提示胃癌可能。胆道出血多有类似胆绞痛的剧烈腹痛为前驱症状，右上腹多有不同程度的压痛，甚至可触及肿大的胆囊，同时伴有寒战、高热，并出现黄疸，这些症状同时出现，诊断尚不困难。但若没有明显的胆绞痛、没有高热或黄疸，与胃十二指肠溃疡出血进行鉴别则有一定困难。

（三）辅助检查

1. 实验室检查 血常规检查显示出血早期可无明显变化。出血后组织液渗入血管内，使血液稀释，一般需经 3 ~ 4h 以上才能反映出失血的程度来，出现贫血表现，血红蛋白、红细胞计数下降，血细胞比容下降，网织红细胞计数增高；白细胞计数上升可达（10 ~ 20）× 10^9/L，但肝硬化患者伴脾功能亢进者白细胞计数不增高；生化肝功能、凝血机制检查：肝硬化、肝功能受损者可有转氨酶异常、胆红素异常，白蛋白降低，白蛋白/球蛋白比例倒置；凝血功能异常（血小板计数减少，PT/APTT 延长等）。出血后血尿素氮（BUN）浓度增高，主要由于大量血液进入肠道，蛋白质消化产物被吸收所致，通常 3 ~ 4d 后降至正常，若持续升高提示继续出血或再出血，血容量不足或肾功能受损，血尿素氮（BUN）：血肌酐（Cr）>25：1，提示出血来自上消化道。肝功能指标、血氨测定和磺溴酞钠（BSP）试验等都有助于消化性溃疡与门脉高压症引起大出血的鉴别。在前者肝功能正常，血氨不高，磺溴酞钠试验无潴留；在后者肝功能明显异常，血氨升高，磺溴酞钠明显潴留。

2. 其他检查 为了进一步明确上消化道出血的病因和部位，可以辅以下列几种辅助检查。

（1）内镜检查：是大多数上消化道出血诊断的首选方法。已广泛应用来迅速明确出血的部位和病变性质，同时可镜下直接进行止血治疗（双极电凝、电灼、激光、栓塞、套扎等）。目前主张早期检查，入院后立即检查，也可 6 ~ 12h 内进行。距出血时间愈近，诊断阳性率愈高，可达 95%。内镜检查可直视下观察食管、胃十二指肠，查明出血病变部位、病因及出血情况，必要时取活检。检查前先插胃管抽吸积血，并以冰盐水洗胃改善视野，不但能发现表浅的黏膜病变，而且能在食管或胃底静脉曲张和溃疡两种病变同时存在时确定引起出血的确切原因。如为胆道出血，可见到壶腹部开口处溢出血性胆汁。

（2）鼻胃管及三腔二囊管检查：将鼻胃管放至食管与胃交界处，注入少量等渗盐水，抽吸出血液，说明出血来自食管或胃；如鼻胃管进入胃中，抽出清亮胃液，表明出血位于胃以下消化道；如抽出清亮胆汁，可以排除出血在十二指肠近端。该方法简单、安全，但约10%上消化道出血患者呈阴性。三腔二囊管放入胃内后，将胃气囊和食管气囊充气压迫胃底和食管下段，用等渗盐水将胃内积血冲净，如果没有再出血，可认为是食管、胃底曲张静脉破裂出血；如果吸出胃液仍含血液，则以胃十二指肠溃疡或出血性胃炎可能较大。需要指出，肝硬化患者并发胃或十二指肠溃疡较一般人为多，据统计约占10%～15%。因此，肝硬化患者即使已有食管或胃底静脉曲张，也不能排除溃疡出血的可能。对这种患者用三腔二囊管检查来明确出血部位更有实际意义。

（3）X线钡餐检查：在上消化道急性出血期内进行钡餐检查可以促使休克发生，并有可能使原已停止的出血再出血。因此多主张在出血停止和病情基本稳定后进行，现在一般多为胃镜检查所代替，但对经胃镜检查出血原因不明，疑为十二指肠降部以下小肠病变者具有特殊诊断价值。食管静脉曲张或十二指肠溃疡比较容易发现；但胃溃疡，特别是病变较小的，由于胃内常存有血块，一般较难发现。常规的X线检查要确定有无溃疡龛影，需要手法按压，这可使出血处已凝固的血块脱落引起再出血，不宜采用。近年都采用不按压技术作双重对比造影，应用技术，约80%出血部位可被发现，同时也较安全。

（4）选择性血管造影：经股动脉插管行选择性腹腔动脉或肠系膜上动脉造影以及超选择性肝动脉造影对确定出血部位尤有帮助。但每分钟至少要有0.5ml含有造影剂的血量自血管裂口溢出，才能显示出血部位。在明确了出血部位后，还可将导管推进至出血部位，进行栓塞以止血。此项检查比较安全，在有条件时应作为首选的诊断方法。内镜检查未能发现出血病因，胃内大量血块观察困难，且出血速度大于0.5ml/min，经选择性腹腔动脉或肠系膜上动脉造影，可发现造影剂溢出部位，血管畸形或肿瘤血管影像，对于出血定位诊断很有意义，且可同时行介入栓塞止血治疗。

（5）核素扫描：应用^{99m}Tc标记红细胞的腹部γ闪烁扫描，出血速度每分钟达到0.05～0.1ml，核素即可聚积在血管溢出部位显像，多可在扫描后1h内获得阳性结果。且标记红细胞24h后仍能显像，特别对于间歇性出血的定位的诊断有独特价值，敏感性高，阳性率可达90%以上。但定位精确性有限，常作为选择性腹腔内脏动脉造影前的筛选手段。

（6）其他检查：B超、CT检查有助于发现肝、胆、胰腺、脾等脏器病变，了解有无腹水、占位性病变等异常，进一步辅助诊断。MRI血管、胆道重建成像，可以帮助了解门静脉有无血栓、癌栓以及胆道病变等。

经过上述的临床分析和辅助检查，基本上可以明确上消化道出血的病因和部位，从而针对不同情况有目的地采取有效的止血措施。如果仍不能确定出血的病因，需考虑到一些少见或罕见的疾病如食管裂孔疝、胃息肉、胃和十二指肠良性肿瘤、剧烈呕吐所形成的贲门黏膜撕裂综合征（mallory-weiss综合征）以及血友病或其他血液疾病等。上消化道出血基本可以分为静脉曲张及非静脉曲张出血两大类，其具体的诊疗流程见图6-4，图6-5。

（四）鉴别诊断

（1）部分患者早期因出血速度快，可在呕血及黑便出现前即有急性周围循环衰竭征象，需与内出血及其他原因引起的休克鉴别。

（2）应排除消化道以外的出血因素，包括呼吸道出血，口腔、鼻、咽喉部出血及进食动物血、铋剂、含铁剂的抗贫血药物等引起的黑便。

（3）常见上消化道出血疾病的鉴别，主要根据既往病史，出血特点，阳性体征及相关的辅助检查。

1）胃、十二指肠溃疡：既往有上腹部间歇、节律性疼痛，服用制酸剂可缓解，或内镜检查有阳性发现；出血程度取决于被侵蚀血管，一般出血量不超过 500ml，经积极非手术疗法多能止血，日后可能再出血。

2）门脉高压食管胃底静脉曲张：患者多有病毒性肝炎，血吸虫病或酗酒病史，伴有肝硬化表现，可查见肝掌、蜘蛛痣、腹壁静脉曲张，肝脾肿大、腹水，既往有 X 线或内镜检查发现食管胃底静脉曲张。临床出血常很突然，量大，主要表现为呕血，经积极非手术疗法短期内仍可反复呕血。但需注意约 1/4 患者可能是同时伴发溃疡或门脉高压性胃病所致出血。

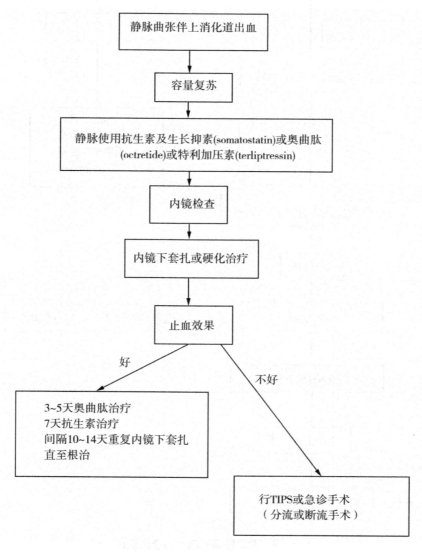

图 6-4　静脉曲张出血的诊治流程

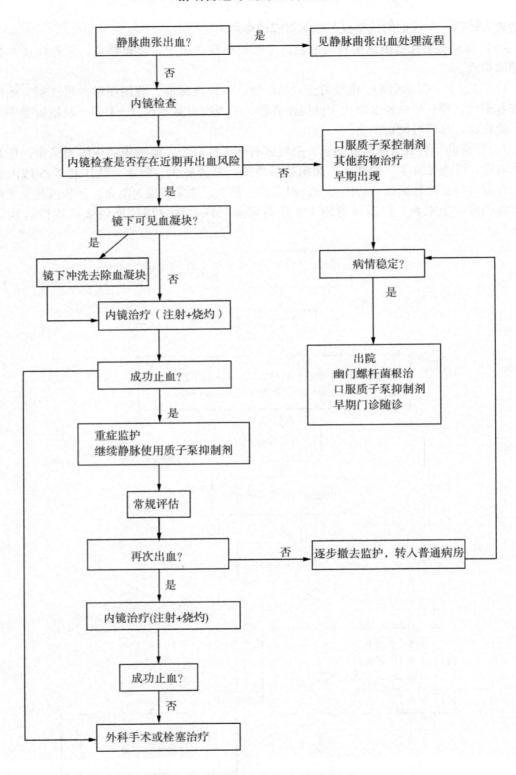

图 6-5 非静脉曲张出血的诊治流程

3）应激性溃疡：患者多有酗酒、服用非甾体抗炎药物（吲哚美辛痛、阿司匹林等）或肾上腺皮质激素药物史，也可以发生在休克、脓毒症、烧伤、大手术和中枢神经系统损伤之后。

4）胃癌：患者表现有慢性上腹部不适，疼痛，进行性体重下降，厌食；黑便较呕血常见。

5）胆道出血：常见病因包括肝外伤、肝脓肿、肝肿瘤及胆道感染、胆道手术等。出血量一般不多，很少引起休克，临床典型表现为胆绞痛，梗阻性黄疸及消化道出血三联症。积极非手术治疗后出血可暂时停止，但常呈周期性发作，间隔期一般为1～2周。

四、处理原则

只要确定有呕血和黑便，都应视为紧急情况收住入院或监护病房。不管出血原因如何，对严重的上消化道出血患者都应遵循下列基本处理原则。

（一）初步处理

首先建立1～2条足够大的静脉通道，以保证迅速补充血容量。先滴注平衡盐溶液或乳酸钠等渗盐水，同时进行血型鉴定、交叉配血和血常规、血细胞比容检查。每15～30min测定血压、脉率，并观察周围循环情况，作为补液、输血的参考指标。一般说来，失血量不超过400ml，循环血容量的轻度减少可很快地被组织液、脾或肝贮血所补充，血压、脉率的变化不明显。如果收缩压降至70～90mmHg，脉率增至每分钟130次，这表示失血量约达全身总血量的25%，患者黏膜苍白，皮肤湿冷，表浅静脉塌陷。此时即应大量补液、输血，将血压维持在100mmHg，脉率在每分钟100次以下。需要指出，平衡盐溶液的输入量宜为失血量的2～3倍。只要保持红细胞比积不低于0.30，大量输入平衡盐溶液以补充功能性细胞外液的丧失和电解质，是有利于抗休克的。已有休克的患者，应置导尿管，记录每小时尿量。有条件时，做中心静脉压的测定。尿量和中心静脉压可作为指导补液、输血速度和量的参考依据。

局部或全身应用止血药和血管活性药物。①静脉注射维生素K_1，酚磺乙胺，氨甲苯酸，凝血酶原复合物及纤维蛋白原等。②三七胶囊，云南白药或凝血酶口服或经胃管注入保留发挥局部止血作用；冰生理盐水反复洗胃将血块、胃液洗净，去甲肾上腺素8～16mg加入冰生理盐水100～200ml，注入胃腔内，间隔2～6h重复应用，可起到良好的局部止血效果。③垂体后叶素（vasopressin）可收缩内脏血管，减少门静脉血流量，降低门静脉及侧支循环压力，控制食管、胃底静脉曲张出血。常用20U加入200ml葡萄糖溶液，于20～30min内滴完，需要时可在3～4h后重复使用；或以0.2U/min持续静脉滴注。但该药物可引起腹痛、血压升高、心绞痛、心肌梗死等不良反应，目前主张与硝酸甘油联合使用以减少上述不良反应。冠心病患者禁忌使用。近年来多应用特利加压素（terlipressin），该药是激素原，注射后患者体内以稳定速率释放加压素，产生的副作用较轻。开始剂量为2mg，缓慢静脉注射（超过1min），维持剂量为每4h静脉注射1～2mg，延续用药24～36h，至出血停止。④生长抑素（somatostatin）其机制可能为减少内脏血流量，减少门静脉血流量从而降低门脉系统压力，并可以减少胃液分泌。临床制剂有14肽天然生长抑素（思他宁），用法为首剂量250μg静脉缓注，继以250μg/h持续静脉滴注。本品半衰期极短，应注意滴注过程中不能中断，若中断超过5min，应重新注射首剂。8肽的生长抑素同类物奥曲肽（octreotide）半衰期较长，常用量为首剂 $100\mu g$ 静脉缓注，继以 $25 \sim 50\mu g/h$ 持续静脉滴注。

制酸剂：血小板聚集及血浆凝血功能所诱导的止血作用需在 pH > 6.0 时才能有效发挥，因此抑制胃酸分泌提高胃内 pH 有止血作用。临床上常用 H_2 受体拮抗剂或质子泵抑制剂，后者在保持胃内持续高 pH 优于前者。急性出血静脉途径给药，西咪替丁 $200 \sim 400mg$，1 次/6h；雷尼替丁 50mg，1 次/6h；法莫替丁 20mg，1 次/6h；奥美拉唑，兰索拉唑 40mg，1 次/6h，可静脉推注或滴注。

（二）病因处理

（1）对于胃十二指肠溃疡大出血，如果患者年龄在 30 岁以下，常是急性溃疡，经过初步处理后，出血多可自止。但如果年龄在 45 岁以上，病史较长，多系慢性溃疡，这种出血很难自止。经过初步处理，待血压、脉率有所恢复后，应早期手术。手术行胃部分切除术；切除了出血的溃疡是防止再出血的最可靠方法。如果十二指肠溃疡位置很低，靠近胆总管或已穿透入胰头，强行切除溃疡会损及胆总管及胰头，则可切开十二指肠前壁，用粗丝线缝合溃疡面，同时在十二指肠上、下缘结扎胃十二指肠动脉和胰十二指肠动脉，旷置溃疡，再施行胃部分切除术。

吻合口溃疡的出血多难自止，应早期施行手术，切除胃空肠吻合口，再次行胃空肠吻合，并同时行迷走神经切断术。重要的是，在这种情况下，一定要探查原十二指肠残端。如果发现原残端太长，有胃窦黏膜残留的可能，应再次切除原残端，才能收到持久的疗效。

由药物引起的急性溃疡，在停用药物后，经过初步处理，出血都会自止。

（2）对由于门静脉高压症引起的食管或胃底曲张静脉破裂的患者，应视肝功能的情况来决定处理方法。对肝功能差的患者（有黄疸、腹水或处于肝性脑病前期者），应采用三腔二囊管压迫止血，或在纤维内镜下注射硬化剂或套扎止血，必要时可急诊做经颈静脉肝内门体分流术（TIPS）。对肝功能好的患者，应积极采取手术止血，不但可以防止再出血，而且是预防发生肝性脑病的有效措施。常用的手术方法是贲门周围血管离断术，通过完全离断食管下段和胃底曲张静脉的反常血流，达到确切止血的目的。且由于操作易被掌握，可在基层医院推广。

（3）对于应激性溃疡或急性糜烂性胃炎，可先应用组胺 H_2 受体拮抗剂西咪替丁（cimetidine）或雷尼替丁（ranitidine），静脉注射以抑制胃酸分泌而导致止血；雷尼替丁的作用比西咪替丁强 $5 \sim 8$ 倍。近年应用人工合成生长抑素（sanclostatin 或 stilamin），止血效果显著。生长抑素不但能减少内脏血流量，抑制促胃液素的分泌；且能有效地抑制胃酸分泌；剂量是 $25\mu g/h$，静脉持续滴注。经过这些措施后，如果仍然不能止血，则可采用胃大部切除术，或选择性胃迷走神经切断术加行幽门成形术。

（4）由于胃癌引起大出血的患者，则应根据局部情况行根治性胃大部或全胃切除术。

（5）胆道出血的量一般不大，多可经非手术疗法，包括抗感染和止血药的应用而自止。但反复大量出血时，可首先进行超选择性肝动脉造影，以明确性质，同时进行栓塞（常用明胶海绵）以止血。如仍不能止血，则应积极采用手术治疗。在确定肝内局限性病变的性质和部位后，即施行肝叶切除术。结扎病变侧的肝动脉分支或肝固有动脉，有时也可使出血停止；但仅仅结扎肝总动脉常是无效的。困难的是有时不易确定出血部位。肝脏表面局限性的隆起；切开胆总管分别在左右胆管内置入纱布条，探查有无血性胆汁流出；有条件时在术中行胆管造影或胆管镜检，都有助于明确出血部位，决定肝叶切除的范围。

（三）剖腹探查

对部位不明的上消化道大出血，经过积极的初步处理后，血压、脉率仍不稳定，应考虑早期行剖腹探查，以期找到病因，进行止血。

剖腹探查一般行上腹部正中切口或经右腹直肌切口。进入腹腔后，首先探查胃和十二指肠。如果初步探查没有发现溃疡或其他病变，第二步即检查有无肝硬化和脾肿大，同时要注意胆囊和胆总管的情况。胆道出血时，胆囊多肿大，且因含有血性胆汁呈暗蓝色；必要时可行诊断性胆囊或胆总管穿刺。如果肝、脾、胆囊、胆总管都正常，进一步就切开胃结肠韧带，探查胃和十二指肠球部的后壁。

另外，切不可忽略了贲门附近和胃底部的探查。同时，必须提起横结肠和横结肠系膜，自空肠上端开始，顺序探查空肠的上段。临床实践中，已有不少病例由于空肠上段的病变如良性肿瘤、血管瘤、结核性溃疡等而引起呕血的报道。如果仍未发现病变，而胃或十二指肠内有积血，即可在胃大弯与胃小弯之间、血管较少的部位，纵行切开胃窦前壁，进行探查。切开胃壁时要结扎所有的黏膜下血管，以免因胃壁出血而影响胃内探查。胃壁切口不宜太小，需要时可长达10cm或更长些，以便在直视下检查胃内壁的所有部位。浅在而较小的出血性溃疡容易被忽视，多在胃底部，常在胃内壁上黏附着的血凝块下面；溃疡中含有一动脉瘤样变的小动脉残端（如Dieulafoy病）。如果仔细检查胃内壁后仍不能发现任何病变，最后要用手指通过幽门，必要时纵行切开幽门，来检查十二指肠球部后壁靠近胰头的部分有否溃疡存在。经过上述一系列的顺序检查，多能明确出血的原因和部位。

（綦声波）

第五节　贲门失弛缓症

一、概述

贲门失弛缓症（achalasia of cardia）是指吞咽时食管体部无蠕动，贲门括约肌弛缓不良的一种疾病。发病机制尚不十分清楚，研究表明，本病可能与迷走神经核病变或大脑皮质功能失调有关，因而是一种食管肌肉神经功能失调性疾病。在病理上，病变累及整个胸内食管而不仅仅局限于贲门部。

本病无种族特异性，发病率约1/10万，在所有食管良性疾病中占首位，多见于20～50岁青中年。男女比例相近，无家族遗传倾向。

二、诊断思路

（一）病史要点

1. 吞咽困难　无痛性咽下困难是本病最常见最早出现的症状。起病多较缓慢，但亦可较急，初起可轻微，仅在餐后有饱胀感觉而已。多呈间歇性发作，情绪波动、发怒、忧虑、惊骇或进食过冷和辛辣等刺激性食物可诱使其发生。

2. 疼痛　疼痛部位多在胸骨后及中上腹；也可在胸背部、右侧胸部、右胸骨缘以及左季肋部。疼痛发作有时酷似心绞痛，甚至舌下含硝酸甘油片后可获缓解。疼痛可能是由于食管平滑肌痉挛或食物滞留性食管炎所致。随着梗阻以上食管的进一步扩张，疼痛反可逐渐减轻。

3. 反流与呕吐 发生率可达90%，随着咽下困难的加重，食管的进一步扩张，相当量的内容物可潴留在食管内至数小时或数日之久，而在体位改变时反流出来。从食管反流出来的内容物因未进入过胃腔，故无胃内呕吐物的特点，但可混有大量黏液和唾液。在并发食管炎、食管溃疡时，反流物可含有血液。

4. 体重减轻 体重减轻与咽下困难影响食物的摄取有关。随着病程发展，可有体重减轻、营养不良和维生素缺乏等表现。

5. 出血和贫血 患者常可有贫血，偶有由食管炎所致的出血。

6. 其他症状 多因本病的并发症所引起，如肺炎、食管憩室、食管裂孔疝等。

（二）查体要点

本病体征极少，有时可借测定吞咽时间协助诊断，方法为置听诊器于剑突处，嘱患者饮水，可听到水进入胃内的声音，并计算时间，正常人在10秒以内，本病患者则时间明显延长或根本听不到声音。

（三）辅助检查

1. 常规检查 钡餐检查，透视下可见纵隔右上边缘膨出，吞钡后食管无蠕动波出现，食管下端呈对称性漏斗状狭窄，边缘光滑，钡剂通过贲门困难。贲门失弛缓症可分为三型：轻型，食管轻度扩张及少许食物潴留，胃泡存在；中型，食管普遍扩张，有明显食物残渣存留，立位有液平面，胃泡消失；重型，食管的扩张屈曲、增宽、延长及呈"S"形。

2. 其他检查

（1）醋甲胆碱（mecholyl）试验：正常人皮下注射醋甲胆碱5～10mg后，食管蠕动增加而压力无显著增加。但在本病患者则注射后1～2分钟起，即可产生食管强力的收缩；食管内压力骤增，从而产生剧烈疼痛和呕吐，X线征象更加明显（作此试验时应准备阿托品，以备反应剧烈时用）。食管极度扩张者对此药不起反应，以致试验结果为阴性；胃癌累及食管壁肌间神经丛者以及某些弥漫性食管痉挛者，此试验也可为阳性。可见，该试验缺乏特异性。

（2）内镜和细胞学检查：对本病的诊断帮助不大，但可用于本病与食管贲门癌等病之间的鉴别诊断，做内镜检查前应将食管内潴留物抽吸掉。

（3）食管内压力测定：测压发现患者食管下括约肌静息压比正常人高出2～3倍，由于食管下括约肌不能完全松弛，使食管、胃连接部发生梗阻；食管下段缺乏正常蠕动或蠕动消失，食物不能顺利通过障碍，排空延迟。

（四）诊断标准

有吞咽困难、胸骨后疼痛及食物反流等典型症状；X线检查发现食管下端有逐渐变细的漏斗狭窄区，边缘光滑；排除肿瘤及继发性贲门失弛缓。

（五）鉴别诊断

1. 食管癌或贲门癌 最需与贲门失弛缓症相鉴别。癌症患者一般年龄较大，钡餐下见局部黏膜呈不规则破坏，狭窄上方食管轻到中度扩张，食管上段蠕动存在；内镜下做病理检查可发现病灶。

2. 食管弥漫性痉挛　又称非括约肌性食管痉挛，是一种不明原因的原发性食管神经肌肉紊乱疾病，病变常累及食管下 2/3，并引起严重运动障碍。钡餐造影食管下 2/3 呈节段性痉挛收缩，无食管扩张现象。

3. 心绞痛　心绞痛多由劳累诱发，而本病则为吞咽所诱发，并有咽下困难。心电图及动态心电图协助区别。

三、治疗措施

（一）一般治疗

一般治疗包括饮食和药物治疗及精神护理。药物治疗的效果并不理想，仅适用于术前准备及拒绝或不适于做扩张术及外科手术者。抗胆碱能制剂（如阿托品、罂粟碱）、长效亚硝酸盐及镇静剂能降低括约肌张力，减轻疼痛和吞咽困难。钙拮抗剂硝苯地平有良好的效果。

（二）扩张治疗

扩张治疗包括经由食管镜试用探条扩张、水银探条、气囊、静水压、梭形管状扩张等，可获得一定的疗效，但很少能得到真正的痊愈，且扩张治疗需反复进行，并有引起食管破裂的危险，对于高度扩张伸延与弯曲的食管应避免做扩张术。

（三）手术治疗

1. 手术适应证　①重症贲门失弛缓症，食管扩张及屈曲明显，扩张器置入困难并有危险；②合并有其他病理改变如膈上憩室、裂孔疝或怀疑癌肿；③曾行扩张治疗失败或穿孔，或导致胃食管反流并发生食管炎者；④症状严重且不能耐受食管扩张者。

2. 术前准备　术前准备至关重要，对有营养不良者术前应予纠正，有肺部并发症者予以适当治疗，由于食物潴留和食管炎，术前要置入鼻胃管清洗食管 2～3 天，清洗后注入抗生素溶液，麻醉前重复一次。

3. 手术方法　1913 年 Heller 用食管贲门前后壁双侧肌肉纵行切开治疗本病，1923 年 Zaaijer 将 Heller 手术改良为单侧食管贲门前壁肌层纵行切开，使手术更加简便，同时大大减少了食管黏膜损伤的可能性，疗效显著提高，目前该术式已被国内外医生普遍采用，并一致认为是治疗贲门失弛缓症的常规术式。改良 Heller 手术的基本要点是：①纵行切开食管肌层，尤其是贲门部的环形肌，切开范围上要达到肥厚的食管肌层水平以上，一般在下肺韧带水平以下；②两侧游离黏膜外肌层达食管周径的 1/2 以上；③贲门下切开要 <2cm，否则会产生反流性食管炎；④强调不要损伤膈食管韧带和食管裂孔。

4. 手术并发症

（1）食管黏膜穿孔：是食管肌层切开术后最重要的并发症。术中发现黏膜穿孔需及时缝合修补，术后产生穿孔将会引起脓胸。

（2）反流性食管炎：发生率约 20%～50%。内科对症处理可得到缓解。

（3）食管裂孔疝：发生率约 5%～10%。因裂孔结构及周围支持组织受损引起。一旦发生如有症状可行裂孔疝修补。

四、预后评价

大多数贲门失弛缓症的患者经扩张术或手术治疗都能取得满意效果。扩张术后 60% 可获得长期效果；而手术长期有效率达到 85% ~90%。

（綦声波）

第六节　先天性肥厚性幽门狭窄

一、概述

先天性肥厚性幽门狭窄是新生儿期常见疾病。

（一）病理

主要病理改变是幽门肌层肥厚，尤以环肌为著，但亦同样表现在纵肌和弹力纤维。幽门部呈橄榄形，质硬有弹性。当肌肉痉挛时则更为坚硬。一般长 2 ~2.5cm，直径 0.5 ~1cm，肌层厚 0.4 ~0.6cm，在年长儿的肿块还要大些。但大小与症状严重程度和病程长短无关。肿块表面覆有腹膜且甚光滑，但由于血供受压力影响而部分受阻，因此色泽显得苍白。环肌纤维增多且肥厚，肌肉似砂砾般坚硬，肥厚的肌层挤压黏膜呈纵形皱壁，使管腔狭小，加以黏膜水肿，以后出现炎症，使管腔更显细小，在尸解标本上幽门仅能通过 1mm 的探针。狭细的幽门管向胃窦部移行时腔隙呈锥形逐渐变宽，肥厚的肌层则逐渐变薄，两者之间无精确的分界。但在十二指肠侧界限明显，因胃壁肌层与十二指肠肌层不相连续，肥厚的幽门肿块突然终止且凸向十二指肠腔内，形似子宫颈样结构。组织学检查见肌层增生、肥厚，肌纤维排列紊乱，黏膜水肿、充血。

由于幽门梗阻，近侧胃扩张，壁增厚，黏膜皱襞增多且水肿，并因胃内容物滞留，常导致黏膜炎症和糜烂，甚至有溃疡。

肥厚性幽门狭窄病例合并先天畸形相当少见，约 6% ~12%，据此有人认为是"婴儿性"而非"先天性"的理由之一。食管裂孔疝和胃食管反流是最常见的合并畸形，但未见到有大量的病例报道。

（二）病因

为了阐明幽门狭窄的病因和发病机制，多年来进行大量研究工作，包括病理检查、动物模型的建立、胃肠激素的检测、病毒分离、遗传学研究等，但病因至今尚无定论。

1. 遗传因素　在病因学上起着很重要的作用。发病有明显的家族性，甚至一家中母亲和 7 个儿子同病，且在单卵双胎比双卵双胎多见。双亲有幽门狭窄史的子女发病率可高达 6.9%。若母亲有此病史，则其子发病的概率为 19%，其女为 7%；父亲有此病史者，则分别为 5.5% 和 2.4%。经过研究指出幽门狭窄的遗传机制是多基因性，既非隐性遗传亦非伴性遗传，而是由一个显性基因和一个性修饰多因子构成的定向遗传基因。这种遗传倾向受一定的环境因素而起作用，如社会阶层、饮食种类、各种季节等，发病以春秋季为高，但其相关因素不明。常见于高体重的男婴，但与胎龄的长短无关。

2. 神经功能　主要从事幽门肠肌层神经丛的研究者，发现神经节细胞直至生后 2 ~4 周才发育成熟。因此，许多学者认为神经细胞发育不良是引起幽门肌肉肥厚的机制，而否定过去幽门神经节细胞变性导致病变的学说，运用组织化学分析法测定幽门神经节细胞内酶的活性；但也有持不同意见者，观察到幽门狭窄的神经节细胞与胎儿并无相同之处，如神经节细胞发育不良是原因，则早产儿发病应多于足月儿，然而两者并无差异。近年研究认为肽能神经的结构改变和功能不全可能是主要病因之一，通过免疫荧光技术观察到环肌中含脑啡肽和血管活性肠肽神经纤维数量明显减少，由此推测这些肽类神经的变化与发病有关。

3. 胃肠激素　幽门狭窄病儿术前血清胃泌素升高曾被认为是发病原因之一，经反复实验，目前并不能推断是幽门狭窄的原因还是后果。近年研究发现血清和胃液中前列腺素浓度增高，由此提示发病机制是幽门肌层局部激素浓度增高使肌肉处于持续紧张状态，而致发病。亦有人对血清胆囊收缩素进行研究，结果无异常变化。近年来研究认为一氧化氮合成酶的减少也与其病因相关。

4. 肌肉功能性肥厚　有学者通过细致观察研究，发现有些出生 7~10d 婴儿将凝乳块强行通过狭窄的幽门管的征象。由此认为这种机械性刺激可造成黏膜水肿增厚。另一方面也导致大脑皮层对内脏的功能失调，使幽门发生痉挛。两种因素促使幽门狭窄形成严重梗阻而出现症状。但亦有持否定意见，认为幽门痉挛首先引起幽门肌肉的功能性肥厚是不恰当的，因为肥厚的肌肉主要是环肌，况且痉挛应引起某些先期症状，然而在某些呕吐发作而很早进行手术的病例中，通常发现肿块已经形成，肿块大小与年龄和病程长短无关。肌肉肥厚到一定的临界值时，才表现幽门梗阻征。

5. 环境因素　发病率有明显的季节性高峰，以春秋季为主，在活检的组织切片中发现神经节细胞周围有白细胞浸润。推测可能与病毒感染有关，但检测患儿及其母亲的血、粪和咽部均未能分离出柯萨奇病毒，检测血清中和抗体亦无变化，用柯萨奇病毒感染动物亦未见病理改变，研究在继续中。

二、诊断

（一）临床表现

症状出现于生后 3~6 周时，亦有更早的，极少数发生在 4 个月之后。呕吐是主要症状，最初仅是回奶，接着为喷射性呕吐。开始时偶有呕吐，随着梗阻加重，几乎每次喂奶后都要呕吐，呕吐物为黏液或乳汁，在胃内滞留时间较长则吐出凝乳，不含胆汁。少数病例由于刺激性胃炎，呕吐物含有新鲜或变性的血液，有报道幽门狭窄病例在新生儿高胃酸期中，发生胃溃疡的大量呕血者，亦有报告发生十二指肠溃疡者。在呕吐之后婴儿仍有很强的求食欲，如再喂奶仍能用力吸吮。未成熟儿的症状常不典型，喷射性呕吐并不显著。

随呕吐加剧，由于奶和水摄入不足，体重起初不增，继之迅速下降，尿量明显减少，数日排便 1 次，量少且质硬，偶有排出棕绿色便，被称为饥饿性粪便。由于营养不良和脱水，婴儿明显消瘦，皮肤松弛有皱纹，皮下脂肪减少，精神抑郁呈苦恼面容。发病初期呕吐丧失大量胃酸，可引起碱中毒，呼吸变浅而慢，并可有喉痉挛及手足搐弱等症状，以后脱水严重，肾功能低下，酸性代谢产物滞留体内，部分碱性物质被中和，故很少有明显碱中毒者。现严重营养不良的晚期病例已难以见到。

幽门狭窄伴有黄疸，最初被认为是幽门肿块压迫肝外胆管而引起阻塞性黄疸，其发病率约 2%，有一组报道 29 例中 5 例伴有黄疸，高达 17%。多数以间接胆红素升高为主，经观察常是母乳喂养者伴发，多数报告是出生体重正常的足月儿，仅有一组报告 2 例为未成熟儿。一旦外科手术解除幽门梗阻后，黄疸就很快消退。现代研究认为是肝酶不足的关系，高位胃肠梗阻伴黄疸婴儿的肝葡萄糖醛酸转移酶的活性降低，但其不足的确切原因尚不明。有人认为酶的抑制与碱中毒有关，但失水和碱中毒在幽门梗阻伴黄疸的病例并不很严重。热能的供给不足，可能亦是一种原因，与 Gilbert 综合征的黄疸病例相似，在供给足够热量后胆红素能很快降至正常水平。

腹部检查时要置于舒适的体位，可躺在母亲的膝上，腹部充分暴露，在明亮的光线下，喂糖水时进行观察，可见到胃型及蠕动波，其波形出现于左肋缘下，缓慢地越过上腹部，呈 1~2 个波浪前进，最后消失于脐上的右侧。检查者位于婴儿左侧，手法必须温柔，左手置于右肋缘下腹直肌外缘处，以示指和无名指按压腹直肌，用中指指端轻轻向深部按摸，可触到橄榄形、光滑质硬的幽门肿块，1~2cm 大小。在呕吐之后胃空虚且腹肌暂时松弛时易于扪及。偶尔肝脏的尾叶或右肾被误为幽门肿块。但在腹肌不松弛或胃扩张时可能扪不到，则可置胃管排空后，喂给糖水边吸吮边检查，要耐心反复检查，根据经验多数病例均可扪到肿块。

实验室检查可发现临床上有失水的婴儿，均有不同程度的低氯性碱中毒，血液 CO_2 升高，pH 升高和血清低氯。且必须认识到代谢性碱中毒时常伴有低钾的现象，其机制尚不清楚。小量的钾随胃液丢失外，在碱中毒时钾离子向细胞内移动，引起细胞内高钾，而细胞外低钾、肾远曲小管上皮细胞排钾增多，从而血钾降低。

（二）诊断

依据典型的临床表现，见到胃蠕动波、扪及幽门肿块和喷射性呕吐等三项主要征象，诊断即可确定。其中最可靠的诊断依据是触及幽门肿块。如未能触及肿块，则可进行实时超声检查或钡餐检查以帮助明确诊断。

1. 超声检查　反映幽门肿块的三项指标的诊断标准是幽门肌层厚度 ≥4mm，幽门管长度 ≥18mm，幽门管直径 ≥15mm。有人提出的狭窄指数（幽门厚度×2÷幽门管直径×100%）大于 50% 作为诊断标准。并可注意观察幽门管的开闭和食物通过情况，有人发现少数病例幽门管开放正常，称为非梗阻性幽门肥厚，随访观察肿块逐渐消失。

2. 钡餐检查　诊断的主要依据是幽门管腔增长（>1cm）和狭细（<0.2cm）。另可见胃扩张，胃蠕动增强，幽门口关闭呈"鸟喙状"，胃排空延迟等征象。有人随访复查幽门肌切开术后的病例，这种征象尚见持续数天，以后幽门管逐渐变短而宽，也许不能回复至正常状态。在检查后须经胃管吸出钡剂，并用温盐水洗胃，以免呕吐而发生吸入性肺炎。

3. 鉴别诊断　婴儿呕吐有各种病因，应与下列各种疾病相鉴别，如喂养不当、全身性或局部性感染、肺炎和先天性心脏病、增加颅内压的中枢神经系统疾病、进展性肾脏疾病、感染性胃肠炎、各种肠梗阻、内分泌疾病以及胃食管反流和食管裂孔疝等。

三、治疗

（一）外科治疗

采用幽门肌切开术是最好的治疗方法，疗程短，效果好。术前必须经过 24~48h 的准备，纠正脱水和电解质紊乱，补充钾盐。营养不良者给静脉营养，改善全身情况。手术是在幽门前上方无血管区切开浆膜及部分肌层，切口远端不超过十二指肠端，以免切破黏膜，近端则应超过胃端以确保疗效，然后以钝器向深层划开肌层，暴露黏膜，撑开切口至 5mm 以上宽度，使黏膜自由膨出，压迫止血即可，目前采用脐内弧形切开法和腹腔镜完成此项手术已被广泛接受和采纳。术后进食应在翌晨开始为妥，先进糖水，由少到多，24h 渐进奶，2～3d 加至足量。术后呕吐大多是饮食增加太快的结果，应减量后再逐渐增加。

许多长期随访的报道，术后胃肠功能正常，溃疡病的发病率并不增加，然而 X 线复查研究见成功的幽门肌切开术有时显示狭窄幽门存在 7～10 年之久。

（二）内科治疗

内科疗法包括细心喂养的饮食疗法，每隔 2～3 小时 1 次喂食，定时温盐水洗胃，每次进食前 15min 服用阿托品类解痉剂等三方面结合进行治疗。这种疗法需要长期护理，住院2～3 个月，很易遭受感染，效果进展甚慢且不可靠。目前仅有少数学者仍主张采用内科治疗。近年提倡硫酸阿托品静注疗法，仅部分病例有效。

（綦声波）

第七节 胃癌

胃癌在全球范围内仍然是常见恶性肿瘤，居第四位。东亚、南美、前苏联地区是胃癌的高发地区，日本是胃癌发病率最高的国家，中国是世界上发病和死亡病例数最多的国家。全球范围内，胃癌在第二次世界大战后发病率呈下降趋势，在北美地区胃癌是少见病。西方国家发病以近端胃癌为主，在其他地区远端胃癌仍然是胃癌的主要形式。国内胃癌分期偏晚，疗效一直不满意。近十余年来，随着经济水平的提高和肿瘤普查防治工作的推广，使早期胃癌的比例不断增加，同时通过综合治疗，进展期胃癌的疗效不断提高。目前我国胃癌的疗效已经有了很大的提高，早期病例的增加，外科手术进步以及手术后综合治疗的应用，都是胃癌疗效提高的重要因素。

一、胃癌相关手术解剖生理

1. 胃的形态分布　胃是人体内腔最大的消化管。可以将胃大、小弯分为 3 等分，连接起每个对应点，则可以将胃分为上、中、下 3 个部分。上部为胃底贲门，中部为胃体，下部为胃窦。根据原发病灶的部位，分别用 C、M、A 表示，如果病灶跨越两个部位，在原发病灶主要部位在前，次要部位在后。如 MCA，表示原发部位主要在胃体，并且已经累及到胃窦和胃底部。从矢状面来定位，将胃的横断面分为 4 等份，即小弯、前壁、大弯、后壁。如胃体小弯侧累及胃窦及胃体后壁的胃癌，可表示为 MA/小后。

2. 胃的韧带　覆盖胃前后壁的腹膜移行于大小弯，合成两叶形成系膜韧带。系膜韧带一方面起固定作用，同时其中也有血管、神经、淋巴管通过，了解他们与周围脏器和腹膜之间的联系，对于胃癌根治手术具有重要意义。胃的韧带主要有以下几点。

（1）胃膈韧带：是胃背侧系膜脾上部的衍生物，连系于胃贲门部与膈肌。在胃的附着线为胃底部大弯的近侧部和食管胃相连接处。胃膈韧带向右侧移行为膈食管韧带。胃膈韧带透明，无血管及淋巴结构。

（2）肝十二指肠韧带：是小网膜的右侧部，包绕进入肝脏的结构，如门静脉、胆总管、肝固有动脉，以及由肝总动脉进入胃的分支——胃右动脉。此韧带含有丰富的血管、淋巴网，是胃癌根治手术必须清扫的部位。但是，因为血管丰富，必须小心操作，否则出血较多。

（3）肝胃韧带：是小网膜的左侧部，此韧带内含胃左动、静脉，迷走神经干肝支和淋巴结。是淋巴结容易转移的部位，也是进行胃癌根治手术必须处理和清扫的部位。

（4）胃脾韧带：是胃背侧系膜脾部的衍生物，自胃大弯连接脾门，上接胃膈韧带，下连续于大网膜或胃结肠韧带，此韧带上部含有胃短动、静脉及胰脾淋巴结，下部含有胃网膜左动、静脉和淋巴结。

（5）胃结肠韧带：是大网膜的一部分，由胃大弯连接至横结肠前面。此韧带内含有胃网膜左动、静脉，胃网膜右动、静脉及淋巴结等。

3. 胃的血管　胃的血管丰富，并且相互之间有交通，形成血管网络。主要供应血管有胃左动脉、胃右动脉、胃短动脉、胃网膜左动脉和胃网膜右动脉。

（1）胃左动脉：起源于腹腔动脉，行走至贲门处分出食管支与食管动脉交通，向下分出前后两支胃降支，沿小弯的前后向右下走行，末端与胃右动脉吻合。

（2）胃右动脉：肝总动脉分出肝固有动脉和胃十二指肠动脉，前者又分出胃右动脉，向左上方行走，与胃左动脉吻合，形成小弯侧动脉弓。

（3）胃短动脉和胃网膜左动脉：由脾动脉分出，前者经脾胃韧带至胃大弯，主要分布于胃底外侧区，后者沿大弯右行，末端与胃网膜右动脉吻合。

（4）胃网膜右动脉：由胃十二指肠动脉分出，与胃网膜左动脉相互交通，形成胃大弯动脉弓。

（5）胃的静脉：回流静脉与同名动脉相伴行。起源于胃内丰富的静脉网，最后汇集成小静脉和动脉伴行，穿出胃壁形成胃静脉，在胃大小弯处分别汇入胃左静脉（冠状静脉）、胃右静脉、胃网膜左静脉、胃网膜右静脉、胃短静脉和胃后静脉，这些静脉与同名动脉伴行，并最终从不同部位汇入门静脉系统。胃的静脉主要经门静脉入肝静脉，个别静脉如胃左静脉的食管支和胃黏膜下静脉丛，可以经过食管静脉丛汇流入奇静脉，与上腔静脉交通。

除了以上动脉外，胃的供应动脉尚可以有食管动脉下行支、胃左动脉上行支、左膈下动脉、胃后动脉等。

4. 胃的淋巴引流　胃的淋巴引流在胃癌的转移中占重要地位，了解胃的淋巴分布对胃癌根治手术有重要意义。胃壁中都分布着丰富的毛细淋巴管，以黏膜下层最为丰富。因此，黏膜内的局限性肿瘤，可以通过黏膜下毛细淋巴管网，播散到胃的各部。另外，胃黏膜下毛细淋巴管网还可以通过与贲门腹段食管的黏膜下毛细淋巴管网构成丰富的吻合，因此，胃黏膜内的肿瘤可以侵犯食管。幽门则不同，十二指肠缺乏黏膜下层，向十二指肠播散的机会比较小。但胃和十二指肠的浆膜下毛细血管网则有较广泛的吻合，于是，同样构成胃肿瘤向十二指肠近端播散的可能。

胃的淋巴管和淋巴结总体上伴随腹腔动脉的 4 个主要分支分布。关于胃的淋巴引流分区，按照过去传统的看法，从理论上相应地把胃分为 4 个淋巴引流区。

（1）胃小弯区（胃左淋巴结）：由胃左动脉供血的胃区及其相应的淋巴引流区，包括腹段食管、贲门部、胃底的右半侧和靠近小弯侧的前、后壁。分别注入贲门前、后和贲门旁淋巴结、胃胰淋巴结、胃上淋巴结，其输出淋巴管最后注入腹腔淋巴结。

（2）肝曲、幽门部（胃右淋巴结）：由胃右动脉供血的胃区及其相应的淋巴引流区。包括幽门小弯侧的前后壁。大部分注入幽门上淋巴结，其输出淋巴管汇入肝总淋巴结，最后注入腹腔淋巴结。

（3）肝曲、胃网膜右部（胃网膜右淋巴结）：由胃右动脉供血的胃区及其相应的淋巴引流区。包括胃体大弯侧右半部和幽门部，大部分注入胃右下淋巴结，在沿胃网膜右动脉注入幽门下淋巴结，少部分直接注入幽门下淋巴结，其输出淋巴管再经幽门后淋巴结和幽门上淋巴结，最后经肝总淋巴结注入腹腔淋巴结。

（4）脾区（胃网膜左淋巴结）：由胃短动脉和胃网膜左动脉供血的胃区及其相应的淋巴引流区，包括胃底左半侧的前后壁，胃体大弯侧左半部的前后壁，分别注入脾淋巴结、胰脾淋巴结、胃左下淋巴结，最后注入腹腔淋巴结。

以上是胃淋巴引流的基本线路，但应该注意，胃的淋巴引流是一个网络结构，各淋巴引流区之间相互交通，以上引流区是人为划分的，胃的淋巴引流和癌转移并非按以上所列顺序进行。在施行手术时，应考虑这些淋巴转移规律，但是并非唯一途径。

5. 胃癌转移相关淋巴结的分组与分站　　以上有关胃淋巴引流区的划分是很粗略的，缺乏定量和精细的划分，对于胃癌手术的指导意义显然是不够的。对胃癌转移相关的淋巴结进行准确的解剖定位意义重大，日本在这方面作了细致的工作，国内采用的相关标准基本沿用日本胃癌学会《胃癌处理规约》中的淋巴结编号和分站。

胃淋巴结的部位、名称、解剖定位：

第 1 组：贲门有淋巴结，位于胃左动脉上行支贲门右侧的淋巴结。与第 3 组淋巴结的界限是胃左动脉上行支进入胃壁第一支（贲门支），在贲门则为第 1 组，幽门侧为第 3 组，恰好位于第一支的淋巴结属第 1 组。

第 2 组：贲门左淋巴结，沿左膈下动脉分出贲门食管支位于贲门左侧及后侧的淋巴结。

第 3 组：小弯侧淋巴结，位于胃小弯，沿胃左动脉与胃右动脉走行部位的淋巴结。与第 5 组淋巴结的界限是胃右动脉向胃小弯分出第一支。在贲门侧者为第 3 组，幽门侧为第 5 组，恰好位于第一支的淋巴结属 5 组。

第 4 组：大弯淋巴结，沿胃网膜左右动脉走行的大弯淋巴结，分为以下 2 组，即沿胃网膜右动脉走行的是右组（4d），靠近胃短动脉和胃网膜左动脉的淋巴结是左组（4s）。4d 组于第 6 组的界限是胃网膜右动脉的胃大弯第一支，恰好位于第一支的淋巴结属于第 6 组；4s 与第 10 组脾门淋巴结的界限是胃网膜左动脉向大弯分出的第一支，恰好位于第一支的淋巴结属于 4sb，沿胃短动脉走行的淋巴结属于 4sa。

第 5 组：幽门上淋巴结，胃右动脉根部的淋巴结。

第 6 组：幽门下淋巴结，在幽门下大网膜内，常分为 3 个部分，即狭义的幽门下淋巴结；幽门后淋巴结；沿胃网膜右静脉注入肠系膜上静脉的淋巴结。

第 7 组：胃左动脉干淋巴结。

第 8 组：肝总动脉干淋巴结，可分为 2 个部分，位于肝总动脉干前面者称为 8a，位于其后方者称为 8p。

第 9 组：腹腔动脉周围淋巴结。

第 10 组：脾门淋巴结，脾门附近的淋巴结，与第 11 组淋巴结的界限是胰腺尾部末端。

第 11 组：脾动脉干淋巴结，沿脾动脉分布的淋巴结。

第 12 组：肝十二指肠韧带内的淋巴结。

第 13 组：胰腺后方淋巴结。

第 14 组：肠系膜根部淋巴结，分为肠系膜上静脉淋巴结（14v）和肠系膜上动脉淋巴结（14a）。

第 15 组：结肠中动脉周围淋巴结。

第 16 组：腹主动脉周围淋巴结，位于胰腺上下腹主动脉的周围。

第 17 组：胰前淋巴结，位于胰头前方，又可分为胰前上淋巴结（17a）和胰前下淋巴结（17b）。

第 18 组：胰下淋巴结，位于胰体尾下缘。

第 19 组：膈肌下淋巴结。

第 20 组：食管裂孔部淋巴结。

第 21 组：下段食管旁淋巴结。

第 22 组：膈肌淋巴结。

二、流行病和病因学

胃癌在中国的发病和死亡情况难以准确地统计。根据国家癌症预防控制办公室最新的资料，2000 年我国胃癌的发病情况如下：男性年龄标准化发病率为 41.9/10 万，女性为 19.5/10 万。2005 年男性年龄标准化发病率为 37.1/10 万，女性为 17.4/10 万。据估计，我国目前胃癌每年发病 40 万例，死亡 30 万例。居恶性肿瘤第 3 位。发病部位仍以胃窦为主。胃癌死亡率男女性别比值为 1.5 ~ 2.5，男性高于女性。性别比值在不同年龄组段显著不同。在 30 ~ 35 岁前，性别比值接近 1.0。而后性别比值逐渐加大，在 60 岁时为 2.0，在 65 岁以后下降到 1.5 左右。

胃癌是慢性疾病，发病过程较长且复杂。胃癌发生与多种因素有关。但是对胃癌的发病机制还不完全清楚。

1. 饮食因素 可能是胃癌主要的致病因素。原因有：①含有致癌物。长期食用薰烤、盐腌食品的人群中胃远端癌发病率高，与食品中亚硝胺类化合物、真菌毒素、多环芳烃化合物等致癌物或前致癌物含量高有关。②含致癌物前体。亚硝酸盐在自然界中分布很广，并且可以在适宜的酸度（pH1 ~ 3）或细菌的作用下合成强致癌物亚硝胺类化合物。③已有比较充足的证据说明胃癌与高盐饮食及盐渍食品摄入量多有关。摄入高浓度食盐可使胃黏膜屏障损伤，造成黏膜细胞水肿，腺体丢失。食盐本身无致癌作用，由食盐造成胃黏膜损伤使其易感性增加或协同致癌可能为增加胃癌危险性的原因。世界各地的流行病学研究一致性表明：新鲜蔬菜、水果具有预防胃癌的保护性作用并显示剂量效应关系。经常食用新鲜蔬菜的人患胃癌的相对危险度降低 30% ~ 70%。含有巯基类的新鲜蔬菜，如大蒜、大葱、韭菜、洋葱和蒜苗等也具有降低胃癌危险的作用。有研究表明，吸烟、饮酒增加胃癌的发病风险。

2. 幽门螺旋杆菌 近些年来，幽门螺旋杆菌感染与人类慢性萎缩性胃炎、胃溃疡以致胃癌的关系受到高度重度。幽门螺旋杆菌感染被认为是胃癌的主要危险因素，相对危险性在 1.8 ~ 3.6 之间。研究还显示出幽门螺旋杆菌感染主要与发生在远端的肠型胃癌有关。

3. 遗传因素 胃癌在少数家族中显示有聚集性。遗传性弥漫型胃癌（hereditary diffuse gastric cancer）是一种少见的遗传性胃癌，占胃癌总数的 3% ~ 5%。这是一种常染色体显性遗传病，由 CDH1 基因的胚系突变所致，临床表现为弥漫型胃癌。

4. 慢性疾患 胃癌，特别是肠型胃癌的发病模式为多因素作用下的多阶段过程。一些胃慢性疾患，如慢性萎缩性胃炎、胃黏膜肠上皮化生和异型性增生与胃癌有发病学的联系。

（1）慢性萎缩性胃炎：以胃黏膜腺体萎缩、减少为主要特征，常伴有不同程度的胃黏膜肠上皮化生。

（2）溃疡与胃癌的关系：溃疡与胃癌的关系，即溃疡是否会癌变，溃疡癌变的诊断标准，以及癌变率多高，已争论多年。到目前为止，根据病理组织学检查所见，区分溃疡癌变或癌性溃疡仍是很困难或不可能的。根据长期随访研究及动物实验研究结果，目前多数作者认为慢性溃疡会发生癌变，其发生率为 0.5% ~2%。

（3）残胃与癌：残胃作为一种癌前状态，它与胃癌的关系也一直受到重视。残胃癌的定义尚不统一。一般主张，因良性病变做胃大部切除术后 10 年以上在残胃发生的癌。

三、临床表现

1. 症状　胃癌的早期常无特异的症状，甚至毫无症状。随着肿瘤的发展，影响胃的功能时才出现较明显的症状，但此种症状也并非胃癌所特有的，常与胃炎、溃疡病等胃慢性疾患相似。其主要症状为上腹痛或不适，其次为消瘦及食欲减退。早期胃癌的症状也为上腹不适或疼痛、食欲减退及消瘦。

胃癌病例可出现副癌综合征：①皮肤症状。如黑棘皮症、皮肌炎、环状红斑、类天疱疮、脂溢性角化病。②中枢神经系统症状。如痴呆、小脑共济失调。③其他症状。如血栓性静脉炎、微血管病性溶血性贫血和膜性肾病。

2. 体征　胃癌通常无明显的体征，上腹部深压痛，有时伴有轻度肌抵抗感，常是唯一值得注意的体征。上腹部肿块、直肠前触及肿物、脐部肿块、锁骨上淋巴结肿大等均是胃癌晚期或已出现转移的体征。临床上须仔细检查这些部位，因不但有诊断意义且对决定治疗方针颇为主要。根据北京市 1 686 例胃癌的临床资料，转移灶的发生率以左锁骨上淋巴结最为常见（9.9%），其余依次为直肠前陷窝（5%）、肝（4.7%）、腋下淋巴结（2%）、肺（1.4%）。查体时需重视以下部位：Sister　Mary Joseph 结节或脐周淋巴结，当肿瘤沿镰状韧带播散到皮下时出现；Virchow 结节，即左锁骨上转移淋巴结；Irish 结节，即左腋前转移淋巴结，当近端胃癌播散到下段食管和纵隔内淋巴时可出现。

四、诊断

1. 内镜检查　内镜检查在胃癌的诊断中是必不可少的。癌症诊断的金标准是病理诊断。只有内镜检查可以获得组织进行病理学诊断。同时，内镜检查可以对肿瘤的部位进行定位，对确定手术方式提供重要参考。

活检是确诊胃癌的必要手段，依靠活检明确病理类型，早期胃癌胃镜结合活检确诊率可达95%，进展期胃癌可达90%。为了提高活检阳性率应注意：选择取材部位是获得阳性结果的关键。凹陷病变在凹陷边缘的内侧四周以及凹陷的基底，浅凹陷病变主要在基底，深凹陷病变主要在内缘钳取活检材料。隆起病变应在顶部与基底部取材。

染色法内镜检查：常规内镜结合活检诊断胃癌有困难时采用黏膜染色法，可提高胃癌的确诊率，有报道可达98%；还可用于估计胃癌浸润深度与范围，按照染色的原理分对比染色，喷入的染料积集于黏膜皱襞间，显示出胃小凹的高低不平改变。染料被黏膜吸收而着色者为吸收染色，用于良恶性病变的鉴别；还有以染料为指示示剂的功能染色，以了解胃酸分泌功能。

2. 超声内镜 这是判断胃癌浸润深度的重要方法,在胃癌的分期和新辅助治疗效果评判方面有重要意义。有条件的单位建议作为常规检查项目。超声内镜不仅可以显示胃壁各层的结构,还可了解胃与邻近脏器的病变,判断胃癌浸润深度、侵犯周围脏器如胰腺、肝脏情况,估计淋巴结转移范围对临床判断分型估计手术切除都有重要帮助。此外,对胃黏膜下隆起占位肿物的定位与定性也有作用。超声内镜评价肿瘤浸润深度和淋巴结情况的准确率为80%左右。

3. 胃癌的 CT 诊断 胃癌 CT 检查的重要作用在于进行肿瘤的分期判断,包括淋巴结状态、腹腔种植转移和肝等腹腔脏器的转移判断。这也是新辅助治疗疗效的重要手段。胃癌进行 CT 检查,应该常规进行增强扫描,同时口服对比剂扩张胃腔,有利于消除管壁增厚的假象,更好地显示病变的范围和观察管腔形态及管壁伸展性的变化,同时有助于判断胃肠道走行和显示胃肠道与周围结构的关系。正常胃壁厚度在 5mm 以下,胃窦部较胃体部稍厚。注意扫描层面与胃壁的相互关系,当胃壁与扫描面呈斜面或平行时,胃壁可出现增厚的假像,在贲门胃底区和胃窦部经常会遇到这种现象,当有怀疑时变换体位扫描即可排除。正常情况下处于收缩状态的胃窦,多为对称性表现,浆膜面光滑无外突,如腔内有液体或气体衬托,可见增厚的胃壁为均匀的对称性改变,与胃癌有所不同。增强扫描,胃壁常表现为三层结构,内层与外层表现为明显的高密度,中间为低密度带。内层大致相当于黏膜层,中间层相当于黏膜下层,外层为肌层和浆膜。胃癌在 CT 扫描可以表现为:①胃壁增厚。癌肿沿胃壁浸润造成胃壁增厚,主要是癌肿沿胃壁深层浸润所致。②腔内肿块。癌肿向胃腔内生长,形成突向胃腔内的肿块。肿块可为孤立的隆起,也可为增厚胃壁胃腔内明显突出的一部分。肿块的表面不光滑,可呈分叶、结节或菜花状,表面可伴有溃疡。③溃疡。胃癌形成腔内溃疡,周边表现为环绕癌性溃疡周围的堤状隆起。④胃腔狭窄。CT 表现为胃壁增厚基础上的胃腔狭窄,狭窄的胃腔边缘较为僵硬且不规则,多呈非对称性向心狭窄,伴环周非对称性胃壁增厚等。

4. 胃癌的 X 线 诊断 X 线检查是胃癌的基本诊断方法之一。随着胃镜和 CT 技术的普及,此方法的重要性有所降低。但是对于胃癌的病变范围的判断,特别是近端胃癌,观察食管下端受侵的范围,确定手术方式有重要作用。最基本的是充盈法,钡剂充盈的程度以立位充盈时钡剂能使胃体中部适度伸展为宜,通常所需钡量为 200~300ml。充盈象主要用于观察胃腔在钡剂充盈下的自然伸展状态、胃的大体形态与位置的变化、胃壁的柔软度等,对于显示靠近胃边缘部位如大、小弯侧的病变有很重要的价值。目前最为常用的双对比法,把作为阳性造影剂的钡剂和作为阴性造影剂的气体共同引入胃内,利用黏膜表面附着的薄层钡剂与气体所产生的良好对比,可以清晰地显示胃内微细的隆起或凹陷。气体可作为胃腔的扩张剂,用于观察胃壁的伸展性。在钡剂附着良好的条件下,调整胃内充气量对于显示病变的细微结构和胃壁伸展度的变化有重要意义。

胃癌的基本 X 线表现包括充盈缺损、龛影、环堤等,可伴有胃壁的变形,如胃腔狭窄、胃角变形、边缘异常和小弯缩短。黏膜形态异常可表现为黏膜皱襞的粗大、僵硬、中断、破坏消失及不规则的沟槽影。

晚期病例可以出现腹腔转移的间接征象,如胃横结肠间距、胃底膈肌间距、肠间距增宽等征象,以及肠管移动度异常和腹水等。

5. 肿瘤标志物 胃癌缺乏特异的肿瘤标志物，癌胚抗原（CEA）在 40% ~50% 的病例中升高，甲胎蛋白（AFP）和 CA199 在 30% 的胃癌患者中增高。这些肿瘤标志物的主要意义在于随访而不是诊断或普查。

五、病理学

在组织病理学上，胃癌主要是腺癌（90%），其中又可以细分为乳头状腺癌、管状腺癌、低分化腺癌、黏液腺癌、印戒细胞癌。少见类型包括腺鳞癌、类癌、未分化癌等。

在形态学上，胃癌有多种分类方法，下面介绍几种常用的分类方法。

1. 早期胃癌分型 1962 年日本内视镜学会提出早期胃癌的概念，后被国际上公认。定义为癌组织浸润深度仅限于黏膜层或黏膜下层，而不论有无淋巴结转移，也不论癌灶面积大小。

根据内镜分型与所见可以将早期胃癌分为 3 型。

（1）Ⅰ型：隆起型（protruded type）。明显突入腔内呈息肉状，高出黏膜相当黏膜厚度 2 倍以上，约超过 5mm。表面凸凹不平呈颗粒或结节状，有灰白色物覆盖，色泽鲜红或苍白，有出血斑及糜烂。肿物多大于 1cm，基底为广基或亚蒂。

（2）Ⅱ型：浅表型（superficial type）。又分为三个亚型。Ⅱa 型：浅表隆起型，隆起高度小于 2 倍黏膜厚度，呈平台状隆起。形态呈圆形、椭圆形、葫芦形、马蹄形或菊花样不等。表面不规则，凹凸不平，伴有出血、糜烂，附有白苔，色泽红或苍白。周边黏膜可有出血。Ⅱb 型：浅表平坦型，病灶不隆起也不凹陷，仅见黏膜发红或苍白，失去光泽，粗糙不平，境界不明显。有时与局灶性萎缩或溃疡瘢痕鉴别困难，应活检予以鉴别。Ⅱc 型：浅表凹陷型，是最常见的早期胃癌类型，黏膜凹陷糜烂，底部有细小颗粒，附白苔或发红，可有岛状黏膜残存，边缘不规则，如虫咬或齿状，常伴有出血，周围黏膜皱襞失去正常光泽，异常发红，皱襞向中心集聚，呈现突然中断或变细，或变钝如杵状或融合成阶梯状凹陷。

（3）Ⅲ型：凹陷型（excavated type）。癌灶有明显凹陷或溃疡，底部为坏死组织，形成白苔或污秽苔，易出血，边缘不规则呈锯齿或虫咬样，周围黏膜隆起，不规则结节，边缘黏膜改变如Ⅱc 型。

（4）混合型：有以上两种形态共存一个癌灶中者称混合型，其中以深浅凹陷型多见，其次是隆起伴浅凹陷者，其中以主要改变列在前面，如Ⅲ + Ⅱc 型、Ⅱc + Ⅲ型、Ⅱa + Ⅱc等。

以上各型中，以Ⅱa、Ⅲ及Ⅱc + Ⅲ型最多，占早期胃癌 2/3 以上，年龄越轻，凹陷型越多，年龄增长则隆起型增多。隆起型面积多比凹陷型大，微小癌灶多为Ⅱc 型。

2. 进展期胃癌分型 进展期胃癌的分型主要基于 Borrmann 分类，此分类与预后及组织学类型的联系较为密切，应用比较广泛。进展期胃癌分为以下 4 个类型。

（1）Ⅰ型：息肉样型。肿瘤主要向胃腔内生长，隆起明显，呈息肉状，基底较宽，境界较清楚，溃疡少见，但可有小的糜烂。在进展期胃癌中，这是最为少见的类型，占 3% ~5%。

（2）Ⅱ型：限局溃疡型。肿瘤有较大溃疡形成，边缘隆起明显，境界较清楚，向周围浸润不明显。该型占 30% ~40%。

（3）Ⅲ型：浸润溃疡型。肿瘤有较大溃疡形成，其边缘部分隆起，部分被浸润破坏，境界不清，向周围浸润较明显，癌组织在黏膜下的浸润范围超过肉眼所见的肿瘤边界。这是最为多见的一个类型，约占半数。

（4）Ⅳ型：弥漫浸润型。呈弥漫性浸润生长，触摸时难以确定肿瘤边界。由于癌细胞的弥漫浸润及纤维组织增生，可导致胃壁增厚、僵硬，即所谓"革袋胃"，若肿瘤局限于胃窦部，则形成极度的环形狭窄。该型约占10%。

多发性胃癌系指同一胃内有两个以上癌灶，它们之间在肉眼和组织学上均无联系，间隔以正常黏膜。多发性胃癌在胃癌中约占3%，发生于隆起型者比溃疡型多见。

3. Lauren 分型　根据组织结构、生物学行为及流行病等方面的特征，Lauren 将胃癌分为肠型及弥漫性。该分型目前在世界上广泛应用。

（1）肠型胃癌：此型相对常见，分化程度高，有腺管形成，与癌前病变、胃黏膜萎缩和肠上皮化生有关。统计显示肠型胃癌在远端胃癌中占多数，发病率稳定或下降。部分此型胃癌与幽门螺旋杆菌感染有关。在这种癌变模式中，环境因素的影响造成腺体萎缩继而胃酸缺乏，胃内 pH 值升高。进而细菌过度增长，亚硝酸盐和亚硝基等细菌产物的增多将加剧胃黏膜萎缩和肠上皮化生，增加癌变危险。

（2）弥漫型胃癌：此型相对少见，年轻患者中多一些，组织学多表现为未分化的印戒细胞。因为细胞间缺乏粘合力易发生黏膜下播散，形成皮革胃。腹膜播散也很常见。通常无明显的癌前病变，也可能与幽门螺旋杆菌感染有关。A 型血人具有易感性，有报道具有遗传易感性。发生在近端胃的弥漫型胃癌发病率在世界范围内有所升高，相同分期情况下，预后较远端胃癌差。

六、治疗

1. 早期胃癌　早期胃癌预后良好，5 年无病生存超过 95%。如何缩小手术范围改善患者生存质量是早期胃癌研究的热点，其中内镜切除技术是重要进展。理论上，没有淋巴结转移的早期胃癌可以采用内镜黏膜切除（endoscopic mucosal resection，EMR）或内镜黏膜下层切除（endoscopic submucosal dissection，ESD）技术，对于存在淋巴结转移的早期胃癌则应该采用根治手术。因此准确地判断淋巴结转移是关键。

内镜黏膜切除术和内镜黏膜下层切除的适应证：Tis 或 Tla 肿瘤、组织类型为高分化或中分化、肿瘤小于 2cm 的隆起型病变、无溃疡形成。必须同时满足以上 4 个条件的情况方可施行此类手术。术后病理学要求对标本进行水平、垂直边缘的详尽检查，以及加强术后随诊工作。EMR 已经长期随访的资料所证实。而 ESD 则缺乏大宗病例的长期随访，其对预后的影响仍然需要进一步观察。

如何判断是否存在淋巴结转移是早期胃癌选择治疗方法的基础。黏膜内癌淋巴结转移率为 3%~5%，黏膜下癌则为 20%。早期胃癌最合适的淋巴结切除范围还存在争论。目前即使采用内镜超声，淋巴结状态判断仍然不够准确。很多研究推荐根据肿瘤大小、浸润深度、肿瘤分化程度来确定淋巴结切除范围。日本胃癌学会早期胃癌的治疗指南建议：不适合于 EMR 的黏膜癌和直径小于 1.5cm 的黏膜下癌推荐 D1 + α 手术；术前不能确定淋巴结状态的黏膜下癌和直径小于 2cm 的第一站淋巴结转移的早期胃癌推荐 D1 + β 手术；对于直径超过 2cm 存在淋巴结转移的早期胃癌采用 D2 切除（D1 + α 手术：在完全清除第一站淋巴结的基础上，同时清除第 7 组淋巴结。D1 + β 手术：在完全清除第一站淋巴结的基础上，同时清除第 7 组、第 8a 组、第 9 组淋巴结)。

鉴于国内内镜超声和高分辨率 CT 尚未普及,对于不适于 EMR 的早期胃癌,作者建议行标准 D2 根治手术。

2. 进展期胃癌 在胃癌的综合治疗方案中,手术一直占据着主导地位,关于扩大手术范围能否给患者带来更好的预后一直存在争论。目前统一的认识是将 D2(淋巴结清除至第二站)手术作为标准术式。其实对于病期较晚(例如淋巴结转移已超出第三站)的患者,肿瘤已经不再是一个局部问题,仅仅通过局部治疗,即使扩大淋巴结清扫、多脏器联合切除等已证明无法给患者带来益处。单纯外科手术无法达到生物学意义上的根治,即便扩大切除和淋巴结清扫范围,仍然如此。能否根治性切除是胃癌患者最重要的预后因素,直接影响患者的预后。但对于进展期胃癌,特别是Ⅲ期胃癌患者,往往只能进行姑息性手术,预后难令人满意。积极寻求其他可能根治肿瘤的手段和提高手术切除率,尤其是 RO 切除率成为改善胃癌患者预后的主要目标。

(1)胃切除范围:远端胃大部切除的效果与全胃切除相当,而且并发症减少,生活质量提高。因此,对于远端胃癌推荐胃大部切除术。对于近端胃癌而言,近端胃大部切除和全胃切除在手术安全性、预后方面相似,且均会出现手术后营养障碍。因此,近端胃癌的手术方式仍然存在争论。术中冰冻切片检查切缘是近端胃癌手术重要的原则,有时需反复切除食管下端,以确保切缘阴性。目前大多数人更趋向于肿瘤位于胃底及中 1/3 胃体,Borrmann Ⅳ型是全胃切除的适应证。

(2)联合脏器切除:进展期胃癌脾门淋巴结的转移率为 15% ~ 27%。既往曾经认为,D2 根治手术联合胰体尾、脾切除可改善患者预后。胰体尾或脾切除明显增加术后并发症和死亡率。目前已经可靠的证据表明保留胰、脾可使患者受益,临床医生需考虑:①癌肿是否直接浸润胰腺或脾。②如保留脾脏是否可增加脾门转移淋巴结的残留。③保留胰体尾的脾切除在技术上可行的。脾门淋巴结是否出现转移与肿瘤的部位以及浸润深度相关。从日本的资料来看,远端胃癌、中近端胃癌淋巴结转移率分别为 0 ~ 2% 和 15%,皮革胃为 21%。研究证明,胃癌的淋巴结转移不存在于胰腺的实质内,而存在于脾动脉周围的结缔组织中。行包括该动脉在内的淋巴结清除,即可达到清除 No. 10、11 淋巴结的目的。因此,对于胃中、上部癌侵及胰体尾或 No. 10、11 淋巴结转移明确者,应行脾及胰体尾切除术。癌肿未侵入胰腺,疑有 No. 10、11 淋巴结转移者,主张保留胰腺的脾及脾动脉干切除术。不可作预防性胰体尾或脾切除。

(3)淋巴结清扫范围:淋巴结转移是胃癌最重要的预后因素。一般认为,检出的淋巴结越多,N 分期越准确。为了获得准确的分期,胃癌手术要求至少检出 15 枚淋巴结。根据淋巴结的清除范围,可以分为 D1、D2、D3。未能完全清除胃周淋巴结者称为 D0。胃癌的位置不同,淋巴结的分站亦不同。

肿瘤淋巴结的数目与淋巴结的清除范围并非直接对应。根据解剖学及组织病理学检查,D1 淋巴结清除可以平均获得 15 枚淋巴结,D2 淋巴结清除平均获得 27 枚淋巴结,D3 清除平均获得 43 枚淋巴结。清除淋巴结可以改善生存这是全球共识。但是东西方对于淋巴结的清除范围存在争论。这些争论包括:胃癌淋巴结的清除范围标准 D2 还是 D1?扩大清除是否可以改善生存?

1)D2 还是 D1:来自东方国家的系列多中心研究显示,D2 淋巴结清除是一个独立预后因素，并发症和死亡率低，而且可以改善生存，特别是对于Ⅱ期和ⅢA期胃癌。在日本胃癌学会的《指南》中，D2 清除被列胃癌治疗标准。欧美国家的随机对照研究显示，D2 手术的围手术期并发症和死亡率高，因此并不能改善生存。MRC 的前瞻随机对照研究，400 例患者随机分为 D1 和 D2 手术两组。两组患者的围手术期死亡率分别为 6.5% 和 13%，合并症发生率分别为 28% 和 41%。两组比较 5 年生存并无差别（35% 和 33%）。多因素分析显示，老年、男性、胰脾切除是独立的不良预后因素。研究认为对于相同分期的胃癌，D2 手术并不能改善生存。

荷兰胃癌研究组的随机对照研究被广泛引用。8 位质量控制医生接受日本胃癌专家的培训，然后帮助参加研究的外科医生。711 例患者随机分为 D1 和 D2 清除两组，D2 手术组的术后死亡率（10% vs 4%）、并发症（43% vs 25%）和住院时间（25d vs 18d）明显高于 D1 清除组。死亡和并发症的危险因素包括：D2 清除、脾切除、胰腺切除、年龄超过 70 岁。两组 5 年生存没有显著差异（30% vs 35%）。亚组分析显示，只有 N2 期病例可能受益。

因此在西方学者看来，D2 手术有较高的并发症和死亡率，并不能改善患者预后。这些研究的死亡率显著高于亚洲的研究。在东方学者看来，胃癌在西方是少见病，参加临床研究的手术医生缺乏足够的训练。D2 手术的学习曲线在 25 例左右，这些医生实际胃癌手术平均不足 5 例。D2 手术组中胰腺、脾切除病例多于 D1 手术组，分析认为这是 D2 手术组的较高死亡率和并发症与脾、胰腺切除有关。对荷兰研究进一步进行分析，排除胰腺和脾切除病例，可以看到 D2 组的生存收益。

IGSP（Italian Gastric Cancer Study Group）进行了一项多中心随机前瞻临床研究，证实了技术熟练医生行保留胰腺 D2 手术的安全性和有效性。手术并发症在两组没有显著差异（D1 组 10.5% vs D2 组 16.3%），再手术率相似（D1 组 2.6% vs D2 组 3.4%）。手术后死亡率 D1 组为 1.3%，D2 组无手术死亡。因此，不论在西方还是东方，在技术熟练的外科医生，D2 手术的是同样安全的。

2）扩大清除是否可以改善生存：2006 年有台湾学者进行了 D1 和 D3 淋巴结清除的多中心随机对照研究。手术医生在参加临床研究前至少进行过 25 例 D3 手术。D3 和 D1 组的 5 年生存率分别为 59.5% 和 53.6%。5 年局部复发率分别为 40.3% 和 50.6%。基于这个结果，认为技术熟练的外科医生，D3 清除有可能改善生存。

日本学者进一步比较了 D2 和 D2 + PAND（paraaortic nodal dissection）手术对生存的影响。日本 JCCG9501 研究证实后者的术后并发症略高于前者，两组分别为 28.1% 和 20.9%（P = 0.07）。吻合口漏、胰漏、腹腔脓肿、肺炎 4 种并发症近似，两组的死亡率均为 0.8%。扩大切除组并无生存优势（70.3% vs 69.2%）。但扩大切除组出血多，所需要手术时间更长。因此，国内推荐 D2 淋巴结清除，不推荐扩大淋巴结清除。

3. 晚期胃癌　晚期胃癌不可治愈。化疗对部分患者有姑息治疗效果。只有少数几个单药对化疗有肯定的疗效。这些药物包括氟尿嘧啶、丝裂霉素、依托泊苷和顺铂，有效率大致为 10% ~20%。几种新药及其联合方案显示对胃癌有效，这些药物包括紫杉醇、多西紫杉醇、伊立替康、表柔比星、奥沙利铂。研究表明，与最佳支持治疗相比，联合化疗可以改善患者的生活质量。以下是有关晚期胃癌的重要的随机前瞻多中心Ⅲ期临床研究。

V325 试验将 445 例未经治疗的晚期胃癌随机分为两组，一组用 DCF（多西他赛、顺铂、氟尿嘧啶）方案治疗，每 3 周一次。另一组用 CF 治疗（顺铂、氟尿嘧啶）。DCF 治疗的无进展时间明显长于 CF 组。两组分别为 5.6 个月和 3.7 个月。DCF 组的 2 年生存率为 18%，CF 组为 9%。DCF 组的中位生存期优于 CF 组（9.2 个月 vs8.6 个月，P = 0.02）。根据此结果美国 FDA 于 2006 年批准 DCF 方案用于未经化疗的晚期胃癌。此方案的问题是严重不良反应多，特别是 3/4 级粒细胞减少。在此基础上，出现了多种改良方案，如改为每周用药；或分别以紫杉醇、奥沙利铂、卡培他滨替代多西紫杉醇、顺铂、氟尿嘧啶；或改为以多西他赛为主的两药联合方案。

REAL - 2 试验将 1 043 例经病理证实的胃癌或胃食管结合部癌随机分为 4 组，分别用 ECF（表柔比星、顺铂、氟尿嘧啶）、EOF（表柔比星、奥沙利铂、氟尿嘧啶）、ECX（表柔比星、顺铂、卡培他滨）、EOX（表柔比星、奥沙利铂、卡培他滨）进行治疗。中位随访期 17.1 个月。4 种方案的有效率分别为 41%、42%、46%、48%。此研究证实奥沙利铂可以替代顺铂，卡培他滨可以替代氟尿嘧啶，而质量安全性得以提高。

ML17032 试验是另一个重要临床研究。此研究比较了用 XP（卡培他滨、顺铂）方案和 FP（氟尿嘧啶、顺铂）方案治疗晚期胃癌的疗效。结果显示 XP 方案有较高的有效率（41% vs 29%），两组的总生存期接近（10.5 个月 vs 9.3 个月），中位无进展生存期亦相似（XP 方案 5.6 个月 vs FP 方案 5.0 个月）。

FLAGS 研究比较了另一种口服制剂 S - 1 的疗效。1 053 例患者随机接受 CS（顺铂、S - 1）或 CF（顺铂、氟尿嘧啶）治疗。两组疗效相似，但前者耐受性更好。

分子靶向药物目前已经用于晚期胃癌的治疗。目前曲妥珠单抗（抗 HER2 抗体）、贝伐单抗（抗 VEGF 抗体）和西妥昔单抗（抗 EGFR 抗体）均已有与化疗结合的治疗临床试验。TOGA 试验是第一个随机前瞻多中心 III 期研究，评价曲妥珠单抗结合顺铂与氟尿嘧啶化疗治疗 HER - 2 阳性胃癌病例。研究结果显示对于 HER - 2 阳性的进展期胃癌，抗体结合化疗优于单用化疗。试验中 594 例 HER - 2 阳性晚期胃癌随机分为两组，接受曲妥珠单抗结合化疗或化疗。抗体组没有意外不良反应，安全性相似。联合抗体组的中位生存时间为 13.5 个月，化疗组为 11.1 个月，研究者认为具有显著性差异。

4. 新辅助治疗　进展期胃癌是一种全身性疾病。手术是一种局部治疗手段，综合治疗可以提高进展期胃癌患者的生存。胃癌近年来最重要的治疗进展是新辅助治疗的应用。人们根据术后辅助治疗的经验提出来术前辅助治疗的概念，亦称新辅助治疗，包括新辅助化疗、新辅助放疗和新辅助放化疗。

新辅助治疗的理论依据：手术切除原发肿瘤可能会刺激剩余肿瘤细胞的生长。肿瘤周围组织术后血供改变影响化疗药浓度及放疗效果。新辅助化疗可以降期，提高手术切除率；减少术中播散的可能性，降低肿瘤细胞活性；消除潜在的微转移灶，降低术后转移复发的可能。术前通过可测量病灶及术后标本准确判定临床缓解率和病理学有效率。通过术前辅助治疗了解肿瘤对治疗的反应情况，有助于确定患者术后治疗方案。

目前已有可靠的证据证明，新辅助化疗能够使局部进展期胃癌患者降期，提高切除率和改善预后，毒副反应可耐受，并不增加围手术死亡和并发症。新辅助化疗最重要的支持证据是 MAGIC 研究。503 例患者随机分为围手术期化疗加手术组和单纯手术组。围手术期化疗组的根治性手术切除率显著高于单纯手术组（79% vs 69%）。研究显示化疗可以降期。手术后病理检查发现，围手术期化疗组病例在 T1 - 2（51.7% vs 36.8%）、N0 - 1 淋巴结转移（84.4% vs 70.5%）比例显著高于单纯手术组。合并症和死亡率相似。围手术期化疗组 5 年生存率显著高于单纯手术组（36% vs 23%）。北京大学肿瘤医院研究证实，采用 FOLFOX 方案的新辅助化疗可降低肿瘤分期，可使局部进展期胃癌提高切除率至 70%。2006 年国家科技部批准了有关胃癌新辅助化疗的多中心Ⅲ期临床研究，这是一个全国多中心的临床研究。这个研究将对国内胃癌的治疗起重要推动作用。

适应证：目前新辅助治疗已经被推荐为进展期胃癌的标准治疗。适用于手术前分期评估为 T_3 以上或淋巴结有转移病例。目前推荐方案为 ECF（表柔比星、顺铂、氟尿嘧啶）及其改良方案。但总体说来，FOLFOX（奥沙利铂、氟尿嘧啶）方案或 XELOX（奥沙利铂、卡培他滨）方案效果更好，而且毒性小。新辅助治疗应该尽可能选择毒性小的方案，减少对手术的影响。化疗时间不宜过长，一般推荐 2~4 个周期。

5. 腹腔镜技术　微创外科是外科的趋势和发展方向。在胃癌的诊治方面，其代表是腹腔镜和机器人手术。因为胃癌手术复杂，腹腔镜在胃癌中的应用起步较晚，发展相对较慢。目前国内外在此领域的报道日益增多，这是胃癌外科的发展趋势。在欧美国家，目前已经有机器人用于胃癌手术实践，但其普及与推广还有很长的路要走。

腹腔镜在胃癌治疗中的作用包括诊断和治疗两个方面。在诊断中可作为常规检查方法的有效补充，进行准确的诊断和分期，以避免不必要的剖腹探查。胃癌手术的难度在于淋巴结的清扫，D2 淋巴结清除是手术规范的要求。尽管理论上，只要经过足够的训练，腹腔镜技术完全可以做到与开腹手术同样的效果，但是在实践中这个学习过程是困难的。由于报道资料有限，而且随访时间太短，难以对该手术疗效和安全性得出任何结论，需要长时间的随访资料来评价此技术在胃癌应用中的价值。因此，治疗方面腹腔镜技术目前主要推荐用于早期胃癌的手术。

（慕声波）

第八节　经皮内镜下胃造瘘术

经皮内镜下胃造瘘术（percutaneous endoscopic gastrostomy，PEG）由 Gauderer 和 Ponsky 等于 1980 年首先开展，后 Saletta 和 Honan 等进行了相关的技术改进，并进一步在临床大规模应用，积累了丰富经验，目前在许多国家已经广泛应用。国内自韩光曙、胡家露等分别报道了 37 例 PEG 术后，多家医院开展了这项技术。PEG 是一项无需外科手术和全身麻醉的胃造瘘技术，成为需长期非经口供给营养患者的首选和主要治疗方法。在此之前，对脑血管意外、神经性病变、进食通道阻塞等不能经口摄入机体所需营养的患者，常需要外科手术放置胃造瘘管给养，而外科手术风险大，如麻醉意外、感染等。与传统外科手术方法相比，PEG 具有操作简便、快捷、安全、创伤小、费用低、便于护理、成功率高、仅在胃镜室或床边即可进行、不需要特殊麻醉以及术后并发症低等优点，患者易于接受。PEG 能确保患者良好而足够的营养供给，显著改善患者的营养状况，对疾病的治疗和康复起到了非常重要的作用。其效果明显优于传统的鼻胃肠管饲营养，PEG 管不经鼻腔插入，患者无痛苦感觉，是不能正常饮食患者的首选管饲方法。

一、适应证及禁忌证

（一）适应证

（1）机械性的咽喉及食管腔的狭窄患者：如咽喉部、食管、贲门部的肿瘤阻塞或压迫管腔所引起的狭窄，吞咽困难者；肿瘤手术后的瘢痕性狭窄导致的咽下困难及进食不畅者等。

（2）长期昏迷，不能自主进食，需较长时间胃肠内营养支持的患者：如外伤性脑损伤长期昏迷者，脑梗死、脑出血引起的昏迷和吞咽功能障碍者，大手术后中枢神经功能障碍者，心血管疾病造成昏迷或神志不清者及各种颅内感染性疾病所致昏迷或神志不清者等。

（3）口、咽、喉大手术前后及头颈部肿瘤放疗期间，需较长时间营养支持者。

（4）神经精神因素导致严重的营养不良：如老年性痴呆拒绝进食及神经性厌食或神经性呕吐长期昏迷，不能自主进食者。

（5）非恶性疾病中的减压治疗：如手术或放疗后瘘管、腹部手术后肠梗阻、假性肠梗阻、Crohn 病、胃轻瘫。

（6）暂时性或永久性吞咽疾病引起的吞咽困难：如贲门失弛缓症、弥漫性食管痉挛及 Pulummer - vinson 综合征等引起的吞咽困难者。

（7）物理及化学因素所致的食管狭窄或食管广泛瘢痕形成引起的吞咽困难，不能进食者。如重度反流性食管炎、强酸强碱所致的化学性烧伤及火、热水的烫伤等。

（8）严重的胆外瘘者需将胆汁引回胃肠道者。

（9）各种原因所致呼吸功能障碍需气管切开，且需较长时间胃肠内营养支持的患者。

（10）气管 - 食管瘘的患者。

（11）遗传性疾病引起的吞咽困难，不能进食者。如眼 - 咽型肌营养不良症等。

（12）其他各种中枢神经系统疾病或全身性疾病导致的吞咽困难或不能吞咽者。如帕金森、延髓麻痹、脑干炎症、变性或咽肌麻痹、系统性硬化、重症肌无力等。

（二）禁忌证

（1）严重的呼吸功能不全的患者。

（2）精神失常不能合作者。

（3）胃、十二指肠穿孔者。

（4）急性重症咽喉部疾患内镜不能插入者。

（5）腐蚀性食管损伤的急性期患者。

（6）肝脏肿大覆盖胃腔前壁者。

（7）胃前壁有巨大溃疡或肿瘤或穿刺部位腹壁广泛损伤，创面感染者。

（8）有无法纠正的凝血障碍者。

（9）胃张力缺乏或不全麻痹者。

（10）因肿瘤或其他疾病致咽喉及食管狭窄经扩张后仍然不能经口进胃镜者。

（11）器官变异，无胃、胃大部切除术后残胃极小及患有任何不能行胃镜检查的疾病的患者。

（12）患者的胃前壁与腹壁较难靠近，如肥胖、腹水、肝脏肿大、腹壁广泛损伤。

（13）肝硬化食管静脉曲张、贲门梗阻或幽门梗阻、短肠综合征等应视为相对禁忌证。

相对禁忌证及那些以前认为是绝对禁忌证的，但是通过超声成像、良好的术前准备及积极的治疗后能够行 PEG 术的疾病：如大量腹水的患者行 PEG 术时发生并发症的风险性极大，但是通过腹腔穿刺放腹水、利尿等积极的治疗后也有些成功的报道；行 PEG 时不能从腹壁看到透光点的患者，通常是因为病态性肥胖或者胃和腹壁之间存在其他结构，可以行内镜和经腹超声检查并在其引导下进行穿刺操作。或者肥胖患者在局麻下切开皮肤及皮下组织，然后就可以安全地进行 PEG 操作。但是如果不进行这些额外的操作，看不到腹壁上的透光点是 PEG 的绝对禁忌证。

二、术前准备

（一）器械准备

（1）前视治疗用电子或纤维胃镜，有效吸引器一台、内镜用圈套器、大小切开包。

（2）牵拉式置管法备用 WILSON – COOK 或 BOSTON 造瘘包一个，内含粗丝线或导引钢丝 150cm、16 号套管穿刺针、胃造瘘管等。

（3）直接置管法备用 18 号穿刺针、16F 或 18F 特制套有塑料外鞘的中空扩张器、12F 或 14F Foley 气囊胃造瘘管和一根 40cm 长的"J"形引导钢丝。

（二）患者准备

（1）常规备皮，心电图、血常规及凝血功能检查。

（2）禁食 8h 以上，术前 1~2h 预防性静脉滴注足量广谱抗生素，防止造瘘口周围炎及与 PEG 相关性蜂窝织炎、肺部感染等。

（3）术前常规肌注安定 10mg，丁溴东莨菪碱 20mg 或 654 – 2 10mg，并行麻醉药物皮试。

（4）口服利多卡因凝胶祛泡剂。

（5）场地准备：可在手术室、胃镜室及患者床前。

（6）患者头侧准备吸引器（必须确保吸引器工作良好）：左侧卧位，先常规对食管、胃、十二指肠进行内镜检查。

三、操作方法

（一）牵拉式置管法

（1）插入内镜，系统地常规行上消化道内镜检查，排除 PEG 禁忌证，转患者左侧卧位为平卧位，并使患者头侧向左，双腿伸直，头部稍抬高。

（2）体表定位：患者转平卧，术者向胃腔注气，使胃前壁与腹壁紧密接触。胃镜在胃内前壁窦体交界处定位，同时在体表左上方腹壁透光处，确定穿刺点。助手在腹壁透光处用手指按压此点，术者在内镜直视下可见胃腔内被按压的隆起，指导助手选定体表 PEG 最佳位置，通常在左上腹，肋缘下，中线外 3~5cm，并进行体表位置标记。同时术者固定内镜前端位置不变，持续充气保持胃腔内的张力。

（3）常规消毒，铺无菌洞巾，1% 普鲁卡因局部麻醉至腹壁。

（4）术者固定胃镜前端，持续注气保持胃腔张力。护士协助术者将圈套器经内镜活检孔插入胃腔，张开置于胃前壁指压迹处，以便圈套器在此处套住经套管插入胃腔的环形导丝，也可用活检钳。

（5）在穿刺部位做 1cm 皮肤切口至皮下，轻轻钝性分离浅筋膜至肌层。

（6）沿皮肤切口将 16 号套管针垂直刺入胃腔。

（7）将套管针的金属针芯拔出，经套管插入环形导丝 10cm 左右，术者用圈套器将其套紧，也可用活检钳把环形导丝钳紧，勿使其脱落。

（8）术者将胃镜、圈套器及环形导丝一同从患者口中退出，在此同时助手应使环形导丝顺利经腹壁进入胃腔从口腔拉出。

（9）将环形导丝与造瘘管鼠尾状扩张导管的环形导丝呈"8"字交叉套牢。

（10）缓慢回拉环形导丝，同时将造瘘管引导经口腔送入胃腔，经腹壁轻轻拉出，当PEG管前尖端拉至与穿刺器外套前端接触后将有阻力增大感觉，此后适当用力将PEG管引线与穿刺器外套一起拉出，此时PEG管也将随之引出体外。

（11）再次插入胃镜观察PEG管末端蘑菇头与胃壁贴紧，确认胃前壁与腹壁紧密接触后。将皮肤垫盘锁牢固定，在造瘘管带"X"标记处剪断，装上Y形管，术毕。

（二）直接置管法

（1）器械、体表定位、麻醉及患者准备同牵拉置管法。

（2）术者插入胃镜向胃腔内注气，使扩张的胃壁紧贴腹壁，助手用18号穿刺针在确定好的腹壁穿刺点处垂直刺入胃内，拔出针芯，将"J"形导丝头端由针管插入胃腔。

（3）助手拔去穿刺针，沿导丝切开皮肤至肌膜，依据扩张器的直径确定切口的大小。再将特制套有外鞘中空扩张器在导丝引导下，分次旋转钻入胃腔内。拔出扩张器，保留外鞘于胃腔内。

（4）用选好的Foley气囊胃造瘘管通过外鞘插入胃内，并向气囊内注气或注水，使其充分扩张，然后向外牵拉，使扩张的囊壁紧贴胃黏膜，拔去外鞘，固定好腹壁外造瘘管，锁紧或缝于皮肤上，剪掉多余造瘘管，安上"Y"形管，术毕。

（三）经皮内镜下胃 - 空肠联合造瘘术（PEG - J）

PEG - J适应于各种原因所致胃麻痹患者，PEG后出现胃潴留或严重的胃食管反流病的患者，及幽门不全梗阻所致严重营养不良患者。其禁忌证同PEG。术前准备除备用小肠管一条外，其余同PEG。操作方法：在成功的PEG的基础上，在胃造瘘管距腹壁10cm处剪断；再次插入胃镜，适当抽吸胃内气体后将活检钳经胃镜活检孔插入胃腔，夹住经胃造瘘管插入的导丝，将导丝拉入胃腔，在胃镜直视引导下，将导丝送至空肠；将涂有液头石蜡的小肠管沿导丝，经胃造瘘管送至十二指肠水平部以下至空肠处；固定小肠管，拔出导丝，退出胃镜，术毕。

四、术中注意事项

（1）选择胃壁穿刺点和腹壁定位点均需避开手术疤痕部位。

（2）皮肤切口要适当，不宜过大，也不能过小，以免造成造瘘管不易从切口拉出，一般以造瘘管恰能通过为宜。

（3）对肺部感染严重，痰液多的患者，插镜前及插镜过程中，助手必须随时吸净口腔及气管内的分泌物，以免误吸入气管导致窒息或加重感染。

（4）一旦套管针穿入胃内后，不应改变患者体位，否则在导丝和造瘘管从腹壁拉出胃壁时，容易迷路。

五、术后注意事项

胃镜检查胃造瘘管的位置及固定是否良好，使用注射器注入适量水以观察造瘘管是否通畅；术后调整好造瘘管的外固定垫的松紧度，清洁造瘘口处的皮肤，局部垫上敷料，锁好外固定垫；术后2~4h即可少量从胃管内注入饮食（100~200ml），术后经常更换造瘘口处的敷料，可用微波局部照射防止和控制感染。

六、造瘘管的取出

（1）造瘘管可以根据病情留置半年以上，但至少需2周，否则拔管时可能造成腹腔瘘。

（2）患者恢复经口饮食功能或不需保留造瘘管时，即应取出造瘘管，虽然可以通过直接拔除或仅剪断体外端使其腔内端自行排除，但这种方法可造成穿孔或肠梗阻发生，不宜使用。最安全而有效的方法是内镜取出方法，使用取石网篮，持物钳或息肉圈套器，直视下牢靠抓持造瘘管的腔内端，剪除体外端，而后退出内镜，经口取出腔内造瘘管残端。

（3）拔出后遗留的瘘口可用凡士林纱布填塞或缝合两针。

七、PEG的并发症及其防治

PEG手术并发症是非常少见的，严格把握手术适应证并遵守手术操作规程可以避免并发症的发生，大部分并发症经及时妥善处理一般都不会引起生命危险。国外学者大宗的PEG报道，虽有1%~4.5%的死亡率，但与传统的手术胃造瘘相比，在患者的耐受性、并发症、死亡率方面的比较，都有明显优势。Ponsky曾回顾了150例PEG，并发症为10%，无一例死亡。Kankaria等对153例PEG行3~18个月的随访，共15例死亡，其中11例与PEG无关，4例因吸入性肺炎死亡。Stern曾比较了100例PEG和50例手术，死亡率4%：16%，与操作直接有关的为1%：16%。韩光曙等报道37例PEG，无1例严重并发症发生，仅6例局部皮肤有炎症反应，经对症处理均得以改善。可见的并发症如下：

（1）造瘘口周围感染及脓肿形成：是最常见并发症，轻则皮肤红肿，重者形成脓肿。病原菌多来源于上消化道，也与造瘘管周围皮肤固定得过紧或过松有一定的关系。Sharma等对7项RCT进行综合分析后指出，PEG术前应用广谱抗生素，可使感染的发生率减少73%。因此，术前预防性地使用抗生素，可明显减少此项并发症的发生。

（2）造瘘管滑脱：一般是由于穿刺部位固定太松使得造瘘管滑脱。术后1周内的滑脱可导致急性腹膜炎，常需要开腹修补，改做开腹胃造瘘术。1周后发生者，可通过Foley造瘘管补救。

（3）胃肠道出血：可能与穿刺点偏于大弯侧有关，此处血管网丰富。可通过拉紧造瘘管或内镜下处理，均可获得满意的疗效。

（4）吸入性肺炎：吸入性肺炎是主要的致死原因。Kankaria等报道吸入性肺炎一般发生在PEG后30天内，其发生率为4.5%。因此建议每次管饲时最好取半卧位或坐位为宜。喂饲流质量应严格按照胃排空的情况确定，以喂饲后2h抽取胃内残液量少于100ml为佳，一般每次喂饲300ml左右，喂饲速度不宜过快以减少误吸和反流，预防吸入性肺炎。出现感染时应正规应用抗生素治疗直到感染控制。

（5）气腹：术后常见但影响不大，能逐渐吸收。主要是穿刺时气体从穿刺针周围漏入腹腔的。研究显示PEG术后腹腔内的气体可存留达5周。一旦发现患者出现气腹必须进行临床分析，如果无腹膜炎征象、白细胞升高或者发热，就无需进一步处理。但是一旦患者出现上述征象，就应通过PEG管进行造影检查，明确胃和腹壁有无分离或造影剂漏入腹腔。

曾有报道一例患者 PEG 术后产生张力性气腹导致血流动力学紊乱，但这种并发症很罕见。

（6）胃结肠瘘：PEG 术后一般很少出现胃结肠瘘，此种瘘一般是在置管时穿刺入结肠所致，或者结肠夹扎在胃和腹壁之间导致结肠壁缺血坏死，形成瘘。此种并发症一般在 PEG 术后几周症状较明显，主要表现为管饲出现严重的腹泻。此时可通过上消化道钡餐或钡灌肠检查明确。几乎所有出现胃结肠瘘的患者，均通过拔除胃造瘘管来治疗，一旦 PEG 管拔除，瘘口可很快闭合。

（7）胃瘘：PEG 术后也可发生胃瘘，通常是由于胃壁和腹壁之间分离所致，其主要是由于局部过度张力导致腹部组织坏死所致。当患者出现腹部疼痛、发热、白细胞升高时就应考虑胃瘘及腹膜炎的可能。此时应行 PEG 管造影检查，出现造影剂漏入腹腔表明出现胃瘘。如果造影显示导管的头端仍在胃内，造影剂外瘘在导管周围，此时应将导管向外拉，增加张力堵住瘘口，打开导管进行引流，并行静脉补液及抗生素治疗。假如造影结果显示导管从胃内脱出，胃和腹壁完全分离，此时应拔出导管，置鼻胃管进行引流，并行静脉补液和抗生素治疗。患者如果在 PEG 术后 2 周内出现导管脱出，也应行上述治疗。但是假如任何时候患者全身状况出现恶化，或者腹膜炎症状加剧，就应行剖腹探查手术修补。

（8）肿瘤的种植：较少见，但有相关报道，应引起重视。Bhama 报道了 1 例咽部肿瘤在 PEG 术后种植在胃造瘘口处，因此 Bhama 建议此类患者可选用穿刺法（Russell 法）完成胃造瘘。

（9）其他：Gilbert Lau 等报道 1 例极少见的并发症——致死性的腹膜后出血，是因为穿刺损伤脾静脉和肠系膜上静脉；R·Alvi 报道 1 例由于 PEG 管脱落后酸性胃内容物所致深度皮肤灼伤。另外其他并发症如结肠和肝脏的刺伤、坏死性筋膜炎等均极为少见。

八、PEG 术后护理

PEG 的术后护理十分重要，护理恰当可以明显减少并发症的发生。PEG 术后护理与外科置管后护理相同，术后当天给予输液支持治疗，常规静脉使用抗生素。PEG 术后 6 ~ 8h 就可经造瘘管注入流质食物，逐渐增加肠营养的质和量，注意营养搭配，良好、合理、均衡的营养是关键。指导患者及家属每日要进高热量、高蛋白、高维生素膳食。每次进食时最好取半卧位，防止误吸，每次总量不应该超过 250ml。保持切口干燥，防止感染，每天可用碘伏擦拭消毒。保持造瘘管清洁通畅，每次注入营养液前后都要用温开水将造瘘管冲洗干净，避免注入成团物质，防止堵塞管腔。造瘘管的固定很重要，过紧会引起胃壁腹壁组织的缺血坏死或造瘘管脱出，过松会引起管旁外渗造成感染。患者带管出院后，必须对患者家属进行宣教，使其掌握相关知识，进行家庭护理，这对于置管的质量和效果有较大影响。

（郝清斌）

第九节 胃肠间质瘤

1983 年 Mazur 和 Clark 首次提出胃肠道间质瘤（gastrointestinal stromal tumors，GIST）概念，它是起源于胃肠道壁内包绕肌丛的间质细胞（intestinal cell of cajal，ICC）的缺乏分化或未定向分化的非上皮性肿瘤，具有多分化潜能的消化道独立的一类间质性肿瘤，亦可发生于肠系膜以及腹膜后组织，以梭形肿瘤细胞 CD117 免疫组化阳性为特征。GIST 不是既往所指的平滑肌肿瘤和神经鞘瘤。

一、流行病学

90% GIST 好发于 40~79 岁，中位发病年龄 60 岁，发病率男性较女性稍高，也有报道认为性别上无差异。由于既往对该病认识不足，故难有准确的发病率统计，在欧洲 1~2/10 万人，据估计美国每年新发病例为 5 000~6 000 例。多数 GIST 为散发型，其中 95% 的患者为孤立性病灶。偶见家族性 GIST 报道中，其病灶为多发性，且伴有胃肠黏膜及皮肤色素的沉着。GIST 多发生于胃（70%），其次为小肠（20%~25%），较少见于结肠、食管及直肠，偶可见于网膜、肠系膜和腹膜。

二、病因和分子生物学

对 GIST 的较早研究表明，60%~70% 的 GIST 高表达 CD34。CD34 是细胞分化抗原，编码基因位于人染色体 1q32，编码产物蛋白分子量为 105~115kD。虽然 CD34 表达谱广，特异性较低，但真正的平滑肌瘤和神经鞘瘤不表达 CD34，以此首先可将消化道平滑肌瘤、神经鞘瘤和 GIST 相鉴别。

1998 年 Hirota 等首次报道 GIST 中存在 c-kit 变异，c-kit 基因位于人染色体 4q11-21，编码产物为 CD117，分子量为 145kD，是跨膜酪氨酸激酶受体，其配体为造血干细胞生长因子（SCF），CD117 与配体结合后激活酪氨酸激酶，通过信号转导活化细胞内转录因子从而调节细胞生长、分化、增生。c-kit 基因突变导致酪氨酸激酶非配体激活，使细胞异常生长。目前研究发现 CD117 的功能获得性突变在 GIST 中可达到 90%，最常见的是在 c-kit 基因外显子 11 的突变（57%~71%）。在 4%~17% 的 GIST 患者中发现外显子 13 和 9 的突变。亦有报道发现外显子 17 的突变。可见 CD117 信号转导异常是 GIST 发病机制的核心环节。c-kit 基因突变预示肿瘤的恶性程度高，预后不佳。最近发现有部分患者存在 PDGFRα 基因的第 18 和 12 外显子突变。此外，不少研究还发现恶性 GIST 的 DNA 拷贝数和高水平扩增大于良性 GIST，14、15、22 号染色体长臂频繁丢失，提示 GIST 涉及多基因病变。

PDGFRα 基因突变的发现是 GIST 病因和发病机制研究上继 c-kit 基因之后的又一重要研究进展。PDGFRa 基因定位于人染色体 4q11-21，与 C-kit 基因紧密连锁、结构相似、功能相近。PDGFRα 基因突变常见于外显子 12 和 9，突变率可达 7.1%~72%。PDGFRα 基因突变可见于野生型无 c-kit 基因突变的 GIST，对 c-kit 野生型 GIST 的发生和发展起着重要作用。因此，GIST 从分子水平上可分三型：c-kit 基因突变型、PDGFRα 基因突变型和 c-kit/PDGFRα 野生型。

三、病理学

（一）大体标本

大部分肿瘤源于胃肠道壁，表现为膨胀性生长，多显孤立的圆形或椭圆形肿块，境界清楚。其生长方式表现为：①腔内型，肿瘤向消化道腔内突出，显息肉状，表面可有溃疡；②壁内型，在胃肠道壁内显膨胀性生长；③腔外型，肿瘤向消化道腔外突出；④腔内-腔外亚铃型，肿瘤既向消化道腔内突出，又向腔外膨胀性生长；⑤胃肠道外肿块型，肿瘤源于肠系膜或大网膜。

（二）组织学

1. 光镜　GIST 有两种基本的组织学结构，梭型（60%～70%）和上皮样（30%～40%）细胞型，两种细胞常出现在一个肿瘤中。上皮细胞型瘤细胞圆形或多边形，嗜酸性，部分细胞体积较大，核深染，形态多样，可见糖原沉积或核周空泡样改变。梭型细胞呈梭形或短梭形，胞质红染，核为杆状，两端稍钝圆，漩涡状，呈束状和栅栏状分布。间质可见以淋巴细胞和浆细胞为主的炎性细胞浸润，可见间质黏液变性、透明变性、坏死、出血及钙化。不同部位的 GIST 所含的细胞型不同。胃间质瘤有 70%～80% 为梭形细胞型，20%～30% 为上皮样细胞型，即以往诊断的上皮样平滑肌瘤或平滑肌母细胞瘤或肉瘤。小肠间质瘤通常为梭形细胞型。食管和直肠的间质瘤多为梭形细胞型，瘤细胞排列结构多样。肝脏是恶性 GIST 最常见的远处转移部位，肿瘤较少转移至区域淋巴结、骨和肺。

2. 超微结构特征　电镜下，GIST 显示出不同的分化特点：有的呈现平滑肌分化的特点，如灶状胞质密度增加伴有致密小体的胞质内微丝、胞饮小泡、扩张的粗面内质网、丰富的高尔基复合体和细胞外基底膜物质灶状沉积，此类肿瘤占绝大部分。有的呈现神经样分化特点，如复杂的细胞质延伸和神经样突起、微管、神经轴突样结构以及致密核心的神经内分泌颗粒等。还有小部分为无特异性分化特点的间叶细胞。

3. 免疫组织化学特征　作为酪氨酸激酶的跨膜型受体，CD117 存在于造血干细胞、肥大细胞、黑色素细胞、Cajal 细胞（interstitial cells of cajal，ICC 是分布在消化道，自主神经末梢与平滑肌细胞之间一类特殊细胞，目前认为 ICC 是胃肠道运动的起搏细胞），被认为是诊断 GIST 的主要标记物之一，几乎所有的 GIST 均阳性表达 CD117，CD117 阴性需要进行 kit 和 PDGFRα（血小板源生长因子）基因突变的检测。另一主要标记物 CD34 是骨髓造血干细胞抗原，功能不明，但特异性较 CD117 差，恶性 GIST 患者 CD34 表达率略低于良性 GIST。故 CD34 常与 CD117 联合使用。另 SMA（α - 平滑肌肌动蛋白）、结蛋白、S100 和 NSE（神经元特异性烯醇化酶）、神经巢蛋白、波形蛋白等在 GIST 中均有较高阳性率，其中 S - 100 和 NSE 有助于神经源性肿瘤的辅助鉴别，SMA 和结蛋白有助于肌源性肿瘤的辅助鉴别，波形蛋白可用于肿瘤良恶性程度的判断。随着免疫组化和电镜技术的发展，可将 GIST 分为 4 种类型：①向平滑肌方向分化；②向神经方向分化；③向平滑肌和神经双向分化；④缺乏分化特征。

四、临床表现

GIST 可发生于消化道自食管至直肠的任何部位，胃 GIST 最多见（60%～70%），其次为小肠（20%～30%），较少见于结肠、食管及直肠，偶可见于网膜、肠系膜和腹膜。

GIST 的临床表现与肿瘤大小、部位、生长方式有关。一般症状隐匿，多在体检或腹腔手术中被发现。常见的临床表现为消化道出血、腹痛和腹部肿块。

（一）消化道出血

由于肿瘤表面黏膜缺血和溃疡形成，血管破裂所致；其次为肿瘤中心坏死或囊性变向胃或肠腔内破溃的结果。肿瘤多生长在腔内，临床为间歇性出血，出血量不等，可有导致出血性休克者。

（二）腹痛

出现不同部位的腹痛，为胀痛、隐痛或钝痛性质。由于肿瘤向腔内生长形成溃疡，或腔向外生长并向周围组织浸润，可引起穿孔或破溃而形成急腹症的临床表现，如急性腹膜炎、肠梗阻等，这些并发症的出现往往可为本病的首发症状。

（三）腹部肿块

以肿瘤向腔外生长多见。

（四）发生于不同部位的相应临床表现

原发于食管约半数无症状，主要表现有不同程度的胸骨后钝痛，压迫感和间歇性吞咽困难，而吞咽困难的程度与瘤体大小无明显关系。少数可有恶心、呕吐、呃逆和瘤体表面黏膜糜烂、坏死，形成溃疡出血。

胃 GIST 以消化道出血最为常见，表现为黑粪、呕血。其次为疼痛，腹部包块、消瘦、乏力、恶心、呕吐等，腹痛性质与消化性溃疡相似，如肿瘤位于胃窦、幽门部可出现梗阻症状，不少患者无症状。

小肠 GIST 多数为恶性肿瘤，向腔外生长，无症状者多见。以消化道出血为主要症状，表现为呕血、便血或仅隐血试验阳性，尤其是十二指肠肿瘤易形成溃疡，可发生大出血。也可因肿瘤膨胀性生长或肠套叠导致小肠梗阻。少数患者因肿瘤中心坏死，可引起肠穿孔。

结肠、直肠和肛门 GIST 腹痛、腹部包块为主要症状，可有出血、消瘦、便秘等。直肠和肛门处，以排便习惯改变、扪及包块为主要表现，出血也常见。个别直肠 GIST 患者可见尿频、尿少。

胃肠道外 GIST 多因肿瘤发生于网膜、肠系膜或腹膜，主要表现为腹部肿块，可有消瘦、乏力、腹胀等不适。

（五）其他

可伴有食欲缺乏、发热和体重减轻。有报道称个别病例以肿瘤自发性破裂合并弥漫性腹膜炎为首发表现。

五、辅助检查

（一）内镜检查

随着消化内镜的普及，内镜检查已成为发现和诊断 GIST 的主要方法，特别是对于腔内生长型 GIST。内镜下可见胃肠壁黏膜下肿块呈球形或半球形隆起，边界清晰，表面光滑，表面黏膜色泽正常，可有顶部中心呈溃疡样凹陷，覆白苔及血痂，触之易出血，基底宽，部分可形成桥形皱襞。用活检钳推碰提示肿块质硬，可见肿块在黏膜下移动。肿块表面有正常黏膜覆盖时，普通活检常难以获得肿瘤组织，此时需借助穿刺活检。对于肿块表面顶部中心有溃疡样凹陷的肿瘤，在溃疡边缘取活检则 GIST 检出的阳性率高。

对于小肠 GIST，目前主要可运用推进式小肠镜、双气囊小肠镜、胶囊内镜作出诊断，超声内镜（EUS）可较准确地判断其性质，并可鉴别黏膜下病变，肠外压迫，血管病变及实质肿瘤。GIST 镜下表现为胃肠壁固有肌层的低回声团块，肌层完整。直径 >4cm 的肿瘤，边界不规则，肿瘤内部囊性间隙，引流区见淋巴结肿大等则是恶性和交界性 GIST 的特点；

而良性 GIST 的特点为直径 < 3cm、边界规则、回声均匀。EUS 对 GIST 敏感，可检测出直径 < 2cm 的肿瘤。由于 GIST 为黏膜下肿块，内镜下活检取材不易取到。目前除了通过手术获得标本以外，还可通过超声内镜指导下的细针抽吸活检（EUS - FNA）取得足够的标本，诊断准确。

（二）钡剂或钡灌肠双重造影

内生长表现为球形或卵圆形、轮廓光滑的局限性充盈缺损，周围黏膜正常，如肿瘤表面有溃疡，可见龛影；向腔外生长的 GIST 表现为外压性病变或肿瘤的顶端可见溃疡并有窦道与肿瘤相通。胃间质瘤表现为局部黏膜皱襞变平或消失，小肠间质瘤有不同程度的肠黏膜局限性消失、破坏，仅累及一侧肠壁，并沿肠腔长轴发展，造成肠腔偏侧性狭窄。

（三）CT 和 MRI 检查

影像学技术可发现无症状 GIST，但通常用于对肿瘤的定位、特征、分期和术后监测。无论是原发性还是转移性肿瘤，CT 在检测和描述肿瘤方面较传统的 X 线和钡剂检测更有用。影像学技术通常能在鉴别肿瘤是来自淋巴的间叶细胞组织还是来自胃肠道上皮间叶细胞组织方面提供有价值的信息，但不能用于判断肿瘤的恶性程度。随着针对 GIST 靶向药物治疗的进展，CT 和 MRI 越来越多地用于观察肿瘤对药物的反应和是否复发。PET 也被引进用于检测肿瘤早期肉眼未见改变时的功能性改变。

CT 可直接观察肿瘤的大小、形态、密度、内部结构、边界，对邻近脏器的侵犯也能清楚显示，同时还可以观察其他部位的转移灶。CT 检查可以弥补胃肠造影及内镜对部分小肠肿瘤及向腔外生长的肿瘤诊断的不确定性，无论良恶性均表现为黏膜下、浆膜下或腔内的境界清楚的团块。良性或低度恶性 GIST 主要表现为压迫和推移，偶见钙化，增强扫描为均匀中度或明显强化；恶性或高度恶性 GIST 可表现为浸润和远处转移，可见坏死、囊变形成的多灶性低密度区，与管腔相通后可出现碘水和（或）气体充填影，增强扫描常表现为肿瘤周边实体部分强化明显。肝脏是恶性 GIST 最常见的远处转移部位，肿瘤较少转移至区域淋巴结、骨和肺。

MRI 检查中，GIST 信号表现复杂，良性实体瘤 T_1 加权像的信号与肌肉相似，T_2 加权像呈均匀等信号或稍高信号，这与周围组织分界清晰。恶性者，无论 T_1WI 或 T_2WI 信号表现均不一致，这主要是因瘤体内坏死、囊变和出血。近年来开展的小肠 CT 检查对于 GIST 的诊断具有一定的价值。

PET 检测是运用一种近似葡萄糖的造影剂 PDF，可观测到肿瘤的功能活动，从而可分辨良性肿瘤还是恶性肿瘤；活动性肿瘤组织还是坏死组织；复发肿瘤还是瘢痕组织。其对小肠肿瘤的敏感性较高，多用于观测药物治疗的效果。PET 可提高对治疗反应的判断率，并为这种新药的临床随访和治疗措施提供了依据。

（四）超声

腹部超声可描述出原发和转移肿瘤的内部特征，通常显示与胃肠道紧密相连的均匀低回声团块。在大型肿块中不同程度的不均匀密度可能预示着肿块的坏死、囊状改变和出血。良性间质瘤超声表现为黏膜下、肌壁间或浆膜下低回声肿物，多呈球形，也可呈分叶状不规则形，黏膜面、浆膜面较光滑，伴有不同程度的向腔内或壁外突起。但由于 GIST 肿瘤往往较大，超声视野中不能观其全貌，无法获知肿瘤与周围组织的关系。

（五）选择性血管造影

多数 GIST 具有较丰富的血管，因此，GIST 的血管造影主要表现为血管异常区小血管增粗、纡曲、紊乱，毛细血管相呈结节状、圆形血管团、血管纤细较均匀，中心可见造影剂外溢的出血灶，周围为充盈缺损。瘤内造影剂池明显者常提示恶性。采用肠系膜上动脉造影有助于确定出血部位和早期诊断，故对原因不明消化道出血的患者，X 线钡剂和内镜检查均为阴性者，是腹腔血管造影的适应证。

（六）免疫组织化学检测

绝大多数 GIST 显示弥漫强表达 CD117，CD117 阳性率为 85% ~ 100%，因此，GIST 最终仍有赖于 CD117 染色的确诊。GIST 的 CD117 阳性特点是普遍的高表达，一般为胞质染色为主，可显示斑点样的"高尔基体"形式，上皮型 GIST 有膜染色，其他许多 GIST 则有核旁染色，梭形细胞肿瘤则胞质全染色。但是，不是所有的 GIST 均 CD117 阳性，而 CD117 阳性的肿瘤并非都是 GIST。目前多用 CD117 与 GIST 的另一种抗原 CD34 联合检测。CD34 在 GIST 中的阳性率为 60% ~ 70%，平滑肌瘤和神经鞘瘤不表达 CD34。

六、诊断

1. 症状　一般症状隐匿，多在体检或腹腔手术中被发现。最常见的症状是腹部隐痛不适，浸润到消化道内表现为溃疡或出血。其他症状有：食欲和体重下降、肠梗阻等。

2. 辅助检查　内镜检查是目前发现和诊断 GIST 的主要方法，肿瘤位于黏膜下、肌壁间或浆膜下，内镜下活检如取材表浅，则难以确诊，超声内镜指导下的肿块细针穿刺不失为一种术前提高确诊率的手段，但穿刺的技术水平、组织的多少均影响病理检查结果，同时也存在肿瘤播散的问题。光镜下细胞形态多样，以梭形细胞多见，异型性可大可小。可分为梭形细胞为主型、上皮样细胞为主型以及混合细胞型。电镜下超微结构与 ICC 相似。免疫组化对 GIST 诊断具有重要作用，免疫组化阳性率 CD117（85% ~ 100%）、CD34（50% ~ 80%）、Vim（100%）、S－100（－/灶性＋）。免疫组化 CD117 的意义为大部分 GIST 的 CD117 阳性。但是，不是所有的 GIST 均 CD117 阳性，而 CD117 阳性的肿瘤并非都是 GIST；CD117 阳性的肿瘤适合用酪氨酸激酶抑制药甲磺酸伊马替尼治疗。无论如何，GIST 的确诊仍需组织学与免疫组化检测。

3. 良、恶性判断　主要依据病理学标准：肿瘤的大小、核分裂象数目、肿瘤细胞密集程度、有无邻近器官的侵犯及远处转移、有无出血坏死或黏膜侵犯等。现认为：没有 GIST 是真正良性的，"良性的"和"恶性的"分类应该被描述为"低度恶性"和"高度恶性"更加确切。DNA 复制量的变化是新的基因参数，它也可能提示 GIST 的预后。

GIST 的恶性程度在许多情况下很难评估，目前国际上缺乏共识，众多指标中较经典的是肿瘤大小和有丝分裂指数（MI）。根据这两个指标可将 GIST 恶性度分为四级。①良性：肿瘤直径 <2cm，MI <5/50 高倍镜视野（HPF）；②低度恶性：肿瘤直径 >2 ~ 5cm，MI < 5/50HPF；③中度恶性：肿瘤直径 <5cm，MI 6 ~ 10/50HPF 或者肿瘤直径 5 ~ 10cm，MI < 5/50HPF；④高度恶性：肿瘤直径 >5cm，MI >5/50HPF。

Jewi 等将 GIST 的恶性指标分为肯定恶性和潜在恶性，进而将 GIST 分为良性、潜在恶性和恶性。肯定恶性指标：①远处转移（需组织学证实）；②浸润邻近器官（大肠肿瘤侵犯肠壁肌层）。潜在恶性指标：①胃间质瘤 > 5.5cm，肠间质瘤 > 4cm；②胃间质瘤核分裂象 > 5/50HPF，肠间质瘤见核分裂象；③肿瘤坏死明显；④核异型大；⑤细胞密度大；⑥镜下可见黏膜固有层或血管浸润；⑦上皮样间质瘤中出现腺泡状结构或细胞球结构。良性为无恶性指标，潜在恶性为仅具备一项潜在恶性指标，恶性为具备一项肯定恶性指标或 2 项以上潜在恶性指标。

Saul suster 提出 GIST 形态学恶性指标：①肿瘤 > 5cm 浸润邻近器官；②瘤体内出现坏死；③核浆比增高；④核分裂象 > 1/10HPF；⑤肿瘤浸润被覆盖的黏膜。具有两项以上者为恶性，具有一项者为潜在恶性。

估计 GIST 的复发和转移的危险性高低来代替良恶性，肿瘤 > 5cm，核分裂象 > 2/10 HPF，表明有复发和转移的高危险性；而肿瘤 < 5cm，核分裂象 < 2/10HPF，表明其复发和转移的低危险性；大多数致命的 GIST 常常显示核分裂象 > 5/10HPF。总的来说，恶性 GIST 表现为肿瘤大、分裂象易见、细胞密度高、侵犯黏膜及邻近组织和结构、肿瘤内坏死、局部复发和远处转移等。GIST 的预后好坏与肿瘤的大小、有丝分裂指数和完全切除率直接相关。

七、鉴别诊断

1. 平滑肌瘤与平滑肌肉瘤　平滑肌肿瘤又分普通型平滑肌瘤、上皮样型、多形性、血管型、黏液型及伴破骨样巨细胞型等多亚型。平滑肌瘤多见于食管、贲门、胃、小肠，结直肠少见。过去诊断为平滑肌肿瘤的，实质上大多数是 GIST。平滑肌瘤组织学形态：瘤细胞稀疏，呈长梭形，胞质明显嗜酸性。平滑肌肉瘤肿瘤细胞形态变化很大，从类似平滑肌细胞的高分化肉瘤到多形性恶性纤维组织细胞瘤的多种形态均可见到。平滑肌瘤及平滑肌肉瘤免疫组化绝大多数都为 CD117、CD34 阴性，SMA、actin、MSA 强阳性，表现为胞质阳性。Desmin 部分阳性。

2. 神经鞘瘤、神经纤维瘤、恶性周围神经鞘瘤　消化道神经源性肿瘤极少见。神经鞘瘤镜下见瘤细胞呈梭形或上皮样，瘤细胞排列成栅栏状，核常有轻度异型，瘤组织内可见一些淋巴细胞、肥大细胞和吞噬脂质细胞，较多的淋巴细胞浸润肿瘤边缘，有时伴生发中心形成。免疫组化 S-100 蛋白、Leu-7 弥漫强阳性，而 CD117、CD34、desmin、SMA 及 actin 均为阴性。

3. 胃肠道自主神经瘤（gastrointestinal autonomic nerve tumor，GANT）　少见。瘤细胞为梭形或上皮样，免疫表型 CD117、CD34、SMA、desmin 和 S-100 均为阴性。

4. 腹腔内纤维瘤病 IAF　该瘤通常发生在肠系膜和腹膜后，偶尔可以从肠壁发生。虽可表现为局部侵袭性，但不发生转移。瘤细胞形态较单一梭形束状排列，不见出血、坏死和黏液样变。免疫表型尽管 CD117 可为阳性，但表现为胞浆阳性、膜阴性。CD34 为阴性。

5. 立性纤维瘤 SFT　起源于表达 CD34 抗原的树突状间质细胞肿瘤，间质细胞具有纤维母/肌成纤维细胞性分化。肿瘤由梭形细胞和不等量的胶原纤维组成，细胞异型不明显。可以有黏液变。很少有出血、坏死、钙化。尽管 CD34、BCl-2 阳性，但 CD117 为阴性或灶状阳性。

6. 其他　与良性肿瘤、胃肠道癌、淋巴瘤、异位胰腺和消化道外肿瘤压迫管腔相鉴别。

总之，在诊断与鉴别诊断时，应重点观察瘤细胞的形态及丰富程度、胞质的染色和细胞的排列方式等方面，特别是当细胞团巢形成时，应首先考虑 GIST，并使用免疫组化试剂证明。CD117、CD34 联合使用效果好。

八、治疗

处理原则：争取手术彻底切除，或姑息切除原发灶。复发转移不能切除采取甲磺酸伊马替尼（imatinib mesylate，glivec，格列卫）治疗，放化疗几乎无效。

（一）手术治疗

目前，手术切除仍是 GIST 的首选治疗方法。过去的放化疗方案对 GIST 肿瘤无效果。对肿块体积较小的倾向为良性的 GIST，可考虑行内镜下或腹腔镜下切除，但须考虑到所有 GIST 均具有恶性潜能，切除不充分有复发和转移的危险。

首次完整彻底地切除肿瘤是提高疗效的关键。GIST 的手术切除方案中整体切除比部分切除的治疗效果好，5 年存活率高。De Matte 等报道 200 例 GIST，完全切除的 80 例中，5 年生存率为 54%，中位生存期 66 个月，而不完全切除者术后中位生存期仅 22 个月。因 GIST 极少有淋巴结转移，故手术一般不进行淋巴结的清扫。对倾向为良性的 GIST，通常的手术切缘距肿瘤边缘 2cm 已足够；但对倾向为高度恶性的 GIST，应行根治性切除术，为避免术中肿瘤破裂和术中播散，应强调术中无瘤操作的重要性。

（二）药物治疗

完整彻底地切除肿瘤并不能彻底治愈倾向为高度恶性的 GIST，因为其复发和转移相当常见。GIST 对常规放、化疗不敏感。近年来甲磺酸伊马替尼，已成为治疗不可切除或转移的 GIST 患者最佳选择。格列卫是一种小分子复合物，具水溶性，可用于口服，口服后吸收迅速，生物利用度高，血液中半衰期 13~16h，每日口服 1 次。格列卫可作为酪氨酸激酶的选择性抑制药，能明显抑制 c-kit 酪氨酸激酶的活性，阻断 c-kit 向下信号传导，从而抑制 GIST 细胞增生和促进细胞凋亡和（或）细胞死亡。有报道治疗 147 例进展期 GIST，有效率 53.7%，疾病稳定占 27.9%。2003 年 5 月 ASCO 会议报道，格列卫现在不仅用于治疗晚期 GIST，而且还用于 GIST 的术前和术后辅助治疗。2002 年 2 月美国 FDA 批准可用于治疗非手术和（或）转移的 C-kit 突变阳性的 GIST，其最佳剂量为 400~800mg/d。尽管它能够有效地治疗 GIST，但仍有部分患者对其耐药或者部分患者不能耐受该药的不良反应（包括水肿、体液潴留、恶心、呕吐、腹泻、肌痛、皮疹、骨髓抑制、肝功能异常等），很少有转移性的晚期患者获得完全缓解。而且，部分患者对该药会在服药 6 个月内发生原发性耐药或 6 个月后继发性耐药。

对格列卫产生原发性耐药或继发性耐药的 GIST 患者，可采用二线小分子多靶点作用药物靶向治疗，如舒尼替尼（Sunitinib）、尼罗替尼（Nilotinib）、索拉非尼（Sorafenib）、达沙替尼（Dasatinib）等。

九、预后

GIST 生物学行为难以预测。现已知的与预后有关的因素有：①年龄及性别：年轻患者预后差，男性 GIST 患者预后差；②部位：食管 GIST 预后最好，其次是胃 GIST、肠道 GIST、网膜 GIST、肠系膜 GIST 预后最差；③肿瘤大小与核分裂象：肿瘤越大，核分裂象越多，预后越差；④基因突变：有 c-kit 基因突变的 GIST 比无突变者预后差；⑤免疫组化表达：波形蛋白阳性表达的 GIST 预后较差，血管内皮生长因子、增殖标记 PCNA、IG - 67 表达率高者预后差；⑥恶性度：低度恶性的 GIST 有 50% 复发，60% 转移，高度恶性 GIST 有 83% 复发，全部发生转移；⑦DNA 含量与核异型性密切相关并与预后相关：MF 在 1 ~ 5 个/10HP 的 5 年生存率在非整倍体 DNA 者为 40%，二倍体 DNA 者达 88%；MF > 5 个/10HP 时 5 年生存率在非整倍体 DNA 者为 17%，二倍体 DNA 者达 33%。

（綦声波）

第十节　十二指肠憩室

一、概述

（一）病因

憩室形成的基本原因是十二指肠肠壁的局限性薄弱和肠腔内压力升高。肠壁薄弱的原因可能为先天性肌层发育不全或缺乏内在的肌肉紧张力或随年龄增加，肠壁肌层发生退行性变。憩室也与十二指肠的特殊性有关。特别在乏特（vater）壶腹周围，如胆管、胰管、血管穿过处，肠壁较易有缺陷，憩室也多发生在这些部位。憩室形成与肠腔内压长期增高有关。至于肠内压增高的机制尚不完全清楚。另外，憩室形成还可能与肠外病变所形成粘连牵扯、肠脂垂的脂肪积聚过多、局部神经学营养障碍等因素有关。

（二）病理

十二指肠憩室可分为原发性和继发性两种。原发性憩室又称先天性或真性憩室，憩室壁的结构与肠壁完全相同，含有黏膜、黏膜下层和浆肌层等肠壁的全层结构。憩室在出生时即存在，显然是一种先天性发育异常。

继发性憩室又称后天性或假性憩室，憩室形成初期，憩室可能含有肌层，随着憩室增大，肌层逐渐消失，使憩室壁仅有黏膜、黏膜下肌层和浆膜层。憩室大多为单个，约占 90%，但 10% 患者同时有两个以上憩室或胃肠道其他部分（如胃、空肠、结肠）也有憩室存在。

十二指肠憩室的发病分布约 60% ~ 70% 憩室发生在十二指肠降部，其中多半集中在乳头附近 2.5cm 以内，称为乳头旁憩室；其次为第 3 及第 4 段（水平部及上升部），约占 20% ~ 30%；十二指肠第一段真性憩室很少见。

另有一类所谓十二指肠腔内憩室，是向肠腔内突出的、内外两面均有黏膜覆盖、并开口与十二指肠腔相通。此类憩室少见，实际上是肠管畸形，与前述的憩室性质不同，但也可以引起类似前述憩室的症状和并发症，在外科处理上，原则相同。

二、诊断

（一）并发症

1. 憩室炎　肠内容物潴留在憩室内，可能因排空不畅，经常刺激其内壁而发生急性或慢性炎症，或者引起憩室周围炎、十二指肠炎或胆管炎等。患者常有饱胀感或不适感，或有右上腹疼痛，并向背部放射，可伴有恶心，呕吐甚至呕血，若壶腹区憩室炎亦可引起黄疸。查体在右上腹有压痛，其压痛点可低于胆囊压痛点。症状常在饱食后出现或加剧，呕吐后能缓解。

严重的憩室炎可引起坏疽、穿孔或腹膜炎，也可因黏膜溃疡侵蚀小动脉而引起大出血。

2. 梗阻　十二指肠肠腔外或肠腔内憩室膨胀时均可压迫十二指肠，引起部分梗阻。位于十二指肠乳头附近的憩室也可压迫胆总管或胰管，引起继发性的胆道或胰腺的病变。有报告憩室可压迫胰腺导管引起阻塞，导致胰腺坏死；还有报道81例胆总管梗阻而施行胆总管十二指肠吻合术中，29例由十二指肠憩室所致，其中壶腹乳头开口于憩室中有10例，憩室口在壶腹乳头开口周围1cm以内者17例。

3. 结石　憩室内形成胆石和粪石较为多见，由于十二指肠憩室反复引起逆行性胆总管感染，造成胆总管下段结石。

4. 肿瘤并存　少数憩室壁内可生长腺癌、肌瘤、肉瘤或憩室壁癌变应引起重视。

（二）临床表现与诊断

85%～90%的十二指肠憩室通常无任何症状，所以常在X线钡餐检查时或手术探查中偶尔发现。十二指肠憩室没有典型的临床表现，所发生的症状多是因并发症而引起，其诊断只有依靠胃肠钡餐检查。一些较小而隐蔽的憩室，尚需在低张十二指肠造影时始能发现。

上腹部饱胀是较常见的症状，系憩室炎所致。伴有嗳气和隐痛。疼痛无规律性，制酸药物也不能使之缓解。恶心和呕吐也常见。当憩室内充满食物而呈膨胀时，可压迫十二指肠而出现部分梗阻症状。呕吐物初为胃内容物，其后为胆汁，甚至可混有血液，呕吐后症状可缓解。憩室内潴留的食物腐败或感染后可引起腹泻。

憩室并发溃疡或出血时，则分别出现类似溃疡病的症状或便血。憩室压迫胆总管或胰腺管开口时，更可引起胆管炎、胰腺炎或梗阻性黄疸。憩室穿孔后，呈现腹膜炎症状或腹膜后严重感染。

（三）鉴别诊断

由于本病常无临床表现，即使出现症状，也缺乏特异性。确诊有赖于胃肠钡餐和内镜检查中发现憩室。常规上消化道钡餐X线发现率仅2.4%～3.8%，而低张造影可提高13倍，十二指肠内镜加胰胆管造影憩室的发现率达11.6%（60/516），乳头旁憩室大部分是在ERCP时发现。发现十二指肠憩室存在，是否是患者症状的原因，仍需全面分析，警惕把检查中无意发现的十二指肠憩室作为"替罪羊"而遗漏引起症状的真正病因，并需与溃疡病、慢性胃炎、慢性胆囊炎和慢性胰腺炎相鉴别。

三、治疗

1. 治疗原则　没有症状的十二指肠憩室无须治疗，更禁忌外科手术。有一定的临床症状而无其他的病变存在时，应先采用内科治疗，包括饮食的调节、制酸剂、解痉药、应用抗生素等，并可采取侧卧位或更换各种不同的姿势，以帮助憩室内积食的排空。由于憩室多位于十二指肠第二部内侧壁，甚或埋藏在胰腺组织内，手术切除比较困难，故仅在内科治疗无效并屡发憩室炎、出血或压迫邻近脏器时才考虑手术治疗。

2. 手术治疗

（1）手术指征：①十二指肠憩室有潴留症状，钡餐进入憩室6h后仍不能排空，且伴有疼痛者或出现十二指肠压迫梗阻症状者。②憩室坏疽或穿孔，出现腹膜炎或腹腔后蜂窝织炎及脓肿形成者。③憩室出现危及生命的大出血者。④经内科系统治疗无效或效果不稳定，仍有疼痛或反复出血或影响工作和生活者。⑤憩室直径＞2cm，有压迫附近器官（如胆道、胰管等）的症状者。⑥憩室伴有肿瘤，性质不能确定者。

（2）手术方法：原则上以单纯憩室切除术最为理想，并治疗憩室的并发症，同时要求十分注意保护和避免误伤胆总管和胰管，以及预防发生术后十二指肠瘘和胰腺炎。

手术时寻找憩室十分重要，憩室多位于胰腺后方或包围在胰腺组织内，术中可能不易发现憩室。手术前服少量钡剂，手术时注射空气至十二指肠内或切开肠壁用手指探查寻找憩室开口，可帮助确定憩室的部位。

十二指肠降部外侧和横部、升部的憩室，手术较为简单。憩室较小者可单作内翻术，颈部缝合结扎，既可避免肠瘘的并发症，也不致造成肠腔梗阻。有炎症、溃疡、结石的憩室以及大的憩室，以切除为宜，憩室切除后，应与肠曲的长轴相垂直的方向内翻缝合肠壁切口，以免发生肠腔狭窄。手术的主要并发症为十二指肠瘘。因此，术中可将鼻胃管放置于十二指肠内，术后持续减压数日；必要时，憩室切除部位可放置引流物。憩室的另一种切除方法是在切开十二指肠后，用纱布填塞憩室腔内，然后将憩室内黏膜层完全剔除，再将肠壁黏膜缝合，此法如能成功可以避免缝合部位肠瘘的形成。

（1）在十二指肠降部外侧切开腹膜，游离十二指肠并向内侧牵开，暴露憩室。

（2）憩室切除后，横形（即与肠曲长轴相垂直的方向）内翻缝合肠壁切口十二指肠乳头旁憩室的切除难度较大，有损伤胆总管和胰管的可能，损伤后并发胆瘘、胰瘘，较为严重。但如有胆道、胰腺疾病并发存在，又必须切除憩室，比较安全的方法是经十二指肠作胆总管括约肌切开成形术，胆总管和胰管内放置支架，再切除憩室，术后保持胆管和胰管的引流通畅。但有时胆管胰管开口于憩室腔内，切除憩室需要切断和移植胆管和胰管，操作技术上很困难，术后发生胆瘘胰瘘的可能性较大。若同时存在多个憩室并遇有显露、切除憩室困难时，可采用改道手术，即行 Billroth Ⅱ式胃部分切除术。

憩室穿孔必须及早进行手术，术中如发现十二指肠旁腹膜后有炎性水肿、胆汁黄染或积气，即应考虑憩室穿孔的可能。此时须切开十二指肠侧腹膜，将肠管向左侧翻转，可发现穿孔的憩室和脓性渗液，如全身或局部条件许可，可做憩室切除，腹膜后放置引流物，否则可将导管插入十二指肠内做减压性的造口，并做空肠造口以供给营养，或缝合幽门做胃空肠吻合术。憩室溃疡出血，可按单纯性憩室予以切除。

（綦声波）

第十一节　十二指肠外瘘

十二指肠外瘘（lateral duodenal fistula）是一种十分常见的肠外瘘，也是上腹部手术和腹部外伤后较为严重的并发症。由于十二指肠大部分深居腹膜后，又有胆管和胰管与之交汇，再加上病因不同，同样是十二指肠外瘘，表现形式与转归可有极大的不同。有的极易治疗，如十二指肠残端瘘。有的并发症繁多，治疗复杂，预后极差。现就不同十二指肠外瘘的诊治介绍如下。

一、病因

发生十二指肠外瘘的原因有全身和局部两大类原因。从全身来看，有严重营养不良、脏器功能障碍、糖尿病等因素；但更重要的是局部病变和外伤等因素，如十二指肠残端缝合包埋不满意、十二指肠外伤处炎症水肿较剧烈、缝合修补不确切，均可导致十二指肠外瘘。由于十二指肠所处的特殊解剖位置，使胃液、胆汁和胰液均大量经此通过，也是十二指肠外瘘易于发生的原因之一。

具体导致十二指肠外瘘的常见疾病有外伤、腹部外科手术和胰腺炎，十二指肠的克隆病、肠结核等也会引起十二指肠外瘘。引起十二指肠外瘘的疾病大致可分如下几类。

1. 外伤

（1）腹部闭合伤：在腹部闭合伤中，以汽车方向盘伤和高处坠落伤最易合并十二指肠外伤，且由于十二指肠大部位于腹膜后，患者受伤后因出血、休克等原因病情不稳定，极易忽略对十二指肠外伤的探查。有时即使已经发现十二指肠外伤并且也进行了修补等手术，但术后还是有很高的十二指肠外瘘的发生率。

（2）腹部刀刺伤：由于十二指肠位于中上腹部，也常是刀刺伤的好发部位，而且极易合并其他脏器的损伤，如胰腺外伤和肠外伤。如在剖腹探查术中不能及时发现或处理不满意均可导致十二指肠外瘘的发生。

2. 手术

（1）胃大部或全胃切除术：因溃疡病或胃癌而行胃大部切除或全胃切除的患者，由于病变范围较广和胃癌根治的需要，常需对十二指肠残端周围进行较广泛的剥离，残端易发生缺血坏死，从而发生术后十二指肠残端瘘。有时十二指肠远端存在着不同程度的梗阻，即使局部处理满意，也不能阻止瘘的发生。

（2）胆道手术：引起十二指肠外瘘最常见的胆道手术有胆囊切除术和胆总管切开探查术。在反复发作的胆囊炎患者，胆囊与周围脏器特别是十二指肠的粘连较重，在手术剥离时较易损伤十二指肠，如未能及时发现或发现后处理不妥也会导致十二指肠外瘘；胆总管切开探查合并的十二指肠外瘘，一般是胆总管下端有狭窄，使用不同型号的胆道探子进行探查时，由于用力过猛，探子在通过胆总管下端进入十二指肠时还可能进一步前行伤及十二指肠乳头的对侧缘，引起十二指肠的穿孔，更有甚者还可伤及横结肠引起横结肠的穿孔。由于探子又迅速撤回，这种损伤往往不能及时发现，最终导致十二指肠瘘的发生，发现时多已合并严重的腹膜后感染。

在经十二指肠切开处行奥狄括约肌成形术时，因切开范围过大或位置不当、缝合不合适均可引起胆总管下端与十二指肠瘘。

（3）十二指肠手术：在对因十二指肠憩室等十二指肠疾病手术时也可能发生十二指肠外瘘。

（4）内镜检查和十二指肠乳头切开术：在行十二指肠镜和逆行胰胆管造影（ERCP）检查特别是十二指肠乳头奥狄括约肌切开术时，由于用力不当或部位判别不当极易伤及十二指肠引起十二指肠外瘘。

（5）其他手术：在对十二指肠附近的脏器进行手术时，如右半结肠切除术或肾切除术，亦有可能损伤十二指肠引起十二指肠外瘘。

3. 疾病

（1）重症胰腺炎与胰腺假性囊肿：由于胰腺位于十二指肠环内，十二指肠的第四段（升部）又与胰腺中段紧密相邻，急性出血坏死性胰腺炎时往往会影响十二指肠的血供，外渗出的胰液也会消化十二指肠周围组织，从而引起十二指肠外瘘。胰腺假性囊肿的切开手术有时也可能合并十二指肠外瘘。

（2）克隆病：克隆病一般是侵犯回盲部并引起该部位的肠外瘘，但也有发现在十二指肠发生克隆病引起十二指肠外瘘的报道。

（3）肠结核：十二指肠亦会受结核菌的侵犯并导致十二指肠外瘘的发生。

二、十二指肠外瘘的分类

有关十二指肠外瘘的分类方法有很多种。如肠瘘内口直接与皮肤表面附着，则称为唇状瘘；如肠瘘内口与外口之间尚有一瘘道，则称为管状瘘；如十二指肠瘘发现较早，即未与皮肤之间形成唇状瘘，也没有与皮肤之间形成瘘道变成管状瘘，而是表现为处于游离腹腔内的一个肠内瘘口，即腔内瘘。对"腔内瘘"的认识是对肠外瘘早期诊断，早期治疗进步的必然结果。早期发现腔内瘘可以通过各种方法使其形成管状瘘，促进其自行愈合，提高十二指肠外瘘的自愈率。但如着眼于临床诊断和治疗，可将十二指肠外瘘按如下分类。这一分类方法便于临床医师预防和治疗十二指肠外瘘。

1. 十二指肠残端瘘　主要发生于胃大部切除行 Billroth Ⅱ 式重建即胃空肠吻合或全胃切除的患者。胃大部切除的原因可以是胃溃疡或十二指肠球部溃疡、胃癌或胃与十二指肠球部外伤。十二指肠残端瘘与溃疡、癌肿侵犯范围较广有关或与病变范围较广有关，也与残端缝合包埋不满意有关。

2. 十二指肠侧瘘　瘘口位于十二指肠侧壁，胃液经此通过，此类外瘘较难自行愈合。

3. 十二指肠断端瘘　因外伤或手术十二指肠完全断裂，瘘口可分远、近端，这类瘘无法自行愈合。

4. 十二指肠吻合口瘘　瘘口位于胃十二指肠吻合口、十二指肠十二指肠吻合口或十二指肠空肠吻合口。常发生于胃大部切除术后行胃十二指肠吻合的患者、十二肠外伤后行空肠十二指肠吻合的患者。

三、病理生理与临床表现

十二指肠外瘘发生后，可发生水电解质失衡、出血、感染、多脏器功能衰竭和营养不良等并发症，其临床表现可以为以上诸多并发症的单一或组合表现，病理生理表现也由此决定。所有这些，归根结底，都是由于十二指肠外瘘后，肠液外溢所引起。正因为如此，十二指肠侧瘘及各种十二指肠吻合口瘘的病理生理改变较十二指肠端瘘为重，自行愈合率也明显低于残端瘘。

十二指肠为胃液、胆汁和胰液的共同通路，一旦发生外瘘，肠液和食物经此可大量漏入腹腔。这些消化液均富含酸、碱、水与电解质，无论是何种成分的丢失，若得不到及时补充，就可发生紊乱，如脱水、低钾、低钠和代谢性酸中毒，重者可危及生命。

漏出的肠液中混有大量的胰液，胰液中的蛋白酶、胶原酶、脂肪酶多已被激活，激活的胰酶可消化十二指肠瘘口周围组织，引起不同程度的出血。由于十二指肠周围有较多的大血管和血管分支，出血如得不到及时控制，患者可因此死亡。

由于漏出的肠液中含有大量细菌，已经胰酶消化的腹腔内、腹膜后组织和不同程度的出血成为细菌的良好培养基，由此，十二指肠外瘘可引起严重的腹腔内和腹膜后感染，形成腹腔和腹膜后脓肿。如若得不到及时引流，可引起呼吸和肾功能的衰竭，最终导致多脏器功能衰竭。

由于腹腔内出血和感染，肠道的运动功能可完全或部分消失，使得患者难以及时恢复经口饮食；实施肠内营养时，因为十二指肠外瘘伴随的大量消化液丢失，常导致营养物质的消化吸收困难。因此，内稳态失衡、出血、感染和营养不良形成恶性循环，病情不断加重，如不能及时治疗，阻断这一恶性循环，预后极差。

四、诊断与评估

十二指肠外瘘的早期诊断是其成功治疗的关键。诊断的过程也是对十二指肠外瘘及其并发症与各项治疗措施可行性的评估过程，因此，诊断包括明确十二指肠外瘘的诊断与并发症的诊断。

明确十二指肠外瘘的诊断还是较为容易的。近期胃十二指肠或十二指肠附近的腹部手术或上腹部外伤伴有明确的腹腔或腹膜后感染症状，如腹痛、腹部压痛、反跳痛、发热、白细胞升高，多提示有瘘的可能。有时十二指肠外瘘也可单独表现为腹腔内出血。腹腔穿刺抽出黄色或草绿色的肠液，腹腔引流管内引流出肠液也常表明瘘的发生。

临床医师多因检查方法有限而迟迟难以作出肠瘘的诊断，从而延误治疗，加重患者病情，因此要积极进行检查，早期诊断、早期处理。在不能肯定瘘的发生时，还可让患者口服不易吸收有颜色的溶液，如亚甲蓝溶液、龙胆紫溶液和骨碳粉；如腹腔引流液内有这类液体流出，表明已发生瘘；如果在腹腔引流液内发现刚刚进食的食物残渣，瘘的发生就更不容怀疑了。

但这些传统的方法实用价值不大。有肠液流出的创口，不需口服染料亦知有肠瘘；对不能从创口分泌物来判断有无瘘的患者，口服染料或炭末也难以确定是否有瘘，因瘘口小或瘘管的行径曲折，染料或炭末不易在创口处出现，尤其是炭末可以吸附在肠黏膜上而不随肠液流出；对于有脓腔、引流不畅和低位肠瘘及肠道功能障碍的肠瘘患者，这一检查方法也显不足，亦难以确定肠外瘘的部位。

更为重要的是明确瘘的部位与引流情况，为此，要进行相应的影像学检查。直接经腹壁瘘口造影与消化道造影是常用的有效诊断肠外瘘的客观诊断方法，根据瘘的情况首选一种方法。

当疑有肠瘘发生时，但未形成瘘管时即"腔内瘘"或称发展中的瘘（developing fistula），宜首选消化道造影，即经消化道或全消化道的口服造影剂检查，通过这一检查常可明确是否存在肠瘘，肠瘘的部位与数量、瘘口的大小、瘘口与皮肤的距离、瘘口是否伴有脓腔及瘘口的引流情况，还可明确瘘口远近段肠管是否通畅。如是唇状瘘，在明确瘘口近端肠管的情况后，还可经瘘口从远端注入造影剂进行检查，了解远端肠管是否通畅非常重要，它是决定肠外瘘能否自愈的必要条件，也是决定手术方式必须考虑的情况之一。

实施这一检查应注意造影剂的选择。不能使用钡剂进行这一检查，由于钡剂不能吸收亦难以溶解，如使用它来明确十二指肠外瘘的诊断，会造成钡剂存留在腹腔和瘘道内，形成异物，影响十二指肠外瘘的自愈。钡剂漏入腹腔或胸腔后引起的炎性反应也较剧烈。由于肠外瘘往往伴有炎性肠梗阻或肠粘连所致的不全梗阻，使用钡剂进行消化道造影常会导致这类患者发展为完全性肠梗阻。临床上遇到这种情况常很棘手，患者因口服钡剂导致肠梗阻加重，患者腹痛腹胀且有严重呕吐，但因腹腔粘连较重，无法进行确定性手术，仅能行梗阻近端造口，致使病程迁延，增加患者痛苦。

对早期肠外瘘患者应使用血管造影用的 60% 泛影葡胺，将其 60~100ml 直接口服或经胃管注入，多能清楚显示肠瘘情况。无论是肠腔内还是漏入腹腔的泛影葡胺均可很快吸收。不宜再将 60% 的泛影葡胺进一步稀释，否则难以显示肠瘘及伴随情况。造影时应动态观察胃肠蠕动与造影剂分布情况，注意造影剂漏出的部位、漏出的量与速度，有无分支叉道和脓腔。由于 60% 的泛影葡胺亦属高渗液体，个别肠道功能好的患者检查后会有短暂的腹胀与大便次数增多。肠道无运动功能的也可很快将造影剂吸收，腹胀症状很快缓解。

当瘘管已经形成，可先行瘘管造影。有时如消化道造影不能满足诊断要求，需补充经瘘口或引流管口的造影检查，仍以 60% 的泛影葡胺作造影剂，直接经皮肤瘘口注入造影剂，而不宜用导管插入瘘管后再造影，以免造影剂直接进入肠腔而不能显示瘘管的情况及瘘管周围的情况，如叉道、脓腔等。瘘管直接造影较消化道造影更能了解瘘管的情况和瘘管所在肠段的情况。若不需了解其他肠襻的情况，如有无梗阻和器质性病变，则不需要行全消化道造影，一次瘘管造影即能明确诊断，制订治疗方案。

腹部平片检查有助于十二指肠外瘘的诊断，平片如显示有腹腔大量积气或液平面多提示有肠瘘存在；通过腹平片还可提示有无合并的肠梗阻，但此检查无法明确诊断。

在 CT 和 B 超出现以前，消化道与瘘道的造影往往是诊断肠瘘的唯一手段。目前 CT 已是临床诊断肠瘘尤其是肠瘘合并腹腔和盆腔脓肿的理想方法。应尽可能在患者口服造影后再进行 CT 检查，在胃肠道充盈造影剂后，有助于与腹腔外积聚的液体区别，偶可发现脓腔与肠瘘口交通的瘘道。无腹壁外开口的"腔内瘘"往往不易通过传统的胃肠造影和瘘道造影确诊，通过 CT 的连续扫描多可发现此类型的肠外瘘。B 超虽可帮助诊断腹腔内有无积液或脓肿，但因有肠胀气而欠准确，更无助于诊断肠瘘是否存在或明确肠瘘所在部位。

因肠外瘘常伴有内稳态失衡、营养不良及器官功能损害，因此，除明确有无瘘以外，还应对内稳态、营养情况及肝、肾、心、肺等重要器官进行检查，明确有无改变或功能损害，避免因未察觉这些方面的病理生理改变而致治疗失败。

五、治疗

十二指肠外瘘总的治疗原则是：①控制感染。②加强监测与支持，这包括内稳态的监测与支持和器官功能的监测与支持。③营养支持。④手术修复肠瘘。

具体治疗可从以下几个方面着手。

1. 阶段性治疗方案　十二指肠外瘘总的治疗原则就是阶段性治疗，并在每个阶段促进十二指肠外瘘的治愈；在经过现有方法的尝试后，仍无法自行愈合，而腹腔粘连亦近松解时，一般是在肠外瘘发生后的 6 周至 3 个月后，在营养状态改善和腹腔感染控制后可考虑行择期确定性手术，即十二指肠残端瘘的切除手术、十二指肠侧瘘修补术或胃十二指肠、十二指肠空肠吻合术。

值得一提的是，肠外瘘的治疗特点是各种方法的综合治疗与阶段性治疗，不能指望一种方法或一种药物就能完全治愈肠瘘。应根据十二指肠外瘘所处的不同阶段及发生的并发症，选择以下治疗方法，不断调整治疗方案，不可拘泥于一种治疗手段。

2. 瘘口局部的处理　瘘口局部处理的好坏可以直接或间接影响治疗的效果。良好的瘘口局部处理可获得减轻瘘周围皮肤糜烂、疼痛；减少周围组织的侵蚀、出血等并发症；有利于控制感染；减少肠液的流失，利于维持内稳态平衡以及营养供给的效果。而在日常的处理工作中，常未重视这一点，仍按日常的方法来处理，既付出了很大的护理力量，又不能取得良好的效果。常用的瘘口局部处理方法有以下方法。

（1）双套管负压引流：这是最基本的瘘口处理方法，能及时将溢出的肠液引流到体外，在不存在影响自愈的因素情况下，60%～70%的管状瘘经有效引流后可以愈合。如能在不同阶段及时使用生长抑素和生长激素还可进一步提高十二指肠外瘘的自愈率并缩短其自愈时间。

（2）水压、管堵、黏合胶堵：经负压引流后瘘管形成，可继续使用双套管负压引流，直至瘘管愈合或等待手术。在有些病例，为让患者起床活动，减少护理工作量，恢复口服饮食，可采用水压、管堵、黏合胶堵等外堵的方法。

1）水压法一般用于直径1cm以下，瘘管长3～4cm的管状瘘者，是以一直径与瘘管直径相似的导管，前端成平头状，插入瘘管，距肠壁瘘口1.0～1.5cm，尾端接无菌盐水滴瓶，瓶距患者高1.0m，每日均匀滴入等渗盐水1 000ml，水将灌入肠腔而不沿导管外溢。因有高达1.0m的水压，超过了肠腔内压力，肠内容物也不能外溢，瘘管周围肉芽组织逐渐生长终至愈合，如同时使用生长激素，一般约3周瘘口就可自行愈合。

2）管堵法的基本原理与方法近似水压法，但是以管径相同的盲端管塞入瘘管，肠液不能外溢，瘘管逐渐愈合。时间也在3周左右。

3）黏合胶堵塞是应用遇水快速凝固的α-氰基丙烯酸丁酯，胶灌于瘘管内后形成固体将瘘管堵塞。在瘘管愈合的同时，胶在2～3周时间内将自行逐渐排出。黏合胶在凝聚时产生高温有灭菌的作用，且能刺激肉芽组织的生长，按瘘管的形状形成铸造的凝柱，较密合地闭塞了瘘管。

（3）硅胶片内堵：唇状瘘经负压引流后，肠黏膜与皮肤粘着，不能自愈。因无瘘管，水压、管堵、黏合等方法均不能应用，但肠壁瘘口即暴露在腹壁表面，可采用硅胶片内堵的方法。硅胶片系中心部较厚（2～3mm）而周围部分甚薄（0.3～0.5mm），直径3.0～9.0cm（或更大），特制的圆形片，卷成筒状置入瘘内，然后任其弹起成卷筒状而将瘘口严密堵住，不再有肠内容物流出，或仅有少量黏液漏出，每日更换敷料一次即可。如漏出量较多，还可加用负压吸引。内堵效果良好的患者可以恢复日常饮食，暂行出院待情况好转后再返院接受手术治疗。这一方法的应用已使许多唇状瘘的患者能采用胃肠道营养支持。

3. 稳定病情与处理并发症

（1）纠正内稳态失衡：十二指肠外瘘发生以后，由于是高位瘘，也多是高流量的瘘（空腹时，肠液流出量>1 000ml/24h），可以迅速发生内稳态失衡。应根据肠液的流失量及时从静脉补给适量的液体与电解质。流量大者每日的液体需要量可以在7 000～8 000ml或更多，单是肠液的流失量就可达5 000～6 000ml。这时，从周围静脉输液将致输入量不足，建立两根以上的静脉通道又增加了患者的不适，限制了肢体的活动，有必要采用腔静脉置管输液，既能保证液体的输入，又可输入大量的电解质如氯化钾等。

（2）出血：腹腔内出血是肠外瘘特别是十二指肠瘘和高位空肠瘘的早期并发症。出血的部位可以是腹腔内被腐蚀消化的血管，也可能是肠瘘口缘、瘘道肉芽组织，还有可能因胃肠道应激性黏膜糜烂引起出血。应尽可能了解出血的部位与原因。

采取止血的措施：①减少消化液对瘘口周围组织的消化：具体方法有分流消化液，设法将胃液、胆液和胰液进行分流是预防与治疗肠瘘出血的方法之一。肠外瘘出血的主要原因是漏出的肠液对肠黏膜及周围组织的消化腐蚀所致，特别是蛋白酶等胰酶的作用是使组织消化引起出血的重要原因。因此，阻止胰酶的激活，也就阻断了组织的被消化及继之的出血。引流消化液：引流不畅是肠外瘘出血的常见原因。很多患者将被动的乳胶管引流改为主动的负压引流后，出血很快就停止了，必须指出的是这种主动负压引流应是滴水双腔负压吸引管（黎氏管）。有使用单腔负压吸引的，但由于管尖易吸附组织从而失去了引流的意义。减少消化液的分泌：消化液的大量分泌与外漏是肠外瘘的根本原因，可通过生长抑素达此目的。②通过手术等介入手段止血：可行再次剖腹手术缝扎出血点、X线透视指引下行选择性动脉栓塞术。③促进凝血与血管收缩：全身使用立止血，局部使用凝血酶，使用去甲肾上腺素溶液冲洗，碱化胃液，胃冲洗。

（3）控制感染：肠瘘患者合并的腹腔感染是肠外瘘治疗过程中最具挑战性的难题，腹腔感染及全身感染也是肠外瘘患者死亡的主要原因。因此，正确诊断与处理腹腔感染是提高肠外瘘患者治愈率的关键。目前对腹腔感染的治疗主要是在手术治疗进展、合理应用抗生素和微生态免疫营养方面进行探索。

1）肠瘘并发腹腔感染的特点：有关腹腔感染（IAI）的定义一度有过争论。近来认为腹腔感染包括腹膜炎、腹腔脓肿和腹腔内脏器感染。肠瘘患者可并发上述 3 种形式的腹腔感染，早期以腹膜炎为主，中后期以腹腔脓肿和腹腔内脏器感染为主。有些患者的肠瘘就是在原有腹腔内感染的基础上发生的，肠瘘与腹腔内感染同时存在，形成恶性循环，如重症胰腺炎并发的肠外瘘。

十二指肠外瘘合并腹腔感染表现的形式一般有 2 种：①有明确的感染灶。②无明确的感染灶。有一部分患者经 CT 检查后可发现有明确的感染灶，在手术清除感染坏死组织后，大部分患者感染症状迅速消失；而部分患者明确的感染灶虽已清除，但感染症状依然存在。

还要注意十二指肠外瘘患者还可能会发生腹腔内实质脏器的感染，如较为少见的脾脓肿，已存在或新发生的胰腺脓肿。在十二指肠后壁瘘，腹膜后感染严重，感染可随腹膜后间隙扩散，引起广泛的蜂窝织炎与坏死。

在证实感染存在后，明确腹腔内感染的诊断方法主要有 B 超和 CT。B 超在诊治腹腔内感染时常会受到腹腔内肠襻积气的影响，但有便于床旁检查的优点，还可引导脓肿的穿刺引流。CT 可以克服 B 超的不足，且可了解感染灶的部位、毗邻脏器的相关变化，甚至肠壁的炎症水肿，膈上膈下的积液积气均可一目了然。

2）经皮脓肿穿刺引流（PAD）：肠瘘并发的腹腔感染多是以脓肿形式存在，但经治医师往往不愿意再行手术治疗，由此导致脓肿的进一步扩大或破裂，加重腹腔感染。这一问题近年来有了很好的解决方案，就是经皮穿刺脓肿引流，可在 B 超、CT 和 X 线的定位导引下行脓肿的穿刺引流。最简便易行的是在 B 超导引下的脓肿穿刺引流，可在 B 超室完成，也可在患者床旁进行。

对膈下脓肿、腹腔各间隙的脓肿和实质性脏器的脓肿，均可在 B 超或 CT 的导引下行穿刺明确诊断，置管以引流和冲洗脓腔。PAD 技术是近 20 年来及今后腹腔脓肿治疗的首选措施，其适应证不断扩大，几乎所有的脓肿均可行穿刺引流，各种导管和置入技术也发展得很快。对于单室脓肿均可治愈，对于多室脓肿，经反复多部位穿刺，治愈率也可达 65% ~ 90%。对一般情况极差的肠外瘘患者还可起到暂时缓解病情、改善脏器功能的目的，为进一步的手术创造时机。

3）再次剖腹手术与腹腔冲洗：对于极广泛的腹腔感染或脓肿穿刺引流不甚满意的十二指肠外瘘患者就需再次行剖腹手术。通过手术去除感染源、清除坏死组织、去除脓液。在术中还要进行广泛的腹腔冲洗，于术后放置引流管以便于术后进行持续的负压冲洗引流。

对于腹腔冲洗，曾经有过争论。原来认为腹腔冲洗会导致感染的扩散，因此反对腹腔冲洗。现在认为，针对腹腔感染的腹腔冲洗必须量大彻底，量大，就是腹腔冲洗使用的生理盐水要达到 150 ~ 200ml/kg 体重；彻底，就是要将腹腔的各个部位包括各潜在间隙进行广泛的冲洗。

在观察到了腹腔冲洗的好处之后，亦有作者主张多次有计划剖腹冲洗。但这一方法对脏器功能特别是肺功能和肾功能的影响较大，对脏器支持水平要求较高。由于反复多次手术，造成患者分解代谢持续，营养支持也很难起到很好的作用，因此，有计划多次剖腹冲洗并不适于广泛推广应用。

通过动物实验证实了腹腔冲洗可明显减少腹腔内细菌的数量，且对电解质无明显的影响。近 30 年来的临床实践也证实，腹腔冲洗辅以术后持续的负压引流行之有效，多可达到清除感染的目的。

4）腹腔开放疗法：对于极为严重的腹腔感染，估计一次手术及继之的引流不能解决感染，还可采用腹腔开放疗法，亦称腹腔造口，如重症胰腺炎或严重多发伤并发十二指肠外瘘所合并的严重腹腔感染。由于严重腹腔感染引起腹内压增加出现腹腔间隙综合征（abdominal compartment syndrome）也需行腹腔开放疗法。

腹腔开放疗法最大的好处是开放了腹腔，缓解了腹腔内的压力，有利于预防和治疗呼吸和肾功能的障碍；由于腹腔处于开放状态，也便于在床旁清除坏死组织，直视下处理出血部位。但开放疗法的不足是继发的肠外瘘和后期的腹壁缺损，后期的重建手术十分复杂。等待最后重建手术的时间平均在 100d 以上，最长达 8 个月以上。临床施行这一措施需十分谨慎。

为避免腹腔开放疗法后肠管外露导致肠外瘘和切口疝，可采用暂时性的腹腔关闭技术，即在行开放疗法的同时，使用人工材料如涤纶布、聚丙烯网覆盖在敞开切口上。这样，既可达到减轻腹内压的作用，又可防止伤口无限制的扩大，预防腹壁缺损和肠外瘘的发生。对于经开放疗法后腹腔感染迅速消退的肠外瘘患者，也可在确保引流通畅的情况下，短期内（7 ~ 14d）缝闭腹腔，避免持续开放疗法的不足。后者也称为暂时性腹腔开放疗法。

5）注重引流部位与引流方式：肠外瘘患者合并感染经久不愈的另一原因就是引流部位与方式不尽合理。有些患者仅仅因为改变了引流方式，腹腔感染问题就迎刃而解。有必要在此强调要重视腹腔感染患者的引流。

国内各级医院对于腹部手术后的引流物多种多样，但在发生肠外瘘后，一些引流手段就显不足了。一般的乳胶管、硅胶管极易堵塞，造成引流不畅。烟卷引流在感染伊始就很难达到引流的目的，造成肠液和脓液在体内积聚，加重腹腔感染。

在此，建议使用双套管来预防与治疗肠外瘘并发的腹腔感染。这一引流方法，黎介寿有

胃、十二指肠外科　第六章

过详细介绍，也是其30年来治疗肠外瘘并腹腔感染行之有效的方法。这一引流管的基本原理是变被动引流为主动引流；变单纯引流为滴水冲洗引流，也即其称之为滴水双腔负压吸引管。市面上所谓的双套管五花八门，无论是制作材料还是使用方法和效果均与目前使用的双套管明显不同，有些虽为主动负压引流，但极易在局部形成真空，堵塞导管，因此也就很难达到引流的效果；为了区别，将目前使用的双套管称为滴水负压吸引双套管。

6）合理使用抗生素：肠外瘘并发的腹腔感染与残余感染引流不充分、广谱抗生素的使用、重症监护病房内获得性感染和肠道菌群易位有关，因此应重视抗生素的合理使用及免疫微生态营养。

在腹腔感染手术治疗的同时要注意抗生素的合理使用。在感染初发时，可根据感染的临床特点与脓液性质及既往的治疗用药，经验性使用抗生素，同时要行有关体液的细菌培养与药敏试验。以后可根据治疗反应和细菌培养结果调整抗生素使用。对于细菌培养结果应定期进行统计分析，供经验性用药参考。在感染得到有效引流的情况下，无需持久给予抗生素以免细菌产生耐药性而导致二重感染。

十二指肠外瘘合并的腹腔感染与一般的腹腔感染相比，有其共性亦有其个性。肠外瘘合并的腹腔感染若不能及时处理，还会伴随有出血、营养不良等并发症，且会形成恶性循环。去除感染源，治疗感染是阻断这一恶性循环的关键，诸多措施中手术治疗极为关键。这些感染处理方法也适于其他的严重腹腔感染。

4. 促进十二指肠外瘘自愈的方法　生长抑素在20世纪80年代中期即应用于肠外瘘的治疗，南京军区总医院普外科早年亦有报道。近年来，针对肠外瘘的病理生理和生长激素的作用特点，创造性提出营养支持联合生长抑素和生长激素促进肠外瘘自愈，并进一步将生长激素应用在肠外瘘治疗的多个方面。

肠外瘘发生后，由于大量肠液的丢失会引起水、电解质与酸碱紊乱和循环衰竭，肠液的丢失又使胃肠道失去吸收、消化与营养的功能而出现营养不良；或是肠液污染腹腔导致严重腹腔感染与全身感染、多器官功能障碍或衰竭。因此在肠瘘早期，在引流肠液的同时，最大限度地抑制肠液的分泌，减少肠液的丢失与污染腹腔成为治疗的关键，应用生长抑素即可达此目的。

南京军区军总医院普外科应用全肠外营养（total parenteral nutrition，TPN）治疗肠外瘘始于1971年。研究结果表明TPN有减少胃肠液分泌与改善患者营养状况的作用，提高了肠外瘘的治疗效果，改变了肠外瘘的治疗策略。1985年在TPN的基础上加用了生长抑素类似物（奥曲肽0.3mg/d），后者与TPN起到了相加的作用，可促进管状肠外瘘的愈合，缩短了肠外瘘的治疗时间，与国外文献报道相符。但长期应用奥曲肽（大于7d），这一强大作用日渐消失，且国外最初的文献报道中出现瘘口虽愈合，但患者却因腹腔感染而死亡的现象。我们对此作了改进，认为控制感染、纠正内稳态失衡是肠外瘘的首要治疗步骤，在引流、控制感染的基础之上，再加用生长抑素（施它宁6mg/d），治疗获得成功，60例的瘘口自愈率达到78.3%，未出现患者的感染加重甚至死亡的现象。

除了减少肠液量，生长抑素还可减少门脉血流量，可应用于肠外瘘伴腹腔内出血尤其是应激性溃疡的患者。

生长激素是垂体前叶分泌的一种蛋白质激素，由191个氨基酸组成，具有高度的种属特异性。随着基因工程技术的进步，重组人生长激素（recombinant human growth hormone，th-

· 217 ·

GH）合成成功并正式获准在临床上应用，其促进生长与合成代谢的作用日益受到临床的重视。

生长激素主要是通过胰岛素样生长因子 1（insulin – like growth factor – 1，IGF – 1）发挥作用。IGF – 1 主要与 IGF 结合蛋白（insulin – like growth – factor binding proteins，IGFBPs）相结合的形式存在，已发现 6 种 IGFBPs，它们既是 IGF – 1 的载体蛋白，又是 IGF – 1 重要的调控因素，其中 IGFBP – 1 是封闭因子，IGFBP – 3 是激活因子。生长激素主要是通过 GH – IGF – IGFBPs 发挥作用。

肠外瘘患者多因手术和感染等而处于应激状态，常需解决营养、伤口愈合、高分解代谢下蛋白质合成受抑和过度的炎性反应等问题。传统的营养支持多不能逆转这种状态，人们希望通过代谢支持和代谢调理等手段来改变这种异常的代谢状态，降低分解，促进合成，以达到减轻损伤、促进机体修复的目的。生长激素即可基本满足这一要求。

已注意到通过各种治疗手段尽快促进肠外瘘患者的自愈是降低肠外瘘患者并发症和死亡率、缩短住院时间、减少治疗费用的关键。如前所述，生长抑素可减少消化液分泌，缩短肠外瘘治愈时间。继之蛋白质能量营养不良上升为影响肠外瘘患者自愈的重要因素。近年来发现人工重组生长激素和 TPN 可促进蛋白质合成，对抗创伤引起的分解代谢，保存甚至增加瘦肉质总体（LBM），增强体液和细胞免疫。因此有可能通过生长抑素、生长抑素的序贯使用及营养支持的联合应用，达到抑制肠液分泌、促进瘘口组织愈合的目的。

5. 手术治疗　十二指肠外瘘患者的手术可分为辅助性手术与确定性手术。剖腹探查、引流、肠造口等辅助性治疗手术，可按需要随时进行；而那些为消除肠瘘而施行的修补、切除等确定性手术（definitive operation）的手术时机选择则决定于腹腔感染的控制与患者营养情况的改善。一般在瘘发生后 3 ~ 6 个月进行。针对十二指肠外瘘常用的手术有：①局部楔形切除缝合。②肠襻浆膜覆盖修补术。③带蒂肠浆肌层覆盖修补术。④肠旷置术。对于十二指肠外瘘，十二指肠局部楔形切除缝合和带蒂肠浆肌层片覆盖是应用最多、效果最满意的手术。

局部楔形切除缝合是治疗十二指肠外瘘的常用方法，效果满意，但在肠瘘发生后的早期施行如无特殊措施，在有严重感染的情况下，术后再漏的可能性极高。近年来，纤维蛋白胶（fibrin glue）的应用可减少再漏的发生。

以往，由于十二指肠的位置固定，不便行部分切除吻合，而采用瘘口部修补后，以上提的空肠襻浆膜面覆盖于其上作加强修补，上提的肠襻需是 Rouxen – Y 吻合后上提的肠管，而不是肠襻圈，否则易产生肠梗阻。现在，可切取一小段肠管，保留其系膜，剖开肠管去除肠黏膜制成肠浆肌层片，以浆膜面覆盖于简单缝合后的十二指肠外瘘上能获得满意的效果，其应用的范围远较肠襻浆层为广，除十二指肠外瘘外，亦可用于修补中段直肠瘘、膀胱直肠瘘以及腹壁缺损等。

肠外瘘手术的成功除取决于手术时机的选择与手术方式外，还与术后预防粘连性肠梗阻、腹腔感染、术后营养支持有关。

肠外瘘患者腹腔内曾有过感染，腹腔内有广泛的粘连，术后腹腔内有较大范围的污染与粘连分离，术后产生粘连性肠梗阻与腹腔感染的可能性极大，是肠外瘘手术后再发生瘘的两个原因。肠外瘘手术结束时，可附加肠排列术以预防术后发生肠梗阻。肠外缝合固定术（nobel operation）后肠系膜间有空隙，有产生肠系膜间感染的可能；同时，缝合排列后，肠管转折处可形成锐角而发生肠梗阻，肠内插管排列固定（White 法）则可避免这些缺点。我们支持从切断的阑尾残端或盲肠造口逆行插入排列管行肠排列，既可避免高位空肠部造口插管后遗的不适症状，又有利于导管的拔除。经过 300 余例的观察，排列管并无随蠕动退出的现象。

手术结束时，以大量等渗盐水（150ml/kg）冲洗腹腔可使腹腔冲洗液每毫升的细菌数由 10 到 100 以下，再根据腹腔污染的程度与部位放置双套负压引流管，术后引流 3～4d，可以防止术后腹腔内感染的发生。

肠外瘘手术的范围广、创伤大，术后肠功能的恢复需较长的时间，因此，术后仍需给予一段时间的肠外营养支持，直至患者恢复口服饮食，以利患者的康复。

6. 营养支持

（1）营养状态分析及营养支持方式的选择：营养状态分析与营养支持贯穿于十二指肠治疗的整个过程，由于其对十二指肠外瘘的治疗有着决定性的影响。一旦确诊为十二指肠外瘘，就应考虑停止进食，并准备行营养支持，营养支持前应进行患者系统的营养状态分析。由于肠瘘多发生在创伤、大手术后、重症胰腺炎及炎性肠病术后，患者多已有营养不良，或已有某些营养素的缺乏如磷、锌等。应对体重、三头肌皮皱厚度及内脏蛋白等指标进行监测，也应尽可能监测微量元素和能量代谢等特殊指标。营养分析的目的有二，一是识别具有能量－蛋白质营养不良和（或）特异性营养素缺乏的患者或已有这种风险的患者，其二观察以后的营养支持疗法是否合理。

营养支持方式应由肠外瘘的类型及肠外瘘各阶段的治疗要求来决定。由于肠外瘘患者的病程长、耗费大，应尽可能地选择肠内营养支持；但在肠瘘发生的早期及合并严重腹腔感染的肠外瘘患者多只能采取全肠外营养，在感染得到有效的引流和肠道功能恢复时可适时开展肠内营养支持。

估计可以通过非手术自愈的肠瘘患者，一般应采取胃肠外营养支持。某些特殊肠外瘘也可在实施肠内营养时达到肠外瘘的自愈，需要决定性手术的肠外瘘患者，在术前一段时间应尽可能地采用肠内营养支持。长期的肠内营养支持还可改善肠道血运，增加小肠壁的厚度，降低腹腔的粘连，后者的作用可能与肠内营养促进肠道蠕动有关。对于十二指肠外瘘，可通过在瘘口远端行空肠造口而早期实施肠内营养。

（2）肠外营养支持：十二指肠外瘘的早期及合并严重腹腔感染时，全肠外营养支持往往是唯一的营养支持手段。也正是全肠外营养的应用大大提高了肠外瘘的自愈率与生存率。由于肠外瘘患者多合并创伤和感染等应激，必须注意营养物质供给的总量与供给比率，最好能实际测量肠瘘患者的能量消耗，如静息能量消耗（resting energy expenditure，REE）和营养底物氧化率，按 1.1～1.2REE 供给非蛋白质热卡，按 1.5～2.5g/（kg·d）供给蛋白质。或按 1.2～1.3REE 及营养底物氧化率供给糖、脂肪和蛋白质。对于不能实际测量的肠外瘘患者可按 25～30kg/（kg·d）供给非蛋白质热卡，糖脂比可为 6：4 至 4：6。对于高度应激和胰岛素拮抗的患者应适当提高脂肪供能的比例。蛋白质供给量可按 1.0～1.5g/（kg·d）供给。

对于长期禁食和重危症应激患者还应提供谷氨酰胺，为小肠黏膜、骨骼肌和免疫细胞提供能量，由于谷氨酰胺在高温高压下较易分解，完全游离的谷氨酰胺较难在临床使用，可使用丙氨酰谷氨酰胺或甘氨酰胺二肽提供谷氨酰胺。考虑到短链脂肪酸是结肠黏膜的主要能源物质并能促进结肠黏膜的增殖，已有在肠外营养中加用短链脂肪酸的文献报道。但在肠外瘘患者实施长期的全肠外营养是有一定困难的，首先是反复的感染并发症主要是导管感染，其次是肝脏淤胆和肝功能的损害，第三是各种代谢并发症，尤其是前两者往往使得全肠外营养支持无法继续。

随着对肠瘘患者病理生理的认识和各种肠内营养产品的问世，肠外营养已不再是肠瘘患者的唯一营养支持方法。有些类型的肠外瘘患者已可在实施肠内营养时达到自愈，而一定时间的肠内营养支持也为进一步的手术创造了良好的条件。

（3）肠内营养支持：大量动物实验证明肠内营养支持可促进肠道黏膜增殖，改善肠道免疫状态、肠道屏障，预防肠道菌群异位，降低重危患者全身感染的发生率。近来提出的组织特异性营养因子、腔内营养和微生态营养均是针对肠内营养的重要性而言的。

肠内营养的制品有要素膳、短肽类和整分子模式及均浆饮食。在完全丧失消化液的患者可给予纯单质形式的要素膳，以达到不经消化即可吸收的目的，但亦有文献提出要素膳只能满足营养需要，很难达到改善肠道黏膜屏障，防止菌群异位的目的，因此应使用短肽类和整分子模式的肠内营养尤其是含膳食纤维的肠内营养液。

在实施肠内营养前应行瘘口造影和胃肠道钡餐检查，以了解瘘口的位置和胃肠道是否通畅。在肠道无梗阻时，可通过各种方法暂时封闭瘘口，恢复肠道的连续性，如堵片、水压、胶堵；在肠道连续性恢复后，可通过鼻胃管实施肠内营养支持。目前，对于大多数十二指肠外瘘，可在胃肠镜的辅助下将胃肠管放入瘘口远处实施肠内营养。对于十二指肠残端瘘，则可将胃管旋放置于空肠输出襻来实施肠内营养支持。

如患者需要长期营养支持或前述方法无法实施肠内营养时，可行瘘口远端的空肠造口。空肠造口的方法首选标准的韦氏空肠造口（witzel jejunostomy）或穿刺空肠造口，后者安全有效、省时省力。近来多有文献报道使用内窥镜经皮胃造口术（percutaneous endoscopy gastrostomy，PEG）和内窥镜经皮空肠造口术（percutaneous endoscopy jejunostomy，PJG），如有条件值得一试。如是管状瘘，这类患者多可在进行肠内营养时自愈。无法暂时封闭瘘口的，也可设法从近端收集肠液和肠内营养液一起经远端回输；如近端通畅且无禁忌，也可将营养液鼻饲，再由近端瘘口收集营养消化液由远端回输，此法工作量极大。一般可采用重力滴注的方法输注营养液，营养液黏稠或需要控制输注速度时则可使用输液泵。

（4）肠内及肠外营养支持：事实上对肠外瘘患者开展长期、有效的肠外营养支持是很困难的，而且花费也很大；而开展完全的肠内营养支持也并非易事。在外科患者尤其是肠瘘患者开展肠内营养支持还是有一定困难的，分别受到运动功能、消化和吸收功能的限制。可根据上面提供的方法积极创造开展肠内营养的条件，选择合适的肠内营养制品，进行肠内营养支持，在肠内营养支持不能满足患者的能量和蛋白质需要时，可通过外周途径提供所缺乏的非蛋白质热卡和蛋白质，这样既满足了患者的营养需要，也克服了肠外与肠内营养支持各自的不足。已有文献对近10年临床营养支持进行了回顾分析，认为由于目前对肠内营养的认识及大力推广，重危患者单纯使用肠内营养支持有营养物质供给不足之虑，因此主张肠内＋肠外的营养支持模式，这可能是今后肠外瘘患者营养支持的主要模式。

（5）微生态免疫营养：对于十二指肠外瘘合并严重感染的患者，在进行营养支持时还可应用免疫微生态营养的概念，以达改善营养状态和控制感染的双重目的。研究表明肠道细菌的大量定殖与肠外瘘患者腹腔感染的细菌培养结果相关。胃肠道是没有引流的脓腔，是导致多脏器功能衰竭的主要原因。胃肠道的屏障功能包括以下几点。

1) 腔内屏障：其中又有：a. 化学物质形成的屏障，如胃酸、胃蛋白酶、胆盐、乳铁蛋白、溶酶体；b. 机械因素形成的屏障，如运动和黏液；c. 正常菌群产物形成的屏障。

2) 肠道黏膜上皮屏障。

3) 免疫屏障：IgA、GALT、免疫细胞。

4) 正常菌丛屏障。

在重危患者这些屏障功能受到不同程度的破坏，细菌可经胃肠道异位至血液。

因此，应通过肠内营养特别是微生态、免疫营养的方法改善菌群失调。通过免疫营养的方式，如谷胺酰胺和精氨酸，改善肠道的免疫屏障和全身的免疫功能；还应提供结肠黏膜的特异能源物质短链脂肪酸或膳食纤维；必要时可提供正常细菌，如乳酸杆菌，通过微生态营养来改善结肠的屏障功能，减少或消除肠道菌群易位的发生。

由于十二指肠在腹腔内的特殊解剖位置，在疾病和外伤时，处理起来较为困难，常易发生十二指肠外瘘，十二指肠外瘘一旦发生，可引起出血、感染、内稳态失衡、营养不良和多脏器功能衰竭，死亡率极高。尽管如此，十二指肠外瘘还是有一定的发生发展规律的，不同原因、不同部位的十二指肠外瘘有其独特的诊断治疗方法，只要诊断处理及时，还是可以获得较为满意的治疗效果的。

（张相成）

第十二节　原发性十二指肠肿瘤

原发性十二指肠肿瘤临床较少见，分良性和恶性两大类。良性十二指肠肿瘤占小肠良性肿瘤的 10.61% ~ 13.18%，主要包括腺瘤、平滑肌瘤、脂肪瘤、血管瘤、间质瘤等。十二指肠恶性肿瘤约占消化道恶性肿瘤 0.3% ~ 0.5%，占小肠恶性肿瘤的 33% ~ 48%，以十二指肠腺癌最多见。原发性十二指肠肿瘤通常起病隐匿，缺乏特异性临床表现和肿瘤标志物，早期诊断困难，容易与其他消化道疾病相混淆。由于十二指肠与胰腺、胆管等毗邻关系密切，有其独特的解剖生理特点，在治疗上亦有一定难度。

一、原发性十二指肠良性肿瘤

原发性十二指肠良性肿瘤多见于男性，男：女 = 2：1，发病年龄多在 50 岁以上。包括多种病理类型，其中最常见的是腺瘤，约占 50%，其次是脂肪瘤和平滑肌瘤，约各占 15%，其他还包括血管瘤、间质瘤、纤维肌瘤、神经源性肿瘤及胃泌素瘤等。腺瘤和平滑肌瘤有恶变倾向，腺瘤的恶变率可高达 27% ~ 35%。一般认为肿瘤越大，越容易恶变，直径大于 2cm 者，恶变率可高达 58%，广基较有蒂者更易于恶变。15% ~ 20% 的平滑肌瘤也可以发生恶变。

1. 临床表现及诊断　原发性十二指肠良性肿瘤多见于十二指肠降段和水平部，一般比较小，多数生长于肠腔内，呈息肉状，少数息肉也可生长于肠壁内或肠壁外浆膜下。由于肿瘤较小，通常不会引起肠道或胆道梗阻。约 20% 的患者可无任何临床症状而在体检或其他腹部手术时意外发现，70% 的患者可出现消化道非特异性症状如厌食、上腹不适或疼痛、恶心、腹胀、消化不良等，类似于慢性胃炎、溃疡病的症状，很容易相互混淆。少数肿瘤增大后突入肠腔内，可引起十二指肠梗阻。若肿瘤位于十二指肠乳头附近，可引起胆道梗阻、胰管阻塞，表现为梗阻性黄疸、急性胰腺炎等。约1/4病例当肿瘤生长到一定程度或有溃疡形成时，可出现上消化道出血症状，表现为反复或间歇性黑便，伴不同程度贫血，极少数可表现为上消化道大出血危及生命。因此，当上消化道出血患者胃、食道、胆道未发现出血病灶时，应仔细检查十二指肠各段。值得一提的是十二指肠胃泌素瘤有其特殊的临床症状，可表现为高胃泌素血症和高胃酸分泌导致的顽固性消化性溃疡、腹泻、脂肪泻等。

原发性十二指肠良性肿瘤的早期诊断较为困难，主要原因在于缺乏特异性的症状和体征，实验室检查也缺乏特异性肿瘤标志物。此外，临床医师对本病认识和警惕性不足，也是导致误诊、漏诊的重要因素。影像学检查是诊断本病的重要手段，常用的检查方法有以下几种。

（1）内镜检查：纤维十二指肠镜是诊断本病的最重要、最可靠的首选方法，诊断率可达88%～95%。镜下可直接观察肿瘤的部位、大小、形态，还可取活检作病理组织检查，例如在镜下腺瘤呈息肉状，暗红色，有蒂或广基，表面光滑或呈分叶状，可有绒毛；平滑肌瘤呈球形或半球形隆起，顶部有脐样凹陷或表浅溃疡。但十二指肠镜对十二指肠第三、四段的肿瘤难以观察，有时还受内镜本身盲区的影响，因此，多主张与十二指肠气钡双重造影配合使用。

（2）上消化道钡餐或十二指肠低张造影检查：X线上消化道钡餐对本病的诊断阳性率为64%～68%，而采用十二指肠低张气钡对比造影诊断阳性率可上升至80%～90%，仅次于内镜。低张造影有助于发现十二指肠黏膜较小的病灶，提高了诊断准确率，还有助于了解肠腔狭窄情况，对十二指肠第3、4段肿瘤检测阳性率优于内镜检查。常见的X线造影表现为：①肠腔内的单个或多个充盈缺损，轮廓光滑，边缘锐利。②肿瘤区黏膜变平与周围正常黏膜分界清楚，有时可见中央型龛影。③无肠壁浸润，肠蠕动良好。④肿瘤有细长蒂时，可随蠕动上下移动。⑤较大肿瘤可引起梗阻或套叠现象。

（3）内镜超声（EUS）：EUS兼有内镜和超声两方面优势，可清楚地显示十二指肠的管壁结构，判断病变部位和来源，还可显示肿瘤与胆胰管之间的关系，也可同时取病理活检，诊断准确率达90%以上，但由于EUS价格昂贵，要求较高的操作技巧，目前还未能普及使用。

（4）其他：选择性血管造影（DSA）对血供丰富的肿瘤（如血管瘤等）有良好的诊断作用，在出血时可帮助定位、确定出血来源。B超、CT等因受肠道气液干扰和肠蠕动影响诊断准确性不高。

在诊断时，还应注意和常见的胃肠道、胆道疾病相鉴别。

2. 治疗　由于十二指肠良性肿瘤容易引起反复出血，部分病理类型有恶变倾向，因此，一旦明确诊断，应首选手术治疗，绝大多数可获治愈。具体手术方式应根据肿瘤大小、部位、类型、数量等综合考虑，对小的、带蒂的肿瘤可行肿瘤及周围黏膜或肠壁的局部切除；对大的、广基的肿瘤或黏膜下、肠壁内的肿瘤，可行十二指肠部分切除；对乳头附近的肿瘤，可行肿瘤局部切除加oddi括约肌成形术。术中都应行冰冻切片病理检查，对怀疑为恶变者，应行胰十二指肠切除术。此外，内镜技术的发展，使病分病例可在内镜下通过介入治疗而痊愈，适用于肿瘤较小，有细长的蒂且无恶变者或不能耐受手术者。内镜治疗时应注意防止出血、穿孔等并发症。

二、原发性十二指肠恶性肿瘤

原发性十二指肠恶性肿瘤（Malignant tumor of the duodenum，MTD）指原发于十二指肠各段的恶性肿瘤，不包括壶腹部癌、胆管下段癌及胰头癌。MTD 临床少见，其中腺癌约占50%，其余包括平滑肌肉瘤、恶性淋巴瘤、类癌等，平滑肌肉瘤主要源自肌层，向浆膜面生长，约占小肠平滑肌肉瘤的 10%。80% 的 MTD 发生于十二指肠降部，尤以乳头周围发病率高。在国外一组大宗病例报道中，病变部位分布如下：球部占 11.83%，降部 75.54%，横部 9.66%，升部 2.96%，而乳头周围占 57.17%，国内也有相似报道。这种分布特点可能与胆汁酸在肠液和细菌的作用下形成胆蒽和甲基胆蒽等致癌物有关。MTD 大体类型分为息肉型、浸润溃疡型、缩窄型和弥漫型，组织类型以腺癌最多见。

1. 临床表现及诊断　MTD 早期临床表现不明显，容易被漏诊或误诊。当肿瘤生长到一定程度，引起肠道、胆道梗阻和肿瘤浸润生长破坏血管时，才出现明显的临床症状。MTD的临床表现与肿瘤性质、部位、分期和生物学特征等有关。常见的临床表现有以下几种：①类似消化性溃疡症状，如上腹痛，嗳气等。②胆道阻塞症状（黄疸、发热等）。③高位消化道梗阻症状（恶心、呕吐、腹胀等）。④上消化道出血的表现（便血、呕血、贫血等）。由于上述症状均非在 MTD 早期出现，一旦出现则病变多已至进展期。同时，上述症状均缺乏特异性，容易与其他胃肠、胆胰疾病相混淆，特别是乳头周围的 MTD，常表现为梗阻性黄疸，易误诊为壶腹癌、胆管癌等，有报告约 40% 的病例在症状出现后半年左右才得以明确诊断。因此，本病在临床上误诊、漏诊率很高，约有一半的病例确诊时已经发生区域淋巴结转移或周围器官侵犯。所以年龄在 40 岁以上的患者出现上腹痛或不适、食欲下降、消瘦、黄疸、消化道出血而无法用胃、肝、胆、胰腺等疾病解释时，应考虑到本病可能。临床医生只有提高对本病的认识和警惕性，有选择、针对性进行相关辅助检查，才有助于本病的早期发现和诊断。

MTD 的诊断主要依靠以下辅助检查。

（1）内镜检查：纤维十二指肠镜是诊断 MTD 的最佳方法，具有重要的临床价值，可直接观察到肿瘤的部位、形态、大小、病变的范围，并可直接取材作病理组织检查以确诊病变。纤维十二指肠镜对十二指肠第 1、2 段癌灶检出率较高，但对第 3、4 段病变观察不满意，此时需联合应用十二指肠低张造影，可明显提高早期诊断率。

（2）十二指肠低张造影：有助于发现十二指肠黏膜的微小病变，常与纤维十二指肠镜联合应用。

（3）B 超可发现胆管、胰管扩张等间接征象；超声内镜有助于判断肿瘤浸润深度及周围组织器官受累情况；CT 和 MRI 对判断周围脏器的关系和淋巴结转移有一定作用。

2. 治疗　MTD 一旦确诊后，应首选手术治疗，手术切除是治疗 MTD 的最有效办法。手术方式应根据患者全身状况、肿瘤的部位、病期早晚等综合考虑。腺瘤恶变或较小的恶性肿瘤，可行单纯肿块切除或连同局部肠壁一起切除；球部恶性肿瘤或乳头上部早期腺癌，病灶靠近幽门且无淋巴结转移时，可行包括球部在内的胃大部切除术，切缘必须距肿瘤 2cm 以上；升部较小的癌肿，可行十二指肠升段及近段空肠切除术。乳头区癌最为常见，只要病情许可，应争取剖腹探查，若肿瘤尚未侵及下腔静脉、肠系膜上血管和门静脉，无远处转移，应争取做根治性胰十二指肠切除术。通常认为，根治性胰十二指肠切除术是治疗 MTD 的标准术式，根治彻底性最强。对全身状况差的患者，可作乳头肿瘤局部切除，胆、胰管重建术，但容易复发。十二指肠乳头下部小 MTD，如无转移，可做局部肠段切除。对有广泛转移，不能根治切除者，应根据病情作相应的姑息性旁路手术，如胃空肠吻合，胆肠吻合术等，以解除胃肠道、胆道梗阻，改善患者生存质量，延长生存期。MTD 的辅助治疗无统一标准，淋巴瘤、平滑肌肉瘤等对放化疗有一定的敏感性，可在术前、术后作为辅助治疗手段。十二指肠癌则对放化疗不敏感。

MTD 总体愈后较差，5 年生存率很低，有报道为 26.7%。影响其预后的因素很多，一般认为与肿瘤类型、生物学特性，肿瘤分期，是否根治切除等有关，既往 MTD 根治切除率偏低，与本病早期诊断困难，病情进展较快有关。随着影像学诊断技术的提高和纤维内镜的普及，根治切除率已达 60%～70%，这有助于改善本病的总体预后。而提高生存率的关键还在于早期发现、早期诊断、早期治疗。

（张相成）

参考文献

[1] 陈俊卯，刘思洋，吴景华，陈建立，赵鹏，王晓涛，杨光华，王长友，张国志，李振兴．胃癌组织与癌旁组织中 RACK1、Src 和 Bcl-2 蛋白的表达及相关性研究 [J]．重庆医学，2016，45 (19)：2645-2651.

[2] 刘双立，刘立根，刘冬红，茂成祥，刘怀远，王延明，陈俊卯．骨桥蛋白、神经性-钙粘附素和 MMP-9 在结直肠癌中的表达及意义 [J]．中华普外科手术学杂志，2016，10 (3)：71-74.

[3] 李卫军．超声引导穿刺诊疗术在普通外科中的应用．航空航天医学杂志，2016，0 (2)：197-199.

[4] 叶菊花，鲁燕飞，时红云，等．普通外科患者手术部位感染的危险因素分析．中华医院感染学杂志，2016，26 (4)：844-845.

[5] 李新，周建平，宋禾等．标准化病人在普通外科临床教学中的应用研究．中国高等医学教育，2016，0 (3)：56-57.

[6] 陈俊卯，赵鹏，陈建立，王小涛，王长友，张国志．胃小细胞癌一例诊治并文献复习 [J]．中国全科医学，2012，15 (8B)：2679-2681.

第七章

胃外科微创

第一节　食道、胃黏膜内癌的内镜切除技术

　　食管癌及胃癌是我国常见的恶性肿瘤，死亡率占癌症总死亡率的 39.49%。严重威胁人们的生命健康，积极开展食管、胃早期癌及癌前病变内镜诊断与治疗，是实现食管、胃癌少发易治目标的重要措施。在早期癌治疗方面，传统外科手术具有切除率高、切除彻底等优点，但创伤大、经济代价高、并发症多，有手术禁忌者失去手术机会等缺点也使人们更倾向于一种融合内外科优势的微创手术。内镜下黏膜切除术 EMR 即在内镜下将病变黏膜剥离，并用高频电流完整切除。EMR 是在息肉电切术、黏膜下注射术及钛夹止血术等内镜技术的基础上逐步发展起来的，是针对浅表型黏膜病变的一种新型治疗手段。EMR 的主要原理是通过黏膜下注射等渗盐水使黏膜病变抬高，然后用高频电圈套法切除病变黏膜，达到根除黏膜层早期癌或癌前病变的目的。

一、早期癌的定义

　　食管早期癌是指癌灶不超过黏膜下层，其中局限于黏膜层的癌称为"原位癌"。

　　胃早期癌是指癌细胞仅侵及黏膜层及/或黏膜下层，而不论其面积大小及有无附近淋巴结转移。病变在 6~10mm 范围内者为小胃癌。病变在 5mm 以下者为微小胃癌。内镜活检确诊为癌，而手术病理检查未发现癌灶者为超微癌或一点癌。

二、ERM 的适应证

　　早期癌：食管灶，癌灶局限于黏膜固有层以内 <30mm，且 <1/2 周径；灶数 <3 个。胃灶，黏膜内癌，分化型 Ⅰ 型、Ⅱa 型，<20mm；Ⅱc 型，<10mm，且无溃疡或瘢痕。对拒绝手术及外科高危患者适当放宽指征。癌前病变：内镜下有明确病灶，<30mm，重度不典型增生灶或中度不典型增生灶 1 年内观察未见好转。

三、EMR 的技术现状

　　（1）单纯切除，或提起加切除：此种息肉切除术常被用来切除突起明显的亚蒂或有蒂肿瘤。

　　（2）黏膜下注射使病灶抬高后切除，如黏膜剥脱活检术：此方法需要一条双腔内镜，

以能从管腔中同时通过电套圈及活检钳。先用电套圈套住病变，再用活检钳把病灶夹住提起，使广基病变变为亚基病变，接着收紧电套圈钢丝，用高频电流将癌肿切除。也可采用两条较细管径的内镜替代双腔内镜。此方法由于要求病灶与镜端的距离要短，且病灶在胃壁的角度要合适，所以致使有些部位的病灶不能切除（图7-1）。

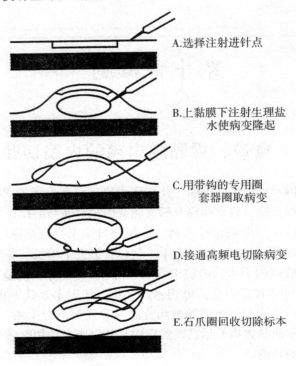

A.选择注射进针点

B.上黏膜下注射生理盐水使病变隆起

C.用带钩的专用圈套器圈取病变

D.接通高频电切除病变

E.石爪圈回收切除标本

图7-1 注射法 EMR 术原理示意图

（3）黏膜下注射后，吸起病灶再切除常见的有透明帽法的黏膜活检术（EMRC）（图7-2）和借助结扎法的黏膜切除术（EMRL）。

EMRC：将合适的透明帽固定于胃镜前端，并将高频电套圈器安装在帽槽内。当内镜插至病灶黏膜附近时，启动负压将黏膜吸入透明帽内，此时缩紧电套圈，用高频电流将黏膜切除。对较大病灶可采用分次逐步切除法。该方法也适用于形态学上没有溃疡的小肿瘤。

EMRL：将食管曲张静脉套扎器安装于胃镜前端，先采用黏膜下注射法将高渗肾上腺盐水注入病变周围将病变托起，启动负压吸引将病变吸入套扎器透明帽中，牵拉橡胶圈使之脱下将病变套紧，然后从活检管道伸出圈套器在橡胶圈的下方套住病变，用高频电将其切下。研究表明，该方法适用于直径＜2.5cm 的病灶和黏膜内癌。

这两种方法的先进性为：新手操作容易；即使操作空间狭窄、病灶位置角度不好也能完成；并发症少等。

（4）注射后，切开黏膜，切除黏膜下层，如内镜下黏膜剥离术（ESD）：ESD 需要特殊的切开刀如针形刀、头部绝缘的（insulation - tipped, IT）电刀、钩形刀、回形刀及三角形刀等；或口部缩小的透明帽等特殊设备（图7-3）。与其他方法比较，ESD 的主要优点有：切除范围和形状可以控制；大瘤体也可切除；溃疡型肿瘤也能切除。ESD 不足之处为：需要两个或更多助手，操作时间长，出血多且穿孔概率大。

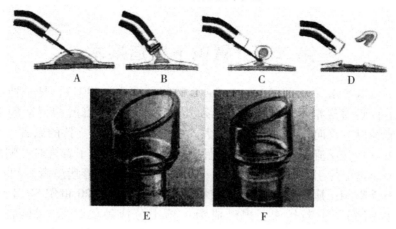

图7-2　透明帽法的黏膜活检术（EMRC）

A. 黏膜下注射液体；B. 将病灶吸入透明帽中并用电套圈套紧；C. 将套紧的病灶由透明帽中退出；D. 切除病灶；E、F. 常用的透明帽

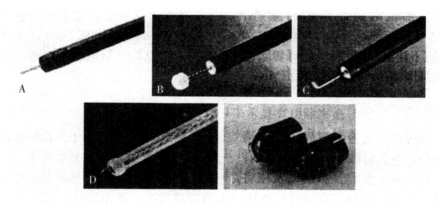

图7-3　内镜下黏膜剥离术（ESD）的特殊设备

A. 针形刀；B. IT电刀；C 钩形刀；D. 回形刀；E. 透明缩口（ST）帽

四、判定完全切除的标准

以切除黏膜块病理详细检查为准。早期癌：切缘未见癌组织且距癌巢缘＞1mm。癌前病变：病理为中、重度非典型增生，切缘为正常组织。

五、EMR 的并发症

内镜下切除术的并发症包括腹痛、出血、穿孔和狭窄形成。出血是最常见的并发症，但一般出血量少并能在内镜下治疗。多数出血发生在操作期间或术后24h内。最近的一项研究显示，质子泵抑制剂对内镜切除术后形成的溃疡愈合疗效甚微，仅对术后出血有效。穿孔在ESD 的发生率较其他内镜下切除术相对较多，但近期报道显示，ESD 的穿孔发生率已降到人们能接受的水平。如能即使发现穿孔并立即在内镜下用止血夹子夹闭、鼻胃管吸引气腹减压及使用抗生素等保守观察，可不用行急诊手术。

（张相成）

第二节　胃镜下胃造瘘术

经皮内镜下胃造瘘术（percutaneous endoscopic gastrostom，PEG），是一种通过胃镜介导放置胃造瘘管进行肠内营养或胃肠减压且无须外科手术及全身麻醉的胃造瘘术。PEG 适用于各种原因不能经口进食而胃肠功能尚未丧失、需行胃肠内营养支持的患者。与常用的鼻胃管相比，能减少胃食管反流、食管炎和吸入性肺炎的发生，避免了胃管对鼻咽部的刺激，以及因鼻胃管长期压迫摩擦引起的糜烂和不适；病情轻者（如食管瘘患者）可以带管外出参加某些活动而不受影响；病情重者便于护理和方便给药。自从 20 世纪 80 年代临床应用以来，其适应证也得到了不断扩大，现已成为一项十分成熟的技术。目前，美国每年有 20 万 ~30 万例次的临床操作，并有专职的内镜小组，由于其有简单易行、经济实惠、安全快捷等优点，近年来已部分替代了手术胃造瘘术。

一、术前准备

术前患者常规化验出凝血机制，禁食 8 ~12h。术前 2 天开始抗生素预防感染，神志清晰者术前 15 ~30min 肌注或静注地西泮 10mg、阿托品 0.5mg、哌替啶 50mg，常规麻醉咽喉部（同胃镜）。不能配合者可在静脉全麻下施行。常规行脉搏、氧饱和度检测，以保证操作过程安全顺利。

二、手术方法

患者左侧卧位，适当应用镇静药物后置入胃镜，在胃镜下对胃和十二指肠先行常规检查后改为平卧位。选择胃体中部前壁为穿刺点，经胃镜向胃腔注气至胃皱襞变平，使胃壁贴近腹壁。在较暗光线下腹壁可见胃镜的透光，助手在腹壁确定穿刺点常规腹部消毒铺巾，局麻后在皮肤作一 0.5cm 切口，穿刺针经此切口垂直穿进胃腔，推出钢针，置入导丝。胃镜操作者在胃镜下将导丝用圈套器连同胃镜拉至口腔外，造瘘管与导丝连接。助手将导丝从腹壁拉出，造瘘管经口腔、食管进入胃，并随导丝拉出腹壁。再次进镜，检查造瘘管的胃内端位置良好后，即在腹壁固定造瘘管，剪除造瘘管末端，接上"Y"形接头。

三、术后护理

术后常规静脉应用广谱抗生素 1 ~3 天，酌情给予止血药，24h 后经造瘘管给予营养液，从少许等渗葡萄糖和生理盐水开始，逐渐过渡到要素营养、牛奶、豆浆等。营养液注射或滴注的速度和量应视患者腹痛，腹胀的程度调节，并最终达到正氮平衡。营养液不宜太干，每次注食前后须用 30 ~50mL 生理盐水冲洗造瘘管，以防止造瘘管堵塞，注食时采取半坐位或半卧位为宜，防止管饲时食物反流。每日清洁造瘘管周围皮肤 2 ~3 次，用无菌纱布敷盖瘘口，防止感染。

造瘘管拔除的时间视病情而定，但至少需 2 周；否则拔管后可能会造成腹腔内瘘。病情好转后，患者可以拔除胃造瘘管，在拔管前应试经口进食。拔管时以一手压着造瘘管周围皮肤，另一手把造瘘管拔出。拔出后的腹壁窦道以凡士林纱布填塞或缝合 2 针，数天后即可愈合。

四、适应证与禁忌证

适应证：PEG 适用于各种原因造成的不能经口进食而胃肠功能尚未丧失，需行胃肠内营养支持而又不能耐受鼻胃管的患者（一般认为需留置超过 1 个月者）；且可以作为提供额外营养和胆汁替代的疗法。另外，还适用于良性和恶性疾病所致的慢性肠梗阻的胃肠减压。具体有以下几种疾病：中枢神经系统疾病造成的吞咽困难；头颈部肿瘤放疗期间或手术前后不能经口进食；各种肌病所致吞咽困难及完全不能进食的神经性厌食。

禁忌证：对食管贲门狭窄，胃镜不能通过者；严重的出、凝血机制障碍者；食管静脉曲张，胃镜操作过程中可能引起出血者；大量腹水者；肝左叶增大，穿刺过程可能会损伤肝脏者；幽门十二指肠梗阻者；胃肠功能丧失者；穿刺部位肿瘤者；病情十分危重、预期寿命短暂的患者不宜行 PEG。

五、并发症与处理

（一）局部感染

局部感染是 PEG 术较常见的并发症，病原菌多来源于上消化道，与造瘘口周围皮肤固定过紧或过松有一定关系。表现为术后局部伤口红肿、分泌物增多。局部压痛，可伴有轻至中度发热、外周血白细胞增多。操作时应严格无菌技术，加强伤口护理，勤换药，保持切口干燥清洁，必要时可使用抗生素治疗或切开引流。

（二）气腹

常为造瘘口处小的缺损或不恰当的瘘管定位形成内漏，临床上往往无任何症状。小的缺损可采用鼻胃管抽吸，并更换口径更大的造瘘管。单纯的气腹或皮下气肿不需要探查，仍可经 PEG 管进食。若存在固定或游离的腹腔积液、不断增加的气腹、发热和腹膜炎时应积极处理。

（三）内出血

操作过程中可能因穿刺损伤胃壁血管，发生内出血，后期可能因内垫综合征出现内出血，表现为呕血、黑便。严重者可发生血压下降、心率增快、面色苍白、出冷汗等低血容量性休克表现。如术中见出血可局部喷撒凝血酶或以 1：10 000 肾上腺素冰生理盐水冲洗，术后予以质子泵抑制剂和静脉止血药物。出血量较多时给予禁食，补充血容量及内镜下止血治疗。

（四）管周渗漏或脱落

由于皮肤垫盘外固定松紧程度不佳或移位，胃壁未能与前腹壁紧密相贴或造口扩大或因内垫综合征局部腹壁组织坏死、胃壁与腹壁之间分离，可导致胃液、分泌物及食物从管周渗漏。轻者造成局部切口感染，重者可因胃瘘导致腹膜炎，出现腹胀、腹痛、全腹压痛、发热等症状。造瘘管留置时间较长，也可因造瘘管老化、胃酸的长期腐蚀而断裂脱落，导致消化道漏。治疗上应加强皮肤清洁护理，重新调整外垫的松紧度，如导管断裂在胃腔以外，可在医务人员指导下将造瘘管缓慢拔出，如 PEG 管造影显示断裂端在胃腔以内，造影剂漏进腹腔，应及时在胃镜直视下将造瘘管取出，行鼻胃管负压引流。根据具体情况是否重新置管，行全身抗生素治疗。

（五）管道堵塞或过早老化

多由于管饲后未及时冲管而致，亦有因自配饮食未充分匀浆或药片未碾碎，颗粒过大而导致管腔堵塞。温度过高可能引起造瘘管过早老化。通过细致的喂养宣教和管理可减少此类并发症的发生。

（六）腹腔脏器损伤

腹腔脏器损伤是严重的并发症，重在预防。穿刺胃腔前要将胃充气以使胃与腹壁贴近并推开肠管，必要时配合 B 超定位避开肝脏及肠管均是有效的预防方法。

（七）肿瘤的种植

较为少见，但应引起重视。

（张相成）

第三节　腹腔镜在胃部疾病的应用

腹腔镜与电子胃镜类似，是一种带有微型摄像头的器械，腹腔镜手术就是利用腹腔镜及其相关器械进行的手术：使用冷光源提供照明，将腹腔镜镜头（直径为 3～10mm）插入腹腔内，运用数字摄像技术使腹腔镜镜头拍摄到的图像通过光导纤维传导至后级信号处理系统，并且实时显示在专用监视器上，然后医生通过监视器屏幕上所显示患者器官不同角度的图像，对患者的病情进行分析判断，并且运用特殊的腹腔镜器械进行手术。腹腔镜作为一种微创技术，随着技术的成熟，已从以往单纯的诊断手段，发展成为今天干预性诊疗结合的技术，其适应证和手术范围也不断扩大，对一些原因不明的外科急腹症还可以进行早期诊断和处理。腹腔镜手术创伤小，全身应激反应轻，对机体免疫系统干预较小。不仅如此，对外科急腹症患者，腹腔镜能提供相当准确的诊断，帮助确定是否需要开腹，确定切口位置，以及手术内容等，避免延误诊治或做不必要的剖腹探查。腹腔镜能准确鉴别急性阑尾炎、异位妊娠、急性盆腔炎、胆囊炎、消化道穿孔、急性胰腺炎、肠系膜缺血坏死等疾病，同时能对许多患者实施镜下手术。

一、腹腔镜胃十二指肠穿孔修补术

急性胃十二指肠溃疡穿孔是外科常见急腹症之一，若不及时手术，可发生严重感染性休克导致死亡。1990 年，法国医生率先报道了腹腔镜下溃疡穿孔修补术。随着腹腔镜技术的推广，腹腔镜下行胃十二指肠穿孔修补术应用亦越来越多，其手术方法符合传统手术要求，且具有创伤小、恢复快、住院时间短、切口美观等优点。更重要的是，术后近期并发症明显减少，而且由于胃肠道的解剖结构未发生改变，完全避免了因胃切除而可能发生的远期并发症，易于患者和医生所接受。

（一）适应证

（1）胃十二指肠溃疡急性穿孔。

（2）全身状况良好，能耐受人工气腹。

（3）可排除溃疡恶变或癌性穿孔。对于术中发现直径较大、不能排除癌性穿孔者，先取少穿孔处组织送快速病理检查以明确诊断，再决定手术方案；对于癌性穿孔如患者衰竭、腹腔污染重、肿瘤广泛转移、手术无法切除病例，也可以先期行穿孔修补，待一般情况改善后，再做进一步检查治疗。

（4）术前无幽门梗阻或修补术后不会发生梗阻。

（二）术前准备

完善各项相关检查，充分清洁脐部皮肤。

（三）手术方法

（1）气管插管，静脉全身麻醉。

（2）建立气腹，压力维持在 1.3~2kPa，置入腹腔镜，腹腔镜下吸净腹腔内溢出的胃肠内容物，观察溃疡大小，穿孔边缘，周围有无肿大淋巴结，判断是否为癌性穿孔。对胃穿孔、年龄较大者，先取穿孔周围组织行病理检查。

（3）确认非癌性穿孔后，镜下用 320 无损伤缝线，距穿孔缘的 5mm 进针，深达胃或十二指肠壁全层，缝合穿孔部位 3~4 针，缝合满意后，大网膜覆盖固定于穿孔处，并用大量的生理盐水冲洗腹腔，Winslow 孔放置腹腔引流管。

（4）术后给予抗炎、制酸、禁食、胃肠减压、肠外营养等治疗。良性溃疡患者出院后，继续服用抗溃疡药物。3 个月后胃镜复查。

（四）术后护理

（1）术后 6h 内，采用去枕平卧位，头侧向一边，防止呕吐物吸入气管。严密观察生命体征的变化，给予持续心电监护及血氧饱和度监测。

（2）因术后大多数患者无疼痛感，不要忽略按摩患者的腰部和腿部。

（3）应严密观察各引流管引流液的颜色、量及性质的变化，保持各引流管的通畅。

（4）腹腔镜手术切口仅 1cm，因此 1 周后腹部敷料即可去掉，并可淋浴，然后逐步恢复正常活动。在 1 周前还是要注意适当、轻便活动，使身体早日复原。

（5）腹腔镜术后肠蠕动恢复快，进食较早术后 24~48h 即可进水，然后逐渐过渡到流质、半流质、软食、普通饮食等。

二、腹腔镜胃切除术

腹腔镜下胃切除相对于单纯胃、十二指肠溃疡来说，要复杂得多，但随着内镜技术的发展，特别是超声刀的引进，使得该项技术在我国有了较大的进步。常见的腹腔镜下胃切除包括腹腔镜下楔形切除术（LWR）、胃黏膜切除术（IGMR）两种。

（一）适应证

消化系溃疡及其并发症的治疗；胃壁良性肿瘤的局部切除；胃溃疡伴非典型增生的胃大部切除；早期胃癌的根治；晚期胃癌的姑息性手术；肥胖症胃减容术；胃食管反流胃底折叠术。

（二）术前准备

完善各项相关检查。术前 1 天备皮，清洗腹部，碘附消毒数次，常规肠道准备。术前禁水

4~6h，禁食6~8h，术晨插胃管，抽出胃内容物及气体。术前排空膀胱，置尿管。

（三）方法

1. 腹腔镜下楔形切除术（LWR）（图7-4）

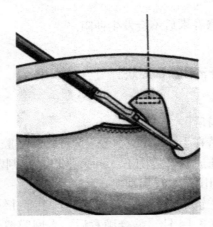

图7-4　腹腔镜下楔形切除术（LWR）

（1）气管插管，静脉全身麻醉。

（2）建立气腹。

（3）用胃镜和腹腔镜确定癌肿部位及其周围胃壁。

（4）用12-G鞘针刺入腹壁和病变周围胃壁。

（5）经外鞘向胃内插入一个带有细导丝的小金属杆，撤走针鞘。

（6）拉紧金属杆，提起病变，用内镜缝合楔形切除胃壁。

（7）移出标本后关闭腹腔。

2. 腹腔镜下胃黏膜切除术（IGMR）（图7-5）

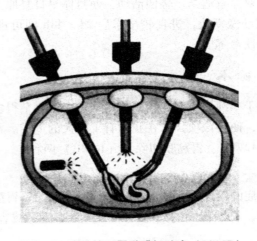

图7-5　腹腔镜下胃黏膜切除术（IGMR）

（1）气管插管，静脉全身麻醉。

（2）建立气腹。

（3）有胃镜和腹腔镜监视下，将 3 个戳卡刺透腹壁和胃壁，放入胃腔。

（4）用一个气囊将胃壁和腹壁固定起来。

（5）经戳卡插入腹腔镜，并向胃内插入两把钳子，在病变周围做好切除边界标记，然后切除病变。

（6）用电灼和激光止血。

（7）经胃镜取出标本。

（8）放出气囊内的气体，撤走戳卡。

（9）腹腔镜下吻合胃壁戳口，关闭腹腔。

（四）术后护理

同腹腔镜胃十二指肠穿孔修补术。

（五）术后并发症及处理

同腹腔镜胃十二指肠穿孔修补术。

三、腹腔镜胃淋巴结清扫

腹腔镜胃癌根治术已有 10 多年历史，在我国已有个案和小宗病例报告，但至今尚未普及和推广。究其原因主要是该项手术技术要求高、难度大，而最大的问题是腹腔镜胃癌根治术是否能严格遵循癌肿切除手术的原则，包括：两残端无癌；广泛清除所属淋巴引流区域中的所有淋巴结和脂肪组织；血管根部结扎；尽量减少对肿瘤组织的挤压并施行整块切除。近年来，外科学界在此领域进行了大量临床研究和探索，取得了可喜的成果，为该项技术的开展奠定了理论基础并积累了临床经验。

（一）适应证

目前为大多数医生所肯定的腹腔镜胃肠道肿瘤手术适应证有：①肿瘤大小不超过 T_2 期；②未穿透浆膜层；③无远处转移；④细胞分化程度呈中或高度；⑤癌外表现少。

（二）术前准备

完善各项相关检查。术前 1 天备皮，清洗腹部，碘伏消毒数次，常规肠道准备。术前禁水 4~6h，禁食 6~8h，术晨插胃管，抽出胃内容物及气体。术前排空膀胱，置尿管。

（三）方法

均采用气管插管全麻，术前准备同常规开腹手术。全麻成功后取平卧位，两腿分开。脐下方刺入气腹针，充气并维持压力在 13mmHg，于脐孔下缘穿刺留置直径 10mm 套管作为观察孔。左侧腋前线肋缘下 2cm 置 10mm Trocar 为主操作孔，左锁骨中线平脐上 2cm 置 5mm Trocar 为牵引孔，其右侧相对应位置置入 15mm Trocar 作牵引，腔镜下直线切割吻合器亦由此处置入，右腋前线肋缘下 2cm 置入 5mm Trocar 作牵引、暴露肝脏。术者常规站于患者左侧。

1. 根治性远端胃大部切除术　将大网膜向头侧翻起，从横结肠中部以超声刀离断大网膜，进入小网膜囊，向右侧至结肠肝曲。暴露结肠中动脉，清扫 NO. 15 淋巴结，于胰腺下缘分离暴露肠系膜上静脉，清扫 NO.14 淋巴结。紧贴胰头表面分别分离裸化胃网膜右动、静脉，紧贴根部上钛夹后切断，以清扫 NO.6 淋巴结。打开肝十二指肠韧带被膜，裸化肝固有动脉、胃十二指肠动脉及肝总动脉，于胃右动脉根部上钛夹后切断，将肝固有动脉、肝总动脉悬吊，暴露胆总管及门静脉，清扫 NO.5、NO.12、NO.8 淋巴结。充分游离十二指肠至胃十二指肠动脉水平。采取毕Ⅱ式吻合时，距幽门 3cm 上直线切割器，切断十二指肠。将胃向左上方牵拉，显露腹腔动脉干、脾动脉近端及胃左动、静脉。于根部上双重钛夹或生物夹后切断胃左动、静脉，清扫 NO.7、NO.9、NO.11 淋巴结。沿肝下方清扫小网膜至贲门右侧，向下裸化食管下段及胃小弯侧至肿瘤上方 3cm 处，清扫 NO.1、NO.3 淋巴结。游离大网膜至结肠脾区，裸化胃大弯侧至无血管区。取上腹正中长 5~7cm 切口，保护切口，将胃拖出腹腔外，于预切平面切除肿瘤，用吻合器行常规胃空肠吻合。采取毕Ⅰ式吻合时，游离及清扫淋巴结同上，腹腔镜下不切断十二指肠，游离完毕后，取上腹正中长 5~7cm 切口，保护切口，将胃拖出腹腔外，距幽门 2cm 上荷包钳荷包缝合后切断十二指肠，于预切平面切除肿瘤，用吻合器行常规胃十二指肠吻合。

2. 根治性近端胃大部切除术 从结肠中部向脾曲离断大网膜，于根部切断胃网膜左动、静脉，患者取左高右低位暴露胃脾韧带，贴近脾门切断胃短动脉，自起始部暴露脾动脉，将其悬吊后向右牵拉，全程裸化脾动脉至脾门部，清扫 NO.11 淋巴结，继续沿左肾上腺表面分离至食管膈肌裂孔。沿肝下打开小网膜，同上法处理清扫 NO.7、NO.8、NO.9 淋巴结，完全裸化食管腹腔段，切断前后迷走神经干。取上腹正中切口 5~7cm。于贲门上方 3~5cm 处荷包钳切断食管，保护切口，将胃拖出腹腔外，距肿瘤 5cm 横断胃，于胃前壁戳孔，置入 25mm 圆形吻合器于后壁穿出，行胃食管吻合，关闭胃前壁戳孔。对于肥胖患者行全腔镜下吻合，食管完全游离之后，用吊带悬吊食管，向下牵拉，于食管右侧切开 1/3 周，行部分荷包缝合后，将 25mm 吻合器蘑菇头置入食管，横断食管后继续完成荷包缝合，自上腹切口置入吻合器行胃食管吻合。术后食管后方放置引流管 1 根引出。

3. 根治性全胃切除术 游离及处理血管，清扫淋巴脂肪组织同上。取上腹正中切口 5~7cm，腹腔外切除全胃后，常规行 Roux - en - Y 食管空肠吻合，空肠双腔代胃。

（四）术后护理

同腹腔镜胃十二指肠穿孔修补术。

（五）腹腔镜在胃部疾病治疗中的并发症

1. 上腹部、两侧季肋部及肩部疼痛 一般发生在术后第 1 天，常由于人工气腹注气时使第 7~12 肋间神经受到压力刺激及膈肌向上移位、伸展引起。疼痛严重时指导患者采取膝胸卧位，让二氧化碳气体向盆腔聚集，减少二氧化碳气体对肋间神经、膈神经及膈肌的刺激，减轻症状，同时应用地塞米松，促进二氧化碳气体在体内的弥散，减轻疼痛。也可按医嘱使用镇痛剂缓解疼痛。

2. 高碳酸血症 因二氧化碳气体弥散入血而发生，立即给予氧气吸入，氧流量为 2~4L/min，持续 4~6h，增加血中氧的浓度，减少机体对二氧化碳的吸收。

3. 恶心、呕吐 由二氧化碳对膈肌刺激或高碳酸血症所引起，也可由于麻醉药物对呕吐中枢的兴奋作用造成。在术后 24h 内症状明显，以后逐渐减轻。

4. 腹腔血肿及腹壁皮下瘀斑 此并发症主要是 Trocar 穿刺时损伤腹壁血管所致。应在早期采取冷敷，同时加用止血药物及抗生素，后期给予理疗，促进血肿吸收。

5. 出血　与淋巴结清扫有关的出血是，腹腔镜下胃切除术最常见的并发症。只有在二维监视下才能熟悉解剖，并保持良好的视野对防止突发的出血是极为重要的。

6. 胃肠道损伤　当胃、横结肠或十二指肠被过度钳夹并牵拉时，很容易发生损伤。一旦损伤发生，应当通过腹腔内缝合或自动吻合的方式予以修补。

7. 实质脏器损伤　清扫胰腺上缘淋巴结时，胰腺组织可被钳子或超声刀损伤。肝和脾在被牵开时也容易损伤。由于腹腔镜手术的视野有限及器械活动范围狭小，每一步都要轻柔仔细。

8. 戳口愈合不良　换药时注意有无渗血、渗液，腹腔镜术后患者住院时间短，一般为4~5天，小切口已愈合，如有感染时，小切口可能为假愈合。因此，要做好出院指导，教会患者在家中如何观察切口的愈合情况，如何保持切口的清洁干燥，如有渗液，应及时就医，以及早妥善处理，尽快恢复健康。

（张相成）

参考文献

[1] 涂灿能，陈建立，陈俊卯，王长友，王晓涛，张国志. 低分子肝素钙联合曲美他嗪对大鼠急性肠系膜静脉血栓肠道平滑肌的保护作用 [J]. 中国普外基础与临床杂志，2016，23（4）：416-420.

[2] 高峰，曾箐，杨新超. 一种新的、微创的外科分流术：胃颈静脉分流术. 中华肝胆外科杂志，2015，21（6）：415-417.

[3] 牟一平，周育成，朱正纲，等. 从腹腔镜胰腺手术谈成立"微创胰胃外科学"之必要. 医学与哲学：临床决策论坛版，2015，0（1）：23-24.

[4] 赵青川. 胃手术中微创外科的现状与未来. 国际外科学杂志，2014，41（7）：433-434.

[5] 李伟邦. 腹腔镜微创外科手术治疗胃间质瘤的效果评价. 中国医药导刊，2014，（3）：542-543.

第八章

小肠外科

第一节　小肠吸收不良综合征

吸收不良综合征（malabsorption syndrome）是指一种由各种原因所致的小肠营养物质消化和/或吸收功能障碍所引起的临床综合征。包括对脂肪、蛋白质、碳水化合物、维生素、矿物质及其他微量元素的吸收不足，以脂肪吸收障碍表现明显，各种营养物质缺乏可单一或合并存在。临床表现为腹泻、腹胀、体重减轻、贫血、皮肤色素沉着、关节痛等。

一、Whipple 病

Whipple 病又称肠源性脂肪代谢障碍综合征（intestinal lipodystrophy），是一种由 Whipple 杆菌引起的少见的吸收不良综合征。该病特点为在小肠黏膜和肠系膜淋巴结内有含糖蛋白的巨噬细胞浸润，临床表现为腹痛、腹泻、咳嗽、贫血、体重减轻等消化吸收不良综合征。病变可累及全身各脏器。若无有效治疗，患者可死于继发的严重的营养不良。

（一）流行病学

Whipple 于 1907 年首次报道本病，本病极其少见，至今全世界报告仅有 2 000 余例，我国自 1990 年首例报道以来，到目前为止仅报道了 2 例。多见于 30~60 岁男子，多为农民或与农产品贸易有关的商人。尚无人与人之间传播的证据。

（二）病因和发病机制

发病机制尚不清楚。现已明确本病与感染有关，病原体为 Whipple 杆菌，约 2.0μm 宽，1.5~2.5μm 长，具有革兰阳性细菌的特征。病原体经口侵入，通过淋巴系统进入小肠固有层内繁殖，进而侵犯小肠绒毛及毛细血管，并可侵犯全身各个脏器。经长期抗生素治疗后，患者可得以恢复，细菌亦逐渐消失。

Whipple 杆菌侵入人体组织后可导致大量的巨噬细胞集聚，产生临床症状。Whipple 病患者存在持续或暂时性的免疫缺陷，提示可能与免疫反应有关。

（三）临床表现

本病症状无特异性，诊断较困难。多数患者表现为胃肠道症状，以普遍性吸收不良为突出表现，典型症状为腹泻，每日 5~10 次，水样便、量多、色浅，逐渐出现脂肪泻，伴腹痛、腹胀、食欲下降，可引起体重减轻。少数患者出现消化道出血。肠道外症状最常见的是长期的多发的反复发作的关节炎和发热，可先于典型胃肠症状数年发生。还可表现为慢性咳嗽、胸痛、充血性心力衰竭、淋巴结肿大、皮肤色素沉着等，累及中枢神经系统，可出现神经精神症状。

体征主要取决于受累及的器官，腹部可有轻度压痛，可有消瘦、皮肤色素沉着、舌炎、口角炎、杵状指、肢体感觉异常、共济失调、淋巴结肿大等。

（四）实验室检查及特殊检查

（1）实验室检查：主要与严重的小肠吸收不良有关，如贫血、血沉增快、电解质紊乱、凝血酶原时间延长等。木糖吸收试验提示小肠吸收功能减损，脂肪平衡试验提示脂肪吸收不良。

（2）影像学检查：超声、CT、MRI 及小肠气钡对比造影可见肠黏膜皱襞增厚。中枢神经系统受累时，CT 及 MRI 可见占位性稀疏区。肺部受累时，胸片可显示肺纤维化、纵隔及肺门淋巴结肿大及胸水等。关节检查多无明显异常。

（3）活组织检查：小肠活组织检查是 Whipple 病确诊的最可靠依据。小肠黏膜或其他受侵犯部位活组织检查出现 PAS 染色阳性的巨噬细胞浸润，电镜证实有由 Whipple 杆菌组成的镰状颗粒的存在即可确诊。

（五）诊断和鉴别诊断

本病症状缺乏特异性。活检发现含有糖蛋白的泡沫状巨噬细胞，PAS 染色阳性，便可确立诊断。

Whipple 病与肠道淋巴瘤、麦胶等引起的肠道疾病鉴别不难。临床上主要与下列疾病相鉴别：

（1）风湿系统疾病：Whipple 病在胃肠道症状出现之前即可有关节症状存在，但多无关节变形，血清学检查阴性，抗生素治疗可能有效，有助于鉴别。

（2）获得性免疫缺陷综合征（AIDS）：伴发鸟型分枝杆菌感染的 AIDS 临床表现与本病相似，Whipple 杆菌抗酸染色阴性是最基本的鉴别方法。

（3）其他疾病：如不明原因的发热、巨球蛋白血症和播散性组织胞浆菌病等。

（六）治疗

（1）一般治疗：加强营养，增强体质，注意营养物质、维生素及矿物质的补充，纠正营养不良和电解质紊乱，必要时可施行全胃肠外营养。

（2）药物治疗：有效的抗生素治疗可挽救患者生命并迅速改善症状。多种抗革兰阳性细菌的抗生素都有疗效，如氯霉素、四环素、青霉素、氨苄西林、柳氮磺氨吡啶等。

目前尚无研究表明什么治疗方案及治疗疗程最好。有一推荐的治疗方案：肌注普鲁卡因青霉素 G120 万 U 及链霉素 1.0g，每日 1 次，共 10～14d；继之口服四环素 0.25g，每日 4 次，共 10～12 个月。可显著改善临床症状，降低复发率。

中枢神经系统病变首次治疗宜选用可通过血脑屏障的药物，且疗程应达到 1 年。有研究发现，脑脊液缺乏溶菌素和调理素活性，可应用抗菌活性高的第 3 代头孢菌素及喹诺酮类药物清除脑组织中的残存活菌。利福平也可取得满意疗效。

抗生素长期应用不良反应较多，合理的疗程设计非常重要。一般来说，临床症状完全消失，病原菌被彻底清除，即可停药。

（七）其他治疗

伴严重腹泻时，可适当给予止泻药，但减少肠蠕动的止泻药慎用。肾上腺皮质激素仅用于伴发肾上腺皮质功能减退和重症患者。

二、麦胶肠病

麦胶肠病（gluten - induced enteropathy），是由于肠道对麸质不能耐受所致的慢性吸收不良性疾病。又称乳糜泻、非热带脂肪泻。通常以多种营养物质的吸收减损、小肠绒毛萎缩及在食物中除去麸质即有临床和组织学上的改善为特征。

（一）流行病学

麦胶肠病在国外人群发病率为0.03%，主要集中在北美、欧洲、澳大利亚等地，各地发病率存在差异。男女比为1：（1.3~2），任何年龄皆可发病，儿童与青少年多见。在我国本病少见。

（二）病因和发病机制

本病与进食面食有关，目前已有大量研究表明麦胶（俗称面筋）可能是本病的致病因素。麦胶可被乙醇分解为麦胶蛋白，后者在致病过程中起主要作用。麦胶蛋白的发病机制尚不清楚，目前存在以下几种学说。

（1）遗传学说：本病有遗传倾向，在亲属中发病率远远高于一般人群，孪生兄弟的发病率为16%，一卵双生达75%，提示可能与遗传有关。

（2）酶缺乏学说：正常小肠黏膜细胞中有一种多肽水解酶，可将麦胶蛋白分解成更小分子而失去毒性。而在活动性麦胶肠病患者的小肠黏膜细胞，因此酶数量减少或活性不足，不能完全分解麦胶蛋白而致病，但经治疗病情稳定后此酶即恢复正常，故两者之间的因果关系尚有待进一步研究。

（3）免疫学说：本病的免疫病理研究发现，患者小肠黏膜层上皮淋巴细胞增多，主要是CD8淋巴细胞，这些细胞可分泌细胞毒素损伤黏膜，使绒毛丧失和隐窝细胞增生。此外，在患者的肠腔分泌物、血浆及粪便中可查出抗麦胶蛋白的IgA、IgG抗体增多，近来又有人检出抗网状纤维、抗肌肉膜的IgA抗体。研究发现，患者在禁食麦胶食物一段时间后，再进食麦胶时，血中溶血补体及C_3明显下降，并可测出免疫复合物。

（三）临床表现

本病的临床表现差异很大，常见的症状和体征如下。

（1）腹泻、腹痛：大多数患者表现为腹泻，典型者为脂肪泻，粪便呈油脂状或泡沫样、色淡，常有恶臭。每日从数次到10余次不等。腹泻可引起生长迟缓、身材矮小、疱疹样皮炎或复发性溃疡性口炎。很多成人患者是以贫血、骨质疏松、浮肿、感觉异常等症状出现，并没有典型的消化道表现，常被漏诊。

（2）乏力、消瘦：几乎所有的患者都存在不同程度的体重减轻、乏力、倦怠，严重者可发生恶病质。主要与脂肪、蛋白质等营养物质吸收障碍及电解质紊乱有关。

（3）电解质紊乱与维生素缺乏：其症候群主要表现为舌炎、口角炎、脚气病、角膜干燥、夜盲症、出血倾向、感觉异常、骨质疏松、骨痛、贫血等。

（4）浮肿、发热及夜尿：浮肿主要由严重低蛋白血症发展而来。发热多因继发感染所致。活动期可有夜尿量增多。还可有抑郁、周围神经炎、不育症、自发流产等征象。

（四）体征

腹部可有轻度压痛。还可出现面色苍白、体重下降、杵状指、水肿、皮肤色素沉着、口角炎、湿疹、贫血及毛发稀少、颜色改变等。

（五）实验室检查及特殊检查

（1）实验室检查：可有贫血、低蛋白血症、低钙血症及维生素缺乏。粪便中可见大量脂肪滴。血清中补体 C_3、C_4 降低，IgA 可正常、升高或减少。抗麦胶蛋白抗体、抗肌肉膜抗体可阳性，麦胶白细胞移动抑制试验阳性。

（2）D 木糖吸收试验：本试验可测定小肠的吸收功能，阳性者反映小肠吸收不良。

（3）胃肠钡餐检查：肠腔弥漫性扩张；皱襞肿胀或消失，呈"腊管征"；肠曲分节呈雪花样分布现象；钡剂通过小肠时间延缓等可提示诊断。此检查尚有助于除外其他胃肠道器质性病变引起的继发性吸收不良。

（4）小肠黏膜活组织检查：典型改变为小肠绒毛变短、增粗、倒伏或消失，腺窝增生，上皮内可见淋巴细胞增多及固有层内浆细胞、淋巴细胞浸润。

（六）诊断和鉴别诊断

根据长期腹泻、体重下降、贫血等营养不良表现，结合实验室检查、胃肠钡餐检查、小肠黏膜活检可做出初步诊断，而后再经治疗性试验说明与麦胶有关，排除其他吸收不良性疾病，方可做出明确诊断。

（七）鉴别诊断

（1）弥漫性小肠淋巴瘤：本病可有腹泻、腹痛、体重减轻等表现，是由于淋巴回流受阻引起的吸收障碍。如同时伴淋巴组织病，应怀疑本病可能，进一步行胃肠钡餐检查及小肠活检，必要时剖腹探查可明确诊断。

（2）Whipple 病：由 Whipple 杆菌引起的吸收不良综合征，抗生素治疗有效，小肠活组织检查有助于鉴别。

（3）小肠细菌过度生长：多发生于老年人，慢性胰腺炎及有腹部手术史的患者，抗生素治疗可改善症状，小肠 X 线摄片及小肠活检可资鉴别。

（八）治疗

（1）一般治疗：去除病因是关键，避免各种含麦胶的饮食，如大麦、小麦、黑麦、燕麦等。多在 3～6 周症状可改善，维持半年到 1 年。

（2）药物治疗：对于危重患者或对饮食疗法反应欠佳及不能耐受无麦胶饮食者可应用肾上腺皮质激素治疗，改善小肠吸收功能，缓解临床症状。

（3）其他治疗：给予高营养、高热量、富含维生素及易消化饮食。纠正水电解质紊乱，必要时可输注人体白蛋白或输血。

（九）预后

本病经严格饮食治疗后，症状改善明显，预后良好。

三、热带脂肪泻

热带脂肪泻（tropical sprue），又称热带口炎性腹泻，好发于热带地区，以小肠黏膜的结构和功能改变为特征，是小肠的炎症性病变。临床上表现为腹泻及维生素 B_{12} 等多种营养物质缺乏。

（一）流行病学

本病主要好发于热带居民及热带旅游者，南美、印度及东南亚各国尤多。任何年龄均可患病，无明显性别差异，成人多见。

（二）病因和发病机制

病因尚未完全明确，本病具有地区性、流行性、季节性，抗生素治疗有效的特点。现多认为与细菌、病毒或寄生虫感染有关，但粪便、小肠内容物及肠黏膜中均未发现病原体。尚有人认为是大肠杆菌易位所致。

（三）临床表现

本病常见症状为腹泻、舌痛、体重减轻三联征。可出现吸收不良综合征的所有表现，经过 3 个临床演变期：初期为腹泻吸收不良期，出现腹泻、乏力、腹痛及体重下降，脂肪泻常见；中期为营养缺乏期，表现为舌炎、口角炎、唇裂等；晚期为贫血期，巨幼红细胞贫血多见，其他期临床表现加重。以上三期演变需 2～4 年。

（四）实验室检查及特殊检查

右旋木糖吸收试验尿排出量减少可见于 90% 以上的病例。24h 粪脂测定异常，维生素 B_{12}、维生素 A 吸收试验亦不正常，经抗生素治疗后，可恢复正常。白蛋白、葡萄糖、氨基酸、钙、铁、叶酸吸收均减低。

胃肠钡餐透视早期可出现空肠结构异常，渐累及整个小肠，表现为吸收不良的非特异性改变。小肠黏膜活检及组织学可见腺窝伸长，绒毛变宽、缩短，腺窝细胞核肥大，上皮细胞呈方形或扁平状，固有层可见淋巴细胞、浆细胞等慢性炎细胞浸润。

（五）诊断和鉴别诊断

依据热带地区居住史、临床表现，结合实验室检查及小肠活组织检查异常，可做出热带脂肪泻诊断。需与下列疾病鉴别：

（1）麦胶肠病：二者临床表现相似，但麦胶饮食、地区历史及对广谱抗生素的治疗反应不同，麦胶肠病最关键的是饮食治疗，有助于鉴别。

（2）炎症性肠病：溃疡性结肠炎及克罗恩病亦可有营养物质吸收障碍，但其各有特征性 X 线表现。

（3）肠道寄生虫病：如肠阿米巴病、贾第虫病等，大便虫卵检查及相关寄生虫检查可以鉴别，另外，也可给予米帕林阿的平或甲硝唑进行试验性治疗，或叶酸、维生素 B_{12} 及四环素口服，可资鉴别。

（4）维生素 B_{12} 缺乏：此病也可引起空肠黏膜异常，贫血纠正后吸收功能可恢复。

（六）治疗

（1）一般治疗：症治疗为主，给予富含营养的饮食，辅以补液，纠正水电解质平衡失调，必要时可行胃肠外营养。腹泻次数过多，可应用止泻药。

（2）药物治疗：维生素 B_{12} 及叶酸治疗需达 1 年，同时服用广谱抗生素疗效较好，可使病情明显缓解。如四环素 250～500mg，4 次/日，持续 1 个月，维持量为 250～500mg，3 次/日，持续 5 个月。磺胺药同样有效。

慢性病例对治疗反应很慢，症状改善不明显，治疗应维持半年或更长时间，热带居民在 5 年内可复发，而旅居热带者经治疗离开后一般将不再发生。

（七）预后

本病经积极治疗后预后较好，贫血及舌炎可很快恢复，食欲增强，体重增加。肠道黏膜病变减轻，肠黏膜酶活性增加。持续居住在热带的患者仍可复发。

（贾廷印）

第二节 小肠动力障碍性疾病

小肠动力障碍性疾病系指由于小肠动力低下或失调所致的一种综合征。主要表现为类似机械性肠梗阻的症状和体征，如腹痛、腹胀、腹泻和便秘等，但肠腔通畅而无机械性肠梗阻的证据存在，故又称小肠假性梗阻（intestinal pseudo - obstruction，IPO）。IPO 按病程可分为急性和慢性两类；按病因可分为原发性和继发性。原发性又分为家族性和非家族性，病因主要是肠道肌肉神经病变。继发性的病因较多，如血管胶原病、内分泌失调、肌肉浸润性病变、神经系统病变、电解质紊乱等，涉及全身各个系统。

一、急性小肠假性梗阻

急性小肠假性梗阻（acute intestinal pseudo - obstruction，AIP）由小肠动力异常引起的急性广泛的小肠扩张、缺血、坏死和穿孔，出现肠梗阻的临床表现和影像学特征，而缺乏机械性肠梗阻的证据，如存在肠内或肠外病变，或有肠腔狭窄或闭塞等。本病病死率较高。

常见的急性小肠假性梗阻相关性疾病见表 8 - 1。

表 8 - 1 常见的急性小肠假性梗阻相关性疾病

感染	全身脓毒血症、带状疱疹、腹腔或盆腔脓肿
创伤	大面积烧伤、挤压伤、盆腔创伤、腰椎骨折、股骨骨折
手术后	心脏搭桥术、房室隔缺损修补术、肾移植、剖宫产术、颅骨切开术
药物	阿片类或麻醉药、抗抑郁药、抗帕金森病药、滥用泻药
心血管系统	心肌梗塞、充血性心衰、恶性高血压、心脏骤停复苏后
神经系统	脑膜炎、脑膜瘤、脑血管意外、帕金森病、阿尔茨海默病、急性脊髓炎
消化系统	急性胰腺炎、急性胆囊炎、自发性细菌性腹膜炎、消化道出血
呼吸系统	慢性阻塞性肺疾患、发作性睡眠呼吸暂停综合征、急性呼吸窘迫综合征
泌尿系统	急、慢性肾功能衰竭

（一）流行病学

多见于 50 岁以上人群，男多于女。目前尚无详细流行病学资料可查。

（二）病因和发病机制

本病为麻痹性肠梗阻，是一种暂时性或可逆性的综合征。严重的腹腔内感染、手术、创伤，消化系统、呼吸系统、循环系统、泌尿系统、神经系统疾病及药理学、代谢紊乱等均可诱发。本病的发病机制目前尚不清楚。

（三）临床表现

1. 症状　小肠假性梗阻患者多在住院期间发病，起病急，常继发于手术、外伤、应用抗抑郁药或其他系统疾病后。全腹痛常见，呈持续性阵发性加剧，部位不固定，伴进行性腹胀，持续 3~5d。多数患者可有肛门排便、排气减少或消失。其他症状如恶心、呕吐、腹泻及发热等，多轻于机械性肠梗阻的患者。

2. 体征　多有明显的腹部膨隆，全腹膨隆常见。腹部压痛可见于64%无缺血的患者，而有缺血和穿孔的患者上升至87%，气体及肠内容物进入腹腔，出现腹膜刺激征。肠鸣音多可闻及，变化不定，但金属样高调肠鸣音少见。

（四）实验室检查及特殊检查

（1）实验室检查：可有低钾、低钠、低镁血症、高磷酸盐血症等。血常规一般无明显改变，出现中性粒细胞升高，常提示有穿孔或腹膜炎发生。肌酐、尿素氮亦可有异常。

（2）腹部 X 线平片：小肠假性梗阻显示小肠内有大量气体，十二指肠尤为明显，远端小肠气体较少。可有或无气液平面。

结肠假性梗阻患者可见回盲部明显扩张及节段性升结肠、横结肠、降结肠扩张，但结肠袋存在，在结肠脾曲、直肠和乙状结肠连接处及肝曲等处，可见肠腔内充盈的气体突然中断，出现特征性的"刀切征"，气液平面少见。测量盲肠的直径具有重要的临床意义。当盲肠直径小于12cm时，一般不会发生穿孔；盲肠直径大于14cm时，穿孔的危险性极大。

出现肠穿孔时，可见膈下游离气体。若穿孔较小，可迅速闭合，则平片上难以显示。

（3）其他检查：结肠镜检查和泛影葡胺灌肠有助于排除机械性肠梗阻，但在穿孔或腹膜炎已经明确的情况下，这两种检查则不宜进行。当与机械性肠梗阻区分困难时，可考虑剖腹探查。

（五）鉴别诊断

依据典型的病史、症状、体征，结合腹部 X 线检查，排除机械性肠梗阻可以做出诊断。本病主要需与下列疾病相鉴别：

（1）急性机械性肠梗阻：急性机械性肠梗阻与小肠假性梗阻的症状和体征非常相似，但二者的治疗原则不同，故其鉴别诊断十分重要。机械性肠梗阻存在器质性病变，常能找到梗阻的证据，如肠内或肠外病变压迫致肠腔狭窄或闭塞等；起病急，临床表现为腹部剧烈绞痛，呈阵发性，其他症状还有呕吐、腹胀、恶心及肛门排气、排便停止等；腹部膨隆，可见胃肠型及蠕动波，腹部有压痛、反跳痛及肌紧张，可闻及肠鸣音亢进，呈高调金属音；腹部平片可见较多气液平面；保守治疗无效，宜早期手术。

（2）急性血运性肠梗阻：常是由于肠系膜血管栓塞或血栓形成所致的肠壁血运循环障碍，引发肠麻痹而使肠内容物不能正常运行。本病发病急，呈渐进性发展，初期腹部绞痛明显，腹胀、腹泻少见，腹部平片可见肠管明显扩张。选择性动脉造影可以明确栓塞部位，有助于诊断。

（3）急性麻痹性肠梗阻：常由于急性弥漫性腹膜炎、腹膜后血肿或感染、腹部大手术、脓毒血症或全身性代谢紊乱等引起，为肠道运动障碍性疾病。主要表现为高度的肠胀气，腹部绞痛少见。腹部平片可见肠管扩张，肠壁变薄。该病若能去除病因，可较快恢复，预后较好。

（六）治疗

急性小肠假性梗阻的治疗原则是解除梗阻病因，恢复肠道动力，使肠内容物正常运行；积极补液，纠正水电解质失衡；应用抗生素防治各种感染。应根据病情选择具体的治疗方案。

1. 一般治疗　对于诊断明确而无严重并发症者通常采用内科保守治疗，包括胃肠减压、禁饮食、补充有效循环血量、纠正水电解质平衡紊乱、营养支持及治疗原发病。停用能引起或加重本病的药物，如麻醉剂、泻药、三环类抗抑郁药、抗胆碱类药等。可指导患者不断更换体位，定期采取俯卧位，以利于肠内气体排出。

2. 药物治疗　目前应用的治疗小肠假性梗阻的药物疗效尚缺乏循证医学证实。主要的几种药物包括胆碱酯酶抑制剂、5-羟色胺受体激动剂、胃动素受体激动剂、毒蕈碱受体激动剂、亲神经物质、一氧化氮合成酶抑制剂和生长抑素类似物。急性小肠假性梗阻的患者，因长期低营养状态，致机体抵抗力较低，肠内的细菌繁殖过度，发生细菌移位，引起菌群失调。可应用抗生素防治感染。

3. 其他治疗

（1）结肠镜减压治疗：结肠镜减压是一种安全而有效的治疗方法。但应首先排除炎症性肠病所致的中毒性巨结肠，并由有经验的医师进行。治疗前可先用生理盐水谨慎灌肠，以便于肠腔的观察和吸引减压。治疗后应立即行腹部立位和侧卧位平片检查，了解有无肠穿孔发生。

（2）手术治疗：剖腹探查的指征包括：①内科保守及结肠镜减压治疗无效；②临床体征提示即将或已经发生肠穿孔（出现腹膜炎体征或盲肠直径＞12cm或腹腔内出现游离气体）。若术中确诊有肠管坏死或穿孔，可行肠切除术。

（3）硬膜外麻醉：如已有肠穿孔征象，则不宜再使用此法。

（七）预后

本病死亡率为25%~30%，若发生肠穿孔，则死亡率更高。

二、慢性小肠假性梗阻

慢性小肠假性梗阻（chronic intestinal pseudo-obstruction，CIP）系指一组以慢性肠梗阻为主要表现，但无机械性肠梗阻的证据的临床综合征，它是由于胃肠道缺乏有效的推动力所致，属胃肠道神经肌肉病。

（一）流行病学

CIP可出现在任何年龄，女性多于男性。内脏异常可发生于任何年龄，与病因有关。如同时侵犯泌尿系统，出现泌尿道的症状；发育异常多见于婴儿或儿童；而退行性病变则出现较晚。

（二）病因和发病机制

Weiss于1939年首先报告在一个家族内发现了本病。CIP病变可累及整个胃肠道和其他脏器肌肉，如膀胱，但主要是小肠。CIP的病变基础在于肠道平滑肌发育不全或衰退和/或自主神经功能障碍，使小肠动力低下或紊乱，引起慢性肠管扩张而无内分泌系统异常。CIP可分为原发性和继发性两组。

1. 慢性原发性小肠假性梗阻　通常无明显诱因，起病突然，病因尚不明确，常有内脏肌病和内脏神经病变。原发性 CIP 具有明显的遗传倾向，分为家族性和非家族性两类。前者约占3%，多为常染色体隐性或显性遗传。后者多为散发。

2. 慢性继发性小肠假性梗阻　继发性 CIP 多见，其病因达数十种，常继发于其他疾患。

（1）内脏平滑肌病：进行性系统性硬化、系统性红斑狼疮、皮肌炎、进行性肌萎缩、肌营养不良、线粒体肌病、淀粉样变、弥漫性淋巴滤泡样浸润、放射性损伤、Ehlers – Danlos 综合征等可引发继发性小肠平滑肌病变。其组织学特征为小肠固有层肌肉的退行性变和纤维化，而空泡样变性少见。

（2）神经系统疾病：帕金森病、脊髓横断、脑干肿瘤、神经元核内包涵体病、多发性硬化症等可致肠道及肠外神经系统中的胆碱能神经功能紊乱，引起 CIP。

（3）小肠憩室病：小肠多发、弥漫性憩室常伴有肠道肌肉和神经病变，引起慢性小肠假性梗阻。

（4）其他疾病：内分泌病（甲亢或甲减、糖尿病、嗜铬细胞瘤）、结缔组织病（进行性系统性硬化症早期、淀粉样变性）、药物（抗帕金森病药、酚噻嗪、三环类抗抑郁药、麻醉药、长春新碱等）、恶性肿瘤、手术后等。

（三）临床表现

（1）症状：慢性小肠假性梗阻主要表现为腹痛、腹泻、呕吐、便秘和腹泻等肠梗阻症状，有的表现为腹泻与便秘交替发生，多为反复发作性或持续发作性。腹部疼痛可能与肠腔胀气及平滑肌痉挛或内脏高敏性有关，程度轻重不等。腹胀程度差异很大，主要取决于病变的性质、部位和程度，重度腹胀者常难以忍受，腹部明显膨隆。

CIP 主要在小肠者多发生细菌过度生长及停滞襻综合征，引起脂肪痢和腹泻。侵犯结肠时，则结肠明显扩张，发生顽固性便秘。十二指肠、胃及食管亦可累及，产生胃轻瘫、吞咽困难、胸痛等症状。

由于病程较长，且常反复发作，长期腹胀、便秘等可致水电解质及酸碱平衡紊乱、营养吸收障碍，出现食欲下降、体重减轻、营养不良等。

（2）体征：体检常见有恶病质和腹胀。腹部膨隆，小肠受侵为主者，通常在中腹有振水音，胃受累者则多在左上腹部。叩诊呈高度鼓音。听诊肠鸣音低下或消失，偶有肠鸣音亢进，但无气过水声及金属样高调肠鸣音。

（四）实验室检查及特殊检查

（1）实验室检查：实验室检查异常多反映吸收不良和营养不良的严重程度。腹泻患者可发生脂肪泻，继发小肠细菌过度增殖。有的患者存在维生素 B_{12} 吸收不良，可做小肠活检，明确有无黏膜损害。

（2）影像学检查：本病影像学表现类似麻痹性或机械性肠梗阻。当疑及肠梗阻时，可行全消化道钡餐透视，检查胃肠道有无机械性肠梗阻的证据，如能确认多个部位异常，更有利于本病的诊断。对于便秘的患者，应在清肠后，根据情况选择适当的检查方法，以免导致粪便嵌塞。CIP 的影像学表现与病变受累的部位相关，且可能对病变的性质有提示作用。内脏肌病主要特征是结肠增宽增长，缺少结肠袋；内脏神经病的特点是平滑肌收缩不协调，转运迟缓。

（3）肠道动力学检查：小肠动力学检查显示小肠动力低下或紊乱。

（4）其他检查：内镜检查、病理学检查有助于诊断。

（五）诊断和鉴别诊断

CIP 诊断较困难。对于有肠梗阻的临床表现、辅助检查，并排除机械性肠梗阻者方能诊断。

CIP 主要与机械性肠梗阻相鉴别：

（1）机械性肠梗阻：因 CIP 与机械性肠梗阻两者临床表现及腹部 X 线检查相似，但二者的治疗方法完全不同，故必须排除机械性肠梗阻。机械性肠梗阻多能找到梗阻的病因，如肿瘤、寄生虫、外压等。

（2）麻痹性肠梗阻：根据临床症状、体征、辅助检查及病情变化可以鉴别。

（3）血运性肠梗阻：多是由肠系膜上动脉血栓形成或来自心脏的栓子所致。起病急，发展快，初期腹部绞痛明显，腹部平片及选择性动脉造影有助于诊断。

（六）治疗

CIP 的诊断确定后，应区分原发性和继发性，对于继发性 CIP 应明确病因，治疗原发病。一般以对症支持治疗为主，辅以促胃肠动力药，恢复肠动力。

1. 一般治疗　急性发作期，应禁饮食、静脉输液支持，纠正水电解质失衡；非急性期，可进低糖、低脂、低纤维饮食，此外还需补充维生素、微量元素。对于重症患者，可行胃肠造瘘饲管或全胃肠外营养。

2. 药物治疗

（1）促胃肠动力药：在排除机械性肠梗阻的情况下，可应用促胃肠动力药，改善肠道动力。

西沙必利：其作用机制在于选择性地作用于胃肠道 5－HT 受体，使肌间神经末梢释放乙酰胆碱，加强肠壁收缩力，提高传输速度。近年发现西沙必利存在心脏不良反应，其广泛应用受到限制。

莫沙必利：是新一代 5－HT 受体激动剂，克服了西沙必利在心血管系统的不良反应，且不受进食的影响，目前临床上应用较多。

替加色罗：是 5－HT 受体部分激动剂，与西沙必利类似，具有促进胃排空和增加消化道动力作用，但没有心脏毒性。对于肠易激综合征亦有效。

红霉素：最新的研究表明，低于抗感染剂量的红霉素具有胃动素样作用，直接作用于胃肠道平滑肌，从而产生收缩效应，促进胃肠蠕动。

（2）抗生素：CIP 多伴有肠道内细菌过度生长，可适当给予抗生素抑制细菌生长，减轻腹胀、腹泻，如环丙沙星，甲硝唑等。但对有严重梗阻症状或便秘的患者抗生素应禁用。调节肠道菌群的制剂亦可应用，如思连康、整肠生等。

（3）生长抑素：大剂量生长抑素类似物可减轻腹泻，而小剂量则能引发 MMC，促进肠蠕动，同时抑制细菌生长。因其抑制胆囊排空，故不宜长期应用。

3. 其他治疗　食管受累患者如症状似贲门失弛缓症，可行球囊扩张治疗；腹胀明显者，可予结肠镜减压治疗，减压后应行腹部立位平位片，防止发生肠穿孔。其他方法还有硬膜外麻醉等。必要时采用手术治疗。

（七）预后

原发性 CIP 因目前缺乏有效的治疗方法，预后差，死亡率较高。继发性 CIP 明确病因后，通过病因治疗及支持对症治疗后，症状可明显减轻或消失，预后较好。儿童 CIP 死亡率高，预后极差。

（贾廷印）

第三节　小肠菌群紊乱

一、小肠菌群过度生长综合征

小肠菌群过度生长综合征（enteric bacterial over – growth syndrome，EBOS）系指由于近端小肠内细菌数目增加而引起消化吸收障碍的一种疾病。因本病多发生于空肠憩室、狭窄及外科所致的盲袢，过去亦称盲袢综合征、小肠淤滞综合征或淤积袢综合征。临床主要表现为慢性腹泻和小肠吸收不良。

（一）流行病学

目前本病尚缺乏完整的流行病学资料。

（二）病因和发病机制

正常人的小肠近端常是无菌的，这是因为胃及小肠内存在调控正常菌群分布的机制，如胃酸、胆汁和胰液的杀菌作用、胃肠黏膜的正常保护机制、肠内细菌之间的生存竞争机制及回盲瓣的解剖学作用等均可抑制细菌过度生长。如果上述因素发生改变，则可导致小肠内细菌过度生长。小肠憩室、小肠远端狭窄及小肠结肠瘘等小肠结构异常亦是小肠菌群过度生长的原因之一。某些引起小肠动力障碍的疾病也可引起小肠细菌过度生长，如假性肠梗阻、糖尿病、系统性硬化症、淀粉样变性等。

（三）临床表现

临床上多以腹泻、吸收不良、低蛋白血症为首发症状。腹泻可为脂肪泻或水样泻，多伴腹胀、腹痛。其他症状还有消瘦、水肿、贫血、毛发脱落、夜盲、黏膜出血及低钙血症等。

（四）实验室检查及特殊检查

（1）实验室检查：血常规可有贫血，多为巨细胞性贫血。血清白蛋白、胆固醇、甘油三酯、微量元素及矿物质等均可降低。口服柳氮磺胺吡啶或多巴胺，经肠内细菌分解为磺胺吡啶或间羟苯乙酸，尿中可查见这两种物质增多。

（2）呼气试验：患者口服某种药物后，该物质可在肠道内由细菌分解，其产物由口中呼出。通过测定分解产物的含量可间接判断肠内细菌的数量。

（3）小肠液检查：该检查是小肠菌群过度生长综合征的最直接最可靠的一种诊断方法，可明确细胞内感染的情况，通过小肠插管从肠管中吸出小肠液进行细菌学检查，并可测定间接胆汁酸和挥发性脂肪酸，有助于小肠菌群过度生长的判断。

（4）其他检查：消化道钡餐透视及小肠活组织检查亦有助于诊断。

（五）诊断和鉴别诊断

对于有胃肠手术史、胃酸缺乏、糖尿病、硬皮病等病史的患者，如出现脂肪泻、吸收不良、贫血、低蛋白血症、体重减轻等症状时即应怀疑本病。进一步行相关辅助检查，可做出初步诊断。本病需与菌群失调、小肠吸收不良综合征、短肠综合征等相鉴别。

（六）治疗

小肠细菌过度生长综合征的治疗原则：①积极消除病因，纠正可能存在的结构或生理异常；②纠正营养缺乏；③应用抗生素抑制细菌过度生长。

1. 一般治疗　存在小肠结构异常者，如肠瘘、小肠憩室可行手术治疗，恢复小肠正常功能。饮食上以高蛋白、高热量、低脂肪食物为宜，少量多餐，同时注意维生素、微量元素及矿物质的补充。必要时可行全胃肠外营养（TPN）。

2. 药物治疗

（1）抗菌药物：对小肠内过度生长的细菌，原则上选用敏感性高、不良反应小、抗菌谱广、对需氧菌和厌氧菌都有效的抗生素，如头孢菌素、青霉素、甲硝唑、左氧氟沙星等。疗程为 7~10d。

（2）促胃肠动力药：促胃肠动力药可有助于肠道细菌的清除，如甲氧氯普胺、莫沙必利等。对于常规的促胃肠动力药物效果不明显时，可应用奥曲肽及其类似物，$50\mu g$，睡前注射，每天 1 次。

（3）微生态制剂：微生态制剂是一类活的细菌制剂，对肠道菌群失调引起的腹泻有较好疗效，如金双歧、培菲康、整肠生、米雅 BM 等。一般不宜与抗生素同时服用。

（七）预后

本病经有效抗生素治疗后，预后较好。

二、抗生素相关性小肠炎

抗生素相关性小肠炎，亦称假膜性肠炎（pseucomembranous colonitis 或 enteronitis）是一种主要发生于结肠、小肠，也可累及的急性肠黏膜纤维素渗出性炎症，黏膜表面有假膜形成。临床上常发生于应用抗生素治疗之后。现已有证据表明，抗生素相关性小肠炎的病原体是艰难梭菌。

（一）流行病学

本病尚无详细流行病学资料可查。

（二）病因和发病机制

本病的致病菌是艰难梭菌，该菌为革兰阳性菌，其产生的肠毒素是主要的致病因子，引起局部肠黏膜血管通透性增加，炎性细胞浸润、出血和坏死，黏液分泌增加。

随着近年来抗生素应用越来越广泛，抗生素相关性肠炎的发生也相应增加，其机制可能为：①对肠道黏膜的直接刺激和损害，引起肠黏膜充血、水肿、糜烂、出血和坏死，发生的部位主要在十二指肠；②抗生素，如林可霉素、阿莫西林、第 3 代头孢菌素等的不合理应用，使肠道正常微生物的生长受到抑制，而使另一些微生物，特别是艰难梭菌过度增殖，最终导致肠道菌群失调。艰难梭菌产生肠毒素，引起一系列的病理生理改变而致病；③抗生素尚可引起血管和凝血功能的改变，继而造成肠道黏膜异常。

（三）临床表现

一般发生于 50 岁以上人群，女性多于男性。发病急，患者多有胃肠手术或其他严重疾患病史，并有长期或近期应用抗生素史。

本病最主要的症状是腹泻，90%~95%为水样便，程度和次数不等，多者10~20次/日，少者可1~2次/日。轻者可于停用抗生素后自愈，重者粪便中可见斑片状或管状假膜排出。多有下腹部疼痛，可为顿痛、绞痛或胀痛，伴腹胀、恶心等。腹部可有压痛、反跳痛和腹肌紧张，易误诊为急腹症。部分患者可出现毒血症症状，如发热、谵妄、低血压、休克，年老体弱者常常发生脱水、电解质酸碱平衡紊乱等。

（四）实验室检查及特殊检查

（1）实验室检查：血常规显示周围血白细胞升高，多在20×10^9以中性粒细胞为主。大便常规可见脓细胞和白细胞，潜血实验呈阳性，但肉眼血便少见。疑诊病例应至少送两份大便标本，进行艰难梭菌的培养，毒素鉴定为致病菌可确诊。

（2）内镜检查：内镜检查能直接明确病变的性质、范围和程度。急性期内镜检查应注意预防肠黏膜出血和穿孔，动作应轻柔、谨慎小心。抗生素相关性肠炎内镜下表现为肠壁充血水肿、糜烂，黏膜表面坏死、斑点状或地图状假膜形成，不易脱落，部分假膜脱落后可形成浅表溃疡。

（3）活组织检查：可见肠黏膜上黏液附着，炎症区有炎性细胞浸润、出血和坏死。伪膜由纤维素样物质、坏死细胞、多核白细胞及细菌菌落组成。血管腔内可见血栓形成。

（4）影像学检查：腹部平片可见无特殊发现，部分可见肠扩张、积气，由于结肠增厚水肿，可出现广泛而显著的指印征。气钡灌肠双重对比造影有助于诊断，但可加重病情，有发生肠穿孔的危险，故一般不主张施行。

（五）诊断和鉴别诊断

根据胃肠手术及抗生素应用的病史，临床上出现腹泻、腹痛、发热等症状，结合实验室和辅助检查，可做出初步诊断。本病需与溃疡性结肠炎、克罗恩病、艾滋病性肠炎及真菌性肠炎等相鉴别。

（六）治疗

抗生素相关性肠炎的治疗包括停用相关抗生素，给予支持对症治疗，促进肠道正常菌群生长，应用抗艰难梭菌药物治疗。

1. 一般治疗　立即停用相关抗菌药物，同时避免应用抑制肠蠕动的药物，减少毒素的吸收。加强支持对症治疗，给予静脉营养支持，纠正水电解质失衡。

2. 药物治疗　对于中、重度病例，应给予抗艰难梭菌抗生素治疗。本病首选万古霉素或甲硝唑。万古霉素或去甲万古霉素，1.0~2.0g/d，口服。甲硝唑每次0.25~0.5g，每日3~4次，口服，疗程均为7~10d，大多数患者治疗反应良好。杆菌肽，亦可用于本病，25 000U，4次/d，口服7~10d。应用微生态制剂可恢复肠道正常菌群，如金双歧、乳酸杆菌片、培菲康等。

3. 其他治疗　对于内科保守治疗无效或出现严重并发症，如肠梗阻、中毒性巨结肠、肠穿孔时，应考虑行手术治疗。

（七）预后

大多数病例经治疗后可获痊愈，轻症病例在停用相关抗生素后，有的可自愈，个别患者经治疗后仍可再度发生腹泻。重症病例，如出现严重并发症如肠梗阻、肠穿孔时，病死率可达 16% ~22%。

（贾廷印）

第四节　小肠肿瘤

一、小肠肿瘤

（一）概述

小肠肿瘤（small intestine tumor，SIT）是指发生于小肠的肿物，可发生于小肠各种组织，种类繁多，临床表现缺乏特异性，复杂多样，缺乏有效诊断方法，漏诊或误诊率高，而小肠肿瘤手术切除较容易，早期治愈率较高。因此，早期诊断是提高小肠肿瘤诊治水平的关键。临床医师必须熟悉小肠肿瘤的流行病学及临床表现，对有反复腹痛、腹部包块、不全性肠梗阻及不明原因发热或消化道出血等临床表现的患者应将小肠肿瘤作为主要鉴别诊断之一，对于小肠疾病的各种检查手段宜合理选择、联合应用、互为补充，对于检查阴性而症状反复者须注意定期随访。

（二）流行病学

小肠占胃肠道全长的 70% ~80%，其黏膜面积逾消化道总面积的 90%，但小肠肿瘤少见。目前缺乏详细的流行病学资料，但依据现有的临床资料，认为小肠肿瘤约占全胃肠道肿瘤的 1% ~5%，小肠原发性恶性肿瘤约占全胃肠道恶性肿瘤的 1% ~3.6%。好发部位依次为回肠、空肠、十二指肠，以恶性肿瘤居多，约占 75%，良性者约占 25%。发病年龄多在 40 岁以上，男性多见，男：女 =1.64 ：1。

（三）病因和发病机制

小肠肿瘤的发病与遗传因素、环境因素、免疫因素、胆盐衍生物及病毒感染等因素有关。

（1）遗传因素：研究表明，某些遗传性综合征的患者患小肠癌的发病率明显高于一般人群，约占 1% ~5%，家族性腺瘤性息肉病危险性最高。遗传性非息肉病性结肠癌综合征的患者可发生多源发性癌，常见于结肠、胃、子宫及卵巢。发生于小肠的 Peutz - Jeghers 综合征常引起肠梗阻。

（2）环境因素：临床研究发现，回肠造瘘术的患者发生造瘘术内腺癌的发生率高，可能由于术后回肠造瘘部的菌群与结肠相似，接触的致癌物多于正常回肠。另外，克罗恩病发生癌变的部位多位于炎症活动的病变区，故考虑与慢性炎症刺激及黏膜的内分泌细胞异常增殖有关。

（3）免疫因素：各种原因引起的免疫功能低下者的小肠肿瘤发病率高于一般人群。艾滋病者以 Kaposi 肉瘤和淋巴瘤较常见。

（4）胆盐及其衍生物：研究发现胆盐在细菌的作用下可转变成致癌物质，后者在小肠肿瘤的形成过程中起一定的作用。脂肪摄入与小肠肿瘤的发生明显相关。

二、小肠良性肿瘤

小肠良性肿瘤（benign tumor of the small intestine）发病年龄以 40 ~ 60 岁多见，男女发病率相近。肿瘤通常根据组织来源分类，其中腺瘤、平滑肌瘤、脂脂瘤、血管瘤相对常见，而纤维瘤、神经纤维瘤、淋巴管瘤较罕见。

（一）临床病理

（1）腺瘤：好发于十二指肠，可以是单个或多个，也可成串累及整个小肠段。由增生的黏膜腺上皮构成，常呈息肉状。根据其组织学结构可分为 4 种类型，其中管状腺瘤是十二指肠内最常见的良性肿瘤，绒毛状腺瘤和管状绒毛状腺瘤容易发生癌变，Brunner 腺瘤罕见、极少恶变。

（2）平滑肌瘤：好发于空肠和回肠，多单发，由梭形平滑肌细胞组成，边界清楚，但无包膜，外观灰色，呈分叶状。肿瘤大小不一，生长方式多种，以腔内生长多见。约15% ~ 20% 的平滑肌瘤可发生恶性变。

（3）脂肪瘤：为起源于黏膜下层、界限明显的脂肪组织肿块，好发于回肠末端，多见于老年男性。

（4）血管瘤：多见于空肠，分为毛细血管瘤、海绵状血管瘤、混合型血管瘤 3 种类型，无被膜，界限不清。

（5）纤维瘤及神经纤维瘤：均少见。纤维瘤由致密的胶原囊及多少不等的成纤维细胞组成，可累及黏膜下、肌层或浆膜层。神经纤维瘤由增生的神经膜细胞和成纤维细胞构成，多发生在终末回肠、盲肠部和升结肠及其相关的肠系膜，常为多发性而称为神经纤维瘤病。

（6）错构瘤样病变：最常见的是 Peutz – Jeghers 综合征，有家族史。错构瘤不属于癌前病变，是肠道息肉而不是真性肿瘤。典型的临床表现是界限清晰的黑色素斑，直径 1 ~ 2mm，分布在面部、唇颊黏膜、前臂、手掌、足底、指（趾）和肛周区。息肉数目很多，大小不等，多在空肠和回肠。

（二）临床表现

小肠良性肿瘤多无症状，而在手术、体检或尸检时发现，少数患者以急腹症或腹部肿块就诊。其临床表现与肿瘤类型、瘤体大小、部位、生长方式等有关，一般认为腹痛、消化道出血、腹部肿块、肠梗阻为主要表现，但对确定肿瘤性质无鉴定意义。如腺瘤、平滑肌瘤、脂肪瘤均可使表面黏膜糜烂、溃疡而发生肠道出血，亦都能引起肠套叠、肠腔狭窄、肠扭转导致肠梗阻。血管瘤和错构瘤样病变均主要表现为反复消化道出血。

（三）实验室检查及特殊检查

（1）实验室检查：血常规可有血红蛋白减少，白细胞升高。

（2）X 线钡餐检查：应作为常规和首选，主要的 X 线表现包括充盈缺损、肠袢推移、龛影及肠套叠或梗阻。

（3）内镜检查：胃镜及结肠镜检查可发现十二指肠和回肠末端的肿瘤，对怀疑小肠肿瘤者具有重要的鉴别意义。小肠镜对本病的诊断有重要作用，但因这种方法费时长、技术高，临床尚未普及。胶囊内镜的应用可提高小肠肿瘤的检出率，其缺点是不能取活检。超声内镜对小肠肿瘤的诊断亦有重要价值。

（4）其他：腹部 CT、B 超、放射性核素扫描及选择性肠系膜上动脉造影有助于小肠肿瘤的诊断。对于疑诊者，必要时可行腹腔镜检或剖腹探查。

（四）诊断和鉴别诊断

小肠肿瘤的诊断较为困难，近年来，随着影像、腹腔镜、小肠镜以及胶囊内镜等诊疗技术的提高和应用，其检出率明显提高。对有以下临床表现者需警惕小肠肿瘤可能性：①原因不明的小肠梗阻，或反复发作的不完全性小肠梗阻，并可以除外术后肠粘连及腹壁疝的患者。②原因不明的多次消化道出血，或伴有贫血表现而无胃及结肠病变的患者。③原因不明的下腹部或脐周肿块患者。宜进一步做 X 线或内镜检查等方法加以明确，必要时可考虑剖腹探查。

（五）治疗

手术是首选方法，由于小肠良性肿瘤可引起严重并发症，并有恶变可能，因此一旦诊断明确即应积极切除。近年来，由于内镜和腹腔镜技术发展，一些病例可采用内镜、腹腔镜治疗。

（六）预后

一般经手术切除或内镜下治疗者预后良好，少数可发生癌变。

三、原发性小肠恶性肿瘤

原发性小肠恶性肿瘤（primary malignant tumorof the small instestine）占全消化道恶性肿瘤的 1%～3%，60～70 岁较多，男性多于女性。小肠恶性肿瘤以腺癌、恶性淋巴瘤多见，平滑肌肉瘤及类癌较少见，其他少见的尚有脂肪肉瘤、纤维肉瘤、血管肉瘤和恶性神经鞘瘤等。

（一）临床病理

（1）腺癌：好发于十二指肠和空肠上段，尤以十二指肠降部最多见。组织学分为腺癌、黏液腺癌及未分化癌，以分化较好的腺癌多见。腺癌呈息肉样肿块或浸润型增生，容易转移至区域淋巴结，晚期穿透浆膜侵犯邻近脏器，并可转移到肝、肺、肾和肾上腺等处。小肠腺癌有时可同时有两个原发病灶，另一个癌灶可位于结肠、乳房、胰腺、肾脏等器官。

（2）平滑肌肉瘤：占各型小肠肉瘤的 90% 以上，可发生于小肠各段，以空肠最多，十二指肠最少。小肠平滑肌肉瘤与平滑肌瘤往往较难区别，肿瘤细胞异型性、凝固性坏死和核分裂像多少对平滑肌肉瘤诊断及其恶性程度判断很重要，一般认为 10 个高倍镜视野下 >5 个核分裂像是诊断平滑肌肉瘤的依据。肉瘤可直接浸润周围组织或通过血道转移，常见的是肝、肺和骨转移，也可通过腹膜种植转移。

（3）类癌：是一组源于嗜铬细胞，能产生小分子多肽或肽类激素的肿瘤，即 APUD 细胞。90% 以上的类癌发生于胃肠道，主要见于阑尾、小肠和直肠。小肠类癌发病年龄平均60 岁左右，男性较多。多见于末端回肠，常为黏膜下多发性小肿瘤，发生转移者远多于阑尾和直肠类癌，转移主要和肿瘤大小有关。

（4）恶性淋巴瘤。

（二）临床表现

早期常无典型临床表现，甚至无症状，中晚期出现症状亦表现多样复杂且无规律。主要临床表现有：

（1）腹痛：最常见，轻重不一，隐匿无规律，呈慢性过程，也有急性起病呈急腹症。腹痛可因肠梗阻、肿瘤牵拉、肠管蠕动失调及继发肠管炎症、溃疡、穿孔所致。

（2）消化道出血：以腺癌最常见，平滑肌肉瘤和淋巴瘤次之。可表现为间歇性，反复小量出血，亦可表现为急性消化道大出血。

（3）肠梗阻：多为不完全性梗阻，如肿瘤带动肠扭转，可导致绞窄性肠梗阻。

（4）腹块：恶性肿瘤腹部肿块多于良性肿瘤，肉瘤多于腺癌。

（5）肠穿孔：恶性肿瘤穿孔发生率明显高于良性肿瘤，常由于肠壁发生溃疡、坏死、感染引起，可导致腹膜炎，死亡率高。

（6）其他：常可出现腹泻、发热、腹胀、乏力、贫血、消瘦等症状，位于十二指肠的肿瘤，特别是十二指肠乳头及其附近可出现黄疸。肿瘤广泛浸润可压迫淋巴管引起乳糜泻、小肠吸收不良、低蛋白血症、浮肿、恶病质、腹水及远处转移等症状。此外，类癌由于能分泌 5－羟色胺、缓激肽、组胺等生物活性因子，可引起血管运动障碍、胃肠症状、心肺病变等，称为类癌综合征。

（三）实验室检查及特殊检查

各种检查手段运用应遵循合理顺序。腹部平片可显示小肠梗阻的典型征象。怀疑患者小肠肿瘤，常先行胃、十二指肠镜和结肠镜检查，能发现十二指肠和回肠末端病变。如无病变，可通过导管插入将稀钡注入小肠行低张气钡双重对比 X 线检查。如已有梗阻，则禁用稀钡灌肠造影，可先插管吸引减压，梗阻缓解后再用 30% 泛影葡胺溶液经管缓注造影，也有助于小肠肿瘤诊断。X 线主要表现为病变部肠管僵硬、黏膜破坏、充盈缺损、龛影或不规则狭窄，伴有近侧的扩张张及组织阴影等。若上述 X 线造影检查阴性，并不能排除肿瘤存在可能性，应进一步采用选择性肠系膜上动脉造影，对血管瘤和血管丰富的平滑肌肿瘤、腺癌等具有较高诊断率。放射性核素扫描能显示胃肠道出血部位，与血管造影联合应用可提高诊断率，并可作为血管造影的预先检查方法。近年来，内镜技术发展，可望提高小肠肿瘤早期检出率：双气囊小肠镜能观察全部小肠的病变并能进行组织活检，超声内镜对十二指肠肿瘤的诊断和鉴别诊断具有重要的价值，胶囊内镜亦应用于临床，患者耐受良好。至于 B 超、CT 及 MRI，对肿瘤早期诊断价值不大，但对中晚期肿瘤性质鉴别、生长和浸润转移情况、指导肿瘤分期、穿刺活检以及治疗方案有意义。总的来说，虽然小肠肿瘤的检查方法很多，但各有其局限性，应注意联合应用。如经各种检查仍不能确诊，应考虑行腹腔镜检查或剖腹探查术。

（四）诊断和鉴别诊断

小肠恶性肿瘤早期症状多缺乏或不典型，极易漏诊误诊，而且从症状出现到明确诊断往往经历较长时间，一经确诊，多属于晚期。因此对出现下列情况应做进一步检查，及早确诊：①近期食欲减退、消瘦、腹痛、不明原因的反复消化道出血或持续大便隐血阳性，而经食管、胃、结肠等部位各种检查未发现病变者；②无痛性黄疸、慢性腹泻或不完全性肠梗阻，成人反复肠套叠或腹部有肿块者；③不明原因的贫血，伴有粪便隐血反复阳性或有慢性小肠穿孔及腹部包块伴压痛者。

（五）治疗

手术仍为首选的治疗方法，应尽可能行根治手术。多数小肠恶性肿瘤对化、放疗不敏感，化疗需根据病理分类选用药物，以联合用药较好，肝转移者还可行供瘤动脉栓塞化疗。但小肠淋巴瘤术后应辅以化疗和/或放疗，能明显减少术后复发和提高治愈率。化疗也可提高腺癌术后疗效，但类癌一般对化疗不敏感，类癌患者还应注意防治类癌综合征。

（六）预后

在小肠恶性肿瘤中，5 年生存率腺癌最低，约 20% ~ 28%，预后最差。

四、小肠恶性淋巴瘤

小肠恶性淋巴瘤（malignant lymphoma of the small instestine）起源于肠道黏膜下淋巴组织，在小肠恶性肿瘤中占较大比例，发病年龄多在 40 ~ 50 岁，男多于女，发病部位以回肠最多，其次为空肠。

（一）临床病理

根据组织病理学，淋巴瘤可分为霍奇金淋巴瘤（Hodgkin lymphoma，HL）和非霍奇金淋巴瘤（non Hodgkin lymphoma，NHL）两大类。2001 年 WHO 的分型方案将淋巴组织肿瘤分为三大类：B 细胞肿瘤、T 和 NK 细胞肿瘤和 HL。NHL 大部分为 B 细胞性，常有侵袭性，发展迅速，早期即易远处扩散。小肠恶性淋巴瘤多为成熟 B 细胞肿瘤，T 细胞淋巴瘤和 HL 很少见。常见的淋巴瘤亚型有：

（1）弥漫性大 B 细胞淋巴瘤：最常见的侵袭性 NHL，呈弥漫生长，常有 BCl - 2 或BCl⁻ 6 基因过表达。

（2）伯基特淋巴瘤（Burkitt lymphoma，BL)：多见于感染 EB 病毒的儿童和青少年，多累及末端回肠，是严重的侵袭性 NHL。BL 由形态一致的小无裂细胞组成，表达表面 IgM 和泛 B 细胞标志，伴 t（8；14），与 MYC 基因表达有关。

（3）结外边缘区 B 细胞淋巴瘤：是发生在结外淋巴组织淋巴滤泡及滤泡外套之间区域的淋巴瘤，亦称为黏膜相关性淋巴样组织（MAIJT）淋巴瘤。细胞表达分泌型免疫球蛋白，B 细胞相关抗原，常出现 3 号染色体三体，cylin D_1（－）。临床预后较好，但也可能向高度恶性转化。

（4）套细胞淋巴瘤：由淋巴小结外套区的 B 淋巴细胞发生，常在肠黏膜下形成多个结节，肉眼观察似息肉，称淋巴瘤息肉病。细胞常同时表达 sIgM、IgD、泛 B 细胞抗原 CD_{19}、CD_{20}、CD_{22} 和 T 细胞相关抗原 CD_5，常有 t（11；14），表达 cylin D_1。本病多见于老年男性，发展迅速，化疗完全缓解率低。

（5）滤泡淋巴瘤：发生于生发中心的淋巴瘤，细胞表达泛 B 细胞标志和 BCl - 2 蛋白，伴 t（14；18）。肿瘤属低度恶性 B 细胞淋巴瘤，但不易治愈，病程长，反复复发或转成侵袭性。

（6）T 细胞淋巴瘤：原发性于肠道者少见，包括肠病型 T 细胞淋巴瘤和无肠病表现的 T 细胞淋巴瘤，以前者常见，来源于肠道黏膜 T 淋巴细胞群。细胞表达全 T 细胞抗原（CD_3^+、CD_7^+），也表达 CD_8 和黏膜淋巴抗原 CD_{103}，常存在 TCRβ 基因的克隆性重排。本病多见于有麸质过敏性肠病病史的成年男性，病变常见于空肠，呈单个或多发的黏膜溃疡，为穿孔性，伴或不伴相关性包块。病情进展快，预后差。

（二）临床表现

小肠恶性淋巴瘤病程较短，症状较明显。主要表现为腹痛，呈隐痛、钝痛或胀痛，当有梗阻时，出现阵发性绞痛。其次为恶心、呕吐、食欲减退、体重下降、乏力、腹泻、便秘、间歇性黑便、吸收不良综合征等。常有发热，易并发肠穿孔，也可发生肠套叠。体检时可扪及腹部包块，质地较硬，呈结节状，有时尚可触及肿大淋巴结。

（三）诊断和鉴别诊断

诊断要排除继发性小肠恶性肿瘤，可参考 Dawson 原发性胃肠淋巴瘤诊断标准：①无浅表淋巴结肿大；②无肝脾肿大；③胸片无纵隔淋巴结肿大；④周围血白细胞总数及分类正常；⑤手术证实病变局限于小肠及引流区域淋巴结。

怀疑小肠恶性淋巴瘤，应进一步做影像、内镜等检查。X 线钡剂造影可显示小肠呈现不规则边缘，多发性结节状隆起或溃疡形成。B 超、CT 可显示肠壁局限或不规则增厚，腹腔淋巴结肿大等，超声内镜有助于判断病变深度和分期，对疑难病例应尽早手术，内镜下活检及术后组织病理学检查是最可靠的确诊方法。在组织学诊断基础上，应尽量采用单克隆抗体、细胞遗传学和分子生物学技术，按 WHO 的淋巴组织肿瘤分型标准进行分类分型诊断。

明确淋巴瘤的诊断后，还需根据其分布范围进行临床分期，可参考表 8-2。

表 8-2 原发性小肠 NHL 分期

分期	分布
I 期	累及小肠局部肠段，无淋巴结转移
II 期	累及小肠局部肠段，伴局部淋巴结转移
III 期	累及小肠和膈上、下淋巴结，脾脏
IV 期	广泛累及器官和组织，无论其有无淋巴结受累

（四）治疗

应采取手术，放、化疗等相结合的综合治疗。手术可以切除病灶，解除肿瘤所致的肠梗阻，还可预防出血和穿孔。对肿瘤局限于某一肠段，无或仅有区域淋巴结转移或肠道梗阻有明显外科体征者，首选手术治疗。但除局限于黏膜层的孤立病灶外，其余术后需辅加放疗或化疗，对有残存病变者可先给予放疗。

如病变广泛则根据肿瘤范围和恶性程度，进行以化疗为主的放、化疗结合的综合治疗。滤泡淋巴瘤、边缘区淋巴瘤等低度恶性 NHL，放、化疗有效，但不易缓解。单药可给予苯丁酸氮芥或环磷酰胺，联合化疗可用 COP 方案（环磷酰胺、长春新碱、泼尼松）。临床资料表明无论单药或联合化疗，强烈化疗效果差，不能改善生存。新药氟达拉宾、2-氯去氧腺苷等有报道能提高缓解率。高度恶性 NHL，如大 B 细胞淋巴瘤、套细胞淋巴瘤、周围性 T 细胞淋巴瘤等，不论分期均应以化疗为主，常用的化疗方案为 CHOP（环磷酰胺、阿霉素、长春新碱、泼尼松），BACOP（博莱霉素、阿霉素、环磷酰胺、长春新碱、泼尼松）等，伯基特淋巴瘤等增生极快，应采用强烈的化疗方案予以治疗。小肠 HL 非常少见，其化疗方案同其他部位的 HL，一般首选 ABVD 方案（阿霉素、博莱霉素、长春碱、达卡巴嗪）。

近年来，生物辅助治疗淋巴瘤取得可喜进展：①单克隆抗体。凡 CD_{20} 阳性的 B 细胞淋巴瘤，均可用 CD_{20} 单抗治疗，与化疗合用疗效更好。②干扰素 α 用作低度恶性淋巴瘤化疗后的维持治疗，可延长患者的无病生存期。③BCl－2 的反义寡核苷酸可减少 BCl－2 基因的表达，促使表达 BCl－2 的淋巴瘤细胞凋亡，靶向治疗淋巴瘤。

中、高度恶性 NHL 患者，如常规治疗只取得部分缓解或复发，应及时做自体骨髓移植治疗。对某些高危型如伯基特淋巴瘤，如不为化疗和放疗所缓解，宜考虑行异基因骨髓移植。

（五）预后

恶性淋巴瘤预后较差，仅次于腺癌，5 年生存率约35%，与年龄、性别、组织病理类型及原发肿瘤大小等因素有关。

（贾廷印）

第五节　肠梗阻

一、总述

肠梗阻是由于多种原因引起的肠内容物不能正常运行的一组临床综合征，分急性和慢性两种，这里主要介绍急性肠梗阻，其病情进展快，常伴发水和电解质的丢失，如不及时处理，患者常因水电解质的紊乱、酸碱平衡失调、肠穿孔、肠坏死、腹膜炎和休克等死亡。

由于急性肠梗阻可由很多不同原因引起，处理方法也不尽相同，故诊断时不能笼统称为肠梗阻，必须弄清病因和分型，给予针对性处理。

（一）分类

1. 根据发病的缓急　可分为急性和慢性肠梗阻。急性肠梗阻常合并较严重的水电解质紊乱、酸碱平衡失调等全身病理生理变化，慢性肠梗阻全身的变化则主要是营养不良。

2. 根据梗阻部位　可分为小肠和结肠梗阻；小肠梗阻尚可分为高位和低位梗阻。如一段肠管的两端均阻塞，肠内容物既不能向远侧运行也不能向近侧反流减压，称为闭袢性肠梗阻。结肠梗阻时回盲瓣阻挡住逆流时，也形成闭袢性梗阻。闭袢段肠管内压力可逐步增高，当肠壁过度扩张时可坏死穿孔，所以应及早手术治疗。

3. 根据梗阻肠管血供有无损害　如无损害为单纯性肠梗阻，如系膜血管血供受阻则为绞窄性肠梗阻。单纯性和绞窄性的鉴别在临床上有重要意义，因为绞窄性肠梗阻若不及时解除，可很快导致肠壁坏死和穿孔，引起严重后果。

4. 根据梗阻程度　可分为部分性和完全性梗阻。

5. 病因分类　肠梗阻可由不同的病因引起，按病因可分为以下三类。

（1）机械性肠梗阻：因不同的器质性病变使肠腔变小、肠内容物通过受阻而产生梗阻。这是临床上最常见的一类肠梗阻。包括：①肠腔内病变：如胆结石、粪便、异物或蛔虫团等引起的肠腔阻塞；以及一段肠管进入另一段肠管的肠腔内而形成的肠套叠等。②肠壁病变：如新生儿先天性肠管闭锁或狭窄；局限性肠炎或肠结核因充血、水肿、肉芽肿或瘢痕收缩等引起肠管狭窄、梗阻；巨大肠肿瘤、胃肠道吻合术后吻合口或肠造瘘术后造瘘口狭窄也可导致肠梗阻。③肠管外病变：如肠粘连、肠扭转及腹外疝嵌顿等。

（2）动力性肠梗阻：肠道本身无器质性病变，但受全身或局部影响致肠管麻痹或痉挛，肠内容物通过受阻，称动力性肠梗阻。包括：①麻痹性肠梗阻：神经、体液或代谢因素可使肠道动力受到干扰而麻痹引起肠梗阻，这种梗阻称为麻痹性肠梗阻。常见的有低钾血症、腹膜或腹腔脓肿等。②痉挛性肠梗阻：是由肠壁肌肉过度收缩而致，较少见。急性肠炎、肠道功能紊乱或铅中毒时可造成痉挛性肠梗阻。

（3）血运性肠梗阻：当肠系膜动脉或静脉因栓塞或血栓形成时引起肠管血运障碍，可迅速地抑制肠管活动而导致肠内容物运行受阻，较少见，但病情凶险。

腹部手术后早期（1~2周）内，由于肠壁水肿和渗出可导致一种机械性和动力性因素同时存在的粘连性肠梗阻，称之为术后早期炎症性肠梗阻，其病理过程及处理原则均有特殊性，我们将在以后的章节中详细讨论。

需要指出的是不能机械地看待肠梗阻的分类，因为上述分类只是相对的，在一定条件下各种类型的肠梗阻可以相互转变，如单纯性肠梗阻可转化成绞窄性肠梗阻，部分性肠梗阻可转化成完全性肠梗阻。

（二）病理生理

肠梗阻发生后，肠管局部和全身将出现一系列复杂的病理生理变化。不同类型的肠梗阻的病理生理变化各不相同。慢性肠梗阻多为不全性，导致梗阻以上的肠腔扩张以及肠壁代偿性增厚，全身的变化主要是营养不良。痉挛性肠梗阻多为暂时性，肠管局部多无明显变化。一般来说，急性肠梗阻可引起以下局部和全身的病理生理变化。

1. 局部病理生理变化

（1）肠动力紊乱：梗阻近侧肠管为克服肠内容物的通过受阻，肠蠕动的频率和强度均有增加。高位肠梗阻频率可达到每3~5min一次，低位肠梗阻间隔时间较长，可达到每10~15min一次。但随着病程延长和病情进展，肠扩张逐渐加剧，最后导致肠平滑肌收缩力逐渐减弱到完全麻痹。而远侧肠管在梗阻初期仍保持正常的动力，所以在肠梗阻病程中排出少量气体或干粪便并不说明梗阻解除。只有当排出大量稀便并伴有临床症状的全面好转才是真正的梗阻缓解。远侧肠管在排尽残留的肠内容物后就因肠腔空虚而进入静止状态。

（2）肠腔胀气、积液：肠梗阻时肠内气体中68%系从吞咽而来，32%乃从血液中弥散入肠以及从肠内容物分解所产生。所以如能予以持续胃肠减压，保持胃空虚，就可能使肠胀气不再加剧。

正常情况下，肠腔内液体和体内液体不断交换。肠梗阻时梗阻近侧肠管不再自肠腔内回吸收液体，而仍有液体自血液流向肠腔，可造成大量液体积聚在近侧肠管。

（3）肠壁水肿、通透性增加：肠腔内压力增高导致肠壁静脉回流障碍，肠壁充血水肿，液体外渗，同时由于缺氧，细胞能量代谢障碍，肠壁通透性增加，液体可自肠腔内外渗至腹腔。如肠腔内压力进一步增高，影响肠壁动脉血流，可引起坏死和穿孔。

2. 全身病理生理变化

（1）水和电解质的丢失：体液的丧失及因此引起的水和电解质代谢紊乱与酸碱平衡失调，是急性肠梗阻的重要病理生理变化。胃肠道每日分泌的消化液约为8 000mL，其内含有大量的电解质（表8-3）。正常情况下，绝大部分的消化液被再吸收从而维持水、电解质代谢与酸碱平衡。急性肠梗阻患者由于频繁的呕吐造成大量水和电解质的丢失，尤其是高位肠梗阻。

另一个造成水、电解质丢失的重要原因是梗阻近侧肠管的扩张，大量的消化液潴留在近侧肠管，不能被重吸收，这点在低位梗阻时更为明显。正常的肠黏膜可将肠腔内液体吸收入血液，亦可有液体从血液中分泌入肠腔。回肠梗阻时，近侧肠管在12h内停止吸收液体，但分泌液体却继续，且在48h内明显增快，钠和钾随之同样变化。与此同时肠壁水肿，部分液体尚可逸入腹腔。这种失液量随水肿肠管的范围、程度和梗阻时间而加剧。绞窄性肠梗阻时可以丢失大量血液。上述几方面水和电解质丢失的后果是低血容量和血液浓缩，除此之外，尚有电解质代谢和酸碱失调等。不同部位的肠梗阻引起的尚有所不同，如高位肠梗阻由于频繁的呕吐，丢失大量的氯离子和酸性胃液而导致代谢性碱中毒。一般小肠梗阻丢失多为碱性肠液，加以体内酸性代谢产物增加，多导致代谢性酸中毒。

表8-3 各种消化液的电解质浓度 （mmol/L）

消化液	H⁺	Na⁺	K⁺	Cl⁻	HCO₃⁻	每天分泌量（mL）
唾液		9	25	10	12~18	1 000~1 500
胃液	60（0~90）	60（10~115）	10（1~35）	85（8~150）	0~15	1 500~2 500
胆汁		148（130~160）	5	101（90~118）	35~40	500~800
胰液		141（115~150）	5（2.5~7.5）	77（55~95）	90~121	700
小肠液		105~135	5~20	110（100~120）	20~30	4 200

（2）感染和中毒：肠梗阻时，肠内容物淤积，细菌大量繁殖，并产生大量毒素。由于此时肠壁水肿，通透性增加，细菌和毒素可渗透入腹腔引起腹膜炎和中毒。

（3）休克：消化液的大量丢失使机体血液浓缩，有效血容量不足，导致休克。电解质代谢紊乱和酸碱失调加剧休克的发展。另一个造成休克的重要原因是细菌和毒素的大量吸收引起严重的感染和中毒。

（4）呼吸、循环和肾功能障碍：肠管扩张使腹压增高，膈肌上升，腹式呼吸减弱，影响肺内气体交换。同时下腔静脉回流受阻，加以有效血容量减少，心输出量可明显降低，并可导致肾灌注量不足，引起循环和肾功能障碍。多器官功能障碍可致使肠梗阻患者迅速死亡。

（三）临床表现

不同类型的肠梗阻因为发病的部位、原因、发病缓急等的不同可有不同的临床表现，但其具有共同的病理基础，即肠内容物不能正常向肛门方向运行，因此具有共同的临床表现为腹痛、呕吐、停止排便排气和腹胀。

1. 四大特征

（1）腹痛：单纯性机械性肠梗阻呈阵发性绞痛，有腹痛缓解间歇期，其时间长短随梗阻部位而异，高位梗阻间歇约3~5min，低位梗阻间歇约10~20min。腹痛部位可弥漫全腹，也可偏于梗阻部位，如高位小肠梗阻时一般痛在上腹部，低位小肠梗阻时常位于脐周，结肠梗阻位下腹部，乙状结肠直肠梗阻位于会阴部。

绞窄性肠梗阻时腹痛发作急骤，程度剧烈，呈持续性可伴阵发性加重。如果单纯性肠梗阻腹痛间歇期不断缩短，程度不断加剧，表现为剧烈的持续性腹痛，应警惕提示有肠绞窄可能。

麻痹性肠梗阻时呈持续性全腹胀痛，少有阵发性绞痛。

（2）呕吐：肠梗阻早期为反射性呕吐，呕出物为染有胆汁的胃内容物，量相对较少。此后，呕吐随梗阻部位的高低而有所不同。高位肠梗阻静止期短，呕吐频繁，呕吐物量多，一般不臭。低位肠梗阻由于梗阻近侧有较长一段肠管可以扩张接纳滞留的肠内容物，呕吐出现迟而少，呕出物常有粪臭。结肠梗阻到晚期才出现呕吐。当呕出物为棕褐色或血色时，应警惕有肠绞窄可能。

（3）停止排便排气：完全性肠梗阻时，近侧肠内粪便和气体就不能排出，是一个具有诊断价值的症状。但梗阻早期梗阻远侧肠内残留内容物仍可自行或灌肠后排出，量少，不能据此排除肠梗阻。部分性梗阻也可排出少量气体和粪便。某些绞窄性肠梗阻，如肠套叠或肠系膜血管栓塞，在腹部绞痛后可排出少量血性液状便。

（4）腹胀：腹胀程度随梗阻部位的高低而有所不同。小肠梗阻腹胀多不明显。结肠梗阻腹胀较显著，可伴有肠型。麻痹性肠梗阻表现为全腹明显腹胀，不伴肠型。

2. 腹部体征　腹部视诊可见到腹胀、肠型和肠蠕动波。小肠梗阻所致蠕动波多见于脐部。严重梗阻时，胀大的肠袢呈管状隆起，横行排列于腹中部，组成多层梯形肠型。当发生肠麻痹时，肠蠕动波消失。结肠梗阻的肠型多宽大，位于腹壁周边，不对称，同时盲肠多胀大成球形，随每次蠕动波来临而更加突起。

腹部触诊时，单纯性肠梗阻腹壁柔软，按压扩张肠曲时有轻度压痛。绞窄性肠梗阻有较明显的局限性压痛，可伴有反跳痛及肌肉紧张，有时还可扣及孤立胀大的绞窄肠袢。麻痹性肠梗阻腹部可无明显压痛。

腹部叩诊呈鼓音，绞窄性肠梗阻腹腔渗液多于 1 000mL 时，出现移动性浊音。

腹部听诊可听到肠鸣音亢进，有气过水声或金属声。绞窄性肠梗阻出现肠坏死和腹膜炎时不能闻及肠鸣音。麻痹性肠梗阻仅偶可听到孤立的肠鸣音。

直肠指检有时可摸到直肠内或直肠外腹腔内肿瘤。如指套染血，应考虑结肠肿瘤，肠绞窄或肠系膜血管栓塞等可能。

3. 全身表现　早期单纯性梗阻一般无显著全身症状，血白细胞可仅轻度增高。随着病情进展渐出现脱水，患者出现口唇干燥、眼窝深陷、皮肤无弹性、心跳加快、尿量减少等脱水症状，可因血液浓缩导致血红蛋白和血细胞比容升高，尿比重也增加，严重时出现休克。绞窄性肠梗阻全身症状较严重，血白细胞和中性粒细胞明显增多，原发性系膜血管栓塞时白细胞更可高达 60×10^9/L，患者往往很快就出现烦躁不安、发热、脉率加快、血压下降、休克等症状。

（四）放射学检查

放射学检查有助于肠梗阻的明确诊断及梗阻部位的确定。腹部卧位片上可显示肠曲扩张的程度。扩张的小肠影一般位于腹部中央，呈横向排列。空肠黏膜的皱襞呈鱼骨刺状，回肠影则无特征。扩张的结肠影多位于腹部四周或盆腔，可具有袋影，资与小肠影相区别。立位时扩张的肠腔内可见到多个液平。小肠梗阻时结肠在腹部 X 线平片上无或仅有少量气体。结肠梗阻时结肠内经常伴有大量气体使结肠明显扩张。如回盲瓣功能良好，小肠内气体极少；但如瓣膜功能不全，小肠亦有扩张、液平等小肠梗阻的 X 线表现。小肠梗阻时多个液平呈阶梯状排列，在立位或侧卧位上可表现为倒 U 形扩张肠曲影。有时小肠与结肠梗阻难以鉴别，可以作钡剂灌肠以迅速安全地区别小肠和结肠梗阻。

在多数情况下腹部X线平片也可以鉴别机械性和动力性肠梗阻。机械性肠梗阻时肠扩张一般仅涉及小肠或结肠，只在少数情况下才两者均有。在麻痹性肠梗阻时，所有肠曲，包括小肠和结肠均扩张，甚至在个别情况下可以包括直肠。

水溶性造影剂（常用40%~50%的泛影葡胺）的胃肠道造影能安全地确定梗阻部位，并可根据造影剂的运行速度有效区分机械性和动力性肠梗阻。泛影葡胺对粘连性肠梗阻也有治疗作用。

绞窄性肠梗阻的腹部X线平片表现有不因时间推移而改变的孤立胀大的肠袢，或肠间隙增宽提示有腹腔积液，或有假肿瘤阴影，或门静脉内有气体等，但这些征象仅见于少数绞窄性肠梗阻患者，因此临床症状的观察非常重要，据此才可以早期发现绞窄性肠梗阻。

如果肠梗阻的诊断仍无法明确，腹部CT和B超有助于肠梗阻的明确诊断及肠梗阻病因的判定。肠梗阻的CT表现包括肠管扩张、肠管直径的突然变化、肠壁增厚、肠系膜血管走向改变和弥漫性充血，以及肠腔外改变，如大量腹水等；B超表现包括肠管持续性扩张、肠腔内积气积液、肠壁水肿增厚以及肠管蠕动增强等。

（五）诊断

根据腹痛、呕吐、腹胀、停止排便排气四大症状和腹部可见肠型或蠕动波，肠鸣音亢进等，结合腹部X线平片，一般可对肠梗阻做出正确诊断。但是一个完整的肠梗阻诊断必须包括：①是否肠梗阻；②肠梗阻部位在哪里；③肠梗阻病因是什么；④是单纯性抑或是绞窄性肠梗阻；⑤患者的全身情况如何（包括水电解质代谢和酸碱平衡情况、是否合并其他系统疾病等）。临床医师必须对患者的病史、体格检查以及各项辅助检查进行认真详尽的分析，才能做出一个准确完整的肠梗阻诊断。不能忽视病史和全面的体格检查而完全依赖放射学检查，对于放射学检查结果也需动态观察，切忌匆忙定论。

面对任何肠梗阻患者，必须检查腹股沟部、脐部等有无腹外疝嵌顿，以免延误诊断。

（六）治疗

肠梗阻治疗方法的选择取决于肠梗阻的部位、原因、类型以及有无水、电解质紊乱、低血容量和重要脏器功能障碍等全身情况，主要有非手术治疗和手术治疗两大类。动力性肠梗阻以处理原发病为主；绞窄性肠梗阻则要紧急手术；完全性肠梗阻应及时手术；部分性肠梗阻可先试行非手术治疗，2~3天内无效或恶化改为手术治疗。

1. 非手术治疗　非手术治疗主要适用于早期单纯性粘连性肠梗阻、早期肠套叠、麻痹性或痉挛性肠梗阻、蛔虫或粪块引起的肠堵塞、Crohn病和结核等炎性肠病引起的不完全性肠梗阻等。同时非手术治疗可以纠正机体水、电解质紊乱和酸碱失衡，改善患者的全身情况，为手术治疗创造条件。

（1）禁食。

（2）胃肠减压：目的是改善梗阻近侧肠管的扩张或防止其进一步进展，是肠梗阻治疗的重要方法。临床上使用较多的是短的胃管，有单腔和双腔之分。单腔管如Levin管，插到胃内可以抽吸胃内液体和气体；双腔胃管如Salem Sump管，通过增加的一腔使空气通入，有利于另一腔的减压效果。短的胃管虽然对低位肠梗阻不能有明显效果，但持续吸除吞吸的空气，基本上可防止肠扩张的进一步发展。有人主张应用长的肠管，如Miller-Abot T形管

（M－A管，米－阿管），为约3m长的双腔长管，一腔通向邻近管端的气囊，管端有金属头，以便X线下走位。当此管通过幽门后把气囊充气，由肠蠕动波逐渐推动气囊前进，可抵达阻塞处而起到了减压的效果。然而米－阿管通过幽门较困难，比较费时费力，除少数使用M－A管有经验者外，未获广泛应用。

（3）纠正水、电解质紊乱和酸碱失衡：水、电解质紊乱和酸碱失衡是肠梗阻一个严重问题，应及时纠正。可根据血清钠、钾、氯化物等的测定结果决定补充量，必要时在监测中心静脉压的条件下进行快速补液，宜保持中心静脉压在0.49~0.98kPa（5~10cmH$_2$O）之间。同时监测尿量，要求每小时尿量达到30~40mL。绞窄性肠梗阻和单纯性肠梗阻晚期血浆成分丧失较多，还需补充胶体（血浆、人体血清白蛋白）。

（4）抗生素：除早期单纯性肠梗阻外，多数患者扩张肠管的毛细血管通透性改变，有细菌和毒素渗入腹腔的可能，均宜应用抗生素治疗。可用一种广谱抗生素如氨苄西林加一种针对厌氧菌的药物如甲硝唑。

（5）对症治疗：经胃管注入液状石蜡或黄油100mL或通便泻下的中药煎剂如加减大承气汤，对粘连性和麻痹性肠梗阻有较好疗效。手法复位、灌肠、经内镜复位等可用于肠套叠或肠扭转。对蛔虫性肠堵塞可采用氧气或药物驱虫。

（6）内镜介入支架治疗：许多消化道肿瘤晚期均可引起肠梗阻，经内镜介入放置支架治疗胃肠道癌性梗阻的应用日益增多。结直肠支架治疗可作为一种过渡型治疗措施，替代结肠造瘘术，解除梗阻，改善患者的一般状况，同时进行充分彻底的肠道准备，择期手术。对于不能切除的结直肠恶性肿瘤、盆腔恶性肿瘤浸润直肠致梗阻者，或已有广泛转移、严重并发症而不能耐受手术，但估计还有一定生存期者，可作为姑息性治疗的一种措施，替代结肠造瘘术，解除梗阻，提高生活质量。

非手术治疗的患者应严密观察病情改变，包括全身情况、腹部体征和临床症状等，每24h可重复腹部X线检查。如有肠绞窄现象，必须转用手术治疗。另外，如非手术疗法无效者亦应改作手术治疗。

2. 手术治疗　多数情况下，只有通过手术治疗才能解除肠道梗阻，恢复肠道功能。只是有些情况需紧急手术，有些必先经过一段时间准备后才手术，另一些可先试用非手术治疗，如无效再手术。关键在于手术时机的把握，这取决于肠梗阻的严重程度、患者全身情况及发生肠绞窄坏死的可能性。一般地说，在没有发热、心动过速、白细胞上升及腹膜炎体征情况下非手术治疗是安全的；而出现以上任一情况则是手术治疗指征。

（1）术前准备：尽量纠正水、电解质紊乱和酸碱失衡，改善全身营养状况；留置胃肠减压以利于术野暴露及防止麻醉时误吸。

（2）手术方式：一般采用硬脊膜外阻滞麻醉，如患者一般情况较差，可采用气管内麻醉或静脉复合麻醉。多采用经腹直肌或正中切口。剖腹后检查有无腹水及其性质和数量。血性腹水提示有绞窄，混浊腹水提示有肠穿破、腹膜炎，淡黄腹水为单纯性梗阻。接着寻找梗阻部位，可先检查盲肠。如盲肠不扩张，说明为小肠梗阻，可循回肠自回盲部往上找到病变部。如盲肠扩张则顺扩张结肠往远侧找病变。根据发现的不同病因予以相应的手术处理。如为粘连索带压迫肠管就剪除此带；如为肠粘连成角或扭曲，作松解粘连将肠曲复位；如为肠套叠就予以整复；如为腹内外疝也予以纳回原处；如为肠腔内胆石、蛔虫或异物等可切开肠壁取出之。肠肿瘤或肠炎性狭窄应尽可能予以切除。有时造成梗阻的病因难以解除，如腹腔内广泛肿瘤复发或腹腔结核，可施行捷径手术，将梗阻近远两侧肠作吻合或近端肠腹壁造口术以解除梗阻。肠造口术主要适应于远段结肠梗阻，如乙状结肠或直肠肿瘤不能切除时，可作乙状结肠腹壁造口术。

当梗阻近侧肠管重度扩张使探查发生困难或妨碍手术的操作，可行扩张肠段的减压术。减压可通过肠壁戳口插管减压。如作肠切除，可在拟切除的肠段上戳口插管，也可将拟切除的肠段在切断前拉到远离手术野处切开减压后再切除。减压时需特别注意保护手术野，防止污染。

对于绞窄性肠梗阻，解除梗阻后要检查绞窄肠段有无活力。如切除很长一段可能存活的肠管，就可能使患者遭受短肠综合征之苦；反之，存留一段无活力的肠管可造成一场灾难。以下表现提示肠管已坏死：①肠色暗黑、无光泽并塌陷；②肠管无张力，刺激不能激发蠕动；③肠系膜终末小动脉无搏动。如有疑问，可用等渗盐水纱布热敷，或用 0.5% 普鲁卡因封闭肠系膜根部，甚可用纱条标记有疑问的肠段后放入腹腔，再观察 10~30min，倘若没有好转，说明肠管已坏死，应予切除。若患者一般情况极差，可行坏死肠段外置术。

近年来，腹腔镜手术治疗肠梗阻的报道越来越多，如腹腔镜粘连松解术、肠扭转复位术及腹腔镜结直肠癌根治术等，具有创伤小、术后恢复快等优点。但肠梗阻患者伴有腹胀及肠管扩张，腹腔镜手术时易出现肠管损伤和影响操作，因此需对接受腹腔镜手术的肠梗阻患者进行选择。

（3）术后处理：肠梗阻患者术前多有水、电解质紊乱和酸碱失衡，术后仍需积极纠正。手术后胃肠道动力功能的恢复较一般腹部手术后慢，约在第 5 天左右，禁食时间较长，需加强肠外营养。保持胃肠减压及其他减压措施通畅有效，降低肠管压力，加速肠壁循环的恢复，并减少毒素的吸收。术中如有切开肠管者，术后均应继续应用抗生素，至无感染征象。

二、粘连性肠梗阻

近年来腹腔内粘连而形成的粘连性肠梗阻已成为肠梗阻最常见的病因，占 32.0% ~ 44.0%。粘连性肠梗阻多表现为单纯性肠梗阻，少数也可转化成绞窄性肠梗阻，甚至以后者为首要表现。

（一）病因和发病机制

粘连性肠梗阻除极少数为腹腔内先天性因素，如先天发育异常或胎粪性腹膜炎所致外，大多为获得性。常见的原因为腹腔炎症、损伤、出血和腹腔内异物，如腹部手术、腹膜炎或腹腔内滑石粉或遗留纱布等。腹部放疗和腹腔内化疗也可导致粘连性肠梗阻。

腹腔内粘连的发生机制尚未明确，但粘连是腹膜自身生理功能的正常反应已被公认。腹膜除有润滑、吸收和渗出作用外，其防御和修复功能是形成粘连的内在因素。腹膜在受到上述创伤、炎症或异物刺激时，发生急性炎症反应而渗出含有大量含纤维蛋白原的液体。渗出物集中在受到刺激脏器的表面和附近，在几小时内即可凝固成纤维素性疏松的粘连，将相邻脏器的浆膜面粘在一起。这种纤维素性粘连如未被吸收，24h 后就有血管和成纤维细胞长入，最后形成牢固的纤维性粘连。

应该说创伤、炎症或异物刺激等必然引起肠粘连，但大部分不出现临床表现，小部分可有轻度阵发性腹痛。只有当肠曲粘连成团，影响蠕动波将内容物向前推进；或当粘连造成牵

新编普通外科与血管外科学

拉使肠曲折叠成锐角；或粘连形成支点，肠曲环绕而扭转；或粘连索带压迫肠曲；或肠曲在索带下形成内外疝，才产生肠梗阻。

（二）诊断

机械性肠梗阻，尤其是小肠的机械性肠梗阻均应考虑到有粘连性肠梗阻的可能。如果患者既往有腹部手术、创伤或腹膜炎病史，此种可能性更大。既往已有多次梗阻反复发作，考虑为广泛粘连形成的肠梗阻；既往无梗阻反复发作史，突然出现腹痛较剧伴有腹膜炎体征的急性梗阻，考虑为粘连索带引起的绞窄性肠梗阻。但最后诊断只能在剖腹探查术时才能做出。

（三）治疗

粘连性肠梗阻多数为单纯性梗阻，并且术后必然会形成新粘连，故首先应用非手术治疗。同一般的肠梗阻一样，有效的胃肠减压是一项非常重要的治疗措施。对于较低位的梗阻，还可应用 M－A 管。胃管内注入液状石蜡及中药（加减大承气汤等）往往可以奏效。非手术治疗同时做好术前准备。如果经 48h 正规非手术治疗无效，应及时手术，过长时间的非手术治疗可能会导致肠管水肿、缺血，需行肠切除，并且术后容易发生肠瘘、腹膜炎、腹腔内脓肿等并发症；疑有肠绞窄，也应及时手术；对反复频繁发作的粘连性肠梗阻也应考虑手术治疗。

手术治疗的目的是解除梗阻并防止复发。对小范围粘连或索带可用锐性分离，梗阻即可解除，并可将粗糙面内翻缝合以减少再粘连的机会。如肠曲粘连成团，难以分离且累及肠段不多时，可将该粘连团切除后作肠吻合。如难以分离且累及肠段较多时，可行短路手术。手术时应尽量保护肠管免受损伤，避免不必要的肠切除，短路手术时被旷置的肠段应尽量短，以免产生盲袢综合征。对于粘连较重、反复梗阻、曾多次行粘连松解术者，分离粘连后为防止再次粘连梗阻，有必要附加一种小肠排列固定术。1937 年 Noble 采用小肠平行排列，缝合固定，此手术操作费时，术后肠功能恢复较慢，现已很少应用。1959 年 Backer 在术中用导管作支架，经鼻插入小肠内，将小肠排列使其重新粘连成钝角，术后这一内支架一般保留 10～15 天或更久，也可作减压用。1960 年 Child 提出一种改良的手术方法，在分离粘连并排列好肠曲后用一长针和丝线在距肠壁约 3cm 处穿过各层肠系膜，然后在旁开 3cm 处穿回各层系膜，松松结扎，不可扎紧肠系膜血管。Child 手术操作相对简单，并发症少，效果优于 Noble 术。以上手术虽可使肠梗阻复发率降低，但易出现胃肠麻痹、长期慢性腹痛，有时出现导管拔除困难及肠瘘等。

（四）预防

预防粘连是解决粘连性肠梗阻的关键。彻底治疗腹腔内炎症将减少粘连性肠梗阻的发生。腹部手术是引起粘连性肠梗阻的最主要原因，所以外科操作时应尽量注意避免可诱发粘连的一些因素。手术操作轻柔、勿损伤肠管和其他腹内脏器的浆膜面；尽可能修复腹膜缺损，面积较大可用大网膜覆盖；尽可能保留大网膜，覆盖在小肠或吻合口表面防止与前腹壁粘连；避免腹腔内进入滑石粉或遗留纱布；尽可能应用刺激性较小的缝线，线头应剪短；注意无菌术，防止胃肠内容物外溢入腹腔，对于已外溢者，需彻底清洗腹腔；避免组织缺血，因缺血组织易产生粘连；闭腹前尽可能将腹内脏器放回原位。此外手术后宜早期起床活动和进食以促进肠蠕动恢复。如术后肠蠕动差可根据情况应用新斯的明等促胃肠

· 262 ·

蠕动药。

此外人们在预防粘连性肠梗阻上还作了很多实验研究。为防止术后腹腔渗出液中纤维蛋白沉淀凝固，人们曾试验肝素、双香豆素等抗凝剂。尚有人应用透明质酸酶、链激酶等以去除已形成的纤维蛋白。最近报道较多是将肠管和腹膜用化学生物可吸收膜隔离，如透明质酸钠或透明质酸磷酸钠缓冲液、右旋糖酐和羟甲基纤维素等。尽管以上报道很多，但至今仍无公认的有效可靠方法。

三、肠堵塞

肠腔可因蛔虫团、胆结石、粪块、柿石或其他异物等内容物堵塞而形成梗阻，这类梗阻大多为单纯性和不完全性。

（一）病因

蛔虫梗阻一般见于 13 岁以下的儿童，乃因大量蛔虫聚积成团，同时分泌毒素和机械性刺激引起肠管痉挛而造成梗阻。引起胆石性梗阻的结石直径一般在 2.5cm 以上，此类患者大多合并有胆囊与十二指肠、结肠或空肠瘘，结石通过此瘘口进入肠腔。胆石梗阻多见于老年女性。老年人合并有慢性便秘者，因无力排便，粪块干结成团，也可引起肠堵塞。吞食含鞣酸较多的食物，如柿子、山楂、黑枣等，食物中鞣酸遇胃酸变成胶状物质，进而也可引起肠堵塞。

（二）诊断

蛔虫梗阻常在病儿服驱虫药后发病，主要症状为脐周阵发性腹痛，可伴呕吐蛔虫，体检时可触及可以变形的条索状质软肿块，腹部 X 线平片除扩张的小肠肠曲外，常可看到梗阻处成团的蛔虫影。胆石性肠梗阻患者往往有胆石症发作史，腹部 X 线平片除肠梗阻的表现外，尚可见到胆管内气体显影，或看到肠腔内有胆结石阴影。粪块性肠梗阻体检时沿左侧结肠可扪及粪块，直肠指检更可触及大量干结粪便。

（三）治疗

蛔虫性肠梗阻一般采用非手术治疗。可经胃管注入氧气，注入量儿童每周岁 80 ~ 150mL，每次总量不超过 1 500mL；成人每次 2 000 ~ 3 000mL。次日可重复治疗 1 次。也可用氧气灌肠治疗，注氧量依病儿年龄而异：3 ~ 6 岁在 1 000mL 以下；7 ~ 10 岁 1 200mL；11 ~ 14 岁 1 500mL；成人可灌入 2 000mL。当上述非手术治疗无效或临床上出现绞窄征象时，应剖腹探查，切开肠壁取虫，必要时作坏死肠段切除。胆石性梗阻原则上应手术治疗。如结石能被捏碎可将结石捏碎并将碎屑送向远侧肠道而解除梗阻。如胆石不能捏碎就需切开肠壁取石。同时检查肠道内是否尚有其他胆石。合并肠坏死行坏死肠段切除术。如存在胆道肠道瘘，在患者情况许可下可一起予以治疗，如患者情况不许可，可手术恢复后再择期手术。粪块性肠梗阻也应首先试用非手术治疗，包括经胃管注入液状石蜡、肥皂水灌肠等，必要时用手指或器械将直肠下段干结粪便掏出。非手术治疗无效时采用手术治疗。

四、肠扭转

肠扭转指一段肠曲以其系膜的纵向为轴旋转 180° 以上甚至几转而造成肠梗阻，约占肠梗阻的 2.6% ~ 13%。

（一）发病机制

腹腔内各游离的肠段均可发生扭转，但以小肠和乙状结肠为多，盲肠少见。肠扭转大多是按顺时钟方向旋转。肠段扭转时造成肠系膜血管受压，是为绞窄性肠梗阻，当肠段扭转超过360°后静脉血流就停止，再进一步扭转，动脉血流也停止；肠段扭转还导致肠段两端均受压，形成闭袢性肠梗阻，因此肠扭转容易造成肠坏死穿孔。

肠扭转的发生首先须具有解剖因素，如肠系膜过长和根部较窄或盲肠过分游离。除此外，肠粘连也可使肠曲以此粘连点为轴心而扭转。肠扭转的发生还需要一定诱因。一段肠曲重量增加，如有些儿童肠道内大量蛔虫聚集成团或有些老年人患习惯性便秘甚或饱餐后，易使此段肠曲发生扭转。剧烈运动时由于体位突然改变，充盈的肠曲随体位变动的惯性作用而发生扭转。另有部分患者并无明显原因可见，扭转可能与肠动力改变有关。

（二）诊断

小肠扭转发病急骤，表现为中上腹或脐周持续性腹痛伴阵发性加重，多剧烈，可牵涉到腰背部，恶心呕吐早而频繁。体检可见全腹膨隆，伴压痛，肌紧张不明显，肠鸣音多减弱。小肠系膜根部扭转时，大量血浆成分丧失，在短时间内就可发生低血容量性休克。腹部 X 线平片上可见扩张的小肠肠袢呈小跨度并有位置和排列的紊乱，若为全小肠扭转，可仅为胃十二指肠扩张，而小肠本身充气不多。

乙状结肠与盲肠扭转均可分两型，急性型发病急，多见的是亚急性，发病较缓慢，可有类似发作史。乙状结肠扭转腹痛多位于左下腹部，恶心呕吐轻而腹胀明显，体检时可扪及一巨大肠曲从左下腹往上伸展到中腹部或全腹部，腹部 X 线平片上可见巨大的双腔肠袢，自盆腔可达膈肌，立位时可见两个液平面，小量钡剂灌肠可见钡剂受阻，尖端呈"鸟嘴状"或螺旋形；盲肠扭转腹痛位右下腹部，也多伴有明显腹胀，腹部 X 线平片上除扩大充气的盲肠外，有时可在其右侧或下方见到回盲瓣所形成的 V 形切迹，钡剂灌肠可见钡剂受阻于横结肠或肝区处。

（三）治疗

肠扭转可在短时间内发生肠绞窄坏死及休克等，死亡率高达 15% ~40%，因此除少数早期患者外，应及时予以手术治疗。

乙状结肠扭转如临床上无绞窄或腹膜炎表现，可经乙状结肠镜插管减压复位。如排出大量气体和粪水，腹痛等症状改善，表明复位成功，再留置肛管 2 ~3 天以利肠功能恢复。有报道应用纤维结肠镜复位，可治疗乙状结肠镜无法到达的高位扭转。如复位失败，插管后见血性粪水，有腹膜炎或肠坏死征象应急诊手术。

肠扭转的手术治疗包括扭转复位术和肠切除术。将扭转的肠袢反旋转复位，如肠袢血供良好，还须解决复发问题：小肠一般不予处理；对于移动性盲肠可将之与旁沟缝合固定；过长的乙状结肠可平行折叠后固定于横结肠内侧，也可切除过长的乙状结肠。如见肠坏死，须将坏死肠段切除，小肠一期吻合，乙状结肠除极少数情况极佳患者外，以一期造瘘二期吻合为妥。

五、肠套叠

一段肠管套入相连接的另一段肠管内称为肠套叠，是婴儿肠梗阻最常见原因，成人肠套叠少见。

（一）病因

肠套叠分原发性和继发性。原发性肠套叠多见于小儿肠套叠，一般无明确原因，考虑与饮食、气候变化等导致肠痉挛和肠蠕动异常有关。成年人肠套叠一般均有明确原因，多数肠管内壁长有息肉、乳头状腺瘤或有梅克尔憩室内翻入肠腔等，在蠕动波推动下，牵拉该段肠管一起套入远侧肠腔内而形成肠套叠。

肠套叠由鞘部和套入部组成，套入部又分顶部和颈部。一般为近侧肠管套入远侧肠管内，最多见的为回盲型，即回肠套入盲肠内。套入部系膜血管为鞘部挤压而使套入肠管充血、水肿以至坏死。肠套叠发生后，只要肠系膜够长且肠管可活动，套入部的顶部可继续向前推进到左侧结肠。

（二）诊断

小儿肠套叠典型临床表现为阵发性腹痛、血便和腹块。腹痛为突发性，表现为幼儿突然阵发性啼哭伴脸色苍白，持续几分钟后静止，间隔 15min 到半小时左右又反复发作。约90%病儿在发病 2h 内排果酱样黏液便，直肠指检可见指套染血；体检时在多数患者可扪及典型的腹块。应在发作间歇期检查，肿块质韧，常呈红肠样。部位随套叠类型而异，常见的回盲或回结型可在右上腹扪及肿块并伴有右下腹空虚感，此征象（Dance 征）被认为有诊断意义。肠套叠发作时还可有呕吐胆汁、腹胀、发热等肠梗阻症状。

只有 25% 左右的成人肠套叠患者同时具有以上的三大症状，绝大多数患者具有不同程度的腹痛，约 60% ~ 80% 的患者伴有腹块，便血较少见，约见于三分之一患者。成人肠套叠大多有慢性反复发作史。

放射学检查有重要诊断价值。钡剂灌肠时可发现钡剂在套叠顶部受阻，并在外鞘和套入部顶部处进入肠壁间，造成典型的杯口形影像。B 超可发现套叠肠段，并且无创，对钡剂无法到达的上段小肠套叠和危重患者有意义，但易受肠腔胀气影响。

（三）治疗

对早期的小儿肠套叠宜先应用钡剂（或盐水、空气）灌肠复位，疗效可达 90% 以上。在荧光透视监视下将钡剂盛器提高到距床 1m 处渐渐灌入，可看到套入的肠管逐渐逆行脱回，钡剂逆流入近段小肠，病儿排出染血的钡剂及大量粪便和气体，表明完全复位。也可用盐水代替钡剂灌肠，但不能监视套叠脱出的进展。空气灌肠复位压力平稳，复位迅速，初起用 8.0kPa（60mmHg），可逐步加压到 10.6kPa（80mmHg），至完全复位为止。

患者有腹膜炎或外周循环衰竭现象时不可作灌肠复位。灌肠复位失败者也应及时手术复位。对于成人肠套叠一般有诱发病变须处理，所以原则上均应手术。手术复位时用手指轻柔地在远端将套入部顶部向近侧挤压，至套入肠段全部复位为止，绝不可牵拉套入的肠段。有时挤压复位有困难，可试用 Cope 法，即用一小手指插入外鞘和返折肠段间轻轻分开粘连以助回复。如手法不能复位，或发现肠坏死，就需切除套叠肠段后作肠吻合。成人肠套叠手术复位后应仔细检查顶部肠壁有无息肉等病变，如有应予以处理。

六、腹内疝

腹腔内容物经腹腔内正常或异常的孔隙突入腹腔裂隙中称为腹内疝。按有无疝囊分为真疝和假疝两种。

（一）病因和病理

1. 先天性因素　胚胎发育过程中，中肠会发生旋转，如果旋转方向或角度出现偏差可使小肠系膜、回盲部不能固定于后腹膜的正确位置，造成十二指肠旁疝或结肠系膜疝。发育过程中留下的某些隐窝或孔道过宽过深也可形成腹内疝，如 Winslow 孔疝、膀胱上疝。肠系膜发育不全留有缺损或孔隙可发生小肠系膜疝。

（1）十二指肠旁疝：是最常见的先天性腹内疝（图 8 - 1）。以左侧多见，约占该型腹内疝的 75%，肠管或网膜组织疝入十二指肠升部的左侧隐窝（Landzert 隐窝）；右侧十二指肠旁疝为疝内容物进入十二指肠水平部和十二指肠空肠曲下方的隐窝（Waldeyer 隐窝）。

（2）盲肠旁疝：盲肠周围有数个隐窝，包括升结肠内侧末端回肠上方的回结肠隐窝，回盲部下方的回盲肠隐窝和盲肠下后方的盲肠隐窝。疝内容物可从上述隐窝疝入，疝囊位于盲肠及回盲部的间隙。

（3）结肠系膜疝：横结肠系膜及乙状结肠系膜疝较少见，疝环为横结肠系膜或乙状结肠系膜根部与后腹膜之间的隐窝。

（4）其他内疝：Winslow 孔疝少见，腹腔内容物经 Winslow 孔疝入小网膜囊。另外还有较罕见的膀胱上疝和盆腔疝，后者包括阔韧带疝、直肠旁疝和 Douglas 窝疝。

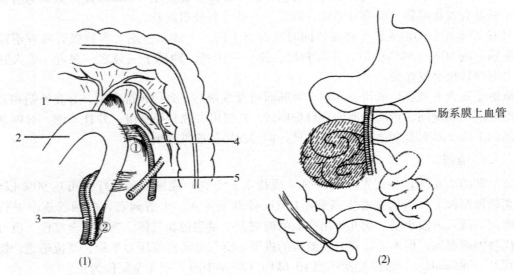

图 8 - 1　十二指肠旁疝

（1）疝的入口：1. 结肠中动脉；2. 十二指肠；3. 肠系膜上动、静脉；4. 肠系膜下静脉；5. 左结肠动脉；①十二指肠升部左侧的 Landzert 隐窝；②十二指肠水平部下方的 Waldeyer 隐窝；（2）右十二指肠旁疝从 Waldeyer 隐窝处疝入

2. 获得性因素　腹部手术、腹腔内感染、腹部外伤均可导致腹腔内容物与腹壁间、腹腔内容物之间形成粘连或粘连束带，肠管经这些粘连造成的非正常间隙疝入成为腹内疝。

（二）临床表现

腹内疝如果疝环的口径较大，疝内容物进出自由，可没有或只有较轻的不适症状。但腹内疝通常有腹胀、腹部隐痛、恶心等慢性肠梗阻的临床表现。如疝环口较小，肠管进入疝环后发生嵌顿，则会有急性肠梗阻的临床表现，严重者可发生绞窄性肠梗阻。胃肠造影和腹部CT扫描能较准确地诊断各种类型的腹内疝。多排螺旋CT因可在工作站中重建图像从而明确腹腔内容物间的解剖关系，故在诊断腹内疝时有重要的使用价值。

先天性腹内疝在未发生疝嵌顿、肠梗阻时无特征性临床表现，诊断较困难，常于急性肠梗阻手术时发现。腹腔手术后发生肠梗阻，应考虑获得性腹内疝的可能。

（三）治疗

一旦确诊为腹内疝一般均须手术治疗。先天性腹内疝的疝环缘多有重要血管或器官，在将疝内容物复位时不可强行扩张或任意剪切疝环以免误伤。这就要求术者熟悉各种先天性腹内疝的解剖毗邻关系，术中作相应处理。如：十二指肠旁疝只能在疝环下方剪开；Winslow孔疝可作Kocher切口充分游离十二指肠以扩大疝环回纳疝内容物；行获得性腹内疝手术时应找到形成疝环的粘连部位或粘连索带，予以分离松解。无论先天性或获得性腹内疝在解除嵌顿后还应检查疝内容物的血供情况，如有肠绞窄应行坏死肠段切除再行肠吻合。在疝内容物复位后应缝闭造成腹内疝的孔隙以免复发。

七、假性肠梗阻

肠道假性梗阻是一类临床病症，具有肠梗阻的共同症状和体征。其范围可局限或广泛，但均无肠腔内外阻塞的过程。分急性和慢性二型，急性型多见于慢性疾患或者老年患者，常有致病因素；而慢性型常无明确的致病原因，甚至有的患者经手术而仍未能解除症状的。

（一）病因

假性肠梗阻多见于某些疾病的过程中，下列疾病可导致假性肠梗阻：①腹膜刺激：胰腺炎等；②中毒性巨结肠症；③小肠憩室；④血管结缔组织疾病：硬皮病、皮肌炎、系统性红斑狼疮等；⑤肌肉浸润性疾病：淀粉样变性、蜡样变性、非热带腹泻等；⑥精神病；⑦药物源性：神经节阻滞药、抗抑郁药、强安定药、泻药、利尿剂等；⑧电解质紊乱：低钾、低氯、低镁、高镁、尿毒症；⑨内分泌失调：甲状腺功能低下、糖尿病、甲状旁腺功能低下等；⑩血紫质症；⑪与肠道无关的肿瘤：嗜铬细胞瘤、分泌胰高血糖素的肿瘤、多发性骨髓瘤等；⑫手术创伤：空回肠旁路手术、脊柱骨折、椎间盘突出等；⑬神经系统疾病：帕金森病、家族性退行性病。

临床上与外科关系最为密切的是急性假性结肠梗阻，又称Ogilvie综合征。手术、创伤、感染、呼吸系统、心血管系统疾病以及代谢、神经系统紊乱均可诱发该疾病，病变多位于盲肠、升结肠和横结肠，其病理生理变化与远端结肠机械性梗阻相似，后期发生肠穿孔的概率为3%～15%，由此导致的死亡率为50%。盲肠直径＞10～20cm超过6天者肠穿孔概率大大增加。

原发性肠道假性梗阻综合征是指没有其他全身疾病的假性肠梗阻，原因不明，多为慢性，有遗传倾向。有人认为P物质和维生素E缺乏与本综合征的发生有关。P物质使平滑肌收缩和使神经去极化，维生素 E 缺乏引起蜡质样色素沉着症，可能是造成肠蠕动减退和脂肪痢的一个因素。病理表现不一，可有肠道平滑肌变性、病理性肥大、施万细胞增殖、肠系膜嗜银神经细胞变性、神经节钙化等，也可无任何病理变化。

（二）诊断

假性肠梗阻的临床表现多样，无特征性，与机械性肠梗阻不易鉴别。有引发假性肠梗阻的疾病史或有肠梗阻手术探查阴性史者，应考虑有假性肠梗阻可能。X 线摄片可见不同程度的十二指肠或近端小肠胀气。经胃管小肠低张造影有鉴别价值，机械性肠梗阻造影剂到达梗阻部位时间一般在一小时以内，假性肠梗阻造影剂到达结肠时间一般要超过 4h。食管测压常显示食管下段括约肌压力降低和远端蠕动紊乱，十二指肠和结肠测压也见异常，有诊断价值。原发性肠道假性梗阻综合征者还可有体温调节受损、神经源性膀胱等自主性功能异常的表现，肾盂造影显示输尿管、膀胱扩张，平滑肌运动节律异常。

通常，空腔脏器动力障碍累及范围越广泛，假性肠梗阻可能性越大，对病变局限者要仔细分析，不要贸然下定论。

（三）治疗

原则上以非手术治疗为主，包括胃肠减压、抗生素、营养支持等，假性结肠梗阻还可经肛管排气。患者情况允许，每小时改换左侧和右侧卧位有助于患者恢复。病因明确者须对原发病进行处理。新斯的明是唯一有确切疗效的药物。西沙比利刺激肌间神经释放乙酰胆碱，对假性肠梗阻有一定疗效。胍乙啶、促胃液素、甲氧氯普胺、类固醇、酚苄明、缩胆囊素和 α 前列腺素 F_2 等药物也曾用于假性肠梗阻的治疗。以上治疗的长期疗效都不确切。

纤维结肠镜置入扩张肠段吸引有助于肠管减压，还可留置引流管持续减压。

手术治疗有三种情况：①急性发作与机械性肠梗阻无法鉴别者行探查手术，对病变肠管行全层切取活检，以明确病因。②药物治疗无效，行对症手术治疗。食管动力障碍为主，行食管气囊扩张术；胃十二指肠动力障碍为主，行迷走神经切断术、幽门成形术或胃空肠吻合术；小肠动力障碍为主，行胃空肠吻合术。对于反复发作者，有人主张行永久性胃造瘘术，平时封闭，急性发作时开放瘘口减压，可减少患者住院治疗时间。③已确诊为假性肠梗阻，但肠管极度扩张者，行减压手术。资料表明盲肠直径超过 14cm 时，穿孔发生率达 23%，因此对盲肠直径超过 12cm，症状不能缓解，应行盲肠置管减压或盲肠造瘘术。切忌行扩张肠段远端造瘘。

应该说，假性肠梗阻的诊断和治疗上还有很多问题没有解决，对待此类患者的处理还须慎重，不可贸然行事。

八、术后早期炎症性肠梗阻

术后早期炎症性肠梗阻是指发生在腹部手术后早期（1~2 周），由于腹部手术创伤或腹腔内炎症等原因导致肠壁水肿和渗出，形成的一种机械性和动力性因素同时存在的粘连性肠梗阻，如处理不当，可导致肠瘘、短肠综合征甚至死亡等严重后果。

（一）病因

腹部手术后并发的肠梗阻有许多种类型，其发生原因也各不相同。术后早期炎症性肠梗阻的发生原因之一为腹部手术操作范围广、创伤重，对胃肠道功能的恢复影响较大，尤其是胃肠道手术、短期内反复手术、广泛分离肠粘连、腹膜炎、肠排列等。另一重要原因为腹腔内无菌性炎症，如腹腔内积血、积液、腹腔内异物或坏死组织等无菌性炎性物质残留。此时肠浆膜层有炎性渗出，肠管相互粘连，有时还可出现成角现象。术后早期炎症性肠梗阻不同于术后内外疝、肠扭转或吻合口狭窄等机械性肠梗阻和腹腔内或腹膜后感染、水电解质紊乱引起的肠麻痹。

（二）诊断

术后早期炎症性肠梗阻与其他类型的肠梗阻具有相同的临床表现，即腹痛、腹胀、呕吐、停止排便排气。绝大多数术后早期炎症性肠梗阻发生在腹部手术后 1~2 周。术后早期患者可有少量排便或排气，但进食后马上出现梗阻症状，具有特征性。腹痛不显著，如患者出现剧烈腹痛，应警惕机械性或绞窄性肠梗阻的可能。由于梗阻原因中有麻痹因素，故只表现为胃肠道不通畅，而腹胀不如机械性或麻痹性肠梗阻显著。腹部触诊在肠管粘连最严重的部位有明显的柔韧感，一般在脐周或切口下方，无明显包块；叩诊多为实音；听诊肠鸣音多减弱、稀少或消失，无金属音或气过水声，梗阻解除，肠鸣音恢复。腹部 CT 检查可发现肠壁水肿、肠管粘连、肠腔积液以及肠管均匀扩张等，有重要参考价值。

（三）治疗

术后早期炎症性肠梗阻的基本治疗原则与其他肠梗阻相同，包括禁食、胃肠减压和纠正水电解质紊乱等。术后早期炎症性肠梗阻病程较长，长时间的禁食造成患者营养状况恶化，应予以正规的肠外营养，必要时予以血浆、白蛋白等。大量的消化液积聚在肠腔内，加重肠壁水肿，不利于肠功能的恢复，应给予生长抑素以减少消化液的分泌量，缩短病程。肾上腺皮质激素能有效减轻炎症，通常予以地塞米松 5mg 静脉推注，每 8h 一次，一周后逐渐停药。当腹部变软，肠鸣音逐渐活跃，可逐渐停用生长抑素和肾上腺皮质激素。新斯的明、西沙必利等药物有助于胃肠道动力的恢复。

术后早期炎症性肠梗阻很少造成绞窄性肠梗阻，不应急于通过手术来解除梗阻。由于肠壁高度水肿并致密粘连，强行分离可导致病情进一步加重，并可导致机械性肠梗阻。更严重的是肠壁水肿，愈合能力差，手术极易造成肠瘘，并可因多次行肠切除术而导致短肠综合征。因此治疗术后早期炎症性肠梗阻应严密观察，耐心等待，多数患者治疗 2~4 周后症状可逐渐缓解，切忌贸然手术，造成不可收拾的后果。当然病程中肠梗阻的症状和体征加重，甚至出现绞窄性肠梗阻迹象，应立即调整治疗方案，直至手术治疗。也要提防将机械性肠梗阻诊断为术后早期炎症性肠梗阻，导致肠绞窄。

（贾廷印）

第六节　小肠憩室病

小肠憩室是一种较常见的消化道疾病，是指由于肠腔内压力影响或先天性肠壁发育缺陷，薄弱肠壁向外膨出所形成的袋状突起，或者因胚胎期卵黄管回肠端未闭而形成的 Meckel 憩室。前者憩室壁因不含肌层，称为假性憩室，后者则为真性憩室。

小肠憩室按发生部位可分为十二指肠憩室，空肠、回肠憩室，以及 Meckel 憩室，其中以十二指肠憩室最多见，钡餐检查发现率为 3%~7%，空肠、回肠憩室发现率次之，Meckel 憩室最少见，发现率仅为 1% ~2% 。本节主要讨论空回肠憩室和 Meckel 憩室。

一、空肠、回肠憩室

空肠、回肠憩室中以空肠憩室为多，且 2/3 为多发性憩室。回肠憩室则少见，同时累及空肠、回肠者更为罕见。男性发病率是女性的 2 倍，最常见于 70 岁以上的老年人。

1. 病因病理　发病原因尚不清楚。憩室壁主要由黏膜、黏膜下层和浆膜层组成，肌层极少或缺如。憩室一般位于小肠系膜缘，但亦可位于对系膜缘侧。肠系膜两叶附着处之间和穿入肠壁肌层的两支纵行血管之间的局部肠壁常较薄弱。进入肠壁的动脉在空肠上段较粗，往下逐渐变细，到回肠末端又变粗。进入肠壁的血管越粗，该处的肠壁也越薄弱，所以小肠憩室多位于空肠上段和回肠下段。由于黏膜通过肠壁薄弱部分向肠腔外突出，可发生不协调的肠蠕动亢进，即所谓的"空肠运动障碍"。

2. 临床表现　空肠、回肠憩室一般无任何自觉症状，少数患者有模糊的消化不良、餐后不适、腹鸣音等症状，但这些症状均缺乏特异性。患者有明显腹部症状而就诊时，往往提示伴有并发症出现：①憩室炎和憩室穿孔：憩室内异物容易积聚或肠石存留，反复刺激黏膜，可引起炎症。如果异物堵住狭窄的憩室口，细菌在内滋生感染，憩室内压力增高，最终可导致憩室穿孔，出现弥漫性腹膜炎、局限性脓肿，或形成肠内、外瘘。患者感觉明显腹痛，疼痛可扩散至全腹，并伴有明显的腹部压痛，肠鸣音消失等腹膜炎征象，以及体温升高，脉搏增快等全身反应。②出血：肠黏膜溃疡可导致大量和反复出血，与胃十二指肠溃疡出血相似，所以在为消化道大出血的患者施行手术时，如果未发现有消化性溃疡，应注意检查有无憩室。③梗阻：炎症引起的粘连，憩室所在部位肠袢扭转或巨大憩室压迫周围肠管可引起肠梗阻。④代谢方面紊乱：空回肠在正常空腹时是无菌的，发生憩室后可继发混合性大肠杆菌生长，导致消化紊乱和维生素 B_{12} 吸收障碍，患者出现脂肪痢和巨幼红细胞贫血。

3. 诊断　凡有消化不良和餐后不适等症状而常规检查不能确诊的患者，均应怀疑消化道憩室。腹部隐痛或反复发作的腹部绞痛，常提示有亚急性肠梗阻。腹部平片显示散在性含气囊袋阴影时提示憩室的存在。钡餐 X 线检查可以进一步帮助确诊，可见造影剂进入憩室内，肠道黏膜延续完整，表现为肠道一侧囊袋状龛影。也有人认为螺旋 CT 对小肠憩室诊断更有效。

4. 治疗　空肠、回肠憩室大部分可内科保守治疗，通过适当增加粗纤维饮食，解痉、抗生素抗炎以及补充维生素 B_{12} 等处理，症状一般会缓解。在内科治疗无效或有严重并发症时，考虑手术治疗。

手术采用右侧脐旁或经腹直肌切口。术中仔细寻找憩室，特别注意憩室多发情况。单个憩室只需行单纯憩室切除术，对于较集中的多发憩室，可切除该段肠袢并行端端吻合术。如多发憩室散在整个小肠，应限于切除最大憩室所在肠段。在大出血、憩室穿孔等紧急情况下只应切除有并发症的憩室所在肠段。

对于腹部其他手术时发现的无症状憩室，如憩室较大，可手术切除，对小的多发憩室一般不作处理。

二、Meckel 憩室

Meckel 憩室在小肠憩室中最为少见，为胚胎期卵黄管退化不全所致。男性发病多于女性，比例为 2：1。大多数人终生无症状，出现症状时多为发生了各种并发症。任何年龄可出现临床症状，但大多数见于 2～3 岁以内的婴幼儿期，成人后很少再出现症状。

1. 病因病理

（1）病因：胚胎在正常发育早期，卵黄囊与中肠通过卵黄管相通。胚胎第 7 周时卵黄管逐渐萎缩，管腔闭锁形成纤维索带，出生后很快从肠壁脱落消失。发育异常时，由于退化不完全，卵黄管可全部或部分残留形成各种类型的畸形：①脐肠瘘或脐窦，即卵黄管未闭，肠与脐相通，或肠端已闭合而脐端开放。②卵黄管囊肿，即卵黄管两端均已闭合，未闭合的中间部分由于分泌液的积聚而形成囊肿。③Meckel 憩室，为卵黄管靠近回肠侧未闭合而形成的指状或囊状结构，最多见。

（2）病理：Meckel 憩室多数位于距回盲瓣约 100cm 的回肠末段，一般长约 4～5cm，偶可达 20cm。憩室腔较回肠腔窄，一般直径为 1～2cm。与空肠憩室开口肠系膜缘不同，95% Meckel 憩室开口于肠系膜对侧缘，仅 5% 开口靠近回肠系膜，盲端常游离于腹腔，顶部偶有纤维索条与脐部或腹壁相连。Meckel 憩室有自身的血供，组织结构与回肠基本相同，但憩室内常伴有异位组织，如胃黏膜（80%）、胰腺组织（5%）、十二指肠黏膜、结肠黏膜组织等。异位组织黏膜能分泌消化液，可引起溃疡、出血或穿孔。

2. 临床表现　临床症状与发生以下并发症有关。

（1）下消化道出血：出血多见于婴幼儿，约占 Meckel 憩室并发症一半以上，为异位胃黏膜分泌胃酸导致回肠溃疡所致。急性出血时便血鲜红，短期内可发生失血性休克。慢性长期出血可引起严重贫血。出血常反复出现，检查腹部无阳性体征。

（2）肠梗阻：张于憩室顶端和腹壁的纤维索带可压迫肠管，或以索带为轴心发生的肠扭转，以及憩室带动回肠形成的回结型肠套叠，均可导致急性肠梗阻，常为绞窄性，起病比较急骤，病情严重，很快发生肠坏死及全腹膜炎。

（3）憩室炎及穿孔：憩室有异物存留或引流不畅时可发生炎性病变。慢性憩室炎患者可有反复右下腹隐痛，急性憩室炎除腹痛加重外，还可引起憩室坏疽性穿孔，此时腹痛突然加剧，呕吐和发热，腹部检查右下腹或脐下明显的腹膜炎体征。急、慢性憩室炎注意与急、慢性阑尾炎鉴别。

（4）憩室肿瘤：憩室偶然会发生良性肿瘤（平滑肌瘤、脂肪瘤、神经纤维瘤、腺瘤）、恶性肿瘤（平滑肌肉瘤、腺癌、类癌）以及囊肿。

（5）其他：憩室自身扭转也可发生坏死；憩室滑入腹股沟管疝囊内形成 Littre 疝，嵌顿后会引起不完全性肠梗阻症状。

3. 诊断　Meckel 憩室并发症与急慢阑尾炎、阑尾坏疽穿孔、其他原因引起的肠梗阻以及下消化道出血等疾病的临床表现相似，诊断比较困难，多数患者需要手术探查才能明确诊断，但在儿童期出现上述临床表现，尤其是 5 岁以下小儿有反复便血者，均应考虑本病的可能。腹部体检时发现有脐瘘或脐窦，有助于确诊。

钡餐 X 线检查偶可发现 Meckel 憩室，诊断率较低。由于异位胃黏膜对锝元素有摄取浓聚的特性，故利用 ^{99m}Tc 同位素扫描检查具有诊断意义，准确率可达 70%～80%。

4. 治疗　对于已出现并发症的 Meckel 憩室，均应行手术切除。较小憩室可楔行或 V 形切除 Meckel 憩室所在部分回肠壁，烧灼残端，横行缝合缺口两端肠壁，防止肠腔狭窄。对于巨大憩室或有溃疡出血、憩室穿孔、恶性肿瘤等严重并发症患者，主张将憩室及其所在一段回肠一并切除，行端端吻合术。术中发现有纤维索带压迫肠管、肠扭转、肠套叠等情况，解除梗阻后应仔细检查肠管活力，切勿将活力可疑肠段未经处理就送回腹腔。

对于其他疾病腹部手术时意外发现的无症状憩室，切除与否仍有争议。有学者认为，如果患者情况允许，尽量切除憩室以免后患。也有人认为 Meckel 憩室出现并发症的比例很低，成年后几乎很少发生症状，切除憩室不仅没有必要，还会增加术后并发症。一项研究显示，40 岁以下男性，憩室长于 2cm 者有较高危险性，应考虑行憩室切除。

（贾廷印）

第七节　急性出血性坏死性小肠炎

急性出血性坏死性小肠炎是小肠广泛出血及坏死的一种急性疾病，发病急，病程凶险，病死率高，如果得不到及时有效的治疗，则会促进病情恶化，加速死亡。急性出血性坏死性小肠炎既是一种内科性疾病，又是一种外科性疾病。临床主要以腹泻、便血、腹痛、发热及全身中毒症状为主要表现，病变主要发生在空肠、回肠、十二指肠，也可累及结肠和胃。四季均可发病，春季最多，夏秋季次之；儿童发病率较高，青少年次之；男性高于女性，病死率为 20% ~ 30%。

一、诊断思路

（一）病史要点

病史包括：①腹痛：起初腹痛较轻，1 ~ 3 天后加重，为持续性疼痛伴阵发性加剧。本病的腹痛错综复杂、变幻多端。急性出血性坏死性小肠炎的表现与外科临床上一般常见的急腹症相比较是非常不典型的，疼痛部位在脐周或上腹、左上腹，甚至全腹，压痛与疼痛部位一致，这主要是由于急性坏死性肠炎的病变部位与范围有关。②腹泻：由腹泻者占 84.3%，每日 2 ~ 10 次。初为水样便，血便为本病特征之一，鲜红、暗红或有白色腐肉样黏膜碎屑，无黏液和脓液，粪质恶臭，便前常有腹痛。③恶心呕吐：早期即可出现，重者吐咖啡样物质，有时吐出胆汁。④发热：多为中度或低度，少数可达 39% 以上。⑤全身中毒症状：常出现急腹症样面容，面色苍白、冷汗、无力、口唇发青紫。重症者在病后 1 ~ 2 天腹痛剧烈，呕吐频繁，大量血便导致失血，肠坏死毒素吸收，不久即出现休克，也可以出现高热抽搐、昏迷，转入严重休克。

（二）查体要点

腹部体征相对较少。有时可有腹部饱胀、见到肠型。脐周和上腹部可有明显压痛。早期肠鸣音可亢进，而后可减弱或消失。

（三）辅助检查

1. 常规检查　腹部 X 线平片及透视：左上腹及中腹小肠充气、膨胀、瘀血，肠腔扩张，肠间隙变宽，肠壁厚度不一，黏膜皱褶变粗，肠壁张力和蠕动减弱。腹腔镜检查：可见肠管充血、渗出，血管扩张、水肿、出血，肠壁粗糙、坏死、僵硬、粘连，对诊断有帮助。

2. 其他检查　实验室检查：不同程度贫血，白细胞可达（8～50）×10^9/L，明显左移，可有中毒颗粒，血沉增速，大便隐血阳性，镜下大量红细胞和白细胞。尿蛋白、细胞及管型尿。

（四）诊断标准

本病临床分为四型。①毒血症型：出现高热、寒战、神志淡漠、嗜睡、谵语、休克等表现，常在发病1～5天内发生，病死率很高，手术往往证实肠坏死。②腹膜炎型：有明显腹痛、恶心呕吐、腹胀及急性腹膜炎征象，受累肠壁坏死或穿孔，腹腔内有血性渗出液。③肠梗阻型：有腹胀、腹痛、呕吐频繁，排便、排气停止，肠鸣音消失，出现肠型和包块，X线有改变。④肠出血型：以血水样或暗红色血便为主，量可多达1～2L，明显贫血和脱水。

二、治疗措施

本病治疗以非手术疗法为主，加强全身支持疗法、纠正水、电解质失常、解除中毒症状、积极防治中毒性休克和其他并发症，必要时才予手术治疗。

（一）非手术治疗

（1）卧床休息与禁食：禁食是一项重要的治疗措施，轻者7～8天，重者禁食14～21天，疑诊时即应禁食，确诊后更应禁食，腹胀者应早做胃肠减压。当有腹膜炎及梗阻时，胃肠减压更显得尤为重要。

（2）静脉补充液体：每日2 000～3 000mL，补充电解质、维生素，特别是钾，必要时输血和血浆，有条件给予静脉营养或抑制肠道分泌的药物。

（3）抗生素：消灭病原和防止继发感染。口服或静脉给氯霉素、阿米卡星、庆大霉素、头孢三代抗生素及抗厌氧菌的甲硝唑、替硝唑等。

（4）抗休克，早扩容：在补充液体基础上，早用扩血管药物，以改善微循环，并适当应用升压药物及右旋糖酐、全血、血浆等。

（5）早期应用糖皮质激素可减轻中毒症状。

（6）止血、解痉、镇静等药物的应用。

（7）加强护理：保温，加强口腔及皮肤清洁和护理，及时清除鼻、咽部分泌物，保证氧气供给，做好隔离防止交叉感染。

（二）手术治疗

当出现腹膜炎、肠梗阻、严重便血和难以纠正的中毒性休克时，应及时考虑外科手术治疗。

1. 腹膜炎　急性腹膜炎是本病常见的并发症，当炎症达到深层时，即可出现某种程度的腹膜炎，在临床上呈现腹痛、压痛、反跳痛、肌紧张。当腹膜炎较轻时，仍可用非手术疗法，密切观察病情变化，如较重（怀疑有肠穿孔）或伴休克时，宜早行手术。术后要注意预防腹腔残余脓肿的形成和肠瘘形成。

2. 肠梗阻　肠管病变广泛或肠麻痹、肠粘连或偶尔肠套叠易发生明显肠梗阻。手术时应注意对有病变的切除，否则术后仍可能出现上述症状。手术后及恢复期的肠梗阻，多见于粘连及恢复期的肠狭窄，可能与切除病变肠管不足有关。手术中重视操作，关腹前对肠管要注意排列。

3. 严重便血　经内科治疗未能控制者，应在积极输血治疗的同时积极手术治疗。这类患者往往需早下决心切除所有病变的肠管。手术宜早实施，医师要衡量利弊，早作判断。等患者出现出血性休克时，治疗往往很棘手。

4. 中毒性休克　当出现中毒性休克，又是在内科有效治疗下，疗效不能改善时，宜尽快施以手术治疗。休克早期出现可能因为病原在短时间内大量繁殖产生大量毒素有关，及时处理病变肠管及清理腹腔渗液对治疗是有益的。

手术方法：①肠管内无坏死或穿孔者，可予普鲁卡因肠系膜封闭，以改善病变段的血液循环；②病变严重而局限者可做肠段切除并吻合；③肠坏死或肠穿孔者，可做肠段切除、穿孔修补或肠外置术。

（贾廷印）

第八节　克罗恩病

克罗恩病是一种病因尚不明确的胃肠道慢性非特异性炎症。1932 年 Crohn 等介绍了一种好发于末段回肠的炎症病变，称之为末段回肠炎。多见于年轻人，常导致肠狭窄和多发瘘。1934 年 Brown 等提出局限性肠炎的名称。由于 Crohn 将本病与其他慢性远段小肠炎性病变相区别，所以公认本病为克罗恩病（Crohndisease）。其临床特点为：病变呈节段性或跳跃式分布，病情进展缓慢，临床表现呈多样化，易出现梗阻或穿孔等各种并发症以及手术后复发率高等。内科、外科治疗都可以缓解病情，如手术能切除病变肠段则可以较长时间缓解症状。

一、流行病学

本病见于世界各地，但以北欧、北美为高发区。我国的确切发病率尚不清楚，但国内本病的发病率较低，如 2000 年第六届全国胃肠外科学术会议仅有两篇报道，分别为 24 例和 16 例。本病可见于各种年龄，以青壮年为多，发病年龄多为 20～40 岁。男女性间发生率无明显差别。

二、病因

克罗恩病的发病机制尚未完全明了，有遗传、免疫、炎症细胞因子和介质等参与发病，构成肠黏膜炎症和肠动力紊乱。虽然多种因素可能影响炎症反应的启动，但公认的观点是炎症性肠病时存在免疫负调节障碍，导致组织损伤过程持续增强，难以中止其进行性组织损害。

1. 免疫因素　启动炎症性肠病的可能因素包括肠通透性增加、上皮处理抗原异常、上皮应用短链脂肪酸不恰当以及肠腔内抗原与肠黏膜成分在分子水平上极端相似。有证据表明，炎症性肠病患者及其亲属对小分子或中分子颗粒的肠通透性增加，这可能受肠黏液糖蛋白性质差异的影响。肠上皮细胞经干扰素刺激后表达 II 类主要组织相容性复合物，并且成为抗原提呈细胞。克罗恩病患者加工处理抗原和将其提呈给 T_3（T 抑制细胞）的过程异常，使抗原优先被提呈给 T_4（T 辅助细胞）系统。这可能是原发的由遗传介导的过程，它刺激肠道免疫系统。肠上皮不能代谢产自肠腔的短链脂肪酸或因感染或中毒受损，可能改变或暴露其细胞蛋白，被免疫系统视为异物。但克罗恩病至今尚未发现明确的靶抗原。大多数局部

（黏膜）或系统免疫的指标均呈继发性而不是原发性改变。

2. 细胞因子　炎症性肠病的病理生理过程一旦被启动，许多都与炎症过程的增强放大有关。当抗原被提呈给黏膜的巨噬细胞后，细胞因子和其他炎性介质被激活和释放。释放的白细胞介素1（IL-1）诱导T细胞活化和增殖。活化的T细胞具有细胞毒活性并/或释放白细胞介素2（IL-2），后者又诱导T辅助细胞克隆性扩增、B细胞增殖以及抗体合成。B细胞产生的IgG能激活补体，继而激活激肽系统。

3. 炎症介质　炎性介质花生四烯酸的级联反应转向脂氧酶旁路，使白三烯B_4增加，并产生血小板活化因子（PAF）。白三烯B_4是个很强的中性粒细胞趋化物质。当中性粒细胞聚集并受到刺激时，可招集更多的急性炎症细胞加剧炎症过程，从而进一步损伤组织。前列腺素、白三烯、肥大细胞产生的组胺以及P物质或血管活性肠肽等神经肽类物质，可改变上皮的功能，促进肠分泌过程，包括腹泻。

4. 遗传因素　很多年来认识到克罗恩病有家族性发病的特点，约15%～20%患者的第一代近亲中发病，其发病率高出正常人群30倍。在孪生子调查发现，孪生子间的符合率为58%。Ⅱ型HLA基因被发现与Crohn病有关，DR1/DQw5单元型（指一条染色体）与Crohn病相关。肠上皮通透性的遗传缺陷使肠腔内抗原可跨越上皮层，非特异地激活肠内免疫系统。

三、病理

克罗恩病可累及胃肠道从口腔到肛门的任何部位，但以末段回肠和右半结肠处最常见。80%的病例同时累及回肠和结肠。典型的好发部位是距回盲瓣15～25cm的末段回肠，偶见病变仅累及结肠。

1. 大体病理　肠段界限清晰，呈多个病灶时可被正常肠段分隔开，形成跳跃式病处。

（1）急性期：少见，属早期病变，肠壁明显充血、水肿、增厚，浆膜面有纤维蛋白性渗出物，肠系膜对侧的黏膜面有浅溃疡形成。

（2）慢性期：多见，病变肠段壁增厚变硬，呈圆管状，浆膜面呈颗粒状，增生的脂肪组织覆盖于肠表面。光镜下见壁各层均增厚，以黏膜下层为最显著。肠黏膜可出现不同程度的溃疡，线状溃疡可深入肠壁，亦可溶合成为较大的溃疡。因为病变部位的黏膜裂缝和裂隙之间的黏膜下层高度充血、水肿，淋巴组织增生，而使黏膜隆起呈结节样改变，再加上有深在的溃疡相掺杂，致黏膜外观呈鹅卵石样。由于慢性炎症使肠壁增厚，管腔狭窄；可呈短的环状狭窄或长管状狭窄。有些Crohn病的肠黏膜面可布满大小不等的炎性息肉。肠系膜也增厚，近端肠腔常扩张。

2. 镜下形态　早期：整个肠壁明显水肿，尤其是黏膜下层，黏膜基本正常，无干酪样坏死的肉芽肿。中期：出现不越过黏膜肌层的小溃疡，肠壁增厚主要由于黏膜下纤维化伴大单核细胞广泛浸润和淋巴滤泡的增生。约有70%～80%的病例可见到由上皮样细胞和巨细胞组成的中心无干酪样坏死的类肉瘤样肉芽肿，分布在黏膜下层、浆膜下层和区域淋巴结中。晚期：以慢性炎性细胞浸润和纤维化为主要特征。广泛区域黏膜剥脱，存留黏膜岛处绒毛变钝或消失，腺体萎缩，溃疡形成，黏膜下和浆膜有重度纤维化。常可见深溃疡，周围为局灶性化脓，可穿透肠壁全层形成瘘管。约40%病例缺乏肉芽肿病变。

四、临床表现

本病临床表现多样化，以起病急缓、病变范围、程度及有无并发症而异。病程常为慢性、反复发作性，逐渐进展，缺乏特异性。有些是在出现并发症如肠梗阻、肠穿孔、肠瘘等才做出诊断。约有 10% ~25% 的病例，主要是青年人，起病较急，表现为脐周或右下腹痛伴有压痛，并可有发热、恶心、腹泻、血白细胞升高等。在临床上酷似急性阑尾炎，一般在术前很难做出诊断，往往在手术时才发现阑尾正常而见到末端回肠局限性充血、水肿、肠系膜增厚、系膜淋巴结肿大而才得以确诊。

本病常见症状如下：

1. 腹痛　临床常见的是脐周或上腹部间歇性腹痛。由于一段肠管的肠壁增厚，使肠腔环形狭窄引起部分性肠梗阻。近端肠袢剧烈的蠕动刺激传入神经产生中腹部阵发性疼痛。当炎症波及壁腹膜时可产生腹部持续性、局限性疼痛且伴触痛。如病变累及肠系膜可出现腰背酸痛，因而易被误诊为骨骼或肾脏病变。

2. 腹泻　80% ~90% 病例主诉大便次数增多，每日 2 ~5 次，一般为水样便，不含脓血或黏液。腹泻是因小肠广泛的炎症影响正常的吸收功能；滞留的肠内容物中细菌滋生能加重腹泻；病变的末段回肠不能正常地吸收胆盐，胆盐进入结肠后抑制水和盐的吸收也促进水泻。

3. 腹块　多数是病变的肠段与增厚的肠系膜或与邻近器官粘连形成的炎性肿块或脓肿。

4. 全身症状　有活动性肠道炎症时可出现中等程度的间歇性发热。如伴有腹腔脓肿，可出现高热及毒血症状。因慢性腹泻和肠吸收功能降低，加以畏食等原因可引起营养不良、贫血、体重减轻、低蛋白血症、电解质紊乱。

五、并发症

克罗恩病常伴随一些并发症，可以帮助诊断。

1. 肠瘘　容易形成瘘管是本病的一个特点。病变肠管溃疡直接穿透邻近器官，或先形成脓肿再破溃到邻近脏器而形成内瘘，常见的有回肠乙状结肠瘘、回肠回肠瘘及小肠膀胱瘘。肠内瘘一般很少有症状，除了胃结肠、十二指肠结肠瘘可以引起严重腹泻。肠膀胱瘘典型表现为尿痛、尿气、尿脓（粪）。肠皮肤外瘘常发生于手术瘢痕处，可在术后数周或数年后自发性发生，术后近期瘘多为吻合口漏，晚期瘘则可能为病变复发。

2. 腹腔脓肿　也是本病一种较多见的并发症，国外报道的发生率约为 15% ~20%，但国内较低。脓肿多形成于肠管之间，或肠管与肠系膜或腹膜之间，少见者在实质器官内。好发部位多在相当于末段回肠，其次是肝、脾曲处以及盆腔处。临床表现为发热和腹痛，可出现具有压痛的腹块，伴有白细胞增高；腹部 CT 或 B 超检查有助于诊断；脓液培养多为大肠埃希菌、肠球菌等革兰阴性菌属。

3. 肠穿孔　并发肠道游离穿孔少见，大多数发生在小肠。多数患者有长期病史，但也有以穿孔为首发症状者。

4. 消化道大量出血　发生率低，约 1% ~2%，一般为深的溃疡蚀破血管后引起。

5. 肛周病变　国外文献报道克罗恩病并发肛周病变者约 22% ~36%，主要表现为肛周脓肿、肛瘘、肛裂等，国内罕见。

6. 肠道外表现　少见，但有很多种如游走性关节炎、口疮性溃疡、皮肤结节性红斑、坏疽性脓皮症、炎症性眼病、硬化性胆管炎、肝病及血栓性脉管炎等。

六、辅助检查

1. 实验室检查　无特异性试验。约70%患者有不同程度的贫血，活动期血白细胞升高。尚可有血沉加快、免疫球蛋白增高、低蛋白血症、大便隐血试验阳性等。

2. 放射学诊断　肠道钡餐检查在克罗恩病的诊断上极为重要，尤其是气钡双重造影，而CT和各种扫描的影像检查则帮助不大。早期的改变乃黏膜和黏膜下炎症水肿和增厚，在放射学检查时表现为黏膜面变粗钝、扁平、并有黏膜轮廓不规则且常不对称。当肠壁全层炎症、水肿和痉挛时可造成肠腔狭窄，即X线上的Kantor的线状征，是本病的一种典型X线表现。黏膜病变发展成纵或横向线状溃疡或裂隙时形成X线上条纹状钡影。这些不规则的纵横线状溃疡网状交织，结合黏膜下水肿，产生典型的"鹅卵石"征。病变后期黏膜可完全剥脱，X线上表现为一个无扩张性的僵硬的管道；肠管纤维化而狭窄且可产生线状征。病变肠段可单发或多发，长短不一；多发时出现典型的跳跃式病灶。并发肠瘘时可见钡剂分流现象。结肠病变时可作钡剂灌肠，典型X线改变与小肠相同。

3. 内镜检查和活组织检查　乙状结肠镜或纤维结肠镜检查可了解结肠是否有节段性病变，包括裂隙样溃疡、卵石样改变、肠管狭窄、瘘管等。如黏膜活检见到非干酪性肉芽肿则有助于诊断。小肠镜检尚未获推广，因而经验不多。

4. B超和CT扫描　对观察肠壁厚度以及鉴别脓肿有参考价值。

七、诊断

目前尚无统一的诊断标准。国内如北京协和医院提出以下标准供临床诊断本病的参考：①临床症状典型者均应考虑本病的可能。②X线表现有胃肠道的炎性病变如裂隙状溃疡、鹅卵石征、假息肉、多发性狭窄、瘘管形成等，病变呈节段性分布。CT扫描可显示肠壁增厚的肠袢，盆腔或腹腔的脓肿。③内镜下见到跳跃式分布的纵形或匐行性溃疡，周围黏膜正常或增生呈鹅卵石样。或病变活检有非干酪样坏死性肉芽肿或大量淋巴细胞聚集。

若同时具备①和②或③，临床上可拟诊为Crohn病。鉴别诊断有困难时应手术探查获取病理诊断。

八、治疗

本病无根治疗法，且手术后复发率高，所以除非发生严重并发症外，一般宜内科治疗，主要为对症治疗，包括营养支持、抗炎、免疫抑制药物治疗等。此外，安慰患者，稳定情绪也颇为重要。

1. 内科治疗

（1）支持疗法：纠正水电解质紊乱，改善贫血、低蛋白血症，病变活动期进食高热量、高蛋白、低脂肪、低渣饮食。近年来应用的要素饮食能提供一种高热卡、高蛋白、无脂肪、无残渣的食物，可在小肠上段被吸收，适用于几乎所有病例，包括急性发作者。患者常因此可避免手术或术前准备成最佳状态。

（2）抑制炎症药物：①水杨酸柳氮磺胺吡啶（SASP）：发作期4~6g/d，病情缓解后维持量为 0.5g，每日 4 次，应注意消化道反应、白细胞减少等磺胺类副作用；5 - 氨基水杨酸（5 - ASA）是柳氮磺胺吡啶的分解产物及有效成分，如美沙拉嗪（pentasa）、奥沙拉嗪（ol-salazine）等，正代替柳氮磺胺吡啶成为治疗克罗恩病的有效药物，美沙拉嗪的用法为 3 ~ 4g/d。②甲硝唑：对肠道厌氧菌有抑制作用，临床研究其对克罗恩病治疗有效。往往用在水杨酸制剂治疗无效后。

（3）糖皮质激素：类固醇皮质激素仍然是目前控制病情活动最有效的药物。成年人一般起始用量为泼尼松 30 ~ 60mg/d。在病情活动性较强时是首选的药物。常用的给药途径有口服和静脉注射（氢化可的松琥珀酸钠）两种，偶尔也用保留灌肠。用药原则为：①初始剂量要足；②待症状控制后采取逐渐减量维持的办法，在数周至数月内将剂量逐渐递减到 5 ~ 15mg/d，其维持剂量的多少因人而异。目前布地奈德（budesonide）是一种新型皮质激素，不良反应少，可以灌肠及口服。

（4）免疫调节药物：如 6 - 硫基嘌呤。甲氨蝶呤对慢性活动性克罗恩病有效。环孢素宜用于重症克罗恩病，每日 4mg/kg，起效快，但由于价格昂贵，不能普遍应用。近年来有人应用生物治疗，如针对 CD4 及 TNF - α 的单克隆抗体、重组 IL - 10 和黏附分子抑制剂等，取得一定的疗效。

2. 外科治疗　本病大多为慢性，病程长，易反复发作，所以很多患者最终需要一次手术治疗。虽然手术并不能改变基本病变进程，但多数并发症可经外科治疗获得缓解。

手术指征：多为经内科治疗无效或有并发症的患者，如梗阻、穿孔、内瘘、腹腔脓肿、肠道出血和肛周疾病等。其中尤以肠梗阻为最常见的手术指征，梗阻通常多为不完全性，所以常常不需急症手术。术后需进一步内科治疗控制病情。

手术方式：

（1）肠段切除术：适用于局限性病变。关于切除多少正常肠管，在过去 50 年来争论很多。1958 年，Crohn 等主张 30 ~ 45cm，其后英国和瑞典的报道认为 10 ~ 25cm。现在不少作者提议少切除正常肠管，大约 2 ~ 5cm，认为复发与切缘有无病变并无密切关系。本病病变常呈多发性，多处的肠切除可导致短肠综合征和营养不良，近年来有人作狭窄段成形术治疗炎症性狭窄。肿大的淋巴结也不需要全部清除，因为这并不能改变复发率，相反易损伤系膜血管。手术最困难的步骤是切断肠系膜，对增厚、水肿、发硬的系膜在结扎血管时需加小心。

（2）捷径手术：适用于老年、高危、全身情况较差、病变广泛者。为缓解梗阻症状可先行肠捷径吻合，3 个月后如情况好转再行二期切除吻合术。目前除了对胃十二指肠克罗恩病作胃空肠吻合较切除为好外，一般不主张捷径手术。因病变虽可以静止，但不愈合，旷置的肠腔内细菌滋生，出现滞留综合征，并容易发生穿孔和癌变。

（3）内瘘的手术：对于无明显症状的内瘘患者，一般不需要手术。当因内瘘造成严重腹泻、营养障碍时就需及早手术。手术根据两端肠管有无病变而定，原则上切除瘘口处病变肠段，修补被穿透的脏器。外瘘患者同样需切除病变肠管及瘘管。

（4）十二指肠 Crohn 病：发生率为 2% ~ 4%，一般伴回肠炎或空肠炎。主要表现为溃疡病症状，即出血、疼痛、狭窄。临床上很难与溃疡病尤其球后溃疡相鉴别。手术指征为大出血，梗阻，宜作胃空肠吻合加作迷走神经切断以减少吻合口溃疡的发生，但要注意保留后支即腹腔支以免使已存在的回肠炎所致腹泻加重。

九、预后

Crohn病是一种自限性疾病，在一次急性发作治疗缓解后可出现反复的发作和缓解相交替，但很难根治。少数重症病例可因穿孔、腹膜炎、休克、大出血、严重水电解质失调及各种并发症而死亡。多数患者在接受适当的内、外科治疗后都有缓解症状的效果。本病复发率很高，文献报道远期复发率可达50%以上，以往认为复发原因为病变肠段切除不够彻底，现在认识到本病是一种全胃肠道的疾病，术后复发大多数是发生了新的病灶。手术死亡率为4%，远期死亡率为10%～15%，原因在于感染或衰竭。Crohn病可发生癌变，尤其是旷置的肠段。

（贾廷印）

第九节　短肠综合征

短肠综合征（short bowel syndrome，SBS）是指因各种原因引起广泛小肠切除或旷置后，肠道吸收面积显著减少，残存的功能性肠管不能维持患者营养需要，从而导致水、电解质代谢紊乱以及各种营养物质吸收障碍的综合征。SBS临床上主要表现为严重腹泻、脱水、吸收不良、维生素缺乏及代谢障碍和进行性营养不良。在小儿可影响发育，甚至危及生命。近年来，随着SBS代谢变化、残留肠道代偿机制认识的加深，SBS患者的治疗措施也日趋完善。通过合理的营养支持和肠道康复治疗，可促进残留肠道的代偿，不少患者已可能治愈或能摆脱肠外营养（PN）而长期生存。另一方面，随着小肠移植技术的不断成熟，同样给SBS患者带来彻底治愈的希望。

一、病因及定义

儿童SBS的常见原因是坏死性小肠结肠炎和先天性畸形（如先天性腹裂畸形、肠旋转不良、肠闭锁和肠狭窄、神经节细胞缺乏症）。在成人SBS的常见原因是肠扭转、肠系膜血管性疾病（栓塞或血栓形成）、创伤、克罗恩病等严重的炎性肠病或放射性肠炎、内外疝绞窄、肠恶性肿瘤等行广泛小肠切除，或胃回肠错误吻合等。

1. 急性肠扭转　急性肠扭转时，由于肠系膜呈顺时或逆时钟方向扭转360°甚至720°，致肠管血供受阻。常累及全部小肠，甚至包括右半结肠。起病急骤，手术时往往肠管已缺血、坏死。因患者丧失全部小肠，后果极为严重。

2. 肠系膜血管病变　急性肠系膜血管病变是由各种原因引起肠系膜血管血流减少，而导致肠壁缺血、坏死和肠管功能障碍的一种综合征，临床上表现为绞窄性肠梗阻。常见下列原因：①肠系膜上动脉栓塞，栓子多来自心脏，也可来自主动脉上的粥样斑块，栓塞常居于空肠动脉分支；②肠系膜上动脉血栓形成，大多发生于动脉硬化性阻塞或狭窄的基础上；③肠系膜上静脉血栓形成，一般继发于腹腔感染、门静脉高压和血管损伤，临床上以肠系膜上动脉栓塞多见。无论是肠系膜上动脉栓塞，或是肠系血管血栓形成，都可导致小肠缺血及坏死。肠管受累的范围与血管病变部位有关，血管病变越是靠近主干，累及的小肠就越多。

3. 克罗恩病　克罗恩病（Crohn）是肠道非特异性炎症疾病，主要累及小肠。病变发展很缓慢，受累肠管的各层均有增殖性炎症改变，管壁增厚、僵硬，可引起肠管狭窄、梗阻，也可引起肠瘘。由于该病目前尚无有效的治疗方法，当发生肠梗阻、肠瘘及消化道大出血时常需行手术，作病段小肠切除以病情缓解，但数年后又会再发作而需再手术。多次的肠切除使大部分小肠丧失，最终产生短肠综合征。

除上述几种常见病因之外，外伤及某些先天性疾病也可引起短肠综合征。

目前，SBS 尚无统一的定义，对于 SBS 残留小肠长度的标准，说法也不一。把切除小肠75%作为标准显然不够恰当，因为小肠长度因人而异，而且实际上难以算出这个百分数。有人认为残留小肠短于100cm 就会导致短肠综合征，这个标准也不确切。因为其中不少患者仍能维持小肠的消化、吸收功能而不出现症状。目前认为，机体需要小肠长度的最低极限是1cm/kg，即 60 公斤体重者至少要有 60cm 的小肠。但是，除了残留小肠的绝对长度之外，还有其他因素会影响消化、吸收功能。例如回盲瓣是否保留，结肠是否保留，残留的小肠是空肠还是回肠等。如果同时缺失回盲瓣和（或）部分结肠，或缺失的是回肠而不是空肠，则症状会明显加重，而且代偿也会更困难。

二、病理生理变化

短肠综合征对机体代谢的影响大，首先是产生营养不良，继而可致器官功能衰竭，最终甚至危及生命。为取得良好效果，首先必需充分认识短肠综合征产生的一系列代谢变化，了解其代偿机制及能力，然后才能针对性地采取最佳的营养支持治疗措施，使机体保持营养状态，平稳地度过其失代偿阶段。

临床上习惯上将 SBS 病程人为地分为急性期、代偿期和恢复期三个阶段。急性期因肠道还不能适应肠黏膜吸收面积的骤然减少，患者可以出现严重腹泻，每日肠液排泄量可达5~10L。大量消化液的丢失不但造成体液丧失，而且使营养状况迅速恶化，容易出现水电解质紊乱、感染和血糖波动。促胃液素水平升高，高胃酸分泌可导致溃疡发生率增高，胆盐沉淀引起营养物质吸收不良，胰酶活性下降和空肠运动增加，这一阶段大约持续 2 个月左右。代偿期时肠道逐渐适应肠黏膜吸收面积明显减少所带来的变化，腹泻量明显减少，饮食量可以逐渐增加，营养与液体量不足的部分仍需从肠外途径补充。短肠代偿期从术后 2 个月左右开始，至代偿完全一般需经过1~2 年。恢复期也称完全代偿期，部分患者能从肠道获得足够的营养，不再需要补充肠外营养。部分如患者不能耐受普通饮食和肠内营养，则必须依赖肠外营养维持生命。

三、短肠综合征的代偿

SBS 患者的代偿、适应过程是指残余肠道吸收宏量营养素、微量元素、水等物质的程度逐渐恢复至肠道手术前水平，并获得自主性的过程。这一段时间长短不一，短则数月，长则需要1~2 年。SBS 患者残余肠道代偿、适应过程在疾病治疗中起着非常重要的作用，不少患者经过一段时间代偿、适应过程之后可以基本恢复小肠的消化、吸收功能，摆脱肠外或肠内营养，正常进食后能维持体重及营养状态。代偿一旦成功，不仅可节省可观的肠内、肠外营养费用，避免长期营养支持所造成的并发症，更重要的是能明显地改善患者的生活质量。

1. SBS 残余肠道代偿机制　SBS 残余肠道代偿、适应表现在结构上和功能上，结构上表现为吸收面积的增加，小肠肠管扩张和延长，绒毛变高，隐窝变深，腺细胞增生（并非细胞肥大）。功能上则表现为肠道蠕动延缓，从而使吸收时间增加。黏膜上皮的增生是肠道代偿、适应过程发生的物质基础，各种各样刺激如细胞增生、肠腔内营养物质、激素、生长因子和胆胰分泌物等可引起小肠和大肠增加它们的吸收面积和功能来满足机体代谢和生长的需要。临床上 SBS 患者代偿表现为在 SBS 发生早期，患者会有明显的腹泻、消瘦，出现营养不良。但到后期，患者能逐渐适应，大便次数减少，营养状况逐渐改善，这即是残余肠道代偿、适应的结果。

2. 影响 SBS 残余肠道代偿的因素 许多因素影响 SBS 患者残余肠道的代偿、适应过程：①残余小肠的长度：这是最关键的因素，残余的小肠越少，代偿也越困难，如果全部小肠都被切除，其代偿几乎是不可能的。正常小肠黏膜的吸收面积大大超过维持正常营养所必需的面积，有很大的功能储备，因而能够耐受部分小肠切除而不发生临床症状。但当残留小肠的长度过短时，尽管代偿非常充分，仍不能完全供给机体所需的各种营养成分以维持机体生长发育和新陈代谢的需要，可引起显著的消化、吸收不良症状，严重者可危及生命。②年龄：SBS 残余肠道的代偿能力与年龄密切相关，年龄愈小，代偿能力愈强。③残留小肠的部位：虽然空、回肠同样具有很强的消化、吸收功能，但相比之下，回肠显得更为重要，因为回肠能在结构和功能上都有适应性变化以增加吸收，而空肠往往只有功能上的适应性变化。④回盲瓣是否保留：SBS 患者是否留有回盲瓣，对其代偿能力的影响很大。回盲瓣能限制食物过快通过小肠，利于肠功能的代偿。回盲瓣缺失后，结肠的内容物会返入小肠，使小肠菌群失调，这将明显影响小肠功能的代偿。⑤结肠是否保留：SBS 患者如果保留有完整的结肠，其代偿能力将明显增强。结肠吸收水、电解质和脂肪酸，延缓小肠的传输，刺激小肠黏膜增生，有利肠道代偿。此外，SBS 患者的结肠可有明显的形态学变化，包括代偿性细胞增殖、肠管增粗、黏膜皱襞增多、陷窝加深、肠黏膜 RNA 和 DNA 增加等。临床上，结肠完整或留有结肠的 SBS 患者，即使残余小肠较短，代偿时间往往较短，并很少需要水和电解质的补充。反之，如大部分结肠缺失，即使残留小肠较多，代偿仍很困难。⑥术后是否及时进食：肠腔内食物的刺激对 SBS 残余肠道代偿起着十分重要的作用，其机制为：营养物质直接接触上皮细胞可刺激黏膜增生，肠内营养物不仅可增加肠上皮细胞的营养能源，还可通过体液因子等局部分泌或旁分泌机制发挥作用；刺激胃肠道激素的分泌，后者通过血流循环到达功能障碍的肠段，刺激肠道代偿、适应；刺激胆汁、胰液分泌，胆汁和胰液进入远端小肠可刺激绒毛肥大。⑦残余肠道是否有病变：除上述各种因素之外，患者是否同时存在其他疾病（特别是小肠有病变），将影响其代偿。

四、治疗

迄今为止，营养支持仍是 SBS 患者的首选的治疗方法，部分 SBS 患者需要终身依赖营养支持。典型的 SBS 病程需经过急性期、代偿期和恢复期三个阶段，在各个时期营养支持的侧重点各不相同。近年来，小肠移植有了长足的进步，有望成为 SBS 彻底治愈的理想方法。

1. 急性期营养支持 SBS 早期，肠道不能适应吸收面积骤然减少，患者可出现严重腹泻，大量体液丧失，高胃酸分泌，营养状况迅速恶化，易出现水电解质紊乱、感染和血糖波动。此阶段应以肠外营养支持为主，因为此时如进食甚至是饮水，均可加重腹泻，进一步造成内环境紊乱。一般说来，在短肠术后 2 ~ 3 天，当患者血流动力学和代谢状态稳定、电解质紊乱纠正后，应开始肠外营养支持。由于多数 SBS 患者需接受相当长时间的肠外营养支持，不合理配方或反复中心静脉导管感染可在很短时间内诱发肝功能损害，使肠外营养无法实施，因此在制订肠外营养配方时应避免过度喂养和高糖，选择具有保肝作用的氨基酸，脂肪乳剂使用量不宜过大，一般不超过总热量的 30%～40%，电解质的剂量应根据情况供给并作及时调整，维生素和微量元素要经常补充，并经常监测。

由于长期肠外营养不仅费用昂贵、易出现并发症，而且不利于残留肠道的代偿。因此，即使在急性期如有可能也应尽早过渡到肠内营养和口服进食。一般说来，肠内营养实施得越早，越能促进肠功能代偿。但是，SBS 患者能否从肠外营养过渡到肠内营养主要取决于残留肠管的长度和代偿程度，过早进食会加重腹泻、脱水、电解质和酸碱平衡紊乱。我们的经验是当患者水、电解质和酸碱平衡稳定，腹泻量降至 2L/d 以下，并保留有 30cm 以上的小肠时，可口服少量相对等渗液体，同时放置鼻饲管，开始肠内营养支持。肠内营养时应从低容量、低浓度开始，循序渐进，逐渐提高输注速度和营养液浓度，逐渐增至全量，不可操之过急。肠内营养开始时先应用由短肽类或单糖、氨基酸、脂肪酸为主要成分的制剂，如果患者能够耐受，再逐渐使用或添加整蛋白型制剂及膳食纤维。在肠内营养早期，营养素摄入无法满足患者营养需求，不足部分可从肠外途径进行补充。随着肠内营养用量的逐渐增加而逐渐减少肠外营养用量，如果单用肠内营养能维持患者体重及其他营养指标，则停止肠外营养，同时鼓励患者经口进食，逐渐减少肠内营养用量，最终使患者恢复至正常饮食。

2. 代偿期营养支持 典型代偿期从术后 2 个月左右开始，至代偿完全一般需 1～2 年。此阶段腹泻量明显减少，应继续给予肠内营养和膳食，量可逐渐增加，同时可以辅助应用肠外营养，最大限度地保证营养和水化状态，并逐步将常量营养素、微量营养素与液体由肠外转变为肠内途径供给，某些维生素与矿物质可改为肌内注射。当肠内营养供给量超过每日所需热卡的一半时，可考虑逐步停用肠外营养。如果患者通过经口饮食，每周体重下降 < 0.5kg，则表示患者残余肠道已代偿、康复。反之，如果患者通过经口饮食无法维持体重及营养状况，我们采用每周补充 2～4 次肠外营养。在肠道代偿期进行一些促代偿治疗可以在一定程度上帮助残留肠道代偿提早实现，部分患者能在治疗后近期内完全摆脱营养支持或减少营养素用量。

3. 恢复期营养支持 这一阶段由肠内营养逐渐过渡到经口饮食为主，肠内营养与普通饮食的比例视患者对普通饮食的消化吸收情况而定，如患者依靠普通饮食不能维持营养状况，则肠内营养比例应适当增加。即使短肠患者的吸收功能接近正常，但由于吸收面积减少，患者往往需要服用比需要量多的营养物质才能满足营养摄入的需求。如患者不能耐受普通饮食和肠内营养，则必须依赖肠外营养维持生命。

4. 手术治疗 SBS 手术治疗的目的是延长肠管长度，增加营养物质与肠黏膜接触时间以增加营养物质的吸收。以往常用的手术方法有小肠倒置、结肠间置、小肠瓣膜成形术、连续横向肠成形术等。一般说来，只有在 SBS 发生后 1～2 年以上，残余肠道已经最大限度代偿后仍无法摆脱肠外营养支持，才考虑采用手术治疗。值得注意的是，术前必须观察 6～12 个月以进一步明确是否有手术指征，谨慎选择术式，因为任何不适宜的手术不但不能起到治疗作用，反而加重病情甚至带来新的并发症。

小肠移植是治疗 SBS 最理想的方法，近年来，随着新型免疫抑制剂的问世有移植技术的进步，小肠移植有了较快发展，移植存活率不断提高。国际权威机构已经认可小肠移植、肝小肠联合移植和联合脏器移植为不可逆的肠衰竭患者的治疗标准。

综上所述，对 SBS 的营养支持已积累了相当多的经验和科学依据，但目前我们对 SBS 残余肠道代偿的研究大多数局限于组织形态学上较粗浅的认识。今后有必要对肠道代偿进行分子生物学水平的研究，更深入地揭示肠道代偿的规律和机制，从而使 SBS 患者能够更快、更好地进行代偿，使 SBS 的治疗更加科学。

（贾廷印）

第十节　先天性肠闭锁与肠狭窄

肠闭锁与肠狭窄是常见的先天性消化道发育畸形，是新生儿时期的主要急腹症之一。发病率为 1/4 000 ~ 5 000 活产儿。可发生在肠道任何部位，以空肠、回肠为多见，十二指肠次之，结肠少见。男女性别无显著差异，未成熟儿的发病率较高。

一、十二指肠闭锁与狭窄

十二指肠部位在胚胎发育过程中发生障碍，形成十二指肠部的闭锁或狭窄，发生率约为出生婴儿的 1/7 000 ~ 10 000，多见于低出生体重儿。闭锁与狭窄的比例约为 3 : 2 或 1 : 1，在全部小肠闭锁中占 37% ~ 49%。其合并畸形的发生率较高。

（一）病因

胚胎第 5 周，原肠管腔内上皮细胞过度增殖使肠腔闭塞，出现暂时性的充实期，第 9 ~ 11 周，上皮细胞发生空化形成许多空泡，以后空泡相互融合即为腔化期，使肠腔再度贯通，至第 12 周时形成正常的肠管。如空泡形成受阻，停留在充实期，或空泡未完全融合，肠管重新腔化发生障碍，即可形成肠闭锁或狭窄。此为十二指肠闭锁的主要病因（Tandler 学说）。有人认为胚胎期肠管血液供应障碍，缺血、坏死、吸收、修复异常，亦可形成十二指肠闭锁或狭窄。30% ~ 50% 病例同时伴发其他畸形，如先天愚型（30%）、肠旋转不良（20%）、环状胰腺、食管闭锁以及肛门直肠、心血管和泌尿系畸形等。多系统畸形的存在，提示其与胚胎初期全身发育缺陷有关，而非单纯十二指肠局部发育不良所致。

（二）病理

病变多在十二指肠第二段，梗阻多发生于壶腹部远端，少数在近端。常见的类型有：

1. 隔膜型　肠管外形保持连续性，肠腔内有未穿破的隔膜，常为单一，亦可多处同时存在；隔膜可薄而松弛，向梗阻部位的远端脱垂形成风袋状；隔膜中央可有针尖样小孔，食物通过困难。壶腹部常位于隔膜的后内侧。

2. 盲段型　肠管的连续中断，两盲端完全分离，或仅有纤维索带连接，肠系膜亦有 V 型缺损。临床上此型少见。

3. 十二指肠狭窄　肠腔黏膜有一环状增生，该处肠管无扩张的功能；也有表现为在壶腹部附近有一缩窄段。

梗阻近端的十二指肠和胃明显扩张，肌层肥厚，肠肌间神经丛变性，蠕动功能差。肠闭锁远端肠管萎瘪细小，肠壁菲薄，肠腔内无气。肠狭窄的远端肠腔内有空气存在。

（二）临床表现

妊娠妇女妊娠早期可能有病毒感染、阴道流血等现象，半数以上有羊水过多史。婴儿出

· 283 ·

生后数小时即发生频繁呕吐，量多含胆汁，如梗阻在壶腹部近端则不含胆汁。没有正常胎粪排出，或仅排出少量白色黏液或油灰样物。胎儿期梗阻发生较晚者，生后有时亦可有 1~2 次少量灰绿色粪便。轻度狭窄者，间歇性呕吐在生后数周或数月出现，甚至在几年后开始呕吐。因属于高位梗阻，一般均无腹胀，或仅有轻度上腹部膨隆，可见胃蠕动波。剧烈或长期呕吐，有明显的脱水、酸碱失衡及电解质紊乱、消瘦和营养不良。

（三）诊断

生后出现持续性胆汁性呕吐，无正常胎粪者，应考虑十二指肠梗阻。X 线正立位平片见左上腹一宽大液平，为扩张的胃；右上腹亦有一液平，为扩张的十二指肠近段，整个腹部其他部位无气体，为"双泡征"，是十二指肠闭锁的典型 X 线征象。十二指肠狭窄的 X 线平片与闭锁相似，但十二指肠近端扩张液平略小，余腹可见少量气体。新生儿肠梗阻时，禁忌作钡餐检查，可引起钡剂吸入性肺炎，严重者可致死。为与肠旋转不良作鉴别，可行钡剂灌肠，观察盲肠、升结肠的位置。年长儿病史不典型，有十二指肠部分梗阻症状者，需作吞钡检查，检查后应洗胃吸出钡剂。

产前超声诊断上消化道梗阻的准确性大于 90%。如发现母亲羊水过多，同时胎儿腹腔内显示 1~2 个典型的液性区，或扩张的胃泡，应高度怀疑本病。可为出生后早期诊断、早期手术提供依据。

（四）治疗

术前放置鼻胃管减压，纠正脱水与电解质失衡，适量补充血容量，保暖，给予维生素 K 和抗生素。

术时必须仔细探查有无其他先天性畸形，如肠旋转不良或环状胰腺。闭锁远端需注入生理盐水使之扩张，按顺序检查全部小肠，注意有无多发闭锁与狭窄。根据畸形情况选择术式，隔膜型闭锁采用隔膜切除术，作切除时须慎防损伤胆总管入口处。十二指肠梗阻近远两端相当接近，或同时有环状胰腺者，可作十二指肠十二指肠侧侧吻合术。十二指肠远端（水平部）闭锁与狭窄可选择十二指肠空肠吻合术，但术后可产生盲端综合征。亦可将扩张段肠管裁剪整形后吻合，可以促进十二指肠有效蠕动的恢复，缩短禁食时间，减少并发症。

近年主张十二指肠闭锁患儿手术恢复肠道连续性同时，做胃造瘘并放置空肠喂养管。胃造瘘可保证胃排空，防止误吸；空肠喂养管术后立即灌输营养液，早日进行肠内营养，同时可减少长期静脉营养的并发症。

目前随着新生儿呼吸管理、静脉营养、肠内营养技术及各种监测技术的不断改进，十二指肠闭锁的死亡率已大大降低，影响其预后的因素包括：①早产或低体重儿；②伴发严重畸形；③确诊时间；④病变及肠管发育程度。近端十二指肠瘀滞、功能性肠梗阻是影响患儿存活的关键。研究发现闭锁近端肠壁的环纵肌肥厚增生且比例失调，肠壁内肌间神经丛和神经节细胞减少，产生巨十二指肠伴盲端综合征、胆汁反流性胃炎、胆汁瘀积性黄疸、胃食管反流及排空延迟等并发症，是影响术后肠道功能恢复的因素。

二、空、回肠闭锁与狭窄

空、回肠闭锁与十二指肠闭锁的发生率之比为 2：1。近年报道空、回肠闭锁的发生率较高，达 1/1 500~1/4 000，男女相等，1/2 多发性闭锁为低出生体重者。肠闭锁可发生于同一家庭或孪生子女中。

（一）病因

与十二指肠闭锁病因不同，空回肠胚胎发育过程中无暂时性充实期，其并非由管腔再通化异常造成闭锁，而是肠道血液循环障碍所致。胎儿期肠管形成后，肠道再发生某种异常的病理变化，如肠扭转、肠套叠、炎症、穿孔、索带粘连及血管分支畸形等，造成肠系膜血液循环发生障碍，以致影响某段小肠血液供应，导致肠管无菌性坏死和（或）穿孔、吸收、修复，出现相应部位的肠管闭锁或狭窄，有时受累肠管消失，出现不同程度小肠短缩。据认为多发性肠闭锁为隐性遗传。回肠近端闭锁伴肠系膜缺损和远端肠管围绕肠系膜血管旋转，也属隐性遗传。

（二）病理

闭锁或狭窄可发生于空、回肠的任何部位，空肠比回肠略多见。闭锁于近段空肠占31%，远段空肠20%，近段回肠13%，远段回肠36%。>90%为单一闭锁，6%～10%病例为多发闭锁。可分为五种类型：

1. 隔膜型　近端扩张肠段与远端萎瘪肠段外形连贯，其相应的肠系膜完整无损，隔膜为黏膜及纤维化的黏膜下层构成。有时隔膜中央有一小孔，少量气体和液体可进入梗阻以下肠腔。

2. 盲端Ⅰ型　两盲端间有索带相连：近侧盲端肠腔膨大，肠壁增厚。远侧肠段萎瘪细小，直径仅0.3～0.6cm左右，相应的肠系膜呈V形缺损或无缺损。

3. 盲端Ⅱ型　两盲端间无索带粘连，相应的肠系膜呈V形缺损，有时肠系膜广泛缺损，远端肠系膜完全游离呈一索带，血液供应仅来自回结肠、右结肠或结肠中动脉，远侧细小的小肠以肠系膜为轴，围绕旋转，形成一种特殊类型，称之为"苹果皮样闭锁"（apple - peel atresia），此型约占10%，多发生于空肠闭锁，常为低体重儿伴有多发畸形。整个小肠长度可缩短，因缺乏固定肠系膜而容易发生小肠扭转。

4. 多节段型　闭锁远端肠段与近侧完全分离，肠系膜缺损，远端肠段有多处闭锁，其间有索带相连，状如一串香肠。但亦有远侧肠段内多处闭锁而外观完全正常者。

5. 狭窄型　病变部有一段狭窄区域或呈瓣膜样狭窄，仅能通过探针；有时表现为僵硬肠段，而其内腔细小，远侧肠腔内有少量气体。

正常小肠的全长，成熟儿为250～300cm，未成熟儿160～240cm，肠闭锁者较正常儿明显缩短，仅100～150cm，甚至更短。闭锁近端肠腔因内容物积聚而高度扩张，直径可达30～40mm，肠壁肥厚，蠕动功能差，血运不良，甚至坏死、穿孔。闭锁远端肠管细小萎陷，直径不足4～6mm，腔内元气，仅有少量黏液和脱落细胞。有时合并胎粪性腹膜炎。伴发畸形有肠旋转不良、肠扭转、腹裂、肛门直肠闭锁、先天性心脏病和先天愚型等。

（三）临床表现

主要为肠梗阻症状，其出现早晚和轻重取决于梗阻的部位和程度。呕吐为早期症状，梗阻部位愈高出现呕吐愈早，空肠闭锁多在生后24h以内出现呕吐，而回肠闭锁可于生后2～3天才出现，呕吐进行性加重，呈频繁呕吐胆汁或粪便样液体。高位闭锁时腹胀仅限于上腹部，多不严重，在大量呕吐或放置胃管抽出胃内容物后，可明显减轻或消失。回肠闭锁时全腹呈一致性腹胀，可见肠型。如腹壁水肿发红，则为肠穿孔腹膜炎征象。肠闭锁者无正常胎便排出，有时可排出少量灰白色或青灰色黏液样物，此为闭锁远段肠管的分泌物和脱落细胞。全身情况可因呕吐频繁很快出现脱水、酸中毒、电解质紊乱及中毒症状，体温不升，并常伴吸入性肺炎，呼吸急促。

（四）诊断

小肠闭锁约有 15.8% ~45% 伴有羊水过多，尤以空肠闭锁多见。胎儿超声检查可发现腹腔多个液性暗区，提示扩张肠管可能。出生后持续性呕吐、进行性腹胀、无胎粪排出，应怀疑肠闭锁。肛指或灌肠后观察胎粪情况，有助于区别闭锁、胎粪黏滞性便秘或巨结肠。

腹部 X 线平片对诊断有很大价值。新生儿吞咽空气 1h 内到达小肠，12h 内到达直肠。高位闭锁可见一大液平（胃）及 3~4 个小液平（扩张的小肠），或"三泡征"，下腹部完全无气体影。低位闭锁显示较多的扩张肠段及液平，最远的肠袢极度扩张。侧位片示结肠及直肠内无气体。对临床不典型者，少量稀钡作灌肠检查，可显示细小结肠（胎儿型结肠）；并可发现合并的肠旋转不良或结肠闭锁，及除外先天性巨结肠。

（五）治疗

按新生儿肠梗阻的要求进行充分的术前准备。根据病变类型及部位，选择合适的术式。凡条件许可者，应常规作肠切除、小肠端端吻合术，取 5-0 可吸收线全层间断内翻单层缝合，组织内翻不宜过多。隔膜型可作隔膜切除术，肠壁纵切横缝。高位空肠闭锁，切除扩张肠段有困难时，为改善日后功能，可作裁剪法整形吻合。亦可选择近、远端作端侧吻合及远端造瘘术（Bishop - Koop 法）或近、远端作侧端吻合及近端造瘘术（Santulli 法），后者可使近侧肠管充分减压。病变部位在回肠远端，合并肠穿孔、胎粪性腹膜炎和其他严重畸形者，可作双腔造瘘术（Mikulicz 法）。肠狭窄患儿应将狭窄肠管切除后作肠吻合术。

闭锁近端肠管扩张、蠕动功能障碍为术后肠道通行受阻的主要原因。因此术中应彻底切除盲端及扩张肥厚的近端肠段 10~20cm。远端肠管切除 2~3cm。小肠切除的长度不应超过其全长的 50%，全部小肠最好能保留 100cm 以上，使营养代谢不致发生严重紊乱。吻合前应在闭锁远端肠管注入生理盐水，对整个肠管进行全面仔细检查，以免遗漏多发闭锁。肠吻合时两断端管腔直径不等，可将远端肠管斜行 45° 切开或沿肠系膜对侧缘纵行切开，进行端端或端背吻合。手术放大镜进行操作，能提高吻合质量。术后肠道功能恢复较慢，一般需 10~14 天，甚至更长。因此在恢复前需较长时间持续胃肠减压，通过静脉营养，补充足够的水、热量和氨基酸，维持氮平衡或正氮平衡。

（六）预后

小肠闭锁的治疗效果随着目前诊疗技术的提高，特别是静脉营养的成功应用，已有明显改善。在专业新生儿外科治疗中心的报道其治愈率 90%，但高位空肠闭锁治愈率略低，60% ~70%。高位空肠闭锁，仍有较高术后并发症和死亡率，近端空肠裁剪术虽可缩小盲端，但其增加吻合口漏和破坏肠壁肌层的连续性。对高位空肠闭锁，建议术中放置经吻合口下方的小肠喂养管，早期肠内营养可减少静脉营养的并发症。常见致死原因为肺炎、腹膜炎及败血症，未成熟儿、短肠综合征、吻合口漏与肠功能不良。术后小肠长度 >50% 者大多可得到正常生长发育。远侧小肠广泛切除，特别缺少回盲瓣者，大多有脂肪、胆盐、维生素 B_{12}、钙、镁吸收不良，腹泻及肠道细菌过度繁殖。应用静脉营养与要素饮食，使余下小肠 >35cm 有回盲瓣者大多能存活，以后可借小肠绒毛的肥大，肠黏膜细胞的增生及肠壁增厚增粗而逐渐适应营养吸收。

三、结肠闭锁

结肠闭锁的发生率为 1/15 000 ~ 20 000，占肠闭锁 < 5% 。病因与病理基本上与小肠闭锁相同。类型有：①黏膜及黏膜下层构成的隔膜，多见于升结肠及乙状结肠；②两端为盲端，中间有结缔组织；③两盲端间无结缔组织，多见于横结肠。

（一）临床表现

为典型的低位肠梗阻，腹胀明显，呕吐物呈粪汁样，无胎粪排出。腹部 X 线平片见全腹均有肠段充气及多个液平面。钡剂灌肠可提示闭锁部位，有助确定诊断。

（二）治疗

主张分期手术，先切除扩张的肠管，近端造瘘排便，远端造瘘进行灌洗，以扩大远端肠管直径，使二期吻合时两端肠管直径基本接近，数周或数月后作造瘘关闭吻合术。尽量避免在病情恶劣时作一期手术。

（贾廷印）

参考文献

［1］沈淳．极低出生体质量儿坏死性小肠结肠炎的预防和外科管理循证医学证据解读．中华小儿外科杂志，2015，36（2）：86 - 88.

［2］刘立成，刘雅刚，吴欣，等．不同治疗方法对63例小肠胃肠间质瘤的疗效及预后．中华胃肠外科杂志，2014，17（4）：344 - 347.

［3］汪健．新生儿坏死性小肠结肠炎的预防和外科治疗．中华实用儿科临床杂志，2013，28（23）：1771 - 1772.

［4］何志军．小肠间质肿瘤的外科治疗分析．中国实用医药，2013，（28）：143 - 144.

［5］李元新．小肠移植的关键外科技术．器官移植，2012，3（3）：121 - 126.

［6］刘晓洁，王晓娜．小肠胃肠间质瘤64例治疗与预后分析．中华胃肠外科杂志，2012，15（3）：259 - 262.

［7］刘双立，刘立根，刘冬红，茂成祥，刘怀远，王延明，陈俊卯．骨桥蛋白、神经性 - 钙粘附素和 MMP - 9 在结直肠癌中的表达及意义［J］．中华普外科手术学杂志，2016，10（3）：71 - 74.

第九章

小肠外科微创

第一节 腹腔镜在小肠疾病的应用

小肠占全消化道长度的 70%～75%，由于小肠在腹腔内活动度大，肠袢迂回重叠，使其成为传统检查的盲区。消化道钡餐及胃镜、结肠镜检查很难检查出病变；数字减影血管造影（DSA）对小肠出血性疾病有很好的诊断及治疗价值，但对其他类型小肠疾病的诊断及治疗无能为力，且不能根治性切除病灶；小肠镜对小肠疾病有很好的诊断价值，但操作困难；胶囊胃镜检查使患者痛苦少，也能较好地发现病灶，但当小肠内有出血及较多内容物时，诊断较困难，且费用昂贵，难以推广。

腹腔镜手术以其对患者创伤小、痛苦少、恢复快等优势正在广泛推广应用，除最早的胆囊手术外，现已应用于胃、结肠、肝脏等器官疾病的诊断和治疗，并开始应用于对小肠疾病的探查和治疗。腹腔镜对小肠疾病的诊断及病变的切除有很好的效果，尤其用常规检查诊断困难的疾病在术中大都能在腹腔镜下查出病灶。小肠多游离于腹腔中，非常适合腹腔镜手术，腹腔镜辅助下小肠部分切除术具有术中失血少、对患者损伤小、胃肠道功能恢复快、住院时间减少等优点。

一、腹腔镜下小肠病灶的手术方式

简单的小肠病灶处理如憩室的切除、小肠粘连带的松解可在全腹腔镜下完成；腹腔镜小肠切除术可分为腹腔镜辅助下和全腹腔镜下小肠切除术两种，前者小肠吻合在腹腔外进行，而后者完全在腹腔内进行。

对需采取小肠切除术的患者，现在多主张采取腹腔镜辅助下手术，即在腹壁作一小切口来完成小肠的切除和吻合，而不强调行全腹腔镜下小肠切除术。理由如下：①全腹腔镜下小肠切除后标本也需要通过 3cm 以上切口取出，而取此标本切口其实就可作为腹腔镜辅助小肠切除切口，因腹腔镜辅助下手术并不比全腹腔镜手术造成更多损伤，并能取得相同的效果和具有同样微创性；②腹腔镜辅助下手术能降低手术费用和缩短手术时间；③腹腔镜辅助下小肠切除术可借助手的触摸来发现病灶和手辅助行肠切除及吻合，减少手术时间，且费用低。

全腹腔镜下小肠切除术如采用器械吻合小肠至少比腹腔镜辅助下手术多用切割吻合器 2 次以上，患者费用增加；而且采用镜下缝合法吻合小肠既费时、费力又增加手术难度，且延长了手术时间。因此，采用腹腔镜辅助下小肠手术方式更符合患者实际利益。

二、腹腔镜小肠切除术适应证及禁忌证

除对小肠恶性肿瘤适当限制外，腹腔镜下小肠部分切除术适应证与开腹手术相同，良性肿瘤是该手术较好的适应证。此外，对多次检查阴性又高度怀疑小肠疾病者，腹腔镜探查既可明确诊断，又可施以治疗。

适应证：小肠梗阻，肠粘连，小肠感染性疾病，小肠的良性肿瘤，病灶局限的小肠恶性肿瘤，小肠内出血经保守治疗无效者，多次检查阴性、临床又高度怀疑有小肠病变者。

禁忌证：多次腹部手术后粘连紧密，恶性肿瘤，进展迅速的化脓性腹膜炎。

三、腹腔镜小肠手术操作要点

（一）腹腔镜下病灶定位和探查

腹腔镜下小肠病灶的发现和定位是一难题，尤其是对小的或黏膜下肿瘤。术前尽可能做到明确诊断、确定部位（应用胃镜、消化道钡餐、DSA、胶囊胃镜及小肠镜）。对术前不能确诊部位者，由术者和助手用无损伤肠钳夹持肠段，自屈氏韧带开始逐段、交替将小肠移至视野下进行观察，同时用肠钳挤压肠管以体会微小病灶的存在。一般来说，存在病灶的肠段，其蠕动性略差，且局部肠壁在挤压时会有增厚、僵硬的感觉。而对于较大的小肠肿瘤，在探查小肠过程中肉眼很容易发现。镜下观察和器械探查仍无结果时，可将可疑肠段提出腹腔，行术中肠镜检查。对全小肠均需仔细探查，以防止漏诊，需注意有可能2处以上病变。用肠钳夹持肠段时要轻柔，避免损伤肠壁和系膜引起肠瘘及出血。对有损伤处一定要做好修补、缝扎等处理。

（二）术中操作要点

1. 腹腔镜辅助下小肠手术　在腹腔镜下完成小肠系膜游离结扎，对病灶两端小肠先用布带结扎和保护好切口后再将小肠提到体外完成切除和吻合。此术式的优点：①对小肠病变尤其是不能确定良、恶性者，采取这种方式比较符合无瘤原则，如小肠间质瘤良、恶性在肉眼下难以区分，按恶性间质瘤切除方式比较安全；②小肠长达3m以上，而这种手术方式切除小肠20~30cm（当怀疑有可能为恶性者，须切除足够的小肠及系膜）不会造成术后小肠功能的影响；③可节省手术时间，不必强求术中全行冰冻切片病理检查。由于术中行冰冻切片病理检查势必延长手术时间，且冰冻切片病理检查有其局限性，有时与术后石蜡病理切片检查不符合。

2. 全腹腔镜下小肠切除术

（1）肠腔阻断：首先将要切除肠段的近、远端相互靠拢并用布带扎紧。同时，在吻合肠袢的近、远侧用无损伤抓钳夹持，并使输入、输出肠袢相互靠拢、平行。这样做的目的是为了阻断病灶在肠腔内的迁移，控制肠内容物外溢，并为吻合器放置做好准备。

（2）肠腔切开、Endo－GIA放置：用电剪或电钩在输入、输出肠袢的系膜对侧缘行肠切开术，切口大小以能插入Endo－GIA二叶为宜。随后放置Endo－GIA。

（3）肠腔吻合：4.5cm或6.0cm Endo－GIA必须完全插入输入、输出袢，以保证吻合口足够大。随后击发Endo－GIA，在二肠袢间建立通道。

（4）病灶切除、肠袢闭合：将第二个 Endo – GIA，置于输入、输出肠袢的肠切开术切口下方，关闭并击发 Endo – GIA 以切除病灶肠段，并闭合输入、输出袢。

（5）系膜孔关闭：镜下间断缝合肠系膜切缘。

（6）标本取出：首先将标本装入标本取出袋，然后冲洗腹腔，必要时放置引流，再扩大切口、取出标本。

Pietrafitta 等报道先行切除病灶方式，即先用 Endo – GIA 切除病灶肠段，后行输入、输出肠袢的肠切开术，并插入 Endo – GIA 行肠腔吻合，再以 Endo – GIA 关闭肠切开术切口。

虽然腹腔镜技术在小肠疾病诊治中的应用仍处于发展阶段，其长远效果尚有待对照观察，但腹腔镜小肠探查对小肠疾病既可明确诊断，又可施行根治性治疗和具有微创的优点，一定会有良好的应用前景。

（贾廷印）

第二节　胶囊内镜的发展应用

一、概论

20 世纪 60 年代初发展起来的内镜技术如今已取得了长足进步，技术不断完善。但无论是上消化道还是下消化道均采取机械插入的方法，给患者带来不适或痛苦，有时甚至需在麻醉下进行。尤其是由于特殊的解剖结构，如小肠远离口腔和肛门，又因小肠长度长（3.35 ~ 7.85m）、游离于腹膜内并被肠系膜束缚形成多发复合肠袢，使传统的检查技术受到很大限制。它阻碍了内镜的插入，限制了 X 线小肠检查的诊断能力，影响了核素扫描及动脉造影的定位。传统内镜对小肠的诊断几乎成为盲区，常用的钡剂造影因不是直观式诊断而使其诊断敏感性较低。因此，对小肠疾病的诊断远落后于胃肠道其他部位。随着科学技术的进步，无线胶囊内镜的诞生，消化道内镜的诊疗技术进入了一个新的发展时期。胶囊内镜一改传统机械插入方法，首次做到了在患者毫无痛苦的生理状况下获得整个小肠的影像资料，是消化道系统无创伤性诊断的一种革命性的技术创新。

2000 年 5 月，Paul Swain 在美国加州圣地亚哥 DDW 会议上报告了有关胶囊内镜初步研究成果，2001 年 8 月通过美国 FDA 获准上市，2002 年 4 月通过中国 SDA 获准上市。

我国自 2001 年引进胶囊内镜以来，目前已经在数十家医院使用。在 2004 年 4 月成立了胶囊内镜俱乐部，就胶囊内镜在我国的应用、技术、诊断等有关问题进行讨论，并制定了胶囊内镜诊治规范。目前国内外临床应用的胶囊内镜皆为以色列 Given 公司产品，其质量肯定但价格昂贵。国产胶囊内镜 OMOM 是由重庆市金山科技公司自主研发的产品，于 2004 年正式研制成功，动物实验证实 OMOM 胶囊内镜效果肯定，目前已经应用于临床一线。

二、原理

Given 图像诊断系统由 3 部分组成：M2A 胶囊内镜、数据记录仪套件及 RAPID 工作站：M2A 胶囊内镜是一种无线的、一次性使用的胶囊，可以借助肠肌的自身蠕动动力使其平滑地通过消化道，并自然排出体外，大小为 $11mm \times 26mm$，其中包含了一个微型彩色照相机、电池、光源、影像捕捉系统及发送器等。胶囊的外壳极其光滑而有利于吞咽，以及能防止肠内容物对胶囊表面的黏附，以保证所获图像的清晰度。M2A 胶囊内镜在穿行期间，胶囊传送其所捕获图像的数字数据，并传输至黏附患者身上的接收传感器上，每秒捕捉图像 2 帧，摄像视角 $140°$，与普通内镜的视角相似。图像能放大至正常大小的 8 倍，以便能观察小肠绒毛的结构。电池可持续工作 $6 \sim 8h$，整个检查过程可获取约 50 000 张图像资料。图像被保存在与传感器相连的数据记录仪中，该记录仪挂戴于患者的腰带上。检查时允许患者自由走动，无须住院。当检查结束后，取下患者身上的传感器和记录仪，医师从记录仪中下载图像数据至 RPAID 工作站进行处理和观看。

除了影像部分，还设计有胶囊在小肠内的定位系统。粘贴于患者腹部的传感器按固定部位排列，阵列传感器按所接受信号的强度以二维形式确定胶囊的部位，再结合胶囊在体内所运行的时间，电脑即描绘出胶囊在小肠内运行的轨迹图。

胶囊内镜能动态、清楚地显示消化管道各部位，尤其是小肠。实践证实，胶囊内镜能发现以前无法证实的小肠疾病，为小肠疾病的研究做出了卓越的贡献，并将促进内镜诊断学的发展和小肠疾病的研究。

三、术前准备和术中注意事项

检查前 8h 应禁食、禁水，吞服胶囊内镜后至少 2h 内不能进食及饮水，4h 后可吃少量简餐，检查全部结束后，即可正常饮食。从服用 M2A 胶囊内镜到排出前，应避免患者接近任何强力电磁源区域，如 MRI 或无线电台。检查期间，应让患者每 15min 确认一下记录仪上部的绿灯是否闪烁，以确保系统的正常运行。如果绿灯停止闪烁，嘱患者记录下当时的时间并及时与医生取得联系。

四、适应证

无线胶囊内镜可进入小肠的全部，得到小肠的内镜图像，使现代的消化内镜医生能看到以前不能达到的地方，看到以前不能看到的部位，主要诊断小肠疾病。而且胶囊内镜也可用于怀疑小肠疾病的儿童，国外的经验是 5 岁或 5 岁以上、体重 $>19kg$ 的儿童，胶囊都可通过幽门和回盲瓣。

适应证包括：不明原因消化道出血；其他传统检查提示小肠影像学异常；慢性腹痛疑似小肠器质性疾病所致；慢性腹泻；了解克罗恩病及乳糜泻的累及范围；观察小肠手术吻合口情况；监控小肠息肉病综合征的发展等。

五、禁忌证

禁忌证包括：胃肠道梗阻；无手术条件者及拒绝接受任何外科手术者，这样一旦胶囊内镜滞留将无法通过手术取出；应排除有严重动力障碍者，包括未经治疗的贲门失弛缓症和胃轻瘫患者（除非用胃镜将胶囊送入十二指肠）；患者体内如有心脏起搏器或已植入其他电子医学仪器者，因可能引起相互间信号干扰而属于禁忌吞服胶囊内镜范围。

六、并发症

任何临床操作都存在并发症，胶囊内镜也不例外。主要是胶囊内镜滞留于狭窄近侧，有些狭窄可事前预测，而有些完全无法估计到。胶囊内镜本身并不会引起梗阻，滞留于狭窄近端的胶囊在该处不断翻滚，最终多数还是能勉强通过，仅极少数患者需通过外科手术取出。据估计，胶囊内镜的滞留率约在5%，而最终需手术取出者还不到1%。

另一问题是由于各种原因使胶囊内镜通过幽门延迟，如食管狭窄、胃轻瘫或幽门缩窄等使胶囊内镜滞留于胃或食管内较长时间，此时因电池时间的限制在胶囊内镜尚未进入盲肠前记录已被终止。

七、临床应用评价

在无线胶囊内镜应用于人体之前，Appleyard等先对动物做了设计严密的临床研究，他们对胶囊内镜及推进式小肠镜在检查这些特定的动物模型小肠病灶时的敏感性、特异性及安全性方面做了全面评估。他们将随机排列的彩色小珠状颗粒物缝入动物小肠，其中一半颗粒缝合在距幽门1m之内，使其位于推进式小肠镜所能到达的范围。1周后，用推进式小肠镜及胶囊内镜随机对动物进行检查。结果显示，胶囊内镜比推进式小肠镜能识别出更多的小珠颗粒，胶囊内镜在全程小肠检测中的阳性率为64%，而推进式小肠镜仅为37%，其特异性分别为92%和97%。

由Lewis和Swain主持的首个胶囊内镜人体临床验证数据最初发布于2001年5月美国亚特兰大举办的消化疾病周上。他们认为，胶囊内镜对疑有小肠出血的诊断具有良好的诊断价值，所获取的图像质量良好，且无并发症发生。R Marmo于2005年对胶囊内镜与传统方法对小肠疾病诊断进行荟萃分析，根据其分析结果，CE对小肠疾病的诊断明显优于其他诊断方法。

胶囊内镜的最大优点在于，检查时能毫无痛苦地观察以往内镜不易到达的小肠部位，操作时无须使用镇静药物，而且它对于胃肠动力几乎无影响。虽然胶囊内镜仍存在诸多问题，但随着科学技术的不断发展将有可能克服目前存在的一些缺陷，如捕捉图像的随机性、无法控制胶囊在小肠中的运行、视野的局限性、电池寿命的有限性，以及无法对胶囊在小肠中的部位进行精确定位等。当然由于技术条件的限制，目前从胶囊内镜获取的发现所做出的解释并非是绝对精确的，这将影响到所作诊断的可靠性。

CE出现技术故障或副作用中最常见的是胶囊滞留，胶囊嵌顿于肠道狭窄处是最主要的并发症。如果临床怀疑CD，最初的放射造影检查不能省略，因为其有助于发现是否存在CE检查的禁忌证。用生物-可粉碎型胶囊（探路型胶囊）可能有助于避免胶囊滞留的发生，但还需进一步研究。尽管商品化的M2A胶囊内镜注明对起搏器植入者和儿童属于禁忌，但已有研究提出可以对这些人群使用CE。CE不能回答临床医师术前评价回盲部的问题。这些问题还需要造影解决。

Given图像系统建议行CE检查前空腹10h，无须清洁肠道。但所有研究者均认为肠道准备无疑会提高CE图像的质量及诊断的敏感性。CE检查前进行肠道准备的最佳方法尚不明确。资料显示，肠道准备可加速胶囊在小肠的运行，提高清晰程度及完成对整个小肠观察的比例。

　　总之，对小肠疾病的诊断胶囊内镜优于各种传统的小肠检查方法，对原因不明的出血及怀疑小肠 CD 的患者优先选用。胶囊内镜突出地表现在对原因不明的消化道出血和小肠疾病具有诊断价值。随着胶囊内镜的不断改进，必将逐步取代沿用已久的推进式小肠镜在小肠疾病诊断中的作用，它将成为经胃镜、大肠镜检查阴性而疑有小肠疾患患者的首选诊断方法。

（贾廷印）

第三节　小肠镜技术

一、概述

　　小肠是人体消化系统中最长的器官，曲曲折折"盘踞"于人体中下腹部位，距口和肛门都很远，小肠管腔长而游离、迂曲，使内镜进镜和观察很困难。小肠镜的研制及临床应用始于 20 世纪 70 年代，传统的小肠镜只能观察近侧段空肠及末端回肠，医学专家曾尝试各种方法，但远端空肠及回肠的观察仍不能令人满意。2002 年，日本学者山本博德与富士写真光机株式会社共同研制出双气囊电子小肠镜。双气囊电子小肠镜在内镜构造和进镜方式上都进行了改良，它不仅能够观察全部小肠，还能在检查过程中进行活检、止血、息肉切除、注射等治疗。它的问世与应用，将小肠疾病的诊断和治疗提升到一个全新高度。

二、小肠镜型和检查法

（一）双气囊电子小肠镜

　　1. 镜型　富士写真光机株式会社生产 EN－450P5/20 型双气囊电子小肠镜。整个内镜操作系统由主机部分、内镜、外套管和气泵四部分组成。内镜和外套管前端各安装一个可充气、放气的气囊，两个气囊分别连接于根据气囊壁压力不同而自动调整充气量的专用气泵。

　　2. 检查方法　检查前将外套管套入小肠镜，两个球囊均抽气至负压，助手扶镜并固定外套管，由检查医师进镜。当内镜头部进入至十二指肠水平段后，先将小肠镜头部气囊充气，使内镜头部不易滑动，然后将外套管沿镜身滑插至内镜前部，随后将外套管气囊充气，此时两个气囊均已充气，内镜、外套管与肠壁已相对固定，然后缓慢拉直内镜和外套管，接着将内镜头端气囊放气，操作者将内镜缓慢向深部插入直至无法继续进镜，再依次将镜头部气囊充气，使其与肠壁相对固定，并同时释放外套管气囊，外套管沿镜身前滑。如此重复上述充气、放气、推进外套管和向后牵拉操作，直至到达病灶。亦可选择经肛门进镜，操作方法与经口途径相同，通过双气囊轮流地充放气、镜身和外套管的推进及钩拉将肠管缩短，可达空肠中上段。可根据小肠病变部位的不同，选择从口或肛门进镜（上、下镜分开）。通常情况，经口进镜可抵达回肠中下段或回盲瓣，经肛门进镜可达空肠中上段，这样交叉进镜可对整个小肠进行完全、彻底的检查。

　　在操作过程中可根据需要从活检孔道内注入 30% 泛影葡胺，在 X 线透视下了解内镜的位置、肠腔狭窄和扩张的情况、内镜离末端回肠的距离等。小肠镜还能在检查过程中进行活检、止血、息肉切除、注射等治疗，实现了集检查、治疗于同一过程中完成。小肠镜检查的时间相对较长，平均 90min。在清醒镇静或全麻下检查，患者的耐受性和安全性均良好。

(二) 推进式小肠镜

1. 镜型　推进式小肠镜又称为经口空肠镜。常见的类型有：Olympus SIF - B、SIF - 10、SIF - 10L、SIF - 100、SIF - 3000；Fujinon EN2410；Pentax SB - 4LA，町田 FIC - A、FIS - B3、FIS - VA 等。

2. 检查方法　推进式小肠镜实际上是上消化道内镜的延长，操作方法与十二指肠镜相似。一般可达 Treitz 韧带以下 50～80cm，即空肠的近侧段。为了增加该型内镜的插入深度，可使用滑管。通过借助滑管，插镜深度达 Treitz 韧带以下 120cm。推进式小肠镜最好有 X 线监视，不仅可以定位，还可以指导进镜的方向。

此型小肠镜操作简单易行，易于掌握，准备工作简单，时间一般为 30～40min。可通过活检孔道进行活检及息肉切除、止血、放置鼻饲管，以及帮助有症状的胆管空肠吻合术患者行胰胆管造影等治疗。缺点为插入深度只能抵达空肠中上段，顺利进镜需有一定经验，患者痛苦较大。部分患者可有贲门黏膜撕裂，以及滑管引起 Vater 壶腹损伤而引起胰腺炎。

(三) 其他小肠镜检查方法

1. 术中小肠镜　是在开腹手术时进行的小肠镜检查。怀疑肠道疾病，剖腹探查不易确定病变性质及部位，可在术中经口、肛门或肠切口插入小肠镜。操作时由外科医师逐步将肠管套在内镜上配合内镜医师进行检查，不仅能够观察全部小肠黏膜，同时由于光线在肠腔内照射，可透过肠壁发现肠壁内的病变，有助于确定手术病变，并可避免剖开大段肠管寻找病变。该方法可靠性大，对判定原因不明的消化道出血，尤其是血管病变出血更有价值。缺点是需剖腹探查，而且有手术带来的危险，对新近有出血的患者及检查时正在出血的患者观察不满意。人为肠套叠可引起肠黏膜损伤。

2. 母子式小肠镜检查法　SIM - Ms 型小肠镜含有母镜及子镜，母镜长 1 995mm，插入部外径 13mm，镜头 4 个转角方向；子镜长 3 710mm，插入部直径 5.8mm，头端 4 个转角方向。插入方法：小肠镜在 X 线透视下由两位术者操作。第一术者操作母镜角度，按照推进式小肠镜插入方法，把母镜插至十二指肠空肠曲，将母镜拉成直线。由第二术者把子镜通过母镜活检钳道向小肠内插入。第二术者操作子镜角度钮，观察小肠肠腔，第一术者随之把子镜逐渐向小肠深部插入。观察完毕后，先取出子镜，再拔出母镜。此型小肠镜的优点为操作简便易行，子镜可通过狭窄部，可取活检。缺点为子镜太细，析像能力较差，不耐用，超出母镜的距离短，不能观察深部小肠。

3. 探条式小肠镜　探条式小肠镜细而软弱，一般长 3m 左右，与十二指肠减压管相似，有两个管道，一个用于注气，另一个用于充盈内镜头端的小囊。此型小肠镜可像 Miller - Abott 管那样插入，让患者吞下镜身，逐步送入内镜至十二指肠，然后小肠镜头端的水囊用水或水银充盈，此时注射药物以刺激肠蠕动，当小肠镜随肠蠕动向深部迁移并到达回肠末端后，即可注射胰高糖素以抑制肠蠕动，在撤镜过程中进行肠黏膜的观察。探条式小肠镜适用于儿童及一般情况较差的患者，也适用于肠腔狭窄，其他小肠镜不能通过的患者。缺点是操作较复杂，检查时间长，多不能活检及缺乏转角装置，一旦退镜就不能使镜身再前进，对黏膜观察有盲区，一般仅能观察到 50%～70% 的黏膜。只有很少单位使用。

4. 肠带诱导式小肠镜 肠带诱导式小肠镜一般长约 3m，有活检钳道及注气孔。本类小肠镜操作麻烦，费时间，有肠管狭窄或粘连时易失败，患者痛苦大，不易为患者及医生所接受。目前，此型小肠镜临床鲜为采用。

5. 放大型小肠镜检查 放大型小肠镜有 Olympus SIF – M、町田 FIS – ML 等，可将病变放大 10~30 倍，主要观察小肠黏膜，对早期发现微小癌及黏膜病理生理改变的诊断十分有用。

6. 结肠镜观察末端回肠 结肠镜可逆行通过回盲瓣进入回肠末端 10~20cm。许多病变如结核病、克罗恩病、贝赫切特综合征等均好发于此部位，对发现这类病变很有价值。

三、小肠镜检查的适应证、禁忌证及并发症

（一）适应证

（1）消化道出血患者，经胃镜和结肠镜检查未能发现病变，临床怀疑有小肠疾病者。

（2）不明原因腹痛、呕吐或腹泻患者，经 X 线、胃镜和结肠镜检查未发现病变，或可疑小肠病变者。

（3）不明原因贫血、消瘦和发热等，疑有小肠良、恶性肿瘤者。

（4）不完全小肠梗阻。

（5）诊断和鉴别诊断克罗恩病或肠结核者。

（6）小肠吸收不良疾病者。

（7）协助外科手术中对小肠病变的定位。

（8）小肠钡餐检查病变和部位不能确定或症状与 X 线诊断不符合者。

（二）禁忌证

（1）有内镜检查禁忌证者。

（2）急性胰腺炎或急性胆管感染者。

（3）腹腔广泛粘连者。

（三）并发症

（1）穿孔和出血。

（2）粗暴插镜引起食管、胃或小肠黏膜损伤。

（3）注入大量气体，引起术后腹痛和腹胀。

（4）损伤乏特壶腹引起术后胰腺炎。

（5）鼻小肠镜插入引起医源性鼻出血。

四、展望

小肠疾病比较少见，其诊断也比较困难。近几年，随着胶囊内镜和双气囊电子小肠镜的出现，可以很方便地观察到全部小肠，胶囊内镜适于作为初步检查手段，而双气囊小肠镜可进一步确认病变或进行治疗。随着腹腔镜技术的发展，也开始应用于小肠疾病的诊治，尤其是可以同时实现很多疾病的治疗，为征服小肠疾病提供了新的武器。

（贾廷印）

参考文献

[1] 李岱. 坏死性小肠结肠炎的外科治疗探索. 中国妇幼保健, 2012, 27 (8): 1278 - 1279.

[2] 魏波, 卫洪波, 黄勇, 等. 小肠出血 60 例外科诊治体会. 中华普通外科学文献 (电子版), 2012, 6 (1): 30 - 32.

[3] 刘晓洁, 王晓娜. 小肠胃肠间质瘤 64 例治疗与预后分析. 中华胃肠外科杂志, 2012, 15 (3): 259 - 262.

[4] 刘玉宾, 张松海, 万广捷. 小肠间质瘤的临床特性及外科治疗. 中国实用医刊, 2012, 39 (8): 88 - 89.

[5] 周卫华, 梁颖. 小肠间质瘤外科治疗后复发的危险因素. 临床合理用药杂志, 2013, 6 (20): 18 - 19.

第十章

大肠外科

第一节　结肠扭转

结肠扭转是结肠一段肠袢及其系膜沿系膜纵轴旋转一定的角度而造成的肠梗阻。由于肠袢两端及肠系膜均受压，很快伴有血运障碍，可形成绞窄性肠梗阻。结肠扭转占结肠梗阻的第二位，约占肠梗阻的 2%～4%。

据国外资料统计，乙状结肠扭转占 65%～80%，盲肠扭转占 15%～30%，横结肠扭转占 2%～5%。升、降结肠系腹膜间位器官固定于后腹壁，故不易发生扭转。

结肠扭转的发生有四个重要的因素：肠管游离并有较大活动度；肠系膜较长；固定肠系膜根部的跨度较小；发病前，肠管充满内容物，致其重量增加。当患者因体位变动等因素时，即可促使由细长系膜悬吊的肠管发生扭转。

一、病因病理

1. 病因

（1）由于乙状结肠、盲肠和横结肠及其系膜的解剖特点，肠管及系膜较长、活动度相对较大，容易发生扭转。再因结肠腔内常有粪便积存，当重力突然发生改变时，可诱发扭转。

（2）可能与结肠动力突然改变有关。

（3）饮食过多、腹泻、便秘、过度用力及腹内粘连也可诱发。

（4）腹部手术也是一直接原因。

（5）腹腔内容积变化如盆腔肿瘤、妊娠也容易促其扭转。

（6）一些先天性畸形也可诱发。

2. 病理　结肠扭转后形成一个闭袢性梗阻，肠袢的入口及出口被闭塞，导致肠腔内气液量积聚，肠管极度扩张，肠腔内压力增高，导致肠壁小静脉回流受阻，肠壁血运发生障碍。另因系膜绞窄，先压迫静脉，致回流受阻，组织充血水肿，继而出现动脉供血障碍，最终造成肠壁坏死穿孔。

二、临床表现

乙状结肠扭转多见于老年人，男多于女，多有慢性便秘史。盲肠扭转多见于 40 岁以下的年轻人，女性较多。横结肠扭转较少见，女性多于男性，好发年龄平均为48.5岁，偶可发生于儿童。

（1）腹痛：可表现为腹部持续性胀痛或阵发性绞痛，疼痛部位多在扭转处。

（2）进行性腹胀。

（3）恶心、呕吐、肛门停止排气、排便等典型低位肠梗阻表现，晚期呕吐可有粪臭味。

（4）病程晚期可出现休克和毒血症的表现。

（5）体检：腹胀明显，腹胀不对称，于腹部可触及到一巨大肠曲，可有局部压痛或全腹压痛及反跳痛，叩诊鼓音，听诊肠鸣音亢进或有气过水音。

三、临床检查

1. 腹部平片　有较大诊断意义，可见单个胀大双襻肠曲，呈马蹄形，起自盆腔上至膈下，占据大部分腹腔，盲肠扭转可见盲肠明显扩张，也可见多个气液平面呈阶梯状排列。

2. 钡灌肠检查　可见阻塞处钡柱尖端呈"鸟嘴状"或黏膜螺旋形式，盲肠扭转可见钡剂在升结肠处受阻。

3. 等渗盐水灌肠试验　用低压灌肠，如盐水进入不足500ml再不能进入，表示有乙状结肠扭转。

4. 乙状结肠镜检查　在无肠坏死时，进行检查可发现扭转处肠腔闭锁，镜身不能进入。

四、诊断与鉴别诊断

1. 诊断　根据患者多有便秘习惯史，突然出现腹痛及腹胀，以及不对称的腹部外观查体有肠梗阻表现，再结合腹部平片及钡灌肠检查，可确立结肠扭转诊断。

2. 鉴别诊断

（1）小肠扭转：该病多发于青壮年，常在饱餐后弯腰等剧烈活动时发生；腹痛为突发性剧烈绞痛，部位多在下腹部及脐周围，可伴有腰背放射痛；早期即出现频繁反射性呕吐，呕吐物为胃及十二指肠内容物；全小肠扭转腹胀可不明显，部分小肠扭转，较早出现明显腹胀，呈渐加重趋势；全小肠扭转很快出现休克表现；X线表现可见小肠襻积气扩张，呈梯状排列的数个巨大液面。

（2）粘连性肠梗阻：该病多有腹部手术史或腹膜炎史，发作次数较多。

（3）急性肠系膜血管病变：可能有心脏病史；为持续性中腹部弥漫性疼痛，常有背部放射痛；血便及腹膜炎症状，病情迅速恶化。

（4）结肠癌：该病发病缓慢；逐渐出现便秘，但以大便次数明显改变为主，可伴有腹泻及脓血便，反复发生；一般无剧烈腹痛及呕吐；体检腹部有时可触及到质地较硬的肿块。

五、治疗

1. 一般治疗　按肠梗阻治疗，如禁食、胃肠减压、补液、纠正水电解质酸碱平衡失调，防止休克及抗生素预防治疗。

2. 非手术治疗　适用于全身状况好，血压、脉搏正常，无腹膜炎及肠坏死表现的乙状结肠扭转的患者。

（1）温水灌肠法：将37℃的生理盐水加少量肥皂水灌进直肠和乙状结肠，压力不可过高，但该法成功率不到5%。

（2）乙状结肠镜插管减压复位：将乙状结肠镜插至梗阻部位后，将一长约60cm的肛管润滑后插入扭转部位到达扩张肠曲的闭袢内，可见大量气体、粪便涌出。该法盲目性小，安全性大，操作熟练者成功率可达80%~90%。

3. 手术治疗

（1）手术指征：乙状结肠扭转患者经非手术治疗失败者；有肠坏死和腹膜炎征象者；乙状结肠镜检发现肠腔内有血性内容物者；复发的乙状结肠扭转者。盲肠扭转及横结肠扭转者应早期手术，解除梗阻，切除坏死肠段，防止复发。

（2）乙状结肠扭转的手术方法

1）单纯扭转复位术：术中探查若扭转肠段无坏死，肠生机良好，应单纯整复，放置肛管减压。但其复发率较高，占27%~42%。

2）乙状结肠部分切除吻合术：适用于患者情况良好，无严重腹膜炎，肠管条件好的患者。

3）Hartmann术：适用于乙状结肠坏死，患者情况较差不适宜做吻合者，可行坏死肠管切除，近端结肠造口，远端缝闭，3个月后行二期重建吻合术。

（3）盲肠扭转的手术方法

1）盲肠扭转复位加盲肠固定术：适用于无肠坏死的患者。将肠袢按其扭转相反的方向回转即可复位，再将盲肠与侧腹壁缝合固定。

2）盲肠扭转复位加盲肠内插管造口术：适用于无肠坏死、高龄及一般情况差的患者。盲肠扭转复位后，在盲肠上切一小口，插入引流管，从右下腹引出。

3）右半结肠切除术：适用于扭转肠袢坏死，患者一般情况较好的患者，可根治，很少复发。

4）肠造瘘术：适用于病情严重、一般情况较差或有穿孔坏死及弥漫性腹膜炎的患者，可将坏死肠管切除，近端回肠造瘘，远端横结肠闭锁，3个月后再行肠吻合术。

（4）横结肠扭转的手术疗法

1）横结肠部分切除一期吻合术：适用于患者情况良好，扭转复位后横结肠活力良好者。切除扭转肠段，一期断端吻合。

2）横结肠部分切除二端结肠造瘘术：适用于患者一般情况较差、结肠缺血坏死、腹腔污染重及患者年龄大吻合后易瘘者。可切除坏死肠管，二端分别做造瘘术，3个月后再行肠管吻合术。

（李山峰）

第二节　结肠损伤

结肠损伤是腹部外伤中较多见而较严重的损伤之一，其发生率为腹部外伤的10%~22%，其中在开放性腹部外伤中结肠损伤的发生率约为15%~20%，而在闭合性腹部外伤中较少，约占3%~5%。

由于结肠壁薄，血液循环差，愈合能力弱，且结肠内充满粪便，含有大量细菌，一旦损伤易发生严重的细菌性腹膜炎，使患者出现全身中毒表现，甚至感染性休克而危及生命，

Dawes 等报告结肠损伤后感染高达 25% 以上，认为感染是术后发生并发症而导致死亡的主要原因。现由于对结肠损伤诊疗技术的提高及抗生素的应用，死亡率已由 60% 左右降至 10% 以下。

一、病因病理

1. 病因

（1）开放性损伤：最多见，约占 95%，多为刀等锐器刺伤及火器击穿伤。

（2）闭合性损伤：多为各种交通事故的撞击伤、腹部挤压伤、摔伤、坠落伤。

（3）医源性损伤：发生率约为 0.1% ~ 4.5%，多由于肠镜诊疗、钡剂灌肠、手术时损伤。

2. 病理　非穿透性结肠损伤主要表现为挫伤、破裂伤及肠系膜血管损伤。

（1）肠壁的轻微挫伤可自行愈合，严重挫伤可致黏膜脱落形成溃疡，浆肌层坏死穿孔，细菌进入腹腔引起腹膜炎。

（2）肠壁的破裂可以是完全的或不完全的，不完全的只有肠壁的一层或多层裂开，不与腹腔相通，不会立即出现腹膜炎征象。完全破裂的结肠伤口有大有小，粪便可进入腹腔而引起弥漫性腹膜炎。

（3）肠壁可由其系膜血管损伤致血运不足而产生继发性坏死、穿孔。

结肠穿透伤的病理视致伤的性质、速度、大小及形状而不同，导致不同程度的结肠不全破裂及全层破裂。

二、临床表现

（1）腹痛是最常见的症状。

（2）恶心、呕吐。

（3）体温升高及中毒性休克多出现较晚。

（4）伴腹胀及便血表现。

（5）腹膜刺激征：全腹可有压痛、反跳痛及肌紧张。

（6）肠鸣音减弱或消失。

（7）肛门指诊指套可能染有血迹。

三、临床检查

（1）腹腔穿刺：操作简便可靠，阳性率高达 90% 以上，应作为首选的辅助检查方法。

（2）腹腔灌洗：对钝性腹部伤有较高的诊断价值，阳性率高达 95%。

（3）腹部 X 线检查：膈下有游离气体可帮助诊断。

（4）超声和 CT：对结肠损伤合并出血有一定价值。

（5）腹腔镜检：诊断困难者可应用，准确率在 90% 以上。

四、诊断

根据患者有明确的腹部外伤史如刀枪的开放性损伤、暴力所致的闭合性损伤及结肠镜检查治疗史，随后出现腹痛及急性腹膜炎的临床表现，再结合腹腔穿刺或灌洗及腹平片可见膈下游离气体甚至进入腹腔的异物，诊断不难确立。

五、治疗

结肠损伤的治疗原则为早期手术，切除坏死肠段，大量冲洗腹腔及充分引流。由于近年来外科技术的提高，抗生素的应用及受伤后到手术时间的缩短，主张一期手术者逐渐增多。具体手术方法有以下几种。

1. 一期缝合修补术　适应证有伤后4~6h；低速非爆炸性枪伤、刀刺伤或钝挫性外伤所致小穿孔；无休克者；无系膜血管损伤者；不超过2个实质性脏器损伤，且年龄小于60岁者。

2. 一期切除吻合术　适应证与一期缝合修补术相同，更适应于结肠裂口较大，缝合修补有困难，缝合修补术后有漏可能的患者。

3. 二期手术　适应证有伤时超过6h；腹腔内污染严重；年龄大于60岁；患者全身状况差，合并全身多发伤及腹内多脏器损伤。

（1）损伤结肠外置术：适用于结肠较游离部分如横结肠、乙状结肠多处破裂伤。

（2）损伤肠管缝合修补加近段外置术：适用于升降结肠等固定肠袢损伤。

（3）损伤肠管缝合修补外置术：适用于游离的结肠袢如横结肠、乙状结肠损伤，将损伤的结肠缝合修补后将该段肠袢置于腹壁外，10天左右若缝合处愈合则可放回腹腔，若未愈合，拆除缝线，为一造瘘口，待二期还纳。

（4）肠段切除，二端造瘘或近端造瘘，远端封闭术：适用于结肠合并腹内其他脏器损伤，局部肠管缺血坏死，腹腔污染严重的状况。

（李山峰）

第三节　结肠息肉

结肠息肉（colonic polyps）是指结肠黏膜隆起性病变。结肠息肉分为有蒂或无蒂息肉。直径小于5mm为小息肉，大于2cm为大息肉。来源于上皮组织的结肠息肉样病变多见，以腺瘤样息肉最多，来源于非上皮组织的脂肪瘤、平滑肌瘤、神经纤维瘤、纤维瘤、脉管瘤等少见。结肠息肉通常无症状，发展到一定程度可形成溃疡，发生肠道出血、腹痛，甚至肠梗阻。尸检发现55岁以上30%~50%有腺瘤，其中10%大于1cm。临床表现缺少特征性，并且一部分可以癌变，临床实践中应予以重视。

一、结肠息肉分类（表10-1）

表10-1　结肠息肉的分类

肿瘤性息肉	非肿瘤性息肉	黏膜下病变
良性息肉（腺瘤）	正常上皮息肉	深部囊性结肠炎
管状腺瘤	增生性息肉	肠气囊肿
绒毛状腺瘤	幼年性息肉	淋巴性息肉病（良性和恶性）
管状绒毛状腺瘤	Peutz-Jeghers息肉	脂肪瘤
家族性腺瘤性息肉病	Cowden综合征	类癌
Gardner综合征	炎性息肉	转移性肿瘤
Turcot综合征	炎症性肠病	

续　表

恶性息肉（癌）	细菌感染或阿米巴
非浸润性癌	血吸虫
原位癌	
黏膜内癌	
浸润性癌（超过黏膜肌层）	

二、病理

结肠炎性息肉，可见被覆的结肠上皮大部分糜烂脱落，黏膜下由大量的炎性肉芽组织组成（图 10－1A）。管状腺瘤由大小形态不一的腺管状结构组成，腺上皮增生，细胞核细长笔杆状、呈不同程度的假复层增生（图 10－1B）。家族性腺瘤性息肉病，由增生的绒毛状腺体组成，被树枝状分支的血管平滑肌组织分隔成分叶状（图 10－1C）。

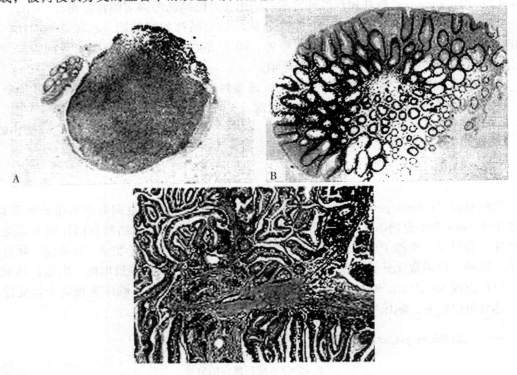

图 10－1　结肠息肉（HE，A～C×40、40、100）

三、临床表现与诊断

（一）症状和体征

结肠息肉可无任何临床症状，50% 以上患者是在体检中发现。大于 1cm 的息肉可表现为间断性出血，随着肿瘤体积的增大，症状逐渐明显，表现为不同程度的腹部不适和（或）腹痛、粪便性状或习惯改变，甚至出现消化道大出血、肠套叠和肠梗阻，体检可触及腹部包块。症状与肿瘤组织学类型、发生部位、数目和形态学特征相关，如绒毛状腺瘤易发生便血，较大的有蒂脂肪瘤可致消化道出血，大肠良性肿瘤还可引起肠套叠。幼年性息肉病的发病高峰在 4～5 岁，仅偶见于成年人。30 岁以前结肠多发息肉应考虑为家族性，腺瘤性息肉多见于 40 岁以后，并随年龄增加而增多。黏膜下肿瘤多见于 40 岁以后。胃肠道多发性息肉病多有明显的家族史并伴有典型的肠外表现，如 Peutz - Jeghers 综合征的口周黏膜、指（趾）、皮肤色素沉着具有特征性，对确立诊断极有帮助。

（二）直肠指检和粪便潜血试验

1. 直肠指检　直肠指检为最简便的低位直肠和肛管疾病诊断方法，也最易被忽视。每一例被怀疑结肠息肉的患者，都应进行该项检查。

2. 潜血试验　潜血试验为最早被推广应用的结肠肿瘤筛检试验方法，但对诊断结肠息肉而言价值有限。

3. X 线诊断　钡剂灌肠和双重对比钡剂灌肠造影检查在结肠息肉的诊断上敏感性较高，并发症发生率低，患者耐受性好、费用低，受到青睐。结肠充钡时，息肉表现为团形充盈缺损，光滑整齐。有蒂带息肉可稍活动，加压有利于病变显示。双重对比造影息肉显示更清楚，呈现边缘锐利的高密度影，常有一圈钡影环绕，如果表面有糜烂或溃疡则呈现不规则影。绒毛状腺瘤可见多个线条样钡纹影（图 10 - 2）。黏膜下肿瘤表现为边缘光滑、黏膜正常的肠腔内圆形充盈缺损或透亮区，质地较软的脂肪瘤、脉管瘤可有"挤压"征。但直径＜1cm 的小息肉比结肠镜检查更易漏诊，对可疑病变不能取组织活检明确诊断也是其不足。

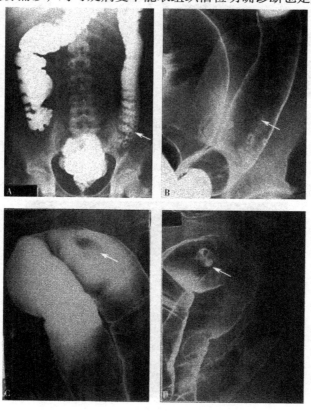

图 10 - 2　结肠息肉（气钡双重造影）

（三）内镜诊断

内镜检查是结肠息肉的主要诊断手段，包括电子内镜、放大内镜、色素内镜、仿真内镜等，这些技术的应用提高了结肠微小病变的检出率。

1. 结肠镜检查　是结肠息肉确诊的首选方法。上皮来源的大肠良性肿瘤内镜直视下表现为黏膜局限性隆起的息肉样病变，与周围正常黏膜呈锐角或有蒂相连（图 10 - 3A），表面光滑或粗糙，有颗粒感，甚至乳头状突起，呈深红色，可单发或多发。内镜下若病灶无蒂或有宽基的短蒂（图 10 - 3B）、体积较大、形状不规则、顶端溃疡或糜烂、表面明显结节不平、质脆或硬、易出血，应高度怀疑息肉癌变。钳取腺瘤顶部、糜烂及溃疡边缘处的组织活检阳性率较高，全瘤切除组织连续切片检查更可靠。黏膜下的大肠良性肿瘤多呈丘状隆起，表面黏膜正常，常有桥形皱襞，肿瘤的质地与肿瘤的来源有关，活检时常可见黏膜在肿物表面滑动，而肿物不与黏膜一同被提起，提起的黏膜呈天幕状外观，深凿式活检才有可能获取足够的组织标本。

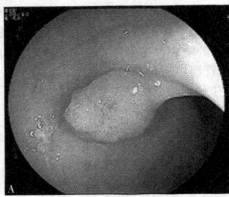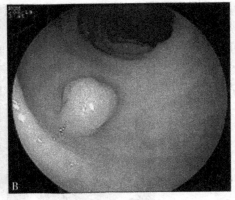

图 10 - 3　结肠息肉（内镜）

2. 染色内镜和放大内镜　染色内镜即在内镜下对病灶喷洒一些染色剂，如靛胭脂，配合放大内镜可发现常规内镜难以识别的微小病灶，提高诊断敏感性，准确估计病变范围（图 10 - 4）。诊断肿瘤性息肉的敏感性为 95.1%，特异性为 86.8%，诊断准确性为 91.9%。

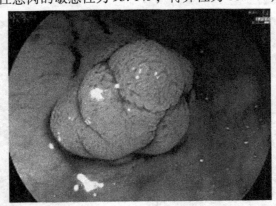

图 10 - 4　结肠息肉（染色内镜）

3. 超声内镜检查 超声内镜（ultrasonic endoscope，EUS）主要用于肿瘤浸润深度和黏膜下肿瘤的诊断。正常情况下，EUS 所显示的大肠壁 5 层结构包括：第 1 层，即大肠黏膜和腔内液体交界面的强回声层；第 2 层，即黏膜层（包括黏膜肌层），呈现低回声层；第 3 层，即黏膜下层与黏膜下固有层界面反射形成的强回声层；第 4 层，即固有肌层呈现的低回声层；第 5 层，即浆膜与其周围组织交界面呈现的强回声层。EUS 可清晰地显示肿瘤浸润深度、来源、肿瘤内部回声和瘤体大小。EUS 对大肠黏膜下肿瘤的诊断价值较大，优于一般内镜和 X 线影像学检查。

4. 仿真结肠镜检查 又称 CT 结肠造影检查，是利用特殊的计算机软件功能，将螺旋 CT、高场 MRI、三维 DSA 或超声成像采集的图像源数据在工作站进行图像处理后，对结肠表面具有相同像素的部分进行立体重建，再利用计算机模拟导航技术进行腔内观察，并赋予人工伪彩和光照效果，连续回放，获得类似结肠镜检查直视观察效果的三维动态影像。该技术可显示全结肠，可发现直径 > 0.5mm 的结肠息肉和肿瘤，其敏感性与病变的大小有关，直径越大，敏感性越高。有报道，诊断直径 > 0.5mm 的结肠息肉的敏感性为 66% ~ 100%，特异性为 63% ~ 90%；而检测直径 < 0.5mm 的结肠息肉的敏感性较低（11% ~ 45%）。

四、结肠息肉恶变

结肠腺瘤息肉与结肠癌关系密切，研究发现结肠息肉患者发生大肠癌的危险度是非息肉人群的 22 倍。大多数（50% ~ 70%）的大肠癌是在腺瘤基础上发展而来，腺瘤是结肠癌的前驱现象。与结肠腺瘤恶变密切关联的三个主要特征是腺瘤大小、组织学类型和不典型增生程度。多倾向于不典型增生程度与恶性转化关系更为密切。直径 < 1cm 的腺瘤中仅有 1.3% 的癌变率，假如其组织主要是由绒毛状成分组成或含有重度不典型增生成分，则癌变率分别增至 10% 和 27%。直径 1 ~ 2cm 的腺瘤癌变率为 9.5%，直径 > 2cm 的腺瘤癌变率为 46.0%。不典型增生中，轻度、中度和重度不典型增生的癌变率分别为 5.7%、18.0% 和 34.5%。有蒂息肉样腺瘤癌变率为 4.5%，广基腺瘤的癌变率为 10.2%。扁平腺瘤的癌变率为 10% ~ 25%。家族性幼年型息肉癌变率为 10% ~ 20%；家族性腺瘤性息肉病癌变率为 100%。Peutz – Jeghers 综合征癌变率尚有争议，有报告称可达 10%。

五、结肠息肉治疗

（一）内镜治疗

内镜治疗结肠息肉具有方法简单、创伤小、省时、费用低等优点。

1. 内镜治疗的目的 目地：①全瘤组织检查以明确诊断。②治疗结肠息肉的并发症。③切除腺瘤，预防大肠癌的发生。内镜治疗的适应证有：①有蒂腺瘤样息肉。②直径 < 5mm 的无蒂腺瘤样息肉（EPMR 和 ESD 的应用已可切除直径 > 10cm 和无蒂息肉）。③分布散在的多发性腺瘤样息肉。

2. 内镜治疗方法 圈套器电凝切除、热活检、分块切除、局部注射息肉切除、双极法切除、内镜下黏膜切除术（EMR）及内镜下黏膜剥离术（ESD）等。

（二）手术治疗

对于内镜下无法切除的良性息肉及恶性息肉应采用腹腔镜或外科手术治疗。

六、治疗后随访

腺瘤切除后易复发，切除后应定期随访。术后第 1 年内再发生息肉的危险性是正常同龄人群的 16 倍，直至 4~6 年后多数患者才与一般人群相似。复发瘤切除后，再次复发者仍占 1/3 左右，尤其是直径 >2cm 的腺瘤、绒毛状腺瘤、重度不典型增生或癌变腺瘤复发率更高。结直肠腺瘤性息肉的息肉切除后监测包括：

（1）腺瘤切除术后第 1 年应做结肠镜或气钡双重对比造影检查 1 次，发现病灶及时处理；如果没有发现病变，改为 3 年检查 1 次，连续 2 次阴性可结束随访。

（2）高危人群随访可半年 1 次，1 年后每年 1 次，连续 2 年阴性后，改为 3 年 1 次，再连续 2 次阴性后可结束随访。

（3）结肠大息肉切除后的随访。这类息肉切除后早期局部复发或腺瘤残余发生率高达 25%，应间隔 3~6 周行内镜检查，以便发现残留的腺瘤组织，并加以切除，直至切除部位呈现光滑的瘢痕。一旦证实病变完全切除，其后应在 3 个月和 6 个月时内镜检查 1 次，如无复发或发现新的病变，以后可每年内镜检查 1 次。

（4）大肠黏膜下肿瘤内镜下切除后，应每年 1 次，随访 3 年，如未见复发则可结束随访。

（李山峰）

第四节　溃疡性结肠炎

一、概述

溃疡性结肠炎是一种病因不明的慢性大肠黏膜炎症性疾病，主要累及直肠、乙状结肠黏膜与黏膜下层，伴有糜烂和浅表溃疡，亦可向上扩展至升结肠、横结肠、降结肠、甚至全结肠和末端回肠。过去曾有不同名称，如非特异性慢性溃疡性结肠炎、慢性非特异性结肠炎、特发性溃疡性结肠炎等，现世界卫生组织统一命名为特发性结肠炎。

（一）病因

病因至今尚未确立。长期以来认为传染性致病因子特别是细菌和病毒是本病的病因，但迄今尚未能明确证实。根据世界不同地区和种族的发病率资料，流行病学调查发现本病中存在着免疫因素，患者的淋巴细胞对组织培养的胎儿结肠细胞有破坏作用，患者血清中存在抗结肠抗体。敏感的婴儿进食牛奶以代替母乳，可能触发抗体反应，上述发现支持免疫因素的设想。但两者间的关系尚未完全明确。在某些病例也确实存在精神因素。在我国本病的发病率远比国外人为低，这一事实也不能排除种族和遗传倾向的存在。总之，有关病因及危险因子的研究仍在继续探索中，迄今尚无定论。

（二）病理

本病的病理变化是非特异性，主要累及直肠和结肠黏膜和黏膜下层，少数严重病例可侵及肌层和浆膜层，可导致中毒性结肠扩张，甚至肠壁穿破。偶见局部淋巴结有反应性增生。病变多起始于直肠，向近端扩展至全结肠，少数病例可累及回肠。

溃疡性结肠炎的早期和典型病变是急性大肠炎症，炎症侵及黏膜腺隐窝周围，黏膜弥漫性发红、渗血、呈颗粒状。严重者有片状溃疡。在剥脱区中有正常黏膜，高出表面呈假息肉样。巨检还可见到由于肌层收缩，袋形消失而致结肠缩短。镜检显示结肠黏膜有弥漫性炎症。血管增多，淋巴细胞、浆细胞和巨噬细胞浸润，球形细胞消失，纤维细胞相对缺如，隐窝脓肿常见，并有假息肉形成。电镜下黏膜表面和隐窝的上皮细胞微绒毛缩短和数目减少，内质网扩大，线粒体肿胀变圆，嵴突小，溶酶体增多。

随着病情进展，血液、蛋白质、水分和电解质从粪便中损失，导致体重减轻、消瘦、贫血和营养不良。炎症严重进展导致结肠扩张，肠壁坏死，甚至穿孔，可出现胰腺炎和全身中毒，临床上称作中毒性巨结肠症。

长期炎症变化可导致结肠狭窄和黏膜癌变。开始发于儿童期，病变累及全结肠者，10岁后每年的癌变发病率约为 2%。这类腺癌常为多发、低分化、浸润型，并易转移。

二、诊断

（一）临床表现

主要临床表现是腹泻和便血。可发生在任何年龄，但多见于青年，起病大多缓慢，但可表现为慢性、急性、慢性急性发作和暴发型等。频发腹泻，每日可达 10~20 次，粪便为水样，混以血液、脓液和黏液，偶有大量出血，一次出血量可达 2 000ml，连续出血量可达 10 000ml。由于直肠受累，常伴有里急后重，甚至出现肛门失禁。约 2/3 患者有腹部绞痛，轻者为隐痛，常位于左下腹和脐下，腹痛时伴便急，排便后腹痛稍缓解，但很快又复发。可出现全身症状，如不同程度的发热、呕吐、体重减轻、失水等。并可出现与免疫有关的一些症状，如虹膜炎、悬雍垂炎、关节炎、脊柱炎、肝炎、脓皮病、结节性红斑等。这些症状在病变结肠切除后可完全缓解。

本病症状多变。轻者仅有大便变稀或次数增多，呈周期性发作，少数患者甚至出现便秘，奶制品可诱发腹泻。个别病例没有腹泻症状，唯一表现是全身性并发症，如关节炎、脓皮病。轻型病例的体征可以完全正常。病情严重者可出现高热、多汗、大量便血、腹胀腹痛、心动过速、全身严重中毒、血压波动或甚至出现休克。即临床上的所谓中毒性巨结肠症，其时腹部检查，可发现腹胀，左下腹或全腹压痛明显，并有反跳痛，肠鸣音极少甚至消失。全身毒血症状严重。在我国，典型的急性暴发型少见，病理范围主要限于左半结肠，累及右半结肠、全结肠者少见。肠外表现亦少见，即使存在症状亦多较轻。据报道可出现坏疽性脓皮病，胆管周围炎、硬化性胆管炎、慢性活动性肝炎和血栓性静脉炎等，但甚为少见。并发症比国外报道少。大多数患者对药物治疗有效，仅少数少于 20%，需手术治疗。

溃疡性结肠炎可出现很多并发症，如肠穿孔、中毒性肠扩张、大量出血、假性息肉、纤维收缩引起的肠管狭窄，累及全结肠病程 10 年以上者可发生癌变。全身可出现与免疫有关的并发症如结膜炎、葡萄膜炎、结节性红斑、坏疽性脓皮症、皮炎、口腔溃疡、胆管周围炎、肝硬化、脂肪肝、静脉栓塞等。比较少见的并发症是肛裂、直肠周围脓肿、肛瘘、直肠阴道瘘和直肠狭窄。

（二）诊断

溃疡性结肠炎的诊断主要根据临床表现、乙状结肠镜或纤维结肠镜检查、病理活检及 X 线检查等。急性发作期或慢性反复发作有典型症状和体征者，诊断并不困难，结肠镜检查在急性期可见到直肠或结肠黏膜水肿、充血，棉球触之容易引起出血。后者对本病的诊断甚为重要。肠壁及肠腔内有脓性或带血的脓性渗出，严重者可见到黏膜出血点和溃疡。在慢性期直肠或结肠黏膜可呈颗粒状、炎症息肉样增生和肠腔狭窄。除临床症状外，可按内镜表现分为轻、中、重三型：轻型仅见黏膜充血，有出血点以及易出血倾向；中型者以上改变更为明显，且有脓性渗出和小溃疡形成。重型可见弥漫性出血，有较大溃疡。日本有关专家认为有持续或反复发作的黏液血便，并兼具以下四项中任何一项时，即可诊断为本病。

1. 内镜检查　①黏膜充血、粗糙或呈细颗粒状，脆弱，易出血，有黏液、血、脓性分泌的附着。②可见到多发性糜烂、溃疡或假息肉。

2. 活组织检查　黏膜炎性反应，并伴有糜烂、隐窝脓肿、腺体排列异常及上皮化生。

3. 钡灌肠 X 线检查　①黏膜表面粗糙或呈颗粒状。②多发性糜烂、溃疡。③假息肉形成。④结肠袋消失，肠管狭窄或缩短。

4. 切除标本或尸检　肉眼或切片检查可见到本病的特征性病理改变。

发生中毒性巨结肠时，出现高热、心动过速、腹痛、腹胀及全身严重中毒症状。腹部平片显示典型的充气和扩大的结肠，壁薄，临床诊断可以成立。

临床诊断中比较困难的是如何与肉芽肿性肠炎（克罗恩病）相鉴别。这两种病变都是非特异性炎症，均有较长时间反复发作史，主要症状为腹痛和腹泻。

三、治疗

本病的治疗基本属内科范畴，只有在内科疗法无效或出现严重并发症时，才考虑外科手术。

1. 内科治疗　应包括 4 个方面。

（1）卧床休息和全身支持治疗：包括体液和电解质平衡，尤其是钾的补充，低血钾者应予纠正。同时要注意蛋白质的补充，改善全身营养状况，必要时应给予全胃肠道外营养支持，有贫血者可予输血，胃肠道摄入时应尽量避免牛奶和乳制品。

（2）柳氮磺胺吡啶（azulfidine，SASP）：开始时给 0.25g，口服，每日 4 次，以后增至 1g，口服，每日 4 次，在奏效后改为 1g，每日 3 次，或 0.5g，每日 4 次。并可同时给甲硝唑 0.2g，每日 3 次，3 周后改甲硝唑肛栓 0.2g，每日 2 次纳肛，以后改 0.2g，每日 1 次纳肛，并持续应用 3~6 个月。

（3）皮质类固醇：常用量为泼尼松 5~10mg，每日 3 次，1~2 周后，剂量递减，每周减少 5mg，直至最后 5mg，每日 1 次，或 2.5mg，每日 2 次作为维持量。或用地塞米松 0.75~1.5mg，每日 3 次，同样递减至 0.75mg，Qd 或 0.375mg，Bid 作维持，但目前并不认为长期激素维持可防止复发。在急性发作期亦可用氢化可的松 100~300mg 或地塞米松 10~30mg 静脉滴注，以及每晚用氢化可的松 100mg 加于 60ml 生理盐水中做保留灌肠，在急性发作期应用激素治疗的价值是肯定的，但在慢性期是否应持续使用激素则尚有分歧，由于它有一定不良反应，故多数不主张长期使用。除皮质类固醇外，也可用 ACTH 20~40U 静脉点滴。

（4）免疫抑制剂：在溃疡性结肠炎中的价值尚属可疑。据 Rosenberg 等报道硫唑嘌呤

（azathiopnine）在疾病恶化时并无控制疾病的作用，而在慢性病例中它却有助于减少皮质类固醇的使用。除上述治疗措施外，对腹泻严重，出现夜间腹泻的病例可给予抗胆碱酯类药物或复方苯乙哌啶（止泻宁），但忌用鸦片类药物如可卡因和复方樟脑酊，因为有诱发急性结肠扩张之可能。

2. 外科治疗

（1）手术适应证：①非常严重的结肠炎，包括穿孔和中毒性巨结肠症，需要紧急手术。②严重结肠炎，经内科积极治疗 4～8d，体温仍在 38℃ 以上，24h 内腹泻超过 8 次，人血白蛋白低于 30g/L，腹部压痛严重，特别是 60 岁以上的患者，也应考虑紧急手术。③累及全结肠，病程超过 10 年以上，黏膜活检有间变或钡剂造影疑有癌变。④肠腔狭窄合并肠梗阻。⑤大量或反复严重出血。⑥直肠周围感染或瘘管。⑦严重结肠炎伴有关节炎、脓皮病及虹膜炎等肠外并发症。⑧慢性反复发作或病情进入慢性难治阶段，有贫血、营养不良等使患者无法支持长期消耗的负担，这在西方是很多患者采用结肠切除的指征。⑨儿童患者由于慢性病程影响生长发育。⑩内科药物治疗引起并发症，如柳氮磺胺吡啶并发腹泻和外周神经病变，长期应用糖皮质激素引起骨质疏松、糖尿病、精神病、肥胖或库欣综合征。药物治疗发生并发症需中止药物治疗而采用手术。

结肠切除是结肠炎有效和满意的治疗方法，但多数病例属轻变远端型和中度型，切除手术并非必要。全结肠和直肠切除可治愈结肠炎，但造成永久性回肠造瘘，且有肠梗阻、性功能紊乱等后遗症。保留直肠手术存在直肠癌变的危险。因此选择哪种手术，应根据患者年龄、病程、直肠病变以及患者的意愿予以综合考虑。

单纯回肠造口术多不再采用，因病变结肠仍在，大出血、癌变、穿孔和内瘘等并发症仍可发生，目前的手术原则是切除病变肠管（全结肠切除），是否保留直肠肛管尚存在分歧意见。

（2）可供选择的术式

1）全结肠切除后 Brooke 回肠造瘘术：切除病变肠管，远端闭合，取末端回肠于腹壁造瘘，形成人工肛门。

2）Kock 式内囊袋手术：切除病变结肠，游离出一段带系膜的末端回肠，长约 45cm，将近侧 30cm 长肠管折叠，并在系膜对侧行浆肌层侧侧缝合。距缝合线 0.5cm 纵形切开肠壁，然后行全层缝合，使成一单腔肠袋，将远端 15cm 长肠管向近端套叠，成一人工活瓣，使长约 5cm，于其周围缝合固定瓣口，将内囊袋固定于壁腹膜上，其末端行腹壁造瘘。

3）直肠黏膜剥脱、回-肛肠吻合术：切除全部病变结肠，保留 5～8cm 一段直肠，在直肠黏膜与肌层之间，从上向下或自齿线向上将黏膜剥去，留下肌性管道，将游离的回肠（注意保留良好血运）在没有张力情况下，自扩张的肛门拉出，与直肠肛管交界处的直肠黏膜残缘，进行吻合。吻合旁放置引流管自会阴部戳创引出，然后进行腹壁回肠造瘘。术后 2～4d 拔去会阴部引流，术后 10d 行肛门扩张，并开始做肛门括约肌练习，每周 1 次。3～6 个月后，回-肛肠吻合完全愈合，再关闭腹壁回肠造瘘口。

4）直肠黏膜剥脱、回-肛肠内囊袋式吻合：全结肠切除、直肠黏膜剥脱后，做回肠袋肛管吻合术（IPAA）。回肠袋肛管吻合术大致可分为 3 类：即双腔回肠袋，包括"J"形、改良"J"形和侧方回肠袋，三腔回肠袋（"S"形回肠袋）和四腔回肠袋（"W"形回肠袋）。每一种回肠袋各有优缺点。

S形回肠袋肛管吻合术取三段 10~12cm 回肠组成储存袋，输出管长度为 2~4cm。J形储存袋肛管吻合术中的储存袋由两段 12~15cm 长末端回肠组成，然后将回肠袋的顶端拉下与肛管做端侧吻合。改良J形回肠袋肛管吻合术将原J形袋的后跟处截断，远端段拉下与肛管做一逆蠕动的回肠肛管端端吻合术，输出管长度同样不宜超过 4cm。这一手术兼具J形袋的优点，由端侧吻合变成端端吻合就纠正了J形袋的最大缺点。W形回肠袋肛管吻合术则是将四段 12cm 长的末端回肠折叠、切开，形成一个大腔，拉下与肛管做端侧吻合。在操作上这一手术较为费时和困难，但由于形成的腔大，储存功能较好。据文献报道，比较J形、S形和W形三种术式结果，以W形最佳，S形最差。

直肠黏膜剥脱、回-肛肠吻合对患者更具吸引力，英国 Alyett 曾报道 300 例，仅 15 例患者需要再做腹壁回肠造瘘，10%~15% 患者出现吻合口瘘。

溃疡性结肠炎需作结肠切除者除急诊手术外，多需进行术前准备。当需静脉营养补充，用输血纠正贫血，对应用激素治疗患者，术前加大激素量，静脉注射氢化可的松每 8h 100mg，术前 2d 用泻药和灌肠清洁肠道，采用全胃肠道灌洗法，即术前当晚口服电解质液 4L。限制饮食仅进流质。对肠道细菌生长可用药抑制，术前 2d 给新霉素 0.5g，每 4h 1 次；四环素、红霉素或甲硝唑 250mg，每 4h 1 次。术中静脉滴注头孢唑啉 0.5g，以后每 8h 重复给 2 次剂量。

（张相成）

参考文献

[1] 李夏鲁. 大肠癌合并大肠息肉的外科治疗体会. 中国肛肠病杂志，2011，31（10）：15-17.
[2] 冯蕾. 外科手术切口感染大肠埃希菌的耐药性分析. 中国微生态学杂志，2012，24（4）：355-35.
[3] 王墨飞，王宇凤. 大肠结核的外科治疗. 中国普通外科杂志，2012，21（4）：440-442.
[4] 王倩，孙国全. 外科 ICU 产 ESBLs 大肠埃希菌感染临床调查及耐药性分析. 中华医院感染学杂志，2013，23（17）：4279-4280.
[5] 熊芸，谢朝云，孙静，等. 外科感染大肠埃希菌耐药性变迁分析. 贵州医药，2015，39（1）：73-75.

新编普通外科与血管外科学

（下）

陈俊卯 等◎主编

吉林科学技术出版社

第十一章

肛肠外科

第一节　内痔

内痔位于齿线以上，由于静脉丛屈曲、扩张所致。内痔好发于任何年龄，随年龄增长，发病率逐渐上升。大量男性和女性患有内痔，而更多的人则是处于常规查体所发现的一种无症状状态，女性患者多于男性。但由于内痔存在病程长短、病变程度的不同，又分为4度。

Ⅰ度：便时带血、滴血或喷射状出血，便后出血可自行停止，无痔脱出。

Ⅱ度：常有便血，排便时有痔脱出，便后可自行还纳。

Ⅲ度：偶有便血，排便或久站、咳嗽、劳累、负重时痔脱出，需用手还纳。

Ⅳ度：偶有便血，痔脱出不能还纳。

一、临床表现

内痔初期症状不明显，无痛苦，有时可有轻微的肛门不适感。临床表现往往随痔核的逐渐增大而明显或加重。常见的临床症状有以下几点：

1. 出血　出血是内痔最常见的症状，往往是患者就诊的主要原因。临床上出血程度有很大不同。轻者仅在排大便时发现大便表面附有少量血液，或仅有手纸上染有血迹；中等者可在排便时见有鲜血自肛门滴出；重者则在大便后或下蹲做排便动作时即有鲜血自肛门部喷出。

少量出血对患者健康无明显影响，反复大量出血，则可引起慢性失血性贫血。

2. 肛门肿物脱出　由于内痔长期存在及体积逐渐增大，在大便时受到粪便的挤压，逐渐与肠壁肌层分离，以至脱出肛外。最初仅在排便时脱出，便后可自行还纳。如果继续发展，则排便时内痔脱出后，必须经手托或长时间卧床休息方可还纳。更为严重的除排便脱出外，即使是下蹲、举重、行走及咳嗽时也可脱出。脱出的痔核，若不及时还纳，易受感染。常因炎症、水肿致使脱出痔核体积增大，以至还纳困难，造成嵌顿。

3. 黏液外溢、瘙痒　由于痔核的长期刺激，使末段直肠黏膜发生慢性炎症，肛腺及黏膜内杯状细胞分泌量增加，轻者仅在大便时有黏液流出；重者黏液随时流出肛外，尤其是内痔脱出时，分泌物更多。患者肛门周围潮湿不洁，局部皮肤长期受到此分泌物刺激而发生湿疹，瘙痒。

4. 疼痛　单纯内痔一般无疼痛，仅有肛门内坠胀感或感大便排出困难。只有当痔核发生肿胀或痔内有血栓形成时，才会出现肛门部疼痛。一旦痔核脱出不能还纳时，则疼痛加重。当痔核发生嵌顿，坏死时，可有剧烈疼痛。

5. 局部检查　肛门部外观常有黏液性分泌物，单纯内痔患者外观无皮肤隆起。初期内痔在指诊时，一般不易摸到痔核，但在肛门镜等窥镜下，可见齿状线以上有圆形发暗的痔核。晚期内痔由于体积较大，指诊时可在齿状线上方摸到较大柔软无痛性肿物，有时指套上可有血迹带出；因其反复脱出肛门外，致使黏膜变厚，窥镜下见痔核表面粗糙，可见出血点或溃疡面。内痔痔核常见位置有 3 处，即右前、右后及左正中位（截石位 3、7、11 点）。在此 3 处发生的内痔俗称母痔，其余部位发生的内痔称继发性内痔、俗称子痔。继发性内痔无明显规律，齿状线处任何部位都可以发生。

二、诊断与鉴别诊断

根据上述症状、体征和检查，诊断并不困难，有时仅根据症状一项即可作出明确诊断。有时因临床粗心大意，极易误诊，故应与下列疾病相鉴别。

1. 直肠癌　直肠癌早期即有大便不规律，排便不尽感明显。随即出现里急后重，大便稀溏，内挟脓血和黏液，便血紫褐或暗红，血液与大便混杂，如有瘤体脱落可发生大出血。有些患者出现肛门疼痛或剧痛。肛门指检检查，可触及表面粗糙不平，呈菜花样的肿块。肿块与肠壁相连，质硬，活动度差，指套染血。在临床症状不典型的情况下，常规肛门指检是鉴别直肠癌的关键，若发现肿物，可做病理检查以明确诊断。

2. 直肠息肉　肛门指检可触及球状肿物，较硬，有蒂；若系无蒂息肉，在直肠内可触及丛生颗粒，低位有蒂息肉，触及活动度大，便时易脱出肛门外，可伴有便血症状。

3. 肛乳头肥大　肛乳头肥大患者常有肛门不适，疼痛或异物感等。肥大的肛乳头在排便时脱出于肛门外呈灰白色，圆形或三角形，有蒂，一般为头大蒂细，肛门指检时可触及质硬之肿块。

4. 直肠脱垂　肛门局部检查可见肛门口松弛，脱出物长圆而大，有环状沟纹，多呈锥体形，表面附有黏液。

5. 直肠炎　痔与直肠炎二者均有便血症状，容易混淆，如果对炎性肠病的患者进行痔切除术或冷冻治疗，可能引起严重的问题。但只要通过病史及详细检查，根据出血部位，直肠黏膜色泽，有的曾经做过内痔治疗无效，应考虑该病存在。血便多，嘱患者蹲位排便时检查可直接看到内痔是否有出血点，此法有助于排除内痔出血。高位的直肠炎单靠肛门镜检查不足以鉴别，有时需行乙状结肠镜检查。

三、治疗

（一）西医治疗

西医对内痔的治疗方法主要有保守疗法、注射疗法、扩肛疗法、降温疗法、套扎疗法、手术疗法，以及随着现代科技的发展而出现的冷冻疗法、红外线凝结法、激光疗法等。

1. 保守疗法　无症状的内痔无需治疗。若患者出现便血、脱出或由此而导致的肛门瘙痒，则需要进行治疗。内痔初期或 I 期内痔，可采用润肠通便药物，或嘱患者多食含纤维素的食物，如蔬菜、水果等，并经常清洗肛门部，或局部使用软膏或栓剂。常用的有安纳素栓、洗必泰痔疮栓、消炎痛栓。对于任何 I 期痔疮，要教会患者如何克服习惯性便秘。若上述姑息疗法无效，应采取进一步治疗。

2. 注射疗法 目前，欧美的外科医生多采用痔蒂部注射法治疗痔疮。

（1）适应证：除特殊禁忌证外的所有Ⅰ期内痔患者，注射疗法可完全治愈或解除症状。多数Ⅱ期内痔患者，应慎重考虑使用注射疗法。若痔核较小，疗效较好。痔核越大，越接近Ⅲ期内痔，疗效越差。般来讲，注射疗法不能治愈Ⅲ期内痔的患者。只可以暂时缓解症状。如年老体弱，一般条件差，或因某种原因不能手术的患者，注射疗法可暂时控制便血，或改善部分脱出症状。

（2）禁忌证：所有外痔或低位内痔表面为皮肤的部位不能注射，所有注射都须经黏膜而不能经皮肤进行。

（3）注射药物：欧美现多采用5%石炭酸杏仁油注射液。

（4）注射方法：插入直肠镜检查肛管上部及肛管直肠环的部位；将药液注入痔核上方的肛管直肠环附近，注射药液的剂量视黏膜松弛程度而定，一般为3～5ml。

（5）并发症：注射区坏死和溃疡；黏膜下脓肿；狭窄。

3. 扩肛疗法

（1）适应证：主要是大而易脱出，难以复位的痔核。

（2）禁忌证：老年患者，肛门内压低于正常值者，肛门不全失禁者，痔核合并腹泻或结肠炎症性疾病者，孕妇，曾做内痔注射治疗者。

（3）治疗方法：手指扩肛可在全麻、骶麻或局麻下进行。取侧卧屈膝位，术者依次将右手示指、左手示指插入，用左手示指向上提，右手示指向下压，之后依次插入左手中指和右手中指。肛管前后位组织脆弱，扩肛时应注意保护，防止损伤。扩肛疗法早期强调全麻下示指扩肛。目前多采用局麻或骶麻下4～6横指为标准，具体扩肛程度根据患者情况。

（4）并发症：①失禁：为本疗法最严重的并发症。有完全失禁和不完全失禁两种；②血肿形成：偶可见大面积挫伤，伴血肿形成和术后疼痛；③撕裂：撕裂是暴力扩肛的结果。若出现撕裂，可采用抗感染、局部换药治疗；④黏膜脱垂：是因为痔核较大、纵肌被过度伸展所致。若出现黏膜脱垂，可采用结扎、手术等疗法治疗。

4. 降温疗法

（1）方法：将预先冷却用的圆筒放入电冰箱2小时以上，冷却温度至−20℃或−10℃，取出插入患者肛门内，方法简便。

（2）适应证：Ⅰ期、Ⅱ期内痔患者。

5. 套扎法 有简易套扎法、血管钳套扎法和器械套扎法三种。器械套扎法又分吸引式套扎法和非吸引式套扎法两种。其中吸引式套扎法因其使用简便，价格低廉，在临床上使用较为广泛。下面简单加以叙述。

（1）适应证：各期内痔、混合痔内痔部分、直肠黏膜脱垂、直肠息肉。

（2）禁忌证：内痔嵌顿发炎。

（3）术前准备：术前排空大小便，脱出痔核应及时还纳。准备好套扎器，并将乳胶圈正确地放置在套扎环上。

（4）使用方法：侧卧位，肛镜下检查痔核分布情况，决定套扎顺序和个数。一般先套扎小内痔，后套扎大内痔，用洗必泰消毒痔黏膜。在肛镜下，将内痔吸入套扎器内，通过套扎器头上的玻璃窗观察被吸入的内痔是否完全。将胶圈推出，套在内痔的基底部，去除负压，退出肛门镜。重复上述步骤，套扎其他内痔。术后肛门内入放消炎止痛的栓剂即可。

（5）注意事项：若胶圈老化，弹力差，则不能起到机械性阻滞血运的作用。应选用未老化的橡胶圈。不能将齿线以下组织套入胶圈内，以免引起剧痛。若胶圈未套扎于痔核的基底部，应重新套扎，否则极易复发。一般一次套扎不宜超过两个痔核，否则会产生肛门坠胀疼痛。再次套扎最好间隔 7 天以上。

（6）术后护理：术后控制排便 24 小时；保持大便通畅，必要时可服缓泻药物；肛门局部使用消炎止痛药物 3~5 天。

6. 结扎法

（1）适应证：各期内痔及混合痔，尤以Ⅱ、Ⅲ期及纤维型内痔为适宜。

（2）禁忌证：嵌顿痔，肛门周围有急性炎症者。

（3）方法：侧卧，肛门局部会阴常规消毒，1% 普鲁卡因局部浸润麻醉，肛门松弛后，消毒肠腔。用止血钳夹住内痔的最突出部分，轻轻拉出肛门，再用另一止血钳纵形呈放射状夹于痔核的基底部，在此止血钳下黏膜皮肤交界处做一切口，用 7 号丝线沿此切口结扎，剪去结扎线远端的内痔，注意应留有不小于 1cm 的痔蒂，以防丝线滑脱，引起出血。亦可在止血钳下 "8" 字缝扎，同样可起到机械性阻断痔核血液供应的目的。若伴有外痔，可在外痔处做一棱形切口，剥离至齿线上相应部位内痔的基底部，再予结扎剪除，外痔处切口开放。处理其他内痔或外痔方法同上。术后对症处理。

7. 冷冻疗法

（1）适应证：各期内痔、嵌顿痔。

（2）禁忌证：外痔。

（3）使用方法：确定痔核部位后，通过直肠镜将冰冻治疗头放于痔核黏膜上，接通液氮后，将治疗头紧贴痔黏膜组织，使之立即冻结成冰球，冰球逐渐向四周扩散。一般治疗大的痔核约需 5 分钟，冰球直径要超过冰冻头 0.5~1cm 以上。操作者可根据冰球大小判断其坏死范围。

（4）存在的主要问题：术后大量浆液性分泌物溢出，需经常坐浴或更换敷料。肛缘残留皮赘。

8. 红外线凝结治疗法　术中患者只有轻度烧灼感。术后除每日坐浴外，不需特殊处理。

9. 激光在痔核中的应用　1977 年激光开始应用于治疗痔疮，目前已有多种激光器用于临床。如红宝石激光器、氦氖激光器、二氧化碳激光器、氮分子激光器、氩离子激光器、氦镉激光器等。在治疗方法上，多采用病灶照射法、烧灼法等，使组织凝固、炭化和汽化，或用切割法去除痔核。

（二）中医治疗

1. 内治法

（1）风伤肠络

主症：大便带血，滴血或喷射状出血，血色鲜红，或有肛门瘙痒，舌红，苔薄白或薄黄，脉弦数。

治则：清热凉血祛风。

方药：凉血地黄汤加减。细生地 10g，当归尾 10g，地榆 10g，槐角 10g，黄连 10g，天花粉 10g，升麻 10g，枳壳 10g，黄芩 10g，荆芥 10g，侧柏炭 10g，生甘草 6g。每日 1 剂，水煎服。

（2）湿热下注

主症：便血色鲜红，量多，肛内肿物外脱，可自行回缩，肛门灼热，舌红，苔黄腻，脉滑数。

治则：清热除湿，活血化瘀。

方药：五神汤加减。茯苓 10g，金银花 20g，牛膝 10g，车前子 10g，地丁 15g，黄芩 10g，归尾 10g，赤芍 10g，甘草 10g。每日 1 剂，水煎服。

（3）气滞血瘀

主症：肛内肿物脱出，甚至嵌顿，肛管紧缩，坠胀疼痛，甚至肛缘有血栓，水肿、触痛明显，舌质暗红，苔白或黄，脉弦细涩。

治则：活血化瘀。

方药：活血散瘀汤加减。归尾 10g，赤芍 10g，桃仁 10g，大黄 10g，川芎 10g，丹皮 10g，枳壳 10g，瓜蒌仁 10g，槟榔 10g。每日 1 剂，水煎服，药渣加水熏洗患部。

（4）脾虚气陷

主症：肛门坠胀，肛内肿物外脱，需手法复位。便血色鲜或淡，可出现贫血，面色少华，头昏神疲，少气懒言，纳少便溏，舌淡胖，边有齿痕，舌苔薄白，脉弱。

法则：温中补虚。方药：黄芪建中汤加减。黄芪 15g，桂枝 10g，白芍 10g，白术 10g，生姜 3 片，大枣 7 枚，陈棕炭 10g，旱莲草 10g，侧柏炭 10g，陈皮 10g，甘草 6g。每日 1 剂，水煎服。

2. 栓剂法　常用的栓剂有。

（1）消炎止血栓：地榆炭粉 20g，黄柏粉 10g，五倍子粉 10g，仙鹤草面 10g，丁卡因 0.7g，冰片 1.7g，栓剂基质 100g，制成栓剂 70 枚，每日纳入肛内 2～3 个。

功能：止血止痛，消炎消肿。

主治：各期内痔，肛裂出血疼痛，肛窦和肛乳头炎症肿痛及直肠炎。

（2）复方痔疮栓：地榆粉 20g，黄柏 10g，次没食子酸铋 10g，仙鹤草素 6 片，地卡因 0.7g，冰片 0.7g，栓剂基质 100g。做成肛门栓 70 枚，每晚临睡前纳肛门 1～2 枚。

功能：消炎、止血、止痛。

主治：内痔、肛窦炎、肛裂。

（3）其他常用的痔疮栓有：洗必泰痔疮栓、消炎痛栓、红霉素栓、马应龙痔疮栓等。均有消炎止痛、止血之功能。

3. 针灸疗法　常用的穴有攒竹、燕口、龈交、白环俞、长强、承山等。主要适用于内痔出血、脱出、肿痛和肛门坠胀不适等症状，具有独到的疗效。

（三）手术治疗

目前最常用的是胶圈套扎术、硬化剂注射术、吻合器直肠黏膜环切术（PPH）、内痔手术切除法等。

1. 胶圈套扎法　内痔胶圈套扎法是由祖国医学文献记载的方法发展而来的。祖国医学古籍，如《外科正宗》《太平圣惠方》等就有用结扎方法治疗痔疮的记载。本方法主要利用橡胶皮圈较强的弹性，通过器械紧扎于内痔基底部，阻断其血液循环，人为的使内痔发生机械性绞窄，从而因缺血、坏死而脱落，以达到治疗的目的。

（1）适应证：适用于单纯的Ⅱ、Ⅲ度内痔，尤其适用于已纤维化的较大而又孤立的内痔。

（2）禁忌证：①糖尿病患者；②血液病患者；③门脉高压症患者；④内痔伴有直肠炎、肛周感染等应待其治愈后再行套扎治疗；⑤服用抗凝药的患者，如阿司匹林、波利维等。

（3）术前准备：套扎前的准备：套扎前嘱患者排尽大便，便秘者可用温水500ml加液状石蜡50ml灌肠1次。

套扎器使用前应高压灭菌，但橡皮圈不宜高温消毒，以免变质不能使用，可将其浸泡于0.1%苯扎溴铵溶液或75%乙醇溶液中，经过25min即可使用。如无套扎器时，可用两把无齿直钳代替。

（4）操作方法：患者侧卧位，肛门内插入喇叭状肛门镜，将内痔核充分暴露，用0.1%苯扎溴铵棉球或碘仿棉球，充分消毒直肠下段及痔核表面黏膜。将套扎器通过肛门镜套在痔核上，轻扣扳手，将套扎器内产生负压，吸紧痔核，进一步扣动扳手，将橡皮胶圈推出，套住内痔的基底部。根据患者具体情况，每次最多可套扎3个痔核。

如无套扎器，可用两把直血管钳代替。方法是：将胶圈套在一把直钳根部，用该直钳夹住内痔核的基底部，用另一直钳穿入胶圈，扩张拉长胶圈，跨过痔核顶端，套扎于内痔的基底部，然后去除两把钳。

（5）术后处理：套扎后控制排便24h，避免剧烈活动，套扎治疗期间保持大便通畅。

（6）注意事项：①在套扎痔核脱落时，局部可遗留一创面，在此期间应避免局部机械检查，防止大便干燥，以免造成继发出血；②女性直肠前壁痔套扎或贯穿缝扎时，一定要注意直肠阴道壁，过度牵拉套扎和缝扎，愈后易造成直肠阴道瘘。

（7）并发症：直肠轻度不适感与充盈感可能会存在数日，但症状多较缓和，一般可通过坐浴与止痛药缓解。另外我们发现还有以下并发症。

1）迟发性出血：一般多见于胶圈套扎疗法后1~2周。

2）剧烈疼痛：一般可通过坐浴与止痛药缓解，如不行应考虑其他治疗方法。

3）外痔血栓形成：血栓形成后，可采用坐浴及大便松软剂治疗，必要时切除血栓。

4）溃疡形成：胶圈脱落早，一般2~5d脱落，形成溃疡。有的溃疡较大，合并肛裂，可采用坐浴及大便松软剂治疗，必要时行肛门内括约肌切开术。

5）胶圈脱落：多见于第1次或第2次排便。

6）败血症：注意术前清洁洗肠；术后肌注破伤风抗毒素；应用抗生素。

2. 硬化剂注射法　作用原理：目前公认的是利用硬化剂在组织中产生无菌性炎症，促进痔组织及其周围组织纤维化，将脱垂的肛垫粘连固定于内括约肌的表面，从而达到止血和防止脱垂的目的。

（1）适应证：①Ⅰ度内痔，即有便血的非脱出性内痔，可以达到明显止血的目的，效果显著；②Ⅱ、Ⅲ度内痔可以防止或减轻内痔脱垂的症状；③对年老体弱、严重高血压或合并有心、肝、肾等疾病患者可缓解或消除便血或脱出的症状。

（2）禁忌证：①任何外痔及有内痔并发炎症或血栓、嵌顿的；②有炎症表现的内痔，如痔黏膜溃疡形成或坏疽、糜烂的内痔；③肛门皮赘、肛瘘、肛裂、肿瘤等；④溃疡性结肠炎、克罗恩病等。

（3）注射前准备

1）注射前，向患者说明本疗法操作特点，解除患者的思想顾虑，安定患者情绪，同时嘱患者在治疗期间忌食辛辣等刺激性食物，取得患者合作。

2）对于个别精神紧张的患者，可在注射前1d晚上服用镇静药物。

3）应了解患者既往出血性疾病及重型高血压史，以防注射后发生渗血不止的现象。

4）注射前嘱患者排净大便，便秘患者，可在注射前清洁灌肠，以防注射后过早排便，引起痔核脱出、感染、水肿、嵌顿、坏死及诱发大出血。

5）对于急性肠炎的患者应先积极治疗肠炎，控制肠道炎症，减少排便次数。

6）药物及器械准备：①消痔灵1支（每支10ml），消痔栓或消炎止痛膏适量；②液状石蜡棉球数个，0.1%苯扎溴铵棉球或碘仿棉球，生理盐水棉球，灭菌干棉球适量，敷料2块；③5ml或10ml注射器1具，6~7号长针头2个，肛门镜1具，弯盘2个，长镊子2把。

（4）用量及操作方法

1）用量：成人每千克体重0.2~0.5ml，小儿用量酌减。

2）操作方法：取5ml注射器，选用6~7号长针头，抽消痔灵及利多卡因按1：1备用。患者取侧卧位，肛门镜外涂液状石蜡置于肛门内，充分显露内痔。先用生理盐水棉球清洗痔核表面，再用0.1%苯扎溴铵棉球或碘仿棉球对下段直肠及痔核表面黏膜反复进行消毒。注射时，从痔核最高点进针达中心部位，回抽无回血，即可注药，使药液均匀地分布在痔核内，要严防药液注入过深或过浅。然后再将针刺入痔核基底部及痔核稍上方，注入少量药液，以阻断痔动脉的血液供应。注射的药量，视痔核大小而定，每个痔核可注射1.5~2.0ml，1次注射2~3个痔核。退针后，注射部位如有渗血，可用干棉球轻轻按压止血。注射完毕，肛内放置消炎止痛膏棉球1个或消痔栓1枚。

（5）注射后处理：注射后嘱患者控制大便24h，以后每日大便后用消炎止痛膏换药1次；或将消痔栓交予患者，嘱其每日大便后自行塞入肛门1枚；连续换药3~4d。注射后第3~5天做肛门镜检查，了解注射后痔核萎缩情况，如果痔核萎缩不满意或有遗漏，同时再做第2次补充注射治疗。

（6）注射后的并发症及其处理

1）下坠感：多在注射后2h内出现，这些都是药物刺激而出现的一种正常反应，一般不需处理，4~6h后即可自行消失。

2）水肿：多是由于药液注射过浅，或是注射后患者活动过多，受到强烈摩擦而引起的，可用花椒、食盐水坐浴（花椒15g，食盐30g，加水3 000ml煮沸，待水温降至适宜坐浴，每日2次），或用消水肿膏塞入肛门，每日1次，直至水肿消除为止。

对于因水肿而脱出的痔核，可将脱出的痔核复位，局部可涂以消水肿膏，每日1次。

3）尿潴留：由于药物的局部刺激作用，影响到了支配膀胱括约肌的神经支配，反射性地引起膀胱括约肌发生痉挛，从而导致尿潴留；或者由于患者惧怕疼痛，不敢增加腹压逼尿，也可以出现尿潴留，尤其是在6点或12点部位的痔核注射后较容易发生。这种反应一般在3~6h可以自行缓解。如不缓解，可行下腹部热敷，并配合针刺三阴交穴，强刺激不留针处理后，都能解除。

4）疼痛：多因注射部位太靠近齿状线而引起。疼痛较剧烈者，可酌情给予止痛药物来对症处理。

5）出血：注射退针后，有时针眼处可有少量出血，多为针尖刺破小血管造成，用干棉球轻轻按压片刻即可止血。注射 3d 以后发生的出血，多因注射技术不熟练，或某一痔核注射过量药物，导致痔核坏死、脱落而造成。对于少量出血，一般经再次在出血点旁注射消痔灵及利多卡因按 1 : 1 的 2.5ml 后即可达到止血目的。

6）发热：注射后 12h 内出现的发热，可能为患者对某种药物过敏而引起的变态反应性发热，酌情口服脱敏药即可缓解。注射 1d 后出现的发热，多由于药液误注入前列腺引起急性前列腺炎，或注射后换药不及时而引起继发感染所致。治疗以抗炎为主，给予广谱抗生素，必要时可静脉滴注，配合加减三黄汤保留灌肠。

3. 吻合器直肠黏膜环切术（PPH）　PPH 环形切除直肠下端 2～3cm 黏膜和黏膜下组织，恢复直肠下端正常解剖结构，即肛垫回位。同时，黏膜下组织的切除，阻断痔上动脉对痔区的血液供应，术后痔体萎缩，也被认为是 PPH 治疗痔的机制。因为 PPH 仅切除直肠下端黏膜和黏膜下组织，在感觉神经丰富的肛管和肛周不留切口，理论上减轻术后疼痛。因为吻合口位于肛管直肠环以上，括约肌损伤的机会相对减少。

（1）适应证：①直肠黏膜脱垂、直肠黏膜内套叠；②Ⅲ度、Ⅳ度内痔，特别是脱出呈环状、伴有黏膜外翻和黏膜脱垂的患者；③进展期的Ⅱ度内痔：Ⅱ度内痔以便后痔块自行回纳为特点。

（2）禁忌证

1）直肠壁全层的脱垂被视为 PPH 绝对禁忌证。

2）女性直肠阴道隔薄弱时不宜行 PPH 手术，因为术中荷包缝合或吻合器击发时易损伤阴道壁，导致直肠阴道瘘，属于相对禁忌证。

3）有肛门直肠手术史的患者，术后瘢痕挛缩，吻合器置入困难或术后痔回缩受限，也应谨慎使用吻合器。

4）脱出物为肛乳头，反复脱出致脱出物硬化纤维化、脱出物可疑其他病理改变等，肿物回纳后致患者术后肛门坠胀、异物感。

5）溃疡性结肠炎、克罗恩病等。

6）嵌顿痔：为痔的急症，以脱出物水肿、剧痛为特点。

（3）术前准备：一般术前 1d 采用硫酸镁或聚乙二醇电解质散行肠道准备，排除肠道内宿便，使患者手术日和术后第 1 天无成形便通过吻合口。手术日晨起清洁灌肠，清洁手术野。女性患者还需行阴道冲洗。

（4）麻醉的选择和体位：一般采用骶麻，其操作简便，安全，有效，很大程度上减少术后尿潴留的发生。一般采用截石位或剪刀位。

（5）手术步骤

1）探查：探查中应注意：①仔细检查直肠、肛管，排除不能行 PPH 的一切情况，如肿瘤、溃疡、肥大纤维化的肛乳头等；②判断内痔的位置、大小、脱出程度，外痔、单发、环状、皮赘的情况；③确定齿状线的位置，预计荷包缝合的高度；④对于难以回纳的外痔和皮赘，用纱布尽量回推，可以初步判断术后回纳的效果，对于回纳程度差、内痔脱出轻的患者可以放弃 PPH 手术；⑤探查结束后决定是否行 PPH。

2）置入扩肛器和肛门镜：3 把或 4 把无创伤钳向外牵拉肛缘，润滑扩肛器后旋转进入肛管。前后位正中各固定 1 针。也可以将固定线预先留置在肛缘，向外牵拉预留线后将肛门镜置入肛管，系紧预留线固定肛门镜，取出内芯（扩肛器）。肛门括约肌张力高或有肛管狭窄时，可先置入扩肛器，并持续 1～2min，一般不需要手法扩肛。

3）荷包缝合：借助半弧形肛门镜，在 3 点位置进针，顺时针缝合一圈。荷包缝合是 PPH 手术的关键，以下问题值得关注。

A. 荷包缝合的位置：齿状线以上至少 2cm。＜2cm 吻合时易损伤齿状线，导致术后疼痛。在痔脱垂的情况下，齿状线可能发生移位，特别是不均匀脱垂时，齿状线也可能不在同一水平，加上扩肛器挤压，齿状线难以辨认。因此也有人建议在距离肛缘 4～6cm 处，或距离痔核顶点 2cm 以上行荷包缝合。

B. 荷包缝合的深度和距离：荷包缝合深及黏膜和黏膜下层。如果太浅，仅缝合黏膜层，影响痔的回纳效果，向下牵拉痔核进入钉仓时易导致黏膜撕脱，导致吻合不全。太深则易致括约肌损伤。荷包缝合应连续，不留间隔。在黏膜皱褶处或缝至 10～12 点时，对女性患者要特别注意不要缝穿直肠阴道隔全层而导致直肠阴道瘘，缝合后阴道指诊可以确定。

C. 单荷包和双荷包：根据国内外报道，以术者的经验决定。

4）置入吻合器、击发：旋松吻合器，在荷包缝合线之间将吻合器头端送入直肠。收紧荷包缝合线，将其系于吻合杆上，分别从侧空引出。向下牵拉荷包缝线，打开保险装置，旋紧吻合器至安全刻度，击发，保持击发状态 20～30s，逆时针旋松并取出吻合器。检查吻合口是否完整和出血。手术结束后，肛管内留置保护黏膜的栓剂和薄片油纱，以利于术后观察和引流残余血液。术后检查切除标本，黏膜应呈均匀环状，并送病理检查。

（6）手术中注意事项

1）吻合前用手指再次检查确保黏膜环完全进入钉仓。

2）保持"适当"张力牵拉荷包缝合线，并保持吻合器纵轴与直肠方向一致，否则易损伤直肠壁肌层。

3）在旋紧吻合器时，女性患者还需阴道内触诊，防止直肠阴道隔全层进入钉仓而导致直肠阴道瘘。

4）击发后吻合口多有渗血，可压迫、灌注生物纤维蛋白胶或局部注射肾上腺素盐水，如有搏动性出血需用 0 号或 1 号丝线缝合止血。

5）吻合不全或痔核回纳不充分时需要补缝或切除痔核。残留孤立皮赘也应切除。

（7）术后处理：术后预防性应用抗生素 1～3d，麻醉恢复后即可下地活动，一般不用控制饮食，但需缓泻 1 周。患者排便后坐浴，不用换药。如无特殊情况，1 周后行肛门指诊。术后处理应注意以下事项。

1）PPH 术后疼痛轻微，一般服用非甾体类药物镇痛可以有效地控制术后疼痛，少数情况（多数在出现并发症的时候）需要静脉或肌内注射哌替啶或吗啡。

2）控制术中出血的主要方法是减少术中创伤、术后彻底止血、缝合出血点，留置薄片油纱的目的是为了观察术后出血和引流残余血，切勿采用大卷油纱或肛门排气管压迫止血，增加患者疼痛，因为吻合口在肛管直肠环以上，很难达压迫止血的目的。

3）术后缓泻非常重要，可以减少因用力排便而导致的并发症。一般采用乳果糖类泻剂。

4）术后麻醉恢复后即可下地活动，一般不控制饮食，但为了减少术后尿潴留的发生，需减少手术中和手术后输液量和输液速度，并限制患者过多饮水。

（8）并发症：吻合器痔切除是一种治疗Ⅲ度、Ⅳ度内痔和混合痔的新方法。虽然多数随机临床试验证实 PPH 治疗痔脱垂具有安全、有效的特点，并且与传统痔切除相比明显减轻术后疼痛，很快恢复正常生活和工作。但经近 10 年的临床应用，还是有多家报道一些临床并发症。如继发性出血、直肠狭窄、尿潴留、下腹痛，甚至严重的腹膜后感染、直肠穿孔等并发症的发生。

1）吻合口出血：最常出现于术后 12h 以内，鲜血外渗容易诊断，有些患者因鲜血积存于直肠内而仅觉肛门坠胀。术后活动性出血经保守治疗不缓解者需在麻醉下结扎出血点、局部注射肾上腺素盐水或止血纱布压迫。术后渗血或少量排便带血往往不需要特殊处理。

2）尿潴留：发生比例各家差异较大，与术后肛门疼痛和麻醉方式有关。

3）肛门疼痛和下腹痛：PPH 环状切除直肠下端黏膜，在感觉神经相对丰富的肛管没有切口，因此术后疼痛轻，多数患者术后感觉轻微疼痛。当吻合口接近齿状线或位于齿状线以下时，会感觉术后剧烈疼痛。但多数患者感觉下腹牵拉痛或坠胀感，其发生机制尚不明确，可能与牵拉和吻合口刺激有关。一般无需特殊处理，术后 1 周逐渐缓解。如有持续性的肛门疼痛、下腹疼痛伴有发热、便嵌塞等症状，应高度怀疑有肛周或腹膜后感染的可能，肛门指诊和腹部 X 线平片可以协助诊断。

4）吻合口狭窄：Seow - Choen 报道 8.8% 患者发生吻合口狭窄，与术后不遵医嘱服食纤维素食品有关。

5）手术无效：PPH 与外剥内扎手术不同的是手术依靠对痔上方直肠黏膜切除，将肛垫向上方牵拉，使肛垫复位。如果荷包缝合部位过高，尤其是重度痔脱垂患者，手术可能完全无效，使术者处于非常尴尬的境地。因此荷包缝合线位置应在齿状线以上 3 ~ 4cm 处为宜，对于脱垂 >3cm 的患者可以通过双荷包缝合，切除更多的组织，提高悬吊作用。如果出现痔核回缩不全，应当追加外剥内扎手术，避免二次手术。

PPH 术式适应证为直肠黏膜内脱垂，环状内痔。它存在几点不足：①费用太昂贵，不适合乡村等医疗单位推广使用。一般 1 例患者治疗费用为万元左右；②环状内外混合痔，只能消除内痔，对外痔还得切除，不能一次完成；③在吻合钉未完整脱落前，多数患者有肛门下坠感加重，有的钉子脱落时易出血；④在直肠黏膜荷包缝合时，女性患者前壁不慎缝合过深，易造成直肠阴道瘘。

尽管 PPH 为重度环形脱垂性痔的治疗提供了一种简单、有效、痛苦小的手术方法，但其只是对原有痔治疗方法的一种补充，而不是替代。由于其本身的特点，应当加强手术适应证的合理选择和并发症的预防，使其达到应有的治疗效果。

4. 内痔缝扎切除术

（1）适应证：Ⅲ度、Ⅳ度内痔。

（2）手术步骤：肛周皮肤肛管常规消毒，用 0.25% 丁派卡因（或 1% 普鲁卡因）于肛管做局部菱形或扇形浸润麻醉；或常规消毒骶尾部在两骶角连线中点垂直进针进入骶裂孔内，将 0.25% 丁派卡因 10ml 注入下段骶管内做低位骶管麻醉，然后进行如下操作。

1）内痔切除钳下缝合法：扩肛显露痔核，碘仿消毒，用小血管钳钳夹内痔顶部上提，再用中弯血管钳在齿状线上 0.5cm 处于内痔根部钳夹，用剪刀剪去中弯血管钳上部钳夹之痔核，然后用 2 -0 肠线在钳下连续贯穿褥式缝合以关闭伤口，同法处理其他痔核。为预防术后出血，可在传统母痔（即 3、7、11 点）上部即痔上动脉区用肠线缝扎一针深达黏膜肌层。

2）内痔切除绕钳缝合法：扩肛显露痔核，碘仿消毒，用小血管钳钳夹内痔顶部上提，再用中弯血管钳在齿状线上0.5cm处于内痔根部钳夹，用剪刀剪去中弯血管钳上部钳夹之痔核，然后用2-0肠线围绕弯钳连续缝合黏膜，边退钳边抽紧缝线打结关闭伤口。

以上为单钳连续缝合法。另外尚有双钳连续缝合法、边切边缝法以及全程缝合法。双钳法是在单钳切去钳上痔组织后，再置一弯钳，然后进行连续缝合，肠线绕过双钳，缝至齿状线处，松去下钳，上钳提起缝线，边退钳，边逐个收紧缝线，切勿颠倒顺序，以免影响紧线，造成出血。

5. 内痔结扎术

（1）适应证：Ⅲ度、Ⅳ度内痔。

（2）手术步骤

1）单纯结扎法：在麻醉下常规消毒肛周和肛管，显露痔核，于齿状线上痔核高突点用蚊式血管钳钳夹牵拉固定痔核，用碘仿消毒后，再用中弯血管钳于痔核底部齿状线上0.5cm处钳夹痔核高突部位，然后用7号丝线做单纯结扎。

2）8字缝扎法：在麻醉下常规消毒肛周和肛管，显露痔核，于齿状线上1.5cm处，即内痔核上端用组织钳或蚊式血管钳钳夹黏膜上提使下脱痔核复位或向上移位，再用中弯血管钳于组织钳下部钳夹，一般选择截石位3、7、11点结扎或3、7、9、11点结扎。用圆针穿7号丝线于中弯血管钳钳夹处上中1/3交界处进针做8字缝扎。

6. 分段贯穿结扎术

（1）适应证：Ⅲ度、Ⅳ度内痔。

（2）手术步骤：扩张肛管，常规消毒后将痔核牵出肛管；以中弯钳自齿状线上约0.3cm夹住痔基底，取长约50cm的10号丝线，自线两端各穿一圆针，将痔核于钳下分段贯穿2针，结扎3段。

7. 内括约肌部分切断术

（1）适应证：内痔伴肛管静息压增高的患者。

（2）手术步骤

1）直尖剪刀皮下切开法：消毒皮肤肛管黏膜后，左手示指伸入肛管作指示，于5点位或7点位切一个放射状切口或用直尖手术剪刀在距肛缘1.5cm处刺入皮下，然后分离进入内括约肌外侧。

在左手示指引导下，经内括约肌外侧分离至齿状线，张开剪刀喙部，用左手示指将内括约肌下缘推入剪刀喙并剪断，此时即刻有肛管松解感。

退出手术剪刀，左手示指在内括约肌切开处能摸到缺损并用力压迫，此项操作目的有三：①检查内括约肌切开情况，如果切开满意，应能扪及局部缺损；②凭借示指向外压力，使未断裂的内括约肌纤维断裂；③通过2~3min的压迫，以防切口渗血。

退出左手示指，缝合切口1针，肛管内填塞油纱条，无菌纱布加压包扎，以防渗血和水肿。

2）手术尖刀皮下切开法：消毒后，左手示指伸入肛管指示，用4号手术尖刀在9点位括约肌间沟刺入，刀在内括约肌肉侧面潜行，进刀的多少根据切开内括约肌的宽度定。

转刀180°刀刃向内括约肌，并向外下方用力，切断内括约肌下缘。

拔出手术刀，在切断内括约肌处用示指尖稍用力向外压迫。退出示指，缝合切口 1 针，肛管内填塞油纱条，无菌纱布加压包扎，以防渗血和水肿。

3）内括约肌直视切开法：消毒后，左手示指伸入肛门，扪清括约肌位置后，在 7 点位距肛缘 1cm 处放射状切口长余约 1cm。用中弯血管钳由切口经括约肌间沟在皮下与内括约肌间向上分离至齿状线。

退血管钳回括约肌间沟，在内括约肌外侧分离至齿状线，向上向内用力，将内括约肌挑出，直视下切断。

缝合切口 1~2 针，肛管内填塞油纱布，无菌纱布加压包扎。

（张会英）

第二节　外痔

齿状线以下肛周皮肤和皮下结缔组织炎性增生，静脉扩张或血栓淤滞而形成的肿块。临床又有炎性外痔、血栓性外痔、静脉曲张性外痔、结缔组织性外痔之分。其表面被皮肤覆盖，不易出血，其形状大小不规则。

一、临床表现

1. 结缔组织性外痔　此类外痔又称皮赘外痔或赘皮痔，呈黄褐色或黑色，大小形状不等，往往无明显不适感，或只有轻度异物感，或因存在皮赘而难于擦干净肛门而便后有内裤易污的表现。检查时可见肛缘存在散在的或呈环状的、鸡冠状或不规则形状的皮赘，表皮皱褶往往也增多、变深，并常常色素增生，触之柔软无疼痛。在女性患者，结缔组织外痔常见于肛门前侧，尤其在经产妇更是如此。肛裂时伴发的结缔组织外痔多位于肛门前后正中。

2. 静脉曲张性外痔　静脉曲张性外痔是齿状线以下肛缘处曲张静脉团块。大多无明显自觉不适或伴有轻度的肛门坠胀不适。检查时可见肛门两侧或周围有柔软的或半圆形隆起，且表皮常较松弛，这种隆起可在排便时、久蹲后、久站后出现或变大，而在卧床休息后萎缩变小。无触压痛。

3. 血栓性外痔　血栓性外痔即肛周皮下血肿。好发于肛门两侧，一般只有 1 个，有时也有 2 个以上同时发生，甚或多个小血栓同时集合成块。常在用力排便后，在肛门缘皮下忽然起一圆形或近圆形肿块。肿块越大，疼痛越重，并常在排便或活动时加重，重者可妨碍行走，患者坐卧不安。肿块色紫红，稍硬，可移动，位置比较表浅，触痛明显。有时，肿块小者经 2~3d 后血栓吸收，疼痛减轻，可以自愈。肿块大者则难以吸收，如渗血广泛，皮肤紧张，可以溃烂，血栓排出。偶尔亦有感染化脓者。

4. 炎性外痔　炎性外痔是肛缘皮赘因感染和炎性增生所致。皮赘红肿隆起，痒热灼痛，排便时加重。检查时可见肛门部皮赘或皱襞红肿充血，甚至鲜红发亮，皮肤纹理变浅或消失，触痛较甚，有时伴有少量分泌物。

二、诊断

1. 症状

（1）疼痛和瘙痒：是外痔的常见症状。患者多主诉肛门一侧肿痛不适，坐卧不安，行走不便。其原因是排便时肛缘血管破裂，血液外渗压迫肛周神经，引起肛门剧烈疼痛，当渗出血液凝成血块，其液体成分被吸收后，疼痛亦逐渐减轻，而遗留一硬结。若渗出血液较多，使覆盖的皮肤发生障碍，产生坏死，血块可穿过坏死区而破溃，使疼痛消失。一般外痔症状多不明显，可偶有瘙痒或解便不净感。只有在炎症时，才出现肛门疼痛。

（2）肛旁异物感：肛缘突起为外痔的标志。肛缘的不规则突起，使肛缘凹凸不平，产生异物感，且便时不易擦净，污染内裤，影响人们的日常生活。

（3）大便困难：患者肛门疼痛畏惧排便时，尽量延长排便间隔，造成排便习惯紊乱，粪便干硬，增加了排便困难，加重肛门疼痛，形成恶性循环。

2. 检查

（1）局部视诊：一般采用侧卧位，观察肛门及其附近的外形、颜色等。结缔组织型外痔形状多不规则，大小不等，数量亦不多，颜色与正常组织相同；炎性外痔可见肛缘突起物红肿或破溃成脓；血栓外痔可见肛缘突起呈青紫色，局部皮肤水肿；静脉曲张性外痔患者下蹲时，肛缘突起物加大，为青紫色团斑（静脉曲张团）。

（2）局部触诊：结缔组织型外痔触之多无疼痛，为柔软包块；炎性外痔触之疼痛甚，中等软；血栓外痔触之硬，触痛明显，可摸及皮下硬结；静脉曲张外痔触之为柔软团块，团块按压后可消失。

（3）全身检查：若选择手术为治疗方法，全身检查不可少。应注意评价心、脑、肝、肾、血糖情况、有无药物过敏史，以便确定手术方法和麻醉方法。

3. 诊断提示　各型外痔都生长在肛门周围（下称肛门边缘），表面覆以皮肤，否则不是外痔。肛缘突然出现肿块，局部红高突，剧烈疼痛为血栓外痔；肛内前后发生柔软肉块，不时肿大疼痛为结缔组织外痔；肛门左右两侧发现肉块，大便下努时内压增大，肿块高突，便毕而恢复原状为静脉曲张性外痔；肛缘之肿块或皱折发生红肿热痛者为炎性外痔。

三、鉴别诊断

经久不愈之肛瘘外口，有的也出现高突之肉块，但其部位不在肛门边缘而在肛外，肉块上有小孔流脓水。肛门外还有粉瘤，囊肿和疣，也会发生肿块突起，其部位也都不在肛门边缘上，而且病程和症状也与外痔完全不同。

四、治疗

外痔的治疗，分非手术治疗和手术治疗。非手术治疗的目的是缓解症状、控制感染。对部分患者可达到治愈的目的。手术治疗主要是彻底清除肛门局部病灶。

（一）非手术治疗

1. 预防便秘　便秘为各型外痔发作的诱因之一。因此，预防便秘，可减少各型外痔发作的可能。可多食富含纤维素的食物，或口服缓泻药，如酚酞等。必要时可用开塞露或石蜡油灌肠。

2. 外用药　西医常用的外用药物主要有四类：抗生素软膏，如红霉素软膏、四环素软膏等，可用于炎性外痔或血栓性外痔炎症明显者，具有消炎消肿的作用；止痛剂，如复方鱼黄软膏、复方鞣酸软膏等，可用于各型外痔而致疼痛者，具有止痛、消肿、收敛的作用；止血剂，如十号止血粉、云南白药、明胶海绵等，用于血栓外痔破溃出血较多或术后止血；酶制剂，如糜蛋白酶，用于分解坏死组织，促进创面愈合。

3. 熏洗剂　局部熏洗药物可起到消炎消肿、止痛的作用，为炎性外痔、血栓外痔治疗常用方法。临床上常用的有高锰酸钾粉等。

（二）手术治疗

治疗痔核的目的是：消除因痔核而引起的出血、肿胀、疼痛和脱出，无症状的痔核，不论其大小都不需治疗。所以，对痔疮患者采用手术治疗，术式的选择很重要，因为术式选择不当或错误的手术方法会在某种程度上造成对肛门或肛管的损伤，术式的选择应以最小程度的损伤肛管皮肤、最大程度的清除肛门病灶为原则。

根据病变的类型选择不同术式。

1. 血栓性外痔剥离摘除术

（1）适应证：①发病急，疼痛剧烈，48h 内不见缓解；②保守治疗后仍有剧烈疼痛，肿块仍较硬较大，不易自行吸收消散者；③肿块已经发生破溃、感染。

（2）具体手术步骤为

1）在痔核外侧皮内注射 0.5%～1%利多卡因注射液，先做皮丘。然后由皮丘将利多卡因注射液 2～5ml 均匀地注入痔周围的组织中。

2）以血管钳夹起痔核表面皮肤，切开一个与肛管长轴平行的小切口。

3）对孤立与周围组织无粘连的血栓，用拇指和示指将血栓向外全部挤出即可。

4）对有粘连的血栓，提起创缘皮肤，用弯剪刀或蚊式血管钳沿皮肤和血栓之间分离，完整游离血栓。

5）将血栓取出，切除多余皮肤，用纱布压迫止血。重新消毒创口，缝合切口 1～2 针。

术后每日或大便后用 1：5 000 高锰酸钾温溶液坐浴，再以油膏纱条嵌塞，外盖纱布块，直至愈合。

（3）注意事项

1）分离时勿钳夹栓体，以免包膜破裂。

2）血栓剥离后余留皮瓣较大时，可切除一部分，以免留下皮赘。

3）血栓挤出应彻底，不要遗留小血栓。

4）如果疼痛严重，血栓累及范围不足肛周的一半，可在门诊或急诊室局麻下立即手术切除，不提倡单纯切开排出血栓，因为血栓复发率很高。

2. 结缔组织性外痔切除术

（1）适应证：①肛周皮赘较大，常有水肿发炎；②多发肛周皮赘，影响局部清洁。

（2）手术步骤

1）常规消毒肛周肛管，用 1%普鲁卡因或 0.25%丁派卡因或长效止痛液做局部浸润麻醉。

2）用中弯止血钳将欲切除之结缔组织外痔由根部钳夹一会，取下血管钳，再用剪刀顺钳痕剪除外痔，也可顺钳夹血管钳上方将外痔剪除。

3）观察无出血，创面敷云南白药或生肌散，纱布包扎术毕。

（3）注意事项

1）若伤口较宽或有明显出血可缝合固定 1～2 针。

2）如果多个外痔切除，应注意保留痔间皮桥，以防肛管狭窄。

3. 结缔组织性外痔切除缝合术

（1）手术步骤

1）肛周肛管常规消毒，局部浸润麻醉铺巾。

2）对于结缔组织性外痔伴静脉曲张者，用血管钳钳夹外痔顶端做放射菱形切口切除皮赘，再用小血管钳将其下曲张静脉丛牵出用剪刀清除干净，然后用小三角针 1 号丝线全层缝合伤口 1~3 针，上生肌散，外盖纱布包扎即可。

3）若为弧形增生的结缔组织性外痔，用血管钳将外痔顶端钳夹固定，由根部平行将其剪除，伤口修剪整齐，再用 1 号丝线三角针全层缝合，上生肌散纱布包扎术毕。

（2）注意事项：术中若有多个外痔切除要保留足够皮桥防止肛门狭窄。

4. 结缔组织性外痔锥形剥离切除术

（1）适应证：①界限明显的结缔组织性外痔；②孤立较小的静脉曲张性外痔。

（2）手术步骤

1）常规消毒手术野后，用血管钳提起要切除的痔核，在痔核上 1/3 与下 2/3 交界处做梭形切开，切口方向与肛缘平行。

2）在切口皮下锐性分离至痔核的基底，在基底部切除痔组织。

3）彻底止血后将切口对合。如果发现保留的皮片过长，可适当修整，直到切口能满意对合为止。然后用无菌纱布覆盖切口胶布固定，丁字带加压包扎。

5. 静脉曲张性外痔剥离切除术

（1）适应证：单个孤立状静脉曲张性外痔。

（2）手术步骤

1）取侧卧位（病侧在下）常规消毒铺巾。

2）在齿状线下做 V 形切口，切开皮肤后，用血管钳在两侧皮下做潜行分离，用钳提起曲张静脉团块，用组织剪在皱皮肌浅面剥离出团块并切除之。

3）两侧皮瓣稍加修平，少许渗血，可盖上明胶海绵压迫止血，或电灼止血，覆盖敷料。

6. 静脉曲张性外痔潜行旁剥缝合术

（1）适应证：肛缘环状或半环状静脉曲张性外痔。

（2）手术步骤

1）取俯卧折刀位，阔胶布牵开臀部，常规消毒铺巾，肛管局部浸润麻醉。

2）沿曲张静脉外缘做弧形切口至皮下，沿切口向肛管方向潜行剥离曲张的静脉团块并全部剔除，电凝，钳夹后结扎止血。

3）细丝线间断缝合皮肤皮下组织，如果在摘除曲张静脉丛后皮片过长，应适当修剪多余皮肤后缝合切口。同法处理其他部位的静脉曲张性外痔。

4）术毕消毒缝合创面，无菌敷料加压包扎。

（3）注意事项

1）剔除静脉团时注意勿损伤肛门括约肌。

2）若同时伴有结缔组织增生，可在剥离切除曲张静脉丛时将多余结缔组织切除。注意设计皮瓣，防止过多损伤皮肤。

7. 炎性外痔切除术

（1）适应证：①已形成血栓肿痛明显的炎性外痔；②肿痛明显的局限性外痔，炎症消退后会形成明显皮赘者。

（2）手术步骤

1）常规消毒肛周肛管皮肤黏膜，根据炎性外痔的病变情况，决定手术切口的部位。一般情况下切口应选在肿胀明显或者已经形成血栓的部位。

2）钳夹并提起外痔，在痔的基底用剪刀剪一放射状 V 形口，扩大切口，摘除全部血栓，剪除多余痔组织，彻底止血，活跃出血点可以结扎或电凝，渗血用干纱布压迫止血，用同样方法切除其他痔核。

3）肛缘注射长效麻药，切口用油纱条无菌纱布覆盖，胶布固定，丁字带加压包扎。

（3）注意事项

1）炎性外痔疼痛一般均较显著，术后因切除病灶而减轻，为避免疼痛可用长效止痛液做切口周围局部封闭。

2）若肛周呈环状发炎水肿，可选择痔核高突点明显者进行切除，可缓解其他水肿，或同时做放射状切口减压。

（张会英）

第三节　混合痔

内痔、外痔，由于失治、误治或疾病自然发展，内痔和相应部位的外痔相融合成一整体。其中很大一部分患者均以混合痔就医。

混合痔的治疗方法极多，且经常有新的治疗方法报道。归纳起来，可分为非手术治疗和手术治疗两大类。

一、非手术治疗

（1）栓剂：常用的安纳素栓、洗必泰痔疮栓，具有消炎、止痛、止血作用，多用于混合痔以内痔为主要症状者。

（2）熏洗剂：常用的有高锰酸钾粉（PP 粉）等。具有消炎止痛作用，可用于混合痔以外痔炎性疼痛为主要症状者。

（3）外用药物：多用于外痔。

二、手术治疗

目前，临床上最常用的混合痔的术式是外剥内扎术、外剥内扎注射术、环形混合痔整形术、内外痔分离术等。

1. 外剥内扎术

（1）适应证：混合痔，尤其是较孤立的混合痔或外痔部分较大的混合痔。

（2）手术步骤

1）麻醉后用组织钳夹住痔核部位皮肤向外牵拉，显露内痔。在痔核基底部两侧皮肤用小剪刀做 V 形切口，注意只剪开皮肤。不要剪破痔静脉丛。

2）夹取皮肤，用包有纱布的手指钝性分离外痔静脉丛，沿外痔静脉丛和内括约肌之间向上分离，并将痔核两侧黏膜切开少许，充分显露痔核蒂部和内括约肌下缘。

3）用弯血管钳夹住痔核蒂部。蒂上用7号粗丝线结扎一道，再贯穿缝合结扎一道，防止结扎不牢出血，最后剪除痔核。若痔核较大，也可用2-0号肠线连续缝合痔核蒂部，皮肤切口不必缝合，以利引流。

4）用同法切除其他2个母痔。一般在切除的2个痔核之间，必须保留一条宽约1cm的正常黏膜和皮肤，以免发生肛门狭窄，创面敷以凡士林纱布。

（3）注意事项

1）痔核基底部两侧皮肤不宜切除过多，以防肛门狭窄。

2）将混合痔、外痔部分钝性剥离至内痔处，一般不会有出血。

3）痔核蒂部应做双重结扎。

4）两个创面之间应留有皮桥，以防肛门狭窄。

2. 外剥内扎注射术

（1）适应证：同外剥内扎术。

（2）手术步骤

1）消毒、麻醉、铺巾、扩肛。

2）显露痔核，用小血管钳分别于齿状线上0.5cm处钳夹内痔，碘仿消毒痔表面，参照硬化剂内痔注射，首先进行硬化剂内痔注射。注射完毕后，取下血管钳钳夹外痔顶部在其外缘（或下缘）做V形或棱形切口，切除外痔剥离静脉丛至齿状线下0.3cm处，将剥离切除外痔组织连同内痔上提用中弯血管钳于内痔下半突出部钳夹，然后用圆针7号丝线在中弯血管钳下中上1/3交界处做8字贯穿缝扎，修剪多余残端组织。同法处理其他混合痔。

3. 环状混合痔整形术

（1）适应证：适于Ⅲ、Ⅳ度环状混合痔。

（2）手术步骤

1）内外痔上方结扎止血：在充分暴露痔核后，在距其上方约1cm处（黏膜）做贯穿缝扎1针，在痔核基底部下方约1cm（皮肤）行贯穿缝扎1针（其目的是减少术中出血，并有利于手术野清晰），待手术完毕后，再将内外缝扎线拆除，以恢复局部血液供应，切不可遗忘。

2）在肛门左右两侧内外痔交界处切开皮肤及黏膜，分别做3~5个呈W形切口，并利用切口潜行剥离外痔皮肤及黏膜（向上跨越齿状线上方0.5cm处）向上翻转，将已剥离的曲张静脉团及其结缔组织切除，结扎活动性出血点。

3）利用外痔皮肤修剪成W形皮瓣，稍做游离并向上方推移，直肠黏膜游离后向下移行亦修剪成W形，再将内外W形皮瓣行上下对角缝合1针，缝合是在黏膜角尖端处深缝至肌层，单缝针至皮肤处宜在角尖端浅浅缝合即可（入针深出针浅），注意缝合时只做角对角缝合，各个边不另做缝合。缝合后切口缘呈波浪形（其目的是切缘不在同一水平线上，减轻术后瘢痕挛缩）。

4）对角缝合完毕后，在后侧5点或7点肛缘皮肤线上方做约0.5cm横切口，用蚊式钳挑出外括约肌皮下层部分纤维切断（其目的是减轻术后括约肌痉挛致肛门狭窄）。

（3）本术式特点

1）术前在内外痔的上下方行贯穿缝扎减少术中出血，令术野清晰。

2）术中保留部分肛垫结构组织，使术后功能不受影响。

3）利用外痔皮肤制成皮瓣呈 W 形，移行于创面覆盖，以缩短愈合时间。

4）手术设计成环形大 W 形，使切口不在同一水平线，防止术后瘢痕挛缩造成的环形狭窄。

5）术毕行外括约肌部分纤维切断以减轻术后水肿、疼痛，并防止术后肛门狭窄。

6）术后肛门完整、平坦，保证肛门闭合功能正常。

（4）术后处理：术后应用有效抗生素预防感染。局部每日清洁换药保持干燥，参照整形植皮术后处理原则。术后 4～6d 视伤口情况拆线，拆线前禁止坐浴及使用膏油类药物外涂伤口。

4. 内、外痔分离术

（1）适应证：混合痔齿状线未消除者或同一方位内痔、外痔高突隆起而尚未相融合者。

（2）手术步骤

1）外痔切除＋内痔单纯结扎术：适用于混合痔的外痔皮赘较小、内痔较大者。

2）外痔剥离＋内痔单纯结扎术：适用于外痔是血栓或者是静脉曲张性外痔，内痔较大的混合痔。

3）外痔潜行旁剥离缝合＋内痔单纯结扎术：适用于外痔是半环形或环形静脉曲张性外痔，内痔较大的混合痔。

4）外痔切除缝合＋内痔单纯结扎术：适用于结缔组织外痔和内痔都比较大的混合痔。

5）外痔锥形剥离切除＋内痔单纯结扎术：适用于外痔是孤立的圆形，外痔内痔较大的混合痔。

6）外痔切除＋内痔注射术：适用于结缔组织性外痔与较小的内痔组成的混合痔。

7）外痔切除＋内痔套扎术：适用于外痔较小、内痔较大的混合痔。

（郝清斌）

第四节　直肠脱垂

一、概述

直肠脱垂是直肠黏膜、肛管、直肠全层和部分乙状结肠向下移位，脱出肛门外的一种疾病。中医称为脱肛。另外。"人洲出"、"截肠症"、"脱肛痔"也属本病。任何年龄均可发生，但多发于幼儿、老年人、久病体弱及身高瘦弱者。小儿多为直肠黏膜脱垂，青壮年多为直肠全层脱垂，50 岁以上多为直肠与部分乙状结肠脱垂。女性因骨盆下口较大及多次分娩等因素，发病率高于男性。该病以直肠黏膜及直肠反复脱出肛门外并伴随肛门松弛为主要特点。

在儿童直肠，直肠脱垂是一种自限性疾病，可在 5 岁前自愈，故以非手术治疗为主。成人完全性结肠脱垂较严重的，长期脱垂将致阴部神经损伤产生肛门失禁、溃疡、肛周感染、直肠出血，有脱垂肠段水肿、狭窄及坏死的危险。

二、分类

本病分类方法颇多，迄今尚未统一。常用的分类方法有以下几种。

1. 完全脱垂和不完全脱垂 脱出为肠壁全层，称为完全脱垂或全层脱垂；脱出仅为黏膜称不完全脱垂或部分脱垂或黏膜脱垂。有人把累及直肠壁层的完全脱垂又称真性脱垂。也有人认为无论黏膜脱垂或肠壁全层脱垂，如下降外脱之组织波及肛周壁时则称完全脱垂；仅限于肛肠一侧而非全周者称不完全脱垂或部分脱垂。此种分类不甚全面。黄乃健认为肠壁全层的下降翻出可首先始于某侧，他侧随之下移，同时或先后脱出肛外。

2. 内脱垂和外脱垂

（1）内脱垂（internal rectal prolapse，IRP）：肠管虽然移位下脱，但肛外不能自然察见者称之。发生这种现象有两种可能。其一，即虽有脱垂但脱垂较轻，肠管下移较短，未能脱出肛外；其二，即脱垂发生平面较高，肠管高于高位下降套入直肠壶腹，但并未脱出肛外。上述现象实际上是直肠脱垂发展过程中的初期表现。但也有患者，患病虽久，内脱垂并无加重而致脱出。故有人将内脱垂称为直肠套叠。

（2）外脱垂（external rectal prolapse，ERP）：肛管下移能够脱出肛外而自然察见者称之。临床所见多属此类。

此外，有人以可视性和非可视性即隐匿性之名来分类，以说明脱垂组织的可见与否。如1937年Buie改进Tuttle二型三度分类法，提出显性直肠脱垂和隐性直肠脱出分类法。1949年Bacon将直肠黏膜脱垂分为内脱垂、外脱垂和肛管直肠黏膜脱垂，将直肠全层脱垂也可分为内脱垂、外脱垂和乙状结肠内脱垂。

3. 分类 1975年我国全国性肛肠会议统一分度标准，将直肠脱垂分为3度。

（1）Ⅰ度脱垂：为直肠黏膜脱出，脱出物淡红色，长2～4cm，触之柔软，无弹性，不易出血，便后可自行回复。

（2）Ⅱ度脱垂：为直肠全层脱出，长5～8cm，呈圆锥形，淡红色，表面为环状而有层次的黏膜皱襞，触之较厚，有弹性，肛门松弛，便后有时需用手回复。

（3）Ⅲ度脱垂：直肠及部分乙状结肠脱出，长达8cm以上，呈圆柱形，触之很厚，肛门松弛无力。

三、临床表现

（一）症状

1. 肛周肿物脱出 早期仅在排便时脱出，便后可自行缩回，以后逐渐加重，严重者在咳嗽、喷嚏、用力或行走时亦可脱出，且不易回复。直肠黏膜脱垂可见圆形、红色、表面光滑的肿物，黏膜呈"放射状"皱襞、质软，排粪后可自行缩回。若为直肠全层脱垂，则脱出物较长，呈宝塔样或球形，表面可见环状直肠黏膜皱襞。患者多有将脱出物纳入肛内的经验。

2. 便秘或肛门失禁 25%～50%的直肠脱垂患者可合并便秘。直肠脱垂术前便秘解释：内脱垂的肠管阻塞直肠；结肠慢传输或盆底肌群矛盾运动；合并直肠膨出、阴道后疝、膀胱膨出、子宫和阴道脱垂等盆底解剖异常。直肠脱垂术后便秘可能与上述原因未纠正或手术损伤等有关。肛门失禁发生率为28%～88%，多数与长期反复脱垂，括约肌松弛有关，少数与产伤有关。

3. 黏液或血便 患者长期脱垂可合并直肠孤立性溃疡，产生黏液及便血。

4. 肛门潮湿 因黏液分泌增多，粪便污染和反复清洗，会阴皮肤常发生炎症，甚至溃烂、感染。分泌物较多，可继发肛门部皮肤病变，引起肛门瘙痒。

5. 脱出肛管嵌顿 如脱垂肠段或黏膜未能及时复位，可发生嵌顿，出现肛缘水肿、疼痛、尿频、尿急、下腹胀痛，若嵌顿的内容物有小肠或结肠，可出现腹痛、腹胀、呕吐等肠梗阻症状。

（二）体征

肛门部视诊可见肛周皮肤潮湿、色素沉着，直肠指诊肛门口及肛门括约肌松弛，收缩无力。可触及脱垂肠段，特别是站立位或用力排便后触摸。触摸直肠前壁还可确定直肠膨出和阴道后疝。如脱垂内有小肠，有时可听到肠鸣音。

（三）检查

1. 排粪造影 可动态观察排便状态肛直角的变化，直肠脱出肛门外的顺序及高度，观察有无异常会阴下降、盆底疝等，必要时可联合膀胱、阴道和腹腔造影，明确盆底解剖异常。特别是动态排粪造影可以直接了解直肠脱垂的过程，便于理解直肠脱垂的病理特征。

2. 钡灌肠 可观察结肠走向，评估结肠蠕动情况，这对术前合并便秘患者尤其重要。此外还可排除其他结肠疾病。

3. 肛管直肠压力测定 无论是直肠黏膜脱垂还是直肠全层脱垂，肛管静息压均下降，肛管最大收缩压可正常或下降，直肠肛门抑制反射可减弱或甚至消失，直肠最大耐受量明显下降。作为术前肛门功能评估，尤其对于合并肛门失禁的患者尤其重要。

4. 盆底肌电图及会阴神经潜伏期测定 术前测定盆底肌电图可见肛管外括约肌和耻骨直肠肌肌电活动减弱，会阴神经潜伏期若明显延长，提示存在阴部神经损伤。

5. 结肠传输试验 合并便秘的患者结肠传输试验可以了解结肠传输功能。以往直肠脱垂术后便秘原因不明，最近发现是因为患者合并结肠传输功能减弱。如术前能明确结肠传输时间明显延长，可考虑同时行结肠次全切除术。

6. 电子结肠镜 观察脱垂结肠是否合并炎症性改变及排除结肠肿瘤，必要时可夹取黏膜行组织学检查。对于直肠脱垂的患者特别是需要行手术治疗的患者，肠镜检查应列为常规，其主要目的是为了发现合并的结直肠其他病变，特别是恶性肿瘤。

四、诊断标准

（1）多见于排便或努责时，直肠黏膜脱出，色淡红，长度 <4cm，质软，不出血，便后能自行回纳，肛门功能良好者，为不完全性脱垂。

（2）排便或腹压增加时，直肠全层脱出，色红，长度为 4~8cm，圆锥形，质软，表面为环状有层次的黏膜皱襞。便后需手法复位，肛门括约功能可下降，为完全性脱垂。

（3）排便或增加腹压时，直肠全层或部分乙状结肠脱出，长度 >8cm，圆柱形，表面有较浅的环状皱襞，触之很厚，需手法复位，肛门松弛，括约肌功能明显下降，为重度脱垂。

五、鉴别诊断

直肠外脱垂诊断不难，根据病史，让患者蹲下做排粪动作、腹肌用力，脱垂即可出现。

直肠内脱垂可行排粪造影诊断分型。主要与以下疾病相鉴别。

1. 直肠黏膜内脱垂　在国内的许多参考书中，将直肠黏膜内脱垂规定为直肠脱垂的一种类型，有的书籍将其称为不完全的直肠脱垂。Madoff 在《肛管直肠外科学基础》一书中认为直肠脱垂仅指直肠全层脱垂，而单纯的直肠黏膜脱垂为与痔相关的疾病。在临床上直肠黏膜脱垂的患者不具有直肠脱垂的常见几种病理解剖学特征，而且在处理上不同。在临床上鉴别黏膜内脱垂与直肠脱垂可用扪诊法和双合诊法。扪诊法是用手掌压住脱垂肠段的顶端，稍加压作复位动作，嘱患者咳嗽，如果有冲击感者为直肠脱垂，没有者为直肠黏膜脱垂；双合诊法是将示指插入脱垂直肠腔，拇指在肠腔外作对指，摸到坚硬有弹性双层肠壁为直肠脱垂，否则为黏膜脱垂。另外，黏膜脱垂很少超过 5cm，而直肠脱垂可超过 5cm。

2. 环状内痔　鉴别较容易，首先病史不同，脱出的痔核呈梅花状，痔块之间出现凹陷的正常黏膜，括约肌有力，直肠脱垂常呈宝塔状或球形，括约肌松弛无力。

六、治疗

1. 内治法
（1）气虚下陷型
主证：便时肛内肿物脱出，轻重不一，甚至咳嗽、行走时即脱出，色淡红；伴有肛门坠胀或大便带血，神疲乏力，食欲不振，气短声低，头晕心悸，甚则头昏耳鸣，腰膝疫软；舌淡，苔薄白，脉弱。
治法：补气升提，收敛固涩。
方药：补中益气汤加减。黄芪 20g，党参 15g，炙甘草 15g，归身 10g，橘皮 8g，升麻 8g，柴胡 8g，白术 15g。腹胀纳呆者，加神曲，谷麦芽；中气虚寒者，加炮姜，熟附子；气滞者，加枳壳，木香；腰酸耳鸣者，加山萸肉，覆盆子，诃子。每日一剂，水煎服。
（2）湿热下注型
主证：直肠脱出，嵌顿不能还纳，色紫暗或深红，甚则表面部分破溃、糜烂，肛门坠胀，肛内坠痛，肛内指检有灼热感；舌红，苔黄腻或黄燥，脉濡数。
治法：清热利湿，升阳举陷。
方药：萆薢渗湿汤加减。黄柏 10g，苍术 15g，萆薢 15g，薏苡仁 15g，赤苓 15g，丹皮 10g，泽泻 10g，滑石 10g，通草 8g。肛门肿痛者，加银花，白芷；表面红热、糜烂者，加黄连，生地黄，赤芍；大便秘结者，加生大黄，生山栀。每日一剂，水煎服。
2. 外治法　治疗直肠脱垂的外用药物及方法较多，作用也只是暂时的或辅助治疗。
（1）熏洗：熏洗药物多采用收敛固涩之剂，常用药物有石榴皮、五倍子、乌梅、枳壳、苦参、蛇床子、荆芥等。如苦参汤加石榴皮、枯矾、五倍子等，煎汤熏洗，每日 2 次；或生枳壳、防风、五倍子煎汤，趁热坐浴，每日 2 次。
（2）外敷：外敷药物常用赤石脂、五倍子、乌梅、诃子肉、煅龙骨、浮萍、鳖头。如五倍子散等外敷。
（3）熨敷：多用于治疗小儿直肠脱垂，方法为把砖块烧热后外包毛巾或布，趁热熨敷肛门局部，每次 20~30min。
3. 注射疗法　注射疗法是将药液注入直肠黏膜下层或直肠壁外周围组织，使直肠黏膜与肌层及直肠与周围组织粘连固定。

常用药物：消痔灵注射液、6%~8%明矾溶液。采用消痔灵注射，需用消痔灵注射液1份，2%利多卡因注射液1/2份，生理盐水注射液1/2份配成消痔灵药液进行注射。

（1）黏膜下注射法：将药液注入直肠黏膜下层，使分离之直肠黏膜与肌层粘连固定。此法分为直肠黏膜下层点状注射和柱状注射法两种。

1）适应证：Ⅰ度直肠脱垂。

2）禁忌证：直肠炎、腹泻、肛周炎及持续性腹压增加疾病。

3）药物：消痔灵注射液或4%~6%明矾溶液。

4）操作：取侧卧位或截石位，局部消毒后，将直肠黏膜暴露肛门外，或在肛门镜下进行，在齿线上1cm，环形选择2~3个平面，一般从直肠下段7~8cm处始，自上而下，每个平面选择4~6点，各点距离相互交错，每点注药0.5~1ml，不要深刺入肌层内或太浅注入黏膜下，以免无效或坏死。总量一般为8~15ml。或行柱状注射，肛缘点状麻醉下，从肛缘外0.5cm处进针，将针刺至直肠黏膜下层的齿线上约1cm处，缓缓注入药液，在肛门内作指引的示指立即感到直肠黏膜隆起，将针深入到黏膜隆起的上方，再注射药液，如此纵行向上柱状注射，深6~8cm。可选择注射4~6纵行，每行2~3ml。暴露在肛外进行注射者，注射完毕后要立即送回肛内，塔形纱布压迫固定。

（2）直肠周围注射法：将药液注入两侧骨盆直肠间隙及直肠后间隙，使直肠高位部分与周围组织，通过所注射药液所致无菌性炎症产生纤维化，使直肠与周围组织粘连固定，而达到治疗效果。

1）适应证：Ⅱ、Ⅲ度直肠脱垂。

2）禁忌证和药物均同黏膜下注射法。

3）操作：在骶管下麻醉或局麻下，取截石位。局部和肛内消毒，在距离肛缘1.5cm，3、6、9三个进针点，然后用细长腰穿针头和20ml注射器，吸入注射药液，在3点位刺入皮肤，皮下进行坐骨直肠窝，进入4~5cm，针尖遇到阻力，即达肛提肌，穿过肛提肌，进入骨盆直肠间隙。此时，另手食指伸入直肠内，仔细寻摸针尖部位，确定针尖在直肠壁外，再将针伸入2~3cm，为了保证针尖不刺入直肠壁内，以针尖在直肠壁外可以自由滑动为准。然后缓慢注入药物6~10ml，使药物呈扇形均匀散开，用同法注射对侧。最后在6点处注射，沿直肠后壁进针，刺入4~5cm，到直肠后间隙，注药4~5ml，三点共注射药量20~25ml。注射完毕，局部消毒后，用无菌纱布覆盖。卧床休息，控制大便3d。注射后1~3h内肛门周围胀痛，一般可自行缓解。术后2~3d，有时有低热，如不超过38℃，局部无红肿者多为吸收热；如超过38℃，局部有红肿时，应给予消炎药物。

目前对注射疗法治疗直肠脱垂的疗效评价意见各有不同，有学者认为根据直肠脱垂的特性，该法不可能治愈成人完全性直肠脱垂；也有临床学家认为可以治愈直肠脱垂，只是由予注射方法的不同而效果有明显差别。

4. 手术治疗

（1）直肠瘢痕支持固定术（直肠黏膜柱状结扎术）

1）适应证：Ⅱ、Ⅲ度直肠脱垂。伴有明显黏膜松弛者。

2）禁忌证：同上述注射法。

3）操作：患者取截石位或侧卧位，局部和肛门常规消毒，局麻或骶管麻醉下，在7点处，用18cm长的直止血钳纵行夹住齿线上方1.5cm以上的直肠黏膜4~5cm长，并将其外翻于肛门外。在被钳夹的黏膜下层，注射枯痔液或其他硬化剂，至膨胀为度。注意切勿钳夹住肌层。缝扎基底，在黏膜瓣基底部，止血钳以下，全长的 1/3 和 2/3 处分别作贯穿缝合，两针之间作褥式缝合，暂不结扎。待全部缝合后，边除去止血钳、边结扎缝线。依上述方法分别于 11 点、3 点作同样的柱状结扎术。放置油纱条于肛门内，包扎固定。

（2）肛门紧缩术

1）适应证：直肠脱垂并发肛门松弛。常与注射疗法等配合应用。

2）禁忌证和术前术后注意事项同注射疗法。

3）操作：取侧卧位或截石位，局部常规消毒，局麻或骶管麻醉下，在肛门后距肛缘 2cm 处沿肛缘作一弧形切口，切口长短按肛门括约肌松弛程度而定，如肛门松弛可进入三指以上者，可紧缩 1/2，如在 3 指以下者，紧缩 1/3 即可。切开皮肤及皮下组织，将皮瓣剥离至齿线，暴露肛尾韧带和外括约肌浅层及肛门后三角，用圆针肠线将外括约肌贯穿缝合 2 针，将肛门后三角闭合，以无菌盐水冲洗伤口后，将皮肤的半环形切口作纵形缝合，游离多余的皮瓣作 "A" 字形切除，使伤口对好缝合。外盖无菌敷料。术后 7d 拆线。

直肠脱垂初发阶段，肛门受到强大的直肠内压的冲击，造成机械性肛门扩张，此时，上段直肠及乙状结肠经松弛扩大的底盆入口滑入直肠壶腹，伴随盆底直肠的滑脱，经过扩张、松弛的肛管脱出体外，形成完全性直肠脱垂。但疾病初起阶段，肛门扩张时由强大的直肠内压造成，此时肛门括约肌尚未发生器质性病变，所以脱垂常可自行还纳。当肛门括约肌反复被扩张，造成肌纤维断裂时，肛门括约肌发生器质性损伤，此时脱垂无法自行还纳，出现肛门不完全失禁或完全失禁。

直肠脱垂伴不完全肛门失禁的患者，常采用肛门括约肌折叠缝合术，可前后位同时进行，手术疗效较为稳定。

直肠脱垂伴完全性肛门失禁者，采用肛门周围皮肤下埋藏式紧缩术，缝合材料有丝线、肠线、无损伤缝线、钢丝、尼龙网带、硅胶材料等。但由于这些缝合材料的异物刺激，常导致伤口感染，使肛门紧缩术失败。因此。寻求一种能减少术后的组织反应并更具弹性的理想的缝合材质，是保证手术质量的重要因素。

由于肛门埋藏式紧缩术受缝合材料的影响，成功率低，疗效不稳定，因此对肛门不完全失禁的直肠脱垂患者，提倡采用肛门括约肌折叠缝合术更为适宜。目前国外已有对肛门括约肌的植入式仿生制品，临床应用有较好的疗效。

（3）纵切横缝术：将直肠黏膜纵行切开，切除多余黏膜，再横形缝合使直肠缩短，肠腔增大，避免手术后狭窄，适用于Ⅰ度和Ⅱ度脱垂。脱垂部分牵出肛门，在其前面开一长 5~6cm 的纵形切口，起于齿线上方 2.5cm，切开黏膜，以钝剪将黏膜由肌层分离。结扎止血后将切口向两侧牵开，使纵形切口为横切口，切除横切口两端的多余黏膜，再将黏膜下层与肌层缝合，以免黏膜收缩，然后缝合切口。脱垂的后面同一方法处理。最后将脱出部分推入直肠，直肠内放凡士林纱布。手术后直肠内注入油剂，患者应斜卧排便。

（4）经腹直肠脱垂手术：重度直肠完全脱垂有多种解剖学上的病理改变，需做较大范围的修复，常常是经腹与经会阴手术同时进行。经腹手术主要是消除直肠膀胱或直肠子宫陷凹，将直肠与骶骨悬吊固定，或进行部分直肠与乙状结肠的切除。

1）直肠固定折叠修复术：手术中游离直肠，将直肠后壁与骶骨前缝合固定。消除直肠膀胱或直肠子宫陷凹。折叠缝合直肠及乙状结肠下段，使肠壁缩短增厚，并抬高盆底腹膜，阻止肠内套叠及滑动疝形成。

2）尼龙网带植入术：将不被吸收的尼龙网带包绕直肠，并固定于骶骨胛，恢复正常的解剖位置。

3）乙状结肠直肠切除、直肠固定术：游离乙状结肠、直肠，以直肠侧韧带，将直肠固定于骶前筋膜，切除过长的乙状结肠，并在盆底进行肠吻合。

4）直肠膀胱或直肠子宫陷凹闭合术：适用于轻度滑动疝类型的直肠脱垂。手术同时将直肠固定。

综上所述，直肠脱垂经肛门手术治疗有多种方法，经过矫形手术机制的探讨及分析筛选，直肠黏膜的连接柱状结扎缝合法是经肛门最佳手术方案，是Ⅰ、Ⅱ度直肠脱垂及部分Ⅲ度直肠脱垂有效的手术治疗方法，同时也是Ⅲ度以上重度直肠脱垂经腹腔悬吊手术后再经肛门辅助手术治疗的重要步骤。经腹部手术可以适合于所有可以耐受腹部手术和麻醉的患者，常用的腹部手术的方法有经腹部直肠前切除术和经腹直肠乙状结肠切除术＋直肠固定术，这两种手术方法是目前直肠脱垂手术的第一选择。

七、预防与护理

1. 预防 直肠脱垂形成的原因多种多样，在生活中养成良好的习惯，对该病的预防有非常重要的意义。采用以下得力措施可防止或减轻直肠脱垂。

（1）要及时治疗腹泻以及感染性肠炎，对儿童腹泻及痢疾要尤其重视。儿童要培养良好的大便习惯，不要长时间坐在便盆上玩耍。

（2）增加营养，调理大便，多食蔬菜，防止便秘。

（3）及时治疗百日咳、肺气肿等能增加腹压的疾病。

（4）妇女分娩后要充分休息，如有会阴撕裂要及时缝合，以便保持肛门括约肌的正常功能；如有子宫下垂和内脏下垂者亦应及时治疗。

（5）积极锻炼身体，增强体质，过于劳累后要适当卧床休息，从事重体力劳动者更要适当注意休息。

（6）经常作提肛运动，以增强肛门括约肌的功能。

2. 日常保健和护理 直肠脱垂发生后要注意日常保健和护理。儿童发生此病时要及时消除其诱因，如咳嗽、腹泻、营养不良等。注意让患儿多卧床休息，并增加营养，适当口服软化大便的药物，保持大便软而排便通畅，便时不应蹲坐过久，便后用温水洗净并及时送回。必要时可在肛门部压塔形纱布，胶布固定，或用肛门带压迫固定。直肠脱垂脱出的是直肠松弛后所滑脱的正常组织，千万不能自行用腐蚀类药物把它烂掉，这样就会带来严重的后果。

（贾廷印）

第五节 肛管、直肠周围脓肿

肛门直肠周围脓肿是肛门直肠间隙所发生的急慢性化脓性感染。本病较为常见，起病急骤，疼痛剧烈，可发生于任何年龄组，但多见于 20～40 岁的青壮年，男性多于女性，春秋季多发。

祖国医学把肛门直肠周围脓肿归于肛门"痈疽"范畴，按其发生部位又有肛门痈、悬痈、坐马痈、跨马痈、鹳口痈、盘肛痈之称。中医辨证属阳证。

本病的发展过程较为迅速，如延误治疗可使病情加重，并使病情复杂化。因此，应早期行急诊一次性根治手术，防止感染进一步发展，造成局部感染加重，破溃后形成肛瘘；或全身感染加重，形成败血症，严重的形成感染性休克。

一、病因病理

肛门直肠周围脓肿可由特异的和非特异的病因引起。

非特异性的肛门直肠周围脓肿多由肛窦管堵塞后感染引起。肛窦是向上开口于直肠的漏斗形盲袋，其底端多数有肛腺。6～10个这样的腺体围绕着肛管并开口于肛窦的底部，肛腺腺体导管多位于黏膜下层及内外括约肌之间。当肛窦肛腺感染后，炎症蔓延波及到肛门直肠周围的疏松结缔组织间隙形成脓肿。

特异性肛门直肠周围脓肿病因包括：外来细菌的侵入、创伤、恶性肿瘤、放射、免疫减退状态、感染性皮炎、结核、放线菌病、Crohn病、肛瘘，也可由痔及其他肛门手术引起肛门直肠周围脓肿。常见的致病菌有：金黄色葡萄球菌、链球菌、大肠杆菌、铜绿假单胞菌、变形杆菌，产气荚膜杆菌以及结核杆菌等。

祖国医学认为肛门直肠周围脓肿的发病原因有：①外感风热、毒热湿邪；②饮食醇酒厚味。《素论·生气通天论》认为"营气不从，逆于肉里，及生痈肿"。大肠湿热，流注肛门，气血瘀滞，结成肿块，日久化腐生热，溃而成痈。也有因肺、脾、肾三素亏损，湿邪乘虚而攻等。

肛门直肠周围脓肿的形成，约95%以上起源于肛窦感染，即肛窦炎。当肛窦炎症继续发展，细菌经肛腺导管进入肛腺体，引起肛腺导管及肛腺体感染发炎，肛腺管因炎症水肿，发生阻塞，肛腺体内黏液排出障碍、淤积，加之细菌在其中大量生长繁殖，使感染加剧。此时炎症直接向外扩散或经淋巴管向周围播散，引起肛门直肠周围结缔组织炎症，进而形成肛门直肠周围脓肿。

二、分类

脓肿根据位置可分为4种类型：肛周的脓肿、坐骨直肠间的脓肿、括约肌间的脓肿、肛提肌上的脓肿。

因此，肛门直肠周围有7个易发生脓肿的结缔组织间隙，间隙内充满含有丰富小血管和小淋巴管的疏松结缔组织和脂肪。这7个间隙分别是：深部的左、右直肠骨盆间隙，均位于肛提肌上方；浅部的左、右坐骨肛门间隙和皮下间隙，均位于肛提肌下方；以及位于直肠黏膜与肌层之间的黏膜下间隙。黏膜下间隙脓肿形成时脓液可向上、向下或环绕直肠蔓延；其他各间隙之间也有结缔组织通道，当一个间隙形成的脓肿处理不及时可因脓液增多、压力增大，扩散到其他间隙，因此脓肿诊断一经确立，应按急症行手术治疗。

（一）临床表现

肛门直肠周围脓肿的临床表现为局部急性化脓性感染的临床表现，又因其发生部位不同而各有差异。

1. 括约肌间脓肿 发生在直肠黏膜下层括约肌间隙内。有人也叫黏膜下脓肿，但脓肿不在黏膜下，有的全身症状较显著，发热、倦怠、食欲缺乏等症状明显。直肠下部有坠胀感及疼痛，行走及排便时加重，并有排便困难。直肠指诊可触及卵圆形或索条状肿物，质软，有波动感，触痛明显。内镜检查时，可见黏膜隆起，其边缘整齐，发红、发亮。穿刺时可吸出脓液。有时可于黏膜上或肛窦处向肠腔破溃。

2. 肛周脓肿　发生于肛管皮下或肛周皮下间隙内。局部呈剧烈持续性跳痛，但全身症状常较轻微。肛旁皮肤可见一圆形或卵圆形隆起，红肿，触痛明显，若已化脓，可有波动感。有时肛门镜检查能发现脓肿从肛隐窝排出或位于慢性肛裂上。

3. 坐骨直肠间隙脓肿　发生于坐骨直肠间隙内。本病是肛门直肠周围脓肿中最常见的一种类型。初起时，肛门部坠胀不适，患侧局部疼痛较轻，继而出现发热，寒战，脉速，倦怠，食欲缺乏等全身症状；局部症状也很快加重，肛门部灼痛或跳痛，行走或排便时加剧，有时可有排尿困难。局部观察，患侧肛旁皮肤隆起，高于对侧，触之发硬，压痛明显。直肠指诊时，发现肛门括约肌紧张，患侧肛管饱满，压痛明显，坐骨直肠间隙穿刺时，有脓液吸出，当脓液穿入皮下间隙时，可有波动感。

4. 肛提肌上脓肿　位于骨盆直肠间隙内。症状急骤，发热、寒战明显，腰骶部酸痛，便意频繁。因部位较深，局部外观无明显变化，严重时会阴部可红肿。直肠指诊时，在肛管直肠环上方，可触及一较硬包块，压痛明显，有时有波动感。因骨盆直肠间隙顶端为腹膜，受到炎症波及，有时下腹部可有压痛及反跳痛。从笔者的经验来看，多数患者有盆腔内感染类疾病，如克罗恩病、憩室炎、输卵管炎或近期腹部或盆腔手术。

5. 肛门后深部脓肿　位于直肠后间隙内。全身症状显著，有周身不适，发热、头痛、倦怠、食欲缺乏等症状，腰骶部酸痛，排便时肛门部有明显坠痛。因部位较深，外观肛门局部无变化，肛门与尾骨之间，可有深压痛。直肠指诊可发现直肠后壁，肛管直肠环上方饱满或隆起，压痛明显，可有波动感。

（二）诊断与鉴别诊断

肛门直肠周围脓肿，根据其临床表现，作出正确诊断并不困难。但需要注意的是，深部脓肿局部外观常无明显变化，这时直肠指诊是重要的检查手段。此外，一切辅助检查，常可提供有力的佐证，如：血常规检查，可见白细胞计数及中性粒细胞计数比例明显增高；肛门直肠内超声检查，可发现肛门直肠周围组织内有局限的液性暗区，而且这种技术还可决定近2/3患者脓肿与括约肌间的关系，对于多数脓肿找内口有帮助。

本病在诊断过程中，应与肛门直肠部结核性脓肿及肛门部化脓性汗腺炎相鉴别。前者起病缓慢，病史较长，无局部急性炎症的表现，常伴有全身其他脏器、组织的结核病灶；后者全身呈慢性消耗症状，脓肿浅而范围大，病变区域皮肤变硬，急性炎症与慢性窦道并存。

（三）其他类型脓肿

1. 坏死性脓肿　肛门直肠脓肿若不及时治疗最终导致严重的并发症：脓毒败血症、气性坏疽，甚至死亡。

2. 骨髓移植后肛周脓肿　肛周感染是骨髓移植后的少见并发症。其处理与一般血液病相同。切口愈合时间很长。

3. 艾滋病患者的肛周脓肿　获得性免疫缺陷综合征患者肛门直肠周围非常容易感染，有人认为发病率为34%。所以要慎重处理。若已经形成脓肿，只适合于分期切开引流。

三、治疗

（一）药物治疗

适用于炎症初期，脓肿尚未形成阶段，选用抗感染药物，临床上常用青霉素类、头孢菌素类、抗厌氧菌类抗生素口服或静滴以控制炎症扩散。同时根据中医辨证论治的原理，解毒通腑，散结消肿，可选防风通圣散，仙方活命饮等方内服，或内服活血化瘀汤加减，当归15g，赤芍12g，苏木15g，桃仁9g，土茯苓25g，大黄2g，川芎9g，薏苡仁2g，败酱草15g，白芥子5g，甘草5g。水煎服，每日1剂。

对于结核性脓肿，可选用抗结核药，如异烟肼、利福平口服，利福霉素静脉滴注；也可用青蒿鳖甲汤水煎内服。

（二）手术治疗

适用于脓肿形成后，因肛门直肠周围脓肿起病急骤，发展迅速形成脓腔，所以手术治疗是本病的主要治疗方法。由于本病所在部位解剖学上的原因，为防止病情进一步加重、恶化，对于急性肛门直肠周围脓肿均应行急症手术治疗。脓肿发生部位不同，所采取的手术方法也不相同。但各种类型肛门直肠周围脓肿手术治疗的原则是：争取行一次性根治手术，不遗留后遗症。

1. 分期切开引流排脓

（1）适应证：糖尿病不稳定期、血液病缓解期、艾滋病、克罗恩病、溃疡性结肠炎、孕妇等。

（2）手术方法：在局麻下，常规碘仿消毒肛周后，根据不同脓肿的位置，一般取距肛周2～3cm的波动明显处或相对脓腔低点，切开皮肤、皮下组织，钝性分离脓腔隔，充分引流脓液后，下一引流条，术毕。

（3）术后处理：全身应用抗生素，每天换药1次，术后1～2d用3%的过氧化氢溶液冲洗，然后用生理盐水清洗脓腔，放置15%复方黄连液纱条或氯霉素纱条。便后用加减三黄液（黄连、黄柏、大黄）坐浴30～40min。形成瘘管后，依据全身状况改善后，再行二次手术。

2. 一次性根治术

（1）括约肌间脓肿

1）手术步骤：在骶麻或硬脊膜外麻醉下，常规碘仿（碘伏）消毒肛周后，通过直肠指诊，查清脓肿的部位、范围，在肛门镜或拉钩下，仔细查找原发内口的肛窦所在之处，再由此切开脓肿，排出脓液。切口要大，引流要通畅。排出脓液后，指诊检查有无残留脓腔，如有残留应充分分离其间隙。术毕，脓腔内放置凡士林纱条引流。

2）术后处理：每天换药1次，术后1～2d用3%的过氧化氢溶液冲洗，然后用生理盐水清洗，创口内放置15%复方黄连液纱条或氯霉素纱条。要保持排便顺利通畅，可给液状石蜡30ml每晚1次口服，便后用加减三黄液坐浴30～40min。

（2）肛周脓肿

1）手术步骤：做常规术前准备，对于表浅的皮下脓肿可不行清洁灌肠。麻醉应选骶管麻醉或硬脊膜外麻醉，为防止感染沿注射针头扩散，尽量不用局部麻醉。

以脓肿的中心部位做放射状切口，排出脓液后，用右手示指深入脓腔中，分离脓腔结缔组织间隙，防止遗留死腔，避免操作粗暴，损伤过多组织及血管。退出手指，将左手示指插入肛门内，右手持金属探针，自切开排脓切口探入，由内口及感染肛窦处探出，内口往往在脓肿相对应的肛窦处。由内口至肛缘做放射状切开皮肤及皮下组织，脓腔通过外括约肌皮下层、浅层及部分外括约肌深部者，都可以做一次性切开。修剪切口呈 V 形，以利引流及换药，清除脓腔内坏死组织，用过氧化氢溶液、生理盐水反复冲洗脓腔后，创口内放置凡士林油纱条引流。

2）术后处理：术后前几天，用化腐散纱条换药，以脱落去除坏死组织，当肉芽组织新生之际，改用生肌散纱条换药，促进肉芽组织生长，还可配合"三黄液"坐浴。在创面近于愈合时，注意有无"桥形"粘连等假愈合现象，有则及时分开。创面水肿时，局部应用高渗盐水纱条湿敷。创面较大者，为防止愈后瘢痕过大，在无菌条件下，可进行一期清创缝合。便后用加减三黄液坐浴 30～40min。

（3）坐骨直肠间脓肿

1）手术步骤：选用骶麻或硬脊膜外麻醉。常规碘仿消毒肛周后，在麻醉下找到内口，由患侧相应处距肛缘 3～5cm 处，做一弧形切口，长 3～5cm。切开皮肤、皮下组织至坐骨直肠间隙。然后将左手示指插入直肠内做引导，右手持长止血钳，经坐骨直肠间隙，穿透分离肛提肌至骨盆直肠间隙，排除脓液，退出止血钳，用右手示指从切口深入脓腔，分离脓腔内间隔并探查脓腔范围，钝性分离肛提肌被分离的切口，以利引流通畅。用探针从皮肤切口处探入，于相对应的肛窦处寻找原发内口，将内口与切口之间皮肤、皮下组织切开，修剪皮缘。骨盆直肠间隙脓腔内放置硅胶管引流，切口内填塞凡士林纱条。

2）术后处理：每日换药 1 次，术后 1～2d 用过氧化氢溶液、生理盐水冲洗脓腔，并逐渐退出引流条，注意防止过早拔管，使其以上部分引流不畅，形成死腔。便后用三黄液坐浴 30～40min。

（4）肛提肌上脓肿：这种脓肿治疗较难，我们的经验是首先要明确病史，在麻醉下找到内口，根据内口确定引流方案。

1）手术步骤：选用骶麻或硬脊膜外麻醉，常规碘仿消毒肛周后，在麻醉下找到内口，由患侧相应处距肛缘 3～5cm 处，做一弧形切口，长 3～5cm。切开皮肤、皮下组织至坐骨直肠间隙。然后将左手示指插入直肠内做引导，右手持长止血钳，经坐骨直肠间隙，穿透分离肛提肌至骨盆直肠间隙，排除脓液，退出止血钳，用右手示指从切口深入脓腔，分离脓腔内间隔并探查脓腔范围，钝性分离肛提肌被分离的切口，以利引流通畅。用探针从皮肤切口处探入，于相对应的肛窦处寻找原发内口，将内口与切口之间皮肤、皮下组织切开，修剪皮缘。骨盆直肠间隙脓腔内放置凡士林纱条引流，切口内填塞凡士林纱条。

2）术后处理：每日换药 1 次，逐渐退出引流条，用过氧化氢溶液、生理盐水冲洗脓腔，并注意防止过早致肛提肌切口闭合，其以上部分引流不畅，形成死腔。便后用加减三黄液坐浴 30～40min。

（5）提肛肌上三腔脓肿：肛提肌上三腔间隙脓肿不同于其他各间隙脓肿，3 个主要特点是：a. 脓腔一般都比较大；b. 脓腔的内侧壁及部分底壁为直肠壁，当脓液蓄积较多时，便容易使前壁即直肠壁向直肠腔内隆起，从而托住脓液；c. 后壁受骶尾骨自然弯曲的影响，切口引流不通畅。因此单纯脓肿切开引流术，往往不能收到满意的效果，我们自 1974 年以来，运用充气气囊，在行脓肿清创引流术后，用直肠压迫的方法，使得脓腔间隙消失，促进了脓腔的粘连愈合。对于长期不愈的患者，采取这种方法，收到了非常满意的疗效。

（三）切开清创加气囊加压术的操作方法

麻醉选骶麻或硬脊膜外麻醉。常规碘伏消毒肛周后，在尾骨尖至肛门之间中后 1/3 处，做纵行切口长约 2.5cm，切开皮肤及皮下组织，用长止血钳逐层分离至脓腔，排出脓液。分离扩大引流口，用右手示指探入脓腔内，充分分离脓腔内组织间隔，使其相互沟通，不留死腔，以利充分引流。再用过氧化氢溶液、生理盐水反复冲洗脓腔数次。用刮匙轻轻搔刮脓腔内壁，在后壁及侧壁可稍重些，前壁应轻些，以免损伤直肠，造成肠壁穿孔。搔刮干净后，用过氧化氢溶液、生理盐水冲洗脓腔，直至彻底清洁为止，并彻底止血。在脓腔内放入适量链霉素粉、庆大霉素或新霉素粉，然后将气囊放入直肠腔内，根据患者情况，将气囊注入80～120ml 空气，使直肠充分膨起，挤压脓腔，使前壁塌陷，与后壁粘连。创口放置甲硝唑纱条，无菌纱布包扎。

术后处理：控制饮食 3～4d，控制排便 3～4d，全身使用抗生素，以防止感染。每隔 4h 放气休息 2h，每晚睡前气囊放气，以使患者得到充分的休息。晨起大便后及时换药，并再次注入气体。

注意事项：①气囊压迫治疗期间，不可用任何药液冲洗脓腔，禁止探查腔隙；②引流纱条不得塞入脓腔，只填塞引流口即可；③注意直肠末端动脉搏动；④每 4～6h 放气 1 次，间隔 2h 再次充气；⑤控制大便 3～4d，第 4 天将气囊取出。

每日换药后，可经气囊中心的肛管向直肠内注入 10% 黄连液 20～30ml，用以清洁肠腔，用氯霉素、链霉素、新霉素注入也可。

（四）切开挂线引流术的操作方法

示指探入肛内，摸清脓肿的部位及范围，并仔细查找有无原发内口。分叶镜或肛门镜下观察肛隐窝处有无红肿、凹陷性硬结、溢脓，以判断内口的位置。于脓肿波动明显处行放射状切口或弧形切口切开皮肤及皮下组织，用止血钳钝性分离充分排脓后示指探查脓腔走行及分离脓腔间隔。过氧化氢溶液、生理盐水依次冲洗脓腔。若脓腔与两侧坐骨直肠间隙相通，则于左右两侧距肛缘约 2.5cm 处、避开坐骨结节，由前向后各行一弧形切口，使三切口底部互相沟通。两侧弧形切口下端与后位切口间皮桥不应小于 2.0cm。左手示指探入肛内做引导，右手持缚扎一橡皮筋的球头探针，沿切口基底部缓缓向肛内探查寻找内口，于脓腔最高点、最薄处齿状线上 1.0cm 处穿出，通过脓腔拉出切口；两端合拢，松紧适宜结扎修剪切口成梭形，彻底止血，包扎。

术后处理：每日换药 1 次，用过氧化氢溶液、生理盐水冲洗脓腔，放置中药纱条。定期勒紧橡皮筋，至自行脱落为止。

（五）建议

但凡肛周一旦形成脓肿，都应及时切开引流，因其自行从皮肤破溃较难，而脓液更易向肛周疏松组织扩散，导致多间隙脓肿。就术式问题笔者主张，不论脓肿部位深浅，均宜采用一次性切开引流，不做分期手术，但其成败的关键取决于能否正确寻找并处理好感染的肛窦（内口）。对各类型脓肿均不主张切开挂线术，当深部脓肿（肛提肌以上）侵犯到直肠环以上时，在找准感染性肛窦切开时注意保留直肠环，不切断括约肌，在旷置脓腔区做引流，并在直肠腔内放置气囊压迫以消灭脓腔（空腔或死腔）。

（翟登合）

参考文献

[1] 李红梅，靳露佳，王翠玲，等．头孢西丁在肛肠外科患者术后切口感染预防中的疗效分析．中华医院感染学杂志，2016，26（8）：1810-1812.

[2] 洪炎．早期护理干预对肛肠外科术后患者排尿排便的影响．中国民康医学，2016，28（6）：124-125.

[3] 叶建红．肛肠外科住院患者的护理安全与管理．中医药管理杂志，2016，0（3）：106-108.

[4] 王东宏，潘芳杰，徐斌．标准化病人教学模式在肛肠外科临床教学中的应用效果观察．新疆中医药，2016，34（1）：52-53.

[5] 赵红．肛肠外科术后隐私部位护理中的伦理心理探讨研究．中国实用医药，2016，0（7）：234-235.

第十二章

肝脏外科

第一节　肝脓肿

肝脓肿包括细菌性肝脓肿和阿米巴肝脓肿。近年来由于抗生素的应用使细菌性肝脓肿临床表现变得极不典型，给诊断带来了困难，新的诊疗技术的发展和改进、足量广谱抗生素的使用，使细菌性肝脓肿的预后有明显改善。阿米巴肝脓肿仍然广泛流行于世界各国，有效的药物治疗使其有较好的预后。

一、细菌性肝脓肿

细菌性肝脓肿系指化脓性细菌引起的肝内化脓性感染，亦称化脓性肝脓肿。感染主要来自门静脉、胆管、肝动脉、肝脏穿透性外伤或从附近组织感染灶直接蔓延而来。

（一）病因及发病机制

正常人肝脏及门静脉是无菌的，且肝脏有库普弗细胞可将进入肝内的少量细菌吞噬。只有大量细菌进入肝内，且毒力较强，才可导致细菌性肝脓肿。

1. 病因　病原菌常为多种细菌混合感染。值得注意的是厌氧菌感染占 50% 左右。最常见的菌种依次为金黄色葡萄球菌、大肠杆菌和克雷白杆菌，其次为白色葡萄球菌、副大肠杆菌、变形杆菌、铜绿假单胞菌和产气杆菌等。厌氧菌中以微需氧链球菌及脆弱杆菌较多见。

2. 发病机制

（1）胆管系统疾病：是引起细菌性肝脓肿的最主要途径，约占 25%。如胆石症、胆管蛔虫症、胆囊炎、胆管狭窄、胆管癌、胰头癌等疾病导致胆汁引流不畅并发化脓性胆管炎，病菌沿胆管逆行进入肝脏形成肝脓肿。

（2）门静脉系统引流器官的细菌感染：如腹腔感染、化脓性阑尾炎、憩室炎、盆腔炎等可引起门静脉属支的化脓性门静脉炎，脱落的脓毒性栓子进入肝脏导致肝脏感染，脓肿形成。

（3）全身其他器官的化脓性感染：如皮肤疖肿、化脓性骨髓炎、细菌性心内膜炎等疾病引起败血症、菌血症，致病菌都可以经肝动脉进入肝脏，并最终形成肝脓肿。

（4）其他：如临近器官或组织感染多可直接播散到肝或致病菌经淋巴管进入到肝。外伤、肝脏手术；此外，尚有一些原因不明的肝脓肿，这些患者大多存在隐匿病变，机体抵抗力下降时，致病菌在肝内繁殖，形成肝脓肿。

（二）临床表现

临床上常先有原发病的表现，如起源于胆管病变者可先有胆管结石、狭窄、蛔虫钻入等先驱病变。起源于血行者可有疖肿、软组织化脓、痔感染、阑尾炎、门静脉炎和败血症等先驱病变。

细菌性肝脓肿常急性起病，也可隐匿起病。一旦发生化脓性感染，大量毒素进入血液循环引起全身毒性反应。出现寒战、高热，上腹部疼痛。热型多为弛张热，发热时多伴有大汗，右上腹或肝区疼痛、近膈肌的脓肿或并发膈下脓肿时疼痛可放射到右肩及右腰背部。并发脓胸或支气管胸膜瘘者则可咳嗽、咳大量脓痰。近年来由于抗生素的广泛应用，部分肝脓肿临床表现不典型。隐匿性者缓慢起病，先有疲乏无力、全身酸痛、头痛、食欲减退、继后呈低热、肝区钝痛等。少数患者可有黄疸，除非继发于胆管感染，否则一般出现较迟，且较轻微。体格检查发现肝大、压痛、肝区叩痛；肝脓肿近体表者则可见到皮肤红肿，且有凹陷性水肿。并发胸膜炎者可闻及胸膜摩擦音，胸腔积液多时可有呼吸困难，并发肺部脓肿者肺部叩诊呈实音、呼吸音低、可闻及湿啰音等。

肝脓肿得不到及时、有效的治疗时，脓肿增大，可以向临近器官破溃而引起严重并发症。右肝脓肿向膈下间隙破溃形成膈下脓肿，穿破膈肌引起脓胸，甚至形成肝、支气管胸膜瘘；向下破溃引起腹膜炎；左肝脓肿向心包破溃引起心包炎甚至心包填塞等；其他也可向胆囊破溃，而向胃、十二指肠、结肠破溃者少见。细菌性肝脓肿一旦发生并发症，病死率明显增高。

（三）实验室及影像学检查

1. 血液化验

（1）血常规：外周血白细胞计数明显增高，常 $>15 \times 10^9/L$，核左移或有中毒颗粒，可有贫血。血沉增快。

（2）血生化：血清碱性磷酸酶（ALP）、γ-谷氨酰转酞酶（GGT）多增高，少数患者可有转氨酶、胆红素增高。

（3）细菌学检查：血培养约50%阳性，应在抗感染治疗前进行。脓液培养90%阳性。

2. 影像学检查

（1）X线：可有膈肌抬高、活动度减少、肋膈角变钝或消失。少数病例肝内脓肿可见液平，为产气菌所致。

（2）B型超声波检查：可发现肝内单个或多个圆形、椭圆形呈无回声或低回声的占位病变。内部回声常不均，边界不规则。B型超声分辨率高，准确性约83%，无损伤、价廉，可重复检查以判断疗效。目前，还用于脓肿定位和引导穿刺引流。因此，超声检查是肝脓肿诊断的主要手段。

（3）CT：肝脓肿的CT检查可以发现肝内较正常肝组织密度低的占位病变，但其影像学特点为可发现<0.5cm病灶，呈低密度，边缘不规则。增强时呈脓肿的特异性改变。目前尚有CT定位引导肝脓肿的脓液穿刺引流。

（四）诊断

典型的肝脓肿有寒战、高热、肝区疼痛、肝脏肿大、肝区叩痛等肝脏炎症表现，进一步检查发现白细胞计数明显增高，以中性粒细胞为主，核左移或中毒颗粒，其诊断并不困难。

部分细菌性肝脓肿表现并不典型，可仅有发热而无明显肝区疼痛等症状，常被误诊为败血症；有些慢性肝脓肿起病缓慢，症状不典型，乏力、食欲减退、长时间低热、消瘦等，而肝区症状不明显或被其他症状所掩盖，因此常被误诊或漏诊，有慢性肝脓肿被误诊长达 2 年，有的甚至尸检时才被发现。

（五）治疗

1. 治疗原则　有效的脓液穿刺及引流；足量、足程且有效的抗生素应用；积极的支持治疗。

2. 一般治疗　多数患者中毒症状明显，因此，应重视支持疗法，包括加强营养、输血补液、给予多种维生素、维持体液和电解质平衡。

3. 脓液引流　肝脓肿形成液化后，可在 CT 或 B 型超声的定位或引导下进行穿刺引流，以其定位准确、损伤及危险性小为首选方法。经皮肝穿刺引流是行之有效的方法。

4. 抗菌治疗　在未证实病原菌前，可参考原发病，选择针对大肠杆菌和金黄色葡萄球菌等常见病原菌给药。尽早应用大剂量有效抗生素是治疗本病的关键，即使对于那些必须穿刺抽脓、置管引流或手术治疗者，足量、全程而有效的抗生素应用也是重要的治疗措施。一般宜两种抗生素联合应用以延缓耐药性，获得协同杀菌作用。待药敏试验报告后再调整抗菌药物。脓肿穿刺抽脓和涂片可为选择抗生素提供线索。细菌培养和药敏试验可为选择对感染细菌敏感的抗生素提供依据。

首先用广谱抗生素，建议用如亚胺培南、替卡西林/克拉维酸、氨苄西林/舒巴坦、美洛西林、哌拉西林或哌拉西林/三唑巴坦等。对治疗后高热不退、中毒表现明显者，可选用第三代头孢类抗生素，头孢他啶（头孢噻甲羧肟）对葡萄球菌、链球菌、大肠杆菌以及铜绿假单胞菌感染均有效，每次 0.5～2.0g，2～3 次/天肌内注射或静脉滴注；头孢哌酮（为第三代半合成头孢菌素，对革兰阴性菌尤其是铜绿假单胞菌作用较强；对革兰阳性球菌有一般杀菌作用。常用量 2～4g/d，静脉滴注。头孢曲松，本品为第三代头孢菌素，对革兰阴性菌作用强，对革兰阳性菌有中等抗菌作用，对耐青霉素金黄色葡萄球菌、耐氨苄西林、耐第一代头孢菌素和庆大霉素的革兰阴性菌均有作用，常用剂量为 2～4g/d。对青霉素过敏者可选用如氨基糖苷类或喹诺酮类等其他抗生素。厌氧菌感染所致肝脓肿宜加庳甲硝唑、氧氟沙星。

（六）预后

随着抗生素的广泛应用，引流方法的改进，肝脓肿的病死率明显下降 5%～10%。引起死亡的主要原因有肝脓肿误诊时间长，患者一般情况较差；有严重并发症；引流不畅；多种细菌混合感染；多发性脓肿。

二、阿米巴性肝脓肿

阿米巴性肝脓肿是肠阿米巴病的并发症。阿米巴肠病并发肝脓肿占 1.8%～40%，多数报道在 10% 左右。

（一）病因及发病机制

1. 病因　阿米巴肝脓肿的病原体为来自肠内的溶组织阿米巴滋养体。

2. 发病机制　污染有阿米巴包囊的食物或饮用水进入体内，经胃进入小肠，到小肠下段受到碱性消化液作用，囊壁变薄出现小孔后虫体脱囊而出。分裂为 4 个较小的滋养体，小滋养体可以在肠腔内形成包囊，随粪便排出再污染食物或饮用水而传播，当机体抵抗力下降或肠壁损伤时小滋养体则可侵入肠壁，寄生在黏膜或黏膜下层，小滋养体可吸收营养形成大滋养体，不断增殖，同时可以分泌溶组织酶，使黏膜破溃或形成典型的烧瓶样深溃疡。阿米巴在肠道最常寄生的部位是同盲部，其次是乙状结肠和直肠。阿米巴滋养体经破损肠壁的静脉、直接透过肠壁侵入肝脏或可以经淋巴管进入肝脏。进入肝脏后的大滋养体和部分小滋养体在肝脏被破坏。少部分小滋养体在肝内存活并进行繁殖，使肝脏发生炎症、充血、小静脉及周围组织炎症造成肝组织缺血坏死，加之滋养体不断分泌溶组织酶以破坏静脉壁及溶解肝组织，形成点状坏死此即为阿米巴肝炎或肝脓肿前期。此时，如果得不到及时治疗，肝组织则坏死液化形成脓肿，小脓肿可以形成大脓肿。

阿米巴肝脓肿一般分为 3 层，外层为炎性肝细胞，晚期可有纤维组织增生形成纤维壁：中层为间质；内为脓液，脓液是由坏死、液化的肝组织碎片和白细胞组成。典型的阿米巴肝脓肿脓液为巧克力样，无臭味，当并发细菌感染时为黄白色或黄绿色，有恶臭。一般在脓液内很难找到阿米巴滋养体，阿米巴滋养体主要存在于脓腔的壁上。

阿米巴性肝脓肿常为单个，有时可多个，大小不等，大者达 15cm。80% ~90% 位于肝右叶，尤以右肝顶叶最为常见。这与右半结肠的血液回流经过门静脉进入肝右叶有关。肝脓肿的病理特点可能与此有关，但具体机制仍然不很清楚。

（二）临床表现

阿米巴肝脓肿主要见于热带和亚热带。好发生于成年男性，年龄以 28 ~50 岁最多，男女之比为 4 : 1 左右，20% ~30% 的患者有肠阿米巴病史或腹泻病史。

阿米巴肝脓肿一般发生在阿米巴痢疾后 30 ~40 天，最早者可与阿米巴痢疾同时发病，慢者可在 30 年后发病。

阿米巴肝脓肿起病相对较缓慢，表现为发热，通常在 38 ~39℃，呈弛张热或间歇热，午后、夜间出汗后，体温稍有下降。如高热体温达 40℃以上、伴寒战，则需考虑并发细菌感染，为脓毒血症的表现。

几乎均有右上腹或肝区疼痛，呈持续性，可因咳嗽、深呼吸及右侧卧位而加剧，可放射至右肩背部。脓肿若位于肝左叶时，可上腹痛，向左肩背部放射。30% 的患者可有干咳、食欲缺乏、腹胀、恶心、呕吐；少数患者可有黄疸，但一般较轻。病程较长者可有体重减轻、衰弱无力、消瘦、贫血等。

体格检查发现肝脏肿大，肝上界上移，肝区压痛及肝区叩痛；位于左叶者剑突下可触及肿块。

（三）实验室及影像学检查

1. 血液化验

（1）常规检查：急性期白细胞总数增高，可 >15 ×10⁹/L，病程较长者则白细胞总数接近正常或正常，可有贫血；血沉常增快；白细胞明显增高如 >20 ×10⁹/L，核左移或有中毒颗粒者一般提示有继发细菌感染的可能。粪便中约 15% 的患者可找到阿米巴滋养体或包囊。但留置大便标本要求较严格，一般取流质、半流质或带有脓血的新鲜标本，容器不加消毒药，立即或至少 30 分钟内送检。引流的脓液一般找不到阿米巴滋养体。一般在抽脓的最后部分近脓腔壁的脓液中找到阿米巴的可能性较大。

（2）血生化：80%的患者碱性磷酸酶、γ-谷氨酰转肽酶可增高。少数患者可有转氨酶及胆红素的异常。偶见白蛋白低于30g/L。

（3）血清学检查：血清抗阿米巴抗体检测是诊断的重要依据。目前使用的主要方法有：间接血凝试验（IHA）、酶联免疫吸附试验（ELISA）等准确率都在90%以上。阿米巴抗体一般在阿米巴感染后1周产生，2~3个月达到高峰，阿米巴病治愈后抗体还可以在体内持续数年，应注意鉴别。

2. 影像学检查

（1）X线检查：可以看到右膈肌抬高，活动受限；如有并发胸膜炎、胸腔积液则肋膈角消失；并发肺脓肿、肝支气管胸膜瘘则可以看到肺部阴影，脓肿内可以有液平。

（2）CT：可发现肝内有较正常肝组织密度低的占位性病变。CT检查有利于发现肝内多发性小肝脓肿，同时可用于鉴别膈下脓肿等肝外占位性病变。

（3）B型超声检查：显示单个、或多个圆形、椭圆形病灶，无回声或呈低同声。B型超声检查准确率＞90%。可同时用于脓肿定位和引导脓肿穿刺引流，是目前肝脓肿诊治中的一个重要手段和首选方法。

（四）诊断

（1）流行区旅居史。

（2）过去或现在有痢疾史。

（3）发热、肝区疼痛、肝大、肝区叩痛等。

（4）粪便查到阿米巴滋养体。

（5）影像学检查发现肝内占位性病变。

（6）血清免疫学检查抗阿米巴抗体阳性。

（7）抗阿米巴治疗有效。根据上述诊断标准，阿米巴性肝脓肿诊断不难。

（五）并发症

1. 继发性细菌感染　阿米巴性肝脓肿约有20%患者并发细菌感染。一般常见的病原菌有：葡萄球菌、大肠杆菌、链球菌、枸橼酸杆菌等，其他如铜绿假单胞菌等则少见。继发细菌感染时症状明显加重，毒血症较明显，高热型呈弛张热，体温高达40℃以上，白细胞计数明显增高、核左移、脓液呈黄白色、有恶臭、血培养或脓液培养可以阳性。

2. 脓肿　向其他器官或组织破溃引起周围器官脓肿或瘘管形成较常见有脓肿向膈肌破溃引起脓胸，向肺组织破溃形成肝支气管胸膜瘘。如同时向胆囊破溃则可形成胆管支气管胸膜瘘；肝左叶的脓肿也可向腹腔破溃引起腹膜炎，此外还有向胃、十二指肠或结肠等破溃形成瘘管。

（六）治疗

1. 药物治疗　阿米巴性肝脓肿除非存在并发症或可能引起并发症外，一般主张非手术治疗。目前常用的抗阿米巴肝脓肿的药物有：甲硝唑、替硝唑、磷酸氯喹、依米丁、去氢依米丁、卡巴肿等。治疗阿米巴性肝脓肿的同时彻底消灭肠道阿米巴以防止由肠道再感染。

（1）甲硝唑：首选对肠阿米巴及肠外阿米巴都有良效，口服吸收快，血中有效浓度持续12小时。常规用法：成人每天3次，每次0.4~0.8g，疗程5~10天；对疑有并发症者可静脉滴注每天 1.5～2.0g，大多在治疗后 48h 临床症状好转，体温于 1 周左右恢复正常。少数疗效不佳，可能由于药物剂量过低；脓液过多未及时穿刺排脓；延误诊治引起了脓肿穿破至邻近器官或继发细菌感染未及时控制等。如排除上述因素疗效仍不佳者，可能由于原虫耐药（临床上往往难以证实），可换用氯喹或依米丁。用药期间偶有食欲减退、恶心、呕吐、上腹不适、头昏等。少数有因不良反应而终止治疗者。哺乳期妇女、妊娠 3 个月内孕妇及中枢神经系统疾病者禁用。

（2）替硝唑：对肠道及阿米巴病、厌氧菌感染等也有良效，口服吸收好，药物能进入各种体液。抗阿米巴可用 0.5g，4 次/d，疗程一般 10 天，重者可用 0.4～0.8g/d，静脉滴注。治疗剂量内少有不良反应，偶有一时性白细胞减少和头昏、眩晕、共济失调等神经系统障碍。妊娠（尤其初 3 个月）、哺乳期以及有血液病史和神经系统疾病者禁用。

（3）氯喹：口服后几乎全部在小肠吸收，血中浓度较高在肝、肺、肾等组织内浓度高于血液 200～700 倍，适用于肝脓肿等肠外阿米巴病，而对大肠内阿米巴无效。用法：成人第 1、2 天 1g/d，第 3 天以后 0.5g/d，疗程 2～3 周。氯喹的常见副作用有食欲缺乏、恶心、呕吐、腹泻、皮肤瘙痒等，偶有心肌损害。使用氯喹治疗阿米巴性肝脓肿时应加用卡巴胂等药物来杀灭肠内阿米巴以防止复发。

（4）依米丁：依米丁能直接杀死阿米巴滋养体，用于治疗肠外阿米巴病及控制痢疾，对阿米巴性肝脓肿疗效肯定、迅速。对包囊无效。用法：剂量为每天 1mg/kg，最大剂量 60mg/d，分 2 次肌内注射，疗程 6 天。重症者再以 30mg/d，连续 6 天，共 12 天。药物有蓄积作用，其剂量和中毒剂量相近，易引起心肌损害、血压下降；周围神经炎；严重恶心、呕吐、腹痛、腹泻等不良反应。使用前后 2h 需卧床观察，注意观察血压、脉搏、经常检查心电图。如有明显改变，应减量或停药。由于依米丁毒性太大，只有在其他药物治疗无效对才考虑使用。孕妇及心、肾疾病者忌用。手术一般在停药后 6 周方可进行。

（5）去氢依米丁：是合成依米丁衍生物，其生物半衰期较依米丁短，剂量为每日 1～1.5mg/kg，疗程 3～10 天，总量不超过 90mg/kg。其用药指征及注意事项同依米丁。

2. 穿刺引流　近年来由于影像学发展，在 B 型超声，CT、或 X 线引导下进行经皮穿刺定位准确、危险性小，有利于明确诊断，清除脓液，促进愈合，预防肝脓肿向邻近器官破溃。但并非所有阿米巴性肝脓肿的治疗都需要引流。一般认为下列情况需要引流：①抗阿米巴治疗 2～3 天临床症状未改善者。②高热及右上腹疼痛剧烈者。③脓肿直径 >10cm 者。④血清抗阿米巴抗体阴性者。⑤右膈明显抬高者。⑥位于肝左叶的肝脓肿。⑦怀疑有继发细菌感染者。

3. 手术切开引流　由于抗阿米巴药物治疗疗效较好，加之经皮肝穿刺引流损伤小效果好，病死率低；而外科切开引流损伤大容易并发细菌感染。因此，目前多不主张使用外科手术切开引流。但部分学者主张下列情况应列为外科手术切开引流的适应证：①即将破溃的肝脓肿，经皮肝穿刺不能达到引流减压目的者。②经皮肝穿刺引流时有脓液外漏者。③有脓肿破溃或其他并发症者。

（七）药物的选择

首选甲硝唑，其高效、安全，对肠内、外阿米巴感染均有效。兼有抗厌氧菌作用。依米丁及氯喹疗效虽佳，但因其毒性大。仅用于甲硝唑疗效不佳者。抗阿米巴药物不宜同时应用，以免增加不良反应，但可轮换使用。

肠内阿米巴是肝内感染的来源，故应进行抗肠内阿米巴治疗，有报道甲硝唑疗程结束后仍有 13% ~ 19% 的患者继续排出包囊，因此，在疗程结束时，尤其在甲硝唑疗效不佳而换用氯喹或依米丁者，应查粪便内溶组织阿米巴包囊，如阳性，则给予抗肠内阿米巴药物 1 个疗程。

（八）预后

阿米巴性肝脓肿如诊断及时，治疗适当，其疗效高，病死率低。文献总结阿米巴肝脓肿 3 081 例，病死率为 4%。

（陈俊卯）

第二节 肝囊肿

肝囊肿是一种比较常见的肝脏良性疾病。它可分为寄生虫性和非寄生虫性肝囊肿。前者以肝包虫病为多见；后者又可分为先天性、创伤性、炎症性和肿瘤性肝囊肿，其中以先天性肝囊肿最常见，通常指的肝囊肿就是先天性肝囊肿。由于近年来影像诊断技术的发展和普及，肝囊肿在临床上并不少见。

也有人将先天性肝囊肿称为真性囊肿；创伤性、炎症性和肿瘤性肝囊肿称为假性囊肿。由于肿瘤性囊肿在临床上罕见，所以在这里主要讨论先天性肝囊肿。

一、病因

先天性肝囊肿的病因尚不清楚。一般认为起源于肝内迷走的胆管，或因肝内胆管和淋巴管在胚胎期的发育障碍所致。也有人认为可能为胎儿患胆管炎、肝内小胆管闭塞，近端小胆管逐渐呈囊性扩大；或因肝内胆管变性后，局部增生阻塞而成。

二、病理学

肝囊肿一般是多发性的，单发性少见。小的直径数毫米，大的可占据整个肝叶，有的囊液可达 10 000ml 以上。囊肿呈圆形或卵圆形，多数为单房性，也有呈多房性，有时还有蒂。囊肿有完整的包膜，表面呈乳白色，也有呈灰蓝色，囊壁厚薄不一，厚者可达 0.5 ~ 5cm，内层为柱状上皮细胞，外层为纤维组织，被覆有较大胆管血管束。囊液清亮透明，或染有胆汁，如囊内出血时，可呈咖啡色。囊液呈中性或碱性，含有少量蛋白、黏液蛋白、胆固醇、红细胞、胆红素、酪氨酸和胆汁等。多发性肝囊肿很少引起门静脉高压和食管静脉曲张，但可合并胆管狭窄、胆管炎和肝炎。

三、临床表现

先天性肝囊肿生长缓慢，小的囊肿可无任何症状，临床上多数是在意外体检 B 超发现，当囊肿增大到一定程度时，可因压迫邻近脏器而出现症状，常见有食后饱胀、恶心、呕吐、右上腹不适和隐痛等。少数可因囊肿破裂或囊内出血而出现急腹症。若带蒂囊肿扭转时，可出现突然右上腹绞痛。如囊内发生感染，则患者往往有畏寒、发热，白细胞增高等。体检时右上腹可触及到肿块和肝肿大，肿块随呼吸上下移动，表现光滑，有囊性感，无明显压痛。

四、诊断

肝囊肿的诊断并不困难，除上述临床表现外，B超是首选的检查方法，对诊断肝囊肿，是经济可靠而非介入性的简单方法。放射性核素肝扫描能显示肝区占位性病变，边界光整，对囊肿定位诊断有价值。CT检查可发现1～2cm的肝囊肿，可帮助临床医师准确病变定位，尤其多发性囊肿的分布状态定位，有利于治疗。在发现多发性肝囊肿的同时，还要注意肾、肺以及其他脏器有无囊肿或先天性畸形，如多囊肾，则对确诊多囊肝很有帮助。

在诊断巨大孤立性肝囊肿过程中，应注意与卵巢囊肿、肠系膜囊肿、肝包虫囊肿、胆囊积水、胰腺囊肿和肾囊肿相鉴别。只要考虑到了，一般容易鉴别。同时还要注意与肝海绵状血管瘤、肝癌等相鉴别。临床上误诊的并不罕见。

五、治疗

对于小的肝囊肿而又无任何症状者，可不需特殊治疗，但对大的而又出现压迫症状者，应给予适当治疗。肝囊肿的治疗方法包括囊肿穿刺抽液术、囊肿开窗术、囊肿引流术或囊肿切除术等。

1. 囊肿穿刺抽液术　在B超定位下进行经皮穿刺，进入肝囊肿内，尽量抽出囊液，此法只适用于表浅肝囊肿。抽液后常易复发。临床上并不常采用，仅对一些巨大肝囊肿又不能耐受手术者采用。反复多次穿刺抽液应严格无菌操作，以免发生感染。

2. 囊肿开窗术　即在剖腹术下将囊肿部分切除，吸尽囊液，切缘仔细止血后，囊腔开放。华中科技大学同济医学院附属同济医院近年来应用腹腔镜进行囊肿开窗术取得较好的效果，大大减轻了患者的痛苦。开窗术适用于单纯性囊肿，疗效满意，但也有少数病例开窗小，一定时间后周围组织粘连封堵而复发。对囊腔与较大的胆管相通，囊液有多量胆汁者必须缝合胆管。对并发感染或囊内出血或染有胆汁时，术后需放置通畅引流，待囊腔缩小或塌陷萎瘪后，可拔出引流管。

3. 囊肿内引流术　对囊壁坚厚的囊肿可考虑作内引流术，如囊肿空肠Y型吻合术，吻合口必须够大，Y臂不少于60cm，以免发生逆行感染。目前选择此法治疗逐渐减少，因开窗或摘除方法不仅效果好，手术也不困难。

4. 囊肿摘除术　带蒂的囊肿可行囊肿切除术。即使非带蒂的巨大肝囊肿，也并非一定要做肝叶切除。当吸尽排空囊内液体后，囊肿立即缩小，手术操作空间大，且囊肿壁与肝组织间有明确界线易于剥除，并不多见大的胆管和血管穿入囊内。囊肿摘除手术一般并不困难，预后良好。多发性肝囊肿仅限于处理引起症状的大囊肿，可按单纯囊肿处理。

（陈俊卯）

第三节　肝脏良性肿瘤及瘤样病变

肝脏良性肿瘤在肝脏肿瘤中较为少见，其发病率占肝脏肿瘤的5%～10%。近年来，随着超声、CT等影像学诊断技术的发展，肝脏良性肿瘤的检出率已明显提高。大部分肝脏良性肿瘤不引起明显临床症状及肝脏化验指标异常，其诊断往往有赖于超声、CT、MRI等影像学方法。肝组织穿刺活检、针吸细胞学作为确诊的金标准，应注意其应用的适应证和禁忌证。肝脏良性肿瘤的治疗包括保守观察、病灶切除及肝叶（段）切除等。因此，应根据不同类型肝脏良性肿瘤的自然病程及患者自身特点制订恰当的临床治疗方案。

肝脏良性肿瘤可来自肝脏本身的各种细胞以及胚胎发育过程中异位于肝内的肌肉、骨髓和软骨等。根据良性肿瘤的来源将其分类，见表 12 – 1。

表 12 – 1　肝脏良性肿瘤分类

组织来源	肿瘤名称
上皮性	肝细胞腺瘤、胆管腺瘤、混合腺瘤、局灶性结节性增生
间质性	海绵状血管瘤、肝脂肪瘤、髓质脂肪瘤、血管肌脂瘤、平滑肌瘤、纤维瘤、婴幼儿血管内皮细胞瘤、毛细血管瘤、良性间皮瘤
上皮/间质性	间质错构瘤、良性畸胎瘤
其他	肾上腺残余瘤（Grawits 瘤）、炎性假瘤

一、肝血管瘤

肝脏良性肿瘤中，以肝血管瘤最为常见，约占总数的 85%，尸检或超声的检出率为 0.4% ~20%。本病可发生于任何年龄，但成人中以 30 ~70 岁多见，平均年龄 47 岁，男女发病比例为 1：3。有文献报道肝血管瘤在青年女性更易发生，且妊娠或口服避孕药物可以促使血管瘤短期内迅速增大，但相关机制尚未阐明，血管瘤是否为激素依赖也尚未确定。

肝血管瘤可分为较小的毛细血管瘤和较大的海绵状血管瘤等，以前者更为常见，但临床意义不大。有文献报道海绵状血管瘤可与肝局灶结节性增生并存，同时部分患者特别是儿童可合并皮肤或其他内脏器官血管瘤。

大多数病例瘤体生长缓慢，症状轻微，迄今尚无肝血管瘤恶变的报道。鉴于儿童肝血管瘤的临床病理特征与成人有所不同，本文将单独予以讨论。

（一）病因

肝海绵状血管瘤的确切发病原因尚未明确，有以下几种学说。

1. 发育异常学说　该学说认为血管瘤的形成是由于在胚胎发育过程中血管发育异常，引起瘤样增生所致，而这种异常往往在出生或出生不久即可发现。

2. 其他学说　肝组织局部坏死后血管扩张形成空泡状，其周围血管充血、扩张；肝内区域性血循环停滞，致使血管形成海绵状扩张；肝内出血后，血肿机化、血管再通形成血管扩张。毛细血管组织感染后变形，导致毛细血管扩张。

（二）病理改变

肝海绵状血管瘤通常表现为边界清楚的局灶性包块，多数单发，以肝右叶居多，亦有少数为多发，可占据整个肝脏，称为肝血管瘤病。瘤体小者直径仅为数毫米，大者可达 20cm 以上。肉眼观察可见海绵状肝血管瘤呈紫红色或蓝紫色，境界清楚，表面光滑或呈不规则分叶状，切面呈蜂窝状，内充满血液，可压缩，状如海绵。显微镜下可见大小不等的囊状血窦，内衬单层内皮细胞，血窦内满布红细胞，有时有血栓形成。血窦之间为纤维组织所分隔，偶见有被压缩细胞索，大的纤维隔内有血管和小胆管，纤维隔和管腔可有钙化或静脉石。

毛细血管瘤特点为血管腔狭窄、毛细血管增生、间隔纤维组织丰富。

（三）临床表现

1. 症状体征　血管瘤较小时（直径＜4cm）患者常无症状，多因其他原因行影像学检查或手术时发现。直径大于4cm者40%有症状，超过10cm者90%以上有症状。上腹不适及胀痛最为常见，肿瘤压迫邻近脏器还可导致腹胀、厌食、恶心、呕吐、黄疸等。偶有巨大血管瘤因外伤、活检或自发破裂导致瘤内、腹腔出血，出现急性腹痛、休克等表现。血栓形成或肝包膜有炎症反应时，腹痛剧烈，可伴有发热和肝功能异常。个别病例尚可合并血小板减少症或低纤维蛋白原血症，即 Kasabach – Merritt 综合征。此与巨大血管瘤血管内凝血或纤溶亢进消耗了大量的凝血因子有关，为肝血管瘤的罕见并发症，多见于儿童。体检时，较大血管瘤可触及随呼吸运动的腹部肿块，与肝脏关系密切，肿瘤表面光滑，除有纤维化、钙化或血栓形成者外，肝血管瘤从质地和硬度上难与正常肝脏组织区分，仅在瘤体增大到一定程度才有囊性感和可压缩性；可有轻压痛，偶尔能听到血管杂音。

2. 实验室检查　多数患者实验室检查结果正常，少数巨大海绵状血管瘤患者可出现贫血、白细胞和血小板计数以及纤维蛋白原减少。绝大多数患者相关肿瘤标记物（AFP）无异常升高。

3. 影像学检查

（1）超声检查：超声作为一种无创、便捷的检查方法，能够检出直径大于2cm的肝血管瘤。多数小血管瘤由于血窦腔小壁厚，反射界面多，故呈高回声，边界清晰，内部回声较均匀。呈低回声者多有网状结构，以类圆形多见，亦可有不规则形，边界清晰。病灶对周围肝实质及血管无明显压迫表现，多普勒彩超通常无血流信号。大血管瘤切面可呈分叶状，内部回声仍以增强为主，亦可呈管网状，或出现不规则的结节状或条块状的低回声区，有时还可出现钙化高回声及后方声影，系血管腔内血栓形成、机化或钙化所致。

（2）CT检查：肝血管瘤的CT表现有一定特征性，平扫时为低密度占位，界限清晰，可呈分叶状，约10%的患者可见到继发于纤维化或血栓形成后的钙化影。增强后早期即在病变周围出现环形或斑片状高密度区，延迟期造影剂呈向心性弥散。但对于较小的病变有时仍难与多血供的肝转移癌相区分。

（3）MRI检查：有文献报道MRI诊断肝血管瘤的敏感性和特异性分别达73%～100%、83%～97%。检查时 T_1 加权像呈低信号，稍大的血管瘤信号可略有不均，T_2 加权像呈高信号，且强度均匀，边缘清晰，与周围肝脏反差明显，即所谓"灯泡征"。这是血管瘤在MRI的特异性表现，极具诊断价值，小至1cm的病灶，仍能准确检出。MRI动态扫描的增强模式同CT。血管瘤内血栓、机化灶在 T_1 加权像和 T_2 加权像时均为更低信号。

（4）选择性血管造影：血管造影曾被公认为诊断肝血管瘤最敏感、可靠的方法。其典型表现为造影剂进入瘤体较快、显影早而弥散慢，清除时间长，即所谓"快进慢出"；根据瘤体大小，可表现为棉团状、雪片状。但由于检查本身系有创性，仅在必要时用于术前了解血管瘤与肝脏血管的解剖关系，不应列为常规检查项目。

（5）ECT：放射性核素标记红细胞肝扫描对诊断血管瘤也有高度特异性，典型表现为早期有充盈缺损，延迟30～50min后呈向心性充填。但该项检查难以检出直径＜2cm的肿瘤。

（四）诊断

肝血管瘤缺乏特异性临床表现，大多数情况下实验室检查也无明显异常，故其诊断有赖于影像学检查。在上述几种影像学检查方法中，应将 B 超列为首选，为避免误诊、漏诊，对于初诊患者还应行 CT 或 MRI 检查，必要时可加做 ECT 检查。如两项或以上检查均符合血管瘤特征，方可确诊。由于穿刺活检或针吸细胞学检查可引起大出血，故应视为禁忌。

（五）鉴别诊断

肝血管瘤主要与肝癌及其他肝脏占位性病变鉴别。特别是原发性肝癌，在我国发病率很高，故对于肝脏占位性病变，应综合考虑患者病史、体检及辅助检查结果以尽量明确病变性质，及时选择合适的治疗。

1. 原发性肝癌及转移性肝癌　前者多有慢性乙肝、肝硬化病史，早期症状可不明显，疾病进展可有厌食、恶心、肝区疼痛、肿块、消瘦、黄疸等表现。化验可有肝功能异常，AFP 持续增高等。CT 平扫为低密度灶，边界不清，增强扫描病灶不均匀强化，可有出血、坏死，造影剂排除较快。后者多为多发，以原发灶表现为主。

2. 非寄生虫性肝囊肿　B 超表现为边界光滑的低回声区，CT 平扫为低密度灶，增强扫描不强化。应注意少数多囊肝有时可与海绵状血管瘤混淆。多囊肝半数以上合并有多囊肾，病变大多满布肝脏，可有家族病史。

3. 细菌性肝脓肿　通常继发于某种感染性疾病，起病较急，主要表现为寒战、高热、肝区疼痛和肝大。严重时可并发胆道梗阻、腹膜炎等，B 超有助确诊。

4. 肝棘球蚴病　有牧区生活史及羊、犬接触史，肝棘球蚴内皮试验阳性，血嗜酸性粒细胞增高。

（六）治疗

大多数肝血管瘤为良性，较少引起临床症状，自身发展缓慢，目前尚未有恶变病例报道。其主要并发症包括破裂出血（外伤性、自发性）及由于瘤体压迫导致布 - 加综合征，均少见。故目前大多数学者均主张应慎重选择对肝血管瘤进行外科治疗。有学者提出肝血管瘤的手术切除原则：①直径≤6cm 者不处理，定期随访；②6cm < 直径 < 10cm，伴有明显症状者或患者精神负担重者，或合并其他上腹部良性疾病（如胆囊结石等）需手术者选择手术切除；③直径≥10cm 主张手术切除；④随访中发现瘤体进行性增大者；⑤与 AFP 阴性的肝癌不易鉴别者应手术探查、切除；⑥合并 Kasabach - Merritt 综合征可短期采用血制品（如血小板、纤维蛋白原、新鲜血浆）纠正凝血功能后手术切除。

1. 手术切除　手术切除是目前公认治疗肝血管瘤最有效、最彻底的治疗方法。其基本原则为：①完整去除病灶，避免血管瘤组织残留；②最大限度保留正常肝组织；③避免损伤重要血管、胆管。手术切除方法包括摘除术和切除术。Gedaly 等比较摘除术与切除术两种方法，发现前者腹腔内并发症少，因此结合瘤体位置、大小及自身医疗条件，应尽量选择摘除术。

摘除术的方法是沿血管瘤假包膜与正常肝组织之间的间隙进行剥离，或沿瘤体周边 0.5 ~ 1cm 切除正常肝组织，可达到出血少，彻底切除瘤体的目的，通常用于浅表部位的肿瘤。若瘤体巨大且与肝内血管密切，则最好选择规则性肝切除术，以减少手术出血和术后并发症。对于多发性血管瘤可根据肿瘤大小、部位采用摘除术或肝叶（段）切除联合摘除术，尽量保留较多正常肝组织。如肿瘤部位较深，可利用术中 B 超行血管瘤摘除术。

无论选择何种手术方式，手术的要点均在于如何有效地控制术中出血。因此，在手术过程中，应尤其注意以下几点：①充分显露，切口一般选择以病侧为主的肋缘下"^"形切口，应用上腹悬吊式拉钩充分显露肝脏；②充分游离，根据需要离断肝周韧带，同时注意探查时手法轻柔；③对于占据半肝或超过半肝的肿瘤应逐一解剖肝门结构，控制与阻断病侧肝动脉、肝门静脉，以及其他可能存在的侧支血管；④充分有效地压缩瘤体和排出瘤体内的血液可使切除困难的肿瘤得以有效地显露并成功切除。

近年来以腹腔镜技术发展迅速，国际、国内已有较多腹腔镜肝血管瘤切除的报道。腹腔镜手术具有创伤小、术中易于观察各器官解剖关系、患者术后恢复快等优点，但应用于肝血管瘤切除时，除费用因素外，由于无法直接压迫止血，增加了手术难度及风险，同时其术后复发率有待进一步观察。

2. 血管瘤捆扎术　血管瘤捆扎术操作简便，手术创伤小，术后近期瘤体多有明显缩小，但远期复发率高。有文献报道其 3 年复发率可达 40%。随着外科技术的提高，绝大多数血管瘤已可以完整切除，故此方法目前已很少单独应用，而主要用于多发血管瘤在主瘤切除后，处理其他残留小血管瘤。

3. 肝动脉结扎术　肝动脉结扎术同样具有创伤小、操作简便等优点，治疗后短期内瘤体可变软、缩小，但由于侧支循环的存在，多数病例疗效难以维持。目前多用于配合巨大血管瘤切除、缩小瘤体以增加显露空间，而很少单独用于血管瘤的治疗。

4. 微波固化术或射频治疗　微波固化术可使瘤体缩小，20 世纪 90 年代应用较多。但对于较大的肝血管瘤，微波治疗难以将瘤体完全固化，术后复发率较高。目前临床上已很少单独应用。射频治疗对于较小的瘤体有一定效果，但对较大肿瘤疗效差，临床上开展不多。B超引导下穿刺微波固化或射频治疗血管瘤应非常慎重。有学者认为对于纤维组织少，瘤壁菲薄的病灶，穿刺易引发不可控制的出血，应视为微波固化或射频治疗的禁忌。

5. 肝动脉栓塞　近年来相关报道较多，目前通过组织病理学研究认为肝血管瘤是肝内的先天血管畸形，血供完全来自于肝动脉，一般无动静脉分流。这为肝动脉栓塞治疗肝海绵状血管瘤提供了理论依据。栓塞药停留并填充在这些血窦及扩张的末梢血管中，使瘤体发生机化、纤维化，进而逐渐缩小，不再发生破裂出血，临床症状缓解消失。相当一部分肝血管瘤患者的瘤体有较明显的缩小，但对大肝海绵状血管瘤的疗效尚需要进一步观察，尚无法替代手术治疗。

另有学者认为，血管栓塞药可使伴行肝动脉的胆管营养血管形成血栓，引起胆管慢性缺血而纤维化。反复单纯肝动脉栓塞可诱发硬化性胆管炎、肝门部胆管狭窄、门静脉高压、肝脓肿等严重并发症，治疗难度大，周期长，预后不良。广泛的肝动脉栓塞对胆管的损伤远大于有双重血供的肝细胞，而且肝动脉栓塞术后肿瘤周围水肿粘连，增加手术风险。目前外科手术切除技术已比较成熟，绝大多数病例的瘤体可完整、安全的切除，因此选择肝动脉栓塞治疗肝海绵状血管瘤应非常慎重。

6. 肝移植　对于多发肝血管瘤及巨大肝血管瘤手术无法切除者，如临床症状明显，肝功能受损严重，可行原位肝移植手术。

7. 其他　肝血管瘤的治疗方法还包括电化学治疗、超声引导下经皮穿刺瘤内硬化剂注射术、放射治疗等，文献亦有相关报道，但疗效大多不甚理想，临床较少开展。

（七）预后

本病为良性疾病，无恶变倾向，发展缓慢，一般预后良好。但由于某种原因（如妊娠、剧烈运动等）可促使瘤体迅速增大，或因外伤、查体、分娩等导致肿瘤破裂，病情凶险，威胁生命。部分带蒂肿瘤可因底部较长发生蒂扭转，从而引起肿瘤坏死、疼痛等。

（八）儿童肝血管瘤

儿童肝血管瘤通常包括毛细血管瘤、海绵状血管瘤及儿童血管内皮细胞瘤。儿童肝血管瘤较为常见，约占小儿肝脏肿瘤的 12%。该病主要发生在 6 个月以下幼儿，男女发病比例相当。通常情况儿童肝血管瘤为多发，近 40% 的病例同时累及有诸如皮肤、肺及骨骼等其他器官。巨大的肝血管瘤可因动静脉瘘致回心血量增加引起心力衰竭，这在成年人病例中较为少见。肝血管瘤引起微血管病性贫血、血小板减少症及低纤维蛋白原血症虽属少见并发症，但其发病率较成年人高。少数病例儿童血管内皮细胞瘤可呈恶性表现。

临床上倾向于对已确诊的较大儿童肝血管瘤尽早治疗，其目的在于消除潜在致死性并发症的发生。但 Kristidis 等亦提出某些小的肝毛细血管瘤在患儿 5 岁后可自行消失。

二、肝腺瘤

肝腺瘤是少见的肝脏良性肿瘤，病理上可分为肝细胞腺瘤、胆管细胞腺瘤（包括胆管腺瘤、囊腺瘤）和混合腺瘤。约占肝脏所有肿瘤的 0.6%，占肝脏良性肿瘤的 10%。多见于 20~40 岁女性，Nagorney 在 1995 年报道的男女发病比例为 1 ：11。

（一）病因

肝腺瘤的发病原因尚不清楚，有人将肝腺瘤分为先天性与后天性两类，前者多见于婴幼儿。据文献统计 20 世纪 60 年代口服避孕药出现之前，肝腺瘤罕见。但以后有关肝腺瘤的报道逐渐增多，究其原因可能与避孕药物的使用增加有关。有学者指出避孕药（羟炔诺酮、异炔诺酮）及其同类药物可促使肝细胞坏死、增生从而发展为腺瘤。Meissner（1998）报道在口服避孕药的肝细胞腺瘤患者，肿瘤更易发生迅速增长、坏死及破裂。同时亦有文献报道若停用避孕药，腺瘤体积即有所缩小。可见口服避孕药与肝腺瘤的发生、发展有着密切关系。此外，也有学者提出肝腺瘤的发生与继发于肝硬化或其他损伤，如梅毒、感染、静脉充血等所致的代偿性肝细胞结节增生有关。近年还发现糖原贮积病（Ⅰ型与Ⅳ型）、Fanconl 贫血、Hurler 病、重症联合免疫缺陷病（SCID）、糖尿病、半乳糖血症和皮质激素、达那唑、卡马西平等代谢性疾病及药物导致广泛肝损害和血管扩张引起肝细胞腺瘤的发生。

（二）病理

肝细胞腺瘤常为单个、圆球形，与周围组织分界清楚，几乎都有包膜。镜检见肿瘤主要由正常肝细胞组成，但排列紊乱，失去正常小叶结构，内可见毛细血管，通常不存在小胆管。偶见不典型肝细胞和核分裂，此时难与分化良好的肝细胞肝癌区分。

胆管腺瘤罕见，常为单发，直径多小于 1cm，偶有大于 2cm，多位于肝包膜下。镜下可见肿瘤由小胆管样的腺瘤样细胞组成，边界清楚，无包膜。瘤细胞呈立方形或柱状，大小一致，胞质丰富，核较深染，核分裂象罕见。

胆管囊腺瘤发生于肝内，呈多房性，内含澄清液体或黏液。多见于肝右叶，边界清楚。囊壁衬附柱状上皮。胞质呈细颗粒状、淡染，胞核大小、形状规整，位于细胞中央。

混合腺瘤是肝腺瘤和胆管腺瘤同时存在于一体的肿瘤。一般多见于儿童，发展较快。

（三）临床表现

本病属良性肿瘤，生长缓慢，病程长，多见于口服避孕药物的育龄期妇女，疾病早期可无任何症状（5% ~ 10%），临床表现取决于肿瘤生长速度、部位及有无并发症。

1. 腹块型　25% ~ 35%的患者可以上腹包块为主要表现，多不伴其他不适症状。当肿块体积较大压迫周围脏器时，可出现上腹饱胀不适、恶心、隐痛等。查体时可触及肿块与肝脏关系密切，质地与正常肝组织相近，表面光滑。如为囊腺瘤，可有囊性感。

2. 急性腹痛　占20% ~ 25%。瘤内出血（通常肿瘤直径 > 4cm）时可表现为急性右上腹痛，伴发热，偶见黄疸、寒战、右上腹压痛、肌紧张，临床上易误诊为急性胆囊炎；肿瘤破裂引起腹腔内出血时可出现右上腹剧痛、心慌、冷汗，查体可见腹膜刺激征。严重时还可发生休克，病情危急。大多数以急腹症为表现的肝腺瘤患者均有口服避孕药史。

（四）辅助检查

肝腺瘤在 B 超上表现为边界清楚的占位性病变，回声依周围肝组织不同而不同；CT 表现为稍低或低密度，动态增强扫描见动脉期和肝门静脉期均轻度强化，并可见假包膜。部分伴有糖原贮积病患者肿瘤可表现为高密度；肝腺瘤在 MRI 表现为 T_1WI 和 T_2WI 上以高信号为主的混杂信号，脂肪抑制后 T_1WI 上的高信号无变化，绝大多数有假包膜，且在肝门静脉期或延迟期出现轻度强化。

实验室检查在疾病初期可不出现明显异常，但由于瘤体出血、坏死及压迫周围胆道影响胆汁引流可出现肝功能异常、胆红素增高等。对于未发生恶变的患者，血甲胎蛋白水平应在正常范围之内。

（五）诊断

发现右上腹肿块，增长缓慢，平时无症状或症状轻微，全身情况较好。体检时肿块表面光滑，质韧，无压痛，随呼吸上下活动，应考虑本病可能。如出现急性腹痛症状，应警惕腺瘤破裂出血可能。对于生育年龄女性，既往有长期口服避孕药史，可作为诊断本病的重要参考。

各种影像学检查手段均有助于明确诊断，但均缺乏特异性征象。经皮细针肝穿刺活检因受术者和病理医师经验所限，其准确率亦不能达到100%，同时还存在腹腔出血的风险。因此，应将辅助检查结果与临床资料相结合以期做出正确的诊断。

（六）鉴别诊断

肝腺瘤易误诊为肝癌，特别是与低度恶性的肝癌，即便肉眼观察也难以鉴别。因此对有怀疑者应做多处切片，反复仔细镜检。肝局灶结节性增生在临床上也易与肝腺瘤混淆。相比较而言，肝腺瘤引起相关临床症状及化验指标异常更为常见。在影像学上局灶结节性增生在 B 超可显示血流增强，从中心动脉放射向周围的血管，病理肉眼可见中心星状瘢痕。

（七）治疗

肝腺瘤可发生破裂出血等并发症，有报道其病死率可达90%。此外，更重要的是肝腺瘤有癌变风险。Foster 等于1994年报道了39例肝细胞腺瘤未切除患者，随访30年结果有5例发展为肝癌，恶变率约为10%。另有文献指出恶变均发生在直径 > 4cm 的肝腺瘤，且男性患者居多。根据以上原因，多数学者支持对于肝腺瘤，特别是瘤体较大，生长迅速难以与肝癌鉴别者，无论症状是否明显一旦拟诊即应争取尽早手术治疗。同时也有学者认为对于有口服避孕药史，肿瘤较小的患者，也可先停服口服避孕药，观察肿瘤是否缩小。对于因肝细胞腺瘤破裂所致腹腔内出血，可根据患者病情选择不同治疗方式。Croes 报道的 8 例治疗经验中，4 例经非手术治疗分别于 2～4 个月后行肝叶或肿瘤切除术。另外 4 例行急诊腹腔镜探查术，其中 3 例行纱布压迫止血获得成功，并于 3 个月后行肝部分切除术；另 1 例行急诊肝部分切除术。

肝腺瘤手术方式包括如下几种类型。

1. 肝叶切除术　肿瘤侵犯一叶或半肝，可行局部、肝叶或半肝切除。由于多数肿瘤有包膜，可沿包膜切除肿瘤，疗效满意。对于多发性肝腺瘤，可将大的主瘤切除，余下的小瘤逐一切除，疗效亦满意。

2. 囊内剜除术　此法适用于肝门处靠近大血管和胆管的肿瘤。但由于部分肝腺瘤即便术中肉眼观察亦难与肝癌区分，故一般仍以完整切除为宜。

3. 肝动脉结扎或栓塞术　部分肿瘤位于第一、第二、第三肝门，由于位置深在或紧邻大血管、胆管，局部切除困难，或瘤体与邻近脏器紧密粘连难以分开时，可结扎肝左、右动脉，亦可在肝动脉结扎同时用吸收性吸收性海绵等行肝动脉栓塞。此法对于控制肿瘤生长及防止腺瘤破裂具有一定作用。

（八）预后

肝腺瘤在手术切除后，一般预后良好，但也有报道肝腺瘤术后复发或恶变者。故为预防此种情况发生，应争取将肿瘤完整切除，包括部分正常肝组织。此外，对于有口服避孕药者，应立即停用。

三、肝脏局灶性结节性增生

肝脏局灶性结节性增生（focal nodular hyperplasia，FNH）最早由 Edmondson 于 1958 年提出的，是一种少见的肝脏良性病变，Craig 在 1989 年报道其发病率约占全部肝脏原发肿瘤的 8%，占肝脏良性肿瘤的 25%，仅次于肝血管瘤。有学者统计该病在人群中的发病率大致为 0.9%～3.0%。FNH 可发生于任何年龄，但高峰期在 30～50 岁，以女性患者居多，男女发病比例约为 1：8。

Mathieu 等曾报道 23% 的 FNH 可合并有肝血管瘤，相比之下，FNH 合并有肝腺瘤的情况则较为少见。目前关于 FNH 与肝脏纤维板层细胞瘤的关系尚存争议，有学者坚持认为后者为 FNH 的恶性表现，但至今尚未出现 FNH 恶变的报道。

（一）病因

迄今为止，FNH 的发病原因尚未阐明。多年来一直认为 FNH 的发生与激素有关，特别是口服避孕药物，Reddy 等统计 216 例女性患者中，近 85% 曾服用过口服避孕药。但近来也有文献报道，FNH 不仅出现于任何年龄段和性别，也可出现于不服用避孕药物的女性。Didier 分析 1989—1998 年收治的 216 例女性患者得出结论，无论 FNH 病灶大小、数量以及变化情况都与口服避孕药无关，且妊娠对 FNH 的发生、进展不存在影响。另一种观点认为 FNH 的发生与炎症、创伤或先天因素引起的血管畸形有关。由于血管畸形、肝脏局部血供减少，刺激肝实质增生，发生"再生性变性"而致 FNH。Shimamatsu 通过实验发现肝脏在持续性缺血一段时间后会出现胆管的增生。此外，有学者曾在 FNH 病灶处的肝实质内发现玻连蛋白，此种物质恰可反映局部血管功能障碍。

（二）病理

大体观察 FNH 为一实性孤立结节，常位于肝包膜下，偶可带蒂，无包膜，边界清晰，据统计直径 < 5cm 者占 84%，> 10cm 者占 3.2%。病灶切面呈黄褐色或黄棕色，在大约 50% 的病例中，病灶中央可见特征性的星状瘢痕组织，伴纤维间隔自中央向四周放射，将结节分隔成大小不等的小叶，内无坏死。组织病理学可见病灶由增生的肝细胞组成，被纤维间隔分开，排列呈条索状，其间有血窦及肝巨噬细胞。星形瘢痕及纤维间隔内可见增生的血管、胆管及大量淋巴细胞、白细胞浸润，但无中央静脉。结节内无正常肝小叶结构，动、静脉管壁增厚，可使管腔偏心或完全闭锁。电镜下可见增生的肝细胞与正常肝细胞基本相同，唯一区别在于细胞间隙增大，微绒毛不规则伸入扩大的间隙。

（三）临床表现及诊断

本病患者中约 75% 无临床症状。当结节生长较大时，可有右上腹不适、疼痛、恶心及食欲下降等症状。FNH 很少出现破裂、出血等并发症。

在影像学方面，超声、CT、MR 及肝动脉造影等手段均可为诊断提供帮助。

超声作为一种简便、无创性检查，通常作为首选。但 FNH 中央星状瘢痕组织在 B 超的检出率仅为 20%，彩色多普勒超声具有特征性表现，即中央粗大的供养动脉并向四周呈星状放射时，对诊断有一定帮助。

CT 平扫多呈等密度或略低密度肿块，境界清楚，典型者可见中心低密度区。较为理想的 CT 扫描是动脉、肝门静脉双期螺旋 CT 扫描。动态扫描主要表现为造影剂灌注后病灶呈均质性早期填充，即一过性高密度；肝门静脉和延迟扫描时病灶密度迅速下降，表现为等密度，但有时中央瘢痕相对密度较高。在 65% 大 FNH（≥3cm）和 35% 小 FNH（≤3cm）可看到典型的中央星形瘢痕。

MRI 扫描 T_1、T_2 加权像均为等信号的团块状病灶，而中央瘢痕在 T_1WI 上表现为低信号，在 T_2WI 上为高信号，且 MRI 显示中央瘢痕的敏感度可达 49%～100%。近年来新型造影剂的应用，可大大提高 MRI 在 FNH 诊断中的地位。

肝动脉造影的诊断价值也较高，约 1/3 的患者可见到典型图像，即动脉相血管呈辐射状走行，实质相病灶分界清楚、呈放射状排列。

（四）鉴别诊断

FNH 与肝腺瘤在临床及影像学表现均有相似之处，因后者常有破裂出血等并发症，需手术治疗，故应注意两者的鉴别（表 12 - 2），其中最主要的依据为病理学检查。

表 12 - 2　FNH 与肝细胞腺瘤鉴别

	FNH	肝细胞腺瘤
发病年龄	儿童至老年	中年居多
肉眼观：包膜	无，边界清楚	有，完整或部分
中心瘢痕及纤维组织	有	无或极少
质地	硬	韧，与肝类似
镜检：胆管增生	有	无

续　表

	FNH	肝细胞腺瘤
肝巨噬细胞及炎细胞浸润	有	无
纤维增生	有	无
糖原	增多明显	大致正常
出血坏死	无	有

（五）治疗及预后

FNH 为良性病变，生长缓慢，无恶变倾向，并发症罕见，故目前确诊病例一般不需手术治疗，对于结节较大、症状明显者，可考虑予以切除；另外，由于本病可能与口服避孕药物有关，故有学者提出对有服药史者应停用。

四、肝脏其他良性肿瘤

（一）肝间叶性错构瘤

肝间叶性错构瘤是一种肝脏少见良性肿瘤，常单发于 2 岁以下小儿，约占儿童肝脏肿瘤的 5% 。有报道此病与结节性硬化有关。

肝间叶性错构瘤多发于右叶，大体观察常表现为边界清楚的肿块，无包膜，切面呈囊性，其内充填浆液或黏液，并可见少量残余肝组织。镜下观察病灶处间质水肿，内含囊肿、胆管及肝细胞；但也有非囊性、实性的报道。Craig 等于 1989 年认为肝间叶性错构瘤这种典型囊性结构与胆管扩张或间质大量积液有关。

大部分患者肝功能不受影响，但瘤体较大时可因压迫肝门静脉及胆道导致相关化验异常。B 超可显示肝间叶性错构瘤特征性的囊性改变，CT、MRI 对诊断亦有帮助。

本病为良性病变，无恶变倾向，当肿瘤较大、症状明显时，应行病灶切除或肝切除术。

（二）肝脏巨大再生结节

肝脏巨大再生结节为单发或多发的圆形或椭圆形结节，多发者数量很少超过 10 个，边界清楚，有致密的纤维组织包绕。镜下观察可见病灶由正常肝细胞结构组成，内可见正常汇管区结构，此点系与肝癌、肝腺瘤鉴别的重要依据。根据组织细胞有无异型性可将本病分为Ⅰ（无）、Ⅱ（有）两型。此病多发生于既往有急、慢性肝损害的患者，有报道在慢性肝病患者中，此病发病率达 14% 。肝脏巨大再生结节Ⅱ型与肝细胞肝癌之间存在明显的相关性。Hytiroglou 等回顾 155 例成人肝硬化做肝移植的肝切除标本，发现两者间有明显的关联。另有研究发现，有些微小肝癌的背景即为肝脏巨大再生结节，说明肝癌可能发生在本病的基础之上。

本病无特异临床表现，有时可在慢性肝病患者的随访过程中偶然发现。单纯影像检查通常难以确诊，MRI 对本病的诊断有较大帮助，T_1 加权像多呈高信号，T_2 加权像则多呈低信号，但与小肝癌有重叠，确诊仍依靠组织学检查。在无癌变的病例，AFP 通常不高。

对于肝脏巨大再生结节患者应密切随访，有癌变倾向者应积极处理，酌情可行局部乙醇注射、手术切除或肝移植等方法治疗。

（三）肝脏结节性再生性增生

本病较为罕见，常因其他疾病行剖腹探查时偶然发现。尸检发现率约为3%。肝脏结节性再生性增生病因不明，但Wauless曾提出其与肝门静脉阻塞有关。病变常以苍白色结节满布肝脏，偶尔可局限于某叶内，此时更易与肝脏其他良性肿瘤或肝癌相混淆。组织学表现为肝门静脉系统周围灶状增生，不伴纤维化。

本病较少引起临床症状，但有报道50%的患者可出现门静脉高压，故对于有门静脉高压症表现并排除肝纤维化可能者，应考虑到本病可能。另有文献显示在许多慢性系统性疾病（如类风湿、Felty综合征、亚急性心内膜炎、多发性骨髓瘤、骨髓纤维化、真红细胞增多症、糖尿病）患者中，本病发病率较高。

B超检查可见病变为不均质回声，在CT则为低密度。因肝内结节病灶可摄取硫化锝，故核医学检查有助于与其他肝脏占位性病变相鉴别。确诊则需病理。

对于大多数无症状患者，本病无须治疗。但个别病例可导致肝功能受损，甚至肝衰竭，应根据具体情况采取肝切除术乃至肝脏移植。

（四）肝脂肪瘤

肝脏脂肪类肿瘤少见，通常在行影像学检查或尸检时偶然发现。Ishak于1995年报道此类疾病包括单纯脂肪瘤、髓脂肪瘤（含造血组织）、血管脂肪瘤（含厚壁血管结构）及血管平滑肌脂肪瘤（含平滑肌成分）。脂肪瘤在CT上通常为边界清晰的低密度区，其密度在肝脏各类肿瘤中是最低的。除个别含有血管瘤或腺瘤成分的肿瘤外，大多数病灶增强扫描无明显强化。由于内含大量脂肪组织，肿瘤在MRI T_1、T_2加权像上均呈现高信号，其强度与皮下脂肪或腹膜后脂肪相当，此点可与肝脏其他良、恶性肿瘤相鉴别。

肝脂肪瘤需与肝假性脂肪瘤相鉴别。后者系一种脂肪瘤样病变，有完整较厚纤维包膜，位于肝脏表面，其形成可能是盲肠、阑尾系膜粘连于肝脏表面的结果，故多数患者有腹腔手术史。CT扫描可见病灶中心钙化。

本病治疗以手术切除为主，对确诊的较小脂肪瘤可暂观察，如有明显增大，可行手术治疗。目前尚未有肝脂肪瘤恶变的报道，预后良好。

（五）肝脏炎性假瘤

本病发病率低，多发生于肺部，肝脏少见。其病因可能与感染和免疫反应导致静脉狭窄、闭塞有关。炎性假瘤的基本病理特征是炎性增生性肿块，即由纤维基质和浆细胞为主的各种慢性炎性细胞浸润所形成的局灶性病变，体积可从直径数厘米大至占据整个肝叶。患者可有发热、上腹不适、白细胞增多等表现，少部分患者可有AFP升高。本病无论临床、影像学表现抑或肉眼观察常难与肝脏恶性肿瘤鉴别，故诊断依赖组织病理。

肝脏炎性假瘤发展缓慢，症状较轻，预后多数良好。在病例诊断明确的前提下，多数推荐以内科治疗为主。对未行手术或难以手术的患者，有文献报道可采用激素治疗。手术切除既可获得明确病理诊断，又可避免延误病情，同时疗效满意。

（六）肝纤维性肿瘤

肝纤维性肿瘤是一种罕见的肝内巨大结节性肿瘤，包括纤维瘤、孤立性纤维间皮瘤、卵巢外纤维型卵泡膜瘤等，多发于老年人。肿瘤切面呈编织状，中央可有坏死或囊性变。镜下可呈致密的纤维组织，或呈大量梭形纤维组织束状排列，可见核分裂象。肿瘤与正常肝组织分界清楚，体积很大，CT 表现为边界清晰、密度均一的肿块。手术切除后不复发。

（七）肝其他良性肿瘤

肝脏最常见的良性肿瘤为肝血管瘤、肝脏局灶结节性增生及肝腺瘤。其他诸如肾上腺或胰腺残余瘤、黏液瘤、施万细胞瘤、淋巴管瘤、平滑肌瘤、间皮瘤及错构瘤等在临床较为罕见。在诊断困难时，应考虑到上述疾病可能，特别应注意与肝脏恶性肿瘤的鉴别。

五、肝脏良性肿瘤的手术治疗

上述大多数肝脏良性肿瘤仍需要以手术治疗为主，下面就肝脏良性肿瘤的手术治疗进行总结性讨论。

目前公认的世界首例肝脏切除手术是由德国外科医师 Carl Langenbuch 于 1888 年报道完成的。随后，Tiffany、Luke 和 Keen 等相继于 1890 年、1891 年及 1899 年成功完成了肝脏切除手术。至此以来，肝脏外科已经历了百余年的发展历程。然而，由于肝脏解剖结构复杂，血供丰富，术中出血难以控制，术后并发症多，手术死亡率高，一直制约着肝脏外科的发展。

1951 年，瑞士的 Hjortsjo 首次建立了肝脏管道铸型腐蚀标本和胆管造影的研究方法，经过 10 例的观察提出肝动脉和肝胆管呈节段性分布，并将肝脏分成内、外、后、前、尾共 5 段。1957 年，Couinaud 根据肝静脉的分布，提出了具有里程碑式意义的肝脏八段解剖分段法。肝脏解剖学的研究，反过来亦促进了肝脏外科的发展。20 世纪 50 年代中期时，Goldsmith 和 Woodburne 强调肝叶切除术应严格遵循肝脏内部的解剖，因而提出规则性肝叶切除术的概念。Quattlebaum 于 1952 年对一位肝血管瘤患者成功施行了肝右叶切除手术，并于 20 世纪 50 年代末期提出广泛肝切除手术的要素，包括充分显露、入肝血管结扎、完全游离肝脏、钝性分离肝实质。这些观点至今在肝脏手术中仍然不失其重要性。与此同时，输血技术的应用、麻醉技术的改进及抗生素的问世等，也都大大促进了肝脏外科的发展。1980 年，Starzl 发明了扩大的肝右叶切除术，其术式至今仍为常用方法。Hugeut 用肝血管阻断方法进行肝左叶扩大切除术，在肝血管阻断下，可以在无血的情况下沿肝右静脉向远端分离，手术结束时，可以清楚地看到肝右静脉走行在肝断面上。自 20 世纪末期以来，随着肝移植技术的发展，国内外学者对体外静脉－静脉血液转流、肝脏缺血耐受时限、肝脏低温灌注和离体肝脏体外保存等方面进行了深入研究，体外肝脏手术的概念逐渐建立起来，从而有效提高病变肝脏切除的安全性、准确性和根治性。

相对恶性肿瘤而言，肝脏良性肿瘤由于其早期常无症状，故发现时往往瘤体已较大。近年文献报道，肝脏良性肿瘤切除术的手术死亡率为 0～3%，手术并发症发生率为 10.7%～27%。值得注意的是，如肿瘤已致相关并发症，则手术风险将大大增加，如当肝血管瘤发生破裂出血后，手术死亡率高达 36.4%。因此，应加强对肝脏良性肿瘤外科治疗的重视，特别是对手术指征的把握、术式的选择、手术技巧和应急处理等问题更应做到心中有数，以提高肝脏良性肿瘤外科治疗水平。

（一）适应证及禁忌证

肝脏良性肿瘤的治疗方法多样，包括随诊观察、介入放射治疗、局部注射药物及手术切除等。其中，手术切除因其能够彻底清除病灶、获得病理组织学诊断等优势，地位不容忽视。另一方面，相对于恶性肿瘤，肝脏良性肿瘤是肝脏的局部病变，其余肝组织大都正常，患者肝功能也往往正常，因此，局限性的肝良性肿瘤是肝切除的最佳适应证。应该注意到，不同类型的肝脏良性肿瘤，对于手术时机的选择也有所不同，应在充分理解肝脏良性肿瘤手术适应证的基础上根据具体情况灵活应用。

1. 肝脏良性肿瘤手术的适应证

（1）不能除外恶性肿瘤可能的肝占位性病变，特别是少数良性肿瘤可伴有 AFP 升高，术前鉴别诊断十分困难，对此类患者手术指征应适当从宽把握。

（2）瘤体巨大或短期内生长迅速，易并发破裂或恶变者。

（3）诊断明确，肿瘤位于左外叶或边缘部，伴有较明显的症状。

（4）肿瘤已发生破裂或其他并发症者。

2. 肝脏良性肿瘤手术的禁忌证

（1）无症状的肝脏良性肿瘤，且排除恶性变可能。

（2）中央部或Ⅰ、Ⅷ段可明确性质的小肿瘤。

（3）患者一般状况较差，难以耐受手术，或同时合并其他肝脏疾病致肝功能受损，术后肝脏功能难以代偿。

（二）手术方式

临床上最常用的是肿瘤包膜外切除、局部不规则切除及规则性肝叶切除（具体内容见相关章节）。目前还有微创腹腔镜肝叶切除术和仍有争议的体外肝脏手术。

1. 常规手术切口选择　肝脏切除手术常用的切口包括肋下弧形切口、上腹正中切口、上腹屋顶形切口、上腹"人"字形切口和"鱼钩"形切口。应根据肿物所在部位，同时结合肿物大小、患者体型情况、肋弓角度大小进行选择，以达到良好的暴露和充分的游离，同时适当的切口选择也是减少肝切除手术中出血的重要因素之一。

2. 非规则肝切除的方法　包括肿瘤包膜外切除术、局部不规则切除术等方法在内的切肝方法可用指捏法、止血钳压碎法、肝钳法、缝合法、止血带法、微波固化法、超声吸引法、刮吸法、水压分离法等。无论哪种方法，关键是不能损伤肝门静脉、肝静脉主干。当病变紧靠主要的血管时，可用无损伤血管钳钳夹，先将病灶切除，然后才有足够的空间暴露、检查血管是否受损伤并根据具体情况做出修补或吻合，恢复血管的通畅。

3. 肝血流阻断方法　肝切除手术首要的问题是如何控制术中出血。大量研究表明，手术中的出血与术后并发症的发生率及病死率呈明显的正相关关系。常用的肝血流阻断方法包括如下几种。

（1）第一肝门血流阻断法（Pringle 法）：用 1 根橡胶管通过小网膜孔绕肝十二指肠韧带两圈后扎紧，以阻断肝动脉和肝门静脉血流，减少切肝时的出血。其特点是无须分离、解剖第一肝门，具有止血确切、简便、安全等优点。除第一、第二和第三肝门区肿瘤外，几乎可用于各类型的肝切除术。但该法最大的缺点是阻断了肝动脉及肝门静脉的入肝血流，为了减少肝脏热缺血损害，肝门阻断应有时间的限制。肝叶切除术时暂时阻断血供的 Pringle 手法已应用 100 余年，但阻断血供时限研究绝大多数为动物实验，尤其是肝硬化时阻断时限尚缺乏临床研究。目前的经验认为，对于无肝硬化的患者，持续阻断时间在 30min 内是安全的。而对于伴有轻至中度肝硬化的患者，控制在 20min 内也是安全的。但对于重度肝硬化的患者，最好不用此方法。

（2）单侧入肝（半肝）血流阻断法：本方法又分为完全性半肝入肝血流阻断和选择性半肝入肝血流阻断两种。两者区别在于是否分离肝动脉及肝门静脉分支后进行阻断。单侧入肝血流阻断的优点是，保留了健侧肝脏的正常血供，不造成健侧肝损害，尤其是肠系膜血流仍可通过健侧肝脏回流入体循环，不会发生因肝门阻断所造成的肠道内细菌及内毒素移位和肠黏膜的损伤，术后肝功能损害轻，患者恢复快。本方法特别适用于合并有肝硬化的患者。然而，单侧入肝血流阻断法需要有熟练的肝门解剖技术，否则易误伤 Glisson 鞘内的管道，造成出血或胆漏。

（3）选择性肝门阻断法：本方法是解剖第一肝门，切肝时阻断肝门静脉主干，患侧肝动脉按需要阻断。本方法不需要解剖位置较深而又紧贴肝实质的肝门静脉分支，操作相对容易。此法阻断了 75% 的入肝血供，可以有效减少出血；同时又保证了肝动脉的供氧，故常温下阻断时间可明显延长，为切肝提供了足够的时间，适合于对合并有肝硬化的患者行肝段的非解剖性切除。曾有学者报道应用此法阻断长达 105min 仍未见肝损害者。

（4）全肝血流阻断法：本方法主要是用来处理位于第一、第二、第三肝门的病变或中央型的肝脏肿瘤及来自肝后下腔静脉和肝静脉的大出血和空气栓塞的问题。对于一些复杂的肝切除手术，切肝前均需做好全肝血流阻断的准备，在肝上、肝下下腔静脉和第一肝门预置血管吊带备用阻断。尽管时常是"备而不用"，但可以防止术中意外的发生，增加手术的安全性。应该注意到，肝血流阻断虽能有效地减少肝切除术中的出血，但同时也会造成肝缺血和再灌注损伤，而且会对术中机体的血流动力学造成一定影响。

4. 腹腔镜肝叶切除术　1996 年，Azagra 等首次进行真正意义上的腹腔镜肝切除术。此后腹腔镜肝切除的报道不断增多。根据欧洲一项多中心 87 例手术资料分析，腹腔镜肝叶切除治疗肝脏良性肿瘤无手术死亡，并发症发生率为 5%，术中输血率为 6%，中转或术后开腹手术为 10%，其中 45% 因出血而再次手术探查。术后平均住院时间仅为 5d（2～13d）。目前认为腹腔镜下切除肝良性肿瘤是安全可靠的，但仅适用于肝左叶和右前部的肿瘤。尽管有报道称已成功完成腹腔镜下肝Ⅶ、Ⅷ段血管瘤切除术，但笔者认为由于显露困难使手术过程复杂费时、术中出血不容易控制等原因，目前该方法不推荐应用于中央部肿瘤或是巨大肿瘤的肝叶切除。

5. 体外肝脏手术　有学者曾提出对不能采用常规或非常规肝切除方法切除的肝脏良性巨大肿瘤也可考虑施行体外肝脏手术，理由是这样的肝脏储备功能良好，手术的耐受能力强。但肝脏良性肿瘤是否值得冒如此大的手术风险进行体外肝脏手术是争论的焦点。有关体外肝脏手术在相关章节详述。

（三）手术注意事项

考虑到肝脏良性肿瘤的生物学特点，大多数情况下在行肝切除术时通常不用考虑肿瘤复发和所谓"安全切缘"的问题，因此在切除肿瘤的同时应最大限度地保留正常肝脏组织，并尽可能地减少术中失血。在手术过程中，应注意到如下问题。

1. 当肝脏占位病变与恶性肿瘤鉴别困难时，常以恶性肿瘤进行手术探查，因而主张施行规则性肝叶切除或有一定"安全切缘"的局部切除；但是，对于中央型和位于Ⅰ、Ⅷ段的 5cm 以下小肿瘤因位置深，在操作时较为困难，手术风险高，仍应选择局部切除，以免患者因较小的良性肿瘤而损失大量肝组织或引发严重手术并发症。

2. 当肿瘤体积巨大时，应注意做好全肝血流阻断的准备。因为绝大多数此类肿瘤直接压迫下腔静脉和第一、第二肝门，由于肿瘤体积大，术中显露困难，肝内血管分布失常，术中较易损伤下腔静脉或肝静脉主干导致大出血。此外，在分离切除紧贴下腔静脉的肿瘤时，常可因肝短静脉处理不当而引发出血，常见原因是肝短静脉结扎线脱落、钳夹止血不当而致使下腔静脉损伤。术中一旦出现下腔静脉或肝静脉主干出血，最好立即行全肝血流阻断并修复损伤血管，切不可在慌乱中盲目钳夹，以免造成更为严重的损伤。在注意控制出血的同时，还应注意对于巨大肝脏肿瘤，常已压迫周围胆管，在行半肝或扩大半肝切除时常易损伤肝内或肝外胆管，因此术中除仔细解剖辨认外，探查胆总管并置 T 形管引流是防止胆道损伤和术后胆漏的重要措施。对已明确发生严重肝胆管损伤者，应努力仔细修复后行 T 形管引流或改行胆肠 Roux－en－Y 内引流术并在肝下放置较长一段时间的负压引流管。

（李东方）

第四节　原发性肝癌

原发性肝癌是一种常见的恶性肿瘤，为癌症致死的重要原因之一，全球每年发病人数达 120 万人。在世界范围内居男性常见恶性肿瘤第 7 位，居女性的第 9 位，在我国列为男性恶性肿瘤的第 3 位，仅次于胃癌、食管癌，女性则居第 4 位。原发性肝癌是非洲撒哈拉一带和东南亚地区最常见的恶性肿瘤之一。近年来，B 型和 C 型传染性肝炎在全球的流行导致了亚洲和西方国家肝癌发病率正快速升高。我国原发性肝癌的分布特点是：东南沿海高于西北和内陆；东南沿海大河口及近陆岛屿和广西扶绥地区，形成一个狭长明显的肝癌高发带。通常，男性较女性更易罹患原发性肝癌，我国普查资料表明，男女之比约为 3∶1。原发性肝癌可发生在任何年龄，但以中壮年为多见。据我国 3 254 例的统计分析，平均患病年龄为 43.7 岁，而非洲班图族人的平均年龄为 37.6 岁，印度为 47.8 岁，新加坡为 50 岁，日本为 56.6 岁，美国为 57 岁，加拿大为 64.5 岁；而在原发性肝癌高发地区主要发生在较年轻的人中，如莫桑比克 25～34 岁年龄组的男性肝癌发病率约为英、美同龄组白人的 500 倍。但在 65 岁以上年龄组中，前者发病率仅为后者的 15 倍。我国原发性肝癌的比例远较欧美为高，据卫生部统计，我国每年约 13 万人死于肝癌，占全球肝癌死亡总数的 40%。因此，研究原发性肝癌的病因、诊断和治疗是我国肿瘤工作的一项重要任务。

一、病因

原发性肝癌的病因迄今尚不完全清楚，根据临床观察和实验研究，可能与下列因素有关。

1. 乙型肝炎病毒（HBV）　一般说来，相关性研究已证实肝细胞癌的发病率在 HBsAg 携带者的流行率呈正相关关系。由于东南亚和非洲撒哈拉地区 HBsAg 流行率很高（超过 10%），所以这些地区的肝细胞癌发生率也是最高的。但在大部分欧美国家的人群中，肝细胞癌发病率低，其 HBsAg 携带者的流行率亦低。用克隆纯化的 HBV－DNA 杂交试验证明，由肝细胞癌建立的肝细胞系，肝细胞癌患者的恶性肝细胞以及长期无症状的 HBsAg 携带者肝细胞的染色体组中都整合进了 HBV－DNA。在非肝细胞癌患者中这种整合现象的存在表明整合不足以发生肝细胞癌。总之，在若干（不同的）人群中 HBV 和肝细胞癌之间的强度、特异性和一致性的关系，HBV 感染先于肝细胞癌发生的明确证据，以及来自实验室研究的生物学可信性，都表明 HBV 感染和肝细胞癌发生之间呈因果关系。

2. 黄曲霉素　黄曲霉素是由黄曲霉菌产生的真菌毒素。主要有四类：黄曲霉素 B_1 和 B_2、G_1 和 G_2。在动物实验中证明黄曲霉素有很强的致癌作用。其中黄曲霉素 B_1 的作用最显著，但对人的致癌作用证据尚不足。不过，流行病学调查资料表明，随着饮食中黄曲霉素水平的增加，肝癌发生率也随之增高。

3. 肝硬化与肝细胞癌　肝硬化与肝细胞癌的关系密切，据 1981 年全国肝癌协作组收集的 500 例病理资料，肝硬化的发生率为 84.4%，而肝硬化亦绝大多数属于大结节型的坏死后肝硬化。大结节性肝硬化常见于非洲和东南亚地区，这些地区为肝细胞癌的高发区。而小结节性肝硬化常见于欧洲和美国的肝细胞癌低发区。大结节性肝硬化的产生多半与 HBV 有关，并趋向于亚临床，患病的第一信号通常与肝细胞癌有关。因此，有人总结肝癌的发病过程为急性肝炎 – 慢性肝炎 – 肝硬化 – 肝细胞癌。这进一步说明了 HBV 可通过启动致癌过程，或既充当启动因子又通过与肝硬化有关的肝细胞再生作为后期致癌剂，从而引起肝细胞癌。

4. 其他　遗传因素是值得进一步探讨的，江苏启东县调查 259 例肝癌患者家族，发现有 2 人以上患肝癌有 40 个家族，占 15.4%。非洲班图族肝细胞癌多见，而居于当地的欧洲人则肝癌少见。另外，还有较多致癌很强的化学物质——亚硝胺类化合物可以诱发原发性肝细胞癌。肝癌患者中约有 40% 有饮酒史，吸烟致癌的系列研究中某些观察结果表明，肝细胞癌有中等程度增高。有人提示血吸虫与肝癌也有联系。众所周知，在口服避孕药的妇女中患肝细胞腺瘤的危险性增加。综上所述，原发性肝癌的演变过程是多种多样的，因此，对其病因尚无法作肯定性结论。

二、病理

原发性肝癌大体形态可分为三型：结节型、巨块型和弥漫型（图 12 – 1），其中以结节型为多见。结节型肿瘤大小不一，分布可遍及全肝，多数患者伴有较严重的肝硬变。早期癌结节以单个为多见，多发癌结节的形成可能是门静脉转移或癌组织多中心发生的结果，本型手术切除率低，预后也较差。巨块型呈单发的大块状，直径可达 10cm 以上，也可由许多密集的结节融合而成，局限于一区，肿块呈圆形，一般比较大，有时可占据整个肝叶。巨块型肝癌由于癌肿生长迅速，中心区容易发生坏死、出血，使肿块变软，容易引起破裂、出血等并发症。此型肝癌也可伴有肝硬变，但一般较轻。弥漫型肝癌较少见，有许多癌结节散布全肝，呈灰白色，有时肉眼不易与肝硬变结节区别，此型发展快，预后差。

中国肝癌病理协作组根据 500 例尸检肝癌大体特征的研究，提出了四大型六亚型的分类法。弥漫型：小癌结节弥漫性地散布于全肝，因而此种类型仅在肝癌尸检病例中可以见到。块状型：癌块直径在 5～10cm 之间，超过 10cm 为巨块型。根据癌块的数量与形态又分为单块状型、融合块状型和多块状型 3 个亚型。结节型：癌结节直径在 3～5cm 之间，又分为单结节型、多结节型和融合结节型 3 个亚型。小癌型：单个或双个癌结节，直径小于或等于 3cm。血清甲胎蛋白阳性者在肿瘤切除后转为正常。从病理组织来看，原发性肝癌也可分为三类：肝细胞型、胆管细胞型和二者同时出现的混合型。肝细胞癌占绝大多数，为 85% 以上。癌细胞呈圆形或多角形，核大而核仁明显，胞浆丰富呈颗粒状，癌细胞排列成索状或巢状，尤以后者为多见。胆管细胞型肝癌多为单个结节，极少合并肝硬化，血清 AFP 阴性。

肿瘤因含有丰富的纤维间质而呈灰白色，质地实而硬。混合型肝癌：肝细胞癌与胆管细胞癌同时存在，称为混合型肝癌。两种癌细胞成分可以在一个结节中不同区域或混合存在，通常认为源自同一细胞克隆。混合型肝癌多合并有肝硬化，在临床上更多地表现出肝细胞癌的特征。

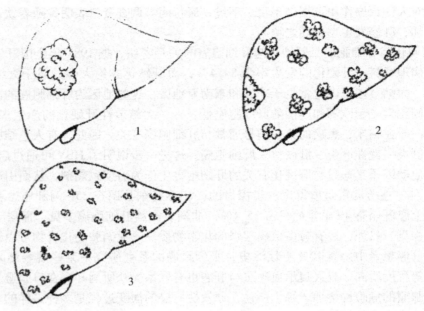

图 12 -1　原发性肝癌的大体类型
1. 结节型　2. 巨块型　3. 弥漫型

　　Anthony 根据 263 例肝细胞癌的细胞形态、排列以及间质多少的不同，将肝细胞癌分为四型：①肝细胞型（77.7%），癌细胞的形态及其排列与正常肝细胞极为相似。②多形细胞型（11.4%），此型癌细胞多种多样，排列不规则，成窦性团块，无小梁和血窦。③腺样型（7.2%），癌细胞呈腺管状结构。④透明细胞型（1.5%），癌细胞似透明细胞，内含有糖原和脂肪。胆管细胞癌较少见，细胞多呈立方形或柱状，排列形成大小不一的腺腔。混合型最少见，癌细胞的形态部分似肝细胞，部分似胆管细胞，有时混杂，界线不清。

　　原发性肝癌极易侵犯门静脉和肝静脉引起血行转移，肝外血行转移至肝门淋巴结最多，其次为胰周、腹膜后、主动脉旁及锁骨上淋巴结。此外，向横膈及附近脏器直接蔓延和种植性转移也不少见。

三、临床表现和体征

　　原发性肝癌的临床表现和体征多种多样，往往在患者首次就诊时多已属晚期。主要原因是除了肝癌生长迅速，在某些病例中肿瘤倍增时间可短至 10 天内，另外，肝脏体积大意味着肿瘤在被感觉到或侵犯邻近的脏器结构前必定已达到相当大的体积；肝脏大的储备量，使大部分肝脏组织被肿瘤替代前不会出现黄疸和肝功能衰竭。因此，肝细胞癌起病隐匿，并在早期处于静止阶段，难以做出早期诊断；加之缺乏特异性症状与体征，肝脏深藏于肋缘内，触诊时手难于触及，况且肝功能生化检查缺乏特异性变化等综合因素，皆延迟了肝癌的进一步诊断。到发展为大肝癌方始治疗，已无法改变其不良预后。由于肝细胞癌自发地表现出症状时预后已很差，近年来，人们越来越多地把注意力集中到早期诊断上，采用血清 AFP 检测、B 超检查、CT、MRI 等有助于早期发现。在高危人群的普查中，可以发现几乎无症状的小肝癌，即所谓的"亚临床期肝细胞癌"，肝癌常见的临床表现是肝区疼痛、肝肿大或腹胀、食欲减退、消瘦、乏力和消化道症状等。

1. 肝区疼痛　肝区疼痛是最常见的症状和最常开始的主诉。疼痛多为持续性隐痛、钝痛、胀痛，有时可散发至背部，或牵涉到右肩痛。如疼痛逐渐加重，经休息或治疗仍不见好转，应特别警惕是否患肝癌的可能。疼痛多由癌肿迅速生长使肝包膜紧张所致。如突然发生剧烈的腹痛并伴有腹膜刺激征和休克，多有肝癌破裂的可能。肝硬变患者出现原因不明的上腹部疼痛时，应当怀疑肝细胞癌的可能。

2. 腹胀　患者可因腹胀症而自动减食而加速消瘦，体重减轻。当患者腹围增大或全腹胀时，应考虑有中等或大量腹水。在肝硬变患者中出现原因不明的肝肿大或腹水（尤其是血性腹水），应警惕肝细胞癌发生的可能。门静脉或肝静脉癌栓，可出现顽固性腹水或腹胀。

3. 食欲减退、恶心、呕吐等消化道症状　典型的肝细胞癌的症状是上腹部疼痛伴不同程度的虚弱、乏力、厌食、消瘦和腹胀，其消化道症状诸如恶心、呕吐、便秘、腹泻和消化不良亦可出现，但这些非特异性表现对诊断帮助甚微。

4. 发热　肝区疼痛或不明显原因的发热应怀疑肝癌的可能，因为巨块型肝癌易发生坏死，释放致热原进入血液循环引起发热。

临床上常见的肝癌患者的体征以肝肿大为主要症状占94%以上。如患者在短期内肝脏迅速肿大，肋下可触及肿块，质硬有压痛，表面光滑或有结节感，更易诊断。如肿块位于肝的下部则比较容易扪到，如肿块位于膈顶部，可见右膈肌上抬，叩诊时浊音界也抬高，有时膈肌固定或运动受限，甚至出现胸水。晚期肝癌可出现脾肿大，这是因为原有长期肝硬化病史，脾肿大是由门静脉高压所引起。脾在短期内增大应警惕门静脉癌栓阻塞的可能性。

除上述症状和体征外，有临床肝硬变背景的患者可能出现黄疸，初诊时黄疸可能为轻度，随着病程的发展，黄疸逐渐加深。黄疸多见于弥漫型或胆管细胞癌。癌肿结节压迫胆道或因肝门区淋巴结肿大压迫胆道时，均可出现黄疸。当肝硬变严重而有肝癌的患者还可出现一系列肝硬变的症状，如鼻衄、牙龈出血，以及门静脉高压所致呕血或黑便等。

由于肝癌的早期症状和体征不明显，而且部分患者无症状和体征，所以早期普查已越来越受到重视。

四、诊断

1. 诊断标准　2001 年 9 月在广州召开的第八届全国肝癌学术会议上通过的肝癌诊断标准。

（1）AFP≥400μg/L，持续 4 周，能排除妊娠、生殖腺胚胎源性肿瘤、活动性肝病及转移性肝癌，并能触及肿大、坚硬及有大结节状肿块的肝脏或影像学检查有肝癌特征的占位性病变者。

（2）AFP＜400μg/L 能排除妊娠、生殖系胚胎源性肿瘤、活动性肝病及转移性肝癌，并有两种影像学检查有肝癌特征的占位性病变或有两种肝癌标志物（DCP、GGT Ⅱ、AFU 及

CA199 等）阳性及一种影像学检查有肝癌特征的占位性病变者。

（3）有肝癌的临床表现并有肯定的肝外转移病灶（包括肉眼可见的血性腹水或在其中发现癌细胞）并能排除转移性肝癌者。

肝细胞癌治疗历经令人失望的漫长岁月后，在过去 20 多年间迎来了诊断和治疗方面的重大进展。自从采用 AFP 检测以来，肝癌的诊断水平又有了迅速提高，我国临床诊断的正确率已达 90% 以上。尤其是肿瘤影像技术的显著进步，如血管造影术、CT 和超声显像术再加上 MRI 使肝癌的早期诊断变得更容易。但由于肝癌早期症状不明显，中晚期症状多样化，AFP 检测虽然对原发性肝癌诊断有特异性，但在临床上有 10% ~ 20% 的假阴性，因此，在肝癌的诊断过程中，医务人员必须根据详细的病史、体格检查和各项化验检查以及某些特殊检查结果加以认真分析，从而做出正确的诊断。

肝癌多见于 30 岁以上的男性，但在肝癌多发地区，发病年龄高峰移向更年轻人群，这与肝炎发生于年轻人群的流行病学特点相吻合。据我国统计 3 254 例，平均为 43.7 岁；非洲班图族人的平均发病年龄为 37.6 岁，在美国则为 57 岁，故在多发地区肝癌的高发率主要是发生在较年轻的患者。

2. 免疫学检查　肝癌诊断上的突破性进展是肿瘤标志物 AFP 的发现。1956 年 Abelev 利用新生小鼠血清为抗原，制备成抗血清，首先在带有移植性肝细胞癌的小鼠血清中发现此种胚胎性血清蛋白。1964 年 Tatarinov 首先证实原发性肝癌患者血清中存在 AFP。此后，血清的 AFP 检测试验便广泛用于临床上诊断原发性肝癌。

AFP 是在胚胎时期在肝实质细胞和卵黄囊中合成的，存在于胎儿血清中，在正常成人血清中一般不存在这种蛋白，即使有也是极微量。但当发生肝细胞癌时，在血清中又出现这种蛋白。肝细胞癌具有合成 AFP 的能力，对诊断原发性肝癌提供了有力依据。我国率先使用 AFP 测定进行大规模的肝癌普查，在临床诊断亚临床期肝癌积累了大量资料，阳性率达 72.3%，于是给原发性肝癌的早期诊断及早期手术开辟了道路。

肝细胞癌的分化程度与 AFP 也有一定的关系，高度分化及低度分化的肝细胞癌或大部分肝细胞癌变性坏死时，AFP 的检测结果可呈假阴性。有人在分析临床病例的基础上，归纳几点：①AFP 在肝细胞癌患者血清中出现占 60% ~ 90%，但在胆管细胞癌患者不出现。②在肝转移癌的患者中不出现。③肝脏的良性肿瘤和非肿瘤造成的肝病患者中不出现 AFP。④经手术完全切除肝细胞癌后，血清中 AFP 即消失，随访过程中，AFP 又出现阳性时，说明癌肿复发。

目前常用的 AFP 检测方法是抗原抗体结合的免疫反应方法。临床上常用的琼脂扩散和对流免疫法是属于定性的诊断方法，不很灵敏，但比较可靠，特异性高，肝癌时的阳性率大于 80%，若用比较灵敏的放射免疫法测定，可有 90% 的患者显示有不同程度的血清 AFP 升高。各种不同方法能测得的血中 AFP 含量的范围如下：

琼脂扩散法 >2 000μg/L

对流免疫法 >300μg/L

反向间接血凝法 >50μg/L

火箭电泳法 >25μg/L

放射免疫法 >10μg/L

AFP 假阳性主要见于肝炎、肝硬变，占所有"假阳性"的 80%。另外，生殖腺胚胎癌因含卵黄囊成分，故可以产生一定量的 AFP。除此之外，胃肠道肿瘤，特别是有肝转移者也可能有 AFP 假阳性出现。

血清 AFP 虽是诊断 HCC 的可靠指标，但存在着较高的假阳性或假阴性。随着分子生物学的发展，已经可以采用反转录聚合酶链式反应（RT－PCR）来检测外周血 AFP mRNA，其灵敏度比放射免疫法还高，有助于肝癌早期诊断、肝癌转移或术后复发的监测。

除 AFP 诊断肝癌以外，较有价值的肝癌标志物探索正方兴未艾。例如：

α－L－岩藻糖苷酶（AFU）：AFU 属溶酶体酸性水解酶类，主要生理功能是参与岩糖基的糖蛋白、糖脂等生物活性大分子的分解代谢。1980 年法国学者 Deugnier 等研究发现，原发性肝癌患者血清 AFU 升高。AFU 超过 110nKat/L（1nKat＝0.06IU）时应考虑为肝细胞癌。在 AFP 阴性的病例中，大约有 70%～85% 出现 AFU 的阳性结果，在小肝癌病例血清 AFU 的阳性率高于 AFP，因此同时测定 AFU 与 AFP，可使 HCC 的阳性检出率从单侧的 70% 提高至 90%～94%。AFP 阴性和 AFP 升高而不足以诊断 HCC 患者，其血清 AFU 的阳性率达 80.8%。肝组织活检证实为 HCC 患者，血清 AFU 的阳性率（67%）为 AFP 阳性率（20%）3 倍以上。因此，AFU 测定对 AFP 阴性和小细胞肝癌的诊断价值更大。

CA199：它是一种分子量为 5 000kD 的低聚糖类肿瘤相关糖类抗原，其结构为 Lea 血型抗原物质与唾液酸 Lexa 的结合物。CA199 为消化道癌相关抗原，是胰腺癌和结、直肠癌的标志物。血清 CA199 阳性的临界值为 37kU/L。肿瘤切除后 CA199 浓度会下降；如再上升，则可表示复发。结直肠癌、胆囊癌、胆管癌、肝癌和胃癌的阳性率也会很高。若同时检测 CEA 和 AFP 可进一步提高阳性检出率。

癌胚抗原（CEA）：正常 <2.5μg/L。原发性肝癌可有升高，但转移性肝癌尤多。

碱性磷酸酶（AKP）：正常 <13 金氏单位，肝癌中阳性率 73.7%，肝外梗阻 91.2%。同工酶 AKP 为肝癌特异，原发性肝癌 75% 阳性，转移肝癌 90% 阳性。

γ－谷氨酰转肽酶（γ－GTP）：正常 <40 单位，肝癌及梗阻性黄疸皆可升高。

5′核苷酸磷酸二酯同工酶 V（5′－NPD－V）：原发性肝癌 70% 阳性，转移性肝癌 80% 阳性。

铁蛋白（Ferritn）：正常值 10～200μg/L，肝癌中升高占 76.3%，有报道在 AFP <400μg/L 的肝癌病例中，70% 铁蛋白 >400μg/L。从以上介绍不难看出，除 AFP 外，目前常用的肝癌肿瘤标志物大多缺乏特异性，但有助于 AFP 阴性肝癌的诊断。

3. 超声检查　自超声显像问世以来，使肝占位性病变诊断取得了很大进展。目前，超声显像在检查小病灶如小肝细胞癌方面已成为不可缺少的手段，并正在继续完善以进一步提高分辨力。超声显像根据肿瘤的形状可分为结节型、巨块型和弥漫型三种。①结节型：肿瘤与肝实质分界明显，因此，肿瘤能清晰识别，该型肿瘤可为单发或多发。②巨块型：肿瘤通常较大，直径5cm 以上，虽然一般瘤体轮廓可辨，但较模糊。③弥漫型：瘤体不清晰，边界模糊，肝实质内呈弥漫性分布，可看到不均匀、粗糙的异常回声光点。

肝癌的超声回声类型有：①低回声（Low－echo pattern），病灶回声比肝实质为低，常见于无坏死或出血，内质均匀的肿瘤。此型常见于小肝细胞癌、小的转移性肝癌及大的增生结节等。②周围低回声型（low－periphery echo pattern），肿瘤以低回声环与肝实质清晰的分隔，其瘤体内部回声可较周围实质稍高或等同，或者高低混合。③高回声型（high－echo pattern），其内部回声一般比周围实质高，从组织学上可见肿瘤广泛坏死或出血，此型见于有脂肪变性的肝细胞癌。④混合回声型（mixed‐echo pattern），瘤体内部为高低回声混合的不均匀区域，可能因在同一肿瘤中出现各种组织学改变所致，此型常见于大肝癌和大的转移性肝癌。超声可显示直径0.3cm的癌结节，直径3~5cm的小肝癌呈圆形或不规则圆形，主要见于结节型肝癌；直径6~7cm的肝癌呈卵圆形团块，多由数个结节融合，边缘可辨认或模糊不清，大于8cm的巨块其形态多不规则；弥漫型肝癌多发生于肝硬化的基础上，肝弥漫性回声增强，呈密集或较密的粗颗粒状中小光点与强回声条索，其间散在多个细小的低回声结节；卫星样结节出现在肝癌大块病灶周围，癌灶部分包膜局部连续中断，有子结节突出；较大的低回声肿瘤边缘呈蚕蚀状，形态不整。小肝癌的超声表现为圆形、椭圆形，直径在3mn以下的结节，分低回声（77.4%）、强回声（16.2%）和等回声（6.4%）。小肝癌的超声图像特征是癌周围有声晕：①低回声（或相对低、弱回声）型，显示后方回声可增强，低回声中仍有少许强光点；大的低回声结节较少见，生长慢，坏死不明显，有门静脉、小胆管中断现象。②强回声型，显示周围有声晕，边缘不规则，内部回声较肝组织增强。③等回声型，显示肿瘤周围有低回声声晕，厚1~2mm或有薄的完整的包膜，侧方有声影，无内收表现；或后方回声稍强，内部回声不均匀。

4. CT影像　电子计算机断层扫描（Computed Tomography，CT）是借助电子计算机重建不同组织断面的X射线平均衰减密度而形成影像。由于CT是逐层次扫描而且图像密度分辨率高，故与常规的X射线摄影相比有很大优越性和特性。在各种影像检查中，CT最能反映肝脏病理形态表现，如病灶大小、形态、部位、数目及有无病灶内出血坏死等。从病灶边缘情况可了解其浸润性，从门脉血管的癌栓和受侵犯情况可了解其侵犯性，CT被认为是补充超声显像估计病变范围的首选非侵入性诊断方法。肝癌的CT表现，平扫表现：病灶几乎总是表现为低密度块影，部分病灶周围有一层更低密度的环影（晕圈征）。结节型边缘较清楚，巨块型和混合型边缘多模糊或部分清楚。有时也表现为等密度块影，极个别可呈高密度块影，衰减密度值与周围肝脏相似的肿瘤，无论肿瘤大小如何均难以为CT平扫所发现。因此，一般需增强扫描，其目的在于：①能更好地显示肝肿瘤；②发现等密度病灶；③有助于明确肿瘤的特定性质。增强表现：静脉注射碘造影剂后病灶和肝组织密度得到不同程度的提高，谓之增强。包括：①动态增强扫描：采用团注法动态扫描或螺旋CT快速扫描，早期（肝动脉期）病灶呈高密度增强，高于周围正常肝组织时间10~30s，随后病灶密度迅速下降，接近正常肝组织为等密度，此期易遗漏；病灶密度继续下降肝组织呈低密度灶，此期可持续数分钟，动态扫描早期增强图易于发现肿块直径小于1cm或1~2cm的卫星灶，亦有助于小病灶的发现。②非动态扫描：普通扫描每次至少15s以上，故病灶所处肝脏层面可能落在上述动态扫描的任何一期而呈不同密度，极大部分病灶落在低密度期，因此病灶较平扫时明显降低。门脉系统及其他系统受侵犯的表现：原发性肝癌门静脉系统癌栓形成率高，增强扫描显示未强化的癌栓与明显强化的血液间差异大，表现条状充盈缺损致门脉主干或分支血管不规则或不显影。少数患者有下腔静脉癌栓形成。肝门侵犯可造成肝内胆管扩张，偶见腹膜后淋巴结肿大、腹水等。肺部转移在胸部CT检查时呈现异常，比X线胸片敏感。

近年来新的CT机器不断更新，CT检查技术的不断改进，尤其是血管造影与CT结合技术如肝动脉内插管直接注射造影剂作CT增强的CTA（CT‐Angiography）、于肠系膜上动脉或脾动脉注射造影剂于门静脉期行CT断层扫描（CTAP），以及血管造影时肝动脉内注入碘化油后间隔2~3周行CT平扫的Lipiodol‐ct（Lp‐cT）等方法，对小肝癌特别是直径1cm

以下的微小肝癌的检出率优于 CT 动态扫描。但上述多种方法中仍以 CT 平扫加增强列为常规，可疑病灶或微小肝癌选用 CTA 和 CTAP 为确诊的最有效方法。

5. 磁共振成像（magnetic resonance imaging，MRI） MRI 可以准确地了解腹部正常与病理的解剖情况，由于氢质子密度及组织弛豫时间 T_1 与 T_2 的改变，可通过 MRI 成像探明肝脏的病理状态。虽然肝组织成像信号强度按所受的脉冲序列而变化，但正常肝组织一般均呈中等信号强度。由于肝的血管系统血流流速快，在未注射造影剂的情况下就能清楚地显示正常肝内血管呈现的低信号强度的结构。肝细胞癌的信号强度与正常肝组织相比按所使用的以获得成像的 MRI 序列而不同，肝细胞癌的信号强度低于正常肝组织用 MRI 成像可以证实肝细胞癌的内部结构，准确显示病灶边缘轮廓，清晰地描绘出肿瘤与血管的关系。由于正常肝组织与肝细胞癌的组织弛豫时间 T_1 与 T_2 的差别较显著，因此，MRI 成像对单发或多发病灶肝细胞癌的诊断通常十分容易。大部分原发性肝癌在 MRI T_1 加权像上表现为低信号，病灶较大者中央可见更低信号区，系坏死液在 T_2 加权像上多数病变显示为不均匀的稍高信号，坏死液化区由于含水增多显示为更高信号，包膜相对显示为等或高信号，原因是病变内含脂增多。含脂越多在 T_1 加权像上病灶信号越高。少部分原发性肝癌在 T_2 加权像上显示为等信号，容易遗漏病变，因而要结合其他序列综合确定诊断。部分小肝癌（<3cm）出血后，病灶内铁质沉积，此种病变无论是在 T_1 加权像还是 T_2 加权像上，均显示为低信号。原发性肝癌病变中央区常因缺血产生液化坏死，MRI T_1 加权像上坏死区信号比肿瘤病变更低，在 T_2 加权像上则比肿瘤病变更高。MRI 对原发性肝癌包膜显示较 CT 好，由于包膜含纤维成分较多，无论在 T_1 加权像或 T_2 加权像均显示为低信号。尤其是在非加权像上，原发性病变表现为稍高信号，包膜为带状低信号，对比清晰，容易观察。文献报道极少数原发性肝癌病变由于肝动脉和门脉双重供血，在 CT 双期扫描时相中均显示为等密度不易被检出，MRI 由于其密度分辨率高，则可清楚显示病变。

6. 肝血管造影 尽管近年 CT、超声显像和磁共振显像学检查方面有许多进展，但血管造影在肝肿瘤诊断与治疗方面仍为一重要方法。唯有利用肝血管造影才能清晰显示肝动脉、门静脉和肝静脉的解剖图。对 2cm 以下的小肝癌，造影术往往能更精确迅速地做出诊断。目前国内外仍沿用 Seldinger 经皮穿刺股动脉插管法行肝血管造影，以扭曲型导管超选择法成功率最高，为诊断肝癌，了解肝动脉走向和解剖关系，导管插入肝总动脉或肝固有动脉即可达到目的，如疑血管变异可加选择性肠系膜上动脉造影。如目的在于栓塞治疗，导管应尽可能深入超选择达接近肿瘤的供血动脉，减少对非肿瘤区血供影响。肝癌的血管造影表现有：①肿瘤血管和肿瘤染色，是小肝癌的特征性表现，动脉期显示肿瘤血管增生紊乱，毛细血管期示肿瘤染色，小肝癌有时仅呈现肿瘤染色而无血管增生。治疗后肿瘤血管减少或消失和肿瘤染色变化是判断治疗反应的重要指标。②较大肿瘤可显示以下恶性特征如动脉位置拉直、扭曲和移位；肿瘤湖，动脉期造影剂积聚在肿瘤内排空延迟；肿瘤包绕动脉征，肿瘤生长浸润使被包绕的动脉受压不规则或僵直；动静脉瘘，即动脉期显示门静脉影；门静脉癌栓形成，静脉期见到门静脉内有与其平行走向的条索状"绒纹征"，提示门静脉已受肿瘤侵犯，有动静脉瘘同时存在时此征可见于动脉期。血管造影对肝癌检测效果取决于病灶新生血管多少，多血管型肝癌即使 20cm 以下或更小亦易显示。近年来发展有数字减影血管造影（DSA），即利用电子计算机把图像的视频信号转换成数字信号，再将相减后的数据信号放大转移成视频信号，重建模拟图像输出，显示背景清晰、对比度增强的造影图像。肝血管造影检查意义不仅在诊断、鉴别诊断，而且在术前或治疗前用于估计病变范围，特别是了解肝内播散的子结节情况；血管解剖变异和重要血管的解剖关系以及门静脉浸润可提供正确客观的信息。对判断手术切除可能性和彻底性以及决定合理的治疗方案有重要价值。血管造影检查不列入常规检查项目，仅在上述非创伤性检查不能满意时方考虑应用。此外血管造影不仅起诊断作用，有些不宜手术的患者可在造影时立即进行化疗栓塞或导入抗癌药物或其他生物免疫制剂等。

7. 放射性核素显像　肝胆放射性核素显像是采用 γ 照像或单光子发射计算机断层仪（SPECT）近年来为提高显像效果致力于寻找特异性高、亲和力强的放射性药物，如放射性核素标记的特异性强的抗肝癌的单克隆抗体或有关的肿瘤标志物的放射免疫显像诊断已始用于临床，可有效地增加放射活性的癌/肝比；^{99m}Tc – 吡多醛五甲基色氨酸（^{99m}Tc – PMT）为一理想的肝胆显像剂，肝胆通过时间短，肝癌、肝腺瘤内无胆管系统供胆汁排泄并与 PMT 有一定亲和力，故可在肝癌、肝腺瘤内浓聚停留较长时间，在延迟显像（2～5h）时肝癌和肝腺瘤组织中的 ^{99m}Tc – PMT 仍滞留，而周围肝实质细胞中已排空，使癌或腺瘤内的放射性远高于正常肝组织而出现"热区"，故临床应用于肝癌的定性定位诊断，如用于 AFP 阴性肝癌的定性诊断，鉴别原发性和继发性肝癌，肝外转移灶的诊断和肝腺瘤的诊断。由于肝细胞癌阳性率仅 60% 左右，且受仪器分辨率影响，2cm 以内的病变尚难显示，故临床应用尚不够理想。

五、治疗

原发性肝癌是我国常见的恶性肿瘤，近年来诊断和治疗水平有了很大的提高。目前对肝癌的治疗和其他恶性肿瘤一样，采用综合疗法，包括手术切除、放射治疗、化学药物治疗、免疫疗法及中医中药治疗等。一般对早期肝癌采取手术治疗为主，并辅以其他疗法，对暂时不能切除的肝癌可经肝动脉插管化疗栓塞缩小后再切除，明显增加了手术切除率，减少了手术死亡率。因此，如何及时、正确地选用多种有效的治疗方法，或有计划地组合应用，是目前值得十分重视的问题。

1. 手术治疗　目前全球比较一致的意见是：外科手术切除仍是治疗 HCC 的首选方法和最有效的措施。现代科技的高速发展，带动了外科技术的迅速进步，也使人们对肝癌切除概念不断更新。当今的肝脏外科已不存在手术禁区。

2. 导向化学药物治疗及栓塞疗法　近年来，原发性肝癌的诊断和治疗由于基础和临床研究的不断进步，已取得了突破性进展。经过积极合理的综合治疗，使肝癌治疗水平又上了一个新台阶，确切地说，不能切除的肝癌通过导向化学药物治疗缩小后可再切除。另外，联合药物化疗研究的结果颇令人乐观。

（1）经肝动脉化疗（TAI）和栓塞（TAE）治疗肝癌：正常肝脏血供 25%～30% 来自肝动脉，70%～75% 来自门静脉，而肝癌的血供 90%～99% 的来自肝动脉。因此，栓塞后肝癌的血供可减少 90%，致使肿瘤坏死、液化、缩小，获得良好的疗效。肝动脉化疗栓塞术被公认为非手术治疗的首选方法，主要适用于不能切除的肝癌，特别是以右叶为主，或术后复发而无法手术切除者。对于不能根治切除的肝癌，经多次肝动脉化疗栓塞治疗后，如肿瘤明显缩小，应积极争取及时手术切除，使患者获得根治的机会。对于可一期根治性切除的肝癌，特别是直径小于 5cm 单个结节的肿瘤，宜积极予以及时手术切除，一般可不考虑术前应用肝动脉化疗栓塞。在切除术后辅以肝动脉化疗栓塞为主的综合治疗可清除可能残存的微小病灶并预防术后的复发。鉴于肝癌存在多中心发生及高复发率，肝癌根治性切除术后采用积极的干预，治疗，预防术后复发是提高肝癌疗效的重要手段。肝癌根治性切除术后可采用多种方法的综合应用以预防复发。其中肝动脉化疗栓塞是切实可行的手段，其主要作用是进一步清除肝内可能残存的肝癌细胞，降低复发高峰期的复发率。肝动脉化疗栓塞对播散卫星灶和门静脉癌栓的治疗有一定限度，更难控制病灶的远处转移。为了达到长期防治的目的，需与其他治疗方法特别是生物治疗联合应用，以期在肝癌切除术后充分调动机体的生物学抗肿瘤机制，消灭残存的肿瘤细胞，并进一步阻断肝癌的复发。

1）联合化疗：常用药物为 5 - 氟脲嘧啶、丝裂霉素、阿霉素、顺铂等。经临床观察，联合药物化疗优于单一用药化疗，证明联合用药有增效作用。局部化疗优于全身化疗。近年来，用微型血管化疗泵植入皮下，间歇性化疗药物注射也获得了满意的疗效。

2）TAE：是在肝动脉造影技术进步的基础上开展的，采用 Seldinger 技术，将导管超选择性地置入肝左、右动脉内进行栓塞、化疗。TAE 具有以下的优点：①同时进行肝动脉造影，以明确病灶的部位、范围，发现 B 超、CT 不能发现的病灶和病灶血供来源，因肿瘤的血供可来源于迷走动脉，如肠系膜上动脉（多数为肝右叶肿瘤）、胃十二指肠动脉（多数为肝左叶肿瘤）。②选择适应证范围较宽，对较晚期的病例或肿瘤累及全肝或门静脉肝内有癌栓尚可进行 TAE 治疗。③同时可以进行化疗，使用针对肿瘤细胞不同周期有效的抗癌药物且高浓度地达到肿瘤部位，较全身化疗药物的浓度可提高 2 ~ 3 倍，且副作用明显降低，其疗效更佳。较常用的是碘油类和碘化油或碘苯酯，可以选择地滞留在肿瘤血管甚至卫星结节的肿瘤血管内，保留时间在半年以上，达到长期栓塞和阻止侧支代偿形成的良好效果。

（2）门静脉化疗：由于门静脉血供在肝癌生长中的重要作用及肝癌细胞对门静脉系统的易侵入性，经门静脉注入化疗药物可选择性进入并作用于肿瘤生长最活跃的细胞，抑制癌细胞增生，控制肿瘤生长。在肝癌伴有门静脉癌栓的情况下，门静脉化疗更有其特殊重要的价值。在肝动脉阻断的情况下，随着门静脉对肿瘤血供的代偿性增加，经门静脉注入的化疗药物能更多地进入肿瘤组织。此外，化疗药物在低压、低流速的门静脉系统中缓慢流动，增加了肿瘤细胞接触化疗药物的时间，使药物在局部停留得更久。虽然有研究证明，肝动脉化疗时，对药物摄取远高于门静脉化疗，但是在肝动脉血流阻断的情况下，经门静脉化疗能显著地提高疗效。

（3）经化疗泵化疗和栓塞治疗肝癌：化疗泵是一种植入式药物输注系统，其基本设想在于让抗癌药物有选择性、高浓度、大剂量地进入肿瘤组织，从而提高抗癌效果，减少毒副作用。皮下植入式输液器（化疗泵的前身）于 1970 年由 Blackshear 首先设计研制，70 年代后期应用于临床。我国于上世纪 80 年代中期研制成功，继而应用于临床，目前已广泛应用于中晚期肿瘤的治疗，获得了较好效果。化疗泵的应用范围较当初明显扩大，可用于：①肿瘤的化疗。②通过化疗泵注入栓塞剂（主要是液态或末梢性栓塞剂，如碘化油），栓塞肿瘤供血血管。③通过化疗泵注入免疫调节剂，对肿瘤进行免疫治疗。④通过化疗泵注入造影剂进行肿瘤血管造影。⑤通过化疗泵注入镇痛药物用于晚期肿瘤的镇痛。化疗泵已广泛应用于多种肿瘤的治疗，如肝癌、乳腺癌、胃癌、胰腺癌和直肠癌等。其中，最常应用于肝癌的治疗。在肝癌的治疗中，化疗泵植入途径可分为肝动脉、门静脉和肝动脉 - 门静脉双途径。一般在术后两周开始灌注化疗。术中也可化疗一次。若肝动脉与门静脉同时置泵时，注药化疗可同时进行也可交替进行。

3. 射频消融术（Radio Frequency Ablation，RFA） RFA 引入我国只是近几年的事，但早在上世纪 80 年代中期，日本学者就已将其应用于临床。只不过当时是单电极，肿瘤毁损体积小，疗效也欠佳。经过改良，RFA 双电极、伞状电极、冷却电极、盐水增强电极等陆续面世，使 RFA 在临床上的应用有了质的飞跃。其治疗原理为：插入瘤体内的射频电极，其裸露的针尖发出射频电流，射频电流是一种正弦交流电磁波，属于高频电流范围。此电流通过人体时，被作用组织局部由于电场的作用，离子、分子间的运动、碰撞、摩擦产生热以及传导电流在通过组织时形成的损耗热，可使肿块内的温度上升到 70～110℃，细胞线粒体酶和溶酶体酶发生不可逆变化，肿瘤凝固性坏死。同时为了防止电极针尖部周围组织在高温下碳化影响热的传导，通过外套针持续向针尖部灌注冰水，降低其温度，以扩大治疗范围和增强疗效。对于肝癌合并肝硬化者，由于肝纤维组织多，导电性差，热量不易散发，可形成"烤箱效应"，所以 RFA 治疗原发性肝癌的疗效好于继发性肝癌。RFA 的最佳适应证为直径≤3cm 病灶，少于 5 个的肝血管瘤患者和原发性、继发性、术后复发性肝癌患者，特别是肿瘤位于肝脏中央区、邻近下腔静脉或肝门的肿瘤，肝功能不低于 Ⅱ 级，患者一般情况尚可。由于 RFA 有多电极射频针，实际上对肿瘤直径在 5cm 左右的患者也可进行治疗。每周治疗一次，每次治疗 1～3 个病灶，每个病灶治疗 12～15min。肝癌治疗方面，RFA 治疗后肿瘤的完全凝固坏死率为 60%～95%，肿瘤直径越小者完全坏死率越高。目前报道 RFA 治疗的最大肿瘤为 14cm×13cm×13cm。多数临床病例报道 RFA 治疗后 1、3、5 年生存率不亚于手术组，且术后复发率显著低于手术组。另外，较 RFA 先应用于临床的经皮激光治疗和经皮微波固化治疗，其治疗原理与 RFA 相似，都是使肿瘤组织产生高温，形成坏死区。但插入瘤体内的光纤和微波电极周围组织，在温度升高后常伴随组织碳化，阻止了能量的输出，无法达到使肿瘤全部坏死的效果。两者治疗的适应证与 RFA 相似。RFA 以其适用范围广、痛苦小、安全、疗效可靠、可反复治疗，甚至可以在门诊进行治疗而成为微创治疗的新兴生力军。而经皮激光治疗和经皮微波固化治疗在肝脏外科中的应用似趋于冷落。但 RFA 治疗费用昂贵，并且难以与手术治疗的彻底性和 PEI 的普及性相比，还有待于进一步发展和完善。

4. 冷冻治疗 1963 年 Cooper 首先报道采用液态氮冷冻治疗恶性肿瘤。1972 年 Southam 发现冷冻治疗肿瘤能够使患者获得对该肿瘤细胞的特异的免疫性，从而确立了冷冻治疗后产生免疫功能的设想。随着冷冻设备和技术的进步，近十几年来，冷冻治疗外科有了很大的发展。目前的冷冻治疗已经不仅广泛应用于各种体表的良性肿瘤的治疗，还广泛地应用于内脏的良恶性肿瘤的治疗。如胃癌、肺癌，直肠肛管癌和肝癌等。冷冻不仅能直接杀伤肿瘤组织细胞，而且还可以产生免疫效应。冷冻肿瘤细胞坏死后，可产生特异性肿瘤抗原，刺激机体产生特异抗体，通过抗体肿瘤细胞的免疫反应消灭残留的癌细胞。肝癌冷冻治疗常用的制冷剂有液氮（-196℃）、二氧化碳雾（-78℃）、氟利昂及氧化亚氮（笑气）等。目前最常用的制冷剂是液氮。液氮无色，无味，不易燃，易操作，它的气体无毒，无刺激性。是否能达到对全部肿瘤的有效低温是能否彻底杀死肿瘤细胞的关键。一般认为 -40℃～-60℃足以杀死肝癌细胞，而 -20℃ 则未能杀死肿瘤细胞，从而使肿瘤周边部位术后肿瘤复发。肝癌的冷冻治疗一般采用液氮冷冻治疗机，先选择合适的探头（根据肿瘤大小和部位），将冷冻探头刺入病灶内至适当深度，降低冷冻探头的温度至最低点，使肿瘤组织冷冻成固形冰块，达到所需要的范围。如有可能，应先阻断肿瘤区的血液供应，然后冷冻，如此即可避免肿瘤的血行扩散，易于使肿瘤组织制冷，且不至于引起全身温度过于降低。能否将肿瘤细胞彻底地冷冻致死是冷冻治疗肿瘤成功的关键。因此医生应熟悉达到冷冻坏死的各种因素及其过程，才能根据肿瘤的大小、部位和组织类型等进行冷冻治疗。动物实验和临床研究表明，快速冷冻和缓慢复温的模式对组织细胞具有最大的破坏力。多次冻融比单次冻融的效果好。降温速度应为每分钟100℃左右的梯度差急速冷冻，复温速度则应以每分钟1~10℃的温度梯度缓慢复温。在这种条件下，对组织细胞的破坏程度最大。冷冻时间应为每次5~15min。

5. 免疫治疗 1970年Burnet提出肿瘤免疫监视概念以来，世界各地纷纷开展肿瘤免疫治疗实验的研究和临床观察。经过20多年的研究，基本上一致认为肿瘤的免疫治疗对消灭残癌，减少复发，改善机体的免疫状态有发展前途。目前，免疫治疗原发性肝癌有前途的方法还是非特异性免疫治疗。非特异性免疫治疗肿瘤的基本原则是：①提高机体免疫功能。②调节机体免疫状态，使其恢复正常。③用单克隆抗体等免疫手段结合药物或毒素进行治疗。免疫促进剂或调节剂种类繁多，如卡介苗、短小棒状杆菌等微生物制剂，或转移因子、干扰素肿瘤坏死因子以及白细胞介素-2（IL-2）等生物制剂。近年国内外对肝癌的免疫治疗，采用一种过继性免疫疗法，即将肿瘤患者的淋巴细胞经淋巴因子IL-2诱导，再经体外培养诱导为非特异性杀伤细胞，然后，将这种淋巴因子激活的杀伤（LAK）细胞回输给患者。Rosenberg等报道LAK疗法对肝癌尤其有效。

从免疫治疗原发性肝癌的资料分析，归纳如下：①原发性肝癌除其他治疗手段外，辅以免疫治疗有很大的帮助。②免疫治疗中的非特异性免疫治疗有发展前途，如干扰素、肿瘤坏死因子以及IL-2。③利用肝癌细胞的单克隆抗体结合化疗和毒素局部使用。④中草药的免疫促进及调节还应进一步地研究。

6. 酒精瘤内注射治疗（PEI） 对无法手术切除的原发性肝癌，可在B超引导下用无水酒精注射治疗，这是一种安全有效的方法。

（1）适应证：无水酒精适用于肿瘤直径小于2cm的肝癌，结节总数不超过3个的小肝癌患者。直径3cm以上的肝癌常有肿瘤包膜浸润或血管侵犯，可以获得满意疗效。

（2）术前准备

1）应详细了解肝肿瘤的位置、大小、包膜与血管、胆管的关系，肝外血管侵犯和肝外转移情况。

2）术前检查肝、肾功能、出凝血机制。

（3）操作方法

1）操作设备：①超声导向设备，选用有导向穿刺装置的超声探头。②22号穿刺细针或PTC细针。③99.5%以上的纯酒精、局麻药等。

2）操作步骤：①在B超引导下反复取不同方向体位比较，选择适宜穿刺部位穿刺进针点。②常规消毒铺巾。③穿刺针刺入皮内后在超声引导下向肿瘤部位穿刺，抵达肿瘤后拔出针芯，接上无水酒精注射器，注入无水酒精。较大的肿瘤可采用多方向、多点、多平面穿刺，注射操作者感到注射区内部有一定压力乃停止注射，退出穿刺针。为避免无水酒精沿针道溢出刺激腹膜产生一过性疼痛，可在退针时注入局麻药2~3ml以减轻或防止疼痛。④酒精注入剂量：2cm以内的小肿瘤，一般2~5ml；直径3cm以上的肝癌，每次10~20ml。每隔4~10天，一般7天一次。如体质较好可以耐受者，可每周2次，一疗程4~6次。无水酒精注射后副作用少，有一过性局部灼痛，半数患者注射当天有低至中等发热。梗阻性黄疸患者穿刺易损伤胆管引起胆汁外漏，或穿刺后出血。近来随着超声设备不断地更新，技术操作水平的提高，超声介入治疗正向新的高度发展，已不仅限于瘤内酒精注射方法，改进瘤内应用药物也多样化。经皮醋酸注射（PAI）和经皮热盐水注射（PSI）都是自PEI衍生出来的治疗方法。前者杀灭肿瘤的原理亦是使细胞蛋白质变性、凝固性坏死，但醋酸在瘤体内的均匀弥散优于无水酒精；后者的治疗原理是利用煮沸的生理盐水直接杀灭肿瘤细胞，而热盐水冷却后成为体液的一部分，相对于无水酒精和醋酸无任何毒副作用。两者治疗的适应证与PEI相似。虽然有资料称PAI和PSI的疗效好于PEI，但目前尚缺少它们的大宗临床病例报道，其近、远期疗效有待进一步观察。

7. 中医中药治疗　我国已普遍开展中医中药治疗原发性肝癌。在临床上运用更多的是中医辨证施治，根据肝癌患者的主征、舌苔、脉象，运用祖国医学的理论进行辨证，从整体观念出发，采用扶正培本为主，着重调动机体的抗病能力，比较注意处理如局部与整体，扶正与祛邪关系的治疗原则，经探讨初步发现，中药仍以采用健脾理气药物为好。对不能切除的肝癌，我们采用中药和化疗相结合，使肿瘤在一定程度上受到抑制，发展缓慢。中药治疗肝癌有一定的前景，但目前仍处于探讨阶段。

（陈俊卯）

第五节　转移性肝癌

肝脏是恶性肿瘤转移最常见的靶器官。在欧美发达国家，由于原发性肝癌少见，转移性肝癌可多于原发性肝癌几十倍。而我国转移性肝癌与原发性肝癌的发病率相近。容易转移至肝脏的大肠癌、胰腺癌、肺癌和乳腺癌等，近年在我国均有明显上升的趋势，为此我国转移性肝癌也必将增多。

全身各种组织器官的恶性肿瘤均可通过血道、淋巴或直接浸润而转移至肝，但主要是通过门静脉或肝动脉。根据过去的统计，原上海医科大学150例转移性肝癌尸检中，来自消化道肿瘤者占30.0%，来自造血系统肿瘤者占29.3%，胸部肿瘤（肺、食管）占18.7%，其余依次为泌尿系、女性生殖系、头颈部、乳腺、软组织等。在临床实践中，大肠癌的肝转移最常见，其预后也较好。

一、临床表现

转移性肝癌可在恶性肿瘤，特别是腹腔脏器恶性肿瘤，手术前或手术时发现，但多数在术后随访时发现。术后随访时可因癌转移至肝出现症状而发现，也可在定期随访过程中通过肿瘤标记（如癌胚抗原CEA、CA19-9等）和/或影像医学（超声显像、CT等）的监测而发现。少数以肝转移癌为首发症状就医而发现。也有发现转移性肝癌后至死未能查清原发癌者。

转移性肝癌可出现与原发性肝癌相仿的临床表现。但转移性肝癌多无肝病背景，多不合并肝硬化，故临床表现常较轻而不易早期发现。随肝转移癌的增大，可出现肝区痛、上腹胀、乏力、消瘦、发热、食欲不振及上腹肿块等。由于多无肝病背景，故多无肝硬化相关的表现。扪诊时肝软而癌结节相对较硬，有时可扪到"脐凹"。其中不少患者有不明原因低热。晚期可出现黄疸、腹水、恶病质。

如没有明确的原发癌史，患者可同时出现原发癌相关的临床表现。如原发癌来自大肠，患者可能同时有黑粪、大便带血、腹部游走性痛伴块物、腹部扪及肿块等。如原发癌来自肺，可出现咳嗽、痰中带血等。如原发癌来自胰腺，可能出现背痛、腹块、黄疸等。

二、实验室与影像学检查

1. 实验室检查　由于多无肝病背景，故乙型和丙型肝炎病毒标记常阴性。早期肝功能检查大多正常，晚期可出现胆红素增高，γ-谷氨酰转肽酶也常升高。甲胎蛋白（AFP）检查常阴性，但少数消化道癌（如胃癌、胰腺癌）的肝转移AFP可出现低浓度升高。大肠癌肝转移者，癌胚抗原（CEA）常异常升高。由于转移性肝癌来自大肠癌者最多，故一旦疑为转移性肝癌者，CEA和CA19-9等应作为常规检查。在大肠癌手术后，CEA的定期监测是早期发现肝转移的重要手段。

2. 影像学检查　影像学检查是转移性肝癌诊断所不能或缺者。最常用者为超声显像。通常可检出1cm左右的肝转移癌。转移性肝癌在超声显像中常表现为散在多发的类圆形病灶。小的转移癌多为低回声灶，大的肿瘤则多为高回声灶，有时可见中心为低回声，称"牛眼症"。彩色超声提示多数转移性肝癌的动脉血供较原发性肝癌少。电子计算机X线断层显像（CT）多不可缺少，它可提供更为全面的信息。转移性肝癌在CT上常表现为多发散在类圆形低密度灶。由于多数转移性肝癌的血管不如原发性肝癌丰富，注射造影剂后，病灶增强远不如原发性肝癌明显，有时仅见病灶周围略增强。磁共振成像（MRI）也常用。

3. 原发癌的寻找　临床上一旦怀疑为转移性肝癌，如原先无明确的原发癌史，应在治疗前设法寻找原发癌。除上述CEA等外，如怀疑来自大肠癌者，可查大便隐血、纤维肠镜或钡剂灌肠。如怀疑来自胃癌者，可查胃镜或钡餐。如怀疑来自胰腺癌者，可查超声显像和/或CT。如怀疑来自肺癌者，可查痰脱落细胞、胸片或CT。如怀疑来自乳腺癌者也应不难发现。

三、诊断与鉴别诊断

1. 临床诊断　①有原发癌史或证据。②有肝肿瘤的临床表现。③CEA升高，而AFP、HBsAg或抗HCV常阴性。④影像学检查证实肝内实质性占位性病变，且常为散在分布、多发、大小相仿的类圆形病灶。细针穿刺活检证实为与原发癌病理相同的转移癌。

2. 鉴别诊断

（1）原发性肝癌：多有乙型或丙型病毒性肝炎、肝硬化背景，但无原发癌史。AFP、乙肝或丙肝标记常阳性。影像学检查常有肝硬化表现，肝内实质性占位性病灶常为单个，或主瘤旁有卫星灶，瘤内动脉血供常较丰富，有时可见门静脉癌栓。

（2）肝血管瘤：无原发癌史。女性较多，发展慢，病程长，临床表现轻。CEA、AFP均阴性。乙肝和丙肝标记常阴性，多无肝硬化背景。超声显像可单个或多个，小者常为高回声光团；大者可呈低回声灶，内有网状结构。CT静脉相常见自外向中心的水墨样增强。核素肝血池扫描阳性。

（3）局灶性结节样增生：无原发癌史。CT动脉相和静脉相均明显增强，有时可见动脉支供应。

（4）炎性假瘤：无原发癌史。超声显像常呈分叶状低回声灶。CT动脉相和静脉相均无增强。

（5）肝脓肿：无原发癌史，常有肝外（尤其胆道）感染病史。常有炎症的临床表现，如寒战、发热、肝区痛、白细胞总数及中性粒细胞增多。超声、CT可见液平。穿刺有脓液。

四、治疗

转移性肝癌的治疗主要有手术切除、经手术的姑息性外科治疗、不经手术的局部治疗、药物治疗以及对症治疗。

1. 治疗方法的选择　转移性肝癌的治疗选择应考虑以下方面。①原发癌的情况：如原发癌已经作根治性切除，对转移性肝癌的治疗应采取较积极的态度。如原发癌未治疗，通常应首先治疗原发癌，然后考虑转移性肝癌的治疗。如原发癌已有广泛播散，通常只作对症治疗。②转移性肝癌的情况：除原发癌情况需首先考虑外，如转移性肝癌为单个病灶，应争取手术切除。如为2~3个病灶，仍可考虑手术切除。如为3个以上病灶，则考虑切除以外的经手术或不经手术的局部治疗。③全身情况：如全身情况较好，对转移性肝癌应采取积极的态度。如全身情况很差，则只宜作对症治疗。

2. 手术切除

（1）切除指征：①原发癌已作根治性切除，或个别原发癌和单个肝转移癌有可能作一期切除者。②肝转移癌为单个病灶或局限于半肝，或虽累及左右肝而结节数不超过3个，且转移灶的大小和所在部位估计技术上能切除者。③无其他远处转移灶。④全身情况可耐受肝转移癌的手术切除，无心、肺、肾严重功能障碍，无其他严重疾病（如糖尿病等）。⑤肝转移癌切除后较远期的单个复发性肝转移癌而无其他转移灶者。

（2）手术方式：手术切除方式与原发性肝癌者相仿。由于转移性肝癌多不伴肝硬化，故可耐受较大范围的肝切除，包括扩大半肝切除，术中肝门阻断的时间也可延长。但通常有足够切缘的局部切除已能达到要求，过分强调规则性切除常弊多利少。

（3）手术时机：如可切除的原发癌尚未切除，对可切除的转移性肝癌的手术可同期或分期进行。凡患者能耐受者，可同期切除。如估计患者不能耐受，或二者的手术均较大，或不能确定肝转移癌为单个或3个以内，宜分期进行，通常在原发癌切除后数周待患者基本恢复后进行。

（4）手术切除的疗效：近年随着诊断技术（尤其是肿瘤标记和影像医学）的提高，尤其是原发癌术后随访的重视，不少转移性肝癌已能在尚无症状的亚临床期发现，使转移性肝癌的切除率明显提高，手术死亡率明显下降，切除的疗效也逐步提高。Ohlsson等（1998）对比1971—1984年和1985—1995年两个阶段结直肠癌肝转移切除术，手术死亡率由6%降至0，5年生存率由19%提高到35%。Nordlinger等（1996）报道1 568例结直肠癌肝转移切除术后5年生存率为28%。过去转移性肝癌手术切除以来自大肠癌者的疗效较好，近年非大肠癌肝转移切除的疗效也有提高。影响转移性肝癌手术切除疗效有诸多因素，如原发癌病期的早晚、转移癌数目的多少、CEA水平的高低、同期出现或原发癌切除后延期出现（无瘤间期的长短）肝转移等。但原发癌的生物学特性可能是十分重要的因素。

3. 切除以外的局部治疗

（1）经手术的局部治疗：通常在腹部原发癌手术时发现有转移性肝癌而不宜切除者，可酌情作肝动脉结扎、插管，术后行化疗灌注或化疗栓塞。由于转移性肝癌的血供不少来自门静脉，也可合并门静脉插管，术后作化疗灌注。如转移灶数目不多，肿瘤不太大，亦可作术中液氮冷冻治疗。较小较少的肝转移灶，也可作术中微波治疗或术中无水乙醇瘤内注射。

（2）经导管动脉内化疗栓塞（TACE）：对多发转移性肝癌或肿瘤巨大而不能切除者，或患者不能耐受手术者，目前多采用 TACE。TACE 的疗效常取决于肿瘤的动脉血供和对化疗药物的敏感度。如动脉血供较多，碘化油在瘤内的浓聚程度也较好，疗效将好于动脉血供少者。化疗药物的敏感性则取决于原发癌的种类。通常转移性肝癌用 TACE 治疗的疗效常不如原发性肝癌的 TACE 治疗的疗效。TACE 对转移性肝癌在部分患者可延长生存期，但远期疗效多不理想。

（3）经皮瘤内无水乙醇注射：对转移性肝癌数目较少、肿瘤较小者可选用此法，但需施行多次。个别患者疗效不错。

（4）经皮射频治疗：近年出现的射频治疗，其肿瘤坏死的程度常优于无水乙醇注射。对转移性肝癌数目不多、肿瘤不太大者可选用。

（5）放射治疗：如转移性肝癌病灶比较局限，也可选用外放射治疗。复旦大学肿瘤医院曾报道 36 例转移性肝癌的放射治疗，其 3 年生存率为 9.7%。放疗的疗效也取决于肿瘤对放疗的敏感性。

4. 全身化疗、生物治疗和中医治疗　除个别原发癌对化疗敏感（如恶性淋巴瘤）者外，全身化疗对多数转移性肝癌疗效甚差。对来自消化道肿瘤的转移性肝癌，也可试用口服5-氟尿嘧啶类药物，如替加氟、去氧氟尿苷等。生物治疗如 α 干扰素（IFN）也可试用，对肿瘤血管较多的肿瘤，IFN 有抑制血管生成的作用。其他如 IL-2/LAK 细胞治疗等也可试用。近年还有胸腺素等，有助增强免疫功能。对不能切除的转移性肝癌，有时采用中医中药健脾理气之品，有助提高免疫功能、改善症状，甚或延长生存期。

五、预后

原发癌已切除的转移性肝癌，除单个或 3 个以下能切除者外，大多预后较差。转移性肝癌的预后取决于原发癌的部位、原发癌的切除与否、原发癌的生物学特性、转移性肝癌的数目和肝脏受侵范围的程度以及治疗的选择等。如来自消化系统肿瘤的转移性肝癌，通常来自大肠癌者预后最好，来自胃癌者较差，来自胰腺癌者更差。

（陈俊卯）

第六节　门静脉高压症

门静脉的血流受到阻碍，血液发生淤滞，则引起门静脉系压力的增高。临床上表现有脾肿大和脾功能亢进、食管胃底静脉曲张和呕血、腹水等综合征（portal hypertension）。具有这些症状的疾病称为"门静脉高压症"。门静脉正常压力为 1.27~2.35kPa（13~24cmH$_2$O），平均值为 1.76kPa（18cmH$_2$O）。门静脉高压症时，压力可增至 2.9~4.9kPa（30~50cmH$_2$O）。门静脉压不超过 2.45kPa（25cmH$_2$O）时，食管胃底曲张静脉很少破裂出血。

一、门静脉解剖生理

门静脉主干是由肠系膜上、下静脉和脾静脉汇合而成，其中约20%的血液来自脾脏。门静脉的左、右两干分别进入左、右半肝后逐渐分支，其小分支和肝动脉小分支的血流经汇管区的小叶间动静脉汇合于肝小叶内的肝窦（肝的毛细血管网），然后汇入肝小叶的中央静脉，再汇入小叶下静脉、肝静脉，最后注入下腔静脉。所以，门静脉位于两个毛细血管网之间，一端是胃、肠、脾、胰等器官和组织的毛细血管网，另一端是肝小叶内的肝窦。

需要指出，门静脉和肝动脉的小分支血流不但汇合于肝小叶内的肝窦，还在肝小叶间汇管区借着无数的动静脉间的小交通支进行流通。这种动静脉交通支一般仅在肝内血流量增加时才开放而被利用。所以，两种压力不同的血流（肝动脉压力为门静脉压力的8~10倍）经过肝小叶内的肝窦和利用肝小叶间汇管区的动静脉交通支后，得到平衡，再汇入肝小叶的中央静脉。

正常人全肝血流量每分钟约为1 500ml，其中门静脉血占有60%~80%，平均为75%；门脉血流量每分钟约为1 100ml。肝动脉血占全肝血流量的20%~40%，平均为25%；肝动脉血流量每分钟约为350ml。由于肝动脉的压力大，血的含氧量高，故门静脉和肝动脉对肝的供氧比例几乎相等。

门静脉系和腔静脉系之间在四处有交通支存在。

（1）在胃底和食管下段：胃冠状静脉－胃短静脉通过食管静脉丛与奇静脉、半奇静脉相吻合，血流入上腔静脉。

（2）在肛管和直肠下端：门静脉的属支直肠上静脉与下腔静脉属支直肠下静脉、肛管静脉相吻合，血流入下腔静脉。

（3）在前腹壁：脐旁静脉与腹上、下深静脉相吻合，血流入上、下腔静脉。

（4）在腹膜后：肠系膜上、下静脉属支与下腔静脉属支相吻合，称Retzius静脉丛，再流入下腔静脉。

这些交通支在正常情况下都甚细，血流量很小。

重要的是冠状静脉的局部解剖。冠状静脉分有三支，即胃支、食管支和高位食管支。①胃支较细，伴行着胃右动脉，紧沿着胃小弯行走；实际上胃支就是胃右静脉，其一端注入门静脉，另一端在贲门下方进入胃底。②食管支较粗，伴行着胃左动脉，实际上就是胃左静脉，其一端多在胰体上缘注入脾静脉，另一端在贲门下方和胃支汇合而进入胃底和食管下端。胃支和食管支汇合进入胃底部的部位多在贲门下方小弯侧5cm范围内。③高位食管支，源自冠状静脉的凸起部，距贲门右侧3~4cm，沿食管下段右后侧向上行走，于贲门上方3~4cm或更高处进入食管肌层。

二、病因和病理分类

门静脉无瓣膜，其压力靠流入的血量和流出道的阻力来维持。门静脉血流阻力的增加，常是门静脉高压症的始动因素。按门静脉血阻力增加的位置，门静脉高压症可分为肝外型和肝内型两大类。

1. 肝外型门静脉高压症

（1）肝前型门静脉高压症：肝脏本身并无病变，而肝外门静脉和（或）其主要属支发生阻塞，如门静脉闭塞或狭窄；门静脉海绵状血管瘤又称门静脉海绵状变性；肠系膜上静脉血栓或栓塞延续门静脉血栓；腹腔内的感染如阑尾炎、胆囊炎等或门静脉、脾静脉附近的创伤都可引起门静脉炎及门静脉主干的血栓形成；小儿先天性门静脉主干的闭锁、狭窄等都可引起此型门脉高压症。

（2）肝后型门静脉高压症：肝脏本身无病变，但肝静脉、下腔静脉甚至右心阻塞时同样能使门静脉压升高。如 Budd－Chiari 综合征、缩窄性心包炎、慢性右心衰等。

2. 肝内型门静脉高压症 按病理形态的不同又可分为窦前阻塞、肝窦和窦后阻塞两种。

（1）窦前阻塞：常见病因是血吸虫性肝硬化。血吸虫在门静脉系内发育成熟、产卵，形成虫卵栓子，顺着门静脉血流抵达肝小叶间汇管区的门静脉小分支，引起这些小分支的虫卵栓塞、内膜炎和其周围的纤维化，以致门静脉的血流受阻，门静脉的压力增高。窦前阻塞到了晚期，也就继发了肝细胞营养不良和肝小叶萎缩。在长江流域，血吸虫病性肝硬化引起的门静脉高压症较多见。

（2）肝窦和窦后阻塞：常见病因是肝炎后肝硬化、酒精性肝硬化，还有非肝炎性肝病如先天性肝纤维化、各种急慢性肝病、Wilson 病、原发及继发性肝癌，特发性门静脉高压症（idopathic portal hypertension）等。主要病变是肝小叶内纤维组织增生和肝细胞再生。由于增生纤维索和再生肝细胞结节（假小叶）的挤压，使肝小叶内肝窦变狭或闭塞，以致门静脉血不易流入肝小叶的中央静脉或小叶下静脉，血流淤滞，门静脉压就增高。肝小叶中央静脉和小叶下静脉也可受挤压造成窦后性阻塞。又由于很多肝小叶内肝窦的变窄或闭塞，导致部分压力高的肝动脉血流经肝小叶间汇管区的动静脉交通支而直接注入压力低的门静脉小分支，使门脉压更加增高。另外，在肝窦和窦后阻塞，肝内淋巴管网同样地被增生纤维索和再生肝细胞结节压迫扭曲，导致肝内淋巴回流受阻，肝内淋巴管网的压力显著增高，这对门脉压的增高也有影响。

在国外酒精性肝硬化引起门静脉高压症发病率高，在国内90%以上是由于肝炎后肝硬化引起的，其类型主要是以肝内型为主。

三、病理生理

门静脉高压症形成后主要出现以下三方面病理变化。

1. 脾肿大（splenomagaly）、脾功亢进（hyper－splenism） 门静脉系压力增高，血流淤滞，首先出现的是充血性脾大。长期的充血引起脾内纤维组织增生和脾组织再生，单核吞噬细胞增生，因而发生不同程度的脾功能亢进。长期的充血还可引起脾周围炎，发生脾与膈肌间的广泛粘连和侧支血管形成。

2. 交通支扩张出血 为了疏通淤滞的门静脉血到体循环去，门静脉系和腔静脉系间存在的交通支逐渐扩张，形成曲张的静脉。临床上特别重要的是胃冠状静脉、胃短静脉与奇静脉分支间交通支，也就是食管胃底静脉丛的曲张。这一交通支离门脉主干最近，离腔静脉主干也较近，压力差最大，经受门静脉高压也最早、最大，因而食管下段和胃底黏膜下层发生静脉曲张也最早、最显著。由于黏膜因静脉曲张而变薄，易被粗糙食物所擦伤；又由于胃液反入食管，腐蚀已变薄的黏膜；特别在恶心、呕吐、咳嗽等使腹腔内压突然升高，门静脉压也随之突然升高时，就可导致曲张静脉的突然破裂，发生急性大出血。其他的交通支也可以发生曲张，如直肠上、下静脉丛的曲张可引起继发性痔。脐旁静脉与腹壁上、下深静脉吻合支的扩张，可引起腹壁脐周静脉曲张，所谓水母头（caput medusae）。腹膜后静脉丛也明显扩张充血。

3. 腹水　门静脉压力的增高，使门静脉系毛细血管床的滤过压增高，组织液回收减少而漏入腹腔，这对腹水形成有一定影响。特别在肝窦和窦后阻塞时，肝内淋巴的产生增多，而输出不畅，因而促使大量肝内淋巴自肝包膜表面漏入腹腔而形成腹水。但造成腹水的主要原因还是肝功能减退，以致血浆白蛋白的合成受到障碍而含量减少，引起血浆胶体渗透压降低，而促使血浆外渗。另外，肝功能不足时，肾上腺皮质的醛固酮和垂体后叶的抗利尿激素在肝内分解减少，血内水平升高，促进肾小管对钠和水的再吸收，因而引起钠和水的潴留。以上多种因素的综合，就发生了腹水。

此外，约20%的门脉静高压症患者并发门静脉高压症性胃病（portal hypertensive gastropathy），占门静脉高压症上消化道出血的5%~20%。不到10%的门静脉高压症患者发生肝性脑病（hepatic encephalopathy）或称门体性脑病（portalsystemic enceptlalopathy）。

四、临床表现

门静脉高压症多见于30~50岁男子。病情发展缓慢，症状因不同病因而有所差异，但主要是脾大和脾功能亢进、呕血或黑便、腹水。

1. 脾大、脾功能亢进　所有患者都有不同程度的脾大，大者可达脐部。早期，脾质软、活动；晚期，由于脾内纤维组织增生而变硬，由于脾周围的粘连而活动度减少。脾大多伴有脾功能亢进，表现为白细胞计数下降，血小板计数减少，还逐渐出现贫血。

2. 呕血与黑便　半数患者有呕血或黑便史，呕血多数呈喷射样，出血量大且急。由于肝功能损害使凝血酶原合成发生障碍，又由于脾功能亢进使血小板减少，以致出血不易自止。患者耐受出血能力远较正常人差，约25%患者在第一次大出血时可直接因失血引起严重休克或因肝组织严重缺氧引起肝功能急性衰竭而死亡。在部分患者出血虽然自止，但常又复发；在第一次出血后1~2年内，约半数患者可再次大出血。

3. 腹水　约1/3患者有腹水。呕血后常引起或加剧腹水的形成。有些"顽固性腹水"甚难消退。

4. 腹壁静脉怒张　脐旁静脉与腹壁上、下深静脉吻合，门静脉压力增高时，脐周静脉及前腹壁静脉曲张。

5. 其他症状　除门静脉高压症的特有表现外，还有肝硬化肝功能异常的表现如食欲不振，性欲下降，疲乏无力，肝掌，蜘蛛痣，肝脏缩小，黄疸等。

体检时如能触及脾，提示可能有门静脉高压。如有黄疸、腹水和前腹壁静脉曲张等体征，表示门静脉高压症严重。如果能触到质地较硬、边缘较钝而不规则的肝，肝硬化的诊断即能成立，但有时肝硬化缩小而难以触到。需要指出，由于血吸虫病性肝硬化引起的门静脉高压症主要是窦前阻塞，因此，患者的肝功能尚好，临床表现主要是脾大和脾功能亢进。

五、辅助检查

1. 血常规　门静脉高压症时，因脾功亢进，血细胞计数减少，以血小板减少最为明显，可降至（70~80）×10^9/L 以下，严重是可降至 50×10^9/L 以下。其次是白细胞下降，常在 3×10^9/L 以下。骨髓穿刺为继发性改变。

2. 肝功能检查　常反映在血浆白蛋白降低而球蛋白增高，白、球比例倒置。由于许多凝血因子在肝脏合成，加上慢性肝病患者有原发性纤维蛋白溶解，所以凝血酶原时间可以延长。肝功能的分级对门静脉高压症的诊断、治疗方法的选择和预后的判定都起着重要的作用。目前常采用的分级标准有三种，Child - Turcotte、Child - Turcotte - Pugh 和 1983 年武汉会议分级标准，见表12 - 3、表12 - 4、表12 - 5。目前第一种分级标准比较常用，而第二种比较准确、细致。

表 12 - 3　Child - Turcotte 肝功能分级

检查项目	分级标准		
	A	B	C
血清胆红素（umol/L）	<34.2	34.2~51.3	>51.3
血清白蛋白（g/L）	>35	-30~35	<30
腹水	无	易控制	难控制
肝性脑病	无	轻	重、昏迷
营养状态	优	良	差、消耗性

表 12 - 4　Child - Turcotte - Pugh 肝功能分级

检查项目	得分标准		
	1 分	2 分	3 分
血清胆红素（umol/L）	<34.2	34.2~51.3	>51.3
血清白蛋白（g/L）	>35	30~35	<30
凝血酶原时间（S）	<15	15~18	>18
腹水	无	轻	重
肝性脑病	无	1~2 度	3~4 度

注：A 级为 5~6 分，B 级为 7~9 分，C 级为 10~15 分。

表 12 - 5　1983 年武汉会议肝功能分级

检查项目	分级标准		
	I	II	III
血清胆红素（timol/L）	<21	21~34	>34
血清白蛋白（g/L）	≥35	26~34	≤25
凝血酶原时间（S）	1~3	4~6	>6
谷丙转氨酶（赖氏单位）	<40	40~80	>80
腹水	无	少量、易控制	大量、不易控制
肝性脑病	无	无	有

3. 腹部超声检查 可以显示腹水、肝密度及质地异常、门静脉扩张、脾肿大；多普勒超声可以显示血管开放情况，测定血流量，但对于肠系膜上静脉和脾静脉的诊断精确率稍差。门静脉高压症时门静脉内径可超过 1.3cm。

4. 食管吞钡 X 线检查 食管的 X 线吞钡检查在 70% ~80% 的门静脉高压症患者显示明显的静脉曲张。在食管为钡剂充盈时，曲张静脉的轮廓呈虫蚀样改变；排空时曲张的静脉表现为蚯蚓样或串珠状负影。

5. 食管胃底胃镜检查 食管胃底静脉曲张在胃镜下有明显特征，食管静脉 Ⅰ 度曲张，镜下呈黏膜下血管增粗显露；Ⅱ 度呈黏膜下静脉迂曲，可见蓝色征；Ⅲ 度呈黏膜下静脉迂曲并形成结节，可见红色征，静脉团向腔内凸出；Ⅳ 度呈大量静脉团凸向腔内，可形成静脉瘤，静脉表面极薄，并有多个糜烂点，极易破裂出血。

6. 腹腔动脉或肝静脉造影 腹腔动脉造影的静脉相或直接肝静脉造影可以使门静脉系统和肝静脉显影，确定静脉受阻部位及侧支回流情况，还可为手术提供参考资料。

7. AFP 检测 用以排除肝癌。

8. 骨髓穿刺 为数不少的血液病，有消化道出血和明显脾肿大的表现，因此有必要进行骨髓穿刺，与某些血液病相鉴别。如果骨髓象增生而周围颗粒细胞减少，表明脾功能亢进。

六、诊断和鉴别诊断

根据病毒性肝炎肝硬化、酒精性肝硬化或血吸虫性肝病史，脾大和脾功能亢进、呕血或黑便、腹水等症状，再根据上述辅助检查，门静脉高压症的诊断基本可以确定。但术中直接测定自由门静脉压（FPP）是最可靠的诊断方法。如果压力超过 2.94kPa（30cmH$_2$O），则诊断肯定。方法是应用一根划有刻度、长约60cm 的细玻璃管，连接在暂用血管钳夹住的塑料管和穿刺针上；管内充满等渗盐水。测定时，针尖可刺入胃网膜右静脉或其较大分支内；但准确的是直接刺入门静脉内。必须注意的是，玻璃管的零度应相当于腰椎体前缘的平面。测压应在不给全身血管舒缩药物下进行，休克患者应在休克纠正后再测，重复测压时患者动脉压的相差应不大。

食管胃底曲张静脉破裂出血时，须与胃十二指肠溃疡的急性大出血鉴别。详细追问病史，全面体检和化验查包括肝功能试验、血氨测定和溴磺酞钠试验等，都有助于鉴别。要注意的是肝脾大不明显、没有腹水的患者，尤其在大出血后，门静脉系血量减少，脾脏可暂时缩小，甚至不能扪及。还需要指出，部分肝硬化患者并发胃或十二肠溃疡及胃黏膜病变，必要时可行 X 线钡餐检查、纤维胃镜检查等迅速明确出血原因。对某些难于鉴别的患者，可试行三腔管压迫止血；如果不是食管胃底曲张静脉破裂出血，压迫无效。

七、治疗

1. 非手术治疗 非手术治疗主要适应于以下几种情况：一是尚未发展到食管下段胃底静脉出血。文献中大量的统计数字说明，肝硬化患者中仅有 40% 出现食管胃底静脉曲张，而有食管胃底静脉曲张的患者中有 50% ~60% 并发大出血，这说明有食管胃底曲张静脉的患者不一定发生大出血。临床上还看到，本来不出血的患者，在经过预防性手术后反而引起大出血。尤其鉴于肝炎后肝硬化患者的肝功能损害多较严重，任何一种手术对患者来说都是较为严重的打击，甚至引起肝功能衰竭。因此，对有食管胃底静脉曲张的但没有出血的患者，倾向"不做预防性手术"，对这类患者重点应行内科护肝等治疗。但如果有重度食管胃底静脉曲张，Ⅲ、Ⅳ度，镜下有红色征或糜烂点时，可考虑行预防性手术。二是肝功能严重受损、有黄疸、大量腹水的患者（Child C 级或国内分级法Ⅲ级）发生大出血时，如果进行外科手术，死亡率可高达 60% ~ 70%。对这类患者应尽量采用非手术疗法。三是对于适合手术治疗的急性大出血患者，由于出血急且量大，患者血压急剧下降，生命指征不平稳，无法耐受急诊手术者，短期内采用非手术治疗，为手术做必要的准备。

（1）输血、输液、抢救休克：在严密观察血压、脉搏的同时，应即行输血。如果收缩压低于 10.7kPa（80mmHg），估计失血量已达 800ml 以上，即应快速输血。可快速静脉输注一定量的高渗碳酸氢钠、羧甲淀粉等补充血容量提升血压。

（2）血管加压素的应用：血管加压素促使内脏小动脉收缩，血流量减少，从而减少了门静脉血的回流量，短暂地降低门脉压，使曲张静脉破裂处形成血栓，达到止血作用。一般剂量为 20U，溶于 5% 葡萄糖溶液 200ml 内，在 20 ~ 30min 内快速静脉滴注完，必要时 4h 后可重复应用。此药有减少全肝血流量，加重肝脏缺氧和肝功能损害的缺点，且对高血压和有冠状血管供血不足的患者也不适用。近年有人行选择性肠系膜上动脉插管，滴注血管加压素，每分钟 0.2 ~ 0.4U 疗效则较好。三甘氨酰赖氨酸加压素为人工合成的加压素衍生物，对平滑肌无作用，半衰期长，全身症状少。常用量为 1 ~ 2mg 静滴，每 6h 一次，平均用药 7±3mg，有效率为 70%。

临床联合应用血管加压素（0.2 ~ 0.4U/min）加酚妥拉明（0.2 ~ 0.3mg/min）静脉滴注，可使门静脉高压、平均动脉压、脉率及心脏指数均无明显变化。联合应用此二类药物能抵消各自对全身血流动力学的不良影响，而对控制食管胃底曲张静脉破裂大出血较单用血管加压素更好。也可与硝酸酯类联合应用。

（3）生长抑素的应用：近年来应用人工合成生长抑素（Sandostatin，Stilamin）能选择性地减少内脏血流量，尤其是门静脉和其侧支的血流量，从而降低门静脉压力，有效地控制食管胃底曲张静脉破裂大出血。生长抑素对心搏量及血压则无明显影响。首次剂量为 250μg 静脉冲击注射，以后每小时 250μg 滴注，可连续用药 2 ~ 5 天。生长抑素的止血率（80% ~ 90%）远高于血管加压素（40% ~ 50%），副作用较少，目前认为是对食管胃底曲张静脉破裂出血的首选药物。

（4）三腔两囊管压迫止血：利用充气的气囊分别压迫胃底和食管下段破裂曲张静脉，以达到止血目的。该管有三腔，一通圆形气囊，充气后可压迫胃底；一通圆柱形气囊，充气后可压迫食管下段；一通胃腔，经此腔可行吸引、冲洗和注入药物、饮料等。

三腔两囊管的使用方法和注意事项：先将两个气囊各充气约 150ml，气囊充盈后应是膨胀均匀，弹性良好。将气囊置于水下，证实无漏气后，即抽空气囊涂上石蜡。然后让患者吞一口石蜡，从患者鼻孔缓慢地将管送入胃内；边插边让患者做吞咽动作，直至管已插入 50 ~ 60cm，抽出胃内容为止。先将胃气囊充气 150 ~ 200ml 后，将管向外提拉，感到管子不能再被拉出并有轻度弹力时予以固定，或利用滑车装置，在管端悬以重量为 0.25 ~ 0.5kg 的物品，作牵引压迫。接着观察止血效果，如仍有出血在向食管气囊注气 100 ~ 150ml。放置三腔管后，应抽出胃内容物，并用生理盐水反复灌洗，观察胃内有无鲜血吸出。如无鲜血，同时脉搏、血压渐趋稳定，说明出血以基本控制。为数不少的患者在气囊充气后，感觉胸闷、憋气、有窒息感，因而精神紧张，不能耐受。此时要耐心说服患者，嘱患者深吸气，放松紧张情绪，配合治疗。必要是可将食管气囊放出部分气体，减轻压力，使患者得以耐受。

三腔两囊管可使 80% 食管胃底曲张静脉出血得到控制，但约一半患者排空气囊后又立即再次出血。再者，即使技术熟练的医师使用气囊压迫装置，其并发症的发生率也在 10%~20%，并发症包括吸入性肺炎、食管破裂及窒息。故使用三腔管的患者应放在监护室里进行监护，并注意以下事项：患者应侧卧或头侧转，便于吐出痰液，吸尽患者咽喉部分泌物，以防止发生吸入性肺炎；要严密观察慎防气囊上滑堵塞咽喉引起窒息。三腔管一般放置 24h，如出血停止，可先排空食管气囊，后排空胃气囊，再观察 12~24h，如确已止血才将管慢慢拉出。放置三腔管的时间不宜超过 3~5 天，否则，食管胃底黏膜因受压迫太久而发生溃烂、坏死食管破裂。因此，每隔 12h，应将气囊放空 10~20min；如有出血即再充气压迫。

（5）内镜治疗

1）内镜下硬化剂注射法（EVS），经纤维胃镜将硬化剂（国内多用鱼肝油酸钠）直接注入曲张静脉腔内，使曲张静脉闭塞，其黏膜下组织硬化，以治疗食管静脉曲张出血和预防再出血。注射点在食管下段贲门上方 5cm 处开始，每相距 1~2cm，朝着贲门方向，作 2~3 层次的环行注射，每个注射点中注入 1~3ml 或 3~5ml，平均总量为 30~50ml；每 10~15 天重复注射一次，平均为 3~6 次。注射后如出血未止，24h 内可再次注射。此法对于急性出血的疗效与药物治疗相似，长期疗效优于血管加压素和生长抑素。主要并发症是食管溃疡狭窄或穿孔。食管穿孔是最严重的并发症，虽然发生率仅为 1%，但死亡率却高达 50%。

2）经内镜食管曲张静脉套扎术（EVL），方法是经内镜将要结扎的曲张静脉吸入到套扎器中，用橡皮圈套扎曲张静脉的基底部。在急性出血期间，在掌握经内镜治疗时机方面尚有不同意见，但目前公认这是控制急性出血的首选方法，成功率可达 80%~100%。硬化剂注射疗法和套扎对胃底曲张静脉破裂出血无效。

（6）经颈内静脉肝内门体分流术（transiugular intrahepatlc portosystemic shunt，TIPS）：采用介入放射方法，经颈静脉途径在肝内肝静脉与门静脉主要分支间建立通道，置入支架以实现门体分流，TIPS 的内支撑管的直径为 8~12mm。TIPS 可明显降低门静脉压力，一般可降低至原来压力的一半，能治疗急性出血和预防复发出血。其主要问题是支撑管可进行性狭窄合并发肝功能衰竭（5%~10%），肝性脑病（20%~40%）。目前 TIPS 的主要适应证是药物和内镜治疗无效、肝功能差的曲张静脉破裂出血患者和用于等待肝移植的患者。

2. 手术治疗 对于没有黄疸、没有明显腹水的患者（Child A、B 级，国内分级 I、II 级）发生大出血，应进行手术治疗。但应提醒注意：尽量避免急诊手术，应尽可能用非手术治疗控制出血，待凝血机制紊乱、低血浆蛋白和贫血明显改善，肝功能有所恢复时，行择期手术。急诊手术治疗可在以下情况考虑实施：①患者以往有大出血病史，或本次出血来势凶猛，出血量大，或经短期积极止血治疗，仍有反复出血者，应考虑急诊手术止血。②经过严格的内科治疗 48h 内仍不能控制出血，或短暂止血又复发出血，应积极行急诊手术止血。应该认识到，食管胃底曲张静脉一旦破裂引起出血，就会反复出血，而每次出血必将给肝脏带来损害。积极采取手术止血，不但可以防止再出血，而且是预防发生肝昏迷的有效措施。手术治疗主要分为两类：一类是通过各种不同的分流手术，来降低门静脉压力；另一类是阻断门奇静脉间的反常血流，达到止血的目的。

（1）分流手术：即将门静脉系和腔静脉系连通起来，使门脉系血直接分流到腔静脉去。分流术可分为非选择性和选择性分流术（包括限制性分流术）。

1）非选择性分流术是将入肝的门静脉血完全转流入腔静脉系，如门静脉与下腔静脉端侧吻合术；门静脉与下腔静脉侧侧吻合术；肠系膜上静脉与下腔静脉桥式吻合术；脾静脉近端与左肾静脉端侧吻合术等。非选择性分流术治疗食管胃底曲张静脉破裂出血效果好，但由于肠道内的氨（蛋白质的代谢产物）被吸收后部分或全部不再通过肝脏进行解毒、转化为尿素，而直接进入血液循环，影响大脑的能量代谢，从而引起肝性脑病，甚至肝性昏迷，死亡率高。肝性脑病发生率高达30%～50%。

2）选择性分流术是保存门体静脉入肝血流的同时降低食管胃底曲张静脉的压力，如脾静脉远端与左肾静脉端侧吻合（Warren手术）；限制性门腔静脉侧侧吻合术（吻合口＜10mm）；门腔静脉桥式分流术（架桥人造血管口径为8～10mm）等。该术式的优点是肝性脑病发生率低，但有大量腹水和吻合口小易形成血栓等缺点。

（2）断流手术：即脾切除，同时手术阻断门奇静脉间的反常血流，以达到止血的目的。1989年11月在湖南大庸召开的门脉高压症专题讨论会上，专家们基本达成了共识，认为断流术是合理的。原因其一是：断流术增加了肝脏的血流量，是维持门静脉向肝脏灌流的重要保证。其二是：门静脉系在功能上有分区现象，"肠系膜区"和"胃脾区"两个功能区域间存在屏障，胃左静脉压力的升高是形成食管胃底静脉曲张的最根本原因。断流术是针对胃脾区，特别是胃左静脉高压的手术，目的性强，止血作用确切。断流手术的方式很多，应用较多的有：食管下端横断术（Suguira手术）、胃底横断术（Tanner手术）、食管下端胃底切除术以及贲门周围血管离断术（Hassab手术）等。在这些断流手术中，食管下端横断术、胃底横断术，阻断门奇静脉间的反常血流不够完全，也不够确切；而食管下端胃底切除术的手术范围大，并发症多，死亡率较高。

贲门周围血管离断术的疗效较好，是手术治疗门静脉高压症的最佳式式。在门静脉高压症时，冠状静脉的胃支、食管支都显著曲张，高位食管支的直径常达0.5～0.8cm，只要在脾切除后彻底结扎、切断曲张的胃支、食管支以及高位食管支，就能达到即刻而确切的止血。其中高位食管支的结扎切断是贲门周围血管离断术成败的关键所在。高位食管支来自冠状静脉的凸起部，距贲门右侧3～4cm，沿食管下段右后侧向上行走，于贲门上3～4cm处进入食管肌层；管径约为5mm。异位高位食管支可与高位食管支同时存在，起源于冠状静脉主干，有时直接起源于门静脉左干，距贲门右侧更远，在贲门以上5cm或更高处才进入食管肌层。这两支曲张静脉位置深而隐蔽，手术时分离食管下段长度至少要达5cm以上，才不致遗漏这两支极为重要的侧支。贲门周围血管离断术，除了确切地控制食管胃底曲张静脉破裂出血，保持了肝脏门脉的血流灌注外，由于手术损伤较小，对患者的打击小，手术死亡率也较低。又由于操作较简便，易于在基层单位推广。一个外科医生如果掌握了胃大部切除术，也就能施行贲门周围血管离断术。

西安医科大学提出了一种新的断流方法：胃冠状静脉栓塞术。方法是在脾切除后，采用一种快速作用的液状黏胶：α-氰基丙烯酸酯类液剂，在胰体上缘直接注入冠状静脉的起始部，一般用量为8ml，即可栓塞贲门周围所有血管，包括高位食管支在内。这种断流方法在操作上更为简单，阻断门奇静脉间反常血流也较完全，但近年已有报道发生异位栓塞（门静脉栓塞、肺栓塞、脑栓塞），甚至可引起胃壁坏死，导致胃腔狭窄等并发症。如何进一步改进黏胶的性能和注入方法，是今后需要研究的课题。

如何处理贲门周围血管离断术后的再出血？贲门周围血管离断术后发生再出血时，多数以便血为主，出血量不大。对于这类患者，首先要详细了解过去的手术方式和手术情况，其次是行急诊纤维胃镜检查。再出血的主要原因有二：第一是由于出血性胃黏膜糜烂（应激性溃疡）引起的。患者手术后都处于应激状态，导致胃黏膜的缺血、缺氧，胃黏膜屏障破坏。其发生机制和其他应激状态下出现的胃黏膜急性病变没有不同之处。对于这一类的出血，一般是可以经非手术疗法止血的。第二是第一次手术不彻底、不完全，遗漏了高位食管支或异位高位食管支的结扎切断，又引起了食管胃底静脉的曲张破裂。对于这种情况要争取早期手术，剪开膈下食管前浆膜，分离出贲门，用细纱条或导尿管将贲门向左下牵拉，以手指沿食管右后侧钝性分离食管下段 5～10cm 范围，即可显露并处理遗漏了的高位食管支或异位高位食管支，结扎切断后达到即刻止血。

（3）单纯脾切除术：严重脾大，合并明显的脾功能亢进，最多见于晚期血吸虫病还有少部分其他原因引起的肝硬化门静脉高压症。血吸虫性肝硬化的病理变化是窦前阻塞，肝功能多较好，对于这种患者单纯脾切除的效果良好。但如果晚期血吸虫病伴有明显的食管胃底静脉曲张，因此曾引起大出血者，则应考虑在脾切除的同时行贲门周围血管离断术。

（4）腹腔－静脉转流术：对于肝硬化引起的顽固性腹水，最有效的外科措施是行腹腔静脉转流术。有一种特制的微型转流装置，外壳由不锈钢制成，内有灵敏的单向硅胶薄膜导水阀。将装置放在腹膜外肌层下，一端接以多孔硅胶双套引水管通入腹腔；另一端接以硅胶导水管，经胸壁皮下隧道，引向右颈部插入颈内静脉，而达上腔静脉。利用胸腹腔内压差，腹压推开装置内阀门，就使腹水随呼吸而有节律地通过硅胶管流入上腔静脉。临床实践证明，疗效是满意的。尽管放置腹腔－静脉转流管并不复杂，然而有报道术后死亡率高达20％。腹腔－静脉转流术后，如出现弥漫性血管内凝血、食管胃底曲张静脉出血或肝功能衰竭，就应停止转流。有人主张行胸导管与左侧颈内静脉的端端或侧侧吻合来治疗顽固性腹水，但疗效不够满意。

（5）肝移植：肝移植已经成为外科治疗终末期肝病的有效方法，存活率已超过70％。迄今，国内已有数十家三级医院开展了肝移植。此方法是治疗中晚期肝病并发门静脉高压症食管下段胃底静脉曲张出血患者的理想方法，既替换了病理性肝脏，又使门静脉系统血流动力学恢复正常。但由于供肝短缺、终生服用免疫抑制剂的危险、手术风险大、技术条件要求高，以及费用昂贵等多种因素，限制了肝移植的临床推广。

综上所述，门静脉高压症上消化道大出血，肝功能为 Child A、B 级，国内分级 Ⅰ、Ⅱ级者，应积极进行择期手术治疗。手术方式中，分流术优点是降低门静脉压力效果好；缺点是肝脏血流灌注量减少、营养差，且发生肝性脑病机率增加。断流术优点是止血效果好，对肝脏血流灌注量增加，营养好，且保证了肝脏对胃肠回流血的解毒作用，发生肝性脑病的几率下降；缺点是术后再出血的发生率相对增加。断流术中，贲门周围血管离断术为最佳术式。近年来全国兴起了肝移植术，是治疗晚期肝病最有效的方法，但多方面因素使该术式短期内尚难以普及。

（陈俊卯）

第七节　布－加综合征

一、概述

巴德－吉亚利综合征，也称布－加综合征（Budd－Chiari syndrome）。它指的是由肝静脉或其开口以上的下腔静脉阻塞引起的以门静脉高压或门静脉和下腔静脉高压为特征的一组疾病。最常见者为肝静脉开口以上的下腔静脉隔膜和肝内静脉血栓形成。1845 年和 1899 年 Budd 和 Chiari 分别描述了本病，故称 Budd－Chiari 综合征。

病因：在东方国家，如我国、印度、日本和韩国，则以下腔静脉发育异常为多见，少数由肝静脉隔膜引起。欧美则多由肝静脉血栓形成所致，与高凝状态，如真性红细胞增多症、抗凝血酶Ⅲ缺乏、高磷脂综合征等有关。其他原因尚有真性红细胞增多症、阵发性夜间血红蛋白尿、口服避孕药、严重充血性心力衰竭、心包炎、白塞综合征、非特异性血管炎、血液高凝状态、腔外肿瘤、肥大的肝尾叶压迫或妊娠等。另有 10% 左右的患者尽管做了全面检查仍不能确定病因。

分型：尚未完全统一。为治疗的需要按病变部位的不同分为三型：A 型为局限性下腔静脉阻塞；B 型为下腔静脉长段狭窄或阻塞；C 型为肝静脉阻塞；以 A 型和 C 型为多见。

二、诊断

（一）病史要点

本病以男性多见，男女之比约为 2 : 1，多发于 20~40 岁。发病年龄则视发病原因而异，因先天性发育异常者，发病较早；因后天原因致病者，则发病年龄可较晚。

单纯的肝静脉阻塞者，以门静脉高压症状为主；合并下腔静脉阻塞者，则同时出现门静脉高压和下腔静脉阻塞综合征。

（二）查体要点

除常规门脉高压出现的体征外，严重者可出现：

（1）下腔静脉回流受阻还可引起双侧下肢静脉曲张、色素沉着，甚至经久不愈的溃疡；严重者，双小腿皮肤呈树皮样改变。

（2）下腔静脉阻塞后，胸、腹壁及腰部静脉扩张扭曲，部分代偿下腔静脉的回流。腰背部静脉曲张和下腹壁曲张静脉血流向上不是单纯门静脉高压症所能引起，而恰恰提示下腔静脉阻塞性病变。

（3）晚期患者由于腹水严重，为减轻症状而反复抽吸腹水，蛋白不断丢失，最后患者常死于严重营养不良、食管曲张静脉破裂出血或肝肾功能衰竭。

（三）辅助检查

1. 常规检查　同门静脉高压症。

2. 其他检查

（1）B 型超声或彩色多普勒：是简单、可靠且方便的无创性首选检查。诊断准确率达 90% 以上。

（2）下腔静脉造影：是诊断本病的金标准。采用 seldinger 技术经股静脉插管，将导管经导丝插至下腔静脉，在高压注射造影剂的同时施行连续摄片。也可同时经颈静脉或贵要静脉途径，插入另一导管经上腔静脉和右心房进入下腔静脉上端。可清楚地显示病变部位、梗阻的程度、类型及范围，对治疗具有指导意义。

（3）经皮肝穿刺肝静脉造影：可显示肝静脉有无阻塞，除具有上述方法同样的意义外，在适当病例，可同时扩张和置放支架治疗，还可帮助预测手术效果及预后。

（4）上消化道钡餐检查可见胃底、食管静脉曲张，十二指肠受肥大的尾叶推压而移位。

（5）CT 及 MRI 不如上述方法准确。

（6）肝穿刺活检有辅助诊断意义。慢性患者肝小梁中的肝细胞被红细胞取代，被认为是其特征性改变。如除外心脏疾病，有高度瘀血肝或瘀血性肝硬化时，应首先考虑本病。

（四）诊断标准

有门静脉高压表现并伴有胸、腹壁，特别是腰背部及双下肢静脉曲张者，应高度怀疑为布－加综合征。根据典型临床表现和 B 超检查诊断不难。下肢静脉造影可确诊。

急性患者起病急骤，有不同程度的右上腹痛、呕吐、发热、下肢麻木、浮肿，继之出现肝脏肿大、腹水，部分患者可出现轻度黄疸，有些病例甚至休克，迅速死亡。肝颈静脉回流征阴性为其特点。腹水积聚迅速、蛋白含量较高。

慢性患者可有如下表现：

（1）顽固的、难以消退的腹水：患者肝静脉回流受阻，血流不能回流入右心，肝静脉压力明显升高致肝中央静脉和肝静脉窦扩张、瘀血，血浆经狄氏间隙渗入肝淋巴间隙，淋巴液通过肝纤维囊漏入腹腔，形成顽固的腹水。

（2）肝脾肿大：由于肝脏充血，压力增高，导致肝和脾肿大、食管和胃底静脉曲张等门静脉系统压力增高的表现。

（3）消化不良：由于小肠静脉瘀血引起。如肝静脉回流得以早期解决，病变可以逆转。如果长期不予处理，可继发肝硬化，少数发生癌变。

（4）伴下腔静脉阻塞者不仅引起双下肢、会阴部肿胀和胸肋、背部静脉曲张，尚可引起肾静脉回流受阻导致肾功能不全。

（5）心功能不全：由于血液淤滞在下半躯体，回心血量明显减少，心脏缩小。患者常有心悸，轻微活动即可引起心慌、气短，重者处于端坐呼吸状态。

无症状型：部分病例仅表现原发性疾病的症状，多在尸检时方才发现，临床上并无特殊症状。

（五）鉴别诊断

需要注意与一般的门静脉高压症患者相鉴别。

彩超检查很容易发现肝静脉或其开口以上的下腔静脉阻塞。此外，尚需明确该病的原发病因，如某种高凝状态等。

三、治疗

应根据不同病型采用不同治疗方法。首选介入性方法或介入与手术联合法，其次才考虑应用手术方法解决。治疗应该首先针对门静脉高压及其引起的并发症，其次针对由下腔静脉阻塞引起的一系列由下半躯体静脉回流障碍所致的不良后果。

（一）一般治疗

在急性期宜采取内科治疗，不宜手术，以病因治疗为主。有血栓形成者可试用抗凝剂尿激酶和链激酶治疗，使用抗生素。利尿剂和低盐饮食有利于腹水的消退。

（二）手术治疗

手术方法大致分为六类：①间接减压术，包括腹膜腔－颈内静脉转流术和胸导管－颈内静脉重新吻合术；②断流术，包括经食管镜硬化剂注射；③各种促进侧支循环的手术，如脾肺固定术；④直接减压术，包括各型肠系膜上静脉或下腔静脉或前两者与右心房之间的转流手术；⑤病变根治性切除术；⑥肝移植术。

（1）下腔静脉局限性阻塞或狭窄的治疗

1）经皮球囊导管扩张和内支架植入术：经皮血管腔内血管成形术（percutaneous trans-luminal angioplasty，PTA）或称血管内球囊扩张术，为近年新建立的比较安全、简便、损伤小的术式。目前已成为膜性阻塞患者的首选治疗方法，也可用于节段性阻塞患者的治疗。一般要用 20～30mm 内径球囊的特制导管反复扩张数次，以获稳定疗效。为防止复发，近年在PTA 的基础上发展起来一种新的治疗方法称经皮血管腔内支架置入术（percutaneous translu-minal stentangioplasty，PTS）。其方法如同 PTA，在球囊扩张后，导入直径 2cm 可扩张性金属支架撑开狭窄部，从而建立起静脉流通道。有逐渐取代 PTA 的趋势。

2）经右心房破膜术：当阻塞不能被穿破时可择期采用本法。此术 5 年通畅率约 60%。现此术已被如下术式所替代。

3）经右心房破膜与经股静脉会师式破膜、扩张和内支架植入术：经股静脉经插入球囊扩张导管施行"会师"或穿破、扩张术后，在伸入右心房的指尖定位下，将 20～30mm 直径的内支架置于合适的位置。

4）下腔静脉－右心房人工血管转流术：当采用上述方法仍不能穿破阻塞时，则可加做上腹正中切口，在十二指肠水平部下方显露下腔静脉前侧壁 4cm。取人工血管经右膈前缘适当位置行下腔静脉－右心房人工血管转流。转流血管 5 年通畅率约 50%。

5）根治性矫正术：由于介入球囊扩张和支架法的问世，适于此术者已明显减少。

（2）下腔静脉长段阻塞或狭窄的治疗：此时尽管患者存在双下肢静脉回流障碍，但在绝大多数患者，食管静脉曲张出血和顽固性腹水和恶液质状态为患者的主要死因。此时以缓解门脉高压的方法常可明显缓解病情，使患者部分或完全恢复体力劳动。至于由下腔静脉阻塞引起的下肢肿胀等表现常获间接缓解。所用手术方法有如下。

1）肠系膜上静脉－右心房人工血管转流术：首先分离出肠系膜上静脉约 4cm 后，转流法则与上述腔房转流相似。转流成功后肝脏即发生皱缩。5 年通畅率约 70%。

2）脾静脉－右心房人工血管转流术：当肠系膜上静脉有病变时采用。

3）门静脉－右心房人工血管转流术：上述两种方法不能实现时采用。

4）肠系膜上静脉－颈内静脉人工血管转流术：适用于在严重顽固性腹水、胸腔积液、恶液质和高危患者。优点是仅在颈部和腹部做切口，避免开胸手术，明显减少了手术的危险性。

此术必须采用带外支持环及弹性好的人工血管，避免由于心脏搏动受到挤压，有助于提高通畅率。

（3）下腔静脉通畅而肝静脉阻塞的治疗：急性患者应先试用纤溶疗法，取经皮经肝穿刺途径则更好。慢性病例应先做经皮经肝穿刺肝静脉造影，如属主肝静脉开口阻塞，可先试用扩张和内支架术。当以上方法无效时，可取肠 – 腔、脾 – 肾、门 – 腔静脉转流术中的一种方法进行治疗。

（4）肝移植：适用于其他肝功能衰竭、肝昏迷发作或继发严重肝硬化病例。

四、预后

近年来，随着相关知识的推广和各种介入方法的涌现，大多数病例可获早期诊治，疗效较好，手术率已明显下降，但复发率仍较高。本症的预后与病理类型和病情轻重直接相关，其中隔膜型效果最好，C 型效果最差。

（陈俊卯）

第八节　肝脏损伤

肝损伤是腹部外伤中较为突出的问题。由于肝脏体积较大，在腹内所占空间较大，而且质脆易于破损，故在腹部钝性伤中，肝损伤的发生率约为 15% ~ 20%，仅次于脾损伤而居第二位；在腹部穿透伤中，肝损伤发生率约为 40%，仅次于小肠也居第二位。随着现代外科诊断技术的进步及治疗水平的不断提高，以及国内外在严重肝外伤处理方面的不断进步，已使严重肝外伤的死亡率不断下降。

肝脏平均长 28cm，宽 16cm，厚 20cm，成人肝脏重 1 200 ~ 1 500g，位于右上腹部膈下，后面有 6 ~ 12 肋保护，前面有 6 ~ 9 肋遮盖。正常肝上界在右侧第 5 肋上缘，下界与肋缘平齐。肝脏各面几乎全被腹膜包裹，并在数处形成腹膜反折而成为肝脏的韧带，使肝脏固定于膈肌和前腹壁。肝上缘稍后有横行的冠状韧带，并向两端延伸成为左右三角韧带，将肝脏固定于膈肌。肝脏上前面有纵形的镰状韧带，将肝脏固定于前腹壁。镰状韧带的游离缘有肝圆韧带（胚胎时期的脐静脉）通过。肝脏的下面有肝十二指肠韧带和肝胃韧带，前者内有肝动脉、胆总管和门静脉进出肝门。肝内血管系统（门静脉、肝静脉和肝动脉），和肝内胆管由肝中裂分为大致相等的左右两叶，也称为左半肝和右半肝。肝中裂为一斜形裂，通过胆囊窝中部达下腔静脉的左侧壁。左半肝分为左内叶和左外叶，右半肝分为右前叶和右后叶。此外，还有不属于左右半肝的尾状叶。

肝功能主要有分泌胆汁、物质代谢、解毒、制造血浆蛋白及凝血因子和血量调节等作用。

一、肝损伤的病因与分类

肝损伤的病因可分为两类，即锐性与钝性。锐性肝损伤常见于利器伤，如切伤、刺伤、枪弹伤及弹片伤等。此类损伤除伤及肝脏外，常伴有邻近脏器如膈肌等的损伤。钝性损伤常为闭合性暴力，如拳打、脚踢、跌伤、撞击等，较锐性伤多见。

肝损伤严重程度的分类法有多种，其中较权威、对临床救治和预后判断较有帮助的分类方法要属美国创伤外科学会 1994 年提出的肝损伤分级法。此法依据肝脏包膜下血肿大小与位置、肝实质撕裂深度与范围将肝损伤分为 6 级。一般认为Ⅲ级以内为轻型肝损伤，而Ⅲ级以上为重型或复杂的肝损伤。根据病理改变可将肝脏的损伤分为如下两种类型：①包膜下破裂：包括表浅的包膜下破裂和中央的包膜下破裂，前者表现为肝实质的表面破裂而包膜保持完整，后者表现为肝脏实质的中央破裂，而表层组织仍完整；②真性破裂：即肝包膜和实质均有破裂。另外，也有人依据腹腔内的出血量将肝损伤分级，少于 200ml，一般属于轻度肝损伤；多于 500ml 者，多属于重度肝损伤。

二、肝损伤的诊断

肝损伤的临床表现主要是腹腔内出血和腹膜受刺激所引起，其表现依损伤方式和程度不同而有很大区别。其损伤的严重程度主要取决于下列几方面：①出血量的多少和出血的速度：迅速大量出血可导致立即死亡，此种情况常见于肝静脉主干或肝后下腔静脉的破裂。中等量的出血如出血量在 800ml 以下者，常仅表现为轻微脉搏增快，而不出现明显休克征象，常容易使人低估其严重程度。②胆汁渗漏的量：亦即有无伴随大的胆管损伤，这与损伤的部位又有密切联系。胆汁泄漏常引起严重的胆汁性腹膜炎，加之肝组织中常含有自门静脉来的肠道细菌，因此易引起严重的细菌性腹膜炎。③合并伤的严重程度：如有无合并颅脑损伤、腹腔内其他脏器有无损伤等。

详细的病（伤）史询问对诊断必不可少，对闭合性肝损伤来说尤为重要。开放性损伤根据伤口的位置、方向与深度对肝损伤作出诊断常不困难。对闭合性肝损伤需要注意如下几点：①右侧躯干遭受暴力，或存在右下胸肋骨骨折，要警惕肝损伤的可能性；②有较明显的内出血表现，或有腹膜刺激征或腹膜炎表现时，尤其是出现右肩牵涉痛或呃逆时，要重点针对肝损伤进行检查；③出现从外表伤不能解释的低血压休克表现时，要考虑肝损伤的可能性。

床旁 B 超检查是首选的辅助检查手段，除少数膈顶部的损伤因肺内气体的干扰不能发现外，B 超检查能对绝大多数的肝损伤作出诊断，明确肝损伤的部位和程度。如 B 超难以作出诊断，而又高度怀疑，患者的一般情况又允许的条件下，可以选择 CT 检查，CT 因不受肠气和肺气的干扰，较 B 超能更准确地判断肝脏损伤的部位和范围，但即使如此，CT 扫描也会出现对肝损伤的程度估计不足。其他辅助检查如诊断性腹穿和腹腔灌洗，对肝损伤的诊断也有帮助，尤其是对穿刺液或灌洗液进行胆红素检查，如其浓度高于患者血中胆红素浓度，则更加支持肝损伤的诊断。总之，做到如上几方面进而对肝损伤作出诊断常并不困难，但要准确判断伤情从而为临床决策和预后判断提供依据则不容易。

三、肝损伤的处理

诊断明确的肝外伤，传统的治疗原则是积极手术。随着对肝外伤治疗经验的积累及监护手段的提高以及各种高质量影像学诊断设备的应用，现主张对循环稳定的闭合性肝外伤应尽量采用非手术治疗，这是肝外伤治疗的重要进展之一。一般认为满足以下三项要求者可以考虑保守治疗：一是 CT 检查确定肝损伤程度为Ⅰ～Ⅲ级，腹腔内积血量少于 600ml；二是入院时给予中等量输液后患者循环稳定，观察期间因肝损伤所需输血量少于 400～600ml；三是未发现其他内脏合并伤，无腹膜炎体征。非手术治疗最初仅限于 CT 显示的Ⅰ～Ⅲ级和腹腔内小量出血的轻型肝外伤，现在认为只要是循环稳定的肝外伤，无论伤情分级及腹腔积血量如何均可考虑非手术治疗。当然，以上指征并不是绝对的，需根据本身的设备技术条件等综合因素来全面考虑，对于设备技术条件较差的医院，保守治疗指征需适当从严，以免延误病情。在选择非手术治疗时，应注意避免漏诊或忽视隐匿的胃肠或胰腺合并伤、胆瘘等。

为了充分显露肝脏，已明确仅有肝脏损伤者，可采用右肋缘下切口，不能明确者，则最好采用右上腹旁正中切口或正中切口。开腹后的操作要点如下。

1. 尽快控制出血，查明伤情　决定严重肝外伤患者存亡的最关键因素是能否迅速控制出血。手术时应首先迅速控制出血，纠正具有致命危险的低血容量和酸中毒。控制出血简单而有效的方法：一是用纱布直接压迫肝损伤部位；二是暂时阻断入肝血流。以手指或橡皮管阻断肝十二指肠韧带控制出血即 Pringle 手法是严重肝外伤时控制出血的常用方法，但此种方法受到肝脏入肝血流阻断安全时限的限制。一般认为常温下每次阻断的时间不宜超过30min，现有专家提出，实际上肝脏所能耐受的最高时限远高于此，可达 90min。因此在有必要时可以适当延长阻断肝脏血流的时间，但须考虑肝脏对缺血的耐受性受原先创伤和失血性休克状态下所经历的缺血缺氧时间的影响。

2. 肝脏清创缝合术及肝脏切除术　缝合是修补肝脏裂伤最常用的手段。探明肝破裂伤情后，应对损伤部位进行清创，清除裂口内的血块、异物以及离断、粉碎或失去活力的肝组织，并对较大的出血点和断裂的胆管逐一结扎。对于切口不深、出血不多、创缘比较整齐的伤口，可作间断缝合或褥式缝合。深在的裂口则不能仅作创缘的表浅缝合，否则将在肝实质内形成一个充满血液、胆汁和坏死组织的死腔，导致脓肿形成或继发性胆道出血。此种情况下必须对创口内的较大血管和胆管牢固结扎，然后穿过底部缝合结扎，以不留死腔。必要时可将双套引流管置入创口深部，术后行负压吸引。如在缝合前将大网膜、吸收性海绵或氧化纤维素等填入裂口内，可增加止血效果并加强缝合的牢固性。对于有大块肝组织破损，特别是粉碎性肝破裂，可在充分考虑肝脏解剖特点的基础上行清创式肝切除术，即将损伤和失活的肝组织切除，并尽量保存健康肝组织，直视下一一结扎创面血管和胆管。

肝脏严重挫裂伤，尤其是伤及肝内较大胆管或行肝组织大块切除者，需行胆总管引流，以减少胆瘘形成机会。但对于胆总管直径小于 5mm 者，最好不行胆总管引流，以免术后形成胆管狭窄。

3. 肝动脉结扎术　如肝裂伤经创面缝扎仍不能控制出血时，可考虑行肝动脉结扎。结扎肝总动脉最安全，但有时效果并不满意。结扎左肝或右肝动脉效果最好，术后肝功能可能有所波动，但多能通过侧支循环的建立而不会发生肝坏死。结扎肝固有动脉有一定风险，应予慎用。

4. 合并其他　合并肝静脉主干或肝后下腔静脉破裂的肝损伤的处理，这类损伤罕见，死亡率高达 80% 以上。致死性的失血可发生在伤后早期或在手术中翻动肝脏试图显露出血部位进行止血时。另外一大危险因素为空气或肝脏碎屑导致的栓塞。应先用纱垫填塞、压迫暂时止血或减少出血。然后将切口扩大以改善显露，采用带蒂大网膜填塞后，以粗针线将肝破裂处拉拢缝合。如此法无效，则需阻断全肝血流，然后缝合修补静脉裂口。当全肝血流阻断后，因下腔静脉及门静脉系统血液淤滞会立即出现有效循环血量及心输出量下降，需密切监护并快速输血以恢复血压稳定。肝周纱布填塞也是处理近肝静脉伤的有效方法。近十年来，随着"控制损伤（damage control）"这一创伤处理新概念的提出，肝周纱布填塞作为控制损伤的一种有效手段被重新列为治疗严重肝外伤的重要措施之一。"控制损伤"是指对失血量大的重危伤员首次手术时仅作粗略检查，采用简易方法尽快控制大的出血和污染，暂时关闭腹腔；直至复苏成功和患者生命征平稳后按计划再次剖腹完成确定性手术。肝周纱布填塞的主要适应证是伴有凝血机制障碍而发生难以控制大出血的严重肝外伤，当技术条件有限需转院治疗时也可采用纱布填塞暂时止血。常在纱布填塞前在创口处先填入大网膜、吸收性海绵、氧化纤维素等，然后再将长而宽的纱条由深到浅有序填入创口，形成既能止血又不过大的均匀压力，以达压迫止血的效果，挽救患者生命。纱布另一端通过就近切口引出体外，作为引流。若患者生理状态恢复稳定，可于术后 3～5 天分次轻柔取出纱布。此法既可作为技术力量不足条件下的过渡性处理措施，以争取时间，留待至有条件的单位行确定性手术；又可作为"控制损伤"的步骤，待患者身体条件许可后再行确定性手术。这种方法有并发感染或在抽出纱布的最后部分时引起再出血的可能，故非迫不得已，应避免采用。

不论采用何种手术方式，外伤性肝破裂手术后，在创面或肝周应留置双套管行负压吸引，以引流渗出的血液或胆汁。

（陈俊卯）

第九节 肝癌破裂大出血

一、诊断

（一）临床表现

1. 病史 有长期慢性肝炎、肝硬化病史，或已确诊肝癌。癌结节破裂前一般有腹痛加重或突发性腹部疼痛。可能有诱发腹压增加或腹部受到暴力打击史。

2. 内出血失血性休克表现 患者有贫血、脉搏细速、苍白、大汗、血压下降、少尿等失血性休克表现。约 50% 的患者因破入胆管可有胆血症。

3. 腹膜炎表现 由于血液对腹膜的刺激，患者可有急性腹膜炎表现，如腹痛，腹胀，腹部有压痛、反跳痛、肌紧张，肠鸣音减弱等，但一般较细菌性腹膜炎为轻。腹部移动性浊音阳性。

4. 肝大或其他 近 3/4 的患者可见到肝大，肝质地坚硬，边缘不规则，表面凹凸不平，呈大小不等的结节或巨块。癌肿位于肝右叶顶部者可使膈肌抬高，肝浊音界上升。有时肝大可以非常显著，充满整个右上腹或上腹，右季肋部明显隆起。部分患者可能有黄疸和恶病质表现。

5. 诊断性腹腔穿刺 于右下中腹部（或左侧）诊断性腹腔穿刺可获得不凝血液，由于混有腹水，血液可能较淡，据此可以诊断腹腔内出血，结合其他表现，即可判明出血来自肝脏。若一次未抽出而临床有内出血表现时，可改变患者的体位或改变穿刺位置再行穿刺，一般阳性率在 90% 左右。

（二）实验室检查

1. 血红蛋白及血细胞比容 显示进行性贫血，血红蛋白、红细胞计数和血细胞比容进行性下降，说明有活动性出血。

2. 腹腔穿刺灌洗 如果出血量小或癌结节破裂时间短，诊断性腹腔穿刺可为阴性，这时用生理盐水灌洗腹腔，灌洗液检查有肉眼血液，或显微镜下红细胞计数超过 $100 \times 10^9/L$

或白细胞计数超过 $0.5 \times 10^9/L$ 即为阳性，可认为腹腔内出血。

3. 甲胎蛋白测定或其他酶学检查　可能发现甲胎蛋白升高或碱性磷酸酶、γ - 谷氨酰转肽酶、乳酸脱氢酶、5 - 核苷酸磷二酯酶、α - 抗胰蛋白酶、酸性同功铁蛋白、凝血酶原等增高。急性大出血时检查这些酶意义不大，对于出血量小的保守治疗患者可争取获得这些资料。

（三）特殊检查

1. X 线检查　部分患者可能发现肝脏形态改变，肝影扩大、膈下积液等，或可发现局限性膈肌隆起。应用价值不大，只有当缺乏其他检查手段时考虑应用。

2. B 超检查　可以显示肝脏形态、大小，肿瘤的大小、形态、部位，肝静脉或门静脉内有无癌栓，甚至可以显示破裂的癌结节，还可以明确腹腔内是否有积血（液），对诊断极有帮助，既方便又可靠，并可反复检查或床旁追踪。在病情允许时应获得。应用高分辨率的彩色 B 超显示更佳，并很容易区分肝癌与肝血管瘤。

3. CT 检查　可以清楚地显示肝脏外形、大小，肝内肿瘤结节的大小、形态、部位及破裂出血的癌结节。可以明确诊断，较省时、方便、可靠，如患者情况允许，应争取获得。螺旋 CT 诊断价值更高。

4. 选择性肝动脉造影　可以显示肝癌结节的大小、形态、部位、数目及破裂的癌结节情况，但费时、价格昂贵，仅作为检查手段，其应用价值不大。如作为介入治疗的一部分，获取这部分资料有其独特价值，因为肝癌结节破裂手术处理有时很被动。

二、治疗

肝癌自发性破裂出血是肝癌严重的并发症，约占肝癌死因的 10%，发生率为 2.5% ~ 20%。肝癌破裂出血往往急剧、凶险，需要立刻抢救，同时或病情稳定后应积极考虑针对肝内原发病灶的治疗。

（一）非手术治疗

1. 紧急处理　出血量较小者。应平卧休息，限制活动，腹带加压包扎，出血量大，有失血性周围循环衰竭的患者应及时对患者血压、脉搏、呼吸、心率及神志情况进行严密监护，并给予抗休克治疗。

2. 补充血容量　出血较小者可仅予补充晶体液，出血量大、有失血性周围循环衰竭的患者，应及时给予输注新鲜血，或进行成分输血。

（二）手术治疗

该症病情凶险，死亡率高，凡符合手术指征者应立即手术治疗，临床一般多采用肝动脉结扎或急诊肝切除治疗。随着介入医学的发展，针对该病有人采用超声选择肝动脉栓塞治疗的方法，亦获得了良好的临床疗效。

手术指征：患者一般情况尚好，年龄在 60 岁以下；明确为肝癌破裂出血，伴休克，短期内血红蛋白迅速下降；不能排除其他原因出血，或其他急腹症需要手术探查者；肝代偿功能尚好，无肝性脑病、大量腹水或其他重要器官功能障碍，估计能做肿瘤切除或其他有效治疗。

（陈俊卯）

第十节 胆汁淤积症

胆汁淤积指的是胆汁流入十二指肠减少或消失，从而反流入血液中。临床上常表现为黄疸、瘙痒、尿色深、粪色变浅和黄斑瘤等。实验室检查可有血清胆红素、碱性磷酸酶和 γ - 谷氨酰转移酶水平升高，血清丙氨酸转氨酶和天冬氨酸转氨酶水平升高提示有肝细胞损伤，慢性胆汁淤积常伴有总胆固醇水平升高。胆汁淤积可由肝外胆管梗阻、肝内胆管梗阻或肝细胞分泌胆汁方式的改变所引起。前者肝外型胆汁淤积系指胆总管或肝内大的胆管由于机械性阻塞所致，可通过手术或其他措施解除梗阻，当梗阻解除后胆汁淤积随之消失；后两种类型在解剖上看不到梗阻存在，系肝细胞或毛细胆管病变而致胆汁排泌障碍，常被统称为肝内型胆汁淤积。

一、病因

（一）肝内胆汁淤积

1. 肝细胞性胆汁淤积病因

（1）遗传性疾病：α_1 抗胰蛋白酶缺乏症；良性复发性肝内胆汁淤积；进行性肝内胆汁淤积（Byle 病）；妊娠性胆汁淤积；卟啉症。

（2）获得性疾病：单纯性胆汁淤积如药物性；胆汁淤积性肝炎如病毒性肝炎、乙醇、药物性；细菌感染；全胃肠外营养；手术后胆汁淤积。

2. 肝内胆管梗阻病因

（1）原发性胆汁性肝硬化。

（2）原发性或继发性肝癌。

（3）胆管缺失综合征。

（4）囊性纤维化。

（二）肝外胆汁淤积

（1）胆管或胆总管的狭窄、梗阻、炎症，它可因胆管的良/恶性、原发/继发浸润性肿瘤、结石、术后或损伤所致。

（2）肝门及胆总管外因肿瘤压迫、炎症影响所致。

（3）壶腹部周围肿瘤、憩室压迫胆总管所致：如胰头癌、壶腹癌、十二指肠癌、十二指肠降段乳头附近巨大憩室等。

（4）原发性或继发性硬化性胆管炎。

（5）慢性胰腺炎。

二、发病机制

胆汁的形成、分泌和排泄机制非常复杂，当各种原因引起胆汁的形成、分泌和排泄障碍时均可导致胆汁淤积。早期研究已阐明，胆汁分泌并不是流体静压的作用，而是一个需要耗能的主动分泌过程。肝细胞和胆小管细胞都具有摄取和分泌胆汁成分的功能，行使功能依靠细胞膜上的某些蛋白分子。胆汁分泌形成的胆汁流可分为肝细胞水平和胆管水平两部分，各自通过相应的转运体完成胆汁分泌，形成胆汁流。胆汁淤积可由肝细胞内胆汁形成的功能性缺陷所致（肝细胞性胆汁淤积）也可由肝内小胆管或胆管内胆汁分泌或流动障碍所致（胆管性胆汁淤积）。此外，膜流动性降低，细胞骨架和囊泡运输损伤，紧密连接的缺陷和细胞内信号传导途径损伤等均可导致胆汁淤积。尽管近年来此领域有不少进展，但许多问题仍未阐明。因为肝外胆汁淤积的病因是由机械性梗阻所致，因此本章重点讨论肝内胆汁淤积的发病机制。

（一）肝窦基侧膜和毛细胆管膜的改变

肝细胞质膜脂质成分的改变可影响膜的流动性，伴随于膜内镶嵌的转运蛋白和酶，如钠依赖牛磺胆酸（NTCP）共转运体、多药耐药相关蛋白2（MRP-2）、有机阴离子转运多肽2（OATP-2）和ATP-依赖性胆盐输出泵（BSEP）等活性下降，而MRP1和MRP3活性增加，使胆汁酸和某些阴离子排泄以及胆汁流量显著减少。雌激素可增加肝脏低密度脂蛋白受体的表达，导致细胞膜胆固醇比例升高，使基侧膜的流动性 Na^+/K^+-ATP酶活力和 Na^+/H^+ 交换降低，从而抑制肝细胞对胆汁酸的摄取。

（二）肝细胞骨架的改变

肝细胞骨架的改变包括微管系统、肌动蛋白微丝网络损伤和角蛋白中间丝增加，微管损伤可导致胆汁分泌障碍，微丝功能失调可影响毛细胆管蛋白收缩，使细胞旁间隙通透性增加，形成淤胆。鬼笔酸、细胞松弛素B可使肌动蛋白微丝发生不可逆聚合，胆汁排泄发生障碍，熊去氧胆酸可部分恢复胆汁淤积时囊泡出泡的作用。

（三）胆汁分泌调节异常

细胞质内钙离子水平增加，胆汁排泄障碍，造成胆汁淤积。蛋白激酶（PK）C的激活和细胞内第二信使环磷腺苷（CAMP）的抑制可调节胆汁形成的步骤，如转运蛋白活性、囊泡运输和紧密连接的通透性均可减少胆流，从而导致胆汁淤积。

（四）紧密连接损伤

紧密连接完整性遭到破坏，形成连接漏洞，使细胞旁通透性增加，导致胆汁反流入血液。细菌毒素和脂多糖可导致肝脏紧密连接蛋白，如紧密连接素I和咬合素等的分布、表达受损，从而引起紧密连接漏洞。

（五）毛细胆管和肝内胆管的阻塞

囊性纤维化时胆汁浓稠，胆汁沉积于毛细胆管和肝内小胆管，引起胆汁流动不畅。肝内胆管免疫性损伤，如原发性胆汁性肝硬化、原发性硬化性胆管炎、肝移植排斥反应、移植物抗宿主反应和药物（氯丙嗪、三环类抗抑郁药）等，均可造成肝内胆管阻塞。

（六）胆汁酸代谢异常

胆汁酸在胆汁淤积的发生中起双重作用。首先胆汁酸代谢和排泄异常可引起胆汁淤积，胆汁淤积时胆汁酸的聚集可启动或加重肝细胞损伤，进一步影响胆汁排泄。严重胆汁淤积时，胆汁酸对肝细胞的损伤作用主要与细胞溶解有关，而中等程度的胆汁淤积，胆汁酸的主要损伤机制为诱导细胞凋亡。

三、病理

急性肝内胆汁淤积往往无肝细胞损伤的证据或仅有轻微的肝实质损害，主要表现为胆管延伸支内出现胆栓，胆色素通常出现在肝腺泡第 3 区，一般有胆管增生，胆小管周围可有中性粒细胞浸润。急性胆管炎没有特异病理表现，因而应排除肝外胆管阻塞。淤积性胆管阻塞有汇管区水肿和胆小管增生，胆管梗阻和胆汁湖往往提示大胆管阻塞。慢性胆汁淤积的形态学变化多系胆盐淤滞造成门管周围的肝细胞泡沫样变，亦称假黄瘤样改变，另外可见 Mallory 小体，肝细胞内铜含量亦增加。

四、临床表现

临床特征和体征主要有黄疸、皮肤瘙痒、肝大与脾大，脂肪代谢障碍导致的脂肪泻、骨质疏松、黄色瘤等。还有一些原发疾病的症状和体征，如腹痛、畏冷、发热、胆囊大等。

五、诊断

（一）辅助检查

血液检查血清总胆红素增加，主要是直接胆红素增加，尿胆素阳性，尿胆原阴性；血清 AKP、γ-GT、5-核苷酸酶（5-NT）明显升高，而 ALT 轻、中度升高；阻塞性脂蛋白 X（LP-X）升高，其升高程度对胆汁淤积阻塞性黄疸有较大的诊断价值（肝内胆汁淤积 LP-X 多在 2.0g/L 以下），肝外阻塞性黄疸常常超过了 3.0g/L；空腹和餐后血清结合胆酸明显升高，远高于慢性肝炎和肝硬化患者；部分患者肿瘤标志物如 CA19-9、AFP、CEA 等可升高；肝组织学检查，一般肝组织损害较轻，肝内广泛淤积，肝细胞的细胞器和毛细胆管有结构改变，小叶间胆管以前的胆管、毛胆管及细胆管可见淤胆。

（二）诊断

1. 病史及检查 病史和完整的体格检查结合血清总胆红素和结合胆红素、酶学、空腹结合胆酸、尿胆素、尿胆原，即大致确定是否为肝内胆汁淤积或肝外胆汁淤积。进一步确诊主要靠影像学检查，甚至剖腹探查以最终明确梗阻原因。

2. 血生化检查 主要有血清总胆红素和直接胆红素及尿胆素、尿胆原、ALP、γ-GT、5-NT、ALT、AST 等。梗阻性黄疸 DBil/TBil > 50%，尿胆红素阳性，ALP、γ-GT 显著升高，ALT、AST 升高不显著。怀疑肿瘤者应检测血清肿瘤标志物。

3. 影像学检查 B 超、CT、MRI 影像学检查主要观察是否有肝内外胆管扩张；胆管内壁是否光滑、狭窄、僵硬、浸润等；显示肝脏、脾脏、胆囊、胰腺大小，有无肿瘤、结石；胰管有无扩张，扩张的程度等情况。

4. 逆行胰胆管造影（ERCP）和经皮肝穿刺胆管造影（PTC） ERCP 和 PTC 均为胆管直接造影方法，能清晰显示整个胆管树有无梗阻和扩张，从而鉴别肝内胆汁淤滞和胆管机械性梗阻。ERCP 同时可使胰管显影，而诊断胰腺疾病，还具有直接观察十二指肠乳头、进行活检等优越性。PTC 同时对胆管严重梗阻或恶性梗阻者可插入导管引流胆汁（PTCD）作姑息治疗。通常胆管近端病变选用 PTC，远端病变选用 ERCP。检查成功率分别达 80% ~ 90%。ERCP 对乳头部畸形、炎性狭窄或壶腹部梗阻等插管造影不易成功。术后并发症有感染和胰腺炎等。该两项检查属侵入性，存在一定的风险。目前随着 MRCP 的广泛普及，大有取代 ERCP 的趋势。

六、鉴别诊断

肝内胆汁淤积主要和肝细胞性黄疸鉴别，后者除了黄疸外，还有轻重不等的肝细胞损害的症状和体征，如乏力、食欲缺乏、恶心、呕吐、厌油、肝掌、蜘蛛痣等。血生化检查ALT、AST、γ 球蛋白明显升高，而 AKP、γ - GT 升高不明显。肝内和肝外胆汁淤积的鉴别应按上述诊断步骤进行。

（陈俊卯）

第十一节　肝切除手术要点

1. 术前超声显像　术前术者应通过超声显像了解肿瘤大小、位置、与大血管的关系。

2. 体位与切口　右前叶肿瘤，右侧抬高 30°；右后叶肿瘤取 60°斜卧位；裸区肿瘤取90°侧卧位。除 2~6 段切除可选正中切口外，一般用双侧肋缘下切口、"上"形切口或右上腹"」"形切口。

3. 术中超声显像　有利于对病灶做精确定位、了解病灶与肝内大血管的关系。术中要取活检，并判断肿瘤能否切除。

4. 控制肝出血的方法　断肝时，病人取 Trendelenburg 体位，维持 CVP 3~5mmH$_2$O。尽管高崎健控制肝出血有许多独到之处，本节仍然介绍常用的三种控制出血的方法：

（1）常温下间歇阻断入肝血流（Pringle 法）：一般都应在肝十二指肠韧带置止血带，每次阻断 15~20 分钟，间歇 3~5 分钟。阻断前 5 分钟小剂量肝素化（100U/kg），阻断时间可以长达 45 分钟。

（2）肝外血管结扎切肝法：先切除胆囊，紧贴肝方叶下缘剪开肝门板（增厚的 Glisson鞘），分别显露左、右肝管和左、右肝动脉及左、右门静脉，甚至可显露二级或三级分支，结扎、切断拟切除肝段的血管、胆管。然后剪开镰状韧带及肝上下腔静脉前面的腹膜，解剖第二肝门，逐步分离出相应的肝静脉分支，结扎、切断之（见下文）。

（3）全肝血流阻断：适用于邻近第二肝门部的肿瘤和尾状叶的切除手术。

1）显露肝上下腔静脉：进腹后顺次离断肝镰状韧带、冠状韧带、左、右三角韧带和肝肾韧带。将肝脏向下牵拉，显露肝上下腔静脉的前面，仔细分离裸区疏松组织，直达肝上下腔静脉的前壁。

2）控制肝下下腔静脉：将肝脏脏面向上掀起，显露右侧肝下区。充分切开肝肾韧带，直达下腔静脉右侧。结扎右肾上腺静脉。在右肾静脉头侧 2cm 处切开下腔静脉的右侧鞘膜。然后用左手食指绕腔静脉后方从下腔静脉的左侧探出，顺此通道绕过一根 8 号导尿管用于控制肝下下腔静脉。肝后下腔静脉无腰静脉汇入。

3）控制肝上下腔静脉：将右肝翻向左上方，显露肝脏后面的下腔静脉右缘。在此处仔细分离找到下腔静脉与右膈脚之间的间隙。将左手食指探入此间隙，绕下腔静脉后方至左缘探出，顺此通道绕过一根 8 号导尿管以控制肝上下腔静脉。

4）控制肝右静脉：下腔静脉与 1、6 和 7 段之间存在多根细小静脉，当右肝牵向左前方时即显露，应从下而上一一切断结扎之。腔静脉后韧带跨过 1 和 7 段，切开后才能显露右肝静脉主干（图 12-2）。在肝上下腔静脉的右缘小心地离断下腔静脉韧带，即可显露肝右静脉汇入下腔静脉右侧壁的部位。下腔静脉韧带中常有一中等粗细的静脉穿过，应注意。显露肝静脉及其分支时动作要轻柔，最好借助术中超声对肝静脉进行定位后再处理。仔细找出肝右静脉与下腔静脉夹角的间隙，从该间隙探入直角钳，斜向右下方从此间隙探出。顺此通道绕过一根血管悬吊带用来控制肝右静脉。

5）控制肝左、中静脉共干：将肝左叶翻向右，贴近肝表面离断肝胃韧带，越过肝尾叶固有部（Spiegel 叶）的前方离断肝胃韧带疏松部，直达 Spiegel 叶上缘，在贲门右缘和静脉韧带裂之间离断肝胃韧带致密部，到达下腔静脉左缘。由下而上结扎肝短静脉，向前牵开尾状叶，即可显露肝左和肝中静脉，此时处理它是比较安全的。换言之，Spiegel 叶顶端恰好位于下腔静脉与共干的夹角之间。在此狭小的腔静脉左缘仔细寻找共干与腔静脉之间的间隙，沿此间隙探入直角钳向右上方探出，左手食指在肝静脉间切迹处与钳尖相对做引导。顺此通道绕过一根 8 号导尿管用以控制共干。

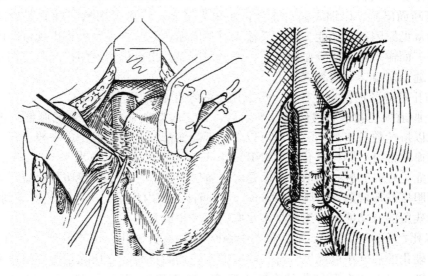

图 12 - 2　切开腔静脉后韧带显露右肝静脉主干

在上述 5 个部位预置阻断带（包括 Pringle 法）就可以对肝脏的入肝血流和出肝血流进行有效的控制。肝上下腔静脉的阻断带在切肝过程中不经常使用，但在处理肝后下腔静脉和第二肝门时却有着不可替代的作用。依次束紧肝蒂、肝下下腔静脉和肝上下腔静脉的阻断带会使肝后段下腔静脉塌陷，造成腔静脉和肝脏之间的间隙增大，允许术者从容地修补破口或结扎肝短静脉。但这种阻断时间不宜 >15 分钟，以防发生肝缺血、肝衰竭。

5. 离断肝实质　方法很多，指捏、血管钳钳夹、刀柄刮离、超声刀、超声水枪等。目的都是粉碎肝实质、显露血管和胆管，以便结扎之。对小的肝静脉撕裂，止血可用简单的"8"字缝扎法。术者在离断肝实质时，一定要具有预计离断平面的概念，以免发生主肝静脉分支撕裂。主肝静脉撕裂后最好用无损伤缝线修补，尽可能维持肝静脉主干的血流。

绕肝提拉技术（liver hanging maneuver）是利用肝后下腔静脉前面的空隙建立隧道并预置弹力带，在进行肝脏正中裂劈开时提拉弹力带，使肝脏离开肝后下腔静脉，特别是在肝后隧道的两端，这种分离更加明显，有效地提供了操作空间、避免了下腔静脉的损伤，保持切面张力，并使手术的操作部位变浅，显露良好，降低了尾状叶切除的难度，增加了尾状叶切除的安全性，使肝中静脉分支的结扎处理更容易。

绕肝提拉技术不能用于下腔静脉与肝包膜有粘连的病人，如既往有下腔静脉分离史，以及多次肝动脉插管化疗栓塞史。先从肝脏上方开始分离，因为这便于从下腔静脉前面寻找右侧平面。

6. 肝段解剖　可以利用超声定位，也可在解剖出相应肝段门静脉支后，注射亚甲蓝，进一步证实。这种方法精确但技术要求高。

7. 术中出血的处理

（1）肝短静脉撕裂或下腔静脉损伤出血极为汹涌。可用手指压迫破口或用手指从下腔静脉后方将破口顶起，以无损伤细线缝合。缝合困难时，可用两把卵圆钳夹小纱布，分别压住破口上、下方止血后修补。若事先已将右肾静脉上方和膈下方的下腔静脉分出，并绕以细橡皮管，出血更易控制。

（2）肝断面出血，以细线逐一缝合止血较为可靠。渗血可用氩气凝血器控制。手术野广泛渗血的常见原因是肝功能欠佳，又输入过多库血所致，常是手术将出现危险的征兆。有效的办法是一面输入鲜血或凝血因子，一面氩气凝血，出血仍然不能控制时可用外科长纱条填塞压迫，缝合切口，尽快结束手术。

（3）防止肝静脉损伤空气栓塞，可以用小的呼气末正压（$5cmH_2O$）。

8. 防止胆道损伤和术后胆汁瘘　手术后，要定时监测血糖，防止低血糖。术后的高胆红素血症可以持续数日或数周。术后可以发生低凝血酶原血症，但是，一般不重，必要时可以输入鲜冻血浆维持国际标准化率（INR）小于2。保持血白蛋白水平 >20g/L。肝切除最常见的并发症是腹腔脓肿，其治疗方法是经皮置管引流，一般不需要切开引流。另一个并发症是肝断面胆瘘或形成胆汁囊肿（biloma），即胆汁在腹内积聚，可以用经皮穿刺引流处理。若肝切除后残留的有功能的肝组织量不足则可以发生肝衰竭。

9. 手术死亡率高达20%，死亡病人中60%合并有肝硬化。由于肝癌大多合并肝硬化，对合并有肝硬化的右叶小肝癌以局部切除或亚肝段切除代替肝叶切除是提高治愈率降低手术死亡率的关键。对合并有肝硬化的右叶大肝癌，行右半肝切除后应吸氧、输血浆、维生素K_1和葡萄糖护肝。

10. 肿瘤切除后，平均存活时间为3年，5年生存率约20%。若肿瘤未能切除，平均生存时间是4个月。

11. 肿瘤切除后，应加强随访、监测，对亚临床期复发与转移性肝癌应积极再切除，提高总生存率。

12. 术中可单独或联合应用肝动脉结扎、栓塞、置管灌注化疗、液氮冷冻、激光汽化、微波热凝、注射无水乙醇。

13. 肝切除死亡风险预测

（1）Child - Pugh 肝功能分级：在中国，80%的 HCC 有肝硬化，术后肝功能衰竭是肝切除术后的主要死因。5 年无病生存率在 0 ~ 1 分为54%；2 ~ 4 分为12%；>5 分为7%（Surgery 1997；122：571）。

（2）ICG 15 分钟潴留 >14% 强烈提示术后死亡（BrJSurg 1997；84：1255）。Shimada（Br J Surg 1998；85：185）认为血天冬转氨酶、尿素氮、糖尿病情况也是很好的预测因子。Noun（World，Surg 1997；21：390）认为 ALT 是很好的预测因子。当 ALT 为正常值的200%

时并发症（腹水、肾衰竭、上消化道出血）增加，死亡率为4％；当ALT为400％时，死亡率将增至38％。

（3）此外，术中出血多和手术时间也与术后并发症有关。

（陈俊卯）

第十二节　肝硬化

肝硬化是一种常见的由不同病因引起的肝脏慢性、进行性、弥漫性病变。常见的病因如病毒性肝炎、慢性酒精中毒、血吸虫病、心源性疾病、自身免疫性疾病等，其病理特点为广泛的肝细胞变性坏死、纤维组织增生、假小叶形成。临床上早期可无症状，后期可出现肝功能衰退和门静脉高压的种种表现。

一、病因与发病机制

引起肝硬化的原因很多，在国内以病毒性肝炎最为常见，在欧美国家则以酒精性肝炎最多见。

（一）病毒性肝炎

甲型和戊型肝炎一般不会引起肝硬化。慢性乙型与丙型、丁型肝炎易发展成肝硬化。急性乙型肝炎病毒感染者有10％～20％发生慢性肝炎，其中又有10％～20％发展为肝硬化。急性丙型肝炎约一半以上患者发展为慢性肝炎，其中10％～30％会发生肝硬化。丁型肝炎病毒依赖乙型肝炎病毒方能发生肝炎，有部分患者发展为肝硬化。

（二）慢性酒精中毒

近年来在我国有增加趋势。其发病机制主要是酒精中间代谢产物乙醛对肝脏的直接损害。长期大量饮酒导致肝细胞损害，发生脂肪变性、坏死、肝脏纤维化，严重者发生肝硬化。导致肝硬化的酒精剂量为：平均每日每千克体重超过1克，长期饮酒10年以上。

（三）寄生虫感染

血吸虫感染可导致血吸虫病，治疗不及时可发生肝硬化。

（四）胆汁淤积

长期慢性胆汁淤积，导致肝细胞炎症及胆小管反应，甚至出现坏死，形成胆汁性肝硬化。

（五）遗传和代谢疾病

由遗传性和代谢性的肝脏病变逐渐发展而成的肝硬化，称为代谢性肝硬化。例如由铁代谢障碍引起的血色病、先天性铜代谢异常导致的肝豆状核变性。

（六）药物性或化学毒物因素

长期服用某些药物，如双醋酚汀、辛可芬、甲基多巴等可导致药物性肝炎，最后发展为肝硬化。长期接触某些化学毒物，如四氯化碳、砷、磷等可引起中毒性肝炎，发展为肝硬化。

此外，α-抗胰蛋白酶缺乏、糖原贮积病、酪氨酸代谢紊乱、慢性充血性心力衰竭、慢性缩窄性心包炎和各种病因引起的肝静脉阻塞综合征（Budd – Chiari 综合征），以及长期营养不良、营养失调等均可导致肝硬化的发生。

二、临床表现

肝硬化在临床上分为代偿期和失代偿期。

（一）肝功能代偿期

症状较轻，常缺乏特征性，有乏力、食欲减退、恶心呕吐、消化不良、腹胀、右上腹不适、隐痛等症状。体检常常可见蜘蛛痣、肝掌、肝脾大。症状往往是间歇性的，常因过度劳累或伴发病而诱发，经过适当的休息和治疗可缓解。肝功能检查多在正常范围内或有轻度异常，部分患者可没有任何症状。

（二）肝功能失代偿期

症状显著，主要为肝功能减退和静脉高压所致的两大类临床表现，并可有全身多系统症状。

1. 肝功能减退的临床表现

（1）全身症状：主要有乏力、易疲倦、体力减退。少数患者可出现脸部色素沉着。

（2）消化道症状：食纳减退、腹胀或伴便秘、腹泻或肝区隐痛，劳累后明显。

（3）出血倾向及贫血：肝硬化患者容易出现牙龈出血，鼻腔出血，皮肤摩擦处有淤点、淤斑、血肿等，女性出现月经量过多或经期延长，或为外伤后出血不易止住等出血倾向。

（4）内分泌失调：肝硬化时，由于肝功能减退，雌激素的灭活减少及雌激素分泌增加，导致血中雌激素增多，同时也抑制了雄性激素的产生；有些患者肾上腺皮质激素、促性腺激素分泌减少，导致男性患者乳房肿大、阴毛稀少，女性患者月经过少和闭经、不孕等内分泌失调表现。

2. 门静脉高压症的临床表现　构成门静脉高压症的三个临床表现为脾大、侧支循环的建立和开放、腹腔积液，在临床上均有重要意义。尤其侧支循环的建立和开放对诊断具有特征性价值。

（1）脾大：一般为中度肿大（是正常的 2 ~ 3 倍），有时为巨脾，并能出现左上腹不适及隐痛、胀满，伴有血白细胞、红细胞及血小板数量减少，称脾功能亢进。

（2）侧支循环建立与开放：门静脉与体静脉之间有广泛的交通支（图 12 – 3）。在门静脉高压时，为了使淤滞在门静脉系统的血液回流，这些交通支大量开放，经扩张或曲张的静脉与体循环的静脉发生吻合而建立侧支循环。主要有：①食管下段与胃底静脉曲张；②脐周围的上腹部皮下静脉曲张；③上痔静脉与中下痔静脉吻合形成痔核；④其他：肝至膈的脐旁静脉、脾肾韧带和网膜中的静脉、腰静脉或后腹壁静脉等。

（3）腹腔积液：是肝硬化门脉高压最突出的临床表现，腹部隆起，感觉腹胀。提示肝病属晚期。

3. 肝脏触诊　肝脏大小硬度与是否平滑，与肝内脂肪浸润的多少，与肝细胞再生、纤维组织增生和收缩的情况有关。晚期肝脏缩小、坚硬，表面呈结节状。

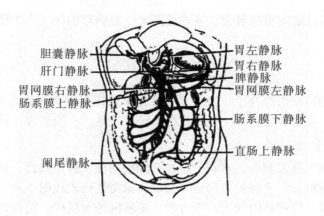

胆囊静脉
肝门静脉
胃网膜右静脉
肠系膜上静脉
阑尾静脉

胃左静脉
胃右静脉
脾静脉
胃网膜左静脉
肠系膜下静脉
直肠上静脉

图 12 - 3   肝门静脉及其属支

三、并发症

（一）肝性脑病

肝性脑病是常见的死亡原因，表现为精神错乱，定向力和理解力减退，嗜睡，终至昏迷。

（二）上消化道大量出血

多是由于食管 - 胃底静脉曲张破裂，也可因消化性溃疡、门静脉高压性胃黏膜病变、出血性胃炎等引起，常表现为呕血与黑便，出血量不多，可仅有黑便；大量出血，则可导致休克并诱发腹腔积液和肝性脑病，甚至休克死亡。

（三）感染

常见的是原发性腹膜炎，可表现为发热、腹痛与腹壁压痛和反跳痛，血白细胞可有增高，腹腔积液混浊，腹腔积液培养有细菌生长。

（四）原发性肝癌

在出现短期内病情迅速发展与恶化，进行性肝大，无其他原因可解释的肝区痛，血性腹腔积液，长期发热，甲胎蛋白（AFP）持续性或进行性增高，B 超、CT 等影像学检查发现肝内占位性病变者，应特别警惕肝癌的发生。

（五）肝肾综合征

肝硬化合并顽固性腹腔积液且未获恰当治疗时可出现肝肾综合征，其特点为少尿或无尿、氮质血症、低血钠与低尿钠。

四、诊断与鉴别诊断

失代偿期肝硬化，根据临床表现和有关检查常可作出诊断。对早期患者应仔细询问过去有无病毒性肝炎、血吸虫病、长期酗酒或营养失调等病史，注意检查肝脾情况，结合肝功及其他必要的检查，方能确定诊断。肝硬化的主要诊断依据是：病毒性肝炎（乙型及丙型）史、血吸虫病、酗酒及营养失调史。肝脏可稍大，晚期常缩小、质地变硬、表面不平。肝功能减退。门静脉高压的临床表现。肝活检有假小叶形成。

肝硬化诊断时需注意与慢性肝炎、原发性肝癌、肝棘球蚴病、先天性肝囊肿及其并发症相鉴别。

五、治疗

目前，肝硬化的治疗以综合治疗为主。肝硬化早期以保养为主，防止病情进一步加重；失代偿期除了保肝、恢复肝功能外，还要积极防治并发症。一般来说，治疗如下：

（一）合理饮食及营养

肝硬化患者合理饮食及营养，有利于恢复肝细胞功能，稳定病情。优质高蛋白饮食，可以减轻体内蛋白质分解，促进肝脏蛋白质的合成，维持蛋白质代谢平衡。如肝功能显著减退或有肝性脑病先兆时，应严格限制蛋白质食物。足够的糖类供应，既保护肝脏，又增强机体抵抗力，减少蛋白质分解。肝功能减退，脂肪代谢障碍，要求低脂肪饮食，否则易形成脂肪肝。高维生素及微量元素丰富的饮食，可以满足机体需要。

（二）改善肝功能

肝功中的转氨酶及胆红素异常多提示肝细胞损害，应按照肝炎的治疗原则给予中西药结合治疗。合理应用维生素 C、B 族维生素、肌苷、甘利欣、茵栀黄、黄芪、丹参、冬虫夏草、灵芝及猪苓多糖等药物。

（三）抗肝纤维化治疗

近年国内研究，应用黄芪、丹参、促肝细胞生长素等药物治疗肝纤维化和早期肝硬化，取得较好效果。青霉胺疗效不肯定，不良反应多，多不主张应用，秋水仙碱 1mg/d 分 2 次服，每周服药 5 天。抗肝纤维化有一定效果。

（四）积极防治并发症

肝硬化失代偿期并发症较多，可导致严重后果。对于食管胃底静脉曲张、腹腔积液、肝性脑病、并发感染等并发症，根据患者的具体情况，选择行之有效的方法。

1. 肝硬化合并上消化道出血 一线治疗措施包括液体复苏、畅通气道、使用血管活性药物，以及内镜下治疗及手术治疗。对怀疑静脉曲张出血者应尽早使用生长抑素或特利加压素，疗程常需 5d 以上。急诊胃镜检查有助于明确诊断并行套扎治疗，失败者可选择硬化剂治疗。与单独内镜下治疗相比，药物联合内镜下治疗可更好地控制出血。仍难以控制出血者则需考虑经颈静脉肝内门体静脉分流或急诊外科手术，但这些措施并不能延长生存期。

2. 腹水 腹水是失代偿期肝硬化最常见的并发症，也是肝硬化患者首次就诊的主要原因，可增加感染肾衰竭和死亡风险。针对肝硬化病因的治疗可减少腹水的形成，酒精性肝硬化患者戒酒可降低门脉压力并恢复患者对利尿剂的敏感性。建议患者避免疲劳，每天钠摄入应控制在 80mmol 以内，并联合应用螺内酯和呋噻咪，每天最大剂量分别为 400mg 和 160mg。合并下肢水肿者，体重下降幅度以 1kg/d 为宜，无水肿者则不宜超过 0.5kg/d。对于张力性或顽固性腹水者可考虑反复大量排放腹水，同时补充白蛋白，但这点目前仍存争议。最新资料表明，输注白蛋白的患者病死率下降（比值比 0.64，95% 可信区间为 0.41~0.98），建议当腹水放液量大于 5L 时每放 1L 腹水输注 6~8g 白蛋白。

3. SBP 临床上，一旦怀疑 SBP 就应给予经验性抗生素治疗，首选头孢三代或三代喹诺酮类抗生素。如果血培养及腹水培养阳性则根据药敏调整药物。发生过 SBP 的肝硬化患者生存率显著下降，应进行肝移植相关评估。对于肝硬化合并消化道出血者，可静滴头孢曲松或诺氟沙星 7d 以防治感染。

4. 肝性脑病　及早识别并去除诱因是治疗肝性脑病的基础和前提，治疗措施包括低蛋白饮食和应用降低血氨的药物。乳果糖曾作为一线治疗措施，但其确切疗效目前仍不清楚。抗生素包括新霉素？甲硝唑及万古霉素，可作为不能耐受乳果糖患者的选择。长期使用新霉素会引起听力丧失及肾脏毒性，而甲硝唑则会引起神经毒性，万古霉素亦可引起肠道菌群紊乱。利福昔明是一种新的抗菌谱较广的肠道不吸收抗生素，治疗效果与传统的乳果糖相当。随访长期使用利福昔明的患者有发生伪膜性肠炎？白色念珠菌感染以及电解质紊乱的报道。此外，利福昔明还可影响维生素 K 的合成进而影响凝血功能。为此，利福昔明仅作为补救措施，短期用于双糖类物质无效的肝性脑病患者。

鉴于肝硬化患者预后较差，病死率较高，需消化科医生、内镜医生、外科医生、介入医生以及营养医生等多学科协作，从而为患者的诊治提供最佳的治疗方案。

（五）外科治疗

腹腔 - 颈静脉引流（Leveen 引流术）是外科治疗血吸虫病性肝纤维化的有效方法之一，通过引流以增加有效血容量，改善肾血流量，补充蛋白质等。门静脉高压和脾亢也常用各种分流术和脾切除术的手术治疗。

（李东方）

第十三节　肝脏感染

各种原因所致肝脏感染后，因处理不及时或处理不当而形成脓肿，称为肝脓肿。肝脓肿都是继发的，临床上有细菌性肝脓肿和阿米巴性肝脓肿。

一、细菌性肝脓肿

细菌性肝脓肿常指由化脓性细菌引起的感染，故亦称为化脓性肝脓肿。肝脏由于接受来自肝动脉和门静脉的双重供血，并通过胆道与肠道相通，故发生感染的机会很多。但由于肝脏有丰富的血液供应和网状内皮系统强大的吞噬作用，因而化脓性肝脓肿并不经常发生。

（一）病因

引起化脓性肝脓肿的最常见菌种是大肠杆菌和葡萄球菌，混合感染次之，链球菌、产碱杆菌少见，偶有厌气菌感染。胆管源性者以及经门静脉播散者以大肠杆菌最多见，其次为厌气性链球菌。经肝动脉播散，以葡萄球菌尤其是金黄色葡萄球菌为常见。

化脓性肝脓肿是一种继发性病变。病原菌可由下列途径进入肝脏。

1. 胆道系统　这是目前最主要入侵途径，也是化脓性肝脓肿最常见的原因。胆囊炎、胆管炎、胆管结石、胆管狭窄、扩张或肿瘤阻塞、蛔虫、华支睾吸虫等所致的梗阻，化脓性炎症均可引起上行感染，形成肝脓肿。

2. 门静脉系统　坏疽性阑尾炎、痔核感染、胰腺脓肿、肠炎、脐部感染及化脓性盆腔炎等可引起门静脉炎、脱落的脓毒性栓子进入肝脏，形成肝脓肿。但由于外科诊疗技术的发展和抗生素的临床应用，这种途径的感染已大大减少。

3. 肝动脉　机体内任何部位的化脓性疾病，如急性上呼吸道感染、亚急性细菌性心内膜炎、骨髓炎和痈等，病原菌均可由肝动脉进入肝脏，因机体的抵抗力下降，细菌在肝内繁殖成多发性肝脓肿。

4. 腹内脏器感染的直接蔓延　如化脓性胆囊炎、急性胃十二指肠穿孔、膈下脓肿、肾周围脓肿等，病原菌可经淋巴系统侵袭肝脏。

5. 外伤后继发感染　尤其是开放性肝损伤时，细菌直接进入肝脏发生脓肿，闭合性损伤，肝内血肿容易导致内源性细菌感染，若有胆管断裂则感染的机会更多。

此外，如肝动脉结扎术，介入性肝动脉栓塞，肝动脉及门静脉插管进行化疗药物灌注，均可促成医源性肝组织的坏死感染。

（二）临床表现

细菌性肝脓肿表现为急性炎症过程，但临床表现常被原发疾病的症状所掩盖。由于肝脏的血运丰富，一旦发生化脓性感染后，大量毒素进入血液循环，引起全身脓毒症反应。主要表现为寒战、高热，体温在 38～40℃ 之间，脉率快，伴有大量出汗，肝区疼痛是因为肝被膜呈急性膨胀和炎症刺激的结果。同时由于脓毒症反应，患者有乏力，食欲不振，恶心和呕吐等症状。

检查时常有肝脏肿大，肝区压痛。并发于胆道梗阻的患者，常见有黄疸。其他原因的化脓性肝脓肿，一旦出现黄疸，表示病情严重，预后不良。

（三）诊断

在急性肠道或胆道感染的病例中，突然发生寒战、高热、肝区疼痛以及肝区压痛和叩击痛，应想到有肝脓肿的可能，需进一步检查。

实验室检查，白细胞明显升高，有左移现象或毒性颗粒出现。谷丙转氨酶、碱性磷酸酶升高。肝功能也可出现异常。

X 线检查可见肝脏阴影增大，右侧膈肌升高，活动受限，肋膈角模糊或胸腔有少量积液。

B 超检查在临床上有重要的诊断价值，常可明确肝脓肿的大小、部位，单发还是多发，结合临床表现常是诊断肝脓肿的重要依据。当然还有 CT、磁共振等，但均不及 B 超简单、方便、安全和非介入性，并不给患者带来痛苦。细菌性肝脓肿应与阿米巴肝脓肿、肝癌、右膈下脓肿等相鉴别。结合病史、体征、临床表现和各种检查，鉴别一般并不困难。

（四）治疗

细菌性肝脓肿为一继发性疾病，如能早期确诊，早期治疗原发病灶和加强术后处理，这种疾病是可以预防的。早期肝脏感染，能及时给予大量抗生素，加强支持疗法，及时治疗原发病灶，常可防止肝脓肿形成。

1. 一般治疗　对于急性期肝脏感染，脓肿尚未形成或多发性小脓肿，宜采取非手术疗法，即积极治疗原发病灶，同时使用大量抗生素和全身支持疗法，控制感染，积极补液，纠正水、电解质紊乱，给予多量维生素，多次小量输血、血浆纠正低蛋白血症，改善肝功能，增强机体抵抗力。

2. 手术治疗 脓肿切开引流是治疗脓肿的基本原则，如果脓肿形成，在一般治疗的同时，应积极进行脓肿切开引流术，常用的手术途径有以下几种。

（1）经腹腔切开引流：此种方法最常用，引流充分而有效，同时还可以探查原发的病灶进行处理。对化脓性胆管炎患者，同时可做胆总管引流。

（2）腹膜外脓肿切开引流：位于肝右叶的前侧和左外叶肝脓肿，与前腹膜发生紧密粘连，可采取前侧腹膜外进路引流脓液，可减少对腹腔的污染。

（3）后侧脓肿切开引流：位于肝右叶膈顶部或后侧的脓肿，可采用后侧腹膜外脓肿切开引流。患者取左侧卧位，左侧腰部垫一沙袋。沿右侧第十二肋骨稍偏外侧作一切口，切除一段肋骨，在第一腰椎棘突水平的肋骨床区作一横切口，显露膈肌，用手指沿肾后脂肪囊向上分离，显示肾上极与肝下面的腹膜后间隙直达脓肿。用穿刺针沿手指方向刺入脓腔，抽得脓液后，用血管钳顺穿刺方向插入脓腔，排尽脓液，再用手指扩大引流，冲洗后，置入双腔负压引流管，再缝合伤口。

对于慢性壁厚的肝脓肿，引流后脓壁不塌陷，长期留有死腔者；肝内一叶一段胆管结石反复感染，肝组织已严重毁损无功能者，可考虑作肝叶切除术。

二、阿米巴性肝脓肿

阿米巴性肝脓肿是肠阿米巴病最多见的并发症。其主要并发症为不规则长期发热，肝脏肿大，肝区疼痛，全身逐渐消耗和消瘦等。

（一）病因

阿米巴性肝脓肿是由溶组织阿米巴所引起的。有的在阿米巴痢疾期形成，有的发生于痢疾之后数周或数月，也有长达二三十年之久。当人们吞食阿米巴包囊污染的食物或饮水等经胃液消化，在肠内释放原虫并大量繁殖，侵犯结肠黏膜形成溃疡，常见于盲肠、升结肠等处，少数侵犯乙状结肠和直肠。

寄生于结肠黏膜的阿米巴原虫，分泌溶组织酶，消化溶解肠壁上的小静脉后，原虫侵入静脉，随门静脉血流进入肝脏。原虫也可以穿过肠壁直接侵入肝脏，或经淋巴管到达肝内。一小部分存活原虫在肝内繁殖，引起肝组织充血炎症，继而原虫阻塞门静脉末梢，造成肝组织局部缺血坏死，又因原虫产生溶组织酶，破坏静脉壁，溶解肝组织而形成脓肿。

（二）病理

阿米巴性肝脓肿多为单发，脓腔多较大。脓肿分三层，外层早期为炎性肝细胞，随后有纤维组织增生形成纤维膜；中间层为间质；内层中央为脓液。脓液内充满溶解和坏死的肝细胞碎片和血细胞，典型的阿米巴肝脓肿呈果酱色，较黏稠，无臭，一般是无菌的。阿米巴滋养体在脓液中很难找到，但在脓肿壁上常能找到阿米巴滋养体。

（三）临床表现

本病的发展过程一般比较缓慢，急性阿米巴肝炎期较短暂，继之为较长时期的慢性期。主要为发热，肝区疼痛及肝肿大。体温多持续在 $38 \sim 39℃$，常为弛张热或间歇热，在肝脓肿后期，体温可正常或仅低热。如继发细菌感染，体温可达 $40℃$ 以上，伴有畏寒、多汗、食欲不振、腹胀、恶心、呕吐，甚至腹泻、痢疾等症状。患者伴体重减轻，衰弱乏力，消瘦，贫血等亦常见。约 $10\% \sim 15\%$ 出现轻度黄疸。

肝区有明显叩击痛，较大的右肝脓肿可出现右下胸部膨隆，肋间饱满，局部皮肤水肿与压痛，肋间隙增宽，肝右下脓肿时可见右上腹膨隆，有压痛，右上腹肌紧张或扪及包块。少数患者可出现胸水。

（四）诊断

对有长期不规则发热，出汗，食欲不振，体质虚弱，贫血，肝区疼痛，肝脏肿大有压痛或叩击痛，特别是伴有痢疾病史时，应疑为阿米巴性肝脓肿。当然缺乏痢疾病史，也不能排除本病的可能性。下列几点对确诊具有重要意义。

（1）新鲜大便反复检查，寻找阿米巴包囊或滋养体。

（2）乙状结肠镜检查，发现结肠黏膜有特征性凸凹不平的坏死性溃疡，或愈合后的瘢痕，自溃疡面取材，可能找到阿米巴滋养体。

（3）B超检查，在肝脏发现不均质的液性暗区，与周围肝组织分界清楚。

（4）超声定位肝穿吸得典型的果酱色无臭脓液，有重要诊断价值。

（5）血液检查，白细胞增高，肝功能可正常，偶见谷丙转氨酶、碱性磷酸酶轻度升高，少数患者胆红素可增高。

（6）血清学检查，间接血凝法较灵敏，阳性率可达90%以上，故对阿米巴性肝脓肿的诊断有一定价值。

（7）诊断性治疗，经上述检查，高度怀疑本病者，可试用抗阿米巴药物治疗，如治疗后临床症状，体征迅速改善，则可确诊。

（五）治疗

阿米巴性肝脓肿病程长，消耗大，患者全身情况差，常有贫血和营养不良，在治疗上应给高碳水化合物、高蛋白、高维生素和低脂肪饮食，纠正贫血，同时给予抗生素治疗。最重要的是用抗阿米巴药物治疗，并结合穿刺抽脓，必要时采用外科治疗。

1. 药物治疗　灭滴灵对肠道阿米巴病和肠外阿米巴原虫有较强的杀灭作用。对阿米巴性肝脓肿和肝炎均有效。毒性小、疗效高，成人每次400~800mg，一日3次，连服5~7日为一疗程。儿童每日每千克体重50mg，分3次服，连服7日。疗效可达96%。服药期间应禁忌饮酒，偶有恶心、腹痛、皮炎、头昏及心慌，不需特殊处理。

盐酸吐根碱（依米丁）对阿米巴肝脓肿有良好效果。吐根碱对阿米巴滋养体有较强的杀灭作用。成人每日0.06g，肌内注射，连续6~10日为一疗程，总剂量不超过0.6g。必要时可重复应用，但需隔30日。本品毒性大，可引起心肌损害，血压下降，心率失常等。此外还有胃肠道反应，肌无力，神经疼痛及吞咽、呼吸肌麻痹。由于该药毒性大，目前多用灭滴灵或氯喹啉。

氯喹啉对阿米巴滋养体有杀灭作用。口服后肝内浓度较高，排泄也慢，毒性小，疗效高。成人每次口服0.5g，一日2次；2日后改为0.25g，一日2次；14~20天为一疗程。偶有胃肠道反应，头昏，皮肤瘙痒。

2. 穿刺抽脓　对脓腔较大、积脓较多，或病情较重者，应在抗阿米巴药物治疗下进行穿刺排脓。穿刺次数视脓量而定，一般在脓液转为稀薄，且不易抽得，超声检查脓腔很小，体温降至正常时可停止穿刺。

3. 手术治疗　下列情况可考虑手术切开引流。

（1）经抗阿米巴药物治疗及穿刺排脓后高热不退者。

（2）脓肿伴有继发细菌感染，经综合治疗不能控制感染者。

（3）脓肿穿破入胸腔或腹腔并发脓胸或腹膜炎者。

（4）左外叶肝脓肿，抗阿米巴药物治疗不见效，穿刺易损伤腹腔脏器或污染腹腔者。

三、肝结核

肝结核是一种继发性疾病，常继发于体内其他脏器的结核。肝结核因缺乏较典型的临床症状和特异性的检查技术，常常在手术中或尸检时发现和证实。术前常诊断为肝占位性病变，影像诊断难以与其他肝实质性占位性病变相鉴别。常误诊为肝癌。

粟粒性肺结核患者，肝结核的并发率为 50%～80%。有人统计还高于此数字。有人说近年来由于抗结核药物的发展，结核病已有了很大的控制，肝结核在临床上少见。然而同济医科大学附属同济医院 1992 年一年中因肝占位病变剖腹探查中，经病理切片证实有 6 例为肝结核，看来并不少见。

（一）病因

本病主要继发于肺、肠道或其他部位结核经肝动脉、门静脉等播散到肝脏。有时原发病灶深在、较小或已痊愈，往往不易发现。此外，还可通过淋巴系统或从肝邻近器官结核病灶侵入肝脏。

（二）病理

肝结核按发病部位可分两类：

1. 肝浆膜结核　又称结核性浆膜炎，即肝脏包膜被结核病浸润，呈广泛肥厚性改变，形成所谓"糖皮肝"；或在肝包膜上发生粟粒性病灶，有人也把这归属于结核性腹膜炎的一部分。

2. 肝实质结核

（1）肝脏粟粒性结核：此型最多见，为全身血行播散性粟粒性结核的一部分，病变为小而孤立呈灰色结节散布于全肝。其病理特点是含有明显的多核巨细胞，外周有淋巴细胞浸润。

（2）肝结核瘤：当粟粒性结核融合成单个或多个结节时，称肝结核瘤，临床上少见。肝结核瘤中心为干酪样坏死，色黄，类脂质增多，状如奶酪。镜下组织细胞先呈混浊肿胀，继而细胞浆发生脂肪变性，细胞核溶解碎裂，直到组织完全坏死。病灶周围逐渐出现肉芽组织，形成纤维包围。在一定条件下可发生软化或液化，形成结核性肝脓肿。

（3）肝内胆管结核：是肝结核病中最少见的一种，主要患者是儿童，其来源可能是结核性肝脓肿破入胆道所致。病变为局限性，也可沿胆管播散。

（三）临床表现

肝结核临床表现仍为一般结核感染的常见表现，如畏寒，发热，夜间盗汗，乏力，纳差等，肝脏肿大同时伴肝区疼痛，在肿大的肝上可触及结节性肿块，有压痛，少数患者可出现黄疸。此外，还有原发灶的结核病症状和体征。

（四）诊断

肝结核常无特殊症状和体征，临床上诊断比较困难。因此本病只有通过详细了解病史，反复分析症状和体征，结合寻找身体其他部位的结核病灶，再结合实验室检查和一些特殊检查的资料，加以综合分析，才能做出判断。最终诊断常依赖于病理切片检查的结果。

（五）治疗

肝结核的治疗一般以内科治疗为主，供给高蛋白、高碳水化合物、高维生素、低脂肪饮食，在提高机体抵抗力的支持疗法的基础上给予抗结核药物。常用的抗结核药物有链霉素、异烟肼（雷米封）、乙胺丁醇、利福平等。

结核瘤引起的肝占位性病变，如病变局限于肝的一叶或一段，而无全身其他器官活动性结核病（如肺结核），肝功能良好，可考虑剖腹探查，作肝叶或段切除术，同时进行抗结核治疗，防止结核菌扩散和恢复。

（陈俊卯）

第十四节　肝外胆管损伤

一、概述

肝外胆管系统包括左、右肝管、肝总管、胆总管、胆囊管及胆囊，与肝、十二指肠、胰腺、胃、门静脉、下腔静脉等邻近。在腹部创伤中，单纯肝外胆管损伤少见，发生率在1%左右。

二、病因及特点

闭合性腹部创伤引起肝外胆管损伤的常见原因为车祸和高空坠落。其损伤机制可能与下列因素有关。

（1）肝外胆管系统在脊柱与腹壁之间挤压：当右下胸或上腹部受撞击时，肝外胆管在腰椎和腹壁之间碾压致伤。

（2）胆囊受压爆破：当腹部受碾压后，胆囊受到挤压，胆囊壶腹产生痉挛胆囊内压升高，致使胆囊爆破。

（3）总胆管附着部及胆囊附着部剪力损伤：腹部受压时肝上升，或减速损伤时，使肝脏、胆囊附着部产生剪力，造成Vater壶腹部胆总管、胆囊撕脱伤。穿透性创伤常见于下胸、右上腹穿透创伤中引起肝外胆管系统损伤。

（4）医源性损伤：由于腹腔镜胆囊切除术的在各种基层医院的广泛开展，腹腔镜技术尚不熟练，术中胆道损伤似有增多趋势。发生率约0.5%。

三、临床表现

无论是闭合性创伤还是穿透性创伤肝外胆管系统孤立性损伤均属罕见，常伴有腹内其他脏器损伤，且术前常常不能确诊。

（一）腹痛

肝外胆管系统损伤不论何种原因引起，都有不同程度的腹痛。轻者仅局限于右上腹，呈持续性胀痛，随后疼痛可逐渐减轻，甚至消失，直至以后发生胆管狭窄，胆道感染时腹痛再次复发。严重肝外胆管系统损伤伤后即呈上腹剧烈持续性疼痛，迅速遍及全腹呈持续性疼痛。腹部可有压痛、反跳痛等腹膜炎症状。

（二）休克

肝外胆管系统损伤常合并有邻近脏器损伤，如肝、十二指肠、胰腺、右肾及大血管损伤，引起腹腔内出血低血容量性休克；另外，胆汁渗入腹腔，刺激腹膜，腹膜大量渗出，致使有效循环血容量骤降，引起休克。

（三）胆汁外漏

穿透性肝外胆管损伤常能见到伤道胆汁外漏，腹腔引流出大量胆汁样液体。钝性胆管损伤，胆汁积聚于肝下间隙形成胆汁湖。胆汁漏入游离腹腔，引起胆汁性腹水或呈现局限性或弥漫性腹膜炎。

（四）黄疸

胆管破裂或横断胆汁流入腹腔，腹膜吸收胆色素；以及胆管近侧断端挛缩，纤维素沉积胆汁排泄不畅可引起黄疸。一般伤后 2~3 天出现黄疸，并逐渐加深。

（五）全身症状

伤后常有消化道症状，如恶心、呕吐、腹胀等。早期可有低热，随着膈下胆汁积聚增多或形成胆汁性腹膜炎，体温逐渐升高。当形成膈下脓肿时，患者可有寒战、高热等症状。

四、诊断

肝外胆管损伤发生率低，除根据腹部损伤的部位或穿透性损伤的伤道中出现胆汁可考虑肝外胆管伤外，多数在术前难以作出诊断。绝大多数是腹部损伤行剖腹探查时，发现腹内有胆汁溢出、积聚或脏器被胆汁染色才作出诊断。当肝十二指肠韧带为胆汁所染时，除仔细探查外，还可经胆囊管行术中胆道造影，能显示出溢胆的部位。伤后早期 B 超和 CT 检查难以作出正确的诊断。在行胆囊切除术时可行胆道造影。Koffron A 报道胆道造影可能降低胆道损伤的发生率；另外，还可以较早发现胆道损伤。MRCP 对诊断也有一定价值。

五、治疗措施

肝外胆管损伤的治疗多在处理腹部其他脏器损伤的同时加以处理。胆囊损伤的治疗原则上应行胆囊切除术。

胆总管损伤应根据伤情做不同处理。对胆总管裂伤但仍保存连续性时，可修整边缘后放置"T"管进行缝合，但应注意无张力。胆总管横断时可采用对端吻合并放置合适的"T"管作支撑，但"T"管的长臂应在吻合口的上方或下方另做切口引出，"T"管不能直接从吻合口引出，以免日后有纤维瘢痕组织增生，形成狭窄。"T"管的支撑时间不应少于半年，在此期间还应定期冲洗，以防胆盐形成胆泥、结石。对胆总管缺损过多，对端吻合有困难的伤员可做胆总管空肠 Roux－en－Y 吻合。操作困难时，也可做胆囊空肠或胆囊十二指肠吻合术。

医源性胆管损伤主要在手术时，要熟悉局部解剖，在怀疑胆道损伤时，可行术中胆道造影。Flum DR 等统计行胆道造影的胆总管损伤发生率为 0.39% (380/613 706)，而未行胆道造影胆总管损伤的发生率为 0.58% (5 531/956 655)。因此，急诊手术有条件的可行胆道造影以便及时发现胆道损伤并做相应处理。

肝管有损伤时，处理原则同胆总管，按伤情作修复，由于肝管较细，不论做何种术式都应放置支撑管。如患者病情危重，可在胆管损伤处放置双腔管引流，同时作腹腔引流，待伤情稳定后，再行胆管修复手术。

（陈俊卯）

参考文献

[1] 陈俊卯，刘艳华，周士琦，陈建立，王长友，赵鹏. 千叶针引导射频针穿刺技术在肝癌射频消融治疗中的应用 48 例分析 [J]. 中国误诊学杂志，2011，11 (24)：5945 – 5946.

[2] 陈俊卯，刘艳华，陈建立，王长友，赵鹏，赵永魁，张国志. 无水酒精注射联合射频消融在射频消融困难部位肝癌治疗中的价值 [J]. 现代肿瘤医学，2012，20 (1)：122 – 124.

[3] 陈俊卯，王长友，陈建立，赵鹏，赵永魁，张国志. 拉线式猪尾型引流管在病理性积液引流管留置中应用价值 [J]. 河北医科大学学报，2012，33 (2)，193 – 195.

[4] 陈俊卯，赵鹏，陈建立，王小涛，王长友，张国志. 胃小细胞癌一例诊治并文献复习 [J]. 中国全科医学，2012，15 (8B)：2679 – 2681.

[5] 陈俊卯，孙萌，曹文斌，王长友，张国志. 肝脏恶性纤维组织细胞瘤误诊 1 例 [J]. 疑难病杂志，2013，12 (8)，647.

[6] 陈俊卯，陈建立，赵鹏，王晓涛，杨光华，王长友，张国志. 超声引导下经皮穿刺引流术治疗胰腺炎局部并发症 70 例 [J]. 中国中西医结合外科杂志，2015，21 (2)：162 – 164.

[7] 章荣容. 冒险有时是一种担当 – – 记复旦大学附属肿瘤医院肝脏外科主任王鲁. 康复，2016，0 (5)：24 – 26.

[8] 王征. 肝脏外科的新挑战：联合肝脏分隔和门静脉结扎的二步肝切除术. 中华消化外科杂志，2016，15 (5)：428 – 430.

第十三章

肝脏外科微创

第一节　腹腔镜技术在肝脏外科中的应用

自 1987 年腹腔镜最早用于切除胆囊以来，腹腔镜技术的适应证范围迅速扩大。腹腔镜手术以其缩短平均住院日、降低术后疼痛、胃肠道干扰小、术后恢复快及创伤小等优势迅速在腹部外科的各个领域得到应用；但是，腹腔镜肝外科仍是一项具有挑战性的技术性任务，在深在、不可见部位的病灶的切除，控制肝内大血管的出血、肝断面的止血和避免气栓栓塞方面有特殊困难。

最初开展的是相对比较简单的腹腔镜肝外科手术，如肝活检、单个和多个肝囊肿的开窗引流及肝脓肿、肝包虫囊的处理。随着腹腔镜离断和封闭血管、胆管器械的出现和腹腔镜肝外科手术技术的进步，现在已经可以通过腹腔镜切除肝脏的良、恶性肿瘤。

一、术前准备

腹腔镜肝切除并非适用于所有肝脏疾病患者，病例必须具有选择性。除了要进行常规的肝脏功能评估外，对凝血因子合成的评估也至关重要。

术前需进行仔细的影像学研究，综合运用超声、CT、MRI 等多种影像学方法，了解肝脏占位的性质、所在位置及其与门静脉、肝静脉、下腔静脉、胆管的关系，制定合理的手术方案。

二、适应证

（一）病变的部位

肝脏病变必须容易被腹腔镜探查到，通常位于肝脏左叶（Couinaud 分段法 Ⅱ ~ Ⅳ段）、右前叶（Couinaud 分段法 Ⅴ、Ⅵ段）的病变适于腹腔镜手术。

（二）病变的性质

1. 感染性占位

（1）细菌性肝脓肿

1）适用于：①肝脓肿穿刺引流不畅或效果不佳；②肝囊肿合并感染；③脓肿位置表浅，液化较完全，直径较大（一般认为直径≥5cm）；④上腹部腹腔无严重粘连；⑤全身感染中毒症状基本控制者。

2）禁用于：①脓肿直径过小；②多发性肝脓肿（脓肿数目≥4 个）；③脓肿位置深在，

腹腔镜无法探查；④脓肿液化尚未完全者。

（2）阿米巴性肝脓肿

1）适用于：①脓肿闭式引流不畅或效果不佳；②伴有继发性细菌感染，经综合治疗不能控制；③脓肿位于左外叶；④脓肿位置表浅；⑤无上腹部手术史；⑥全身感染中毒症状基本控制者。

2）禁用于：①脓肿穿破入腹腔或胸腔，并发腹膜炎或脓胸；②脓肿位置深在，腹腔镜无法探查者。此外，慢性厚壁脓肿宜采用肝叶切除。

（3）肝棘球蚴病（肝包虫病）：适用于位于肝脏表面、腹腔镜易探查并能有效行肝包虫内囊摘除术者。禁用于：①复发性肝包虫病；②包虫囊继发感染的；③包虫囊位置深在，腹腔镜无法探查；④凝血功能障碍者。

2. 良性占位

（1）肝囊肿

1）适用于：①有症状的肝囊肿，直径≥5cm；②位置表浅，引流通畅；③创伤性肝囊肿；④无急性感染和出血者。

2）禁用于：①位置深在，腹腔镜不宜探查；②囊肿与胆管相通；③多囊肝，囊肿无局限性趋势；④囊肿切开引流不畅；⑤凝血机制障碍者。

（2）肝海绵状血管瘤

1）适用于：①有症状的，直径≥5cm；②位置表浅，腹腔镜易探查并能有效行肝切除术；③无凝血功能障碍者。

2）禁用于：①多发性肝血管瘤；②病变范围大，已侵犯大部肝组织；③血管瘤邻近肝门部或大血管；④有上腹部手术史；⑤凝血功能障碍者。

3. 恶性占位

（1）原发性肝癌

1）适用于：①患者全身情况良好，无心、肺、肾功能严重损害；②肝功能代偿良好，转氨酶和凝血酶原时间基本正常；③肿瘤局限于肝的一叶或半肝以内，无严重肝硬变，肝脏储备功能良好；④无门静脉主干癌栓，第一、第二肝门及下腔静脉未受侵犯；⑤无上腹部手术史者。

2）禁用于：①肝功能差，凝血酶原时间较正常对照延长≥3s，不能耐受肝切除；②肿瘤巨大，剩余肝体积小，肝脏储备功能差；③门静脉主干癌栓或肿瘤侵及第一、第二肝门及下腔静脉癌栓；④肝外癌转移；⑤临床上有明显黄疸、腹水、下肢浮肿；⑥严重肝硬化者。

（2）继发性肝癌适用于：①患者全身情况良好，无心、肺、肾功能严重损害；②无肝硬变，肝功能良好；③肝脏仅有孤立的转移癌或肿瘤局限于肝的一叶，并且原发灶可被切除；④凝血功能正常；⑤无上腹部手术史者。

三、麻醉及体位

麻醉采用气管内插管静吸复合全身麻醉，由于全身麻醉快速、安全、无痛、腹部肌肉松弛、恢复快，便于维持循环稳定和术中良好的呼吸管理，通过调整每分钟通气量，使 $PaCO_2$ 维持在正常范围，对抗 CO_2 气腹导致的并发症，因此是腹腔镜外科首选的麻醉方法。

一般采用头高足低15°平卧位，术者立于患者左侧，在术中术者可根据手术需要，向左侧或右侧倾斜手术床；也可采用截石位，术者位于患者两股之间。

四、手术方法及技巧

（一）肝囊肿开窗引流术

1. **腹壁切口部位** 根据具体情况可选用3～4个套管针进行操作，必要时可另加套管针。位于肝右叶的囊肿，通常在脐上缘或下缘通过10mm套管针插入30°或45°的腹腔镜，剑突下的一个套管针（位置依据囊肿所在位置上下调节）用于放置术者操作的器械，右锁骨中线肋缘下2cm处放置5mm套管针，必要时可在右腋前线肋弓下2cm处增加一个套管针。肝左叶的囊肿则在左锁骨中线肋缘下2cm处放置5mm套管针，必要时可在左腋前线肋弓下2cm处增加一个套管针。原则是套管针位置的选择有利于接近病变，方便操作。

2. **手术方法** 首先探查腹腔内脏器，然后仔细观察肝脏，囊肿通常突出于肝表面，呈蓝色，结合术前影像学资料，仔细探查囊肿的部位、大小、数目，决定开窗引流部位（在囊肿最低部位和/或囊壁最薄处开窗）。首先观察囊液性状，用穿刺针刺入囊肿，囊液清亮透明，合并感染或与胆道相同时囊液混浊或混有胆汁。诊断明确后，用电钩在囊壁的薄弱处切开一个小孔，将吸引器插入囊内，减压并让囊液流出，吸尽囊液，助手用分离钳夹起囊壁，术者用电钩和/或电铲尽量多的切除囊肿壁，并电凝切缘止血。囊肿去顶开窗后，内壁可用高频电铲电凝和/或2%碘酒纱条、70%酒精纱条依次擦拭，破坏囊肿内壁上的内皮细胞，开窗口位于低位，可不放置引流管，也可放置引流管从右腋前线套管针处引出腹腔外，或用大网膜组织填入残余囊腔内。

3. **手术技巧** 尽可能多地切除囊壁，充分通畅囊腔便于引流，但开窗的囊肿周边切缘肝组织厚度不宜超过1cm，过深难以止血。囊肿贯穿于肝膈面及肝脏面时可分别于膈面及脏面开窗。位于肝膈面的囊肿虽然切除较多囊壁，仍然会引流不畅，可将大网膜填塞于囊腔内以达到吸收囊液的目的。

（二）肝脓肿置管引流术

1. **腹壁切口部位** 同"肝囊肿开窗引流术"。

2. **手术方法** 肝脓肿位于右上腹炎症粘连最严重的部位，用分离钳压住或挑起肝脏，肝脏表面充血、隆起或粘连处即为肝囊肿所在部位，用电钩或超声刀分离粘连，充分显露病变部位。用分离钳轻轻向病变区域肝脏表面施压，选取病变区域施压后有明显凹陷处，用电钩电灼一小孔，将吸引器插入囊腔内，一边吸一边轻轻摆动，尽可能地吸尽脓液、清除脓腔内的分隔，将弗雷导尿管送入脓腔，充盈导尿管水囊，适当拉紧导尿管，封闭脓腔，用大量过氧化氢和甲硝唑反复冲洗脓腔，直至冲洗液清亮。探查脓腔无分隔后放置引流管于脓腔内，另一端从右腋前线套管针处引出腹腔外。如果在操作过程中发生脓液污染腹腔，用生理盐水仔细冲洗腹腔至清洁。

（三）肝包虫内囊摘除术

1. **腹壁切口部位** 同"肝囊肿开窗引流术"。

2. **手术方法** 探查腹腔，观察肝脏，结合术前影像学资料，仔细探查囊肿的部位、大小、数目及腹腔内粘连情况，囊肿周围及肝叶的上下间隙放置4～6块大的干纱布，经剑突下套管推注少量的灭活剂（20%高渗盐水或10%福尔马林），将纱布喷淋浸湿。术者在腹腔镜直视下，于囊肿位于肝表面最突出处，垂直对囊中进行穿刺，负压吸引，彻底吸净囊腔，为了使吸引更方便可去除囊肿顶部。注入抽出量1/3的灭活剂，留置5~10min后抽出；助手自另一套管内放入另一吸引器，配合术者，紧对着穿刺部位吸引。用大量生理盐水和甲硝唑反复冲洗囊腔，直至冲洗液清亮。术者用电钩或超声刀去除部分囊壁，吸引管进入囊腔内吸出内囊、子囊等。最后将腹腔镜插入囊内，检查有无残存包虫成分、出血、胆漏。放置引流管于腔内，另一端从相应套管针处引出腹腔外。

3. 手术技巧　选择囊肿顶部穿刺可避免囊液外泄，彻底吸净囊内容物。发现子囊，应将子囊放入袋内，安全取出。生发层去除后，仔细检查有无胆漏，如果有，应予以缝闭或夹闭；通过胆囊管注入亚甲蓝以检查是否有胆管与囊肿相通。尽量切除不带肝组织的外囊壁，囊壁边缘组织必须用电凝或缝合的方法予以彻底止血。可将大网膜置入残留囊腔内。

（四）肝左外叶切除

1. 腹壁切口部位　根据操作情况可选用4~6个套管针，必要时可另加手助式装置。在脐上缘或下缘通过10mm套管针插入30°或45°的腹腔镜，脐左侧放置一个10mm套管针（位置依据操作需要上下调节），剑突下的一个10mm套管针用于放置肝牵开器、冲洗或吸引装置，或术者的主操作设备，可在左锁骨中线肋缘下2cm处放置5mm套管针，必要时也可在左腋前线肋弓下2cm处增加一个套管针。

2. 手术方法　分离镰状韧带和左三角韧带，充分暴露左肝，找到肝上下腔静脉，在其左下方离断部分肝实质，暴露左肝静脉汇入下腔静脉处，穿过止血带，以便肝外控制静脉血流（当左肝静脉汇入下腔静脉处太短或操作不便时，不应实施这一操作）。解剖肝十二指肠韧带，穿过止血带，控制入肝血流。在距镰状韧带左侧1cm处的肝脏膈面和脏面的包膜下用电刀划出预切除线，第一肝门阻断，用超声刀分割器沿此线分离肝实质，肝脏Ⅱ、Ⅲ段的血管、胆道结构在钛夹间分离。左肝静脉及门静脉左支用血管吻合器分离。切下标本放入袋内，切碎，从扩大的切口处取出。引流管放置在肝脏的残端。

（五）肝右叶切除

1. 腹壁切口部位　根据操作情况可选用4~7个套管针，必要时可另加手助式装置。在脐上缘或下缘通过10mm套管针插入30°或45°的腹腔镜，脐右侧放置一个10mm套管针（位置依据操作需要上下调节），剑突下的一个10mm套管针用于放置肝牵开器、冲洗或吸引装置，或术者的主操作设备，可在右锁骨中线肋缘下2cm处放置5mm套管针，也可在右腋前线肋弓下2cm处增加一个套管针，必要时在脐上正中或经腹直肌做一个长约5cm的纵切口，放置手助式装置。

2. 手术方法　分离肝圆韧带、镰状韧带和右三角韧带，充分暴露右肝，找到肝上下腔静脉，在其右下方离断部分肝实质，暴露右肝静脉汇入下腔静脉处，穿过止血带，以便肝外控制静脉血流（当右肝静脉汇入下腔静脉处太短或操作不便时，不应实施这一操作）。解剖肝十二指肠韧带，穿过止血带，控制入肝血流。在距正中裂右侧1cm处的肝脏膈面和脏面的包膜下用电刀划出预切除线，第一肝门阻断，用超声刀分割器沿此线分离肝实质，肝脏Ⅱ、Ⅲ段的血管、胆道结构在钛夹间分离。右肝静脉、肝中静脉、门静脉右支等较大的血管用血管吻合器分离。切下标本放入袋内，切碎，从扩大的切口处取出。引流管放置在肝脏的残端。

3. 手术技巧 患者取左侧卧位，术者立于患者左侧。切除术中最危险的部分是处理右肝静脉。在横切实质时，阻断肝门，用超声刀离断肝脏组织，最后用血管吻合器离断右肝静脉、肝中静脉、门静脉右支。

（六）肝脏的区段切除或亚区段切除

1. 腹壁切口部位 根据操作情况可选用4~5个套管针在脐上缘或下缘通过10mm套管针插入30°或45°的腹腔镜，脐周放置一个10mm套管针，剑突下的一个10mm套管针用于放置肝牵开器、冲洗或吸引装置，或术者的主操作设备，可在相应锁骨中线肋缘下和/或左腋前线肋弓下2cm处放置一个5mm套管针。

2. 手术方法 肝的Ⅱ~Ⅳ段是最常见的切除区域，分离镰状韧带和/或左三角韧带，充分暴露预切除肝段，解剖肝十二指肠韧带，穿过止血带，控制入肝血流。在预切除肝段的肝脏膈面和脏面的包膜下用电刀划出预切除线，第一肝门阻断，用超声刀分割器沿此线分离肝实质，肝脏的血管、胆道结构在钛夹间分离。大的肝静脉及门静脉分支用血管吻合器分离。切下标本放入袋内，切碎，从扩大的切口处取出。引流管放置在肝脏的残端。

（七）非规则性肝切除

1. 腹壁切口部位 同"肝脏的区段切除或亚区段切除"。

2. 手术方法 非规则性肝切除就是连同距肿瘤边缘1~2cm肝组织的切除。分离镰状韧带、肝圆韧带或三角韧带，充分暴露预切除肝段，解剖肝十二指肠韧带，穿过止血带，控制入肝血流。在距肿瘤边缘1~2cm的肝脏膈面和脏面的包膜下用电刀划出预切除线，阻断或不阻断第一肝门，用超声刀分割器沿此线分离肝实质，肝脏的血管、胆道结构在钛夹间分离。大的肝静脉及门静脉分支用血管吻合器分离。切下标本放入袋内，切碎，从扩大的切口处取出。引流管放置在肝脏的残端。

（牛志鹏）

第二节 原发性肝癌的微创治疗

随着现代影像技术的高速发展，微电子学、计算机信息处理及实时成像技术、三维结构重建技术等在医学领域的应用，微创外科将与传统外科并驾齐驱。较之传统外科，微创外科并不是单纯为追求最小的手术切口，而是获得最佳的内环境稳定、最轻的全身炎症反应。微创观念已渗透到临床医学的各个领域。在原发性肝癌治疗中，传统的手术切除疗效较好，但原发性肝癌多伴有严重肝硬化，或肿瘤呈多中心发生等，手术切除率低，一些有影像学技术支持的微创治疗手段已成为肝癌治疗中不可缺少的部分。在现今广泛使用的微创技术中，可分为两大类，一类是包括TACE（肝动脉栓塞化疗）及各种消融技术的非手术局部治疗；另一类是腹腔镜支持的肝癌微创治疗。

一、非手术局部治疗

相对于手术切除而言，非手术局部微创治疗有其特殊的优势：有相对较低的并发症发生率及死亡率；治疗费用较低；可以治疗门诊患者；适应证较广等。由于大部分肝癌患者伴肝功能不全及局部治疗有较好初步治疗反应，局部微创治疗应用很广泛。现今应用广泛并得到认可的非手术局部治疗同样可以分成两大类，包括肝动脉灌注化疗、栓塞或栓塞化疗的导管微创治疗及在实时影像引导下的各种经皮消融术。常用的经皮消融术，包括射频、微波、激光及超声等的热消融技术；冷冻治疗；无水酒精、乙酸等化学物质的局部注射等。

（一）经肝动脉栓塞化疗

1. TACE 应用于肝癌治疗的原理 基于肝癌及肝脏的生理学特性，特别是肿瘤血管生成的生物学特性。虽然肝脏有肝动脉及门静脉双重血供，而肝癌主要由肝动脉供血。因此，阻断肝动脉血供可以抑制肿瘤生长。TACE 可以提供较高的肿瘤局部化疗药物浓度，同时将药物的全身毒性降至最小，随后的动脉栓塞通过减少动脉血流、增加药物接触时间来增强抗肿瘤效应。

2. 适应证 TACE 在肝癌治疗中应用广泛，可应用于小肝癌的治疗、不可切除的多灶肿瘤、手术切除及移植前的新辅助治疗和术后预防复发等。尤其对肿瘤直径≤2cm、多血管、有伪包膜的小肝癌治疗效果非常好。

3. 禁忌证 肝癌体积 >70% 肝实质，门静脉主干癌栓阻塞，严重肝硬变，肝功能失代偿期，有明显凝血机制障碍伴出血倾向及全身衰竭者以及乏血供的肝癌。

4. 优缺点 对小肝癌，大样本的回顾性研究提示手术切除仍明显优于单纯 TACE 治疗；对不可切除肝癌的姑息治疗 TACE 应用最为广泛，虽然对局部肿瘤的控制有帮助，但多项随机对照研究未发现能提高此类患者的远期生存率。术前 TACE 可以缩小肿瘤，提高可切除率，或减少术后复发，但由于对肿瘤的控制及对肝脏功能损害间的失衡，远期生存率并不能改善。对肝癌术后预防性 TACE 的作用也一直有争议，但多项随机对照研究的综合分析提示对肝癌根治性切除术后 TACE 并不能延长患者生存时间，对如伴有门静脉癌栓、肿瘤分化不良等复发转移高危因素者，可能会从中获益。尽管如此，对多灶的或弥漫性肝癌，TACE 仍是微创治疗中最主要的手段。

5. 术前准备

（1）所需设备

1）穿刺针：构成：针芯针芯 + 外套管或中空针。种类：血管穿刺针、活检针、治疗针。作用：建立通道，取病理组织，抽内容物作用和注入药物。外径用号规格：外径用号（Gauge）表示，号大径细，成人 18G，儿童 20G。

2）导管：构成：依用途做成的在极细钢丝网上涂有均质材料的各种形状薄壁空心管。种类：造影治疗管、引流管、球囊管等。作用：诊疗，引流，扩张开通管腔。外径用号规格：外径用 Franch、内径用 inch、长用 cm 表示。IF = 0.335mm，1cm = 0.039inch。

3）导丝：构成：内有安全、加强两根细钢丝芯，外有绕成螺旋状的高质量加有药物的钢丝圈，头软体硬。种类：超滑、超硬、超长、直头、弯头、溶栓导丝。作用：送入、导向导管，支撑球囊，输送药物。规格：直径用 inch 表示。

4）导管鞘：构成：带防反流阀的外鞘 + 中空扩张内芯。种类：长、短鞘。作用：避免其他介入器械出入组织或管壁造成的局部损血液外溢。规格：同"导管"。

5）栓塞剂：常用的是超液化碘化油。

6）化疗药物，可采用联合用药，方案有氟尿嘧啶（5 - FU）500～1 250mg，表阿霉素（ADM）30～80mg，丝裂霉素（MMC）10～30mg，顺铂 40～80mg。留取半量 MMC 或 ADM

备用。将剩余的化疗药用 150~200mL 生理盐水稀释依次经肝动脉导管注入。将留用的半量 MMC 或 ADM 与 10~20mL 碘化油混匀后缓慢注入。4~6 周为 1 周期。

（2）术前检查：包括肝功能、血常规和凝血功能的检查。

6. 操作 超选择性肝动脉插管（采用股动脉穿刺法），经皮股动脉穿刺插入导丝，沿动脉逆行向上至第 12 胸椎水平，导丝尖端屈向前方，呈 90° 角，插入肝总动脉，插管行血管造影，造影剂总量为 30~40mL，图像采集包括动脉期、实质期及静脉期。视肿瘤部位不同，导管尖端选择性插入肝固有动脉或肝左、右动脉，证实肿瘤血供支配、分布情况，肿瘤范围及大小；然后将超液化碘化油与化学治疗药物充分混合成乳剂，缓慢注入靶肿瘤的血管内，注射量视肝动脉造影时所显示的肿瘤大小及血管富乏程度灵活掌握，X 线透视下依据肿瘤区碘化油沉积是否浓密、肿瘤周围是否已出现少许门静脉小分支影为界限。

治疗时要注意以下几点：在首次栓塞时超液化碘化油的用量充足，操作始终在 X 线透视下进行，若碘化油在血管内流动很慢，暂停注入，缓慢推注肝素生理氯化钠冲洗，待血管内碘化油消失后再注入碘化油。若注入肝素生理氯化钠仍不能使碘化油前行时，将血管内碘化油回抽入注射器内；先使用末梢型栓塞剂行周围性栓塞，再行中央性栓塞；有明显的肝动脉 - 门静脉瘘者，先以明胶海绵颗粒栓塞载瘘动脉，效果不明显时可联合经皮消融治疗，可以有效治疗高流量动静脉瘘；如肝肿瘤有 2 支或 2 支以上动脉供血，将每支动脉均予以栓塞；对于较小的肝动脉 - 门静脉瘘患者，使用碘化油栓塞时慎重操作和监测；患者出现肝区闷痛、上腹疼痛等症状，可经导管注入 2% 利多卡因，当患者出现心率减缓、胸闷，甚至血压下降时，立即停止操作，并给予吸氧和应用地塞米松、阿托品，持续静脉滴注多巴胺等。

7. 并发症 TACE 术后易发生化疗栓塞综合征及肾功能损害、骨髓抑制、穿刺部位出血及血肿、血栓形成、上消化道出血等并发症。严重并发症包括肿瘤破裂、急性肾衰竭、截瘫、导管打结、碘油肺栓塞等，术后需严密观察，及时处理。

（二）经皮无水酒精或乙酸注射

经皮无水酒精注射（PEI）是应用时间最久的微创技术，主要治疗伴肝硬化的肝癌。

1. PEI 的作用机制 主要通过乙醇对肿瘤细胞的脱水、蛋白变性、坏死及肿瘤血管内皮的坏死引起继发血栓形成等机制起作用。因为肝硬化组织乙醇不容易弥散，故 PEI 治疗原发性肝癌较转移性肝癌更有效。虽然也有单次大剂量酒精注射法，PEI 一般需多次、多点注射。对部分小肝癌患者，PEI 疗效相当不错。

2. 适应证 适用于无严重肝功能不全的小肝癌。有学者认为，PEI 的适应证为 <3cm 的小肝癌，数量少于 3 个，没有门静脉癌栓和肝外转移灶。另外，某些因素也影响 PEI 的疗效。例如，肿瘤在超声声像图上有声晕、肿瘤内回声不均匀、中等或差的分化程度，或 CT 增强扫描染色等。一般认为 PEI 的疗效与肝功能及肿瘤大小和数量有关，肿瘤的组织血分级提示分化良好的肝细胞癌应用 PEI 疗效也较好。

3. 禁忌证 难治性腹水；血小板 $\leq 30 \times 10^9/L$；凝血酶原时间较正常对照延长 6s 以上；总胆红素 $\geq 51\mu mol/L$；存在肝外转移灶者。

4. PEI 的缺陷 由于较大肿瘤酒精弥散不均。在多次治疗后，影响疗效，所以对大肝癌除非不适合其他微创技术时才考虑 PEI。需注意的是，小剂量多次注射并发症很少，单次大剂量酒精注射风险较大。

5. 术前准备 术前进行必要的检查，包括肝功能和凝血功能的检查。

6. 操作　根据 B 超检查显示肿瘤大小，具体注射量按回归方程 $Y = 2.885X$ 计算，其中 X 为肿瘤最大直径，单位为 cm；Y 为注射无水酒精量，单位为 mL，最大单次注射剂量 30mL。在超声实时监视引导下用 21G PTC 针采用由深及浅的多点旋转注射技术对肿块进行 PEI 治疗，注射量根据注射时无水酒精在肿块内的弥散程度及弥散范围（覆盖肿瘤周边约 10mm 范围）作适当调整。每周注射 1~2 次，每 4~6 次为 1 疗程。

7. 并发症　常见的并发症是发热，为一过性，是由于乙醇所致刺激，肝细胞少量受损及组织无菌性坏死后的吸收热，未见严重并发症的报道。

（三）经皮热消融

射频（RF）、微波、激光三大热消融技术在一定程度上克服了 TACE、PEI 的缺点，目前正得到广泛使用。RF 可以在超声、CT 或 MRI 的引导下进行，目的是精确定位肿瘤。为获得更大或更均一的凝固坏死区，设计了多头的、多针的 RF 电极。相对 PEI，RF 次数少且坏死率高。

1. 射频消融（RFA）治疗肝癌　射频消融（RFA）治疗是近年来肝癌治疗的重要进展之一，是肝癌微创治疗中的一项代表性治疗方式，是肝癌治疗的未来发展趋势之一。射频治疗的特点是安全、高效，创伤小，肝脏损害轻，治疗时间短，患者痛苦小，且一次性治疗可以大大降低医疗费用。特别适用于小肝癌、肝功能差、手术切除风险大或无法手术切除、肝癌切除后复发或再发、肝转移癌等病例。

（1）RAF 原理：射频电极发出的中高频射频波能激发肿瘤组织细胞的导电离子和极化分子进行振荡，其间碰撞和摩擦可产生的热量，当可温度高达 60℃ 以上，可使肿瘤组织发生凝固坏死。

（2）适应证：多用于治疗直径 <3cm、病灶 <3 个、完全肝实质包绕、在肝包膜下 1cm 以上、远离大血管及胆道（2cm 以上）的肝癌。随着设备和技术的改进及经验的积累，目前也部分应用于直径 8cm 的肝癌。

（3）禁忌证：严重肝、肾功能障碍、凝血障碍、严重感染、弥漫性肝癌、重度肝硬化、门脉高压症有严重出血倾向。

（4）优缺点：RFA 的优点是安全、高效，并发症小，灵活性强。术中，可根据肿瘤的大小随意调整治疗范围，一次治疗后组织坏死范围直径最大可达 6~8cm。射频治疗小肝癌（直径≤3cm）甚至可达到根治的目的。大肿瘤和多中心肿瘤亦可同时进行多针多处治疗，具有安全、创伤小、见效快、不需开腹等优点。缺点是在局部治疗的彻底性方面，与肝切除或肝移植相比，不具有优势；对于直径 >8cm 的肿瘤，多次消融又会增加患者的风险和费用；即便是对于直径较小的肝癌，如不注意对癌灶周边组织的有效消融，仍会有局部复发；对于靠近胆囊、胃肠等空腔器官的肿瘤，单行经皮肤肝穿刺射频消融术有穿破空腔脏器的危险；对于动脉血供较为丰富的肝癌，射频针的穿刺容易引起出血和癌细胞的种植，同时降低射频的疗效。

（5）术前准备：同"PEI"。

（6）操作：肝癌的射频消融治疗常见 3 种入路，即经皮肤穿刺射频消融、腹腔镜下射频消融、开腹状态下射频消融。

经皮肤穿刺治疗肝癌是最常用的射频消融技术，对于直径 >8cm 的肿瘤，可结合介入栓塞治疗，先行介入栓塞，待肿瘤体积有所缩小，然后再行射频治疗。肿瘤较小，如果动脉血供丰富，宜先行介入栓塞治疗，有效降低肿瘤的动脉血供，可明显地缩短射频时间，提高疗效，减少癌细胞种植的机会。癌灶与胆囊、胃肠等脏器关系较为密切，有穿破、甚至是"烧穿"这些空腔脏器的危险时，可结合腔镜的优势，先在腹腔镜下行胆囊游离或切除，或用纱布保护好胃肠，再行肝癌射频消融术，必要时，应用腔镜下超声探头引导。对于肿瘤大但又可切除的肝癌，应优先考虑手术切除，可在术中联合射频消融，增加切除的安全性和彻底性。

（7）并发症：出血、血肿、肝脓肿、肝功能衰竭、肺部并发症、门静脉血栓形成、腹腔感染、胆道损害、皮肤灼伤、肝静脉血栓形成、肝动脉损伤、内脏损伤、心脏并发症、肾衰竭、电极轨迹处肿瘤种植、内分泌并发症、高热、电极不能取出等。

2. 其他消融技术　微波消融体外实验有更高组织穿透力及更大消融面积，可能是相对射频和激光的优势。激光消融必须通过经皮穿刺针将激光束导至肿瘤部位。与其他热消融技术一样，肿瘤大小是影响预后的主要因素。

（四）冷冻消融

由于冷冻治疗多在术中进行，只有少数腹腔镜下冷冻消融的尝试，因此，严格意义上讲，冷冻消融还不能算是真正意义上的微创技术。目前正在设计可以行经皮消融的冷冻穿刺针。

二、腹腔镜支持的肝癌微创治疗

（一）腹腔镜诊断及分期

与其他腹腔肿瘤一样，在开腹手术前腹腔镜也可用来判断肝癌分期。腹腔镜下肝癌分期有如下好处：对病变的范围评估更精确；可以减少住院时间；减少并发症的发生率；避免延误治疗及避免不必要的剖腹探查等。腹腔镜在发现腹膜的种植、肝外的肿瘤、肝外淋巴结的转移及血管的侵犯等有优势。腹腔镜超声的应用进一步提高了肝癌分期的精确性，避免了单纯剖腹探查，并可以发现隐藏的肿瘤。

（二）腹腔镜下肝癌消融术

有腹腔镜下冷冻治疗肝癌成功的报道，但由于影像导向较困难，冷冻后穿刺点止血困难等原因限制了其在腹腔镜下的应用。腹腔镜下热消融，尤其是射频消融研究较广泛。

（三）腹腔镜肝癌切除术

腹腔镜下肝切除术只有几年的历史，相对于开放手术，腹腔镜下肝切除暴露困难，缺乏触觉感受，有大出血及气栓危险等是其缺陷，腹腔镜下超声、超声刀等器械改良及手助技术的应用克服了一些困难。但腹腔镜下肝切除术仍限于Ⅱ、Ⅲ、Ⅳb、Ⅴ、Ⅵ段较小的肿瘤（<5cm）及边缘的一些病灶。对严格选择的病例，腹腔镜肝癌切除术是安全可行的，可以获得满意的切缘，也不会引起肿瘤的播散。

三、微创外科联合治疗

微创治疗肝癌的主要目的是最大程度地消减肿瘤，各种不同的微创技术有相对不同的适应证及各自的优势。针对具体病例，选择性地应用一种或序惯性地应用几种微创技术是未来肝脏微创外科发展的方向。

（牛志鹏）

参考文献

[1] 田素红，李燕，陈俊卯. 内镜逆行胰胆管造影及胆道内支架的术中配合和护理 [J]. 河北医科大学学报，2010，31（12）：1516-1517.

[2] 杨德久，陈俊卯，张万壮，周士琦. 顽固性咯血的支气管动脉双重栓塞治疗 [J]. 现代预防医学杂志，2006，33（7）：1293-1294.

[3] 赵鹏，陈俊卯，张国志，李曙光，王晓涛，崔明新. 成人骶尾部巨大畸胎瘤一例 [J]. 中国综合临床，2012，28（11）：1221-1222.

[4] 涂灿能，陈建立，陈俊卯，王长友，王晓涛，张国志. 低分子肝素钙联合曲美他 嗪对大鼠急性肠系膜静脉血栓肠道平滑肌的保护作用 [J]. 中国普外基础与临床 杂志，2016，23（4）：416-420.

[5] 高静（综述）. 肝脏外科的微创化. 胃肠病学和肝病学杂志，2013，22（7）：714-716.

[6] 陈孝平. 微创治疗技术对肝脏外科的影响及展望. 腹部外科，2012，25（2）：65-65.

[7] 乔唐，彭承宏，谈景旺，等. 微创外科技术在肝脏手术中的应用. 江苏医药，2008，34（8）：839-840.

[8] 耿小平. 肝脏外科中的微创理念与实践. 肝胆外科杂志，2008，16（1）：1-3.

第十四章

胆道外科

第一节　急性胆囊炎

一、病因

　　急性胆囊炎是腹部外科疾病的常见病种，发病率占急腹症的第 2 位，其发病与胆囊管的梗阻、细菌入侵、血管因素及解剖上的特点等有关。

　　1. 胆囊颈或胆囊管的梗阻　以结石性梗阻最为多见，急性胆囊炎约 95% 是由于胆囊结石阻塞胆囊管而继发细菌感染引起的。其次是胆囊管由于其他内在性或外在性因素而变窄以至闭塞，如胆囊管扭曲成角，蛔虫阻塞管腔，炎性渗出物或黏液，胆囊颈带蒂息肉等阻塞，管腔炎症后发生纤维化，淋巴结肿胀及粘连压迫均可使胆囊管腔不通或闭塞。胆总管阻塞亦会使胆汁排出受阻，妨碍胆汁排空，利于细菌生长及上行性感染。在胆囊排空障碍时，胆汁淤滞，加上黏液的不断分泌，使胆囊逐渐胀大，致胆囊壁血管和淋巴管受压，在胆囊血供不良情况下更易发生急性炎症，甚至缺血、坏死及穿孔。

　　2. 血管因素　胆囊动脉通常有 1～2 支，为末梢动脉，在有慢性血管性疾病的基础上，有急性血容量不足时则更易造成胆囊急性缺血。缺血性胆囊炎是指胆囊无结石又无胆管梗阻因素的急性胆囊炎，它是在原有慢性血管疾病基础上出现低血容量性休克时发生。Warren 报道急性非结石性胆囊炎时，全部胆囊切除者胆囊动脉闭塞而不显影，而急性结石性胆囊炎时，胆囊动脉全部显影。这说明血管闭塞因素在非结石性胆囊炎发病原因中占重要地位。

　　3. 细菌因素　在胆囊管梗阻时，胆囊黏膜以至肌层可有不同程度炎症性改变。在此基础上，细菌通过四条途径进入胆囊：①直接经淋巴管浸入胆囊壁；②从十二指肠经胆总管上行感染，最常见为蛔虫带菌进入胆管，造成胆管部分梗阻和感染；③经门静脉进入肝脏并随胆汁分泌入胆囊；④败血症时，细菌由肝动脉进入胆囊，此途径少见。

　　通过胆道细菌进入胆汁是细菌性胆囊炎的主要途径，入侵细菌以大肠埃希菌最为常见，其次为梭形芽孢杆菌、肠球菌、产气杆菌、沙门杆菌、肺炎球菌等。常为需氧及厌氧菌混合感染，由产气杆菌引起的感染，胆囊壁坏死，可于 X 线片上看到胆囊周围积气现象，临床上称为气肿性胆囊炎，其胆囊坏疽发生率约 75%，约 20% 发生穿孔，较一般胆囊炎约多 5 倍。少数传染性疾病如伤寒、猩红热、流行性出血热以及严重败血症，细菌通过血行进入胆囊引起非结石性胆囊炎。

4. 创伤、大手术等应激状况　此时因禁食、脱水及发热等致使胆汁浓稠，减低胆囊排空速度，胆汁滞留，加上细菌侵入引起急性非结石性胆囊炎。

5. 化学性刺激因素　高浓度胆盐对胆囊黏膜有强刺激作用，在胆汁滞留情况下胆盐浓度增高，可导致胆囊黏膜损伤。胰液反流至胆囊，胰酶被激活，可侵害胆囊黏膜而引起炎症。

6. 其他原因　如长期使用全胃肠道外营养，使胆囊长期处于"失用性"不收缩的状态，胆汁长期淤积、浓缩，胆盐对黏膜长期刺激引起炎症，并可出现微小结石。在上述各种原因介入时可引起急性胆囊炎，即所谓的 TPN 性胆囊炎。

二、病理

急性胆囊炎发病几乎都有不同程度的胆囊梗阻（结石或胆囊管自身原因），胆汁在胆囊内淤积，随着炎症发展，胆囊内压力增高，黏膜充血、水肿、渗液增多，但炎症只在黏膜层，胆囊轻度胀大，称为急性单纯性胆囊炎。随着病变的发展，囊壁全层受累，黏膜可发生溃疡，可见散在小脓肿，胆囊明显胀大，表面呈灰红或蓝绿色，血管明显充血扩张，浆膜面常附有纤维素性或脓性渗出物，常与邻近器官或组织粘连，胆囊内胆汁呈脓性，称为化脓性胆囊炎，有时胆囊内脓性液多而且增大者称为胆囊积脓。若炎症仍未能控制，囊内压力可更加升高，血循环障碍，常在一处或多处发生坏死，并常于胆囊底或颈部发生穿孔，称为坏疽穿孔性胆囊炎。急性胆囊炎患者有 10% ~ 15% 发生穿孔或坏疽，但多数情况下胆囊已为网膜或邻近脏器组织包裹，穿孔后形成胆囊周围脓肿或形成内瘘。仅 2% ~ 5% 的患者穿孔至游离腹腔而发生胆汁性腹膜炎。

三、临床表现

急性胆囊炎发病前常有进食油腻饮食、情绪波动、生活不规律等生活史。典型症状是胆绞痛发作。上腹和右上腹阵发性绞痛，绞痛后仍有隐痛，以夜间多发，一半的病例疼痛向右肩或右背部放射。有恶心、呕吐。发热 38℃ 左右，畏寒及寒战。疼痛可因身体活动、咳嗽或呕吐而加重，主要是因腹膜刺激所致。患者为减轻疼痛常取仰卧或向右侧卧屈曲大腿位。疼痛阵发性加剧，患者常显吸气性抑制。

当病变发展至化脓性或坏疽性炎症阶段，则可出现高热、寒战，腹痛加剧并呈持续性。穿孔后可出现全腹痛等弥漫性腹膜炎表现。如伴有左上腹或腰部疼痛，应考虑合并胰腺炎。

少数患者因胆囊管过长并扭曲，影响胆囊排空，有人称为胆囊管综合征。在胆囊管扭曲时出现右上腹剧烈绞痛，时而疼痛缓解。疼痛发作时可扪及胀大的胆囊，触痛。反复出现这些症状后可发生急性胆囊炎。

体检时右上腹和剑突下有压痛，并有腹肌紧张，Murphy 征阳性，1/4 患者右肋下扪及增大触痛的胆囊。一般急性胆囊炎无黄疸，如出现黄疸，可能意味着以下两种情况：①胆囊结石排入胆总管导致胆总管下端梗阻；②胆囊结石或增大的胆囊压迫胆总管或肝总管而发生黄疸，即 Mirriz 综合征。

患者在腹部剧痛、高热以至谵妄后，出现黄疸、腹肌紧张及压痛等症状、体征后突然病状减轻，数日后黄疸亦减轻，这种情况多系胆囊内瘘形成。

气肿性胆囊炎（emphysematous cholecystitis）为急性胆囊炎中一特殊类型，约占 1%。

由于产气菌感染所致急性坏死性炎症，在高龄患者，患有糖尿病、心血管疾病者发病率高。病后炎症蔓延迅速，胆囊壁缺血坏死，在此基础上产气菌如梭状芽孢杆菌、大肠埃希菌、荚膜杆菌等入侵，致囊壁内产气，气体可经坏死灶溃破进入胆囊腔内，也可从坏死浆膜穿孔处向胆囊周围弥散，应尽早手术治疗。

四、实验室检查

白细胞总数升高，中性粒细胞比例增高。如合并胰腺炎，血、尿淀粉酶水平增高。感染严重发生全腹膜炎时可发生电解质及酸碱平衡紊乱。肝功能检查常提示急性损害。SGPT 轻微升高，20% ~40%患者血清胆红素可达 34.2mmol/L，若明显增高常提示有继发性胆总管结石存在。

五、影像学诊断

1. 平片　一般无特殊发现，可在胆囊周围有程度不一的淤胀肠管，或可将肿大胆囊衬托出软组织包块，称哨兵肠襻。急性胆囊炎时多为十二指肠及右半横结肠淤胀。由于 80%以上的急性胆囊炎是由结石嵌顿引起，但大部分胆囊结石在平片上并不显影，显影者也因其化学成分不一而在形态、数量、密度上相差甚大。如在检查中发现结石，结合临床及平片所见，对诊断有较大价值。

气肿性胆囊炎，在平片上有独特表现，通常产气仅在胆囊壁间产生气体，呈泡沫状散至黏膜下，可见胆囊壁间有一薄层含气阴影，如病变继续发展，产气过多，气体经糜烂黏膜向胆囊腔内弥散，与腔内液体形成液平面，如经浆膜面破溃处向胆囊周围扩散，在胆囊周围也有气体包绕。

2. 胆囊造影　急、慢性胆囊炎，口服或静脉法胆囊造影多不显影，也不能仅以此表现做出诊断。近 10 年来，此检查已被超声、CT、MRI 等检查所替代。

3. 超声　急性胆囊炎也是超声科常见的急腹症之一，其超声表现因其病程变化而有所不同。早期的单纯性胆囊炎，超声仅见胆囊增大，壁轻度增厚或无明显改变，靠超声图像诊断缺乏特异性。随着病程进展，如呈脓性或坏疽性胆囊炎，其超声表现则较具特征，表现为：①胆囊增大，轮廓线模糊，外壁线不规则。②胆囊壁增厚，回声增强，内可见弱回声或低回声带，形成胆囊壁的"双边"征。此征系浆膜下水肿、出血和炎性细胞浸润所致，对揭示急性胆囊炎较有价值。有的甚至可出现双层或多层弱回声，系重症急性化脓性胆囊炎的表现，又称之"条纹"征，为多层水肿和出血带所致。③胆囊积脓时，胆囊内可见粗大的光点光斑，或絮状和团块状的略高回声，不伴有声影，不形成沉积物。④多伴有胆囊结石，往往嵌顿于胆囊颈部或胆囊管内。⑤坏疽性胆囊炎发生胆囊穿孔时，胆囊周围可见积液，为环绕胆囊的带状或片状液性区。胆囊壁连续中断，使胆囊周围暗区与胆囊内相通，但胆囊壁破孔较少发现，一般位于前壁，穿孔较大时才可发现。⑥胆囊收缩功能差或消失。⑦探头通过胆囊表面区时明显的压痛反应。将探头深压腹壁以接近胆囊底部，嘱患者深吸气，感觉触痛加剧并突然屏住气不动，此即"超声莫菲征"。此法可明显提高超声诊断急性胆囊炎的敏感性，尤其是胆囊壁增厚不明显的患者。⑧气肿性胆囊炎时胆囊底部可见游离气体强回声。

4. CT　急性胆囊炎 CT 表现为胆囊增大，胆囊壁增厚，胆囊增大受检查前是否空腹，前一餐所进食物的成分的影响，故只有胆囊增大，并不能成立胆囊炎的诊断。胆囊壁增厚为较可靠的判断依据，正常胆囊壁厚1~2mm，超过3mm应视为异常，但应除进食后胆囊收缩状态的胆囊壁增厚。急性胆囊炎的胆囊壁增厚多为弥漫性，部分患者平扫不能显示胆壁，应借助于增强扫描。胆囊炎胆汁内因有脓液而密度增高，CT值常在20HU以上。胆囊壁、胆囊腔内可有气体影。增强扫描增厚的胆囊壁明显强化，边缘毛糙模糊，周围可见低密度水肿带环绕。气肿性胆囊炎为少见类型的胆囊炎，特征性表现为胆囊壁内有泡状或线状气体影。胆囊壁内穿孔致胆囊内积气，胆囊壁外穿孔形成胆囊窝部脓肿，甚至可侵及周围肝组织。

5. MRI 胆囊增大，胆囊壁增厚，胆囊周围因积液水肿可呈长 T_1 长 T_2 信号，胆囊内呈长 T_1 长 T_2 信号，气肿性胆囊炎时胆囊壁可见低信号气体影。

此外，经内镜胰胆管造影等检查都有特殊诊断价值。

六、诊断和鉴别诊断

根据病史及体征、实验室检查及特殊检查，急性胆囊炎诊断并不困难。与其鉴别的疾病如下：

1. 急性腹部外科疾病 需与急性胆囊炎鉴别的急腹症有急性阑尾炎、局限性肠炎、十二指肠溃疡合并十二指肠周围炎、胃及十二指肠溃疡穿孔和急性胰腺炎等。

（1）十二指肠溃疡合并十二指肠周围炎：可有右上腹部剧痛并与急性胆囊炎混淆，但十二指肠溃疡患者发作有季节性及时间节律性，可有夜间痛、反酸及呃逆，用碱性药物甚至适当食物或使之暂时缓解。大便隐血可呈阳性。胃镜及X线钡剂摄片可发现病变。

（2）胃、十二指肠溃疡穿孔：发病更突然，疼痛更剧烈，发展也更迅速。开始时无发热，腹膜刺激征出现早而强烈，6~8h后可因有细菌感染而出现高热等感染征象。肝浊音界可缩小或消失，X线腹部立位后前位片可见膈下新月形游离气体。

（3）急性胰腺炎：二者均可因饱食或进食油腻饮食而发病，而且两病常同时存在。急性胰腺炎疼痛更为剧烈，多位于左中上腹，可放射至左腰背部。绝大多数胰腺炎血、尿淀粉酶升高，同时B超及CT可帮助做出诊断。

（4）急性阑尾炎：有时胆囊炎患者无明显胆绞痛病史，胆囊胀大明显甚至延伸至右下腹，易与阑尾炎穿孔局限性腹膜炎相混淆。位于肝或胆囊之下的高位阑尾，急性炎症时不易与胆囊炎相区别，可通过B超、CT等了解右上腹局部情况。急性阑尾炎多数有转移性腹痛病史，发热较急，恶心、呕吐较轻。近年随着超声技术的发展，对急性阑尾炎诊断愈趋有价值。

还需鉴别的疾病有急性肠梗阻、原发性或继发性肝癌出血或梗死等。

2. 非外科性疾病 有些内科疾病需与急性胆囊炎鉴别，如右下肺炎和胸膜炎、右肾结石、急性病毒性肝炎、心肌梗死、心绞痛、急性胃肠炎及带状疱疹等。

七、治疗

急性胆囊炎分为非手术治疗及手术治疗。非手术治疗主要是抗感染，解痉，减少胆囊收缩的因素、维持水盐及酸碱平衡。

手术治疗急性胆囊炎有两种观点：一是主张早期手术。在经过纠正水盐及酸碱平衡紊乱，抗生素应用后即可手术，其理由是：①发病72h以内手术，局部虽有充血水肿，但周围粘连少，解剖关系尚清楚，手术操作相对较容易；②有些患者虽经非手术治疗病情能够缓解，但等待不到 6 周又可再发；③可避免患者再入院手术，减轻经济负担及痛苦；④可降低手术并发症和死亡率。另一观点认为急性胆囊炎发作时手术危险性大于择期手术、死亡率也高于择期手术，尤其是老年人的急诊手术，死亡率尤高。应姑息治疗一段时间后再手术，其理由：①患者经过充分准备后耐受手术能力加强；②组织已消除了充血水肿，解剖关系清楚，使手术精确性和安全性大大提高；③手术成功率高，避免再次手术；④术后并发症及死亡率明显降低。两种观点各有利弊，一般达成的共识是：在急性胆囊炎发作 24～72h 可积极急诊手术，超过 72h 尽量姑息治疗，如症状不缓解或反而加重，则行急诊手术治疗。

1. 术前处理 在进一步确定诊断后，应根据患者情况选择是否手术，手术指征为：①临床症状重，经禁食、抗感染及补液等治疗后症状无缓解；②胆囊肿大且张力高，触痛明显；③全身中毒感染症状显著，有精神淡漠或烦躁、寒战高热及血白细胞明显升高；④老年患者诊断明确，症状加重迅速。

术前通过病史与有关检查，对患者的全身情况、疾病性质与手术方案要有详细的了解和周密计划，取得患者和家属的密切配合。明确患者有无其他脏器的并发症，尤其是心、肺、肝、肾功能及有无糖尿病。凝血机制有无异常等，并根据不同情况做出相应处理，或请相关科室协助处理。

术前及时补液纠正水盐及酸碱平衡紊乱，监测血电解质及血气分析指标。因胆道感染厌氧菌多见，术前应常规使用抗生素。对梗阻性黄疸、肝功能障碍凝血酶原时间延长患者应肌肉或静脉注射维生素 K。必要时可间断输入新鲜血以纠正凝血机制紊乱，血小板减少者可输血小板。

除非已发生胆囊穿孔，应尽量采用非手术治疗控制休克，纠正水盐及酸碱平衡紊乱后手术。如已发生胆囊穿孔、全腹膜炎、败血症时，及时手术，手术方式应以简单安全为主，条件许可时行胆囊切除术。

2. 术中处理 急性胆囊炎手术处理时应根据病情，能忍受手术的程度及术者经验，手术条件等综合判断术式。

（1）胆囊切除术：因急性胆囊炎时胆囊充血、水肿，解剖关系不清，组织脆弱易为缝线切割，所以手术时出血比择期手术多，易致肝外胆管损伤，结扎胆囊管残端处易因割裂而发生胆漏。在手术中应做到良好的暴露，不要过分追求小切口，应以逆行胆囊切除为主，在完全看清 Calot 三角关系后方可处理胆囊管。因水肿的胆囊管炎症消退后有一定程度回缩，切断时较正常解剖时多留一点胆囊管或做间断缝闭胆囊管残端。

（2）胆囊部分切除或大部切除术：对胆囊管汇入肝总管处水肿粘连重，解剖不清，不易分离出胆囊管，或在手术过程中患者病情突然变化，为尽快结束手术而采用此法，或因胆囊壁坏死无法切除，胆囊过深，大部位于肝内，周围粘连重，此时若按常法将胆囊自肝床剥下，将花费很多时间，出血很多，应灵活掌握，选用胆囊部分切除或大部切除术。

手术应做到，胆囊管予以妥善结扎，如分离胆囊管困难，宜从剪开的胆囊内将胆囊管口缝扎。切除大部分胆囊壁，残留的胆囊黏膜必须清除干净，可用 5% 碘酒或双极电凝刮除黏膜，否则残留胆囊黏膜分泌黏液，将形成小囊肿，一旦感染则发生小脓肿。术后必须放置引流管，1～2 周或以后拔管。

（3）胆囊造瘘术：病程长、炎症重、患者情况危重、伴有心血管系统严重并发症不能耐受胆囊切除术者，可行胆囊造瘘术。造瘘后 2 周行胆囊造瘘管影，一般在术后 3 个月后再手术切除胆囊。

3. 术后处理　患者麻醉清醒、血压平稳后可采取半卧位有利于引流。①进行心电监测，记录出入量，病情危重者送 ICU 监护。②静脉补液，在禁食期间每日补充生理需要量及正在丢失量，如有高热，液量还需追加，并根据血清电解质及血气分析结果调整补液内容。③术后禁食：开腹手术一般要等待胃肠道功能恢复后进食。腹腔镜胆囊切除术患者可提前进食，一般（6h 后）当晚能进食少量流质饮食，次日可恢复正常饮食。④抗感染：根据患者胆囊炎情况使用广谱抗生素加甲硝唑，或根据胆汁细菌培养及药敏试验使用敏感抗生素。⑤腹腔引流管管理：单纯胆囊炎术中见腹腔渗出不多，胆囊管处理稳妥，不一定都放置引流条或仅放置 1 根烟卷引流条。术中若渗液不多则于术后第 2 天拔除。如引流物多或有胆汁，则最好于 72h 以内拔除烟卷引流条自烟卷引出口处插入尿管或其他塑胶管，负压吸引引流，直至渗出物少，经 B 超证实腹腔内无存留液体后拔管。如术中见炎症重，胆囊周渗出物多或为脓性，术后应放置引流管（小网膜孔附近），若术后渗出液不多，无胆汁引流出，可于术后 48h 后拔除。在每日引流物超过 20ml 时不考虑拔管，进一步观察有无胆漏发生，直至日引流液量少于 10ml，才能考虑拔管。⑥离床活动：如患者无严重心、肺、肝、脑等并发症，应鼓励患者早期离床活动。

八、并发症

急性单纯性胆囊炎并发症少，但至化脓和坏疽阶段时易于发生并发症，且常很严重。

1. 胆囊穿孔　发生率为 5%～10%。首次发作的急性胆囊炎穿孔比例高，尤其是患有动脉硬化的老年人。多次发作以致胆囊发生萎缩，发生胆囊急性穿孔机会减少。胆囊穿孔后胆汁进入游离腹腔会引起急性弥漫性腹膜炎，死亡率高。如穿孔前胆囊周围已发生粘连，则可形成胆囊周围脓肿。若系结石压迫而溃烂者，易形成内瘘。

2. 胆囊内瘘　常见的内瘘有胆囊十二指肠瘘、胆囊结肠瘘。少见的有胆囊胃瘘、胆囊小肠瘘及胆囊胆管内瘘。手术发现内瘘率约占 1.5%，术前确诊率较低，并可发生少见的胆石性肠梗阻。

3. 肝脓肿　急性化脓性胆囊炎可直接向胆囊床穿破侵入肝组织发生肝脓肿，也可在并发重症胆管炎后致肝脓肿。

（耿　林）

第二节　重症急性胆管炎

重症急性胆管炎（ACST）是指临床症状较重的急性化脓性胆管炎，一般又称为急性梗阻性化脓性胆管炎（AOSC）。它是由胆管梗阻、管内高压和急性化脓性感染协同所致，以肝胆系统病损为主，进一步可造成多器官功能和器质性损害的全身严重感染性疾病。它是由胆道蛔虫、胆管结石和炎性纤维性狭窄所引发的严重急腹症。重症急性胆管炎是我国和亚洲地区的多发病，在广大基层医院十分常见。重症急性胆管炎是胆道系统疾病发生死亡的主要原因，病死率至今下降得不理想。

一、病因

胆汁被病原菌污染和胆管梗阻致胆流不畅是发生急性化脓性胆管炎不可缺少的两个基本因素。

1. 胆管梗阻　胆管梗阻的原因有多种。我国以原发性胆管结石最多见，蛔虫次之，炎性纤维性狭窄占第三位。有的是 2 种或 3 种梗阻因素合并存在。其他较少见的梗阻病因有医源性胆管损伤，胆肠内引流术后吻合口狭窄，先天性肝内外胆管囊性扩张、狭窄，硬化性胆管炎，慢性胰腺炎等。

2. 胆道感染　化脓性胆管炎的致病菌几乎都是肠道菌种，细菌主要经肠腔逆行途径侵入胆管。在我国，胆道蛔虫病发生程度不等的急性化脓性胆管炎。滞留于胆管内的蛔虫尸体角皮又常作为结石的核心成分而促进结石形成。感染引起结石，结石梗阻又促发感染，反复胆管炎症可发生纤维性狭窄而加重梗阻，形成相互促进病变发展的复杂链条。华支睾吸虫病是发生胆管炎、胆管结石病的又一种寄生虫病。

各种梗阻因素致胆汁滞流是阻碍净化的重要原因，胆道结石本身已证实是细菌的"掩蔽所"。一旦梗阻加重，胆流排出严重受阻，细菌可迅速繁殖而导致急性化脓性胆管炎。胆肠内引流术后反流性胆管炎就是例证。肿瘤梗阻性化脓性胆管炎肠源细菌的来源尚存争议，有认为系胆汁中早已存在的细菌或未完全梗阻时从肠道的逆入，也不能排除胆管梗阻后经门静脉侵入的可能性。

二、发病机制

1. 胆管内压力的影响　胆管梗阻所致的管内高压是急性化脓性胆管炎发生、发展和恶化的首要原因，梗阻愈完全，管内压愈高，菌血症和内毒素血症发生率愈显著。在胆管持续高压下，除大量细菌毒素从广泛炎性组织经毛细血管和淋巴管吸收入血外，已证明胆管内各种感染物质也可直接进入血液循环中，产生严重的脓毒败血症。归纳入血途径如下：①毛细胆管–肝窦瘘。感染物质循肝小叶中央静脉、小叶旁静脉、肝静脉和下腔静脉达右心，经肺动脉入肺，产生胆砂性栓塞及败血性梗死。②胆源性肝脓肿腐蚀损害肝内血管使细菌入血。③胆管黏膜炎性溃烂累及相邻的门静脉分支，在门静脉内可发现胆砂性血栓。④与肝内淋巴管相通，可能经肝门淋巴管、胸导管入上腔静脉。胆管内高压还会强烈刺激管壁自主神经，抑制交感神经活动可发生神经性低血压、休克。临床上重症胆管炎患者中，脓性胆汁排出后，血压迅速回升和脉率减慢者亦屡见不鲜，表明有神经因素参与。

2. 细菌和毒素的作用　肠源性多菌种联合协同感染而产生大量强毒性的细菌毒素，是引起本病严重感染症状、休克和多器官衰竭的重要原因。感染细菌以需氧革兰阴性杆菌检出率最高，其中大肠埃希菌最常见，铜绿假单胞菌、变形杆菌和克雷白杆菌次之。革兰阳性球菌则以粪链球菌、四联球菌及葡萄球菌较多。胆管内严重感染由革兰阴性需氧和厌氧多种细菌大量释放入血的内毒素，是本病的主要细菌毒素，也是高内毒素血症的主要来源。在发病过程中，肠源性内毒素超常吸收也是不可忽视的加重因素。胆管梗阻后，胆盐排入肠道减少或缺如，使肠内菌群失调，革兰阴性杆菌过度繁殖致内毒素池扩大，同时见肠黏膜、绒毛水肿致屏障功能受损，从而导致细菌和内毒素大量吸收易位至门静脉血内。严重感染时多器官受损，胃肠道黏膜常缺血甚至糜烂，也是肠道内毒素吸收所造成的。

3. 免疫防御功能降低　本病所造成的全身和局部免疫防御系统的损害，直接削弱了机体自身消灭致病菌能力，是感染恶化的重要影响因素。吞噬作用是人体内最重要的防御功能。胆管内高压削弱其吞噬功能。血浆调理素和纤维连接素是促进巨噬细胞系统吞噬功能的重要体液介质。在感染过程中，它们不断与细菌和毒素结合后被分解而明显减少，从而使体内吞噬功能进一步下降。这些都是全身防御免疫系统结构和功能受损的明显表现。

三、病理

胆管急性化脓性感染在胆管内高压未及时解除时，炎性迅速加重并向周围肝组织扩展，引起梗阻近侧所有胆管周围化脓性肝炎，进而因发生多处局灶性坏死、液化而形成多数性微小肝脓肿。各级肝胆管还可因管壁严重变性、坏疽或穿孔，高压脓性胆汁直接进入肝组织，加速肝炎发展和脓肿形成。微脓肿继续发展扩大或融合成为肝内大小不等的脓肿，较表浅者常可自溃而破入邻近的体腔或组织内，形成肝外的化脓性感染或脓肿，常见的有膈下脓肿，局限性或弥漫性化脓性腹膜炎，还可穿破膈肌而发生心包积脓、脓胸、胸膜肺支气管脓肿和腹壁脓肿等。胆管下端梗阻引起的肝外胆管或胆囊坏疽，穿孔致胆汁性腹膜炎也较常见。乏特壶腹部梗阻致胰管内压增高，可并发重型急性胰腺炎。

肝脓肿发展过程中，还可腐蚀毁损血管壁（多为门静脉或肝静脉分支），若脓肿又与胆管相通时，则出现胆道出血。胆管壁糜烂、溃疡，损害伴行血管也是胆道出血的原因之一。

细菌、毒素、胆管内感染物质如胆砂石、蛔虫或虫卵，可经胆管－肝窦瘘、胆管－肝脓肿－血管瘘或胆管－血管瘘直接进入血液循环，产生严重的内毒素血症、多菌种败血症及脓毒败血症，并造成多系统器官急性化脓性损害，较常发现的有急性化脓性肺炎、肺脓肿、间质性肺炎、肺水肿、肾炎、肾皮质及肾小管上皮变性坏死、心肌炎、心包炎、脑炎、胃肠道黏膜糜烂和出血等。这些全身严重感染性损害，是导致病情危重、休克难于逆转和发生多器官衰竭的病理基础。

四、临床表现

发病年龄和性别与原发性胆管结石一致，男女接近，青壮年最多见。多数患者有较长期胆道感染史，部分病例曾经接受过急症或择期胆道手术。

大多数患者有胆道疾病史，发病急骤，病情发展迅速。有突发性剑突下或右上腹部持续性顶胀样疼痛，阵发性加重，伴有恶心、呕吐。寒战发热是最普遍的主诉。体温常高至39℃以上，呈弛张热型，少数危重者反应低下，体温可低于正常。脉率明显增快，可达120/min以上。呼吸亦相应增速。有明显的梗阻性黄疸，尿呈浓茶色，大便可呈灰白色。全身感染中毒症状是本病的基本临床表现。较常发生低血压、休克，其中有因高热、出汗、禁食和呕吐等所引起的低血容量性休克，但多数是感染性休克，多为多重原因导致的休克。随着病情加重，发生神志障碍者增多，以反应迟钝、神志恍惚、烦躁不安多见，重者可发展至昏迷状态。

体检可见右上腹腹膜刺激征，肝脏肿大，肝区有叩击痛，有时可以触及肿大的胆囊。若并发胆道穿孔，则出现胆汁性腹膜炎。肝内胆管梗阻引发的急性梗阻性化脓性胆管炎，腹痛较轻，黄疸轻微或无，可无腹膜刺激征。但全身感染症状较为明显，有反复畏寒、发热，肝脏呈不对称肿大，肝区有叩击痛。

血白细胞计数明显增加， $>20\times10^9/L$ 者常见，中性粒细胞所占百分率上升及核左移，重症者中少数也可发现白细胞计数基本正常，而仅显示分类计数异常及中性粒细胞质内可见中毒颗粒的病例。血液细菌培养阳性率为21%～57%，阳性率高低常受病情程度、抗生素应用、抽血标本时机及培养、分离技术等多因素影响。近年来，采用改良鲎试验检测患者血液，确证血中内毒素水平升高，其增高量与病情程度呈正相关。

临床上大致可以分为肝外胆管梗阻和肝内胆管梗阻两型。

1. 肝外胆管梗阻型　上腹部剧烈疼痛和巩膜黄染是本型的主要表现，常伴恶心、呕吐。由于胆管周围炎和继发急性胆囊炎致上腹和右上腹明显压痛及肌紧张。胆囊坏疽穿孔时，可表现明显的局限性或弥漫性腹膜炎。年老体弱者对炎症反应能力降低，腹痛及腹部体征不甚显著。少数因病程早期肿大胆囊的缓冲作用，或胆管不完全梗阻者，黄疸可暂不出现或显示轻微。急症手术中常发现肝外胆管明显扩张，张力增高，切开后脓性胆液喷涌而出。

2. 肝内胆管梗阻型　左右肝管汇合以上梗阻者，腹痛轻微甚至无痛为其特点。一侧肝胆管梗阻可不出现黄疸，临床上仅以畏寒发热为主者并不罕见。腹部多无明显压痛及腹膜刺激征，常表现肝大、压痛和叩痛。一侧肝胆管梗阻则显示不对称性肝大，但病变侧肝可因过去长期梗阻发生纤维性萎缩，健侧肝脏代偿性肿大，此时须仔细对比两侧触叩痛，较明显侧提示为病变所在。更深的肝内胆管支梗阻因累及范围较小，肝脏阳性体征更不明显。急症手术时可见肝外胆管内压不高，胆汁也无脓性改变，但当松动肝内胆管的梗阻后，即有脓性胆汁涌出，便可确定该侧肝胆管梗阻所致。

我国肝内外胆管并存结石者较多，合并蛔虫、狭窄者也不少见，故应警惕同时存在肝内外胆管梗阻的可能性。其临床表现常被肝外胆管梗阻症状所掩盖，有赖于术中探查确定。

五、诊断和分级诊断

Charcot（1877）首先描述腹痛、畏寒发热、黄疸即"三联征"为本病的基本临床表现，Reynolds等（1959）补充感染性休克和神志改变为"五联症"。临床医生多将这些标准作为不可缺少的诊断依据。我国1983年制定的标准则以全身感染中毒征象、急症术中胆管内高压及脓性胆汁等为判断项目，明确规定了严重感染指标如休克的动脉收缩压须 $<9.3kPa$ ，体温 $>39℃$ 或 $<36℃$ ，脉率 $>120/min$ ，白细胞 $>20\times10^9/L$ 等。但是大量临床资料表明，不少确诊者达不到上述感染指标，华西医科大学附属医院1 000余例经急症手术证实为本病的临床资料中，近一半病例无休克，临床症状与术中胆管病变程度不一致的情况并不罕见。有的感染症状相对较轻，但术中却发现胆管显著扩张，脓性胆汁自胆管切开口高压喷出。有的术中见胆管炎性较轻或并未发现梗阻原因，而病情严重甚至死亡。根据上述临床实际情况，为减少漏诊、延误治疗和抢救，作者们认为不应过分强调感染症状的定量指标，主张以明显的全身感染症状和本病的局部症状体征为主要依据，结合过去胆道感染病史和手术史，少数须配合B超检查或手术发现等综合判定的诊断标准。不能满足于化脓性胆管炎的诊断，而是要确定该病所处的发展阶段、严重程度、病变范围和胆管梗阻的准确部位，以便确定治疗方针。

化脓性胆管炎急性发作阶段，不宜进行各种胆管造影检查，有时腹部X线片可能显示肝胆系统及其周围的化脓性炎性特征，如肝大、右膈肌升高及活动减弱、膈上下出现异常阴影区、邻近胃肠道有麻痹性梗阻征，或见积气扩大的肝内、外胆管影等。

B 超扫描可发现肝脏和胆囊肿大。肝内外胆管扩张，有结石者可见结石光团，其后伴有声影。胆管壁增厚，胆管腔内有伴声影或不伴声影的光团，有时胆管可见双平行线的蛔虫声影像。伴胆管结石的胆管炎 B 超诊断与手术所见符合率达 80% 以上，位于十二指肠后和肝门以上的胆管色素结石诊断符合率极低。有时误将肝内钙化点误诊为肝内结石。CT 检查除发现上述征象外对肝内胆管结石的检出率明显优于 B 超，同时还可了解有无合并胆源性肝脓肿和胆汁性肝硬化。少数合并有胆肠内瘘的患者，腹部 X 线片可提示胆道内有气体出现。

急性化脓性胆管炎发作期间，少数非胆管结石或狭窄的患者可用纤维内镜逆行胆管插管引流术（ERBD）和经皮肝穿刺胆管引流术（PTCD），既可诊断，又完成初步治疗。但国内多数急性胆管炎或急性中毒性胆管炎并发于原发性肝内外胆管结石病，插管难以彻底减压和控制感染，因此实际应用较少。CT 扫描或磁共振成像（MRI）对某些肝内外疑难病变的诊断确有一定价值。

华西医科大学附一院的分级诊断标准，简称为"华西分级标准"。按轻重标准分为4 级。

Ⅰ级：称单纯 AOSC，病变多局限于胆管范围内，以毒血症为主，血培养阳性者较少且常为一过性。

Ⅱ级：为 AOSC 伴感染性休克，胆管炎加重，胆管周围化脓性肝炎发展，胆管、毛细胆管及肝窦屏障进一步受损，败血症及脓毒败血症发生率增多。

Ⅲ级：为 AOSC 伴胆源性肝脓肿，它是胆管内高压未解除后的必然发展，肝脓肿形成意味着胆管外的感染物质大量释放，仅做胆管减压引流已不能制止病情发展。

Ⅳ级：为 AOSC 伴多器官功能衰竭，是严重感染的后期表现，胆管高压不缓解和肝脓肿未予处理，是内脏功能衰竭发生、发展的根本原因。

注意病情加重升级，其恶化不一定逐级发展，患者可暴发休克而迅速死亡，也可不经休克而发生肝脓肿或多器官功能衰竭。肝脓肿的临床症候常缺少特征性，为改变过去临床确诊较少的状态，应加强 B 超检查和手术中探查。

六、鉴别诊断

国内急性化脓性胆管炎常并发胆管结石，为常见病、多发病。典型的病例可根据其临床表现在术前做出正确诊断。急性胆囊炎、细菌性肝脓肿、胆源性胰腺炎等也可出现右上腹痛、发热、黄疸、高胆红素血症与白细胞计数增高等表现，但很少出现典型 Charcot 三联征或 Reynolds 五联症症状，B 超检查也各有特点，鉴别多不困难。对无腹痛或黄疸，仅有发热症状的肝内型化脓性胆管炎，有时需与急性右肾盂肾炎、右下肺炎或肺梗死等鉴别。

七、治疗

急性化脓性胆管炎治疗的原则是完全控制感染过程和去除发病原因。对严重急性胆管炎和所有急性中毒性胆管炎患者，都应联合使用有效的抗菌药物。造成本病一系列损害致病情恶化的基本病变是胆管内高压下的严重化脓性感染，不能有效解除胆道梗阻就不能阻止急性胆管炎的进展，只有及时行胆管减压和引流脓性胆汁，才能有效制止炎症发展和感染。

1. 手术治疗 实践证明，外科手术是最迅速而确切的胆管减压手段，急症胆管减压手术作为主要治疗方法后，本病死亡率已明显下降。急症手术也存在一些问题：第一，本病患者对手术和麻醉的耐受能力差，手术死亡率和并发症率较择期手术高；第二，局部组织的急性炎症、合并凝血功能障碍、伴有肝硬化、门脉高压，加以过去胆道手术所形成的瘢痕性粘连等，手术困难，甚至因出血不止或找不到胆管而被迫终止手术；第三，由于不能从容探查和处理肝内胆管和肝脏病变，常需再次手术解决。因此，以非手术疗法度过急性期再择期手术最为理想。但是由于胆管梗阻难以自行解除，不可因企求择期手术而贻误减压时机致使病情恶化。

（1）关于手术时机：整个治疗过程都应在严密的监护下进行。对于肝内胆管结石引发本病且发病时间短者，应争取在非手术治疗下度过急性期，待全面检查、了解清楚肝内病变后，选择合适的手术方式加以处理。对于由肝外梗阻因素造成的急性梗阻性化脓性胆管炎，应进行短时间积极的术前准备后迅速有效地解除胆道梗阻并减压引流。对于经短时间药物治疗后血压仍不稳定者，应及时中转手术，切不可消极等待，贻误手术时机。

（2）术前准备：①抗休克治疗。针对感染性休克给予补扩容，纠正水、电解质及酸碱平衡紊乱；及时给予肾上腺皮质激素；输新鲜血或血浆；必要应用以扩张血管为主的升压药（多巴胺）。急性重症胆管炎补液的量和速度最好在中心静脉压的监测下实时调整。急性重症胆管炎往往合并代谢性酸中毒，大量呕吐、胃肠减压加上高钾血症形成之后，又可发展成混合性酸碱平衡失调。补碱时不要"矫枉过正"，应先给计算量的一半，参照 HCO_3^-、CO_2 CP 水平酌情补给。②抗感染治疗：应给予足量有效的抗生素。针对革兰阴性杆菌和厌氧菌，常用第三代头孢菌素加甲硝唑。在胆道梗阻时，许多抗生素不能进入胆道，只有及时地解除胆道梗阻才能充分发挥抗生素的作用。术中应采集脓性胆汁做细菌培养和药敏试验，及时调整用药。尽可能选用对肝脏和肾脏毒性较小的抗生素，要避免应用有肾毒性的庆大霉素等。③对重要脏器的保护与支持：治疗中重点是保护肝、肺、肾、心和脑等重要器官，给予能量合剂和大剂量维生素类，用利尿药以维持尿量，给氧和改善微循环功能。

（3）手术术式的有关问题：胆总管切开减压、解除梗阻及"T"形管引流是最直接而有效的术式。但必须探查肝内胆管有无梗阻，尽量去除肝胆管主干即 1~2 级分支内的阻塞因素，以达到真正有效减压的目的。胆管狭窄所致梗阻常不允许在急症术中解除或附加更复杂的术式，但引流管必须置于狭窄以上的胆管内才能有效。一般不应以胆囊造瘘代替胆管引流，在肝内胆管梗阻更属禁忌。属肝外胆管梗阻者，若寻找胆管非常艰难，病情又不允许手术延续下去，亦可切开胀大的胆囊，证实其与胆管相通后行胆囊造瘘术。

胆管减压引流后可否顺便切除胆囊，需慎重考虑。对一般继发性急性胆囊炎，当胆管问题解决后，胆囊的形态及正常功能常可恢复，故不应随意切除。严重急性胆囊炎症如坏疽、穿孔，或合并明显慢性病变具有切除指征者，则要根据当时病情选择胆囊切除或胆囊造瘘术。全身感染征象严重、休克或生命体征虽有好转但尚不稳定者，选择胆囊造瘘更恰当。

附加胆肠内引流术尤须慎重，我国肝内胆管结石、狭窄多见，在不了解肝内病变情况下，即使术中病情许可，加做胆肠内引流术带有相当盲目性，可因肝内梗阻存在而发生术后反复发作的反流性化脓性胆管炎，给患者带来更多痛苦及危险。

随着内镜技术和介入放射医学发展，国内外已陆续开展经纤维十二指肠镜逆行插管行鼻胆管引流（ERBD）和经皮肝穿刺胆管引流（PTCD）治疗重症急性胆管炎，取得了减压引流的效果，又避免了急症手术风险。这两种技术的共同缺点是引流导管较细，管腔易被胆砂泥或黏稠脓液堵塞。胆管内结石嵌顿、严重狭窄或肝内胆管梗阻，内镜插管难于成功。经皮肝穿刺后高压脓性胆汁可经穿刺孔道或导管脱落后的窦道发生胆管腹腔瘘，形成局限性或弥漫性腹膜炎，还可在肝内形成胆管血管瘘而导致脓毒血症、胆道出血等并发症。内镜下乳头切开术和从胆管取出结石对于 Vater 壶腹结石嵌顿患者有效，但对肝内外胆管多发结石，或胆管不明原因梗阻者，仍须谨慎选用，以免贻误治疗时机。对老年、危重不能耐受手术者，上述微创和无创治疗可作为首选。

2. 非手术治疗　在急性重症胆管炎的非手术治疗期间，必须严密观察生命体征、神志的改变、每小时尿量、血常规、血清电解质、血气分析、心电图以及腹部体征。在严密的观察下保守治疗 4~6h 之后，如果出现寒战、高热、体温 >39℃ 或 <36℃、神志淡漠、血压下降，应果断进行胆道引流。

非手术疗法包括：①静脉滴注强有力的抗生素，联合应用的药物须覆盖肠源性菌种，即需氧、厌氧革兰阴性杆菌和革兰阳性球菌；②积极补充血容量，改善微循环灌注，纠正体液不足、电解质及酸碱失衡；③抗休克中血管活性药物合理使用和短程大剂量肾上腺皮质激素的应用；④补充多种维生素 B、维生素 C、维生素 K 等，及时满足高代谢所需热量；⑤保护、改善和支持重要器官功能。有条件者应收治于 ICU 病房内，以提高抢救成功率。

3. 关于分级治疗　分级诊断的最终目标是为了寻求更合理的治疗对策，拟定出个体化的治疗方法。

Ⅰ级患者首先在抗感染、解痉、补液等非手术疗法下，观察治疗反应，部分病例病情可得到缓解，避免了急症手术，但若全身感染症状和（或）局部病征趋于加重者应急诊手术。观察 48h 左右，病情虽未加重但无好转者，亦宜及时手术。Ⅱ级者应在快速扩容、纠正体液严重失衡和抗休克等短时间准备后，行急症胆管减压引流术。在术前准备过程中也有少数患者休克较快矫正，病情好转而免于急症手术。Ⅲ级者须在胆管有效减压前提下，着重处理好肝脓肿。对术前 B 超或术中探查确诊者，应在胆管减压同一手术中解决肝脓肿的引流问题。术后因病情不好转，经 B 超等检查发现的肝脓肿，则另行处理包括再手术引流。Ⅳ级者，主要是大力纠正内环境紊乱，改善各脏器功能和全身支持，力争在病情有所稳定时及时行胆管减压或脓肿引流，以挽救生命。

八、预后和影响预后的因素

就国内外文献报道所见，总的病死率为 4%~13%，其中休克病死率（不分级别）为 2%~40%，AOSC 所致胆源性肝脓肿病死率为 40%~53.3%，严重感染所致两个以上器官功能衰竭者病死率为 60%~70%。

多种因素可影响本病预后。①病程：病程愈长发生休克的机会和持续时间增加，肝脓肿及内脏功能衰竭发生率增高，这是高病死率的重要因素。②严重并发症：如重症急性胰腺炎、胆道出血、肝脓肿或胆道溃破所致的肝外脓肿及化脓性感染等，能否及时发现和有效处理均直接关系着预后。③肝脏慢性损害：严重广泛的肝纤维化和胆汁性肝硬化，是本病易发生肝衰、肝肾综合征及促进其他器官功能衰竭的病理因素。④年龄：老年患者的重要脏器代偿功能减退，常伴发心血管及代谢性疾病，致抗感染能力降低，预后较差。其他的如免疫功能低下、低蛋白血症、营养不良和重要脏器急、慢性伴发病等也影响预后。

（王宏博）

第三节　原发性硬化性胆管炎

一、概述

原发性硬化性胆管炎是一种慢性胆管的炎性狭窄。多发于成年人，男性多于女性。常伴有一些其他全身自身免疫性疾病。患者一般不伴有胆管结石，亦无胆道外伤史。

原发性硬化性胆管炎的原因尚不清楚，可疑病因有：①免疫紊乱，免疫功能失调可能是主要的病因，常见于自身免疫性疾病的 HLA－B8，HLA－DR3 与原发性硬化性胆管炎的发病有关。已证实免疫系统调控失调及 T 淋巴细胞参与了胆管的破坏。患者可伴有甲状腺肿、腹膜后纤维化症等自身免疫性疾病。频繁发作的慢性溃疡性结肠炎患者，可发生硬化性胆管炎。②感染因素，门静脉菌血症可引起胆管纤维性增厚、胆总管周围淋巴结肿大、炎性细胞浸润，黏膜完整。尽管巨细胞病毒和Ⅲ型呼吸肠道病毒对肝内胆管有影响，但患原发性硬化性胆管炎的患者很少有上述病毒感染的证据。

二、诊断

（一）病史要点

该病多见于年轻男性，而且往往与炎性肠病，尤其是溃疡性结肠炎有关。其起病一般呈隐匿性，可有渐进性加重的乏力、瘙痒和黄疸。以右上腹疼痛和发热为表现的进行性胆管炎发作不常见。一些患者可有肝脾肿大或有肝硬化的表现。该病后期呈门静脉高压、腹水、肝功能衰竭等肝硬化失代偿期表现。原发性硬化性胆管炎的症状可以是多样化的，但其主要表现为慢性进行性的胆管梗阻及胆管炎，有时起病之初亦可表现有急性腹痛，伴有间歇性的不规则发热等胆管炎的症状。患者常表现有慢性的、持续性的梗阻性黄疸，黄疸可以在一定范围内波动、起伏，伴有皮肤瘙痒、消瘦、精神欠佳。

（二）查体要点

检查主要发现为肝脾肿大，有时因脾肿大伴有慢性溶血性贫血；晚期患者，常有重度黄疸、严重肝功能损害、胆汁性肝硬化、门静脉高压症的表现。

（三）辅助检查

1. 常规检查　多数原发性硬化性胆管炎的患者有高胆红素血症、血清碱性磷酸酶异常增高、程度不同的肝功能损害。线粒体抗体阴性，而原发性胆汁性肝硬化为阳性。IgM 高于正常。部分患者的抗核抗体和平滑肌抗体为阳性，肝和尿含铜量增高。

2. 其他检查　口服法及静脉法胆囊造影均不显影。

经纤维十二指肠镜逆行胆道造影（ERCP）一般能提供 X 线诊断依据，肝内、肝外胆管多发性狭窄和囊性扩张使胆道树呈不规则的串珠状。主要胆道造影表现有：①受累的胆管管腔变狭窄，可以是弥漫性或局限性的，常见于肝总管上段及左、右肝管的开口处；或是节段性的，如在肝外胆管或某一侧的肝管；有时狭窄部亦可以是多发性的，分别在肝内、外胆管。②肝内胆管的分支减少，胆管僵直。③有时肝内胆管呈串珠状，表示胆管的不匀称性受累；狭窄部上方，有时可见胆管扩张，甚至呈囊状扩张，内有胆泥淤积或色素性结石。④从胆道造影上，原发性硬化性胆管炎的局限性或节段性类型，很难与硬化性胆管癌区别。

经皮肤肝穿刺胆管造影（PTC）对节段性的硬化性胆管炎，特别是局限在肝外胆管或主要肝胆管时，可帮助诊断。

肝活检可发现胆管增生、胆管周围纤维化和炎症、胆道缺失。随着病情进展，纤维化可从门脉区扩展而最终发展为胆汁性肝硬化。

（四）诊断标准

原发性硬化性胆管炎的临床诊断依据有：①进行性阻塞性黄疸及胆管炎。②胆管壁增厚、弥漫性管腔不规则狭窄。③无胆结石。④无胆道手术史。⑤术中扪及胆管增厚、条索感、内径狭窄，病理检查为纤维化性炎症，无癌细胞。

（五）鉴别诊断

应与硬化性胆管癌及毛细胆管性肝炎鉴别，有时难以鉴别，有少数患者在手术时诊断为硬化性胆管炎，经过长时间观察和肿瘤进展，才被证实为胆管癌，甚至在冰冻切片时，也很难与硬化型胆管癌鉴别。

三、治疗

（一）一般治疗

对无症状患者，只需随访观察，定期做肝脏生化等检查。对进行性加重患者以及对慢性胆汁淤积和并发肝硬化患者应予支持治疗。皮质类固醇激素、硫唑嘌呤、青霉胺、甲氨蝶呤的疗效不确切，可能有明显的副作用；熊去氧胆酸可减轻瘙痒。对有胆道感染者应用抗生素。

（二）介入治疗

胆管显著狭窄可经肝或经内镜行扩张治疗，也可放置支架。

（三）手术治疗

7%～10%的原发性硬化性胆管炎患者可发生胆管癌。对溃疡性结肠炎患者行直肠结肠切除术对于原发性硬化性胆管炎没有疗效。

对胆管的病变遍及整个肝外胆管及主要的肝胆管，手术方法常是切开胆总管之后，放置合适的T形管引流；如肝总管及胆总管狭窄，或发生在左、右肝管与肝总管汇合处的狭窄，如肝内胆管可能呈扩张，应早期行肝门部胆管引流或扩张部胆管与空肠 Roux - en - Y 吻合，以减少胆管梗阻对肝脏的损害；对合并有胆汁性肝硬化，并同时有门静脉高压和消化道出血者，治疗上常比较困难，应首先引流胆管待肝功能好转后，争取做胆管空肠吻合。

（四）新型技术

肝移植术是唯一可治愈本病的方法。

四、预后评价

原发性硬化性胆管炎的预后较差。最终发展成胆汁性肝硬化、门静脉高压症。多数患者死于肝功能衰竭、肝性脑病。多数人在诊断后仅能缓解 5~10 年，合并有溃疡性结肠炎者预后更差。

（王宏博）

第四节 胆囊结石

一、临床表现

结石形成，结石的大小，是多个还是单个，一般说是不清楚，只有在发作疼痛，寻医就诊，通过检查才能发现有结石，或者由于其他疾病就诊时意外发现。目前，自然人群体检时也发现一部分结石患者，对体检发现的胆结石人群仔细询问病史，常常从未发生腹痛，故称此为无症状的结石，或静止状态的结石。此外尸检也可以发现一部分无症状的结石患者。可惜目前对胆囊结石的准确发生率尚不清楚。

（一）上腹疼痛

胆囊结石形成到出现症状，对每个患者来说，常无恒定的规矩可循。通过仔细地询问病史得知，出现症状前饱胀或油腻饮食往往是重要诱因，其次相当一部分患者是在夜间或静止状况下发生症状。此外也有所谓乘车颠簸之后发生腹痛。什么时候出现症状是难以预知的，但出现症状的原因是清楚的，即结石梗阻是产生症状的原因。发病时 B 超发现胆囊肿大及结石嵌顿在胆囊颈管、胆囊管，而且手术证实如此，说明结石引起梗阻才产生症状。产生梗阻后病变的发展变化其轻重程度是不一致的，其临床症状表现为以下 3 种情况：

（1）典型的胆绞痛：当结石引起梗阻时，胆囊内压力增高，表现为上腹或右上腹剧痛，阵发加剧，持续加重，并向右侧肩背部放射，伴恶心呕吐，检查发现右上腹压痛，重者出现肌紧张，Murphy 征阳性。

（2）典型发作绞痛：经过治疗后症状缓解，日后可反复发作，轻重不等，有时为绞痛，有时为胀痛，不适，伴背部疼痛及消化道症状。

（3）部分患者，多是较大的胆囊结石者，常无典型胆绞痛，可是经常有上腹不适、胀痛、肩背部胀痛、消化不良。

（二）继发胆囊及胆囊外的并发症

胆囊内细小结石可随着胆囊收缩、胆汁排出一起排至胆总管，继经胆总管下段，排至十二指肠。此为自然排石过程，这是药物排石的理论根据。如果一定大小的结石在胆囊管受阻或嵌顿时，胆囊收缩，胆汁亦不能通畅排出，致使胆囊内压力升高，而产生一系列的病理变化，除引起剧烈疼痛外，由于高度浓缩的胆盐刺激，致胆囊黏膜损害。胆囊黏膜炎症、充血、水肿、渗出，进一步使胆囊内压增加而发生胆囊水肿、出血、坏疽、化脓等类型的急性胆囊炎的病理改变。当胆囊出现炎症、化脓、坏疽时，网膜、横结肠、十二指肠和胃将肿大，发炎的胆囊粘连、包裹。经过治疗多数可以好转，坏死的黏膜修复、溃疡愈合、水肿消退、纤维化及瘢痕组织增生、胆囊壁增厚等慢性炎症改变。此时胆囊仍肿大，积液、积脓或萎缩，并局限于周围组织包裹中形成一个巨大的炎性包块，也可以反复再发作。较大的结石则可以填满胆囊颈、哈氏袋，甚至整个胆囊，并向肝总管、胆总管前方纠集，因反复的炎症水肿、瘢痕愈合及增生，致肝门前方呈瘢痕胼胝样改变。

当横结肠、网膜、十二指肠及胃、包裹坏疽穿孔的胆囊，同时胆囊管结石嵌顿不能缓解时，常可发生胆囊结肠、胆囊十二指肠或胆囊胃内瘘。

当结石排至胆总管或胆总管下端发生梗阻，此时除胆道梗阻、胆绞痛外，同时寒战高热、黄疸，称为 Charcot 征，为梗阻性化脓性胆管炎。

此外小结石在排至十二指肠过程中可以刺激并损伤 Oddi 括约肌处的胆管黏膜，使 Oddi 括约肌水肿、痉挛，或结石嵌顿于壶腹部，致胆、胰管内压力增高，胆汁反流至胰管内而诱发急性胰腺炎，并可反复发作，此即为胆源性胰腺炎。化验检查发现血、尿淀粉酶升高，同时白细胞升高，核左移，血清胆红素增高。

（三）Mirrizzi 综合征

为一特殊的解剖及病理情况下的胆囊结石，具有以下特点：①胆囊管低位开口于胆管，并与肝总管并行行走。②胆囊结石、结石嵌顿于胆囊管内。③胆囊管结石压迫肝总管，继发肝总管部分狭窄、梗阻，可以出现梗阻性黄疸。④反复发作的胆管炎。⑤部分患者可以发生胆囊管、肝总管内瘘，因此有结石移至肝总管、胆总管。临床上对这种类型的胆囊结石，术前常常不能得到明确诊断，给手术带来一定的困难，在分离胆囊管时由于未警惕这种特殊的解剖结构（特别在早期病例）而损伤肝总管。如已发生胆囊管、肝总管内瘘，处理不当则术后发生胆管狭窄。

二、诊断

主要依靠病史及检查发现，特别是通过 B 超检查可以确诊，其他影像 CT、MRCP 对有胆囊结石合并胆囊外并发症者是有价值的。

要求通过 B 超检查了解：①是否胆囊结石，结石大小、单发或多发；②胆囊的大小及胆囊壁的厚度；③胆总管的内径（是否合并胆管结石）；④了解肝脏病变情况；⑤有时可以发现胆囊管，并可测出胆囊管内径及长度。了解胆囊的大小、胆囊壁的厚薄及肝门部软组织的强回声情况，评估胆囊三角及肝门部炎症粘连、瘢痕病变情况，为选择手术方法提供参考。确定胆总管、肝总管是否扩张、有无结石，评估有无胆总管探查的指征。了解有无三管征，即：门静脉、肝外胆管、胆囊管，常是判断 mirrizzi 征的重要依据。当 B 超提示胆总管有轻度扩张时，术前应行 ERCP 或 MRCP 检查，以了解胆总管内病变情况。

三、治疗

有症状的胆囊结石，诊断明确，一般都考虑手术治疗，方法是胆囊切除术。一般情况极差，而不能耐受较长时间手术，或术中因严重粘连、局部解剖关系不清，应行胆囊造口待病情好转后再行胆囊切除术。对于高龄且合并高血压、冠心病、严重糖尿病和其他器官严重病变者应慎重进行，应在合并症控制后才能考虑手术。

胆囊结石、急性胆囊炎，除并发胆囊穿孔时应急诊手术外，一般应积极地纠正水电解质平衡，抗感染，情况改善后手术。一般在发病 3～7d 内手术为宜，再晚些时则局部炎症缓解、水肿吸收、溃疡及坏疽等病变尚在修复、愈合过程中，此时局部解剖层次不清，反倒难以分离，易出血，往往需延迟至 3 个月后行胆囊切除较为安全。

腹腔镜胆囊切除术由于创伤小，痛苦少，恢复快而深受患者欢迎，一般是首选的手术方式，其适应证应视手术设备情况、技术熟练程度逐步扩大手术范围。应该强调的是：①重视腹腔镜胆囊切除的适应证。②加强和重视腹腔镜医师的培训和管理。③术中遇到粘连严重、解剖不清，特别是胆囊三角无法分离、解剖、出血不易控制等情况时，提倡主动中转开腹手术，而不是造成不可逆的损伤后才被迫开腹改变手术方式。被动中转开腹手术是不可取的。④LC 手术是一个更精细、更轻柔、更准确的手术，要求医生高度负责，集中精力。

如胆囊结石，继发胆总管结石，条件允许可采用二镜或三镜结合法，处理胆总管结石及胆囊结石而不需开腹手术：即腹腔镜胆囊切除＋胆总管探查，术后经"T"管窦道取石；腹腔镜胆囊切除＋术后 EST。由于微创技术的发展，肝外胆管结石甚至部分肝内胆管结石有望在 LC 术时同时或相继得到良好的治疗，免除开腹手术的痛苦，同时缩短了开腹探查胆总管所花费的时间。但对无条件行 LC 术或无 LC 术适应证，而需剖腹手术者，为了不遗漏胆总管病变仍需探查胆总管，其适应证为：①胆总管显著扩张；②影像学检查及术中探查发现胆管病变；③探查时发现胆总管内有结石；④胆囊管明显扩张同时胆囊内有细小结石者；⑤合并化脓性胆管炎；⑥阻塞性黄疸，伴胆总管扩张；⑦胰头肿大，胆管扩张，有急性胰腺炎病史者。胆总管探查后需常规安置适当粗、细的"T"形引流管，并在温氏孔旁放置引流管一根。

（王宏博）

第五节　胆总管结石

胆总管结石可以是原发于胆管系统的所谓原发性胆管结石，其成分是胆色素结石或以胆色素为主的混合性结石；亦可能是胆囊结石移位至胆总管，其结构成分与胆囊结石完全相同，故称继发性胆管结石。

一、临床表现

不论是原发性或是继发性胆总管结石，如结石下降到胆总管下端刺激 Oddi 括约肌，或在胆总管出口处暂时滞留，引起 Oddi 括约肌痉挛及胆总管下端流出道梗阻，就可能致急性发作性胆绞痛，亦可能出现黄疸，也可能诱发急性胰腺炎。病程发展可以自然缓解，亦可经合理治疗，结石排至肠管，症状缓解。更多的是胆囊内较多的结石下降至胆总管，或胆总管内已有较多大小不等的结石存积，经过治疗后暂时缓解，以后仍会反复发作，因饮食不当或无明确诱因再次发作。如结石阻塞胆管，并发感染，则剑下及右上腹可出现典型的剧烈的刀割样绞痛，疼痛可以向右肩部放射，伴恶心、呕吐。同时出现寒战、高热，相继出现梗阻性黄疸，即 Charcot 三联征。如梗阻不能缓解可发展致中毒性休克、谵妄、昏迷，即急性梗阻性化脓性胆管炎。体检发现剑下和右上腹压痛、反跳痛，腹肌紧张，有时触到肿大的胆囊。胆总管结石在症状缓解期间其临床表现多样，胆总管直径可能增粗至 2～3cm，其内含有大量结石，而无明显症状、体征；常有不同程度的上腹不适、腹痛，可表现有轻度的全身性黄疸，或轻度发热、畏寒；多数病例会有典型发作的病程和典型的症状、体征。实验室检查可发现白细胞计数明显增高，核左移，血清总胆红素及 1 分钟胆红素增高，尿中胆红素阳性。

胆总管结石，特别是 1cm 左右的结石，下降到壶腹部，可以在典型的腹痛或非典型的症状后,结石嵌顿在壶腹部而引起胆道梗阻。此时可因腹痛不重或无腹痛和发热、畏寒等感染表现,仅有黄疸且进行性加深,甚至出现肝功能受损。此时可误认为肝炎或肿瘤,鉴别诊断时应予注意。

胆总管结石致胆管阻塞及反复发作的化脓性胆管炎,可以引起胆总管十二指肠或胆总管横结肠内瘘,加重胆道感染。胆管结石,尤其是有胆囊内多发小结石时,在排石过程中可致胆总管出口处括约肌痉挛,黏膜损伤、水肿、充血,从而引起 Oddi 括约肌狭窄,此类小结石也可引起严重的梗阻。

二、诊断

对有典型症状、体征的胆总管结石的诊断是不困难的,结合实验室检查及适时 B 超检查,更能明确诊断。鉴别诊断方面应当引起注意的有:①腹痛剧烈而又非典型时,应与肾绞痛、上消化道穿孔性病变、急性胰腺炎鉴别;②右上腹绞痛不典型、感染症状不重时,有逐渐加深的阻塞性黄疸,B 超检查仅能揭示胆总管和肝内胆管扩张,此时应与胰头癌、壶腹周围肿瘤鉴别;③伴有慢性肝病、胆管病变的胆总管结石病例,特别是壶腹部嵌顿的结石者,常仅表现有阻塞性黄疸、而 B 超检查仅发现胆管轻度扩张或扩张不明显,更难以发现胆管内结石,常易误认为肝脏病变而延误诊断及治疗。

MRCP、ERCP、十二指肠低张力钡餐检查都有助于鉴别,必要时在手术中应用纤维胆道镜检查、术中胆道造影都有利于明确诊断。个别病例在必要时 PTC 检查仍是重要的诊断措施。

三、治疗

胆总管结石的治疗仍然以外科手术为首选。手术前后均应注意水、电解质和酸碱失衡的纠正,重视在阻塞性黄疸状况下凝血机制和肝功能受损的处理,重症感染时抗生素的合理应用,认识手术前、后给患者足够营养支持的重要性。

手术治疗的时机:①症状轻、有发作史者,可在间歇期择期手术治疗。②胆总管结石合并急性胆管炎及阻塞性黄疸时应早期手术。③胆总管结石合并重症胆管炎时,应积极术前准备后急诊手术,或在 PTCD 后情况改善、诊断进一步明确,尽早手术。

手术方法:胆总管结石常在手术前可获得较准确的定位诊断,术中仍应充分常规探查、术中胆道镜检,有条件时辅以术中胆道造影,用以明确胆管内病变情况、抉择具体术式:①若胆总管上、下端均通畅无狭窄,取净结石放置 T 管引流。②上端通畅,下端狭窄,可以选用 Roux - y 胆总管空肠吻合术,如患者情况较差、年迈,或已有多次手术史者,胆总管扩张在 2.5cm 以上可行胆总管十二指肠吻合术。如为胆总管下端或壶腹部嵌顿结石,视嵌顿结石的情况而定。有时在麻醉下,轻轻地探查就可将结石推入肠管;而对嵌顿甚紧的结石,欲用暴力推入肠腔是危险的。此时应该用纤维胆道镜检查,先在镜下用盐水冲洗,确认是结石嵌顿,再用取石钳或胆匙取石或镜下用网篮取石,若仍然不成功时,可施行十二指肠切开,在胆道探子的引导下,找到十二指肠乳头开口处,切开 Oddi 括约肌,能顺利地、安全地将结石取出,随后施行 Oddi 括约肌成形术,可取得良好效果。③如合并肝内胆管结石,则应按肝胆管结石处理。

对单纯胆总管结石可以考虑行纤维十二指肠镜下乳头切开或括约肌切开术,应用网篮取石；或经 PTCD 窦道扩张后经肝行纤维胆道镜检查并取石；或经扩张的窦道，用气囊导管扩张 Oddi 括约肌，以利结石排出。腹腔镜胆道手术的发展已能在腹腔镜下行胆总管切开探查，并施行胆道镜检查及取石。显然目前腹腔镜技术的发展使部分胆总管结石患者免受剖腹手术痛苦已成为可能。

（王宏博）

第六节　肝内胆管结石

肝内胆管结石为原发于胆管内的结石，是胆石病中最复杂、最难治的一种。结石的成分以胆色素为主，胆固醇含量甚少，大者可达 2～3cm 直径或铸型结石，形态常不定，大小不等，最小者呈泥沙样，甚至为糊状胆泥。成形的结石极易压碎，切面可呈分叶状。结石可以局限在某一肝叶或肝段内；可以在肝段、肝叶或半肝内成区域性分布；亦可广泛遍布肝内胆管及肝外胆管。1983—1985 年全国 11 342 例胆石手术病例的调查：肝内胆管结石的发生率占胆石病的 16.1%。国内不同地区肝内胆管结石的相对发病率差别很大，如新疆和上海胆石病手术病例中肝内胆管结石仅 4.5% 和 4.55%。而同期广东汕头和福州肝内胆管结石的发病率 43.1% 和 38.8%。我国从四川中部以东的广大地区，日本、朝鲜及东南亚地区本病的发生率较一般地区都高。该病发生与社会经济状况、饮食习惯、卫生条件有密切关系，农村肝内结石的发生率明显高于城市。

一、肝内胆管结石的特殊性

（1）肝内胆管结石的形成与胆管内急、慢性炎症，寄生虫病，细菌感染，胆汁淤滞，营养及代谢等因素有关。对一个肝胆管结石的患者常可追溯到其在孩童时期就有反复绞痛及蛔虫病史。肝叶切除时切开的肝内胆管中会有大量的胆泥外，常见有脓性胆汁，培养有细菌生长，其细菌生长率高达 97.55%。胆管壁组织学检查有大量炎性细胞浸润，或胆管源性多发脓肿形成，表明胆石与感染有关，而胆石形成与胆汁淤滞、胆道感染、胆管狭窄有密切关系，彼此之间有着密切的因果关系。

（2）肝内胆管解剖复杂、变异较多，其结石的分布也相当复杂，既可以广泛分布，即两侧性、多肝段胆管内都有结石，也可以是局限性分布，常在肝的一侧；局限于一段或几段的胆管内，且不伴肝外胆管结石，特别是双侧肝内 1 级和 2 级肝管以上的多处胆管众多结石，其诊断和治疗是十分困难的。

肝胆管结石虽极难根治，但对其并发症的外科治疗已有很大进步，但治疗效果仍有待提高。据国内资料肝胆管结石手术治疗后残余结石的发生率仍很高（20%～40%），再手术率也高（37.14%～60%）。所以肝胆管结石及其外科并发症仍是良性疾病中最复杂、最困难的问题之一。

二、病理解剖特点

1. 结石的分布　根据手术所见，结石可以分布在肝内胆管的任何分支，或广泛或局限地存在于整个肝胆管系统甚至遍及全胆道系统。

（1）细小结石仅在肝内胆管的某一叶的段内的小胆管支内，为局灶型。

(2) 结石位于 I 级肝管起始部以上，呈多发、铸型结石，一侧或双侧性，为区域分布型。

(3) 结石位于左、右肝管起始部以上，多发、单侧或双侧性。局限或散在，为弥散型。

(4) 一侧或双侧肝内胆管及肝外胆管多发性结石，甚至合并有胆囊结石。为多发（广泛）型或复杂型。

2. 胆管病变　胆管的病变是胆管梗阻和感染的结果，表现为胆管壁增厚，其增厚的程度是不一致的，管腔狭窄的位置几乎都在同一级肝管的出口处，呈局限性环状狭窄，狭窄上方胆管扩张。扩张的胆管腔内均填满结石，结石可以为铸型成块结石、泥砂样结石或脓性胆泥。术中胆道镜检查时可以见到胆管黏膜充血、水肿、出血灶及溃疡。胆管壁组织学检查可见：急性期出现管壁化脓性炎症改变及溃疡形成。急性化脓性胆管炎可导致细小胆管壁坏死、感染、脓肿形成，向肝实质蔓延形成肝脓肿，如侵蚀胆管旁动脉可发生肝内胆道出血，细菌和胆砂石进入受损肝静脉或门静脉系统分支内，发生败血症、胆砂石脓血症和脓毒性休克。脓肿向横膈蔓延可形成胆胸瘘，穿破肺可发生支气管胆瘘。急性感染得到控制，胆管壁内结缔组织增生，呈慢性纤维增生性胆管炎，胆管的这种病变将引起和加重胆管狭窄。

3. 肝脏损害　一侧或一叶肝胆管的阻塞、胆管内压增高，引起门静脉支受压，先是管径变细、不规则，发生狭窄或闭塞。肝小动脉则代偿扩张，继之动脉壁增厚、管腔狭窄，终致阻塞，部分肝脏血流量减少。随着胆管阻塞持续加重，肝脏血液的灌流量进一步减少，汇管区纤维化进行性加重，肝细胞减少，直至完全消失，肝纤维化和萎缩。肝内胆管结石引起胆管阻塞及化脓性胆管炎以致胆道高压和高胆红素血症，引起肝内小胆管破裂，伴随着大量细菌和毒素经肝窦入血或渗入小胆管间隙，引起胆管周围炎。同时因胆管阻塞引起血管的改变，先是小动脉内膜炎、管腔狭窄、闭塞，引起肝小叶中央变性坏死、门脉区大量炎性细胞浸润及纤维组织增生、新生肝小叶结节形成，终致胆汁性肝硬化，相继发生门静脉高压症，食管、胃底静脉曲张和大出血。

4. 肝脏形态的变化　肝胆管结石致肝实质受损、病变区域肝萎缩、肝纤维化，无结石或病变较轻的肝组织可以代偿增生、肥大，以致肝脏形态发生变化，肝左叶胆管结石引起肝左叶萎缩时，肝尾叶明显增大，使肝门变浅，肝中裂向右移位，萎缩的肝左叶可向前或向上移位。肝右侧胆管结石，引起肝右叶萎缩，肝左叶则代偿增大，肥大的肝左叶向右可达锁骨中线，甚至达腋中线位置，胆囊和萎缩的肝右叶挤向右上方。此时肝门抬高，并向右后移位，肝门部结构发生逆时针旋转移位。

三、临床表现

局限在某一细小胆管内的小结石，即 B 超检查偶然发现直径 0.5cm 左右的肝内小结石，一般无症状，实际上不需治疗。区域性结石可能无症状，仅有上腹不适、肝区胀痛。当合并感染时可能出现上腹部肝区胀痛、不适，发热，可有恶心、呕吐等上消化道症状，严重时出现寒战、高热。一侧肝胆管结石，当出现胆道梗阻和感染时，可以出现上腹部疼痛，仍以胀痛为主，依梗阻的程度及感染情况，出现不同程度发热、消化道症状，一般不会出现黄疸，出现黄疸多为较低位的肝管阻塞。肝内多处结石合并感染，常常仅有畏寒、高热，甚至出现感染性休克，而无明显腹痛。如结石下降至肝外胆管或合并肝外胆管结石，则表现为胆总管结石的症状和体征，如急性发作则出现典型的化脓性梗阻性胆管炎的临床表现。肝胆管结石患者在未合并严重感染或感染控制后可以无黄疸，但有不同程度的肝区疼痛、胸背部持续性胀痛。在合并胆总管结石梗阻及感染时则有典型上腹剧痛、寒战、高热、黄疸，重者出现休克、神经精神方面的症状，甚至可以并发多发性胆源性肝脓肿。如感染未予及时控制，脓肿可穿破到膈下，直至穿破横膈到肺，形成支气管胆瘘，除上述特点外同时出现肺部感染、咳嗽黄色、苦味的痰液，甚至为胆汁。

四、诊断

肝内胆管结石因无特异性的症状和体征，过去常常是在胆道手术中检查发现或是在手术后经 T 管造影时发现。自 B 超检查广泛应用于临床及特殊检查 MRCP 及 ERCP 的推广应用，在手术前对肝胆管结石已能做出定性和定位诊断。B 超检查的普及为诊断肝胆管结石提供了准确、灵活、简便、经济而又无损伤的诊断方法。MRCP 及胆管的直接造影（PTC 及 ER-CP）可以将立体胆管树展示在平面图像上，且可以变换体位，显示正、侧位及斜位的图像，结合 X 线透视录像全面观察胆管的解剖变异、病变情况。肝胆管结石的 X 线表现：①肝内胆管扩张并在扩张的胆管内见到一个或多个大小不等的负影；②一侧或某一叶段的胆管不显影，常是该处胆管狭窄的上缘结石嵌顿堵塞于胆管开口处；③肝内胆管的某一部分不显影；④显影的左、右肝管呈不相称或孤立的几处扩张；⑤肝内胆管局限性扩张。PTC 检查在肝内胆管扩张的患者几乎都能穿刺成功，但应注意并发症的发生。ERCP 检查需要一定的设备和操作技术，成功率可达 90% 以上，对肝胆管结石而胆管扩张不显著或凝血机制异常不宜于 PTC 者，更显示出其重要的临床价值。对诊断而言此两种检查可以互相补充，有利于进一步明确诊断。当 PTC 和 ERCP 失败或无条件进行此检查时，对无黄疸、肝功能正常者，可行静脉胆道造影，仍可获得良好的胆管显影，有助于诊断。

B 超引导下的经皮肝穿胆管内置管造影，可以减少损伤，提高穿刺成功率，且能达到引流目的。当胆管造影发现一侧胆管不显影时，可在 B 超引导下行对侧的穿刺造影（即选择性胆管造影），以进一步达到胆管良好的显影。胆管的直接造影（PTC 及 ERCP）能更好地显示肝内各级胆管，对肝胆管的病变及胆石的诊断是确定无疑的，但由于有损伤性且有一定的风险，另还有放射损伤之虞。目前 MRCP 及 CT 检查能显示胆石和胆管及肝实质的病变，具有无损伤且安全性大等优点。但不能很完整地显示胆管树的全貌，且对胆管炎及胆管狭窄的诊断存在一定的问题，胆管成像的好坏对诊断价值有直接影响。

手术中 B 超检查、术中胆道造影、术中胆道镜的应用，对进一步寻找病变、补充诊断，取净结石，选择恰当的术式，依具体条件适时选用，都是有用的，尤其是胆道镜检为胆道外科所必需。

通过以上各项检查明确诊断，为治疗提供依据，在手术前应明确以下问题：

（1）是否为结石，是否为肝内胆管结石。

（2）结石的大小、位置：即结石在哪一叶、段的胆管内，哪几个叶、段胆管内。

（3）胆管是否扩张，扩张的程度、范围。

（4）有无胆管狭窄、狭窄的程度、狭窄的位置、多少处狭窄。

（5）是否同时有胆囊结石、肝外胆管结石，胆总管扩张程度。

（6）是否已有胆汁性肝硬化及门静脉高压。

（7）肝脏形态变化情况。即一侧肝萎缩后另部分肝脏代偿增大的情况、肝形态变化、肝段标志、肝门位置等的变化。

五、治疗

肝胆管结石的治疗是采用以手术治疗为主的综合性治疗，还不能达到对病因的根治性治疗，如诊断准确、治疗方法得当，良好的营养支持及周密的围手术期的处理，一般可取得较好的效果。其措施包括手术治疗、内镜取石、抗生素的应用，溶石及碎石治疗亦在尝试之中。

手术时机：诊断明确，最好择期手术，由于肝胆管的解剖复杂、变异多，肝内结石、胆管阻塞、反复发作的炎性变化所致肝、胆管病理变化的演变无统一的模式，结石的分布及大小亦无特殊规律可循，所以手术方法需根据个体情况决定。术前应有一个初步可行方案，同时应根据术中新发现具体处理。肝胆管结石合并急性化脓性胆管炎，最好在急性炎症控制（包括积极的抗感染、PTCD 或鼻胆管减压、支持治疗）后，病情缓解，择期手术。因为急诊情况下肝内结石的诊断不清楚、患者情况差，不能耐受较长时间的手术、也不能对肝胆管结石进行较彻底的治疗。如确实需要急诊手术，则应取出关键结石，引流胆管，并应特别注意水电解质平衡及抗感染治疗。

外科治疗应达到的目的有：①去除病灶，即切除已萎缩、纤维化的及伴有小脓肿形成的毁损肝叶；②尽可能取净成块的结石和胆泥；③处理胆管的病变：即切除含有过多狭窄且无法矫正的狭窄胆管的肝叶、肝段，近端狭窄胆管的切开及整形；④建立合理、通畅的胆肠内引流；⑤为手术后辅助治疗预置的措施（包括经肝断面胆管置管及空肠盲袢预留或置管）。

手术方法：应根据影像检查的综合诊断及术中发现，修正并完善诊断，依个体情况制定手术方案。一般应当包括以下几个方面的联合手术：

1. 取净结石　经不同途径显露、切开胆管，直视下取净结石，必要时行狭窄胆管整形，为胆肠吻合准备条件。

（1）经胆总管、肝总管切开，需要时可切开左、右肝管及狭窄胆管，取净结石、胆管整形、扩大胆管出口。而在下面两种情况时放置 T 管引流：①肝内、外胆管结石伴胆总管扩张、无胆管狭窄者；②肝内、外胆管结石伴胆总管扩张，合并胆管炎，因全身情况欠佳不宜扩大手术或无条件进一步明确病变扩大手术者。

（2）经肝方叶切除或肝中央肝部分切除途径：显露并切开肝总管、左右肝管直至双侧Ⅱ级肝管开口。当左右肝管内均有结石、伴Ⅰ～Ⅱ级肝管狭窄时，切除肝方叶（图 14 - 1），使肝总管、左右肝管得到良好的显露，为设计切开狭窄的胆管，解除狭窄、取净结石、狭窄胆管整形、建立胆肠引流提供一个宽敞的手术空间和进路。

（3）当肝门部粘连、合并门静脉高压症致肝门部满布扩张的门静脉分支，难以经肝门进入胆管，此时视结石的位置、胆管病变及肝脏病变情况而采用的方法有：①经胆囊床肝实质切开或肝中裂切开显露右侧胆管；②经肝左外叶切除、左外叶上、下段切除、经肝断面的胆管进入左肝管；③经肝表面结石感明显处切开进入肝胆管；④经肝圆韧带和镰状韧带左侧缘切开肝实质，沿肝圆韧带向后分离肝实质，显露门静脉左外叶下段支及伴行的胆管，由此切开扩张的左外叶胆管下段支。应该说上述 4 种胆管开口，除肝左外叶上、下段切除后的肝断面胆管可行 LONGMIRE 术外，其他 3 种入肝的胆管开口都不宜应用于胆肠吻合。因此当进入胆管，取净结石，需要行胆肠内引流或其他胆管内有结石时，仍然需要经肝门处理。此时需要经上述进入胆管的开口，应用探条引导进入左、右肝管到肝总管，并在探条引导下切开肝总管及胆总管，继续取石或处理胆管病变。

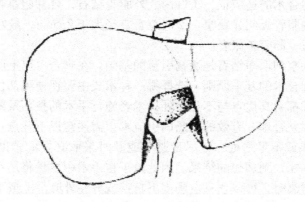

图 14 - 1　肝方叶切除显露左右肝管

（4）当肝门部胆管切开后应根据影像检查及术中分离、解剖所见，辨别胆管行走方向及狭窄情况，用细胆道探子引导切开狭窄环，并设计切开方向（以利整形）和长度，完成取石及狭窄胆管整形。只有通过整形扩大了的肝门胆管所建立的胆肠内引流，才是有利于胆汁排出的理想通道。

2. 病损肝叶切除　肝叶切除可达到去除主要的感染病灶、取净结石的目的，对局限在一侧肝叶或某一叶段的结石及其所引起的肝、胆管多发病变和毁损肝叶，肝叶切除是最佳的选择。

（1）肝叶切除的适应证

1）肝胆管结石、已有区域性肝萎缩、肝纤维化。

2）肝胆管结石已并发多发性胆管源性小脓肿形成。

3）合并肿瘤。

4）胆石病合并胆道出血。

5）肝左叶、左外叶肝胆管多发结石、多处狭窄。

6）右肝管结石合并胆瘘、感染时。

（2）肝胆管结石行肝叶切除术的注意事项

1）由于胆道梗阻、反复发作的胆管炎所致肝脏的病理改变致肝脏形态发生变化，使正常肝裂的标志变化或消失，切除范围常要依具体病变情况而定，要特别警惕勿损伤肝左静脉、撕裂腔静脉及门静脉矢状部。

2）由于肝胆管结石患者常有多次手术史，肝门部粘连严重，温氏孔常因粘连完全封闭，阻断肝门及解剖肝门血管都异常困难。

3）肝胆管内填满胆泥、脓性胆汁，故在断肝、切断胆管时应特别注意保护肝创面，尽量避免污染以减少术后感染、胆瘘及慢性窦道的发生。

4）肝叶切除后，肝断面的胆管开口应作相应处理：结扎或置管引流。

3. 胆肠内引流的建立　合理有效的胆肠内引流术是肝胆管结石外科治疗中一个重要的

影响整个手术效果的关键所在。肝门胆管空肠吻合术的适应证：①肝总管狭窄伴肝内胆管扩张及肝胆管结石。②左、右肝管开口狭窄、肝内胆管扩张伴结石。③肝胆管结石伴左、右Ⅱ级肝管狭窄者应尽量通过肝部分切除，处理了狭窄后再行胆肠内引流术。

肝总管十二指肠吻合术的适应证：①肝内、外胆管结石，合并胆总管下段狭窄，在尽量取净结石后，而且肝内胆管无明显狭窄。②胆总管直径大于2.5cm，最好横断胆总管。③老年、体弱的肝胆管结石、胆管扩张者。

去除病灶、解除狭窄和取净结石是通畅引流的基础。在吻合口以上胆管不再存在胆管狭窄和结石阻塞是胆肠吻合术的基本原则，选择哪一种术式主要视梗阻部位、胆管狭窄及扩张的程度而定。各种术式都有其优点与不足之处，术者施行手术的技巧及熟练程度对施行的术式也是有影响的。为建立合理、有效的胆肠内引流术，需注意以下几点：

（1）对公认的弊端或不足之处，应尽量避免或及时采取必要的辅助措施：如胆石未取净，采用任何术式都不能达到理想的结果。因此除了在手术中尽量将结石取净，将病损肝叶切除外，在行胆肠内引流时，可以预置空肠皮下盲襻或肝左外叶、上或下段切除的肝断面胆管预留置管，以备术后应用胆道镜经盲襻或肝断面胆管窦道反复取石以求取净结石。胆总管下端残留盲管是结石残留和发生漏斗综合征的原因，而选用横断胆总管封闭远端，纵切，整形上方胆管后再行胆管端与空肠侧吻合，就可免其发生。

（2）胆管的直径对选择术式有着决定性作用：作者见到一中年男性患者，胆总管十二指肠吻合术后反复疼痛、发热、黄疸，医生在他的出院记录上写着"胆总管直径1.5cm，行胆总管十二指肠侧侧吻合术"，钡餐检查发现吻合口狭窄，吻合口上方有黄豆大一结石负影，表明本例胆肠内引流效果不良。显然是适应证不当及胆管残余结石所致。根据胆管内径大小选择胆肠吻合的术式甚为重要。原则上应是：①胆总管直径小于1.5cm，伴有Oddi括约肌狭窄，宜行Oddi括约肌切开成形术；②胆总管直径2.5cm或大于2.5cm，可行胆总管空肠吻合或胆总管十二指肠吻合术（用端侧吻合，封闭远端胆总管）；③胆总管直径在1.5~2.5cm，宜选用空肠作吻合；④左、右肝管汇合处狭窄切开整形后，因位置较高，仍需行空肠胆管吻合术。此外，胆肠吻合口建立后，吻合口上缘胆管开口（可能是肝总管，左、右肝管，亦可是更高位的胆管）是胆汁出肝通过吻合口到肠道的重要一关，其截面的大小，即胆管的内径，可能吻合前并无明显扩张；或吻合前存在相对狭窄，术中未发现；或行吻合术时造成狭窄，直接影响胆流，影响胆肠内引流的效果。有报道在胆肠内引流术后再次手术时发现吻合口并不小，而在吻合口上缘胆管开口处狭窄，结石堆集在狭窄以上的胆管内。所以过去只注意吻合口的大小，提出大口、超大口，甚至从十二指肠上缘将胆总管向上切开直到左、右肝管，其实是不必要的。胆管内径愈大，吻合口相对就大，如吻合口比胆管内径小就可能发生吻合口狭窄，吻合口只要稍大于胆管的内径，同时在吻合术时避免因技术原因导致吻合口上方胆管狭窄，愈合后局部无瘢痕增生，就可达到胆肠内引流通畅的目的。

（3）空肠Roux-y的建立及抗反流问题：这是胆管空肠Roux-y术中两个基本问题。在距屈氏韧带15~20cm处空肠，保留第一支空肠血管弓，在第二支血管弓处切断空肠及血管弓，称此上段空肠为短襻，远端空肠开口以细丝线连续缝合封闭，向上提并穿过横结肠系膜至肝门下方，称此段空肠为输胆空肠襻。距断端50cm处与上段空肠（短襻）行空肠-空肠端侧吻合术（空肠Roux-y）。短襻的系膜断端固定于输胆空肠襻系膜缘，吻合口上方短襻与输胆空肠襻并列，其肠壁间断缝合固定，使两肠管在入吻合口前同步并行10~12cm，以此作为抗反流措施。此外要求输胆空肠袢的横结肠系膜固定处至吻合口的距离与短袢的长度基本相等。并以此为三角形的两个边，以屈氏韧带短袢的出口处及横结肠系膜孔与输胆空肠固定处的连线为底边的一个等腰三角形。图14-2为这样一个设计：即50cm输胆空肠袢与短袢在横结肠下方先并行、后会合，按肠管顺行运动方向，保证由胃、十二指肠来的食物、消化液及由输胆肠袢来的胆汁同步注入远端空肠。依此建立的合理解剖通道按肠蠕动的方向顺行性运行，不附加其他任何措施，可取得良好效果。

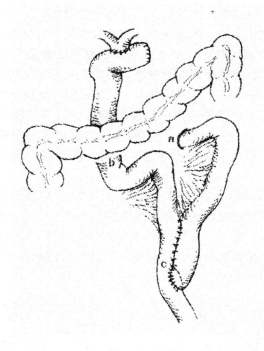

图14-2 重建胆肠吻合

a. 屈氏韧带、短袢出口处；b. 输胆空肠袢，横结肠系膜固定处；c. Roux-y空肠吻合口

（4）对胆肠吻合术的基本要求：不论哪种形式的胆肠吻合，都应要求吻合口上方无狭窄存在。尽可能取净结石，至少应取净引起梗阻的关键结石。用于吻合的胆管和空肠血运良好，尽可能无瘢痕，组织无缺损。吻合材料尽可能用无损伤针、可吸收线。采用黏膜对黏膜的对合式间断缝合法，进行胆肠吻合。最后要求吻合口足够大。

（5）胆肠吻合口是否放置支撑引流管：是否放置支撑引流管，如何放置引流管，一直是一个有争议的问题。作者认为不论是端侧吻合或侧侧吻合，吻合口内径在2~3cm，有时会更大一些，关键是能否达到胆管与空肠黏膜对黏膜对合式吻合，同时局部血运良好，一般不放置支撑引流管，不会发生胆漏，亦不发生吻合口狭窄。仅在下列情况下才考虑放置引流管：①用于吻合的胆管局部存在炎性瘢痕较多，切除瘢痕组织不满意；②吻合口的局部血供欠佳；③胆管内感染严重，手术时见有多量脓性胆汁；④黏膜对缝不好，甚至胆管黏膜有损伤或缺损。通常采用经肝置管法（图14-3），引流管之一端放置在吻合口下缘20cm的空肠内，另一端经肝左或右侧肝膈面引出。其作用是达到暂时减压的目的，避免胆肠吻合术后暂时性高胆压情况下所引起的胆漏。这种引流管放置时间约半月，行胆管造影后即可拔除。而过去常有通过吻合口经空肠拖出的引流管放置法，现已很少采用，最大的问题是由于置管段肠管的收缩及松弛致该肠管段长度的改变，而所置导管之长度固定，从而导致长度差，使导管滑脱至肠腔内。如用于吻合的胆管开口较小，不能达到良好的吻合，且吻合口太小（甚至不到1cm）时，欲想通过放置支撑引流管达到良好愈合而不发生狭窄，也是很困难的。首先，在吻合口很小的情况下放置引流管作支撑，使导管与吻合口及胆管接触，且压迫吻合口及胆管黏膜，因异物刺激，局部肉芽生长。这种在管壁周围生长的肉芽，妨碍了黏膜的生长，加上局部的炎症反应，支撑放置时间越长，局部肉芽生长愈甚。一旦拔管或滑脱，受压的肉芽被解脱，减压后局部发生水肿，加重狭窄，肉芽收缩使吻合口更缩小。其次，当吻合口很小的情况下放置支撑引流管，胆汁只能通过支撑引流管之管腔沟通吻合口上、下的胆肠，引流管一旦堵塞，即可引起急性梗阻性胆管炎。临床上此种引流管不畅通所致的胆管炎屡见不鲜。所以当吻合口很小时不宜于放置这种单一的引流管，而应放置"U"形引流管。

（6）胆肠内引流术后"U"形管的应用：虽然胆肠吻合口很宽畅，但高位胆管内仍有狭窄性改变。吻合口较小，在1.5cm直径以内。吻合口局部较多的瘢痕组织，不能彻底切除、缝合不满意或局部血供欠佳。此时可考虑放置经肝、吻合口－空肠的"U"形引流管（图14－4）。

"U"形引流管的作用：①术后支撑、引流、减压，以减少胆漏的发生；②如有暂时阻塞、引流不畅，可以较为容易地随时移动、冲洗或更换；③便于以后更换较粗的"U"形引流管或气囊管，扩张治疗狭窄；④经"U"形管的一端进入引导取石；⑤可以根据病情需要更换"U"形管，取弃方便；⑥如胆肠吻合口通畅，可将导管两端在体外对接成"O"形，使胆汁全部进入肠管，避免胆汁丢失。

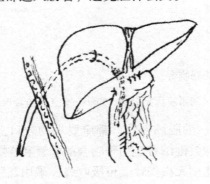
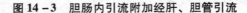
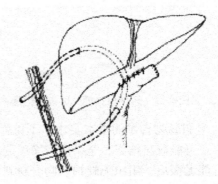

图14－3　胆肠内引流附加经肝、胆管引流　　　　图14－4　胆肠内引流附加"U"形引流管

（王宏博）

第七节　胆囊癌

胆囊癌是胆道系统中较常见的恶性肝癌，国内统计约占肝外胆道癌的25%。

一、病因

胆囊癌的病因可能与以下因素有关：①胆囊结石与胆囊慢性炎症。由于结石的长期存在及胆囊黏膜慢性炎症的刺激，可促使上皮增生而发生癌变倾向。国内资料报道胆囊癌合并结石占 20%~82.6%，国外为 54.3%~100%。②胆固醇的代谢紊乱。胆汁滞留与刺激，可能为致癌因素。③细菌的作用。有人报道 2/3 的胆石中可发现厌氧菌和其他细菌，从胆汁培养的厌氧菌中有 40% 是梭状芽孢杆菌，这种细菌与肠道中产生致癌物质的细菌相同。④胆囊腺瘤恶变。良性腺瘤直径多小于 12mm，而恶性腺瘤的直径多超过 12mm。此外，有人研究认为胆囊腺肌病为胆囊癌前病变。

二、病理

胆囊癌好发于胆囊底、体部，其次是颈部与胆囊管。80% 为腺癌（硬化性癌约占 60%，乳头状癌占 25%，黏液癌占 15%），其次为未分化癌（6%），鳞状细胞癌（3%）和混合性癌（1%）。

乳头状癌的癌组织可呈菜花状，并可发生癌组织脱落与出血，导致胆囊管或胆总管阻塞。黏液癌或癌肿黏液性变时，可见胆囊内有大量胶冻状物质。Nevin（1976）提出根据癌细胞分化程度分为 3 级：Ⅰ级，分化良好；Ⅱ级，中度分化；Ⅲ级，分化不良。并按病变侵犯深度分为五期：Ⅰ期，位于黏膜（原位癌）；Ⅱ期，侵及黏膜与肌层；Ⅲ期，全层受侵犯；Ⅳ期，侵犯全层加局部淋巴结受累；Ⅴ期，侵犯肝脏或转移到其他器官。

胆囊癌的转移途径可经淋巴、血行、胆管、神经和直接蔓延等方式。局部浸润则以肝脏多见。胆囊癌的淋巴转移多经肌层和浆膜下层转移到胆囊颈部淋巴结、肠系膜上血管周围淋巴结、汇合于主动脉旁淋巴结。因此在胆囊癌的根治术中应注意上述两路淋巴结的清扫。血行转移可至肝、肺、骨等处，分化不良者易于发生腹腔内种植转移。

三、诊断与鉴别诊断

胆囊癌早期缺乏临床症状，一旦做出诊断，其病程多已属中晚期。常有以下特征：①长期发作的胆囊炎及胆囊结石病史。②胆囊部肿块质地硬，不规则，若胆囊管阻塞，则胆囊肿大，囊内积液。晚期患者的癌细胞侵犯肝脏，使肝肿大。③当胆囊内癌组织脱落或出血引起胆道阻塞时，继发于胆绞痛之后多可出现黄疸，黄疸的程度较轻，且可消退。亦可因癌组织局部浸润和淋巴转移，压迫肝外胆管而出现黄疸，早期程度较轻，以后逐渐加重。常伴有低热，当胆管发生阻塞和继发感染时，亦可出现高热。在临床上应与胆管的恶性肿瘤、肝癌、胰头癌以及引起上消化道出血的疾病相鉴别。

现代影像学检查可提示早期诊断依据，B 超检查为首选的检查方法，影像检查上可发现胆囊黏膜的隆起性改变，胆囊壁增厚，胆囊的内腔消失，胆囊与肝床间的界线消失或变模糊不清，肝脏的转移灶等。影像学检查亦有助于胆管梗阻的定位、淋巴转移的诊断等。

近年来内镜超声检查（EUS）的应用，使早期胆囊癌的诊断率有所提高。

内镜超声检查是采用高频探头在胃或十二指肠腔内对胆囊进行扫描，避免了受腹壁肥厚，肠管积气等影响，对胆囊壁的结构能得到较清楚的图像，使胆囊癌绝大多数可早期得到确诊。

四、治疗

本病的治疗以手术为主。手术的方式一般包括：①单纯胆囊切除术。②扩大胆囊切除术，即同时楔形切除距胆囊床边缘2cm无肿瘤的肝组织，清除所属引流的淋巴结。③肝切除术，包括切除肝右叶、肝外胆管和广泛的淋巴结清除。④肝门部胆管与空肠Roux-en-y吻合术，或置U形管引流术，对无法切除的胆囊癌可采用上述方法以解除胆道梗阻。

手术方式的选择取决于：①肿瘤的大小。②胆囊床肝组织侵犯的程度。③胆道周围淋巴结的转移情况。④胆道邻近器官的侵犯范围。

Ⅰ、Ⅱ期胆囊癌手术切除胆囊后结果良好，Ⅲ期以上的胆囊癌预后很差。近年来，胆囊癌的扩大根治术再次受到注意。对尚能手术切除的第Ⅴ期胆囊癌施行扩大根治术，包括扩大的肝右叶切除、淋巴结清扫、胰十二指肠切除、门静脉重建等手术的联合使用，以提高患者5年生存率。此种手术只能用于年龄不太大，健康和营养情况良好的患者，因为手术后并发症发生率和死亡率均较高。

因胆囊疾患仅作了单纯胆囊切除术，术后经病检发现胆囊癌，如肿瘤局限于肌层以下者，切除胆囊后，不需再次手术。而侵及浆膜下者应再手术切除胆囊床肝组织，并清扫区域淋巴结。为避免再次手术，术中应将所有切除的胆囊剖开检查，如有可疑者，即作冰冻切片。

据文献报道，胆囊原位癌和侵犯肌固有层的5年累计生存率分别为82.6%和72.5%，如癌肿浸润浆膜下层和浆膜层，5年累计生存率分别为37.0%和14.7%，侵犯邻近脏器者，5年生存率仅为7.5%。

辅助治疗措施如术中及术后放射治疗、化学治疗等对胆囊癌亦有一定的帮助。

（王宏博）

第八节　胆管癌

一、病因

胆管癌的病因仍然不清楚，但与以下一些因素有关：①胆结石与慢性复发性胆管炎：据文献统计，6%~37%胆管癌同时伴有胆石症，有人认为慢性复发性胆管炎导致胆管上皮的非典型增生，可能为癌前病变。②感染：有人报告慢性伤寒菌携带者死于肝胆管癌者6倍于对照组，提出细菌对胆盐的降解可能是致病因素。③肝管狭窄、肝内外胆管囊肿致长期引流不畅，也可能与胆管癌的发生有关。④慢性溃疡性结肠炎或原发性硬化性胆管炎可能与肝外胆管癌有关。此外，胆胰汇合部流体力学异常及胰胆反流亦与胆管癌的发生有关，还与其分子生物学特性改变有密切关系。

二、临床分型

肝外胆管一般划分为4部分：①上段，胆囊管开口以上直至肝门处的主要肝管。②中段，自胆囊管开口以下至十二指肠上缘。③下段，十二指肠后段与胰腺段胆管。④十二指肠内段包括乳头部。胆管癌可划分为上段胆管癌、中段胆管癌、下段胆管癌，其中以上段胆管癌比例最高，占60%~75%。上段胆管癌亦称肝门部胆管癌指肿瘤发生在胆囊管开口以上的肝外胆管，即发生于肝总管、肝管分叉部、左右肝管的第一、二级分支。中、下段胆管癌指自胆囊管开口至壶腹部以上发生的癌，在临床表现和治疗方法上，中段胆管癌和下段胆管癌有许多相同之处，因而往往将中、下段胆管癌作为一个类型。

根据肿瘤发生的解剖部位，Bismuth 和 Corlette（1975）将肝门部胆管癌分为 4 型：Ⅰ型：癌肿位于左、右肝管汇合处以下肝总管，前两者相通。Ⅱ型：癌肿位于左、右肝管分叉处，两者不相通。Ⅲa 型：癌肿位于右肝管和肝总管。Ⅲb 型：癌肿位于左肝管和肝总管。Ⅳ型：癌肿位于左右肝管和肝总管。发生于左右肝管分叉部的胆管癌有早期出现黄疸和肿瘤发展缓慢的特点，有一定的临床病理特征。此种胆管癌亦称之为 Klatskin 瘤（Klatskin tumor）。

三、临床病理特征

胆管癌根据病理大体可分为硬化型、结节型、乳头状和弥漫型。

1. 息肉样或乳头状腺癌　可能来源于胆管黏膜的乳头状腺瘤的恶变，较少见。肿瘤表现为胆管黏膜上的息肉样突出至胆管腔内，胆管腔因而扩大，胆管阻塞常不完全，胆管内有时有大量的黏液分泌物。此类肿瘤的特点一般是不向神经周围淋巴间隙、血管或肝组织浸润，但在胆管甚至肝内胆管的黏膜面上可有多发性病灶，若能早期手术切除，成功率高，预后亦良好。

2. 结节型胆管癌　结节型胆管癌呈结节状向管腔内突起，瘤体一般较小，表面不规则，基底宽，肿瘤可直接侵犯周围组织和血管并向肝实质扩展，但其程度较硬化型为轻。

3. 硬化型胆管癌　在肝门部胆管癌中，此类型最为常见。硬化型癌沿胆管壁浸润，使胆管壁增厚、纤维增生，并向管外浸润形成纤维性硬块。常向肝内方向的胆管浸润、扩展，阻塞肝内胆管的二级分支。此类肿瘤有明显的向胆管周围组织、神经淋巴间隙、血管、肝实质侵犯的倾向。当肿瘤组织已阻塞胆管管腔时，它亦常已侵犯至周围组织或肝组织。神经侵犯是本病的特点。根治性手术切除时常需切除肝叶。硬化型癌与正常胆管壁间的分界一般较为清楚，但有时癌细胞亦可在黏膜下扩展，以致在切除胆管的断端仍可发现有癌细胞。

4. 弥漫型（浸润型）胆管癌　癌组织在肝门部和肝内、外的胆管均有广泛浸润，手术时难于确定癌原始发生于胆管的哪个部位，多不能手术切除。

从组织学上可将胆管癌分为：①乳头状腺癌，多数病例为腔内乳头状型，腺癌组织分化较好，有的向管壁浸润生长。②高分化腺癌，在胆管癌中多见，癌组织环绕管壁内浸润生长，癌组织呈大小不等，形状不规则的腺体结构。③低分化腺癌。④未分化癌。⑤印戒细胞癌等。

四、诊断和鉴别诊断

（一）临床表现

肝门部胆管癌早期缺乏典型临床表现。多以进行性加深的无痛性（或隐痛不适）黄疸就医，常伴有皮肤瘙痒、食欲减退、腹泻和消瘦等，合并有感染时可出现寒战与发热等胆管炎的表现。合并胆管结石者可出现胆绞痛。肝肿大，质地较硬，表面光滑，部分患者在未出现黄疸前就可触及肿大的肝脏。肝门部胆管癌胆囊常不肿大，当癌肿向下蔓延阻塞胆囊管开口后，胆囊分泌的黏液不能排出而潴留在胆囊腔内时，也可触及肿大的胆囊。脾脏肿大及出现腹水均属病程晚期。来源于一侧肝管的癌，临床上并没有黄疸。直至肿瘤沿胆管壁浸润阻塞对侧肝管开口或因肿瘤肝门处转移浸润，阻塞肝总管时，临床才出现黄疸。

中、下段胆管癌的临床特点是较早期出现梗阻性黄疸。胆囊的改变则视癌与胆囊管开口的关系，若胆囊管开口受阻，则胆囊不肿大，若胆囊管通畅，则胆囊肿大。位于胆管壶腹部的癌肿，除有胆总管阻塞的临床表现外，尚有胰管梗阻的症状，如血糖过高或过低，脂肪性腹泻。壶腹部癌肿容易发生溃疡出血，表现为贫血、柏油样便。持续背部隐痛。胆管中段癌因不造成胰管梗阻，故临床上无胰腺内、外分泌紊乱的现象，亦可触及肿大的胆囊。

（二）实验室检查

癌胚抗原（CEA）是目前已在临床广泛应用的消化道肿瘤标志物，在胆道癌患者血清中的阳性率为40%左右，对于胆道癌的诊断有一定的诊断价值，也是判断手术后是否有肿瘤残留或复发的有用指标。近10年来发现CA199、CA125、CA50、CA242等糖链群肿瘤标志物，对胆道癌有较高的灵敏度，其阳性率为75%～80%，仅次于胰腺癌。这一类肿瘤标志物也见于其他消化道肿瘤患者，因其特异性较差，在进行临床诊断时，必须结合各种影像学诊断或通过不同方法（如PTC或ERCP等）采集胆汁或肿瘤组织，测定上述各种肿瘤标志物、DNA含量或进行基因诊断等方可确定诊断。最近第三军医大学（梁平等）从人的胆管癌组织中提取和纯化了一种新的胆管癌相关抗原（cholangiocarcinoma related antigen，CCRA），并制备了兔抗CCRA-IgG，建立了检测CCRA的ELISA方法。对308例各种良性及恶性疾病患者血清CCRA浓度进行检测，结果发现，其诊断胆管癌的阳性率为77.78%，特异性为95%～10%，明显优于目前所用的上述肿瘤标志物，为胆道癌的早期诊断做出了有意义的探索。

（三）影像学检查

1. B型超声　超声检查是此病诊断时首先选用的方法。在超声下可显示肝内、外胆管，胆囊肿大的情况，肿块的大小。如肝内胆管扩张、胆总管不扩张（直径小于5～7mm），胆囊不肿大则梗阻应在胆囊管开口以上的肝总管，胆总管及肝内胆管扩张，胆囊肿大则梗阻部位在中、下段胆总管或壶腹部。一侧肝内肝管扩张，表示梗阻部位在同侧肝胆管的开口处。肝门肿块加上扩张的左、右肝管，出现所谓"蝴蝶征"的典型表现。在多普勒超声血流图上，可详细观察肿瘤与肝动脉及门静脉的关系，以及血管受侵犯的情况。超声内镜检查（EUS）在诊断下段及中段胆管癌上，较US的效果为佳。EUS系统十二指肠扫查，能显示乳头部直至上段胆管的状态，尤其在诊断癌浸润深度上甚为实用，又可显示胰腺、十二指肠浸润状态和肿大的淋巴结。近年开发出内径仅2mm的超声探头获得由胆管内腔扫查的方法（管腔内超声检查，IDUS）。此与EUS相同，主要用于检查病变进展程度。

2. CT扫描　可以得到与超声相同的效果和更为清晰的立体断层图像，对肝门肿瘤或肝叶萎缩以及确定肝尾叶与肝门肿块的关系、胰头区有无占位病变很有帮助。双螺旋CT胆管成像和门静脉血管成像，可清晰显示门静脉及胆管系统立体结构，术前可准确了解肿瘤所侵犯范围、部位及血管受侵情况，有利于制定合理的治疗方案。

3. 磁共振成像（MRI）　和CT的效果相当，可做不同切面的成像图，更能增加对肝内胆管系统改变的立体构象。通过系列的肝门部体层扫描，可以系统地了解肝内胆管的改变，肿瘤的范围，有无肝实质侵犯或肝转移，肝左、右叶有无程度不等的增大或萎缩。MRCP

（磁共振胰胆管成像）对肝外胆管梗阻程度判断和定位诊断准确率为85%～100%，梗阻原因诊断的准确率为64%～95%。

4. 经皮肝穿刺胆管造影（PTC）　经皮肝穿刺胆管造影（PTC）能清楚地显示梗阻胆管近端的部位、范围、程度和原因，但肝门部胆管癌时，左、右肝管间交通常受阻，右肝管的2～3级分支，左内、外肝胆管之间的交通亦常受阻，在肝内形成肝段间的分隔现象。因此，PTC时需要多处选择性穿刺造影才能显露肝内胆管系统的全貌，因而亦增加并发症的机会。

5. 逆行胆道造影　经内镜逆行胆道造影（ERCP）能够显示胆管狭窄、中断、胆管壁不规则或充盈缺损，胆管扭曲与变形。逆行胆管造影可能引起上行性胆道感染。十二指肠镜检查可做壶腹部癌活检。

6. 选择性腹腔动脉、肝动脉、肠系膜上动脉造影与经肝门静脉造影　以了解肿瘤是否侵犯门静脉、肝动脉及其分支，门静脉是否闭塞或有无动静脉瘘，也可显示肿瘤的大小与边界。

五、外科治疗

1. 围手术期的处理　恶性梗阻性黄疸的患者，由于肿瘤本身、高胆红素血症和内毒素血症而导致机体发生一系列变化，如肝、肾、肺、脑及胃肠黏膜等变化和损害，营养不良、免疫功能降低与代谢障碍等。因此，术前应注意恢复血容量，改善营养状况，纠正水、电解质代谢紊乱，低蛋白血症与凝血机制障碍（控制内毒素血症）。胆管梗阻常伴有胆道感染，围手术期预防性应用抗生素可降低术后感染并发症的发生率。减少胃酸分泌，以防止术后发生应激性溃疡而导致的胃肠道出血。

关于恶性梗阻性黄疸术前减黄问题：阻黄患者术后的并发症和死亡率与术前血清胆红素呈正相关。PTCD有降低血清胆红素，改善肝功能，治疗胆管炎和减少并发症等优点，但也有一些并发症，如胆汁性腹膜炎、腹腔或胆道出血与胆道感染，且易发生堵管或脱管而达不到引流的目的。有人随机对照行PTCD，发现PTCD虽可降低血清胆红质，但未能降低手术死亡率，高位胆管癌时肝内胆管的分隔化，PTCD不可能起到有效的引流作用，故认为不宜常规来使用。近年来，对拟行手术者，可经ERCP置放鼻胆管先行胆道引流（ENBD），通畅的胆汁引流改善因长期阻塞性黄疸而受损的肝脏功能，同时改善全身状况，为手术治疗创造条件。不能手术者，做ERCP的同时置放内置金属（或塑料）导管（ERBD），将胆汁引入十二指肠，成为非手术性胆肠内引流术，能有效地减轻黄疸，延长患者的生命。

2. 上段胆管癌的治疗　肝门部胆管癌由于早期诊断困难，切除肿瘤时常要连同肝叶或广泛的肝切除，手术的危险性高，以往的手术切除率很低。Alexander（1984）报道切除率仅10%，近年来由于影像诊断技术的发展、手术的改进和手术范围的扩大，切除率已有明显提高，切除率已超过60%。对不能切除的肝门部胆管癌，应解除胆道的梗阻，延长患者的生存时间和提高患者的生活质量。

（1）肝门部胆管癌根治性切除术：手术前可根据影像学检查，判断肝门重要血管有无侵犯，肝内胆管病变的范围，有无肝内转移等，一般可以估计能否行根治性切除以及切除的范围。但是，确定能否切除尚有待于手术探查后决定。探查左侧肝管时，可沿肝方叶下缘至静脉韧带沟检查左肝管的全长有无肿瘤浸润或肿块，在脐静脉窝处穿刺左肝管，以判断阻塞的上限。扩张的肝胆管很容易穿刺并抽出胆汁。对右侧肝管探查则一般较为复杂，检查的方法有：①检查肝右切迹有无肿瘤硬块或浸润，该处为右后段肝管所在。②穿刺右后段肝管是否能抽出胆汁。③游离胆囊，通过胆囊肝床穿刺右前段肝管，若能抽出胆汁，表示其有扩张。但是，如果不能建立右肝管引流时，便不宜游离胆囊，因为胆囊床处有一些细小的胆管与肝内胆管交通，可以发生手术后胆汁漏及胆汁性腹膜炎。

术前如有以下情况提示肿瘤不能切除：①双侧肝内胆管广泛受累。②门静脉主干受累。③门静脉两侧分支受累。④两侧肝动脉与门静脉支受累。⑤一侧胆管被侵犯，另一侧血管受累。肝门部主要血管受侵犯是影响肝门部胆管癌手术切除的重要原因之一。如何对待血管的病变，认识上尚不一致。由于肝右动脉与肝总管之间密切的解剖学关系，肝管分叉部癌常压迫或包围肝右动脉支，使其血流量大为减少，切除肝管分叉部癌时常不得不同时切除肝右动脉，只要门静脉血流畅通，一般无严重后果。对认为不能手术切除的肝门部胆管癌患者，近年来广泛采用血管移植和整形的方法修复门静脉和肝动脉。如果肝动脉或门静脉分支在入肝处受累时，则血管修复手术常是不可有的。单纯门静脉主干受侵犯，可行截除及修复手术。

关于切除范围与术式的选择，可按 Bismuth 或 Corlette 的肝门胆管癌分型法制定相应的手术方式。

Ⅰ 型：切除肝门部胆管、胆总管及胆囊 + 胆肠吻合术。

Ⅱ 型：切除肝方叶及尾状叶，或加部分右前叶、肝门部胆管、肝外胆管及胆囊 + 胆肠吻合术。

Ⅲa 型：切除右三叶及尾状叶、肝门部胆管、肝外胆管及胆囊 + 胆肠吻合术。

Ⅲb 型：切除左三叶及尾状叶、肝门胆管、肝外胆管及胆囊 + 胆肠吻合术。

Ⅳ 型：肝移植术。

对无法切除的肝门部胆管癌，采用异体肝原位或异位移植术，但不能解决早期复发和低存活率问题。Pichlmayer（1988）报告了 16 例肝门部胆管癌行肝移植术，手术死亡率为25%，平均存活 16 个月。其分析结果表明，对尚未出现淋巴结转移的患者行肝移植术可能会延长存活期，但因抗排斥反应与癌复发问题尚未能解决，目前还难以推广使用。

近年来，国内外一些作者强调肝门部胆管癌常侵犯尾状叶的胆管分支，应通过扩大的左半肝切除或扩大的中肝叶切除，将尾状叶完全切除。

肝门部胆管癌根治性切除的标准是肝胆管断端不残留癌细胞。肝门部胆管癌根治性切除是一创伤性大、复杂而较为困难的手术，重度黄疸、广泛肝切除、原有胆道感染等均是增加手术死亡率（手术后 30d 内死亡）的重要因素。

肝门部胆管癌切除术死亡主要发生在兼行广泛肝切除术的患者，特别是在重症梗阻性黄疸行右肝或扩大肝右叶切除术时，手术死亡率最高。因而手术时尽量保存功能性肝组织是降低手术死亡率的重要措施。

（2）肝内胆管引流术：经术前检查或术中探查确定无法行根治性切除者，为了解除黄疸，改善肝功能，可选用胆肠内引流手术或经肿瘤放置"U"形、"T"形或"Y"形管的引流术。

肝内胆管内引流术是首选的治疗方法，它可以减少因长期带管、大量胆汁流失、胆道感染等给患者造成的不便和痛苦，在一定时间内提高患者的生活质量。位于肝管分叉处的肿瘤，若要充分引流肝内胆管系统，需要引流左、右侧的肝内胆管。

1）左侧肝内胆管空肠吻合术：经典的手术方法是 Longmire 手术，此手术需要切除左外叶肝脏，手术创伤大，不适用于肝管分叉部阻塞。目前常用的方法是圆韧带进路左外叶下段支胆管（Ⅲ段肝管）空肠 Roux – en – y 吻合术。

2）右侧肝内胆管空肠吻合术：常用的方法是经胆囊的肝右前胆管下段支切开空肠吻合。根据肝门部解剖，右肝管前下段支在胆囊床处只有 1 ~ 2cm 深度，当有肝内胆管扩张时，很容易在该处切开，并将切口扩大以供吻合。此方法较在右前叶切开肝组织寻找肝内胆管要好。

3）置管引流：即经过将肿瘤阻塞部位扩张后，分别向左、右肝管置入导管，导管远端置于胆总管内，缝合胆总管切口，保存 Oddi 括约肌功能。此手术方法可获得较好的早期效果。但是，内置管经 3 ~ 6 个月后，常易被胆色素沉渣所堵塞，以致反复发作胆管炎及黄疸而需再次处理。

"T" 管或 "U" 管引流亦常用于不能切除肿瘤的患者。

经 PTCD 外置管或内外结合置管引流，一般只用于晚期不宜手术探查的患者。在目前情况下，此法尚未能有效地延长患者的生存时间和改善生活质量。

3. 中、下段胆管癌治疗　中、下段胆管癌以手术切除治疗为主，切除的范围应包括胆囊、部分肝胆管、胰头部及十二指肠，同时清扫相应的淋巴结群。局限性的胆管段切除容易留下有癌细胞残留的胆管和淋巴结。

不能手术切除的病例，可经十二指肠内镜内置管引流解除黄疸，经肝穿刺胆管置管或手术引流梗阻以上的胆管。

中、下段胆管癌的手术切除率及预后均优于肝门部胆管癌。

（耿　林）

第九节　胆道闭锁

一、概述

胆道闭锁并非少见疾病，至少占有新生儿长期阻塞性黄疸的半数病例，其发病率为1：8 000 ~ 1：14 000 个存活出生婴儿，但地区和种族有较大差异，以亚洲报道的病例为多，东方民族的发病率高 4 ~ 5 倍，男女之比为 1：20。

以往认为胆道闭锁难以治疗，必将死于感染和肝功能衰竭，自 Kasai 首创的手术方法取得成功以来，疗效获得显著提高，7 篇报道 562 例，存活 206 例。目前主要是争取早期诊断和早期手术，可能获得更多的存活机会。在日龄60d 以内手术者，生存率可达 75%；而 90d 以后接受外科治疗者降至 10%。因此，对于新生儿、乳儿的阻塞性黄疸疾患应行早期筛选，以期做出早期诊断。

（一）病因

在病因方面有诸多学说，如先天性发育不良学说、血运障碍学说、病毒学说、炎症学说、胰胆管连接畸形学说、胆汁酸代谢异常学说、免疫学说等。病因是一元论，还是多元论，至今尚无定论。

早年认为胆道闭锁的发生类似十二指肠闭锁的病因，胆道系的发育过程，亦经过充实期、空泡期和贯通期三个阶段，胚胎在第 5～10 周时如果发育紊乱或停顿，即可形成胆道闭锁畸形。可是，从现实观察有许多不符之处，首先在大量流产儿和早产儿的解剖中，从未发现有胆道闭锁。其次，常见的先天发育异常，如食管闭锁、肛门闭锁等多伴有其他畸形，而胆道闭锁恒为一种孤立的病变，很少伴发其他畸形，罕有伴同胰管闭锁是明显的对比。黄疸的延迟发病和完全性胆汁淤积的渐进性征象（大便从正常色泽变为灰白色），就此怀疑胆道闭锁不是一种先天发育畸形，而是在出生前后不久出现的一种疾病。

近年发现以下事实：①第一次排出的胎粪，常是正常色泽，提示早期的胆道是通畅的；个别病例在出现灰白色粪便之前，大便的正常颜色可以持续 2 个月或更长时间。肝门区域的肝内胆管亦是开放的，以上现象提示管腔闭塞过程是在出生之后发生和进展的。②特发性新生儿胆汁淤积的组织学特征，具有多核巨细胞性变。有的病例曾作多次肝脏活组织检查，先为新生儿肝炎，后发展为胆道闭锁，尤其在早期（2～3 个月前）作活检者。③从肝外胆道闭锁病例所取得的残存胆管组织做病理检查，往往发现有炎性病变，或在直视或镜下可见到中心部萎陷的管道结构或腺样结构含有细小而开放的管腔。因此，认为胆道闭锁是由于传染性、血管性或化学性等因素，单一或合并影响在宫内胎儿的肝胆系统。由于炎性病变大的胆管发生管腔闭塞、硬化或部分消失，病变可进展至出生之后，由于不同的病期长短和肝内病变的严重程度，肝外胆管可全部、部分或一段闭塞。

此概念是新生儿肝炎与胆道闭锁属于同一范畴，是一种新生儿梗阻性胆道疾病，可能与遗传、环境和其他因素有关。因而，胆道闭锁与新生儿肝炎两者的鉴别非常困难，且可以同时存在，或者先为肝巨细胞性变而发展为胆道闭锁。原发病变最可能是乙型肝炎，它的抗原可在血液中持续存在数年之久。因此，母亲可为慢性携带者，可经胎盘传给胎儿，或胎儿吸入母血而传染。在病毒感染之后，肝脏发生巨细胞性变，胆管上皮损坏，导致管腔闭塞，炎症也可产生胆管周围纤维性变和进行性胆道闭锁。

Landing 将新生儿肝炎综合征和胆道闭锁统称为婴儿阻塞性胆管病，根据病变累及部位分为 4 型：①当病变仅累及肝脏时为新生儿肝炎。②若炎症累及肝外胆道而成狭窄但未完全阻塞者，即所谓胆道发育不良，有时这种病变可能逐渐好转，管腔增大，胆道恢复通畅。有时炎症继续发展导致胆道完全阻塞成为胆道闭锁。③若阻塞在肝管或胆囊及胆总管的远端，则为"可治型"胆道闭锁。④若肝外胆管严重受累，上皮完全损坏，全部结构发生纤维化，胆管完全消失，仅有散在残存黏膜者是"不可治型"胆道闭锁。认为这种原因造成的胆道闭锁占 80% 病例，而纯属胆道先天性发育异常引起的胆道闭锁仅有 10%。先天原因造成者常伴有其他先天性畸形。

（二）病理

一般将胆道闭锁分为肝内和肝外两型。肝内型者可见到小肝管排列不整齐、狭窄或闭锁。肝外型者为任何部位肝管或胆总管狭窄、闭锁或完全缺如。胆囊纤维化呈皱缩花生状物，内有少许无色或白色黏液。胆囊可缺如，偶尔也有正常胆囊存在。

Koop 将胆道畸形分为三型：①胆道发育中断。②胆道发育不良。③胆道闭锁。此种分类对指导临床，明确手术指征和估计预后，有一定的实用意义。

1. 胆道发育中断　肝外胆管在某一部位盲闭，不与十二指肠相通。盲闭的部位在肝管上段，则肝管下段和胆总管均缺如；也有肝管、胆囊和胆总管上段均完整，盲闭部位在胆总管，仅其下段缺如。以上两种仅占 5% ~ 10% 病例。由于肝外胆管为一盲袋，内含胆汁，说明与肝内胆管相通，因此可以施行肝外胆管与肠道吻合术。

2. 胆道发育不良　炎症累及肝外胆道，使胆管上皮破坏，发生纤维性变，管腔发生狭窄，但未完全闭塞。有时这种病变可能逐渐好转，管腔增大，恢复通畅。有时炎症继续发展，使整个胆道系统完全阻塞，近年主张施行肝门肠管吻合术治疗这种病变。如果仔细解剖肝十二指肠韧带，并追踪至肝门区，可在此纤维结缔组织内发现有腔隙狭小的微细胆管，直径为 1 ~ 2mm 的发育不良胆管。

3. 胆道闭锁　肝外胆管严重受累，胆管上皮完全损坏，全部结构发生纤维化，胆道完全消失。在肝十二指肠韧带及肝门区均无肉眼可见的腔隙管道，组织切片偶尔可见少量黏膜组织。此种病例是真正的胆道闭锁。

4. 肝脏病变　肝脏病损与病期成正比，在晚期病例有显著的胆汁性肝硬化、肝肿大、质硬，呈暗绿色，表面有结节。肝穿刺组织在镜检下，主要表现为肝内胆小管增生，管内多为胆栓，门脉区积存大量纤维组织，肝细胞及毛细胆管内淤积胆汁，也可见到一些巨细胞性变，但不及新生儿肝炎为多。后者胆小管增生和胆栓均相对地少见。

二、诊断

（一）合并畸形

胆道闭锁的合并畸形比其他先天性外科疾病的发生率为低，各家报告相差较大，在 7% ~ 32%，主要是血管系统（下腔静脉缺如，十二指肠前门静脉、异常的肝动脉）、消化道（肠旋转不良）、腹腔内脏转位等。

胆道闭锁的典型病例，婴儿为足月产，在生后 1 ~ 2 周时往往被家长和医生视作正常婴儿，大多数并无异常，粪便色泽正常，黄疸一般在生后 2 ~ 3 周逐渐显露，有些病例的黄疸出现于生后最初几天，当时误诊为生理性黄疸。粪便变成棕黄、淡黄、米色，以后成为无胆汁的陶土样灰白色。但在病程较晚期时，偶可略现淡黄色，这是因胆色素在血液和其他器官内浓度增高而少量胆色素经肠黏膜进入肠腔掺入粪便所致。尿色较深，将尿布染成黄色。黄疸出现后，通常不消退，且日益加深，皮肤变成金黄色甚至褐色，可因搔痒而有抓痕，有时可出现脂瘤性纤维瘤，但不常见。个别病例可发生杵状指，或伴有发绀。肝脏肿大，质地坚硬。脾脏在早期很少扪及，如在最初几周内扪及肿大的脾脏，可能是肝内原因，随着疾病的发展而产生门静脉高压症。

在疾病初期，婴儿全身情况尚属良好，但有不同程度的营养不良，身长和体重不足。时常母亲叙述婴儿显得兴奋和不安，此兴奋状况可能与血清胆汁酸增加有关。疾病后期可出现各种脂溶性维生素缺乏现象，维生素 D 缺乏可伴发佝偻病串珠和阔大的骨骺。由于血流动力学状况的改变，部分动静脉短路和周围血管阻力降低，在心前区和肺野可听到高排心脏杂音。

（二）实验室检查

现有的实验方法较多，但特异性均差。胆道闭锁时，血清总胆红素增高，结合胆红素的比例亦相应增高。碱性磷酸酶的异常高值对诊断有参考价值。γ - 谷氨酰转氨酶高峰值高于

300IU/L，呈持续性高水平或迅速增高状态。5′-核苷酸酶在胆管增生越显著时水平越高，测定值 >25IU/L，红细胞过氧化氢溶血试验方法较为复杂，若溶血在80%以上者则属阳性。甲胎蛋白高峰值低于40μg/ml，其他常规肝功能检查的结果均无鉴别意义。

（三）早期诊断

如何早期鉴别阻塞性胆管疾病，是新生儿肝炎综合征，还是胆道闭锁，这是极为重要的。因为从当前的治疗成绩来看，手术时间在日龄60d以内者，术后胆汁排出率可达82% ~90%，黄疸消退率55% ~66%；如手术时间延迟，则成绩低下，术后胆汁排出率为50% ~61%。由于患儿日龄的增加，肝内病变继续发展，组织学观察可见肝细胞的自体变性和肝内胆管系的损害，日龄在60 ~100d者小叶间胆管数显著减少，术后黄疸消退亦明显减少，由此可见早期手术的必要性。

但要做出早期诊断是个难题，必须在小儿内外科协作的体制下，对乳儿黄疸病例进行早期筛选，在日龄30 ~40d时期进行检查，争取60d以内手术，达到诊断正确和迅速的要求。对于黄疸的发病过程、粪便的色泽变化、腹部的理学检查，应作追迹观察，进行综合分析。目前认为下列检查有一定的诊断价值。

1. 血清胆红素的动态观察 每周测定血清胆红素，如胆红素量曲线随病程趋向下降，则可能是肝炎；若持续上升，提示为胆道闭锁。但重型肝炎并伴有肝外胆道阻塞时，亦可表现为持续上升，此时则鉴别困难。

2. 超声显像检查 若未见胆囊或见有小胆囊（1.5cm以下），则疑为胆道闭锁。若见有正常胆囊存在，则支持肝炎。如能看出肝内胆管的分布形态，则更能帮助诊断。

3. ^{99m}Tc – diethyl iminodiacetic acid（DIDA）排泄试验 近年已取代[131]碘标记玫瑰红排泄试验，有较高的肝细胞提取率（48% ~56%），优于其他物品，可诊断由于结构异常所致的胆道部分性梗阻。如胆总管囊肿或肝外胆管狭窄，发生完全梗阻时，则扫描不见肠道显影，可作为重症肝内胆汁淤积的鉴别。在胆道闭锁早期时，肝细胞功能良好，5min显现肝影，但以后未见胆道显影，甚至24h后亦未见肠道显影。当新生儿肝炎时，虽然肝细胞功能较差，但肝外胆道通畅，因而肠道显影。

4. 脂蛋白 – X（Lp – X）定量测定 脂蛋白 – X是一种低密度脂蛋白，在胆道梗阻时升高。据研究所有胆道闭锁病例均显升高，且在日龄很小时已呈阳性，新生儿肝炎病例早期呈阴性，但随日龄增长也可转为阳性。若出生已超过4周而Lp – X阴性，可除外胆道闭锁；如 > 50mg/dl，则胆道闭锁可能性大。亦可服用考米烯胺4g/d，共2 ~3周，比较用药前后的指标，如含量下降则支持新生儿肝炎综合征的诊断，若继续上升则有胆道闭锁可能。

5. 胆汁酸定量测定 最近应用于血纸片血清总胆汁酸定量法，胆道闭锁时血清总胆汁酸为107 ~294μmol/L，一般认为达100μmol/LL都属淤胆，同年龄无黄疸对照组仅为5 ~33μmol/L，平均为18μmol/L，故有诊断价值。尿内胆汁酸亦为早期筛选手段，胆道闭锁时尿总胆汁酸平均为（19.93）±（7.53）μmol/L，而对照组为（1.60）±（0.16）μmol/L，较正常儿大10倍。

6. 胆道造影检查 ERCP已应用于早期鉴别诊断，造影发现胆道闭锁有以下情况：①仅胰管显影。②有时可发现胰胆管合流异常，胰管与胆管均能显影，但肝内胆管不显影，提示肝内型闭锁。新生儿肝炎综合征有下列征象：①胰胆管均显影正常。②胆总管显影，但较细。

7. 剖腹探查 对病程已接近 2 个月而诊断依然不明者，应做右上腹切口探查，通过最小的操作而获得肝组织标本和胆道造影。如发现胆囊，做穿刺得正常胆汁，提示近侧胆管系统未闭塞，术中造影确定远端胆管系统。假如肝外胆管未闭塞，则做切取活检或穿刺活检，取自两个肝叶以利诊断。如遇小而萎陷的胆囊得白色胆汁时仍应试做胆道造影，因新生儿肝炎伴严重肝内胆汁淤积或肝内胆管缺如，均可见到瘪缩的胆囊。如造影显示肝外胆管细小和发育不良，但是通畅，则做活检后结束手术。假如胆囊闭锁或缺如，则解剖肝门区组织进行肝门肠管吻合术。

三、治疗

1. 外科治疗 1959 年以来，自 Kasai 施行肝门肠管吻合术应用于所谓"不可治型"病例，得到胆汁流出，从而获得成功，更新了治疗手段。据报告 60d 以前手术者，胆汁引流成功达 80%~90%，90d 以后手术者降至 20%。在 2~3 个月间手术成功者为 40%~50%，120d 之后手术仅 10% 有胆流。

手术要求有充分的显露，做横切口，切断肝三角韧带，仔细解剖肝门区，切除纤维三角要紧沿肝面而不损伤肝组织，两侧要求到达门静脉分叉处。胆道重建的基本术式仍为单 Roux-en-Y 式空肠吻合术，亦可采用各种改良术式。术后应用广谱抗生素、去氢胆酸和泼尼松龙利胆，静脉营养等支持疗法。

术后并发症常威胁生命，最常见为术后胆管炎，发生率在 50%，甚至高达 100%。其发病机制最可能是上行性感染，但蛋白血症很少见。在发作时肝组织培养亦很少得到细菌生长。有些学者认为这是肝门吻合的结果，阻塞了肝门淋巴外流，致使容易感染而发生肝内胆管炎。不幸的是每次发作加重肝脏损害，因而加速胆汁性肝硬化的进程。术后第 1 年较易发生，以后逐渐减少，每年 4~5 次至 2~3 次。应用氨基糖甙类抗生素 10~14d，可退热，胆流恢复，常在第 1 年内预防性联用抗生素和利胆药。另一重要并发症是吻合部位的纤维组织增生，结果胆汁停止，再次手术恢复胆汁流通的希望是 25%。此外，肝内纤维化继续发展，结果是肝硬化，有些病例进展为门脉高压、脾功能亢进和食管静脉曲张。

2. 术后的内科治疗 第 1 年要注意营养是很重要的，一定要有足量的胆流，饮食处方含有中链甘油三酸酯，使脂肪吸收障碍减少到最低限度和利用最高的热卡。需要补充脂溶性维生素 A、维生素 E 和维生素 K。为了改善骨质密度，每日给维生素 D_3，剂量 0.2mg/kg，常规给预防性抗生素，如氨苄西林、先锋霉素、甲硝唑等。利胆剂有苯巴比妥 3~5mg/（kg·d）或考米烯胺 2~4/d。门脉高压症在最初几年无特殊处理，食管静脉曲张也许在 4~5 岁时自行消退，出血时注射硬化剂。出现腹水则预后差，经限制钠盐和利尿剂等内科处理可望改善。

四、预后

胆道闭锁不接受外科治疗，仅 1% 生存至 4 岁。但接受手术也要做出很大的决心，对婴儿和家庭都具有深远的影响，早期发育延迟，第 1 年要反复住院，以后尚有再次手术等复杂问题。

接受手术无疑能延长生存，报告 3 年生存率为 35%~65%。长期生存的依据是：①生后 10～12 周之前手术。②肝门区有一大的胆管（＞150μm）。③术后 3 个月血胆红素浓度＜150.5μmol/L（8.8mg/dl）。Kasai 报道 22 年间施行手术 221 例，尚有 92 例生存，79 例黄疸消失，10 岁以上有 26 例，最年长者 29 岁，长期生存者中，2/3 病例无临床问题，1/3 病例有门脉高压、肝功能障碍。

多年来认为 Kasai 手术应用于胆道闭锁可作为第一期处理步骤。待婴儿发育生长之后，再施行肝移植，以达到永久治愈。近年活体部分肝移植治疗胆道闭锁的报道增多，病例数日见增加，手术年龄在 4 个月至 17 岁，3 年生存率在 80% 以上。

（耿　林）

第十节　胆道先天性畸形

胆道先天性畸形是指前肠发育形成胆道系统过程中的任何异常，导致胆道畸形病变，包括肝内外胆道各部分的闭锁、狭窄、扩张及汇合异常等。

一、先天性胆道闭锁

胆道闭锁（biliary atresia）是一种表现为肝外胆管管腔不同程度闭塞和进行性肝内胆管细胞炎性变的胆管破坏性疾病，是新生儿持续性黄疸最常见病因。

（一）病因

1. 先天性胆管发育异常　约 10% 的患儿合并其他先天性畸形如多脾症、无脾症、内脏反位、先天性房（室）间隔缺损、下腔静脉缺如等（即 biliary atresia splenic malformation，胆道闭锁脾畸形综合征）。

2. 先天性胰胆管汇合异常　胰管和胆管在十二指肠壁外汇合，胰液反流入胆管，胰酶为胆汁激活后损伤胆管、引起炎症，最终发展为胆道闭锁；本病虽已有家族及孪生发病报道，但基因病变和遗传背景并非主要因素。

3. 非先天性发育畸形　围胎儿期的某个时间点因病毒性感染，引起胆管上皮细胞毁损、胆管周围炎症及纤维性变等，导致胆道部分或完全闭锁。如 3 型呼肠孤病毒、巨细胞病毒、呼吸道合胞病毒、Epstein-Barr 病毒、人乳头瘤状病毒和 A 型轮状病毒等。其中轮状病毒和呼肠孤病毒致感染动物模型可以复制出胆道闭锁的一些病理特征。

（二）病理

肝外胆管大体表现为胆管炎性变、增生、闭塞，或仅残余萎缩的胆管残迹。肝脏可表现为门管周围炎、小细胞浸润、胆管胆栓形成。病程进展，可出现肝脏桥接坏死和肝硬化，并可出现恶性变如肝细胞肝癌、肝母细胞瘤和胆管癌等。

（三）分型

日本小儿外科医师学会（Japanese Association of Pediatric Surgeons，JAPS）将胆道闭锁分为三型（图 14-5）：Ⅰ型为胆总管闭锁；Ⅱ型为肝总管闭锁；Ⅲ型最常见，为肝门部肝管闭锁（85%～90%）。据肝管和远端胆总管形态分出亚型：肝管扩张型；微小胆管型；胆汁湖状肝管型：肝门部表现为含胆泥沙样的小囊，并与肝内胆管有肉眼可见连接；索状肝管型：肝门部肝管为结缔组织所取代；块状结缔组织肝管型：块状结缔组织与肝总管相连，肝管分支不清楚；肝管缺如型。

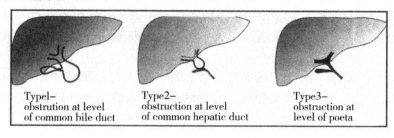

图 14 - 5 胆道闭锁分型

临床分型：胚胎型（或症状型）占 10% ~ 20%，表现为生后持续黄疸、肝十二指肠韧带内无胆管残留，并合并胆道闭锁脾畸形综合征；围生型（或获得型）：占 80% ~ 90%，表现为较迟出现黄疸、曾有黄疸消退期、肝十二指肠韧带内有胆管残留，但并不合并其他畸形。

约 5% 的胆道闭锁合并肝外胆管部分囊性变，内含黏液或胆汁，胆管壁不同程度增厚，无上皮细胞内衬，与肝内胆管极少相通，较少合并其他先天性畸形。此种情况以 I 型胆道闭锁居多，应注意与先天性胆总管囊状扩张症相鉴别。

（四）临床表现

黄疸是本病首发症状及突出表现。患儿生后数天内多无异常，但生后 1 ~ 2 周，本该逐步消退的新生儿生理性黄疸反而更加明显，呈进行性加深。少数病例在第一周内或直到第三、四周出现黄疸。巩膜和皮肤由金黄色变为绿褐色或暗绿色，粪便色泽渐趋于浅黄色至陶土白色。尿色深如浓茶样。可发生出血倾向及凝血功能障碍，如皮肤瘀斑、鼻出血、贫血等，及出现眼干燥症（维生素 A 缺乏）和佝偻病（维生素 D 缺乏）等。若发展为胆汁性肝硬化及门静脉高压症，患儿可出现腹水、脐疝、腹壁静脉曲张等，多因感染、出血、肝衰竭、肝性脑病等死亡。体检可发现肝、脾增大。

（五）辅助检查

实验室检查：血清总胆红素（主要是结合胆红素）、谷丙转氨酶、谷草转氨酶及碱性磷酸酶等多升高，血白蛋白/球蛋白比例倒置。但肝功能指标仅反映肝实质损伤程度，而非病程，动态观察持续升高者有诊断意义。粪便尿胆素及粪胆素反应阴性，尿中亦不含尿胆红素及粪胆素。

B 型超声检查：胆道闭锁患儿的肝外胆道多不能探及，胆囊多不明显或明显瘪小。若测定胆囊收缩率达 50% 以上或发现肝内胆管扩张，则可排除胆道闭锁。

内镜逆行性胰胆管造影（ERCP）和磁共振胰胆管造影（MRCP）：能对胆道闭锁、胆道发育不良及新生儿肝炎做出诊断（即胆道未显影者应考虑胆道闭锁），亦可显示有无胰胆管合流异常。

腹腔镜检查：镜下可直接观察肝脏、肝外胆管、胆囊及行肝组织活检。若胆囊瘪小及胆囊内无胆汁，多可确诊胆道闭锁，亦可行术中胆道造影明确胆道情况。

（六）诊断及鉴别诊断

凡出生后 1 ~ 2 个月出现持续性黄疸，陶土色大便者均应怀疑本病。诊断可结合：生后黄疸进行性加重，血清胆红素持续升高，利胆药物、苯巴比妥和激素治疗试验无反应；肝脾肿大，肝下缘可超过脐平线达右髂窝；B超检查显示胆囊及肝外胆道发育不良或缺如；^{99m}Tc核素扫描肠内无核素显示；十二指肠液中无胆红素；诊断困难者可行 ERCP 和腹腔镜探查，有助于诊断。

本病应与新生儿肝炎、新生儿溶血症、哺乳性黄疸、先天性胆总管扩张症、感染性黄疸、酶代谢异常、先天性十二指肠闭锁、环状胰腺、先天性肥厚性幽门狭窄等所致黄疸相鉴别。

（七）治疗

手术治疗是唯一有效方法。胆道闭锁Ⅰ型或Ⅱ型患儿，尚有部分肝外胆管通畅，胆囊大小正常者，可用胆囊或肝外胆管与空肠行 Roux – en – Y 吻合。1959 年 Morio Kasai 提出肝门胆管空肠吻合术（Kasai 术）治疗Ⅲ型肝外胆管完全闭锁患儿，是胆道闭锁治疗的重大突破。手术应于生后 6~10 周内进行，不宜超过生后 90 天。本病是肝脏进行性、不可逆性疾病，病程并不随术后胆汁排出而停止，术后继续服用如糖皮质激素、熊去氧胆酸、中药等药物治疗，并未证明有效及改善预后。对 Kasai 术后胆汁引流不畅，或进行性肝硬化、保守治疗无效者，或早期有条件者，可行肝移植术。

二、先天性胆总管囊状扩张

先天性胆道扩张症可发生于肝内外胆管的任何部分，因好发于胆总管，曾称之为先天性胆总管囊肿（congenital choledochal cyst），是临床上最常见的胆道扩张类型，表现为胆总管呈囊状或葫芦状扩张，肝总管呈继发性扩张，但肝内胆管通常正常。

（一）病因

1. 先天性胰胆管汇合异常　胰管和胆管在十二指肠 Vater 壶腹部之外形成异常汇合，胰液向胆管反流、胰酶被胆汁激活，导致胆管壁炎症和破坏，发生纤维性变和胆管扩张。但仅约 50%~80% 本病患者存在异常胰胆管汇合，此学说有待完善。

2. 先天性胆道发育不良　1936 年，Yotsuyanagi 提出胎儿期胆道细胞增殖不均衡，胆管近端的细胞增殖较远端迅速，因而在胆管的管道化期，近端便形成囊状扩张，但近来研究认为胆管的发生并无实性期阶段。

有提出本病发生类似于 Hirschprung's 病（先天性巨结肠），即患者远段胆管中神经元和神经节较少，导致远段胆管梗阻而近端胆管扩张。

（二）分型

先天性胆总管囊状扩张是 Alonso – LEJ 分型（1959 年）的Ⅰ型。Todani 分型（1977 年）中，先天性胆总管囊状扩张仍为Ⅰ型，且最常见（超过 90%），并细分为Ⅰa 型：胆总管扩张，并部分或整个肝外胆管显著扩张；Ⅰb 型：大部分胆总管远段节段性扩张；Ⅰc 型：胆总管及肝总管圆柱形扩张。2011 年，Michaelides 等提出Ⅰd 型，即除了胆总管和肝总管扩张，胆囊管的中央部分亦扩张。

（三）临床表现

腹痛、腹部包块和黄疸是本病典型的临床三联征。腹痛常位于右上腹部，可为持续性钝痛；黄疸呈间歇性；80% 以上病人右上腹部可扪及表面光滑的囊性肿块。但仅 20%~30%

病人出现典型三联征。晚期可出现胆汁性肝硬化和门静脉高压症的临床表现。

（四）诊断及鉴别诊断

B 超显示肝门部囊性肿块及肝内外胆管。MRCP 等检查有助于确诊。

本病须与如胆管憩室、Caroli 病、环状胰腺、先天性十二指肠狭窄、不伴胆管扩张的胰管–胆管汇合异常者、胆道闭锁、大网膜或肠系膜囊肿、十二指肠或胆囊重复畸形、肾囊肿、内脏反位等相鉴别。

本病常见并发症为形成结石、恶性变和囊肿自发性破裂穿孔。癌变率与年龄直接相关，可发生于囊肿以外的胆道系统、肝脏、胰腺等处，以及囊肿切除术后的残留囊壁。

（五）治疗

本病一经确诊，应尽早手术。囊肿切除、重建胆汁流出通道、Roux–Y 肝管空肠吻合是最常用术式。即便幼儿期已行囊肿内引流的患者，也应考虑切除囊肿，重新行 Roux–en–Y 肝管空肠吻合。通过切除囊肿去除胆汁淤滞和恶性变的好发部位，胆汁和胰液的流出通道分开，阻断活化的胰酶继续损伤胆管黏膜，降低胰液反流导致胆管癌发生的可能。

因残留在胰腺实质内的部分囊肿，可因胰液引流不畅，导致胰管结石或残留囊肿癌变，因此胰内囊肿亦应完全切除。若囊肿周围分离困难，可仅将囊肿黏膜完整剥离，而无需切除囊肿壁。或采用 Lilly's 法即大部致密粘连的囊肿壁保留在肝十二指肠韧带，而仅仅切除较少粘连的部分，保留部分囊肿壁并破坏黏膜层。

合并局限性肝内胆管扩张者，可同时行病变肝段切除术。如肝内胆管扩张病变累及全肝或已并发肝硬化，可考虑施行肝移植手术。

三、Caroli 病

Caroli 病即先天性肝内胆管扩张症，肝内各级胆管呈圆形或梭形囊状扩张，囊肿与肝内胆管相通。

（一）分型

1. Caroli 病分型　Ⅰ型（或单纯型）：表现为肝内胆管扩张，但无肝纤维化和门静脉高压，常伴有胆囊炎、胆结石。Ⅰa 型，即囊肿位于肝脏的周围，局限于一叶或一侧；Ⅰb 型，囊肿位于肝脏的中央，与肝门处主要肝管相通。Ⅱ型（或汇管区周围纤维化型）：肝内胆管扩张，合并肝纤维化、肝硬化和门静脉高压症，并发肝内胆管结石较多。

2. Caroli's 综合征　即是指由于胆汁淤滞反复发作胆管炎、肝胆管结石、胆囊结石，并最终导致肝纤维化并门静脉高压症、肝功能衰竭，与常染色体隐性多囊肾疾病相关。

（二）临床表现

Caroli 病进展缓慢，可长期无明显症状。临床症状的出现与肝内胆管结石引起梗阻和囊肿感染有关。Caroli 病时，肝内胆管呈单发或多发性节段性扩张，形成相对狭窄，胆汁淤积和胆管结石形成。频繁发作的胆管炎进一步加重胆管增厚狭窄和胆汁淤滞，形成恶性循环。此时可表现出腹痛、发热等胆管炎症状，可引起肝脓肿甚至败血症，最终导致胆汁性肝硬化和门静脉高压症。Caroli 病恶变率约为 7%。

（三）诊断及鉴别诊断

B 超可显示扩张胆管的部位和形态，肝内可见囊状或串珠状境界清楚的回声区。CT 主要表现为肝内多发胆管呈现"串珠状"增粗扩张，肝门区中心胆管反而不扩张，有别于胆管梗阻造成的肝内胆管扩张。MRCP 能全面显示肝内外胆管、胆管与囊肿的关系、囊肿累及部位、大小等，可作为主要诊断方法。

本病应注意与多发性单纯性肝囊肿、继发性肝内胆管扩张、肝内胆管囊腺瘤、寄生虫性囊肿、肿瘤囊性变等相鉴别。

（四）治疗

本病治疗困难。无明显临床症状或存在严重手术禁忌者，可予抗感染、保肝利胆、口服去氧胆酸等治疗。

局限的Ⅰa型病变可采用肝段、肝叶或半肝切除。Ⅰb型，由于囊肿与肝门主要肝管相通，毗邻重要结构，完全切除囊肿困难，可取尽结石后，尽量切除囊肿前壁及部分肝组织至肝门处，最低位行大口径囊肿空肠吻合术。弥漫型 Caroli 病应首先考虑肝移植，避免做无效手术，以免增加后期处理困难。

无条件行肝移植的Ⅱ型或病变侵犯双侧半肝，肝功能尚好，特别是双侧一、二级胆管囊状扩张伴结石者，可行肝门囊状扩张胆管切开整形、胆道镜取石、肝管空肠吻合。单纯胆管切开取石和胆管空肠吻合术，不能去除病灶，亦难解决多节段性胆管狭窄，并易引起逆行性感染，无法达到彻底治愈的目的。

（耿　林）

参考文献

［1］韩松涛．肝胆外科损伤控制性手术临床应用疗效分析．中国城乡企业卫生，2016，0（4）：1－3．

［2］曾彩云．快速康复外科理念在肝胆外科围手术期护理中的应用．引文版：医药卫生，2016，（7）：19－19．

［3］吕海龙．肝胆外科临床实习生教学中的问题及对策．考试周刊，2016，0（41）：153－154．

［4］张向化，张潇海，严以群．Seminar 教学法在肝胆外科研究生教学中的应用．中国继续医学教育，2016，8（10）：5－6．

［5］田素红，李燕，董丽宏，周士琦，陈俊卯．系统化出院指导对下肢动脉硬化闭塞症介入治疗患者出院后康复的影响［J］．中国煤炭工业医学杂志，2013，16（9）：1493－1495．

第十五章

胆道外科微创

第一节　腹腔镜胆囊切除术

　　胆囊切除术是外科的常见手术。据统计，美国每年约施行 30 万例胆囊切除术，而且每年约新增加 100 万例有症状或无症状的胆囊结石患者。我国胆囊结石的发病率也很高，占人口的 8% ~ 10%。随着 B 超检查这一无创性诊断方法的不断发展，胆结石的发现日益增多，其中许多是无症状的隐匿性结石。胆囊切除术已逐渐成为安全易行的手术，外科医师对胆囊切除术的指征也渐趋放宽。随着电子科技在医学领域的广泛应用及迅速发展，腹腔镜胆囊切除术（laparoscopic cholecystectomy，LC）诞生。1987 年 Mouret 在法国里昂首次成功地施行腹腔镜下切除胆囊，为胆囊切除术开辟了新途径，也成为微创外科手术的先驱。实践证明，LC 与传统的胆囊切除术（OC）相比，具有创伤小、痛苦轻、术后恢复期短等优点，这一技术已在世界范围内广泛推广，成为治疗胆囊疾病的一种安全有效的新方法。

一、适应证

　　LC 手术的适应证范围与术者的操作器械水平、手术经验有密切的关系，除怀疑或术前证实为胆囊恶性疾病外，LC 适应证与 OC 基本相同。

　　（一）无症状的胆囊结石

　　包括单发和多发结石。

　　1. 巨大结石　胆囊结石癌变率大约为 2%，但癌变与结石的大小有关系，大于 2cm 的结石是癌变的危险因素，对巨大的胆囊结石，不管有无症状均应施行 LC。

　　2. 多发性小结石　小结石容易通过胆囊管排入胆管引起严重的胆绞痛并发症，若小结石通过 oddis 括约肌，可造成 oddis 括约肌的损伤，会导致良性纤维性狭窄。如果小结石不能从胆管排除，可引起梗阻或急性梗阻性胆管炎，阻塞胰管时会引起胆源性胰腺炎。

　　（二）有症状的胆囊结石

　　包括急、慢性胆囊炎并胆囊结石或继发性胆总管结石者。

　　1. 慢性胆囊炎并胆囊结石　由于可发生反复胆绞痛，是 LC 手术最佳适应证。

　　2. 急性胆囊炎并胆囊结石　胆囊结石并发急性胆囊炎在症状发作 72h 内可以积极施行胆囊切除术，或急性胆囊炎经过治疗后症状缓解有手术指征者。

　　3. 继发于胆囊结石的胆总管　结石胆囊内多发性小结石易于并发胆总管结石，发生率约 6% ~ 19.5% , 并随患者年龄的增加而增加。

(三) 有并发症的胆囊结石

包括有糖尿病、心血管疾病及病毒性肝炎等。

1. 合并糖尿病 糖尿病患者抵抗力较差,若有胆囊结石时,易合并不可控制的胆囊感染。当胆囊结石合并糖尿病时,不管有无症状,都应在糖尿病得到控制时才施行胆囊切除术。

2. 合并心血管疾病 凡合并冠心病、风心病等疾病时患者心血管功能均较差,胆绞痛的发作,通过神经反射,诱发或加重心绞痛的发作和心脏负担,应在纠正心功能后尽早切除胆囊。

3. 合并病毒性肝炎 合并病毒性肝炎等有肝功能反复异常而胆绞痛的发作者,会增加肝脏负担,转氨酶升高,可在肝功能恢复正常的情况下尽早切除胆囊。

(四) 胆囊息肉样病变

胆囊息肉样病变又称"胆囊隆起样病变",是向胆囊内突出的局限性息肉样隆起性病变的总称,多为良性。

1. 分类 一般分为肿瘤性息肉样病变和非肿瘤性息肉样病变两大类。

(1) 肿瘤性息肉样病变:包括腺瘤和腺癌。

(2) 非肿瘤性息肉样病变:大部分为此类。常见的有炎性息肉、胆固醇息肉、腺肌性增生等。

2. 治疗 对胆囊息肉样病变的治疗原则如下。

(1) 良性者:可定期随诊观察,视病情发展再作处理决定。

(2) 对息肉样病变大于 10mm 者:特别是单发、宽蒂者,短期内增大迅速者,伴有胆囊结石或有明显临床症状者,影像学检查疑为恶变者等,主张行胆囊切除术。如高度怀疑恶变、可能或确诊胆囊癌者,不宜选择 LC,应施行开腹根治性胆囊切除术,将胆囊管上下的疏松组织与肝床上的纤维脂肪组织一并清除。

二、禁忌证

(1) 疑有胆囊癌病变者。

(2) 未治疗的胆总管结石症合并有原发性胆管结石及胆管狭窄或梗阻性黄疸者。

(3) 腹腔内有严重感染及腹膜炎者。

(4) 有中上腹部手术史,疑有腹腔广泛粘连者。

(5) 妊娠期急性胆囊炎,妊娠小于 3 个月或大于 6 个月者。

(6) 肝功能严重障碍者。

(7) 出血性疾病有出血倾向或凝血功能障碍者,重度肝硬化伴门脉高压者。

(8) 严重心肺功能不全,有严重心肺等重要脏器功能障碍而难以耐受全身麻醉及手术者。

(9) 胆囊萎缩伴急性胆囊炎者。

(10) 膈疝。

三、术前准备、麻醉与体位

（一）术前准备

LC 的术前准备，主要是按全麻要求进行。其他与一般开腹胆囊切除手术相同。

1. 术前检查 术前应全面进行检查。根据病史、症状、全面查体及实验室、放射影像学检查结果进行综合分析，对将要实施 LC 的术式、步骤、手术难度做出正确的评估和决策。

2. 心理准备 掌握好 LC 适应证。解除患者思想顾虑。

（二）麻醉

采用气管内插管全麻。

（三）体位

随着腹腔镜的广泛开展，多常规采用仰卧位方法。在麻醉完成后，头部抬高 $10° \sim 20°$，右侧肢体抬高 $15°$。使患者的内脏受引力作用，向左下方移位，以利于暴露胆囊。术者站于患者左侧。

四、手术方法

（一）穿刺部位

用尖刀在脐上或下缘作一长约 11mm 的切口，切开皮肤和皮下，插入气腹针，建立人工气腹，维持压力在 $1.73 \sim 2.0$ kPa，插入直径 11mm 套管针，置入腹腔镜探头，探视腹腔及脏器情况，了解胆囊周围结构，对 LC 进行可行性估计。如可行 LC 手术时，则行 3 个穿刺点，实施辅助套管的插入。在剑突下腹白线右侧纵行切开皮肤 11mm，在腹腔镜的监视下，将套管锥旋转穿入腹腔，为第 2 个穿刺点，为术者的主操作孔，选用各种器械进行操作。于右腋前线肋下皮肤作 5mm 的小切口，插入 5mm 套管，为第 3 个穿刺点（AA），置入有齿抓钳，夹住胆囊腹部并向上牵引，以利胆囊管显露。也可行第 4 个穿刺点（MC），即在二、三套管针之间，右锁骨上线肋缘下 $2 \sim 4$ cm 处切开皮肤 5mm，插入直径 5mm 的套管针，置入无齿抓钳。

（二）操作步骤

一般分四步，具体为：

1. 处理 Calot 三角 胆囊与横结肠或大网膜如有粘连时应予以分离。从 AA 套管孔置入抓钳，夹住胆囊底部向右上牵引，以利胆囊管显露。MC 套管孔置入无损伤抓钳，夹住胆囊壶腹向右上方，显露好 Calot 三角区。术者须辨清胆囊管、肝总管与胆总管间的关系。在主操作孔置入分离钳或电凝钩，分离 Calot 三角处脂肪组织及粘连，应紧靠胆囊壶腹部游离。解剖出胆囊壶腹变细的部位，再向胆总管方向分离，达到足够长的胆囊管。在胆囊管上放置钛夹 3 枚，靠近胆总管处放 2 枚，近胆囊处放 1 枚。于近胆囊放置钛夹处剪断胆囊管。在夹闭钛夹时，必须要看到钛夹的头端，以免胆囊管夹闭不住。电凝电切勿接触钛夹，以防止导电引起胆囊管残端坏死，造成术中术后胆瘘。胆囊管剪断后，在三角区用分离钳或分离钩游离出胆囊动脉，钛夹钳夹住后从中间剪断，且勿将动脉周围组织剥离太净，以防钛夹夹闭时因组织过少，而造成钛夹脱落，引起术中、术后出血。

2. 剥离胆囊　将胆囊管与胆囊动脉处理完成后，将胆囊颈向上提起，此时可显露肝胆囊床。使胆囊浆膜处于伸展紧张状态，用电凝铲或电凝钩从胆囊颈部向底部切开胆囊两侧浆膜，一直分离到胆囊底部，逐渐将胆囊自胆囊的肝床上剥离下来，出血点用电凝止血，用生理盐水冲洗胆囊床和肝下区。

3. 取出胆囊　从剑突下套管置入抓钳，夹住胆囊管残端，将胆囊拉至管口内，连同套管一起拖出。若胆囊有过多的胆汁而扩大，可先剪开胆囊用插入的吸引管将胆汁吸出，使胆囊体积缩小，以利于取出整个胆囊。如结石较大，当胆囊颈拖出腹壁外时，可伸入钳子直接将结石夹碎，然后逐一取出。在取石过程中，勿戳穿胆囊壁，以免结石或胆汁落入腹腔和伤口造成污染。

4. 缝合皮肤切口　检查、吸净腹腔内之瘀血、液体残留后，拔出腹腔镜，排出腹内 CO_2 气体。仔细将切口皮下缝合或透气胶布黏合即可。

五、术后处理

（一）术后护理

尽管本手术的最大特点为手术后护理简单，疼痛少、进食早（第 2 天开始进流质饮食）、活动早（当天下午可下床活动）、出院快（手术后 2 ~ 3d 即可出院），但应严格观察患者的术后病情变化、腹痛情况、生命体征、引流物的质和量，发现病情变化及时处理。

（二）处理并发症

术后早期并发症主要是胆管损伤、胆瘘。其症状是腹胀痛，黄疸。一旦发现，应及早处理，以免造成不良后果。

六、腹腔镜胆囊切除术并发症的预防

LC 是安全、有效的手术方法，但是 LC 具有一定的潜在危险性。其并发症的发生率为 2% ~ 5%。在 LC 开展比较早和好的医院，并发症发生率却低于 1%。手术操作引起的并发症主要有胆道损伤、胆瘘、出血、大脏器损伤等。预防并发症最重要的是正确选择病例，无禁忌证。只要操作正确，术中高度注意，大部分并发症可以避免。

（一）胆管损伤

胆管损伤是指胆管的完整性受到破坏，是胆囊切除术最灾难性的并发症。除胆瘘造成胆汁性腹膜炎外，还可导致继发性胆管狭窄等。

1. 胆管损伤的部位与发生率　OC 误伤胆管最常见的部位是伤及肝总管、右肝管，而 LC 胆管损伤的部位以胆总管最常见。是误把胆总管作为胆囊管处理。一组文献报道胆管损伤 459 例，LC 胆管损伤率为 0.59%，其中胆总管为 271 例（0.35%），胆囊管 94 例（0.12%），变异胆管 48 例（0.06%），肝总管 38 例（0.05%），右肝管 8 例（0.01%）。另一组 12 164 例 LC 报道，胆管损伤 42 例，发生率为 0.35%。

2. 胆管损伤的原因　胆管损伤的常见原因为。

（1）Calot 三角严重粘连：结缔组织增生引起局部解剖变异，手术分离困难，易引起肝（胆）总管损伤。

（2）Calot 三角解剖变异：LC 时，胆囊向右上方被牵拉，致使 Calot 三角解剖位置改变，肝总管与胆囊管夹角变小，易将胆总管误认为较长的胆囊管钳夹或剪伤。

（3）手术失误：解剖 Calot 三角时过多使用电凝电切，容易引起肝（胆）总管灼伤或胆囊管残端坏死。

（4）出血：分离 Calot 三角时遇到明显的出血，因盲目电凝或乱上钛夹而造成胆管损伤。

3. 预防　预防的方法包括解剖清晰，操作分离精细，术中胆管造影等。

LC 时解剖胆囊管必须遵循胆道外科早已确定的原则①术野暴露清晰：操作必须在清晰的视野下进行，镜头要清晰，焦距要合适，持镜者及时调整视野远近，确保 LC 在最佳视野下操作。②精细解剖：即使显露肝总管、胆总管、胆囊管的交接部，也必须看清三者的关系，才能切断胆囊管；如果三者间的关系不清，则宜采用逆行切除或顺逆相结合的胆囊切除法。必要时术中经胆囊或胆囊管行胆囊造影，也有助于防止发生胆管损伤。

（二）胆瘘

胆瘘是指胆管的完整性尚存，但有胆汁流出，可继发于胆管损伤、胆囊管残端瘘或迷走胆管漏胆汁等。

1. 胆瘘的部位和发生率　胆瘘最常见的发生部位是胆囊管、胆囊床迷走胆管、胆总管、肝管等。Molfe 报道发生率为 0.25%～1.31%。

2. 胆瘘的原因　胆瘘的常见原因如下。

（1）钛夹因素：常因胆囊管过粗，使钛夹钳夹不全或钛夹滑脱。

（2）电凝因素：电凝、电切时接触钛夹导电致胆囊管残端坏死。

（3）迷走反射因素：胆囊床迷走胆管渗漏。

3. 合理选用止血方法　在分离胆囊管时尽可能的少用电凝，以免损伤胆总管，用钛夹夹闭胆囊管时，一定要看到钛夹的头端，以免胆囊管夹闭不全。对个别因炎症水肿或过粗的胆囊管，最好采用 Reader 结结扎或缝扎，对较短的胆囊管应靠近壶腹部上钛夹。

（三）出血

LC 术中或术后大出血常因处理胆囊血管不完善，或损伤了其他较大的血管所致。这是 LC 严重的并发症之一。

1. 出血的部位和发生率　LC 术中出血一般分为渗血、小动脉出血、大动脉出血和静脉出血。小动脉出血的部位多为胆囊动脉或肝右动脉，其次为穿刺损伤腹壁血管、网膜血管，甚至有时损伤腹主动脉、下腔静脉、门静脉及髂血管等引起大出血，有导致死亡的报道。Deziel 统计 77 604 例 LC 血管损伤并发大出血 193 例（0.25%）。

2. 出血的原因　常见原因有：

（1）Calot 三角区出血：据 Deziel 统计 LC 并发大出血的 193 例中，Calot 三角区出血率占 62%，其中胆囊动脉出血占 22.8%，还有少数的静脉损伤出血占 1.4%。胆囊动脉出血多因胆囊动脉解剖结构和位置变异，术中关闭不完全；或胆囊动脉周围组织游离过于彻底，仅剩单根的动脉不易被钛夹夹紧，致钛夹易滑脱后出血。慢性或萎缩性胆囊炎，肝门区和 Calot 三角区粘连严重；或胆囊急性炎症期，胆囊和 Calot 三角区水肿充血，均导致解剖结构不清，分离组织时易损伤胆囊动脉。肝动脉出血多为肝右动脉解剖位置变异，分离 Calot 三角不清，致使损伤肝动脉，导致大出血。

（2）胆囊床出血：变异的胆囊动脉沿胆囊床进入胆囊壁，或异常增粗的血管交通支，因电凝不完全离断后回缩入肝组织内，而发生难以控制的大出血。

（3）肝组织损伤出血：分离 Calot 三角区及肝门区时，或分离胆囊时撕裂肝组织，一般电凝肝包膜或浅表的肝组织即能止血，但伴有肝硬化时，止血比较困难。

（四）大脏器损伤

这也是 LC 严重的并发症之一，发生率为 0.14% ~0.2%。

1. 胃肠损伤　LC 在内脏损伤中尤以胃肠道损伤较为多见，引起胃肠道损伤的原因有手术器械因素和技术性因素；前者由于腹腔镜观察视野局限和器械性能问题容易损伤或灼伤邻近器官；后者常表现如下。

（1）腹腔内粘连及内脏下垂，穿刺手法不对或皮肤切口过小，穿刺用力过猛而损伤内脏。

（2）胆囊与邻近器官严重粘连，在勉强分离过程中，误将粘连的肠壁与粘连的结缔组织分离，造成胃肠损伤。

（3）在 LC 术中过分牵拉胆囊，撕裂肝脏、横结肠或十二指肠。

2. 肝损伤肝　意外损伤应仔细检查，若伤口深，用可吸收纤维素或微纤维包裹。术后注意引流管引流物的质和量。

（五）其他严重并发症

LC 也可能发生其他并发症。

（1）腹腔脓肿。

（2）切口疝。

（六）复杂病例并发症的预防

特殊病例并发症应采取如下措施：

1. 急性结石性胆囊炎　病变多由胆石嵌顿于胆囊管或胆囊颈引起，此时由于胆囊较大伴充血、水肿、胆囊壁增厚，Calot 三角缩短，解剖不清。可先在胆囊底部穿刺减压。如嵌顿结石近胆囊颈时，可用无损伤抓钳挤压胆囊颈内嵌顿的结石，使其松动退回胆囊，以便于夹持胆囊颈，显露 Calot 三角。对嵌顿于胆囊管近端的结石，应先切开胆囊管去除结石后再上钛夹。要确保胆囊管残端管长度大于 3mm，以免钛夹滑脱或伤及胆总管。如胆囊周围粘连严重，必要时可在适当位置放置第 5 个套管以协助显露。

2. 萎缩性结石性胆囊炎　因胆囊纤维萎缩，在分离胆囊周围粘连时，应紧贴胆囊壁进行；胆囊管内有结石嵌顿者，应逆行切除胆囊。若 Calot 三角粘连严重，解剖不清，可切开胆囊，去除结石，切除游离的胆囊壁，用电灼破坏残留在肝床上的黏膜组织，在胆囊颈处缝合或夹闭胆囊管。由于萎缩性胆囊炎的胆囊管常完全闭锁，若未能找到胆囊管，又无胆瘘者，可不必处理胆囊管，但必须置放引流管。

3. 有上腹部手术史　有过上腹部手术史的患者，原腹壁切口多有致密粘连，腹腔内其他处多为疏松的蜡状粘连。腹壁上第一个穿刺点应在远离原切口的部位最好 5cm 以上，必要时作直视下置入气腹针和套管针。

（陈俊卯）

第二节　腹腔镜胆总管探查术

Halsted 曾经指出：任何胆道手术基本上都可称为胆道探查术，具体术式往往取决于探查结果。1889 年瑞士 Ludwig Courvoisier 成功施行了首例开腹胆总管切开取石术，从此开腹胆总管切开取石术一直作为治疗胆总管结石的标准术式。一个世纪以后，随着腹腔镜技术的迅速发展，1990 年 4 月首例腹腔镜胆总管探查术（laparoscopic common bile duct exploration，LCBDE）得以成功开展，1991 年 Jacobs 等、Petelin 及 Philips 等先后报道了成功开展 LCBDE 的经验，1992 年国内张诗诚及胡三元等亦先后开展了 LCBDE。

一、手术特点

（一）对技术及器械要求高

胆总管结石的外科治疗主要包括开腹胆总管探查术（open common bile duct exploration，OCBDE）、内镜括约肌切开术（endoscopic sphincterotomy，EST）及 LCBDE。虽然选择何种治疗方法目前尚有争议，但是 LCBDE 以其微创、损伤小、恢复快、保持 Oddi 括约肌完整及避免 EST 所引起的并发症等优点，逐渐地被外科医师接受。治疗胆囊结石合并胆总管结石，腹腔镜胆囊切除术（laparoscopic cholecystectomy，LC）与 LCBDE 一次完成，避免 LC 及 EST 多次手术、FST 取石不成功给患者所带来的生理、心理及经济上的不利影响。然而，LCBDE 对技术及器械的要求较高，而且术后需较长时间留置 T 管，以保证 T 管周围窦道的形成。

（二）分类

LCBDE 一般分为腹腔镜经胆囊管胆总管探查术（laparoscopic transcystic common bile ductexploration，LTCBDE）和腹腔镜胆总管切开术（laparoscopic choledochotomy，LCD）两大类。由于 LTCBDE 较多地受胆囊管解剖变异及技术设备等诸多因素的限制，因此国内大多采用 LCD，本节将重点讨论 LCD。

二、胆总管结石的诊断

胆总管结石占胆石症患者的 5%~10%，占胆囊切除患者的 10%~15%。据美国国家健康研究所（NationalInstitutes of Health）统计，全美每年发现大约 5 万例胆总管结石患者。如果按国内普查胆石症的平均检出率为 5.6%，胆囊结石合并胆总管结石占胆石症患者的 11%，那么我国患胆总管结石的病人数应为美国的 100 倍以上。胆总管结石的诊断大多在术前已经明确，而腹腔镜胆道造影及腹腔镜 B 超等术中诊断则弥补了术前诊断的不足。

（一）术前诊断

1. 临床表现　主要表现为腹痛、发热及黄疸，上述 Charcot 三联症是胆总管结石继发梗阻性胆管炎的典型表现。严重者表现为急性梗阻性化脓性胆管炎，需作解除梗阻及胆道引流紧急处理。胆总管结石的临床表现主要取决于继发梗阻及感染的程度，其诊断符合率仅约 45%。

2. 实验室检查　部分胆总管结石患者的肝功能检查表现为转氨酶、碱性磷酸酶及直接胆红素等指标升高，其中多项指标升高的诊断符合率明显高于单项指标升高。继发胆管炎可引起血象升高，继发胆源性胰腺炎可引起血尿淀粉酶升高。

3. 影像学检查 主要包括 B 超和直接胆道造影。

（1）B 超：常规 B 超对胆总管结石的诊断符合率仅为 55%，因为胆总管中下段往往受十二指肠腔气体的影响。常规肝胆胰 B 超检查应特别注意胆总管的直径及异常回声以决定是否进一步直接胆道造影。

（2）直接胆道造影（ERCP 或 PTC）：虽然临床表现、肝功能酶学指标及常规 B 超为诊断提供了重要依据，但尚不足以诊断胆总管结石。胆总管结石的诊断主要依赖于直接胆道造影，其诊断符合率高达 80%~95%。尽管如此，胆囊切除术中仍然发现 4%~5% 的所谓隐匿性胆总管结石，这种胆总管结石术前无任何临床表现，肝功能酶学指标及影像学检查亦无异常发现，大多是经胆囊管跌落至胆总管的低密度小结石。20 世纪 90 年代初期欧洲及日本的一些中心在 LC 术前常规作胆道造影检查，结果显示 80%~95% 的 ERCP 正常，因此 ER-CP 适应于具有临床表现、肝功能酶学指标升高及 B 超显示胆总管扩张等情况。值得注意的是直接胆道造影检查的技术水平，因为假阴性结果往往导致漏诊，而假阳性结果将导致毫无必要的胆总管探查。

（二）术中诊断

1. 腹腔镜胆道造影 1934 年 Mirizzi 首次进行术中胆道造影以后，阴性的胆总管探查从 50% 下降到 6%。20 世纪 90 年代初腹腔镜胆道造影技术的开展，不仅有利于发现胆道解剖异常及 LC 术中胆管损伤，而且有助于诊断隐匿性胆总管结石。然而，腹腔镜胆道造影受胆囊管解剖变异、对技术及器械设备要求较高及阴性率高等因素所限制。目前对是否常规行腹腔镜胆道造影尚无统一标准。对于术前怀疑而未确诊的胆总管结石可以选择腹腔镜胆道造影。

2. 腹腔镜 B 超 在腹腔镜胆道造影开展以后，超声技术及设备开始应用于腹腔镜外科，使腹腔镜 B 超在胆总管结石的诊断方面扮演与腹腔镜胆道造影同样重要的角色，初步报道结果显示，其特异性高达 96% 以上。采用 7.5MHz 线阵腹腔镜探头直接扫描胆总管全程，向腹腔注入生理盐水充当介质，以避免探头压扁胆总管及减少腹腔气体的影响，可获得较高分辨率的图像；采用数码图像整合器（digital video mixer）可将腹腔镜和 B 超图像分别显示于同一显示器，达到"画中画"的效果。腹腔镜 B 超操作简便、安全、省时，可作为术中常规检查。

三、腹腔镜胆总管切开术

（一）适应证

（1）胆总管直径≥10mm。

（2）原发性或继发性胆总管结石，全身情况良好者。

（3）胆总管结石继发急性梗阻性化脓性胆管炎，通过经皮肝穿胆道引流（PTBD）或 EST 鼻胆管引流，全身情况好转者。

（4）胆道蛔虫。

（5）简单的左右肝管结石或肝总管结石。

（6）LTCBDE 失败者。

（7）EST 失败者。

（二）禁忌证

（1）胆总管直径 <10mm。

（2）胆总管结石合并急性梗阻性化脓性胆管炎，全身情况差，不能耐受手术者。

（3）复杂的肝胆管结石。

（4）先天性胆道畸形。

（5）胆道肿瘤。

（6）重要脏器功能不全或凝血功能障碍，不能耐受手术者。

（7）既往有上腹部手术史，估计腹腔粘连严重者。

（三）术前准备

1. 术前检查　以明确诊断，了解全身及重要脏器情况以正确选择手术适应证。

2. 控制感染　对胆总管结石合并胆道感染的患者，应根据胆道感染致病菌多为肠道阴性杆菌及厌氧菌的特点，合理选择生物利用度高、副作用低的敏感抗生素；对没有合并胆道感染的患者，也应常规给予预防性抗生素；对合并急性梗阻性化脓性胆管炎的患者，可通过 PTBD 或 EST 并放置鼻胆管引流紧急处理，待感染控制、全身情况好转后再行 LCD。

3. 支持疗法　纠正贫血及低蛋白血症，纠正水电解质紊乱及酸碱平衡失调。

4. 护肝利胆　静脉输注 GIK 溶液及支链氨基酸，补充维生素 B、C，特别是维生素 K，口服护肝利胆药物。

5. 备皮　范围与开腹手术相同，注意彻底消毒脐部皮肤。

6. 交叉配血　手术一般不需输血，但应常规准备浓缩红细胞或全血。

7. 放置胃管及尿管。

8. 麻醉前用药　术前 30～60min 肌注咪唑安定 2～3mg，东莨菪碱 0.3mg。

（四）手术步骤

1. 麻醉　一般采用气管插管全身麻醉。

2. 体位　患者取反 Trendelenburg 位（头高足低仰卧位），稍向左倾斜。

3. 人工气腹及“4 孔法”放置套管、器械与 LC 基本相同，但最好使用 30°腹腔镜，一次性多口径的操作套管。

4. 胆总管辨认及切开　先切除并取出胆囊，但国外多数作者主张先不切除胆囊以留作牵引。穿刺胆总管抽出胆汁或穿刺孔有胆汁溢出即确认为胆总管。解剖胆囊管直至胆总管，用电钩切开胆总管前壁浆膜 1～2cm，电凝胆总管前壁小血管，注意保护胆总管前壁变异的胆囊动脉或肝右动脉。直接牵引胆囊或在胆总管前壁缝吊两针作为牵引，以钩状胆总管切开刀或微型尖刀挑开胆总管前壁，改用微型剪刀纵向延长其切口，至能够置入胆道镜取出结石为度，切口过长易造成出血、缝合困难及术后胆漏、胆管狭窄等并发症。胆总管壁多因炎症充血水肿，切开其前壁时应注意避免用力过度而伤及后壁和门静脉，胆总管切缘的出血点可用电凝或压迫止血。

5. 胆总管探查及取石　位于胆总管切口附近的结石，可用抓钳向胆总管切口挤压并直接取出，或用吸引器直接吸出。依次向胆总管上下段插入尿管或气囊导管，注入生理盐水反复冲洗胆道，可将大部分小结石冲出。用气囊导管或药物（胰高血糖素、硝酸甘油）扩张胆总管壶腹部，有助于小结石排入十二指肠。然而最直观、最有效的方法是采用纤维胆道镜探查及网篮取石，经右肋下锁骨中线套管置入胆道镜，依次向胆总管上下段探查，发现结石后以网篮套住取出，如难以套住亦可将结石推入十二指肠。对于难以取出的大结石或嵌顿性结石，可用抓钳直接抓碎，或采用激光碎石、液电碎石后逐步取出。检查取出结石的大小及数量，与术前、术中胆道造影及 B 超所显示的结果是否符合。

6. 胆总管缝合及 T 管引流　T 管的放置及胆总管的缝合是手术最关键、最困难的一步，需要精湛的技术和极大的耐心。根据胆总管直径的大小选择口径合适的 T 管，T 管的短臂宜修剪成较短的沟槽状，经剑突下套管将 T 管放入腹腔，将 T 管的两短臂耐心地依次放入胆总管切口的上下两端。以带细针的 1 号丝线或 4 - 0 可吸收缝线（Vicryl 或 Maxon 线），缝线宜剪短至 10 ~ 15cm，并以石蜡油浸泡，间断缝合胆总管切口，边距及针距分别约 1mm 及 3mm，腹腔内器械打结。为简便操作，Philips 主张将 T 管放置于胆总管切口的最远端，在 T 管近端紧贴 T 管缝合一针固定，在胆总管切口的最近端缝合一针，然后在两针牵引线之间间断缝合胆总管切缘；Hunter 则主张将腹腔镜置于剑突下套管，而将持针器置于脐下套管，持针器与胆总管方向平行易于缝合胆总管切口。可经 T 管注入生理盐水检查胆总管缝合处有无渗漏。T 管长臂自右肋下锁骨中线之戳孔引出，Winslow 孔置腹腔引流管自右肋下腋前线之戳孔引出。冲洗腹腔并清点器械后，拔除各套管结束手术。

（五）术后处理

1. 麻醉后管理　术后将患者送入麻醉复苏室，密切监护心率、呼吸、血压及尿量等指标，老年或有心脏疾病的患者需继续心电监护，发现异常情况及时处理。患者清醒后即可拔除气管插管。大多数患者不需术后镇痛。

2. 术后管理

（1）注意观察生命体征、腹部体征及引流管情况：术后 24h 内禁食、胃肠减压、静脉补液，维持水电解质及酸碱平衡。对于合并胆道感染的患者应根据胆汁培养的结果选用抗生素，对于合并黄疸的患者应加强护肝利胆、营养支持及制酸剂保护胃黏膜等治疗。

（2）胃管及尿管：由于麻醉、手术时间较长，术中胆总管切开及胆汁污染腹腔等因素，一般术后需要胃肠减压，待有肛门排气且无腹胀、呕吐即可拔除胃管，给予流质饮食，并逐步恢复普通饮食。术毕患者清醒后即可拔除尿管。

（3）腹腔引流管：注意保持引流管通畅，观察引流液的性质和引流量。一般术后 48 ~ 72h 引流量逐渐减少至数毫升，可拔除腹腔引流管。如引流量多应尽快查明原因，如为腹腔活动性出血或大流量胆漏等情况应开腹探查处理。

（4）T 管：术后 7 ~ 10d 若 T 管造影显示胆管无梗阻，则可间歇性夹闭 T 管，以利于患者术后恢复。T 管引流不畅时应通过 T 管造影查明原因加以处理：T 管堵塞应予冲洗，T 管折叠应予重新调整。由于腹腔镜手术损伤小，不利于腹腔粘连，从而影响 T 管周围窦道的形成，T 管的拔除时间相应延迟，一般在术后 1 ~ 2 个月。

3. 并发症的防治

（1）出血：术中止血不严、损伤变异的胆囊动脉及肝右动脉等是造成出血的主要原因，因此术中解剖细致以避免损伤上述结构及彻底止血，是防止出血的基本措施。腹腔如有活动性出血应尽快开腹止血处理。

（2）胆漏：由术中缝合胆总管不严、损伤胆管及拔除 T 管过早所致。术中应避免过度解剖及电凝胆总管壁，经 T 管注入生理盐水检查胆总管缝合处有无渗漏，术后应适当延拔除 T 管的时间。小流量胆漏通过充分的腹腔引流多能自愈，大流量胆漏可通过内镜胆管内支架引流或鼻胆管引流处理，必要时需开腹处理。

（3）胆管残留结石：术中应检查取出结石的大小和数目，与影像学检查结果是否一致，尽量彻底取出结石。胆管残留结石可留待术后 EST 取石或 6 周后经 T 管窦道胆道镜取石。

（4）胆管狭窄：胆总管不扩张及缝合过多易造成胆管狭窄，可采用内镜胆管内支架及球囊扩张处理，严重者需内引流手术治疗。

（5）腹腔感染：腹腔残留结石、胆漏及腹腔冲洗不彻底均易导致腹腔感染，取尽腹腔残留结石、彻底冲洗腹腔、充分腹腔引流及根据胆汁培养结果合理应用抗生素，是防治腹腔感染的有效方法。

（6）其他的腹腔镜并发症：腹腔脏器损伤、伤口感染及皮下气肿等并发症的防治与 LC 相同。

（陈俊卯）

第三节　胆道疾患的微创治疗

一、逆行胰胆管造影

由于内镜技术的发展和普及，应用纤维十二指肠镜可以直接观察到十二指肠乳头及其开口，经此开口插入导管注入造影剂行胰管和胆管、胆囊造影，即经口内镜逆行胰胆管造影（endoscopic retrograde cholangio pancreatography，ERCP）。主要用于胆道及胰腺的疾病诊断。

（一）十二指肠镜的构造特点

十二指肠镜分为纤维十二指肠镜和电子十二指肠镜两大系列，它与普通的纤维胃镜及电子胃镜有所不同。十二指肠镜一般长度为 120cm，可以达到十二指肠降部，多为侧视镜，即物镜与目镜不在同一轴线上而成 90°角，所观察的是处于与目镜成 90°的物体，其优点是便于观察侧壁，尤其是其空间不允许前视镜弯曲成 90°的部位，如胃的后侧壁、十二指肠乳头开口等，所以侧视镜更易观察。十二指肠镜除了用于十二指肠疾病的诊断和治疗外，且多用以作 ERCP、ENBD、EST、ERBD 及胆管取石等。侧视镜的缺点是如需观察前方则须将前方（镜头）下屈 90°。

（二）适应证

（1）胆道系统疾病，如胆道狭窄及扩张、胆道畸形、胆道肿瘤、反复胆道感染、黄疸、各种慢性胆管炎等。

（2）胰腺疾病，如胰腺癌、胰腺先天性畸形、胰腺占位、慢性胰腺炎等。

（3）对胰胆管进行细胞学及组织学检查，以及需对胆管、胰管、Oddi 括约肌测压者。

（4）胆囊切除或胆道手术后症状复发者。

（5）术后疑有胆胰管损伤或外伤后疑有胆胰管损伤者。

（6）原因不明的上腹痛疑有胆胰疾病者。

（三）禁忌证

（1）上消化道梗阻、狭窄或估计内镜不能到达十二指肠者。

（2）对造影剂（碘）过敏者。

（3）急性胰腺炎及慢性胰腺炎急性发作期间（结石嵌顿所致胆源性胰腺炎除外）。

（4）心、肺功能明显不全者。

（5）有胆道狭窄或梗阻，又不具备在内镜下完成胆道引流技术者。

（6）急性梗阻化脓性胆管炎未得到控制者。

（四）并发症

ERCP 目前被公认为是一项比较安全、有效的检查方法，但仍然有缺点，如果操作不当仍有一定并发症发生，甚至导致患者死亡。

1. 一过性淀粉酶升高　多与胰管造影有关。一般不需要特殊治疗，可自行恢复，可在检查术后使用解痉剂，如 654 – 2 等，或预防性使用 5 – FU。

2. 急性胰腺炎　多因胰管注药压力过高、乳头开口狭窄、胆石嵌顿壶腹部所致，一旦发生应立即按急性胰腺炎非手术治疗原则进行处理，并密切注意病情变化。

3. 急性化脓性胆管炎　多因胆管造影时注药压力过高、乳头开口狭窄水肿、胆管结石嵌顿梗阻所致。

4. 碘过敏性休克　术前应行碘过敏试验，方可避免休克发生。

5. 十二指肠球部穿孔　多系球部原有溃疡或术中操作粗暴所致。

6. 烦躁不安　通常是 ERCP 导致并发症的危险信号如低氧血症、严重疼痛等，应引起高度重视。

（五）术前准备

1. 器械准备　选择好理想的电子十二指肠镜或纤维十二指肠镜，并选配恰当、多种规格的造影导管备用。

2. 造影剂　常用无菌的 60% 泛影葡胺、泛影钠。上述造影剂对胰胆管上皮细胞无化学性刺激，不激活胰蛋白酶原，少量进入胰腺组织也无明显副作用。凡对胰蛋白酶原有激活作用的造影剂均不能采用，如 Urokon Sodium（醋碘苯钠酸）、Diodrast（碘比拉啥）。泛影葡胺的浓度一般以 15% 为宜，而且造影剂的温度应加热到 37℃ 左右时对胰胆管组织的刺激最小。

3. 器械消毒　ERCP 检查最严重的并发症是术后胆道感染和急性胰腺炎，因而术前器械消毒必须严格，特别是造影用的导管及十二指肠镜活检管道的消毒。尽可能使用已消毒的一次性导管，属于重复性使用的造影导管可在 75% 酒精（亦可在洗必泰、洁尔灭）内浸泡半小时，用无菌水冲洗后放入消毒包内备用。十二指肠镜活检管道的消毒可用 0.5% 洗必泰反复冲洗 3min，或用 35% ~40% 酒精、肥皂水及灭菌用水反复冲洗。乙型肝炎表面抗原阳性的患者，应放在最后检查。检查完毕后，将内镜浸泡于 2% 戊二醛溶液中消毒。

4. 患者的术前准备

（1）做好患者的思想解释工作，向患者说明 ERCP 的科学性和必要性，消除顾虑争取与医师密切配合。

（2）做好碘过敏试验，必要时进行抗菌药物过敏试验。

（3）检查前应空腹 6h。

（4）患者必须身着适合 X 线透视及摄片要求的服装，并将患者送至 X 线检查台上。

（5）检查前咽部使用 2% 利多卡因喷雾麻醉，肌注或静脉注射解痉灵 40mg，阿托品

0.5mg，并缓慢地静脉注射或滴注地西泮 5mg。

（6）术前向患者或家属说明 ERCP 的危险性及可能发生的并发症。

（六）操作方法

1. 体位及进镜 患者取左侧卧位，左手臂置于背后，待内镜进入十二指肠后再取俯卧位，亦可一开始取俯卧位。按操作常规插入内镜至食管下端，观察贲门无病变后，可通过贲门进入胃内，重点观察胃内有无溃疡及隆起型病变。将十二指肠镜进入到幽门前，使幽门呈"半日"型，才能通过幽门抵达十二指肠球部，再略进镜，将镜身作顺钟向旋转 60°～90°，再将方向钮向上，便可通过十二指肠上角到达十二指肠降部。此时可将方向钮向上和（或）向左并固定，术者向上提拉内镜即可将内镜直线化，并在十二指肠降部沿环形皱襞走向寻找十二指肠乳头，并判明乳头开口后即可插管。熟练掌握寻找十二指肠乳头及其口技巧和窍门，可有效地缩短操作时间。其中乳头系带和开口下方的裂沟是寻找乳头位置及其开口的关键（图 15－1）。如遇到十二指肠强烈蠕动，可再静脉注射安胃灵（Antrenyl）2～4mg 或解痉灵 20mg，抑制肠蠕动，有利于插管。若肠腔内有大量黄色泡沫可使用"消泡剂"（如稀释 5 倍后的甲基硅油），在插管前应先排净导管内气体，以免将气体注入胆道、胰管而形成伪影，影响诊断。

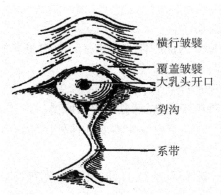

横行皱襞
覆盖皱襞
大乳头开口
豹沟
系带

图 15－1 十二指肠乳头解剖示意图

2. 插管方法 ①盲目插管：将导管自乳头插入后即造影，此法可使胰胆管显影，但缺乏专一性，无法进行选择性胆管或胰管显影，对 ERCP 操作缺少经验时，多采用这种方法。②选择性插管：从乳头开口垂直插管，并向右偏 15°，一般容易进入胰管；从乳头开口左上端沿十二指肠壁上行插管并向左偏，通常可进入胆管。一般胰管容量为 3～5mL，胆管为5～15mL，但若胆管扩张容量可增至 50～80mL，尤其是在胆囊存在并功能健全时，但造影剂外漏往往无法精确计算，所以临床应用中通常是在透视下注射造影剂进行动态观察。造影剂推注速度以 0.2～0.6mL/s 为宜，临床实际应用过程中最好是以检查部位显影满意而患者无痛苦为标准。

二、经十二指肠镜 Oddi 括约肌切开术

这项技术是在经内镜逆行胰胆管造影及经内镜消化道息肉电切除术的基础上发展起来的，目前国内外应用日益广泛，适应证也不断扩大。

（一）适应证

1. 胆总管结石　包括原发性、继发性、复发性胆总管结石，胆道术后残余结石等，特别是结石 <1.2cm、结石数量少的病例。

2. 急性梗阻性化脓性胆管炎　此症的并发症及死亡率较高，EST 和经鼻胆道引流能有效地引流出感染性胆汁，迅速降低胆道内压力，控制病情进展。

3. 急性胆源性胰腺炎　对于此症，尤其是重症型，及时进行十二指肠镜检查目前已引起重视。如发现乳头明显膨出、胆管高压或疑有结石嵌顿时，应及时行 EST 和经鼻胆道引流能有效降低死亡率。

4. 其他胆道末端梗阻性疾病　如 Oddi 括约肌良性狭窄、痉挛，壶腹周围肿瘤致梗阻性黄疸等。

（二）禁忌证

（1）心脑肺功能严重衰竭者。

（2）上消化道梗阻性狭窄。

（3）严重出血性疾病或凝血机制障碍。

（三）术前准备

（1）检查患者心、肺、脑功能。

（2）向患者和家属说明 EST 的优越性、并发症，争取患者的合作及家属的理解。

（3）术前 6h 禁饮、禁食、禁烟。

（4）术前 20min 肌内注射地西泮 5mg，山莨菪碱 210mg。

（5）2% 利多卡因或丁卡因喷咽喉局部黏膜表面麻醉。取出义齿。

（6）检查各仪器是否正常，高频电发生器要在体外试验正常。

（四）操作方法

以胆管结石为例，十二指肠镜寻及十二指肠乳头后先行 ERCP。经 ERCP 证实胆总管内有结石，向胆管内插入电刀可进入 2～3cm，用弓形电刀退刀法拉紧电刀，使金属丝于乳头开口的 10～12 点处，电刀自然外拉。通电 1～3s，一般用 1s。大部分患者可切开 0.5cm 左右。若开不够，可重复切开 1～2 次，切开 0.5～1.5cm。最后插入取石网，在 X 线透视监视下送网，张开网篮套石，圈套住结石后从胆道内拉出至十二指肠，十二指肠镜下松开取石网篮，冲水后插入胆道，反复取石至造影图像无充盈缺损（图 15 - 2）。

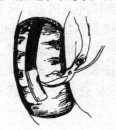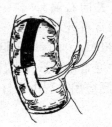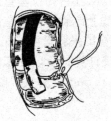

图 15 - 2　网篮取石

三、经皮经肝穿刺胆道造影术

经皮经肝穿刺胆道造影术（pereutaneous fineneedle transhepatic cholangiography，PTC），应用于临床胆道疾病的诊断，安全有效，能十分准确地判断胆道异常，甚至可以做出病因学诊断。无论是原发性还是继发性胆道异常，一旦诊断明确，还可以行经皮经肝穿刺引流，疗效很好。PTC 是一种诊断性操作，但亦是其他一些胆道介入操作的第一步。

PTC 操作步骤主要是在影像学引导，无菌操作下将 21～22G 穿刺针穿到肝胆管分支，然后注入造影剂，可清晰显示胆道解剖。经皮经肝穿刺胆道引流术是一种治疗性操作（图 15－3），PTC 后还需要在无菌操作下置入导丝，导丝引导下放置导管，最后将内支架或外支架植入胆道。

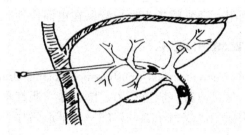

图 15－3 经皮穿刺

（一）适应证

（1）PTC 主要适用于胆道扩张的患者，它不仅可以明确梗阻的部位，还可以用来暂时缓解症状，为下一步治疗争取时间。

（2）PTC 还用于胆道炎症性疾病如硬化性胆管炎的病因学诊断，用于判断外科术后胆漏的位置和程度，明确胆漏位置的准确率高达100%，诊断胆漏原因的准确率为88.5%。

（二）禁忌证

（1）凝血机制障碍是 PTC 相对禁忌证，操作前尽量使一些凝血参数接近正常，可服用维生素 K 或一些血液制品。如果出血不能纠正，则最好选用 ERCP。

（2）有严重危及生命的碘过敏史患者也是相对禁忌证。可预防性使用激素，使用不含碘的造影剂可大大减少过敏反应的发生。

（3）有明确的肝血管瘤和血管畸形患者，PTC 操作可导致致命的大出血，因此被列为 PTC 的绝对禁忌证。

（三）患者准备

患者应进行凝血机制检查，如有异常，术前应予以纠正。术前建立静脉通道，进食流质，服用镇静剂，术前、术中使用广谱抗生素，预防脓毒血症。

（四）手术操作

患者取仰卧位，静脉使用镇静剂。术中监测心电图、脉搏、血氧饱和度、血压等。右侧肋缘下局部麻醉，若穿刺左侧肝内胆管，可取剑突下区局部麻醉。也可选用肋间神经阻滞，甚至少数情况下使用硬膜外麻醉。穿刺在 X 线透视下或在 B 超引导下进行，大多医疗中心都是在开始穿刺胆道时采用 B 超引导，接下来操作在 X 线透视下进行。B 超引导的优点是穿刺时能实时显示胆管和穿刺针，区分二级、三级胆管，显示胆管大小、位置和走行，从而引导导丝前进的方向。彩色多普勒还可以区分胆管和血管。有报道，B 超引导下穿刺的成功率接近 100%，并发症极少。即使穿刺左侧胆管，若胆管直径 > 3mm，成功率也非常高。PTC 的优点是患者痛苦小，耐受性好，避开了胸膜，降低了气胸的发生率，导管和导丝容易通过胆总管的梗阻部位，是许多医疗中心首选的方法。PTC 穿刺部位通常选在肋膈角下方，近腋中线前方的第 7~10 肋间隙。在 X 线透视下浅呼吸时，平行于肋骨上缘进针，至第 12 胸椎体水平中线处，拔出针芯。一边注入少量稀释的造影剂，一边缓慢退针，直到胆管显影。伴有胆管扩张的患者成功率达 99%~100%。穿刺时要把胆管及与其他管状结构如静脉、动脉、淋巴管区分开来。由于造影剂密度高于胆汁，因此，常沉积在所属的最下方的胆管。如果造影提示胆道有梗阻，通常将插入的导管留在里面作为胆道引流管。

四、经皮肝穿刺胆道引流术

经皮肝穿刺胆道引流术（percutaneous transhepatic cholangiodrainage，PTCD），是在 PTC 基础上发展起来的引流术，是可以减轻胆道压力、降低血清胆红素、改善肝肾功能和控制胆道感染的非剖腹手术治疗手段，已成为胆道外科的一种辅助治疗手段。操作步骤简单，但操作难度较大。第一步，也是最重要的一步，是胆道显影。常用的胆道引流方式有两种：一种是外引流，即胆汁引流到体外的引流袋中；另一种是内引流，胆汁在体内引流到十二指肠。如果梗阻或狭窄的部位能通过特殊的导丝，则无论外引流还是内引流，均可留置引流管。

（一）适应证

（1）肿瘤引起的胆道完全梗阻。

（2）由胆结石等原因引起的急性梗阻性化脓性胆管炎，病情危重者可先作 PTCD 以帮助控制感染，为择期手术创造条件。

（3）胆道良性狭窄、梗阻严重者。

（4）晚期恶性肿瘤无法手术而需解除胆道梗阻者。

（5）胆管结石拟行胆道镜取石需建立通道者。

（6）有胆管外漏，长期保守治疗无效者。

（二）禁忌证

除与 PTC 有相同的禁忌证外，还有：①胆管内的肿瘤或结石已经充满管腔，导管难以插入或引流的；②胆管已被肿瘤或结石分隔成数个扩张段，导管无法起到充分引流的作用；③肝内有较大肿瘤团块虽未阻碍穿刺进针，但其在肝内压力由于胆汁引流而发生变化时容易出血，故不宜作 PTCD。

（三）患者准备

患者准备与 PTC 相同。

（四）手术操作

需做 PTCD 的患者都有肝内胆管明显扩张，所以可选择在 X 线透视下进行，也可在 B 超引导下进行。后者优点：①可以选择适于穿刺置管的扩张胆管；②在荧光屏上可以显示欲穿刺胆管的断面，等于在直视下进行，成功率可达 95%。用 X 线监测时，从右侧置管到胆管壁能显出胆管壁凹陷，有了突破感时多表示针已入胆管内，回抽有胆汁可得到确证。再把导丝经穿刺针插入胆管，固定穿刺针前推套管，使其沿导丝进入胆管，尖端到梗阻部位后便可固定导管。也可先拔去穿刺针保留套管，将套管边外拔边抽吸胆汁，有胆汁时则停止拔管，然后用导丝引导将套管推入。这种方法比盲目插管容易成功。

B超引导下PTCD的优点已如前述。B超仪配有专门用于穿刺的探头。常用的穿刺部位是左肝胆管，因为左肝胆管距腹壁近，且扩张明显，瘀胆时左肝肿大在剑突下穿刺多可成功。如果左肝肿大不明显或萎缩，也可从右第7~8肋间腋前线进针。

手术野常规消毒、铺巾，术者最好穿手术衣，以防止污染导丝等器械。先用超声探头选定拟穿刺胆管，一般是左肝外叶的上段或下段胆管，入右肝前叶或后叶胆管，只要胆管的内径>6mm便可穿刺。选好穿刺点后，局部浸润麻醉，在穿刺点皮肤切一2~3mm小口，将穿刺针先插入皮肤切口，再套在穿刺探头的针道内。当在自然呼吸状态下显示出扩张胆管的最大直径时，让患者屏气，将穿刺针向扩张的胆管刺去，当针尖抵到胆管壁可见其上陷，有突破感则针入胆管，荧光屏上显示胆管内有穿刺针的亮点，拔除针芯则有黄色胆汁或白色黏液涌出，则可以肯定针已刺中扩张的胆管，将针体适当向腹壁倾斜，针尖指向肝门，针面向上，然后插入导丝，导丝在胆管内活动荧光屏上可以显示，但难以显露全貌，之后的扩张、穿刺、置管均与X线透视下相同。也有用导管和套管的两种插入法。导管在胆管内可显示出两条强回声带（图15-4）。

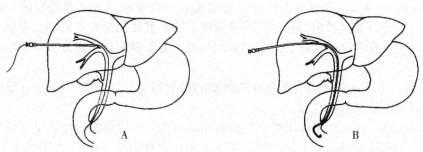

图15-4　经皮经肝胆管内、外引流
A. 胆管穿刺成功后置入导丝并通过狭窄部；B. 扩张器扩张后，将导管在导丝导
引下送达狭窄部远侧甚至通过十二指肠乳头到达肠腔内

（五）并发症与注意事项

PTCD比PTC复杂，并发症也多，置管的成败主要与屏气扩张窦道和置入导丝的多少有关。

要在正常呼吸状态后屏气，可以使皮肤的刺入点与肝脏的刺入点错位小，容易置管成功。在深呼气或深吸气的状态下屏气，则皮肤的穿刺点与肝脏的穿刺点错位大，导丝易成"Z"形，此时置管容易失败。

置入导丝后在置管前先用粗于导管1号的扩张导管扩张至导丝能置入梗阻部位的合适长度，过长则易在胆管内盘曲，外拉导丝时可将导管带出。

PTCD的并发症发生率为7%~23%，常见以下几种：

1. 出血　可能发生腹腔内和胆道内出血。腹腔内出血可以是肋间动脉刺伤，也可以是肝实质破裂引起。注意自肋骨上缘穿刺可防止前者出血。肝实质出血的预防：一是要注意进、出针时停止呼吸；二是用套管针穿刺时最好用 B 超引导，一次穿刺成功，反复穿刺易发生出血。胆管内出血是 PTCD 的常见并发症，胆管和血管在肝内多相伴而行，PTCD 时常同时穿破，若导管的引流孔在胆管内多无出血。若导管的侧孔一部分在胆管内，一部分在血管内，容易出血。防止办法：一是导管的侧孔不宜过多；二是导管尽量放入胆管内长一些。

2. 感染　一种是 PTCD 后即刻发生的败血症；另一种是置管引流一段时间后发生。前者多发生于胆道已有感染的患者。多数是因为注入造影剂时造成胆道高压或导管的侧孔与胆管血管相通。预防的方法是：注入造影剂不要太多，以及把导管的侧孔均置入胆管内。术后使用广谱抗生素。后者多数在导管梗阻、导管脱出或导管进入十二指肠的情况下发生。术后定期冲洗导管，牢固固定导管，尽量把导管尖端放在胆管内，可以防止感染的发生。

3. 胆漏　胆汁漏到腹腔形成胆汁性腹膜炎。可能发生于：①术中扩张时漏出，一般在置管后停止；②多次穿刺，胆汁沿穿刺通道漏出，在置管成功和引流减压后也可停止；③刺中胆囊在更换位置后胆囊胆汁漏到腹腔，若在拔针前抽空胆囊内胆汁，多可防止发生胆漏；④导管引流不畅，胆汁沿导管流到腹腔，可用更换通畅的导管办法解决。

4. 右胸腔气胸　导管穿过胸腔是主要原因，其次是导管脱出，一部分侧孔在胸腔，一部分侧孔在体外而导致气胸，有胆汁也可漏入胸腔。在穿刺时，注意勿通过胸腔是根本防止办法。

5. 导管移位　导管从胆管内滑出是引发败血症、脓肿和胆漏的常见原因。把导管在胆管内放深一些，最好通过梗阻部位，以及随时注意防止其脱出是有效的防止办法。在置管后的近期必要时拍一张右上腹平片，观察导管的位置，若发现移位早做处理可以防止多种并发症的发生。

6. 胰腺炎　导管在壶腹部引发急性胰腺炎的机会很少。当明确是导管引起的急性胰腺炎时，应当即刻调整导管的位置。

经过多年实践，已证明 PTCD 对一些胆道梗阻患者具有肯定的治疗意义，可以取代一部分手术或作为手术的辅助治疗方法，但是不能作为治疗梗阻性黄疸的"万灵药"。只有选择好对象才能显示它的优越性。

五、经皮经肝胆道镜

经皮经肝胆道镜（percutaneous transhepatic choledochoscopy，PTCS），系指通过非手术方法先行经皮经肝胆道引流术（PTCD），然后再行 PTCD 窦道扩张，待窦道扩张到能容纳纤维胆道镜时，再沿此窦道进行胆道镜检查和治疗。

（一）PTCS 的适应证

（1）肝内外胆管或胆囊结石，伴胆管扩张者，不适宜手术或手术无法取净结石者，可作 PTCS 进行诊断和治疗。

（2）胆道肿瘤，术前行 PTCS 以明确诊断，无法手术切除的胆道肿瘤或胆管周围压迫所造成的胆道梗阻，在 PTCS 直视下通过梗阻放置内支架、引流管，解除或缓解梗阻。

（3）良性胆管狭窄及胆肠吻合口狭窄需通过 PTCS 扩张狭窄。

（4）肝内胆管蛔虫。

（5）胆管畸形。

（6）梗阻性黄疸，经 PTC、B 超、ERCP、CT 等检查提示有肝内胆管扩张而不能确诊者。

（二）PTCS 的禁忌证

（1）肝内胆管无扩张，无法建立 PTCD 通道者。

（2）PTCD 后瘘道未完全形成或扩张程度不全时。

（3）有明显出血倾向或凝血功能障碍未得到纠正者。

（4）有严重的心脏疾病或心功能不全者。

（5）伴有肝硬化、门静脉高压症者。

（6）HBsAg 阳性者并处于活动期。

（三）PTCS 取石操作

1. 建立 PTCD PTCS 的操作必须在 PTC 和 PTCD 的基础上进行。术前给予维生素 K 和抗菌药物，肌内注射哌替啶 50mg。利多卡因局麻，B 超引导下穿刺结石所在的扩张胆管或结石部位近侧的胆管，或 ERCP 显示某叶段肝内胆管结石，即向此处穿刺，穿刺抽吸得胆汁或造影见穿刺针于胆管内，经穿刺针置入导丝，拔针后沿导丝置入 7F 导管引流（图 15－5A）。

2. 建立 PTCS 通道 当 PTCD 引流 1 周后，窦道便初步形成，此时可开始用金属扩张器或 Teflon 做成的扩张导管逐渐扩张窦道，每周扩张 1～2 次，经 2～3 周即可使窦道内径达到16F。具体扩张程度应以所采用的胆道镜外径或治疗需要来决定。过去需扩张到 5～6mm（即 16～18F）。目前胆道镜已明显改进，但胆道镜外径越粗越有利于治疗（图 15－5B）。

3. PTCS 取石 经扩张后的窦道插入纤维胆道镜行网篮取石，对较大的结石行溶石和碎石后取石（图 15－5C）。

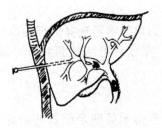 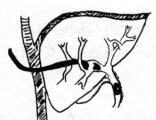 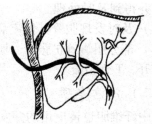

A. 经皮穿刺　　　　　　　　B. 置镜　　　　　　　　C. 取石

图 15－5　PTCS 取石操作

（四）并发症及预防

1. 局部疼痛 2% 利多卡因皮下腹膜、肝被膜浸润麻醉，一般可使患者能耐受本操作。如果患者对疼痛特别敏感，可加哌替啶 100mg 肌内注射。

2. 恶心、呕吐 发生恶心、呕吐，常因扩张窦道时强烈的刺激或因胆道镜操作过程中注水过快过多，胆道压力增高引起。只要操作过程中注意，就可避免。

3. 发热 可能是胆道压力一过性升高或胆道内膜局部损伤引起的菌血症所致，多为一过性，只要保持胆管引流通畅，必要时给予抗菌药物，多在 24h 内好转。术中操作坚持无菌原则很重要。

4. 肝脓肿、胆瘘 多因穿刺隧道局部粘连不完善或导管阻塞引流不畅引起，所以扩张隧道不能操之过急，引流管需加强护理，保持通畅。一旦发生可开大引流管出口处皮肤，另置一引流管至脓肿处或肝面，引流脓液或胆汁，若引起弥漫性腹膜炎需剖腹引流。

PTCS 治疗肝胆管结石是安全有效的方法，尽管有较高的复发率，但适用于结石，局限于肝脏某一侧、一叶一段等，尤其位于肝左叶者，特别适用于高龄、术后复发结石。手术高危患者或不愿意手术的患者，可作为首选方法。

六、术中胆道镜取石

肝内胆管结石术中未用胆道镜，术后残石率高达 30% ~90%，术中应用纤维胆道镜后使术后残石率降低至 3% ~10%，同时降低了再次手术率。术中胆道镜列为胆道手术常规。

（一）进镜途径

（1）胆总管切口。

（2）胆囊管近侧断端。

（3）肝叶切除后的肝内胆管近侧断端。

（4）经膈面切开的肝内胆管切口。

（5）经胆囊床等肝脏面切开的肝内胆管切口。

（二）意义

（1）可直接观察肝内 Ⅱ ~ Ⅲ级胆管及胆总管壶腹开口，发现并直视下取出其内结石。

（2）指导手术常规器械取石，减少盲目无效操作，缩短手术时间，同时减少了器械对无结石胆管的探查摩擦损伤。

（3）弥补术前检查和术中造影不足，降低误诊与漏诊，经术中胆道镜可以得到纠正和确诊，并得到及时处理。

（4）及时发现胆管其他疾病，如息肉、癌肿、狭窄，进而指导术者选择恰当的术式。

（5）部分胆囊管扩张者，胆道镜经此通道检查和取石，完成后可结扎胆囊管，减少胆总管切开，T 管引流。

（三）注意事项

术中纤维胆道镜应用的并发症很少见，是安全、有效地预防术后残余结石的最好方法，但也有不足之处。如胆道镜无法进入细小分支和末梢，而遗漏结石。术中纤维胆道镜应注意下列问题：①肝内胆管分支多，检查时可能遗漏某一分支，特别是进镜后的第一个分支，因为进镜距离短，镜身不易固定，开口不在正前方，很容易超过第一支开口而未发现其中的病变；②因胆管炎，管腔内较多的脓性絮状物漂浮，术中器械取石后管壁出血，使视野模糊，影响观察，此问题可用加压注水改善；③外科医生使用胆道镜经验不足。所以我们认为，术中胆道镜有其独特的优点，但不能完全代替其他检查手段，如术中造影、术中 B 超等。

七、术后胆道镜取石

术后胆道镜是应用最多的技术，近年来已有数万例报告，技术也日趋成熟。

（一）进镜途径

（1）胆道术后 T 管窦道。

（2）胆囊造瘘窦道。

（3）胆肠吻合术后空肠袢造瘘窦道。

（4）切开皮下空肠盲袢。

（5）肝肠 U 形管窦道等。

（二）应用时机和注意事项

胆道镜应用时机与胆道镜的粗细、瘘道的粗细、手术术式、胆道镜应用的目的、病变的具体情况等多种因素有关。

较粗的胆道镜强行进入较细的窦道，插镜时易导致窦道穿孔。相对引流管较细的胆道镜对胆道窦道和吻合口的损伤机会小。较大的结石若不行碎石取出时，通过较小的窦道易撕裂窦道致胆汁性腹膜炎。如果残石小、窦道粗、胆道镜细，术后 3 周即可取石；相反，胆道镜粗、窦道细、结石大时，需在术后 6 周待 T 管周围的纤维窦道相当牢固后方能取石。

胆总管切开 T 管引流术后，因 T 管窦道紧连十二指肠，最好在术后 6 周行胆道镜取石，否则易造成十二指肠穿孔。如果胆肠吻合口大、空肠袢 T 管出口贴近腹壁，可在术后 4 周胆道镜取石。

若 T 管造影后，仅怀疑胆管或乳头癌病变欲取病检或怀疑气泡、凝血块等，可用细镜术后 3 周进行。

取出残余结石，单个，＜1cm，可用细镜在术后 3～4 周进行。若＞1.2cm 或多支胆管多个残石应在术后 6 周进行取石。因为胆道镜需在胆管内作各个方向的转动，对胆道、窦道或吻合口的拉动较大，而且多次取石，粗糙的结石对窦道多次擦伤，易致窦道穿孔，致胆汁腹膜炎。

胆道术后有外通道引流管，但因残石或蛔虫梗阻，引流不通畅，此时发生梗阻性胆管炎、发热、黄疸加重，不是胆道镜取石的禁忌证。此时纤维胆道镜取石疏通胆道是最好的选择。

（三）操作方法

术者及助手需按无菌操作要求穿戴无菌手术衣帽、手套。手术野在拔除 T 管后常规消毒铺巾。一般需要两人，助手站于术者对面，也可以一人进行。将纤维胆道镜连接约 80cm 高处的生理盐水挂瓶，边注水边检查，视野方能清晰。

检查顺序应为先肝内胆管后肝外胆管，判断结石的具体位置后再行取石，以便每次进镜后有的放矢，准确找到结石。操作过程中滴注生理盐水，每次不宜超过 3 000mL，过多可引起腹泻。当胆道镜检查或取石暂告一个段落时，可再放置 T 管于胆管内，以保持胆管引流通畅，可供再次取石和造影，术后开放 T 管引流 6～24h，预防术后感染发热。若发热，引流时间延长至体温正常。若需再次取石，需 1 周后进行。

（四）临床意义

1. 明确诊断　胆道术后，医生和患者均希望知道手术是否完全取净结石，通常行 T 管造影、B 超、CT 和 MRI 等影像学检查。这些检查均为间接诊断手段，而胆道镜不仅能直视胆管内部的情况，并且能辨认胆管黏膜、结石、肿瘤、异物，还能区分出胆管内血块、气泡，此为其他检查方法所不能比拟的。

2. "彗星"征　T 管造影不见某支胆管显影，而胆道镜检查时发现该支胆管开口处有黄白色絮状物漂浮呈飘带状，形如彗星，在其头部常可见狭窄的胆管开口，扩张此开口可见其内有结石（图15-6）。

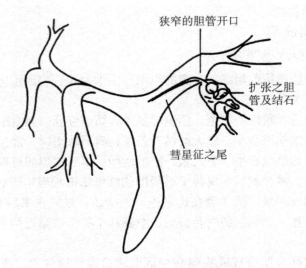

狭窄的胆管开口

扩张之胆管及结石

彗星征之尾

图15-6　"彗星"征示意图

3. 彻底治疗　以往术后残余结石，常用溶石、震荡、中药排石，虽可收到一定效果，但终不满意而再次手术。自胆道镜应用以来，由于纤维胆道镜具有直视和可弯曲的特点，克服了手术的盲区，用常规取石网取石治愈率达90%～95%，加上特殊的碎石手段，治愈率达96%～99%，肝外胆管残石治愈率几乎达100%。胆道镜取石成功率高、收效快、安全、易行，是目前治疗残余结石的最好方法，收到了满意的效果，迎来了手术内镜联合治疗胆道结石的新时代。

（五）取石困难原因

原因有以下几个方面：①T管隧道过细、过弯，甚至在腹腔内打折，在腹壁和腹膜处打折；②结石过大，特别是直径＞2cm；③结石嵌于胆管开口或Oddi孔或胆管末梢；④结石近端狭窄。

（六）对策

1. 碎石

（1）活检钳"开窗碎石"、"横切挖沟"碎石：此操作需两人进行，术者寻及结石，置入活检钳，助手张钳，术者送钳咬在结石上，助手固定胆道镜，听术者令开和关，反复张咬，在结石上开窗挖沟，至结石破裂，用取石网取出。

（2）等离子碎石：应用中国科学院研制的定向等离子冲击波碎石器，如PSW-G型。胆道镜寻及结石后，将等离子体冲击碎石的导束经活检孔插入，超出镜端1～1.5cm，距结石约1cm发放定向等离子体冲击波冲击结石。但探头不紧压结石，不断注生理盐水，使结石在生理盐水之中，碎石能量为2～3焦耳，不超过4焦耳。冲击波应对准结石，避免对胆管壁造成损伤。

（3）液电碎石：经胆道镜将碎石电极送入直抵结石表面。电极前端需突出镜端1cm。

接通和启动液电碎石系统并按结石的硬度来选择强度档次，实施碎石。碎石时，胆道内需充满生理盐水，并且无气泡。

（4）激光碎石：用胆道镜寻及大结石后，经活检孔插入 YAG 激光器的光导纤维，超出镜端 1cm 接近结石，开大灌注水或加压给水，15mL/min，然后照射激光功率 50~60W，每次 1s。若需反复照射，为待视野清晰和防止局部水温过高，应间隔 1~3min 为宜。照射 3~5 次应更换照射部位，以免结石被击穿，激光直接照射至对侧胆管壁。若遇胆管狭窄环，可在胆管内侧用 4W 激光照射 1~3s，切开狭窄环，再碎石。另外，还有震荡碎石、高频电击碎石、超声碎石等。

2. 溶石　经胆道镜插细尼龙管至结石以上，拔出胆道镜后向胆总管置入 T 管或导尿管，经尼龙管持续滴入肝素 1 500U，加 250mL 生理盐水，每分钟 80 滴，每日 1 次。或滴入复方橘油乳剂，复方二甲基亚砜溶石乳剂（DMSO）100mL，每分钟 30~60 滴，每日 1 次，约 1 周后，结石松裂后网篮取石。

3. 冲洗　对胆管末梢小结石可用逆喷水管冲洗或溶石与冲洗结合，清除残石。

（七）并发症

1. 恶心、呕吐　发生恶心和呕吐多因胆道镜取石时灌注生理盐水过快，压力过高，引起胆管压力增高所致。故要注意灌注生理盐水时以 80cm 高度、120 滴/分为宜。

2. 腹泻　取石数量多、时间长时，胆道镜操作灌注生理盐水过多，尤其注水 >3 000mL，可引起肠蠕动加快。术后直立后，即感腹痛、腹泻，此腹泻无须特殊处理，可自然好转。

3. 发热　因取石操作对胆道、窦道有轻微损伤反应性发热，一般在 38℃ 左右，一般 24h 后自然消退。术后可放开胆道引流。若胆汁墨绿色提示有感染，可应用抗菌药物。

4. 窦道穿孔

（1）表现：镜下见出血和黄色脂肪组织，无完整的纤维窦道。镜身可插入很深，但未能见胆管分支。同时，患者上腹部以外的地方疼痛。

（2）处理：立即停止取石，停灌注水。若镜下能见原窦道，或可进入胆道，就此从活检孔插一输尿管导管。拔出胆道镜，顺输尿管导管插一直径、内径大的引流管，开放引流胆汁，数周后窦道可自愈。若不能寻及胆道，盲插带侧孔的直引流管引流胆汁与腹腔液，有可能避免胆汁性腹膜炎。术后应严密观察下腹部情况，若有胆汁性腹膜炎发生，应立即再手术引流。

5. 十二指肠窦道瘘　因 T 管压迫或结石取出时摩擦十二指肠侧壁，发生十二指肠侧壁瘘。当胆道镜再次插入时即进入十二指肠腔，见沙丘状十二指肠黏膜，此时应放弃取石，置一引流管，待 1 周后夹闭引流，此后拔除引流管可自愈。

6. 急性胰腺炎　可能因结石嵌顿于壶腹部或乳头水肿，胰液引流不畅所致，极少见。

八、经内镜胆管内、外引流术

（一）内镜鼻胆管外引流术（endoscopic nasobiliary drainage，ENBD）

1. 适应证　重型胆管炎及重型胰腺炎的紧急减压引流；梗阻性黄疸的术前减黄引流；胆管结石患者的冲洗排石及溶石治疗。

2. 方法　可在或不在 EST 后进行，导管插入胆总管后，可先行 ERCP 以明确梗阻原因，也可在此基础上行 EST，以取出结石或蛔虫；插入带细套管的导丝越过梗阻部位；拔出细套管，将引流管（7~10F）沿导丝插入，抵达肝总管；边推进引流导管，边将导丝向后拔出；然后输送导管，边拔出十二指肠镜，将引流管自口腔引出；从鼻孔处插入 8 号导尿管，用环钳从口腔引出，然后将引流管插入导尿管内 20cm 以上；拨动导尿管，将引流管从鼻腔引出，并圈起固定在鼻翼旁。引流管负压吸引，也可注入含有抗生素的生理盐水冲洗胆道。

3. 术后处理　①如导管每日引流量较大，应注意静脉补液与电解质平衡；②术前 3 天开始应用抗生素；③加强导管引流的护理，记录引流量及性质，每日冲洗导管，若导管引流不畅，要注意查找原因；④注意观察患者全身情况，若病情加重或发生并发症，应立即手术治疗；⑤鼻胆管引流一般维持 1~2 周，待症状缓解后即可拔管，需要长期引流者，则应留置永久性内引流管。

（二）内镜逆行胆管内引流术（endoscopic retrograde biliary drainage，ERBD）

1. 适应证　良性病变，如十二指肠乳头部狭窄、胆总管远端纤维性狭窄；术后胆管狭窄；硬化性胆管炎；慢性胰腺炎、主胰管狭窄；其他胆胰管狭窄、阻塞性病变、恶性病变，如胰腺癌、主胰管狭窄、阻塞；肝外胆管癌；十二指肠乳头或壶腹部癌；胆囊癌致胆管狭窄、梗阻。

2. 方法　首先在 ERCP 的基础上行 EST，插管方法同 ENBD，退出套管后，沿导丝插入内支撑管（7~10F），用推送导管将内支撑管向前推送，越过狭窄处，撤出导丝，继续推送导管，使之脱离内镜，尾端留在十二指肠腔内 1.5~2cm。直视下观察支撑管长度和位置是否合适，引流胆汁、胰液是否通畅，拔镜前用冲洗液冲洗导管。

3. 术后处理　术后禁食 3 天，常规应用抗生素（同 ENBD），并给予利胆剂。内引流管系永久性置管，留置时间不限，一般置管 3 天后患者可下床活动，若导管引流不佳或过细可以再次置换大口径引流导管。

（陈俊卯）

参考文献

[1] 陈俊卯，杨德久，李素新，田素红. 介入治疗肝癌伴严重低血糖症 [J]. 介入放射学杂志，2004，13（2）：119.

[2] 陈俊卯，杨德久，张万壮. 双肺多发平滑肌瘤介入治疗 [J]. 中华放射学杂志，2006，40（2）：223-224.

[3] 陈俊卯，杨德久，张万壮，周士琦，李素新，田素红. 介入治疗在骨组织肿瘤临床治疗中的价值 [J]. 放射学实践，2008，23（5）：555-557.

[4] 陈俊卯，刘艳华，杨德久，张万壮，周士琦，李素新. 海藻酸钠微球在子宫肌瘤动脉栓塞治疗中的价值 [J]. 现代预防医学杂志，2009，36（12）：2390-2392.

[5] 陈俊卯，杨德久，田素红，李素新. 肝动脉化疗栓塞术联合射频消融术在伴有肝动静脉瘘的肝癌治疗中的价值 [J]. 中国煤炭工业医学杂志，2009，12（2）：

195 – 196.

[6] 刘慧，李倩，王颖，等．NO 升高对肝脏凋亡损伤影响的研究进展．广东医学，2016，37（6）：936 – 939.

[7] 吴荣寿，邬林泉．复发性胃肠间质瘤多发肝脏转移一例外科治疗．肝胆胰外科杂志，2016，28（1）：75 – 77.

[8] 戴朝六．肝海绵状血管瘤的诊治现状．中国普外基础与临床杂志，2016，23（2）：129 – 133.

第十六章

胰腺外科

第一节　急性胰腺炎

一、概述

急性胰腺炎是外科临床常见的急腹症之一，从轻型急性胰腺炎到重型急性胰腺炎，由于两者严重度不一，所以预后相差甚远。在急性胰腺炎中，约 80% 左右为轻型胰腺炎，经非手术治疗可以治愈。而另 20% 的重型胰腺炎由于起病骤然、病情发展迅速，患者很快进入危重状态，往往在数小时至数十小时之内产生全身代谢紊乱、多脏器功能衰竭并继发腹腔及全身严重感染等，即使给予及时治疗（包括外科的干预），仍有 30% 左右的死亡率。因此，虽然目前对急性胰腺炎的病情发展和病程转归有了一定的认识，治疗手段也有显著进步，但对于重症急性胰腺炎的发病机制、病情变化规律及治疗方法仍存在较多的难题，有待我们去解决。

二、病因与发病机制

急性胰腺炎是指胰腺消化酶被异常激活后对胰腺本身及其周围脏器和组织产生消化作用而引起的炎症性疾病。到目前为止对于急性胰腺炎的发病机制仍未完全清楚，基本原因与 Vater 壶腹部阻塞引起胆汁反流入胰管和各种因素造成胰管内压力过高、胰管破裂、胰液外溢等有关。急性胰腺炎发病因素众多，胆道疾病、酗酒、高脂血症和医源性创伤都可以诱发胰腺炎，其中，最常见的病因是胆道疾病，其次，则是酗酒及医源性的创伤包括手术损伤、内镜操作等。近年来，高脂血症诱发的急性胰腺炎逐渐增多。其他的病因还有外伤、十二指肠病变如十二指肠憩室、高钙血症、药物因素（如他莫昔芬、雌激素等）的诱发，以及妊娠等。另外，有少数急性胰腺炎找不到原因，称特发性胰腺炎。

急性胰腺炎是因胰腺分泌的各种消化酶被各种因素异常激活，导致对胰腺组织本身及其周围脏器和组织产生消化，即"自我消化"作用。正常情况下，胰腺腺泡分泌的消化酶并不能引起自身消化，主要是有一系列的保护机制运作：①胰腺导管上皮有黏多糖保护。②胰酶在胰腺内主要以胰酶原的形式存在，胰酶原是没有活性的。③各种胰酶原以酶原颗粒的形式存在于胰腺腺上皮细胞内，酶原颗粒呈弱酸性，可以保持胰蛋白酶原的稳定形式。④在胰腺实质和胰管之间，胰管和十二指肠之间的胰液分泌压和胆管中的胆汁分泌压之间均存在着正常的压力梯度，维持胰管内胰液的单向流动，使胰液不会发生反流，Oddi 括约肌和胰管括约肌也是保证压力梯度存在、防止反流的重要因素。总之，保持胰酶在胰腺内的非活化形式存在是维持胰腺正常运转的关键，任何原因诱发了酶原在胰腺内不适时地激活都将会启动急性胰腺炎的病程。

急性胰腺炎的发病机制复杂，在病情发展过程中，还有新的因素参与，促使病情进一步变化。至今，确切的发病机制尚不完全清楚，目前已了解的发病机制归纳如下。

（一）急性胰腺炎的启动因素

1. 胰酶被异常激活的机制　胆胰管内压力升高和胆汁反流的因素胆管和胰管在解剖学上的特异性造成胆胰管的压力联动。通常，近 80% 的正常人群存在胆胰管的共同通道。当共同通道受阻时，可造成胆汁反流进入胰管；胰管出口的梗阻也会导致胰管内压力的升高。胆管内的结石梗阻在共同通道的末端，以及胆管癌、胰头癌、十二指肠乳头的病变，十二指肠镜逆行性胰胆管造影（ERCP）都可以导致胆胰管开口的梗阻和胰管内压力的升高。反流进入胰管的胆汁中的游离脂肪酸可以直接损伤胰腺组织，也可以激活胰酶中的磷脂酶原 A，产生激活的磷脂酶 A。它使胆汁中的卵磷脂成为有细胞毒性的溶血卵磷脂，引起胰腺组织的坏死。磷脂酶 A 除作用于胰腺局部，还作用于全身，引起呼吸和循环的功能障碍。弱碱性的胆汁也可以激活胰管内胰酶颗粒中的各种酶原，提前启动了胰酶的活性。胰管内压力的上升还可以破坏胰管上皮，使胰液逆向流入胰腺间质内，被激活的各种胰酶对胰腺组织产生自身消化，导致胰腺的坏死。急慢性的胆道系统炎症也会诱发十二指肠乳头的炎症性水肿、痉挛和狭窄，胆胰管内的压力升高，导致急性胰腺炎。

此外，十二指肠乳头周围的病变（如十二指肠憩室）、十二指肠穿透性溃疡、胃次全切除术后输入襻瘀滞症等都可以造成十二指肠腔内压力的升高，导致十二指肠内容物反流入胰管。因十二指肠内容物中含有肠激酶以及被激活的各种胰酶、胆汁酸和乳化的脂肪，一旦这些内容物进入胰管后，再激活胰管内胰液中的各种胰酶原，造成胰腺组织自身消化，发生急性胰腺炎。

2. 酒精中毒的因素　在西方国家，酒精中毒引起的急性胰腺炎约占总数的 25%。酒精中毒导致胰腺炎的机制尚未完全明确，大致归纳为以下几个方面：①酒精的刺激作用：大量饮酒刺激胰腺分泌增加，同时酒精可以引起 Oddi 括约肌痉挛，这样使胰管内压升高，导致细小胰管破裂，胰液进入胰腺实质，胰蛋白酶原被胶原酶激活，胰蛋白酶再激活磷脂酶、弹力蛋白酶、糜蛋白酶等，导致胰腺自身消化。②酒精对胰腺的直接损伤作用：血液中的酒精可直接损伤胰腺组织，使胰腺腺泡细胞变性坏死，蛋白合成能力减弱。

3. 高脂血症的因素　目前，国内外较为公认的高脂血症导致胰腺炎的机制有以下几点：①甘油三酯的分解产物对腺泡的直接损伤。高脂血症的患者游离脂肪酸产生过多，超出了白蛋白的结合能力，胰腺内高浓度聚集的游离脂肪酸就会产生细胞毒性，损伤胰腺腺泡细胞和小血管，导致胰腺炎的发生。此外，游离脂肪酸可以诱发胰蛋白酶原激活加速，加重腺泡细胞的自身消化和胰腺炎的病理损害。②当血清内血脂 > 2.15mmol/L 时，患者的血液黏滞度增高，Ⅷ因子活性、纤溶酶原激活抑制物活性增高，干扰纤溶，易于形成血栓。高脂血症也会激活血小板，产生缩血管物质血栓素 A_2，导致胰腺血液微循环障碍。而高脂血症中大分子的乳糜微粒可直接栓塞毛细血管，使胰腺缺血坏死。

4. 其他因素　急性胰腺炎的起病因素众多，发病机制也很复杂，目前尚未完全明晰。

在不同的国家和地区，主要的发病因素也不相同。除以上较为常见的因素以外，还有暴饮暴食的饮食因素，外伤和医源性损伤的创伤因素，以及妊娠、高钙血症等有关的代谢因素，以及一些药物相关的药物因素、败血症相关的感染因素和精神因素等。

（二）导致急性胰腺炎病变加重的因素

80%的急性胰腺炎患者属于轻型急性胰腺炎，这些患者保守治疗有效，经自限性的胰腺炎过程，很快能够恢复。但另外20%左右的患者，开始就呈现危及生命的临床表现，随着胰腺组织的出血、坏死及后腹膜大量炎性毒素液的渗出，病情急剧加重，全身代谢功能紊乱，出现肺、肾、心、脑多脏器功能障碍并继发局部及全身感染，最终导致患者死亡。是什么原因导致这部分患者病变加重，近年来研究揭示，尽管不同的始动因素诱发了急性胰腺炎，但在启动后的急性胰腺炎的进程上，它的病理生理过程是一致的，导致病变加重的因素也是相同的，而且这些因素又相互交叉、互相作用，使急性胰腺炎的病变严重化，病程复杂化。

1. 白细胞的过度激活和全身炎症反应　胰腺炎是一炎症性疾病，炎症介质和细胞因子过度释放是重症急性胰腺炎病情加重的重要因素。1988年Rindernecht提出急性胰腺炎的白细胞过度激活学说。近年来的实验研究显示，巨噬细胞、中性粒细胞、内皮细胞和免疫系统均参与急性胰腺炎的病变过程，并诱发了多种细胞因子的级联反应。其中，单核巨噬细胞在损伤因子的刺激下，能够合成和释放多种细胞因子，如TNF-α、IL-1等，也释放活性自由基及蛋白酶和水解酶，引起前列环素类物质、白三烯等炎症介质的分泌，引起和增强全身炎症反应。细胞因子在炎症反应中，能刺激粒细胞的活化，大量释放损伤性炎性介质，其中PMN-弹力蛋白酶含量增高，它能够降解细胞外基质中的各种成分，水解多种血浆蛋白，破坏功能完好的细胞，加重胰腺的出血、坏死和胰外脏器的损伤，并导致全身代谢功能的严重不平衡，临床上出现急性反应期症状，即形成了全身炎症反应综合征（SIRS），最终可导致多脏器功能衰竭（MOF），此时是重症急性胰腺炎病程第一阶段，也是重症急性胰腺炎的第一个死亡高峰。

2. 感染　患者度过急性胰腺炎急性反应期的全身代谢功能紊乱和多脏器功能不全后，接着要面临的是胰腺坏死灶及胰外脂肪组织坏死灶的感染和全身的脓毒血症，它是急性坏死性胰腺炎第二阶段的主要病变，也是急性胰腺炎患者的第二个死亡高峰时期。急性胰腺炎患者并发的局部和全身的感染多为混合性感染，主要的致病菌是来源于肠道的革兰阴性杆菌和厌氧菌。肠道菌群移位到胰腺和身体其他部位，是因为肠道黏膜屏障在急性胰腺炎的早期就受到破坏。急性胰腺炎发病早期血流动力学改变，使肠道供血减少、肠黏膜缺氧，黏膜屏障被损伤。早期的禁食治疗，也使肠黏膜绒毛的营养状态下降，加剧了肠道黏膜屏障的破坏，使得肠黏膜的通透性异常增加，细菌和内毒素移位到胰腺和胰外侵犯的坏死组织内，导致胰腺坏死灶继发感染、胰腺和胰周脓肿及全身脓毒血症。

3. 胰腺血液循环障碍的因素　有实验研究表明，胰腺的供血不足和胰腺的微循环障碍可以诱发和加重胰腺炎的发生和发展。在解剖上，胰腺小叶内中央动脉是唯一的胰腺腺叶的供血动脉，相互间缺少交通支。一旦中央动脉因各种原因导致供血障碍，容易发生胰腺小叶坏死，小叶内腺泡细胞的坏死会产生胰酶颗粒的释放和激活。在急性胰腺炎的病程中，胰腺血液循环障碍进一步加剧了胰腺坏死的发展，使病变加重。

4. 急性胰腺炎全身代谢功能的改变和对重要脏器的影响　轻型急性胰腺炎病变仅局限

在胰腺局部，而重症急性胰腺炎的病变则以胰腺病变和胰外侵犯共同存在为特点。重症急性胰腺炎影响全身多脏器功能的途径是多因素的，大量胰酶释放入血、失控的炎症反应、微循环的障碍、再灌注的损伤、感染等都可以诱导多脏器功能不全。其中全身炎症反应综合征（systemic infiammatorv response syndrome，SIRS）是多脏器功能不全的共同途径。在重症急性胰腺炎的早期，主要表现为循环系统、呼吸系统和肾功能受到影响。而到了感染期则全身多脏器和代谢功能均受伤害。

（1）对循环系统的影响：重症急性胰腺炎患者胰腺、胰周组织、腹膜后的大量液体渗出导致全身循环血容量的急剧丧失，造成低血容量性休克。同时，过度释放的损伤性炎性介质带来全身炎症反应综合征，炎症介质对心血管系统的作用和血液分布不均是休克的主要原因。因此临床上单纯的液体补充并不能有效地中止重症胰腺炎患者的休克病程。

（2）呼吸功能的影响：胰腺炎症激活的弹性蛋白酶促使全身免疫细胞释放大量的炎症介质，具有细胞毒性的细胞因子和炎症介质导致血管内皮和肺泡上皮的损伤。肺毛细血管内皮损伤后大量血浆成分渗透到肺间质和肺泡内。磷脂酶 A_2 的异常释放和激活，使卵磷脂转变成溶血卵磷脂，破坏了肺泡表面的活性成分，肺泡表面张力增加。以上原因造成肺的顺应性降低，患者可表现为进行性缺氧和呼吸困难。急性胰腺炎并发的肺损伤（acute lung injury，ALI）或急性呼吸窘迫综合征（acute respiratory distress syndrome，ARDS）是短时间内患者死亡的主要原因，约占死亡总数的近 60%。此外，重症胰腺炎患者腹腔内的大量渗出和肠壁水肿、肠蠕动障碍产生腹腔内的高压（intra abdominal hypertension，IAH），也迫使横膈抬高，影响了呼吸功能，造成呼吸困难和缺氧，这与 ARDS 有所不同。

（3）肾功能的影响：在重症急性胰腺炎早期，肾前因素是导致肾功能损伤的主要原因。急性炎症反应期的有效循环血量的相对或绝对不足引起严重的肾缺血，使肾小球滤过下降，肾组织缺氧。长时间的肾供血不足，以及全身炎症反应和感染的情况下，炎症介质也可以直接或间接导致肾功能损害，出现急性肾小管坏死。

（4）其他：对肝功能的影响是因为胰酶和血管活性物质及炎症介质通过门静脉回流入肝，破坏肝细胞，此外，血容量的不足也导致回肝血量的减少损伤肝细胞。胰头水肿可压迫胆总管导致梗阻性黄疸。脑细胞缺血、缺氧以及磷脂酶的作用使中枢神经系统发生病变。在严重的感染期，真菌感染也可带来烦躁不安、神志模糊、谵妄等精神神经症状。

（5）代谢的改变：重症急性胰腺炎的代谢性改变主要表现在低钙血症和高血糖。

血钙低于 1.87mmol/L（7.5mg/L）预示胰腺炎病变严重，预后不良。低钙血症往往发生在发病后的第三天。低钙血症的发生主要是因为胰周和腹膜后脂肪坏死区域发生钙盐皂化作用。由于血钙约半数与白蛋白结合，在低蛋白血症时也会导致总钙值降低。此外，胰腺炎时胰高血糖素的分泌增加，通过降钙素的释放和直接抑制钙的吸收可引起低钙血症。血钙严重降低代表脂肪坏死范围的增大，胰腺炎的胰周病变严重。

胰腺炎全程均可出现高血糖。胰腺炎早期多是因为机体的应激反应，胰高糖素的代偿性分泌所致。后期则是因为胰腺坏死、胰岛细胞广泛受到破坏、胰岛素分泌不足。

三、病理

急性胰腺炎的基本病理改变包括水肿、出血和坏死。任何类型的急性胰腺炎都具有上述 3 种改变，只是程度有所不同。一般急性胰腺炎在病理上分为急性水肿性胰腺炎（又称间质性胰腺炎）和急性出血坏死性胰腺炎。

1. 急性水肿性胰腺炎　肉眼可见胰腺呈弥漫性和局限性水肿、肿胀、变硬，外观似玻璃样发亮。镜下可见腺泡和间质水肿、炎性细胞浸润，偶有轻度的出血和局灶性坏死，但腺泡和导管基本正常。此型胰腺炎占急性胰腺炎的绝大多数，其预后良好。

2. 急性出血坏死性胰腺炎　大体上胰腺肿大，胰腺组织因广泛出血坏死而变软，出血区呈暗红色或蓝黑色，坏死灶呈灰黄、灰白色。腹腔伴有血性渗液，内含大量淀粉酶，网膜及肠系膜上有小片状皂化斑。镜检：胰腺组织呈大片出血坏死，腺泡和小叶结构模糊不清。胰导管呈不同程度扩张，动脉有血栓形成。坏死灶外有炎性区域围绕。当胰腺坏死灶继发感染时，被称为感染性胰腺坏死。肉眼可见胰腺腺体增大、肥厚，呈暗紫色。坏死灶呈散在或片状分布，后期坏疽时为黑色，全胰坏死较少发生。

四、分类

急性胰腺炎因发病原因众多，病程进展复杂，预后差别极大，因此，分类侧重的方面不同，分类的方法也就有所不同。

1. 病因学分类

（1）胆源性胰腺炎：由于胆管结石梗阻或胆管炎、胆囊炎诱发的急性胰腺炎。患者首发症状多起自中上腹或右上腹，临床上50%以上的急性胰腺炎都是胆道疾病引起。

（2）酒精性胰腺炎：因酗酒引起的急性胰腺炎，国外报道较多，西方国家约占急性胰腺炎的25%左右。

（3）高脂血症性胰腺炎：高血脂诱发的急性胰腺炎。近年来逐渐增多，正常人群如血脂高于11mmoL/L，易诱发急性胰腺炎。

（4）外伤或手术后胰腺炎：胆道或胃的手术、Oddi括约肌切开成形术，ERCP后诱发的急性胰腺炎。

（5）特发性胰腺炎：病因不明的急性胰腺炎，多数是微小胆石引起。

（6）其他：还有药物性急性胰腺炎、妊娠性急性胰腺炎等。

2. 病理学分类

（1）急性水肿性胰腺炎：又称急性间质水肿性胰腺炎。

（2）急性坏死性胰腺炎：又称急性出血坏死性胰腺炎。

3. 病程和严重程度分类

（1）轻型急性胰腺炎：仅为胰腺无菌性炎症反应及间质水肿，或有胰周少量炎性渗出。

（2）重型急性胰腺炎：指胰腺炎症及伴有胰周坏死、脓肿或假性囊肿等局部并发症出现，造成全身代谢紊乱，水、电解质、酸碱平衡失调，出现低血容量性休克等。

（3）暴发性急性胰腺炎：指在起病48~72h内经充分的液体复苏及积极地脏器支持治疗后仍出现多脏器功能障碍的重症急性胰腺炎患者，病情极为凶险。

五、临床表现

急性胰腺炎起病急骤，临床表现的严重程度和胰腺病变的轻重程度相关，轻型胰腺炎或胆源性胰腺炎的初发症状较轻，甚至被胆道疾病的症状所掩盖。而重症胰腺炎在剧烈腹痛的临床表现基础上症状逐渐加重，出现多脏器功能障碍，甚至多脏器功能衰竭。

1. 腹痛、腹胀　突然出现上腹部剧烈疼痛是急性胰腺炎的主要症状。腹痛前，多有饮食方面的诱因，如暴饮暴食、酗酒和油腻食物。腹痛常为突然起病，剧烈的上腹部胀痛，持续性，位于中上腹偏左，也可以位于中上腹、剑突下。胆源性胰腺炎患者的腹痛常起于右上腹，后转至正中偏左。可有左肩、腰背部放射痛。病情严重的患者，腹痛表现为全上腹痛。腹痛时，患者常不能平卧，呈弯腰屈腿位。

2. 演变　随病情的进展，腹痛呈一种持续性胀痛，随后转为进行性腹胀加重。部分患者腹胀的困扰超过腹痛，少数老年患者可主要表现为腹胀。胰腺炎患者腹痛腹胀的强度与胰腺病变的程度相一致，症状的加重往往预示着病变严重程度的加重。

3. 恶心呕吐　伴随腹痛而来，恶心呕吐频繁，呕吐物大多为胃内容物，呕吐后腹痛腹胀症状并不能缓解为其特点。

4. 发热　多数情况下轻型急性胰腺炎及重型急性胰腺炎的早期体温常在38℃左右，但在胆源性胰腺炎伴有胆道梗阻、化脓性胆管炎时，可出现寒战、高热。此外，在重症急性胰腺炎时由于胰腺坏死伴感染，高热也是主要症状之一，体温可高达39℃以上。

5. 休克　在重症急性胰腺炎早期，由于大量的液体渗透到后腹膜间隙、腹腔内、肠腔内或全身的组织间质中，患者出现面色苍白、脉搏细速、血压下降等低血容量性休克症状，并尿量减少。此外，在重症急性胰腺炎的感染期，如果胰腺及胰周坏死感染，组织及化脓性积液不及时引流时，可出现感染性休克。有少数患者以突然的上腹痛及休克、伴呼吸等多脏器功能障碍和全身代谢功能紊乱为表现的发病特点，称为暴发型胰腺炎。

6. 呼吸困难　在重症急性胰腺炎的早期，一方面由于腹胀加剧使横膈抬高影响呼吸，另一方面由于胰源性毒素的作用，使肺间质水肿，影响肺的气体交换，最终导致呼吸困难。患者呼吸急促，呼吸频率常在 30 次/分以上，$PaO_2 < 60mmHg$。少数患者可出现心、肺、肾、脑等多脏器功能衰竭及 DIC。

7. 其他　约有 25% 左右的患者会出现不同程度的黄疸，主要是因为结石梗阻和胰头水肿压迫胆总管所致，也可因胰腺坏死感染或胰腺脓肿未能及时引流引起肝功能不良而产生。此外，随着病情的进展，患者会出现少尿、消化道出血、手足抽搐等症状，严重者可有 DIC 的表现。

六、体格检查

1. 一般情况检查　患者就诊时呈急腹症的痛苦面容，精神烦躁不安或神态迟钝，口唇干燥，心率、呼吸频率较快，大多心率在 90 次/分以上，呼吸频率在 25 次/分以上，一部分患者巩膜可黄染，血压低于正常。

腹部检查：

压痛，轻型水肿性胰腺炎，仅有中上腹或左上腹压痛，轻度腹胀，无肌卫，无反跳痛。重症坏死性病例，全腹痛，以中上腹为主，上腹部压痛，伴中重度腹胀，上腹部有肌卫、反跳痛等腹膜炎体征。根据胰腺坏死的程度和胰外侵犯的范围，以及感染的程度，腹膜炎可从上腹部向全腹播散。左侧腰背部也会有饱满感和触痛。有明显的肠胀气，肠鸣音减弱或消失。重症患者可出现腹腔积液，腹腔穿刺常可抽到血性液体，查腹水淀粉酶常超过 1 500 单位。坏死性胰腺炎进展到感染期时，部分患者有腰部水肿。

一些患者左侧腰背部皮肤呈青紫色斑块，被称为 Grey‑Turner 征。如果青紫色皮肤改变出现在脐周，被称为 Cullen 征。这些皮肤改变是胰液外渗至皮下脂肪组织间隙，溶解皮下脂肪，使毛细血管破裂出血所致，出现这两种体征往往预示病情严重。

2. 全身情况　胆源性胰腺炎患者如果有结石嵌顿在壶腹部，会出现黄疸。也有少数患者会因为炎症肿大的胰头压迫胆总管产生黄疸，但这种类型的黄疸程度较浅，总胆红素指数很少超过 100mmol/L。

早期或轻型胰腺炎体温无升高或仅有低于 38℃ 的体温。坏死性胰腺炎患者病程中体温超过 38.5℃，预示坏死继发感染。

患者左侧胸腔常有反应性渗出液，患者可出现呼吸困难。少数严重者可出现精神症状，包括意识障碍、神志恍惚甚至昏迷。

重症坏死性胰腺炎在早期的急性反应期最易出现循环功能衰竭、呼吸功能和肾衰竭，此时会出现低血压和休克，以及多脏器功能衰竭的相关表现和体征，如呼吸急促、发绀、心动过速等。

七、实验室检查

1. 淀粉酶的测定　血、尿淀粉酶的测定是胰腺炎诊断最常用和最重要的手段。血清淀粉酶在急性胰腺炎发病的 2h 后升高，24h 后达高峰，4～5 天恢复正常。尿淀粉酶在发病的 24h 后开始上升，下降缓慢，持续 1～2 周。血尿淀粉酶在发病后保持高位不能回落，表明胰腺病变持续存在。很多急腹症都会有血清淀粉酶的升高，如上消化道穿孔、胆道炎症、绞窄性肠梗阻等，故只有血尿淀粉酶升高较明显时才有临床诊断的意义。使用 Somogyi 法，血淀粉酶正常值在 40～110u，超过 500u，有诊断急性胰腺炎的价值。测值越高，诊断的意义越大。

淀粉酶/肌酐清除率比值：淀粉酶清除率/肌酐清除率（%）＝（尿淀粉酶/血淀粉酶）/（尿肌酐/血肌酐）×100%，正常人该比值是 1%～5%，一般小于 4%，大于 6% 有诊断意义。急性胰腺炎时，肾脏对淀粉酶的清除能力增加，而对肌酐不变，因此，淀粉酶/肌酐清除率比值的测定可以协助鉴别诊断。

2. 血清脂肪酶的测定　因血液中脂肪酶的唯一来源是胰腺，所以具有较高的特异性。发现血中淀粉酶和脂肪酶平行升高，可以增加诊断的准确性。

3. C 反应蛋白，PMN - 弹力蛋白酶的测定　C 反应蛋白是急性炎症反应的血清标志物，PMN - 弹力蛋白酶为被激活的白细胞释放，也反映了全身炎症反应的程度，因此，这两个指标表明急性胰腺炎的严重程度。48h 的 C 反应蛋白达到 150mg/L，预示为重症急性胰腺炎。

4. 血钙　由于急性坏死性胰腺炎周围组织脂肪坏死和脂肪内钙皂形成消耗了钙，所以，血钙水平的降低也侧面代表了胰腺坏死的程度。血钙降低往往发生在发病后的第 2～3 天后，如果血钙水平持续低于 1.87mmol/L，预后不良。

5. 血糖　急性胰腺炎早期，血糖会轻度升高，是与机体应激反应有关。后期，血糖维持在高位不降，超过 11.0mmol/L（200mg/dl），则是因为胰腺受到广泛破坏，预后不佳。

6. 血红蛋白和血细胞比容　急性胰腺炎患者血红蛋白和血细胞比容的改变常常反映了循环血量的变化。病程早期发现血细胞比容增加 >40%，说明血液浓缩，大量液体渗入人体组织间隙，表明胰腺炎病情危重。

7. 其他 在胰腺炎的治疗过程中，要随时监测动脉血气分析、肝肾功能、血电解质变化等指标，以便早期发现机体脏器功能的改变。

八、影像学检查

1. B 型超声检查 B 超由于无创、费用低廉、简便易行而成为目前急腹症的一种普查手段。在急性胆囊炎、胆管炎、胆管结石梗阻等肝胆疾病领域，诊断的准确性甚至达到和超过 CT。但是，B 超检查结果受到操作者的水平、腹腔内脏器气体的干扰等影响。B 超也是急性胰腺炎的首选普查手段，可以鉴别是否有胆管结石或炎症，是否是胆源性胰腺炎。胰腺水肿改变时，B 超显示胰腺外形弥漫肿大，轮廓线膨出，胰腺实质为均匀的低回声分布，有出血坏死病灶时，可出现粗大的强回声。因坏死性胰腺炎时常常有肠道充气，干扰了 B 超的诊断，因此 B 超对胰腺是否坏死诊断价值有限。

2. CT 检查 平扫和增强 CT 检查是大多数胰腺疾病的首选影像学检查手段。尤其是对于胰腺炎，虽然诊断胰腺炎并不困难，但对于坏死性胰腺炎病变的程度、胰外侵犯的范围及对病变的动态观察，则需要依靠增强 CT 的影像学判断。单纯水肿型胰腺炎，CT 表现为：胰腺弥漫性增大，腺体轮廓不规则，边缘模糊不清。出血坏死型胰腺炎，CT 表现：肿大的胰腺内出现皂泡状的密度减低区，增强后密度减低区与周围胰腺实质的对比更为明显。同时，在胰周小网膜囊内、脾胰肾间隙、肾前后间隙等部位可见胰外侵犯。目前，CT 的平扫和增强扫描已是胰腺炎诊疗过程中最重要的检查手段，临床已接受 CT 影像学改变作为病情严重程度分级和预后判别的标准之一（表 16 - 1）。

表 16 - 1 Balthazar CT 分级评分系统

A 组：胰腺显示正常，为 0 级
B 级：胰腺局限性或弥漫性肿大（包括轮廓不规则、密度不均、胰管扩张、局限性积液），为 1 分
C 级：除 B 级病变外，还有胰固的炎性改变，为 2 分
D 级：除胰腺病变外，胰腺有单发性积液区，为 3 分
E 级：胰腺或胰周有 2 个或多个积液积气区，为 4 分
胰腺坏死范围≤30%，加 2 分
胰腺坏死范围≤50%，加 4 分
胰腺坏死范围 >50%，加 6 分
严重度分为三级：Ⅰ级，0 ~ 3 分；Ⅱ级，4 ~ 6 分；Ⅲ级，7 ~ 9 分

九、穿刺检查

1. 腹腔穿刺 是一种安全、简便和可靠的检查方法，对有移动性浊音者，在左下腹和右下腹的麦氏点作为穿刺点，穿刺抽出淡黄色或咖啡色腹水，腹水淀粉酶测定升高对诊断有帮助。

2. 胰腺穿刺 适用于怀疑坏死性胰腺炎继发感染者。一般在 CT 或 B 超定位引导下进行，将吸出液或坏死组织进行细胞学涂片和细菌或真菌培养，对确定是否需要手术引流有一定帮助。

十、诊断

病史、体格检查和实验室检查可以明确诊断。急性水肿型胰腺炎，或继发于胆道疾病的水肿型胰腺炎，常不具有典型的胰腺炎临床症状。血尿淀粉酶的显著升高，结合影像学检查结果也可以确立诊断。通常，急性胰腺炎患者血尿淀粉酶大于正常值的 5 倍以上，B 超或 CT 检查胰腺呈现上述改变，可以诊断急性水肿型胰腺炎。

急性出血坏死性胰腺炎，又称重症急性胰腺炎，以及在此基础上出现的暴发性急性胰腺炎的概念，在 2006 年西宁第十一届全国胰腺外科会议上，中华医学会外科分会胰腺外科学组制定了《重症急性胰腺炎诊治指南》，可供临床指导：

急性胰腺炎伴有脏器功能障碍，或出现坏死、脓肿或假性囊肿的局部并发症者，或两者兼有。腹部体征包括明显的压痛、反跳痛、肌紧张、腹胀、肠鸣音减弱或消失。可有腹部包块，偶见腰胁部皮下瘀斑征（Grey – lurner 征）和脐周皮下瘀斑征（Cullen 征）。可以并发一个或多个脏器功能障碍，也可伴有严重的代谢功能紊乱，包括低钙血症，血钙低于 1.87mmol/L（7.5mg/dl）。增强 CT 为诊断胰腺坏死的最有效方法，B 超及腹腔穿刺对诊断有一定帮助。重症急性胰腺炎的 APACHE Ⅱ 评分在 8 分或 8 分以上。Balthazar CT 分级系统在 Ⅱ 级或 Ⅱ 级以上。

在重症急性胰腺炎患者中，凡在起病 72h 内经充分的液体复苏，仍出现脏器功能障碍者属暴发性急性胰腺炎。

十一、严重度分级

重症急性胰腺炎无脏器功能障碍者为 Ⅰ 级，伴有脏器功能障碍者为 Ⅱ 级，其中 72h 内经充分的液体复苏，仍出现脏器功能障碍的 Ⅱ 级重症急性胰腺炎患者属于暴发性急性胰腺炎。

十二、重症急性胰腺炎的病程分期

全病程大体可以分为三期，但不是所有患者都有三期病程，有的只有第一期，有的有两期，有的有三期。

1. 急性反应期　自发病至两周左右，常可有休克、呼衰、肾衰、脑病等主要并发症。

2. 全身感染期　2 周~2 个月左右，以全身细菌感染、深部真菌感染（后期）或双重感染为其主要临床表现。

3. 残余感染期　时间为 2~3 个月以后，主要临床表现为全身营养不良，存在后腹膜或腹腔内残腔，常常引流不畅，窦道经久不愈，伴有消化道瘘。

十三、局部并发症

1. 急性液体积聚　发生于胰腺炎病程的早期，位于胰腺内或胰周，无囊壁包裹的液体积聚。通常靠影像学检查发现。影像学上为无明显囊壁包裹的急性液体积聚。急性液体积聚多会自行吸收，少数可发展为急性假性囊肿或胰腺脓肿。

2. 胰腺及胰周组织坏死　指胰腺实质的弥漫性或局灶性坏死，伴有胰周脂肪坏死。胰腺坏死根据感染与否又分为感染性胰腺坏死和无菌性胰腺坏死。增强 CT 是目前诊断胰腺坏死的最佳方法。在静脉注射增强剂后，坏死区的增强密度不超过 50Hu（正常区的增强为 50 ~ 150Hu）。

包裹性坏死感染，主要表现为不同程度的发热、虚弱、胃肠功能障碍、分解代谢和脏器功能受累，多无腹膜刺激征，有时可以触及上腹部或腰胁部包块，部分病例症状和体征较隐匿，CT 扫描主要表现为胰腺或胰周包裹性低密度病灶。

3. 急性胰腺假性囊肿 指急性胰腺炎后形成的有纤维组织或肉芽囊壁包裹的胰液积聚。急性胰腺炎患者的假性囊肿少数可通过触诊发现，多数通过影像学检查确定诊断。常呈圆形或椭圆形，囊壁清晰。

4. 胰腺脓肿 发生于急性胰腺炎胰腺周围的包裹性积脓，含少量或不含胰腺坏死组织。感染征象是其最常见的临床表现。它发生于重症胰腺炎的后期，常在发病后 4 周或 4 周以后。有脓液存在，细菌或真菌培养阳性，含极少或不含胰腺坏死组织，这是区别感染性坏死的特点。胰腺脓肿多数情况下是由局灶性坏死液化继发感染而形成的。

十四、治疗

近年来，对急性胰腺炎的病理生理认识逐步加深，针对不同病程分期和病因的治疗手段不断更新，使急性胰腺炎的治愈率稳步提高。由于急性胰腺炎的病因病程复杂，病情的严重程度相差极大，单一模式的治疗方案不能解决所有的急性胰腺炎病例。因此，结合手术和非手术治疗为一体的综合治疗才能收到预期的效果。总体来说，在非手术治疗的基础上，有选择的手术治疗才能达到最好的治愈效果。总的治疗原则为：在非手术治疗的基础上，根据不同的病因，不同的病程分期选择有针对性的治疗方案。

（一）非手术治疗

非手术治疗原则：减少胰腺分泌，防止感染，防止病情进一步发展。单纯水肿型胰腺炎，经非手术治疗可基本治愈。

1. 禁食、胃肠减压 主要是防止食糜进入十二指肠，阻止促胰酶素的分泌，减少胰腺分泌胰酶，打断可能加重疾病发展的机制。禁食、胃肠减压也可减轻患者的恶心、呕吐和腹胀症状。

2. 抑制胰液分泌 使用药物对抗胰酶的分泌。包括间接抑制和直接抑制药物。间接抑制药物有 H_2 – 受体阻滞剂和质子泵抑制剂如西咪替丁和奥美拉唑，通过抑制胃酸分泌减少胰液的分泌。直接抑制药物主要是生长抑素，它可直接抑制胰酶的分泌。有人工合成的生长抑素八肽和生物提取物生长抑素十四肽。

3. 镇痛和解痉治疗 明确诊断后，可使用止痛剂，缓解患者痛苦。要注意的是哌替啶可产生 Oddi 括约肌痉挛，故联合解痉药物如山莨菪碱等同时使用。

4. 营养支持治疗 无论是急性水肿性胰腺炎还是急性坏死性胰腺炎，起病后，为了使胰腺休息，都需要禁食较长的一段时间，因此营养支持尤为重要。起病早期，患者有腹胀、胃肠道功能障碍，故以全胃肠道外的静脉营养支持为主（TPN）。对不同病因的急性胰腺炎，静脉营养液的配制要有不同。高脂血症型急性胰腺炎，要减少脂源性热量的供给。一旦恢复肠道运动，就可以给予肠道营养。目前的观点认为，尽早采用肠道营养，尽量减少静脉营养，可以选择空肠营养和经口的肠道营养。肠道营养的优点在于保护和维持小肠黏膜屏障，阻止细菌的肠道移位。在静脉营养、空肠营养和经口饮食三种方法中，鼻肠管（远端在屈氏韧带远端 20cm 以下）和空肠造瘘营养最适合早期使用。无论是静脉营养还是肠道营养，都要注意热卡的供给、水电解质的平衡，避免低蛋白血症和贫血。

5. 预防和治疗感染 抗生素的早期预防性使用目前尚有争议。在没有感染出现时使用预防性抗生素，有临床研究证实并未减少胰腺感染的发生和提高急性胰腺炎的治愈率，反而长期的大剂量的抗生素使用加大了真菌感染的机会。我们认为，在急性水肿性胰腺炎，没有感染的迹象，不建议使用抗生素。而急性坏死性胰腺炎，可以预防性使用抗生素。首选广谱的、能透过血胰屏障的抗生素如喹诺酮类、头孢他啶、亚胺培南等。

6. 中医中药治疗 中药的生大黄内服和皮硝的外敷，可以促进肠功能早期恢复和使内毒素外排。50mL 水煮沸后灭火，加入生大黄 15～20g 浸泡 2～3min，过滤冷却后给药。可以胃管内注入，也可以直肠内灌注。皮硝 500g，布袋包好外敷于上腹部，一天 2 次，可以促进腹腔液体吸收减轻腹胀和水肿，控制炎症的发展。

（二）针对性治疗方案

在上述急性胰腺炎基本治疗基础上，对不同原因、不同病期的胰腺炎病例，还要有针对性地治疗，包括对不同病因采用不同的治疗手段，对处于不同病期的患者采用个体化的治疗方案。

1. 针对不同病因的治疗方案

（1）急性胆源性胰腺炎的治疗：急性胆源性胰腺炎是继发于胆道疾病的急性胰腺炎，它可以表现为胆道疾病为主合并有胰腺炎症，也可以表现为以胰腺炎症状为主同时伴有胆道系统的炎症。对这类疾病，首先是要明确诊断，胆管是否有梗阻。

1）胆管有梗阻：无论是否有急性胆管炎的症状，都要外科手段解决胆道梗阻。首选手段是 ERCP+EST、镜下取石，有需要可行鼻胆管引流。内镜治疗不成功，或患者身体条件不适合十二指肠镜检查，可行开腹手术。开腹可切除胆囊、胆总管切开引流、胆道镜探查并取石。手术一定要彻底解除胆胰管的梗阻，保证胆总管下端和胆胰管开口处的通畅，这与急性梗阻性化脓性胆管炎的处理还是有区别的。

2）胆管无梗阻：胆囊炎症引起胰腺炎或胆管小结石已排出，胆总管无梗阻表现，可先行非手术的保守治疗，待胰腺炎病情稳定，出院前，可行腹腔镜胆囊切除术。

（2）急性非胆源性胰腺炎的治疗：单纯水肿性胰腺炎可通过上述保守治疗治愈。而急性坏死性胰腺炎，则要对病例进行胰腺炎的分期，针对不同的分期选用不同的方案。

（3）高脂血症性急性胰腺炎的治疗：近年来此类患者明显增多，因此在患者入院时要询问高脂血症、脂肪肝和家族性高脂血症病史，静脉抽血时注意血浆是否呈乳糜状，且早期检测血脂。对于该类患者要限制脂肪乳剂的使用，避免应用可能升高血脂的药物。甘油三酯 >11.3mmol/L 易发生急性胰腺炎，需要短时间内降到 5.65～6.8mmol/L 以下。可使用的药物有小剂量的低分子肝素和胰岛素。快速降脂技术有血脂吸附和血浆置换等。

2. 对于重症急性胰腺炎，针对不同病期的治疗

（1）针对急性炎症反应期的治疗

1）急性反应期的非手术治疗：重症急性胰腺炎，起病后就进入该期，出现早期的全身代谢功能的改变和多脏器功能衰竭，因此该期的非手术治疗主要是抗休克、维持水电解质平衡、对重要脏器功能的支持和加强监护治疗。由于急性坏死性胰腺炎胰周及腹膜后大量渗出，造成血容量丢失和血液浓缩，同时存在着毛细血管渗漏，因此以中心静脉压（CVP）或肺毛细血管楔压（PWCP）为扩容指导，纠正低血容量性休克，并要注意晶体胶体比例，减少组织间隙液体潴留。在血容量不足的早期，快速地输入晶胶体比例在 2：1 的液体，一旦血容量稳定，即改为晶胶体比例在 1：1 的液体，以避免液体渗漏入组织间隙。同时要适当控制补液速度和补液量，进出要求平衡，或者负平衡 300～500mL/d，以减少肺组织间

质的水肿，达到"肺干燥"的目的。除上述的非手术治疗措施外，针对加重病情的炎性介质和组织间液体潴留，还可以通过血液滤过来清除炎性介质和排出第三间隙过多的体液。即在输入液体到循环血液中保持循环系统的稳定的同时，使组织间隙中的过多积聚的液体排除。

2）早期识别暴发性急性胰腺炎和腹腔间隔室综合征：在早期进行充分液体复苏、正规的非手术治疗和去除病因治疗的同时，密切观察脏器功能变化，如果脏器功能障碍呈进行性加重，即可及时判断为暴发性急性胰腺炎，需要创造条件，争取早期手术引流，手术方式尽量简单以渡过难关。

腹腔内压（intra – abdominal pressure，IAP）增加达到一定程度，一般说来，当 IAP ≥ 25cmH$_2$O 时，就会引发脏器功能障碍，出现腹腔间隔室综合征（abdominal compartment syndrome，ACS）。本综合征常是暴发性急性胰腺炎的重要并发症及死亡原因之一。腹腔内压的测定比较简便、实用的方法是经导尿管膀胱测压法。患者仰卧，以耻骨联合作为 0 点，排空膀胱后，通过导尿管向膀胱内滴入 100mL 生理盐水，测得平衡时水柱的高度即为 IAP。ACS 的治疗原则是及时采用有效的措施缓解腹内压，包括腹腔内引流、腹膜后引流以及肠道内减压。要注意的是，ACS 分为胀气型（Ⅰ型）和液体型（Ⅱ型），在处理上要分别对待。对于Ⅰ型，主要采用疏通肠道、负水平衡、血液净化；Ⅱ型则在Ⅰ型的基础上加用外科干预措施引流腹腔液体。在外科手术治疗前，可先行腹腔灌洗治疗。腹腔灌洗治疗方法如下：在上腹部小网膜腔部位放置一进水管，在盆腔内放置一根出水管，持续不断地采用温生理盐水灌洗，每天灌洗量约 10 000mL，维持 10 ~ 14 天。这样可以使腹腔内大量的有害性胰酶渗液稀释并被冲洗出来。做腹腔灌洗特别要注意无菌操作，避免医源性感染。还要注意引流管通畅，记录出入液体的量，保持出入液量基本平衡或出水量多于入水量。

3）治疗中手术治疗的时机：在非手术治疗过程中，若患者出现精神萎靡、腹痛、腹胀加剧，体温升高，体温 ≥ 38.5℃，WBC ≥ 20 × 10^9/L 和腹膜刺激征范围 ≥ 2 个象限者，应怀疑有感染存在，需做 CT 扫描。判断有困难时可以在 CT 导引下细针穿刺术（FNA），判断胰腺坏死及胰外侵犯是否已有感染。CT 上出现气泡征，或细针穿刺抽吸物涂片找到细菌者，均可判为坏死感染。凡证实有感染者，且作正规的非手术治疗，已超过 24h 病情仍无好转，则应立即转手术治疗；若患者过去的非手术治疗不够合理和全面时，则应加强治疗 24 ~ 48h，病情继续恶化者应行手术治疗。手术方法为胰腺感染坏死组织清除术及小网膜腔引流加灌洗，有胰外后腹膜腔侵犯者，应作相应腹膜后坏死组织清除及引流，或经腰侧作腹膜后引流。有胆道感染者，加做胆总管引流。若坏死感染范围广泛且感染严重者，需做胃造瘘及空肠营养性造瘘。必要时创口部分敞开。

（2）针对全身感染期的治疗

1）有针对性选择敏感的，能透过血胰屏障的抗生素如喹诺酮类、头孢他啶或亚胺培南等。

2）结合临床征象作动态 CT 监测，明确感染灶所在部位，对感染病灶，进行积极的手术处理。

3）警惕深部真菌感染，根据菌种选用氟康唑或两性霉素 B。

4）注意有无导管相关性感染。

5）继续加强全身支持治疗，维护脏器功能和内环境稳定。

6）营养支持，胃肠功能恢复前，短暂使用肠外营养，胃排空功能恢复和腹胀缓解后，停用胃肠减压，逐步开始肠内营养。

（3）腹膜后残余感染期的治疗

1）通过窦道造影明确感染残腔的部位、范围及比邻关系，注意有无胰瘘、胆瘘、肠瘘等消化道瘘存在。

2）强化全身支持疗法，加强肠内营养支持，改善营养状况。

3）及时作残余感染腔扩创引流，对不同消化道瘘作相应的处理。

3. 针对双重感染，即合并真菌感染的治疗　由于早期使用大剂量的广谱抗生素，加上重症患者机体免疫力低下，因此急性坏死性胰腺炎患者在病程中很容易并发真菌感染。尤其是肺、脑、消化道等深部真菌感染，并没有特异性的症状，临床上真菌感染早期难以判断。在重症胰腺炎患者的治疗过程中，如果出现不明原因的神志改变、不明原因的导管相关出血、气管内出血、胆道出血，不明原因的发热，就要高度怀疑有深部真菌感染存在。临床上寻找真菌感染的证据，是根据咽拭子、尿、腹腔渗液、创面等的涂片检查，以及血真菌培养，如果血真菌培养阳性或以上多点涂片有两处以上发现有统一菌株的真菌，即可诊断深部真菌感染。重症胰腺炎并发的真菌感染多数是念珠菌，诊断确立后，应尽早运用抗真菌药物。抗真菌药物首选氟康唑，治疗剂量为 200mg，一天 2 次，预防剂量是一天 1 次。若氟康唑治疗无效，可选用两性霉素 B。两性霉素 B 是多烯类广谱抗真菌药，主要的不良反应为可逆性的肾毒性，与剂量相关。还有血液系统的毒副作用，临床使用应注意观察血常规、电解质和肾功能。

（三）手术治疗

部分重症急性胰腺炎，非手术治疗不能逆转病情的恶化时，就需要手术介入。手术治疗的选择要慎重，何时手术，做何种手术，都要严格掌握指征。

1. 手术适应证

（1）胆源性急性胰腺炎：分梗阻型和非梗阻型，对有梗阻症状的病例，要早期手术解除梗阻。非梗阻的病例，可在胰腺炎缓解后再手术治疗。

（2）重症急性胰腺炎病程中出现坏死感染：有前述坏死感染的临床表现及辅助检查证实感染的病例，应及时手术清创引流。

（3）暴发性急性胰腺炎和腹腔间隔室综合征：对诊断为暴发性急性胰腺炎患者和腹腔间隔室综合征患者，如果病情迅速恶化，非手术治疗方法不能缓解，应考虑手术介入。尤其是对暴发性急性胰腺炎合并腹腔间隔室综合征的患者。但在外科手术介入前应正规非手术方法治疗 24~48h，包括血液滤过和置管腹腔灌洗治疗。手术的目的是引流高胰酶含量的毒性腹腔渗液和进行腹腔灌洗引流。

（4）残余感染期，有明确的包裹性脓腔，或由胰瘘、肠瘘等非手术治疗不能治愈。

2. 手术方法

（1）坏死病灶清除引流术：是重症急性胰腺炎最常用的手术方式。该手术主要是清除胰腺坏死病灶和胰外侵犯的坏死脂肪组织以及含有毒素的积液，去除坏死感染和炎性毒素产生的基础，并对坏死感染清除区域放置灌洗引流管，保持术后有效地持续不断地灌洗引流。

术前必须进行增强 CT 扫描，明确坏死感染病灶的部位和坏死感染的范围。患者术前有明确的坏死感染的征象，体温大于 38.5℃，腹膜刺激征范围超过 2 个象限以上，白细胞计

数超过 $20 \times 10^9/L$，经积极的抗感染支持治疗病情持续恶化。

通常选用左侧肋缘下切口，必要时可行剑突下人字形切口。进腹后，切开胃结肠韧带，进入小网膜囊，将胃向上牵起，显露胰腺颈体尾各段，探查胰腺及胰周各区域。术前判断胰头有坏死病灶，需切开横结肠系膜在胰头部的附着区。对于胰头后有侵犯的患者，还要切开十二指肠侧腹膜（Kocher 切口）探查胰头后区域。胰外侵犯的常见区域主要有胰头后、小网膜囊、胰尾脾肾间隙、左半结肠后和升结肠后间隙，两侧肾周脂肪间隙，胰外侵犯严重的患者，还可以沿左右结肠后向髂窝延伸。对于以上部位的探查，要以小网膜囊为中心，分步进行。必要时可切断脾结肠韧带、肝结肠韧带和左右结肠侧腹膜。尽可能保持横结肠以下区域不被污染。胰腺和胰周坏死病灶常难以区分明显界限，坏死区常呈黑色，坏死病灶的清除以手指或卵圆钳轻轻松动后提出。因胰腺坏死组织内的血管没有完全闭塞，为避免难以控制的出血，术中必须操作轻柔，不能拉动的组织不可硬性拉扯。坏死病灶要尽可能地清除干净。清除后，以对半稀释的过氧化氢溶液冲洗病灶，在坏死病灶清除处放置三腔冲洗引流管，并分别于小网膜囊内、胰尾脾肾间隙、肝肾隐窝处放置三腔管。引流管以油纱布保护隔开腹腔内脏器，可以从手术切口引出，胰尾脾肾间隙引流管也可以从左肋缘下另行戳孔引出。术中常规完成"三造瘘"手术，即胆总管引流、胃造瘘、空肠造瘘。胆总管引流可以减轻 Oddi 括约肌压力，空肠造瘘使术后尽早进行空肠营养成为可能。术后保持通畅地持续地灌洗引流。灌洗引流可持续 3~4 周甚至更长时间。

规则全胰切除和规则部分胰腺切除现已不常规使用。坏死组织清除引流术后患者的全身炎症反应症状会迅速改善。但部分患者在病情好转一段时间后再次出现全身炎症反应综合征的情况，增强 CT 判断有新发感染坏死病灶，需再次行清创引流术。

再次清创引流术前，通过 CT 要对病灶进行准确定位，设计好手术入路，避免进入腹腔内未受污染和侵犯的区域。再次清创引流的手术入路可以从原切口沿引流管进入，也可以选肾切除切口和左右侧大麦氏切口，经腹膜外途径进入感染区域。

（2）胰腺残余脓肿清创引流手术：对于已度过全身感染期，进入残余感染期的患者，感染残腔无法自行吸收，反而有全身炎症反应综合征者，可行残余脓肿清创引流术。操作方法同坏死病灶清除引流术，只要把冲洗引流管放在脓腔内即可，也不需要再行"三造瘘"手术。

（3）急性坏死性胰腺炎出血：出血可以发生在急性坏死性胰腺炎的各个时期。胰腺坏死时一方面胰腺自身消化，胰腺实质坏死胰腺内血管被消化出血；另一方面大量含有胰蛋白酶、弹性蛋白酶和脂肪酶的胰液外渗，腐蚀胰腺周围组织和血管，造成继发出血。当进行胰腺坏死组织清创术时和清创术后，出血的概率更高，既有有活性的胰腺组织被清除时引起的创面出血，但主要是已坏死的组织被清除后，新鲜没有坏死栓塞的血管暴露于高腐蚀性的胰液中，导致血管壁被破坏出血。此外，在重症胰腺炎时，30% 的患者会发生脾静脉的栓塞，导致左上腹部门脉高压，左上腹部静脉屈曲扩张，一旦扩张血管被破坏常常导致致命性的出血。急性坏死性胰腺炎造成的出血常常来势凶猛，一旦出现常危及生命。治疗坏死性胰腺炎出血，可分别或联合采用动脉介入栓塞治疗和常规手术治疗。常规手术治疗可采用在药物治疗和介入治疗无效的情况下。手术主要是开腹缝扎止血手术，同时也要及时清除胰腺和周围的坏死组织，建立充分的腹腔和胰床的引流。

（王宏博）

第二节　慢性胰腺炎

慢性胰腺炎以胰腺实质发生慢性持续性炎性损害，可导致胰腺实质纤维化、胰管扩张、胰管结石或钙化等不可逆性形态改变，并可引起顽固性疼痛和永久性内、外分泌功能损失。迄今，对其发病机制、病理生理和发病过程仍不十分清楚，各种治疗方法包括手术治疗也仅限于针对慢性胰腺炎的并发症及改善症状，是至今难治的疾病之一。

一、病因

长期酗酒是引起慢性胰腺炎的主要原因。在西方国家 70% ~ 80% 的病例与长期酗酒和营养不良有关。研究证明，在经常酗酒的人中，慢性胰腺炎的发病率比不酗酒的人高 50 倍。长期酗酒能使胰液分泌减少，蛋白质在胰液中的含量升高，重碳酸盐降低，以致胰液中的蛋白质沉淀于细小的胰管中引起堵塞、慢性炎症和钙化。在我国胆石性因素占了相当的比例。

4% 的甲状旁腺功能亢进症并发慢性胰腺炎，可能与高钙血症有关，因此慢性胰腺炎患者必须检测血钙浓度，特别在胰腺有钙化时。

慢性胰腺炎常与高脂血症，胰腺先天性异常，胰腺外伤或手术有关。

另一种类型发生于严重营养不良的儿童中，患者有腹痛和胰腺钙化，很少并发糖尿病，但逐渐发生胰腺功能不全，补充营养后胰腺病变能完全复原。有些慢性胰腺炎属于常染色体显性遗传，在一个家庭内可发生 2 个或 2 个以上的患者，其临床和放射学表现与酒精性胰腺炎相似。

二、病理

近代观点（Singh SM，1990 年）将慢性胰腺炎按其病理分为两类，即酒精性和梗阻性慢性胰腺炎。

1. 酒精性慢性胰腺炎　这在西方国家是一种常见类型。在早期可见胰腺小导管内有蛋白类物质沉积，后来碳酸钙加入，形成钙化。蛋白类物质堵塞小导管，使近端管腔扩张，周围实质有炎性浸润，最后腺泡组织消失，代之以纤维组织，胰腺出现萎缩和缩小。偶见导管的交替扩张和狭窄，呈串珠状表现。胰岛或可较长时间存在，但由于其周围纤维组织中的小静脉已栓塞，内分泌不能进入血液循环，故仍发生糖尿病。在疾病的后期，由于炎症反复发作纤维化使腺体实质变得坚硬，胰腺表面呈灰白色。在纤维化严重受累区域，胰腺小叶消失，切面呈白色，很少出血。主胰管分段或全程扩张，胰腺的超微结构提示腺泡细胞分泌亢进，成熟的酶原颗粒数减少，但前酶原数以及粗内质网、高尔基复合体、细胞核和核仁均增大，线粒体变大，导管和中心腺泡细胞数也增多。

2. 梗阻性慢性胰腺炎　胰腺导管梗阻可因乏特壶腹纤维化、乳头炎症、主胰管狭窄、肿瘤压迫等因素所致。Uscanga 发现纤维化组织由半衰期较短的胶原组成，故胰腺炎的梗阻性病变有时是可逆的，多数导管内无蛋白类物质堵塞。胰腺的外观同酒精性胰腺炎，但其镜检所见截然不同，病变弥散，无小叶解剖外貌，外分泌组织广泛受累，导管口径仍规则，无狭窄，大导管中度扩张而小导管仍正常大小，导管上皮完整，腔内空虚，很少有蛋白堵塞物或钙化。

三、临床表现

1. 腹痛　腹痛是慢性胰腺炎最主要的症状，90%的病例诉腹痛，通常位于中上腹或左上腹并放射至背部。进餐后腹痛加剧。

腹痛的部位与胰腺病变的位置有关，胰头病变引起右上腹痛，胰体尾部病变时腹痛位于中上和左上腹部。背部放射痛提示炎症已扩展至腹膜后。腹痛常为持续性隐痛或剧痛，饮酒和饱餐可引起发作，每次发作持续数天。随着疾病的进展，发作的次数越来越频繁，持续的时间越来越久，腹痛的程度也越来越重，最终有10%～20%患者腹痛也可消失，所谓"无痛性慢性胰腺炎"，但随之出现胰腺功能不全的症状，例如脂肪痢和体重减轻。

2. 体重减轻　体重丧失也是慢性胰腺炎的重要症状之一，约发生于75%的病例，主要由于畏食和惧怕进食引起腹痛所致，其次，严重的胰腺病变可引起胰酶分泌减少和吸收不良。

3. 胰腺功能不全　胰腺内外分泌功能丧失90%以上，必然会引起吸收不良。脂肪痢是最常见的症状，粪便奇臭，量多且呈泡沫状，含大量脂肪颗粒。30%左右患者并发糖尿病。

四、诊断和术前检查

诊断主要根据病史、体格检查，辅以必要的实验室检查和诊断操作（图16–1）。绝大多数的慢性胰腺炎根据病史和体格检查就可做出诊断，为了进一步明确胰腺的结构改变，例如胰腺钙化、肿块，胰管扩张或狭窄，胰腺囊肿等，应进行必要的放射学和超声检查，常规拍腹部X线平片，30%～50%可发现胰腺钙化。传统的低张十二指肠造影目前已被灰阶B超和CT所替代。

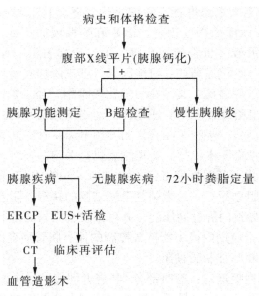

图16–1　怀疑慢性胰腺炎时检查顺序

灰阶B超和CT对于明确胰腺的病变程度极有帮助，特别是灰阶B超具有较高的敏感性和特异性而无放射性的危害，故深受医师和患者的欢迎。若有腹水和胃肠胀气等干扰B超的检查时可改行 CT。

逆行胰胆管造影（ERCP）可直接发现胰管的扩张和狭窄，并能获得组织作活检，对于鉴别恶性肿瘤特别有裨益，且对选择手术方式帮助很大，但此种检查属于损伤性，在慢性胰腺炎时可引起较多并发症。

病史和体格检查

腹部 X 线平片（胰腺钙化） - +胰腺功能测定 + - 胰腺疾病 72h 粪脂检测 ERCPCT 血管造影术无胰腺疾病，B 超检查慢性胰腺炎 72h 粪脂定量。

确定诊断后，术前检查的目的是进一步评价胰腺内、外分泌功能，了解胰腺结构改变的程度，包括胰腺大小、形态、胰管狭窄和扩张的部位，有无假性囊肿等，以便选择合适的手术方式。

五、治疗

治疗原则：①控制症状，改善生活质量；②去除病因和纠正存在的胰管梗阻因素，保护胰腺功能；③预防和治疗并发症及寻找胰腺内、外分泌功能的替代治疗方法。

1. 手术适应证

（1）保守治疗难于控制的顽固腹痛者：CP 引起疼痛的机制尚未完全明了，主要的假说有黏稠的胰液和胰管结构的改变引起胰管内压力增高，支配胰腺的神经周围炎症以及胰腺炎性肿块内局部疼痛介质的释放等。有学者基于对 CP 自然病程的研究认为随着病程的进展，患者的胰腺会"燃尽"（burn out），大多数患者最终将不再腹痛，因此建议使用保守治疗，但最近通过对大样本的病例较长期的随访后，发现仅 50% 的患者腹痛可自然缓解，故应先以止痛药物治疗。按世界卫生组织推荐三阶梯治疗方案。其主要内容是："按需服药"和"按时服药"。第一阶梯表示疼痛程度很轻，给非麻醉性镇痛药如：阿司匹林、吲哚美辛、萘普生、布洛芬和甲氯芬那酸（抗炎酸钠）等。第二阶梯表示中等程度疼痛，可以给非麻醉性镇痛药和弱作用的麻醉性镇痛药如：可待因等。第三阶梯表示疼痛剧烈，所以要给强作用麻醉性镇痛药（如吗啡、哌替啶、美沙酮、氢化吗啡酮、羟二氢吗啡酮和二氢埃托啡等）和非麻醉性镇痛药。注意麻醉性镇痛药有成瘾性、药物依赖性和耐药性不能滥用。联合用药效果较好，如氯丙嗪 + 曲马多；吗啡 + 酚妥拉明等用 Baxter 管给药 5mL/h。疼痛顽固不能控制且影响生活和工作者可考虑手术治疗。避免酗酒仍是关键。

（2）胰腺邻近器官受累引起并发症者：大约 10% ~30% 的 CP 患者中胰头发生炎性肿块并累及邻近器官可能导致胆总管、十二指肠甚至横结肠的狭窄、阻塞，而门静脉、脾静脉受压则可引起狭窄、栓塞并导致门静脉高压症，并可继发食管胃底静脉曲张出血。

（3）胰腺假性囊肿：指应用内镜不能持久控制的伴有胰管病变的假性囊肿。

（4）胰管结石，胰管狭窄伴胰管梗阻。

（5）无法排除胰腺恶性疾病者：有时部分 CP 患者即使经过全面详尽的检查，仍无法排除胰腺癌的可能，须接受手术治疗。最近，欧洲与美国七个胰腺中心最初诊断为 CP 的 2015 例患者经 2 年以上的随访后，发现 16.5% 的患者最终确诊为胰腺癌，证实有部分病例继发于腺体的慢性炎症基础。因此，手术时应注意警惕胰腺癌的存在，术中快速冰冻切片和穿刺涂片对诊断有一定的帮助。

2. 手术方法的选择

（1）引流手术：适用于 CP 分类中的没有邻近器官并发症的大胰管性胰腺炎或胰石性胰腺炎和慢性阻塞性胰腺炎。单纯引流手术的方法主要有 Peustow 术式（胰管纵行切开与空肠作侧侧型 Roux – en – Y 吻合）或 DeVal 术式（横断胰尾，使与空肠作端端型 Roux – en – Y 吻合）。只要病例选择得当，尤其是主胰管扩张明显者，我们的实践经验提示效果较好。

（2）去神经治疗：内脏神经切除或神经节切除术对部分患者有效。凡无胰管扩张、囊肿及结石者，病变值于胰头部可行胰头丛切除术；病变位于胰体尾部可行左内脏神经及腹腔神经节切除。神经节切除可致内脏神经失调，且并发症多。单纯切除神经后 2 年复发率高。近年有人用胸腔镜行内脏神经切除术，钳夹和电凝 $T_{5 \sim 9}$ 较大内脏神经和 $T_{10 \sim 11}$，较小内脏神经，并发症少。从理论上讲，去神经治疗有其理论依据，但远期效果不理想。因此，目前此法应用较少。

（3）胰十二指肠切除术：主要适用于胰头肿块及胰头多发性分支胰管结石和不能校正的 Oddi 括约肌狭窄等病例。手术方法主要为 Whipple 手术或 PPPD 手术。优点是能有效地控制腹痛症状，缓解率可达到80% ~ 90%，能够解决周围器官的并发症，并能发现和根治胰腺癌。其缺点是手术创伤大，术后并发症发生率较高（5% ~ 15%），远期死亡率高（5 年死亡率为20% ~ 40%），其原因可能与重建的消化道破坏了正常的肠 – 胰轴引起胰岛素分泌水平的降低，从而导致糖尿病的发生或恶化以及胰腺外分泌功能的丧失有关。

（4）保留十二指肠的胰头切除术（duodenum preservlng resection of the head of the pancreas，DPRHP）：是目前所提倡应用于治疗 CP 右胰头肿块或周围器官并发症的一类手术方法。1972 年保留胰周器官（胃、胆总管和十二指肠）的 DPRHP 术式开始应用于临床，Beger 和 Frey 分别于 1980 年和 1987 年正式应用于治疗有胰头肿块或周围器官并发症的 CP。Beger 术式和 Frey 术式的相同点都是作胰头次全切除术（注意保留十二指肠降段的肠系膜血管）并保留胰周器官，不同点在于重建方式：前者在门静脉前方横断胰腺，并作胰体与空肠端端吻合，胰头残余部分与空肠侧侧吻合；后者不切断胰腺而作纵向切开胰管联合胰头残余部分与空肠的侧侧吻合。DPRHP 治疗 CP 的 5 年腹痛缓解率达到85% ~ 95%，并能持久控制邻近器官的并发症。手术死亡率在1.8%以下，远期死亡率仅3.6%。其最大的优点是保留了十二指肠，因为十二指肠不但是钙、铁等离子的吸收点，又是胃、胆及小肠正常运动和分泌的起搏点，就此保留了正常的生理性消化，术后80%左右患者的体重有所增加，70%患者能恢复正常工作。可惜很多患者的病理改变不适合上述手术指征，慢性胰腺炎的治疗仍然是一个棘手问题，以病因治疗为主，在随访过程中还要与癌变相鉴别。

（5）全胰切除自体胰岛移植：对全胰腺广泛炎症改变和多发分支胰管结石的患者，不能通过局部切除或胰管切开等方式达到治疗目的者，可考虑全胰切除，自体胰岛移植，但此手术方法需慎重。

（王宏博）

第三节　胰腺癌及壶腹部癌

胰腺癌（pancreatic carclnoma）是一种预后很差的恶性肿瘤，目前尚无有效的筛查或早期诊断方法，确诊时往往已有转移，手术切除率低、预后差，死亡率几乎接近其发病率。近年来我国胰腺癌发病率有逐年上升趋势，据上海市统计，1972—2000 年，男性标化发病率从 4.0/10 万升至 7.3/10 万，女性从 3.1/10 万升至 4.9/10 万，发病率和死亡率分别从肿瘤顺位排列的第 10 位升至第 8 位和第 6 位。胰腺癌的发病率与年龄呈正相关，50 岁以上年龄组约占总发病数和死亡数的 93%。胰腺癌发病率男性略高于女性，发达国家高于发展中国家，城市高于农村。壶腹部癌是指胆总管末段、Vater 壶腹和十二指肠乳头的恶性肿瘤，比较少见，其临床表现和诊治措施与胰头癌有很多相似之处，故将其统称为壶腹周围癌。壶腹部癌因其梗阻性黄疸等临床症状出现早，较易及时发现和诊断，且恶性程度明显低于胰头癌，故壶腹部癌的手术切除率及 5 年生存率都明显高于胰头癌。

一、病因

胰腺癌的病因至今尚未明了。吸烟是唯一公认的危险因素，高蛋白、高脂肪饮食可促进胰腺癌的发生，糖尿病与胰腺癌密切相关，但糖尿病是胰腺癌的早期症状还是致病因素目前尚无定论。酗酒、慢性胰腺炎、胰腺癌家族史以及长期暴露于有毒化学物，可能是胰腺癌的危险因素。随着肿瘤分子生物学研究的深入，人们认识到胰腺癌的形成和发展，是由多个基因参与、多阶段、渐进性的过程，主要包括：原癌基因（K - ras 等）激活、抑癌基因（p5 - 3、p16、DPC4 等）失活和受体—配体系统（EGF、HGF、TGF - β、FGF、VEGF 等）的异常表达。Hruban 等结合病理、遗传学方面的研究成果，提出了胰腺癌演进模型，认为正常导管上皮经过胰管上皮内瘤变（pancreatic ductal intraepithelial neoplasia, Pan IN）的不同阶段，逐步发展成为浸润癌，伴随着多个基因和受体 - 配体系统的改变（图 16 - 2）。

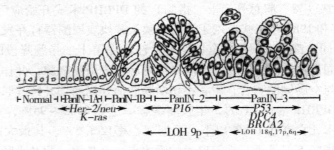

图 16 - 2 胰腺癌的演进模型

二、病理

胰腺癌好发于胰头部，约占 70%，其次为胰体部、胰尾部，少数可为全胰癌，约 20% 为多灶性。大多数胰腺癌质地坚硬、浸润性强，与周围组织界限不清，切面呈灰白色或黄白色。胰头癌可侵犯胆总管下端和胰管而出现黄疸，胰体尾癌早期无典型症状，发现时多已有转移。按病理类型分，80 ~ 90% 的胰腺癌为来自于导管立方上皮的导管腺癌，其次为来自腺细胞的腺泡细胞癌，常位于胰体尾部，约占 1% ~ 2%，其他少见的有：黏液性囊腺癌、胰母细胞瘤、黏液性非囊性癌（胶样癌）、印戒细胞癌、腺鳞癌、巨细胞癌、肉瘤样癌以及神经内分泌癌、平滑肌肉瘤、脂肪肉瘤、浆细胞瘤、淋巴瘤等非上皮来源恶性肿瘤。壶腹部癌以腺癌多见，少见的有黏液腺癌、印戒细胞癌、小细胞癌、鳞状细胞癌、腺鳞癌等。

胰腺癌的转移可有多种途径。

1. **局部浸润** 早期即可浸润邻近的门静脉、肠系膜上动静脉、腹腔动脉、肝动脉、下腔静脉、脾动静脉以及胆总管下端、十二指肠、胃窦部、横结肠及其系膜、腹膜后神经组织等。

2. **淋巴转移** 不同部位的胰腺癌可有不同的淋巴转移途径，目前我国常用的是日本胰腺协会制订的胰周淋巴结分组及分站（图16-3，表16-2）。胰腺癌除直接向胰周围组织、脏器浸润外，早期即常见胰周淋巴结和淋巴管转移，甚至在小胰癌（<2cm），50%的患者已有淋巴转移。华山医院胰腺癌诊治中心对胰腺癌淋巴转移特点研究后发现，胰头癌转移频率高达71.2%，16组阳性的淋巴结均为16b1亚组，胰腺癌在肿瘤尚局限于胰腺内时就可以发生淋巴结的转移，并且转移的范围可以较为广泛。故在胰腺癌的根治性手术中，不管肿瘤的大小如何，均应作广泛的淋巴结清扫。

表16-2 胰腺癌淋巴结分站（日本胰腺协会 JPS，2003）

分站	胰头癌	胰体尾癌
1	13a，13b，17a，17b	8a，8p，10，11p，11d，18
2	6，8a，8p，12a，12b，12p，14p，14d	7，9，14p，14d，15
3	1，2，3，4，5，7，9，10，11p，11d，15，16a2，16b1，18	5，6，12a，12b，12p，13a，13b，17a，17b，16a2，16b1

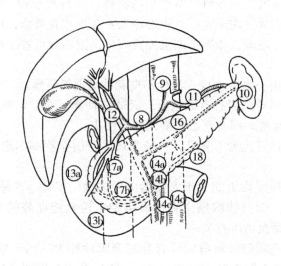

图16-3 胰周淋巴结分组示意图

胰周淋巴结分组：1~6. 胃周；7. 胃左动脉周围；8. 肝总动脉周围（8a. 前上方 8p. 后方）；9. 腹腔干周围；10. 脾门；11. 脾动脉周围（11p. 脾动脉近端 11d. 脾动脉远端）；12. 肝十二指肠韧带中（12a. 肝动脉周围 12b. 胆管周围 12p. 门静脉周围）；13. 胰头后方（13a. 胰头后上 13b. 胰头后下）；14. 肠系膜上动脉周围（14p. 肠系膜上动脉近端 14d. 肠系膜上动脉远端）；15. 结肠中动脉；16. 主动脉旁（16a1. 膈肌的主动脉裂孔周围 16a2. 从腹腔干上缘到左肾静脉下缘 16b1. 从左肾静脉下缘到肠系膜下动脉上缘 16b2. 肠系膜下动脉上缘至髂总动脉分叉处）；17. 胰头前方（17a. 胰头前上 17b. 胰头前下）；18. 胰腺下缘

3. 血行转移 可经门静脉转移到肝脏，自肝脏又可经上、下腔静脉转移到肺、脑、骨等处。

4. 腹膜种植 肿瘤细胞脱落直接种植转移到大小网膜、盆底腹膜。

三、诊断

1. 临床表现

（1）腹痛与腹部不适：40%～70%胰腺癌患者以腹痛为最先出现的症状，壶腹部癌晚期患者多有此现象。引起腹痛的原因有：①胰胆管出口梗阻引起其强烈收缩，腹痛多呈阵发性，位于上腹部；②胆道或胰管内压力增高所引起的内脏神经痛，表现为上腹部钝痛，饭后1～2h加重，数小时后减轻；③胰腺的神经支配较丰富，神经纤维主要来自腹腔神经丛、左右腹腔神经节、肠系膜上神经丛，其痛觉神经位于交感神经内，若肿瘤浸润及压迫这些神经纤维丛就可致腰背痛，且程度剧烈，患者常彻夜取坐位或躬背侧卧，多属晚期表现。胰体尾部癌早期症状少，当出现腰背疼痛就诊时，疾病往往已至晚期，造成治疗困难，这一特点应引起重视。

（2）黄疸：无痛性黄疸是胰头癌最突出的症状，约占30%左右。胰腺钩突部癌因距壶腹较远，出现黄疸者仅占15%～20%。胰体尾部癌到晚期时因有肝十二指肠韧带内或肝门淋巴结转移压迫肝胆管也可出现黄疸。黄疸呈持续性，进行性加深，同时可伴有皮肤瘙痒、尿色加深、大便颜色变浅或呈陶土色。壶腹部癌患者几乎都有黄疸，由于肿瘤可以溃烂、脱落，故黄疸程度可有明显波动。壶腹部癌出现黄疸早，因而常可被早期发现、治疗，故预后要好于胰头癌。

（3）消瘦、乏力：由于食量减少、消化不良和肿瘤消耗所致。

（4）胃肠道症状：多数患者有食欲减退、厌油腻食物、恶心、呕吐、消化不良等症状。10%壶腹部癌患者因肿瘤溃烂而有呕血和解柏油样便史。

（5）发热：胰腺癌伴发热者不多见，一般为低热，而壶腹部癌患者常有发热、寒战史，为胆道继发感染所致。

（6）其他：无糖尿病家族史的老年人突然出现多饮、多食、多尿的糖尿病"三多"症状，提示可能有胰腺癌。少数胰腺癌患者可发生游走性血栓性静脉炎（lrouseau 综合征），可能与肿瘤分泌某种促凝血物质有关。

（7）体征：患者出现梗阻性黄疸后可有肝脏瘀胆性肿大。约半数患者可触及肿大的胆囊，无痛性黄疸如同时伴有胆囊肿大（Courvoisier 征）是壶腹周围癌包括胰头癌的特征，在与胆石症作鉴别时有一定参考价值。晚期胰腺癌常可扪及上腹部肿块，可有腹水征，少数患者还可有左锁骨上淋巴结肿大（Virchow's node）。

要特别注意一些胰腺癌发生的高危因素：①年龄大于40岁，有上腹部非特异性症状者，尤其伴有体重明显减轻者；②有胰腺癌家族史者；③突发糖尿病患者，特别是不典型糖尿病；④慢性胰腺炎患者；⑤导管内乳头状黏液瘤；⑥家族性腺瘤息肉病；⑦良性病变行远端胃大部切除者，特别是术后20年以上者；⑧胰腺囊性占位患者，尤其是囊腺瘤患者；⑨有恶性肿瘤高危因素者，包括吸烟、大量饮酒和长期接触有害化学物质等。

2. 实验室检查

（1）血清生化检查：胆道梗阻时，血清胆红素可进行性升高，以结合胆红素升高为主，同时肝脏酶类（AKP、γ - GT 等）也可升高，但缺乏特异性，不适用于胰腺癌早期诊断。血清淀粉酶和脂肪酶的一过性升高也是早期胰腺癌的信号，部分患者出现空腹或餐后血糖升高，糖耐量试验阳性。

（2）免疫学检查

CA19 - 9：是由单克隆抗体 116Ns19 - 9 识别的涎酸化 Lewis - A 血型抗原，它是目前公认的对胰腺癌敏感性较高的标志物。一般认为其敏感性约为 70%，特异性达 90%。CA19 - 9 对监测肿瘤有无复发、判断预后亦有一定价值，术后血清 CA19 - 9 降低后再升高，往往提示肿瘤复发或转移。但 CA19 - 9 对于早期胰腺癌的诊断敏感性较低。良性疾病如胰腺炎和梗阻性黄疸时，CA19 - 9 也可升高，但往往呈一过性。

CA242：是一种肿瘤相关性糖链抗原，其升高主要见于胰腺癌，敏感性略低于 CA19 - 9，但在良性疾病中 CA242 很少升高。

CA50：为糖类抗原，升高多见于胰腺癌和结直肠癌，单独检测准确性不如 CA19 - 9，故通常用于联合检测。

CA72 - 4：是一种肿瘤相关性糖蛋白抗原，胰腺、卵巢、胃、乳腺等部位的肿瘤中有较高表达，在胚胎组织中亦有表达，而在正常组织中很少表达。测定胰腺囊性肿块液体中 CA72 - 4 水平对鉴别黏液性囊腺癌与假性囊肿、浆液性囊腺瘤有一定价值。

CA125：是一种卵巢癌相关的糖蛋白抗原，也可见于胰腺癌。胰腺癌 CA125 的阳性率约为 75%，且与肿瘤分期相关，Ⅰ、Ⅱ期低，Ⅲ、Ⅳ期阳性率较高，因此无早期诊断意义。

POA：胰腺癌胚胎抗原，首先报道存在于胚胎胰腺肿块匀浆中的抗原，在肝癌、结肠癌、胃癌等组织中也可升高，早期敏感性低，中晚期胰腺癌可有较高的敏感性。因其特异性较差，目前应用受限。

PCAA：胰腺癌相关抗原，胰腺癌阳性率为 67%，胰高分化腺癌的阳性率高于低分化腺癌。

CEA：癌胚抗原，特异性低，敏感性 59% ~ 77%。

其他可用于胰腺癌诊断的还有单克隆抗体 DU - PAN - 2、恶性肿瘤相关物质 TSGF 等。华山医院胰腺癌诊治中心发现，通过联合测定 CA19 - 9、CA242、CA50、CA125 四种胰腺癌标志物，可以进一步提高胰腺癌诊断的敏感性和特异性，在临床诊治过程中，对可疑患者应予检测，以免遗漏诊断。

（3）基因检测：胰腺癌伴有许多癌基因和抑癌基因的改变，但大多处于实验室研究阶段，目前比较有临床应用价值的是 K - ras，80% ~ 90% 的胰腺癌发生 K - ras 基因第 12 密码子位点的突变，临床上采用细针穿刺细胞活检标本或血液、十二指肠液、粪便标本进行检测，而通过 ERCP 获取纯胰液检测 K - ras 基因突变，能提高胰腺癌诊断的敏感性和特异性。其他研究中的基因有 p53、p16、Rb、nm23、DPC4、DCC、KAll 等。

3. 影像学检查 影像学检查是诊断胰腺癌的重要手段。虽然目前的影像学技术对检测出小于 1cm 肿瘤的作用不大，但各种影像学技术的综合应用可提高检出率。

（1）超声波检查：经腹壁 B 超扫描，无创伤、费用低廉，是诊断胰腺肿瘤筛选的首选方法。据统计资料其敏感性在 80% 以上，但对小于 2cm 的胰腺占位性病变检出率仅为 33%。

胰腺癌超声检查表现为胰腺轮廓向外突起或向周围呈蟹足样、锯齿样浸润。较大的胰腺癌则有多种回声表现：多数仍为低回声型，部分可因瘤体内出血、坏死、液化或合并胰腺炎

/结石等病理改变，其内出现不均匀的斑点状高/强回声（高回声型），或表现为实质性合并液性的病灶（混合回声型）以及边界不规则的较大的无回声区（无回声型）等。少数弥漫性胰腺癌显示不均匀、不规则粗大斑点状高回声。胰腺癌后方回声常衰减，少数无回声型癌肿，其后方回声也可增强。胰腺癌间接超声影像包括癌肿压迫、浸润周围脏器和转移声像。如胰头痛压迫和（或）浸润胆总管，引起梗阻以上部位的肝内外胆管扩张和胆囊增大。由于胆道梗阻后的胆管扩张早于临床黄疸的出现，因此，超声检查可于临床出现黄疸前发现胆道扩张，可能有助于胰头癌的早期诊断。部分晚期胰体、尾癌因肝内转移或肝门部淋巴结转移压迫肝外胆管，也可引起胆道梗阻。胰腺癌压迫阻塞主胰管，引起主胰管均匀性或串珠状扩张，管壁较光滑，或被癌肿突然截断。如胰头癌挤压下腔静脉可引起下腔静脉移位、变形、管腔变窄、远端扩张，甚至被阻塞中断。胰体、尾癌则可使周围的门静脉、肠系膜上静脉和脾静脉受压、移位及闭塞，有时甚至引起瘀血性脾肿大，门静脉系统管腔内也可并发癌栓。胰腺癌压迫周围脏器，可使其变形、移位。如胰头癌的肿块可使十二指肠环扩大。

（2）内镜超声（EUS）：对早期胰腺癌的诊断意义较大，可明显提高检出率，特别是能发现直径小于1cm以下的小胰癌，对＜2cm诊断率可达85%以上，可弥补体外B超不足，有助于判断胰腺癌对周围血管、淋巴结、脏器的受侵程度，对提高诊断率、预测手术切除性有很大的帮助。EUS通过高频探头近距离观察胰腺，能避免气体、脂肪的干扰，其显示清晰程度与螺旋CT相仿，在评价淋巴结受侵更优于螺旋CT。同时经内镜超声可以进行细针穿刺抽吸细胞活检，尤其适用于不能手术切除胰腺癌的明确诊断，以便指导临床的放化疗。

（3）CT扫描：可发现胰腺内大于1cm的肿瘤，其符合率可达89%，是易为患者接受的非创伤性检查，故为胰腺癌诊断的首选方法和主要方法，且对判断血管受侵程度以及手术切除率有一定帮助。近年来，多层螺旋CT和灌注CT应用于胰腺癌的诊断和术前分期，准确性高，在评价血管受累方面甚至优于血管造影，能清晰地显示肿瘤边界与周围血管间关系，判断肿瘤不能切除的准确性达90%以上，通过三维成像重建方法，可以获取三维立体和旋转360°的清晰图像，从而提高术前分期诊断的可靠性。

胰腺癌的CT表现分为直接征象、间接征象和周围浸润征象：

1）直接征象：肿块是胰腺癌的直接征象。如果肿块偏于一侧则表现为胰腺的局部隆起。根据统计学资料，胰腺癌60%～70%位于胰头部，如胰头增大，钩突圆隆变形，则高度提示胰头癌。胰腺癌肿块边线不清，可呈等密度或不均匀稍低密度改变，增强后有轻度不均匀强化，但强化程度低于正常胰腺。由于胰腺癌的血供相对少，动态或螺旋CT增强扫描对上述征象显示更为清楚，表现为明显强化的胰腺实质内的低密度肿块，动态或螺旋CT增强扫描易于检出小于2cm的小胰腺癌。少数胰腺癌的血供可较为丰富，双期扫描时仅在动脉期表现为低强化密度，在门静脉期则逐渐强化与胰腺呈等密度改变，故双期螺旋CT增强扫描对发现这类胰腺癌是非常重要的。如果胰腺癌侵犯全胰腺则胰腺轻度不规则弥漫性增粗，较僵硬、饱满。

2）间接征象：胰管和胆总管扩张是胰头癌的间接征象。胰腺癌多来源于胰腺导管上皮，肿瘤易堵塞胰管造成远端的扩张。胰头癌早期可压迫和侵蚀胆总管壶腹部，表现为肿块局部的胆管管壁不规则，管腔变窄阻塞，出现胆总管、胰管远端扩张，即"双管征"。应用薄层扫描和高分辨扫描可更好地显示胰管和胆管扩张的情况。部分胰腺癌可合并慢性胰腺炎和假性胰腺囊肿。

　　3）周围浸润征象：①肿瘤侵犯血管：胰头癌常蔓延侵犯邻近的血管结构，使脾静脉、门静脉、腹腔静脉、肠系膜上动静脉以及肝动脉狭窄、移位和阻塞。胰周大静脉或小静脉的一些分支的阻塞可引起周围的侧支小静脉的充盈和扩张。近年来报道较多的胰头小静脉如胃结肠静脉（＞7mm）、胰十二指肠前上静脉（＞4mm）和胰十二指肠后上静脉（＞4mm）等的扩张是值得重视的胰腺癌胰外侵犯的征象，如出现扩张则提示肿瘤不可切除。螺旋CT双期增强扫描可更好地显示胰头血管的受侵犯情况。②胰周脂肪层消失：正常胰腺与邻近脏器之间有低密度的脂肪层。当胰腺癌侵及胰腺包膜和（或）胰周脂肪时，脂肪层模糊消失。③胰腺周围结构的侵犯：胰腺癌肿块可推压或侵蚀邻近的胃窦后壁、十二指肠、结肠、肝门、脾门和肾脏等。胰腺癌侵犯腹膜可引起腹水，CT表现为肝、脾脏外周的新月形低密度带。④淋巴结转移：常发生在腹腔动脉和肠系膜上动脉周围，表现为直径大于1cm的软组织小结节或模糊软组织影。腹主动脉、下腔静脉周围和肝门也是淋巴结转移好发的部位。

　　（4）经内镜逆行胰胆管造影（ERCP）：可显示胆管、胰管的形态，有无狭窄、梗阻、扩张、中断等表现。出现梗阻性黄疸时可同时在胆总管内置入支架，以达到术前减黄的目的，也可收集胰液或用胰管刷获取细胞进行检测。但ERCP可能引起急性胰腺炎或胆道感染，需引起重视。

　　（5）磁共振成像（MRI）：可发现大于2cm的胰腺肿瘤，但总体成像检出效果并不优于CT。磁共振血管造影（MRA）结合三维成像重建方法能提供旋转360°的清晰图像，可替代血管造影检查。磁共振胰胆管造影（MRCP）能显示胰、胆管梗阻的部位及其扩张程度，可部分替代侵袭性的ERCP，有助于发现胰头癌和壶腹部癌。

　　（6）选择性动脉造影（DSA）：对胰腺癌有一定的诊断价值，在显示肿瘤与邻近血管的关系、估计肿瘤的可切除性有很大价值。

　　（7）正电子发射断层扫描（PET）：肿瘤部位摄取氟化脱氧葡萄糖（FDG）增加而呈异常浓聚灶，因此对胰腺癌亦有较高的检出率，且对于胰腺以外转移病灶的早期发现也有较好的价值。PET可检查2cm以上的胰腺癌，现发现肿瘤大小与荧光脱氧葡萄糖的摄取率不一定相关。对糖尿病假阳性率高，但较CT、B超敏感度高，对肝转移灶和转移的淋巴结显示良好，可惜国内价格过高，目前尚在积累资料之中。

　　（8）X线检查：行钡餐十二指肠低张造影，可发现十二指肠受壶腹部癌或胰头癌浸润和推移的影像。

　　（9）经皮肝穿刺胆道造影（PTC）：可显示梗阻以上部位的胆管扩张情况，对于肝内胆管扩张明显者，可同时行置管引流（PTCD）减黄。

　　4. 其他检查

　　（1）胰管镜检查（PPS）：PPS是近二十年来开发的新技术，他利用于母镜技术将超细纤维内镜通过十二指肠镜的操作孔插入胰管，观察胰管内的病变，是唯一不需剖腹便可观察胰管的检查方法。1974年Katagi和Takekoshi首先将经口胰管镜（PPS）应用于临床，90年代以后，随着技术和设备的不断改善，特别是电子胰管镜的出现，使胰管镜的成像越来越清晰，可早期发现细微的病变。镜身也更加耐用，不易损坏。此外有的胰管镜还增加了记忆合金套管、气囊等附件，使胰管镜的操作更加灵活，并能够进行活检、细胞刷检。胰腺癌胰管镜下表现为：胰管壁不规则隆起、狭窄或阻塞，黏膜发红发脆、血管扭曲扩张。由于原位癌仅局限于导管上皮，无肿块形成，目前只有PPS可以对其做出诊断。随着内镜技术的不断发展，近年来胰管镜已进入临床使用，它可直接进入胰管内腔进行观察，并可收集胰液、脱落细胞进行分析，检测 K - ras 基因等。有报道可早期发现胰腺癌及壶腹部癌。但胰管镜操作复杂，易损坏，只能在有条件的大医院开展。

（2）细针穿刺细胞学检查：在 B 超、超声内镜或 CT 的导引下行细针穿刺细胞学检查，80% 以上可获得正确的诊断。

5. 临床分期

（1）2002 年国际抗癌联盟（UICC）制定的临床分期方法已被广泛接受和采用（表 16 -3）。

表 16 -3 UICC 胰腺癌临床分期（2002）

分 期	T	N	M
0	T_{is}	N_0	M_0
I A	T_1	N_0	M_0
I B	T_2	N_0	M_0
II A	T_3	N_0	M_0
II B	T_{1-3}	N_1	M_0
III	T_4	任何 N	M_0
IV	任何 T	任何 N	M_1

注：T - 原发肿瘤：T_x 原发肿瘤无法评估，T_0 无原发肿瘤证据，T_{is} 原位癌，T_1 肿瘤局限于胰腺，长径≤2cm，T_2 肿瘤局限于胰腺，长径 >2cm，T_3 肿瘤向胰腺外扩展，但尚未累及腹腔干或肠系膜上动脉，T_4 肿瘤累及腹腔干或肠系膜上动脉；N - 区域淋巴结：N_x 区域淋巴结转移无法评估，N_0 无区域淋巴结转移，N_1 有区域淋巴结转移；M - 远处转移：M_x 远处转移无法评估，M_0 无远处转移，M_1 有远处转移。

（2）日本胰腺学会（JPS）分期系统（表 16 - 4）于 2002 年修订后，较以前版本有所简化，故亦被较多学者采用。

表 16 -4 JPS 胰腺癌临床分期（2002）

	M_0				M_1
	N_0	N_1	N_2	N_3	
T_{is}	0				
T_1	I	II	III		
T_2	II	III	III		
T_3	III	III	IV_a	IV_b	
T_4	IV_a				

注：T - 原发肿瘤：T_{is} 原位癌，T_1 肿瘤局限于胰腺，长径≤2cm，T_2 肿瘤局限于胰腺，长径 >2cm，T_3 肿瘤累及以下任何一项：胆道（CH）、十二指肠（DU）、浆膜（S）、腹膜后组织，T_4 肿瘤累及以下任何一项：门静脉系统（PV）、动脉系统（A）、胰周神经丛（PL）、其他器官（OO）；N - 区域淋巴结：N_0 无区域淋巴结转移，N_1 有第 1 站淋巴结转移，N_2 有第 2 站淋巴结转移，N_3 有第 3 站淋巴结转移；M - 远处转移：M_0 无远处转移，M_1 有远处转移。

四、治疗

1. 手术治疗　外科手术目前仍是胰腺癌的首选治疗方法。由于胰腺癌手术复杂、创伤大、并发症发生率高，而胰腺癌患者往往全身情况差，因此术前准备、围术期处理十分重要。上海华山医院外科采用 APACHE Ⅱ 和 POSSUM 评分系统对胰腺癌手术患者进行危机评分，按照评分结果，因人而异，积极给予保护性支持治疗，提高了胰腺癌治愈性切除水平。

胰腺癌患者半数以上有黄疸症状，对术前是否要减黄多年来一直有争议。严重黄疸可致肝肾功能损害、凝血机制障碍、免疫功能下降，患者对手术的耐受性差。因此，目前多数学者认为对术前血清总胆红素大于 171μmol/L 者应行术前减黄。减黄方法有：①PTCD（经皮肝穿刺胆管引流术）；②内镜下放置鼻胆管引流；③内镜下逆行置胆道支撑管内引流术；④胆囊或胆总管造瘘术。

（1）胰十二指肠切除术（pancreatoduodenectomy）：1935 年由 Whipple 首先提出，适用于Ⅰ、Ⅱ期胰头癌和壶腹部癌。胰十二指肠切除术的切除范围包括胰头（包括钩突部）、肝总管以下胆管（包括胆囊）、远端胃、十二指肠及部分空肠，同时清扫胰头周围、肠系膜血管根部，横结肠系膜根部以及肝总动脉周围和肝十二指肠韧带内淋巴结（图 16 - 4）。重建手术包括胰腺 - 空肠吻合、肝总管 - 空肠吻合和胃 - 空肠吻合，重建的方法有多种，最常见的是 Child 法：先吻合胰肠，然后吻合胆肠和胃肠。近年来报道胰十二指肠切除术的切除率为 15%～20%，手术死亡率已降至 5% 以下，5 年生存率为 7%～20%。

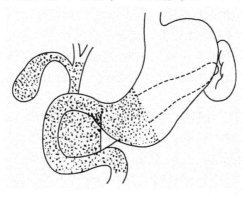

图 16 - 4　胰十二指肠切除术的切除范围

（2）保留幽门的胰十二指肠切除术（PPPD 术）：即保留了全胃、幽门和十二指肠球部，其他的切除范围与经典的胰十二指肠切除术相同。优点有：①保留了胃的正常生理功能，肠胃反流受到部分阻止，改善了营养状况；②不必行胃部分切除，十二指肠空肠吻合较简便，缩短了手术时间。但有学者认为该术式对幽门下及肝动脉周围淋巴结清扫不充分，可能影响术后效果，因此主张仅适用于较小的胰头癌或壶腹部癌、十二指肠球部和幽门部未受侵者。另外，临床上可发现该手术后有少数患者发生胃排空延迟。

（3）全胰切除术（TP 术）：胰腺癌行全胰切除术是基于胰腺癌的多中心发病学说，全胰腺切除后从根本上消除了胰十二指肠切除后胰漏并发症的可能性。但有糖尿病和胰外分泌功能不全所致消化吸收障碍等后遗症。研究表明全胰切除的近、远期疗效均无明显优点，故应严格掌握适应证，只有全胰癌才是绝对适应证。

（4）扩大的胰十二指肠切除术：胰腺癌多呈浸润性生长，易侵犯周围邻近的门静脉和肠系膜上动静脉，以往许多学者将肿瘤是否侵及肠系膜血管、门静脉作为判断胰腺癌能否切除的标志，因此切除率偏低。随着近年来手术方法和技巧的改进以及围术期处理的完善，对部分累及肠系膜上血管、门静脉者施行扩大胰十二指肠切除，将肿瘤和被累及的血管一并切除，用自体血管或人造血管重建血管通路。但该术式是否能提高远期生存率尚有争论。由于扩大胰十二指肠切除手术创伤大、时间长、技术要求高，可能增加并发症的发生率，故应谨慎选择。

（5）姑息性手术：对不能切除的胰头癌或壶腹部癌伴有十二指肠和胆总管梗阻者，可行胃空肠吻合和胆总管或胆囊空肠吻合，以缓解梗阻症状、减轻黄疸，提高生活质量。对手术时尚无十二指肠梗阻症状者是否需作预防性胃空肠吻合术，还有不同看法，目前一般认为预防性胃空肠吻合术并不增加并发症的发生率和手术死亡率。近年开展的胰管空肠吻合术对于减轻疼痛症状具有明显疗效，尤其适用于胰管明显扩张者。为减轻疼痛，可在术中行内脏神经节周围注射无水乙醇或行内脏神经切断术、腹腔神经节切除术。

（6）胰体尾切除术：适合胰体尾癌，但由于体尾部癌确诊时已多属晚期，故手术切除率很低。

2. 化学药物治疗

（1）全身化疗：以前应用最多的化疗药物是氟尿嘧啶，近年来吉西他滨（gemcitabine）开始应用于临床，现已成为胰腺癌化疗的一线用药，常用剂量为：吉西他滨 $1g/m^2$，30min 静脉滴注，每周1次，连续3周，4周为一周期。目前也有主张以吉西他滨为基础的联合方案化疗，常用的方案有：吉西他滨+氟尿嘧啶，吉西他滨+多西他赛，吉西他滨+奥沙利铂，吉西他滨+伊立替康，吉西他滨+卡培他滨等。联合方案目前尚处于临床试验中，缺少大样本随机对照试验的支持。

（2）介入性化疗：可增加局部药物治疗浓度，减少化疗药物的全身毒性作用。胰腺血供主要来自腹腔动脉和肠系膜上动脉，介入化疗时选择性地通过插管将吉西他滨、氟尿嘧啶等化疗药物注入来自腹腔动脉的胰十二指肠上动脉、来自肠系膜上动脉的胰十二指肠下动脉以及胰背动脉或脾动脉。华山医院胰腺癌诊治中心近几年对局部进展期胰头癌行术前介入化疗，使手术切除率达40%以上。

（3）腹腔化疗：通过腹腔置管或腹腔穿刺将化疗药物注入腹腔，主要适用于术后防止肿瘤复发，而不能耐受全身化疗的患者。

3. 放射治疗

（1）术中放射治疗：术中切除肿瘤后用高能射线照射胰床，以期杀死残留的肿瘤细胞，防止复发，提高手术疗效。

（2）体外放射治疗：可用于术前或术后，尤其是对不能切除的胰体尾部癌，经照射后可缓解顽固性疼痛。近年随着三维适形放射治疗（3DCRT）、调强放射治疗（IMRT）、γ射线立体定向治疗（γ-刀）等放射治疗技术的不断发展，使得放射治疗照射定位更精确，正常组织损伤小，对于缓解症状疗效确切。

4. 其他治疗

（1）免疫治疗：研究表明，肿瘤的发生、发展伴随着免疫功能的低下，胰腺癌也不例外。因此，提高患者的免疫力也是治疗胰腺癌的一个重要环节。通过免疫治疗可以增加患者的抗癌能力，延长生存期。大致可分为三种：①主动免疫：利用肿瘤抗原制备疫苗后注入患者体内，提高宿主对癌细胞的免疫杀伤力；②被动免疫：利用单克隆抗体治疗，如针对VEGFR 的单抗 bevacizumab、针对 EGFR 的单抗 cetuxirab 等；③过继免疫：将具有免疫活性的自体或同种异体的免疫细胞或其产物输入患者，临床上已有报道将从患者体液或肿瘤中分离出的淋巴因子活化的杀伤细胞（LAK 细胞）或肿瘤浸润的淋巴细胞（TIL 细胞），经体外扩增后回输患者，并取得一定疗效。

（2）基因治疗：基因治疗是肿瘤治疗的研究方向，主要方法有：反义寡核苷酸抑制癌基因复制、抑癌基因导入、自杀基因导入等，目前尚处于实验阶段，基因治疗应用于临床还有待时日。

国内外统计资料表明，胰腺癌的切除率及 5 年生存率目前仍较低，其主要原因在于胰腺癌起病隐匿，当产生症状就医时往往已是中晚期，肿瘤较大并可能已侵犯周围邻近器官和血管，造成肿瘤无法切除。上海华山医院胰腺外科采用减黄、介入治疗和手术切除方法"三阶段疗法"治疗大胰头癌，取得了较好的效果。减黄可以改善肝功能；介入治疗可减轻门静脉、肠系膜上血管的受侵程度，使肿瘤缩小或界线相对清楚，为手术创造条件；手术则采取合理性的区域性胰十二指肠切除。采用该方法治疗，最长者术后已存活 2 年。总之，随着新理论、新技术的运用，推动了不能切除胰腺癌的综合治疗，继续深入研究将使原本无切除希望的胰腺癌得到根治或明显延长生存期。

（王宏博）

第四节　胰岛素瘤

胰岛 β 细胞形成的肿瘤称胰岛素瘤，占全部胰岛内分泌肿瘤中的 70% ~75%。分功能性和非功能性两类，前者由于分泌胰岛素和（或）胰岛素原过多，临床上以患者反复发作的空腹低血糖症状为特征；后者不分泌胰岛素而仅表现为上腹部肿块。胰岛素瘤是很少见的疾病，国外报道发生率为 0.8 ~0.9/100 万，但在胰腺内分泌肿瘤中最多见，其中恶性胰岛素瘤占 5% ~16%。

一、发病机制

胰岛素瘤的发病机制尚未明确，可能与下列因素有关：①基因突变：多发内分泌肿瘤Ⅰ型（MEN－Ⅰ）基因定位于染色体 11q13，为肿瘤的抑制基因。良恶性肿瘤均可表现突变，是胰腺内分泌肿瘤发生的早期。②原癌基因：主要的相关基因有 c－Myc、Ras、TGF－β 和 p53 等。胰岛 B 细胞瘤发生的早期，c－Myc 和 TGF－β 的激活促进了细胞的增生；而后期 Ras 的激活性突变和 p53 可能发挥着重要的作用。③细胞凋亡：胰岛细胞凋亡是诱导胰岛素瘤生成的重要因素。④生长因子、神经递质和胃肠激素生长因子在神经内分泌肿瘤生长中发挥重要作用。

二、病理

胰岛素瘤以孤立单个腺瘤为多见，约占 90%，余下的可由胰岛 B 细胞增生、家族性多

· 517 ·

发性内分泌肿瘤Ⅰ型（MEN-Ⅰ）和β细胞癌引起。胰岛B细胞瘤在胰头、体和尾部的分布大致相等，仅1%~2%发生在十二指肠黏膜下层、肌层或胰腺周围的异位胰腺组织。外观呈灰白色、灰红色结节，有完整包膜，一般体积较小，约1~2cm，少数可长至15cm。光镜下显示肿瘤颇似体积增大的胰岛，细胞形态规则，沿血窦排列成索状。电镜下显示瘤细胞质内含有分泌颗粒；免疫组化染色可证实为胰岛素。β细胞癌比较少见，其诊断依据为包膜常有缺损，细胞异形明显，可呈浸润性生长，伴淋巴结或肝转移。多发的腺瘤近半数为2~3个，最多可达8个，布满整个胰腺的无数小肿瘤称之为胰岛素瘤病。多发性腺瘤常合并甲状旁腺腺瘤和垂体瘤，称之为多发性内分泌肿瘤（MEN）Ⅰ型。约50%的胰岛素瘤可由增生引起，尤多见于患糖尿病母亲的幼儿。

非功能性胰岛素瘤的病理组织学与功能性者很难区别，除共同有包膜形成和偶有钙化的明显特征外，病理切片尽管采取特殊染色在非功能性胰岛素瘤的细胞中也仅显示为β细胞。临床所见的瘤体多较大，一般直径为7~12cm，肿瘤的大体形态呈圆形或卵圆形，表面可凹凸不平，或为分叶状，但包膜多完整，与正常胰腺组织有明显的分界，且多向胰外生长。切面呈灰白或灰红色，有不同的出血或囊性变，镜检与功能性胰岛素瘤所见者相似。

三、临床表现

以低血糖表现为特征，多在清晨早餐前，或午后空腹时、或运动后发作；发作时血糖可低于2.8mmol/L，口服或注射葡萄糖后低血糖症状即缓解，上述典型表现称之为Whipple三联症，诊断不难。如低血糖发作频繁而严重，可出现神经精神症状，如头晕、嗜睡、精神恍惚、记忆力减退、反应迟钝、行为古怪，甚至抽搐、昏迷；最终导致脑部器质性病变，出现精神失常，此时即使切除肿瘤，症状也不能逆转。非功能性胰岛素瘤多无症状，偶感不适，经进一步检查后才被发现。

四、诊断

胰岛B细胞瘤的诊断主要有定性诊断和定位诊断。

1. 定性诊断　主要依靠临床表现和实验室功能测定。①Whipple三联症对胰岛素瘤的诊断很有价值。空腹及低血糖发作时血糖小于2.8mmol/L时，胰岛素高于71.75pmol/L（10mU/L）。②胰岛素释放指数（血浆免疫反应性胰岛素/血糖），95%胰岛B细胞瘤患者>0.3。③对于空腹血糖高于3mmol/L，但怀疑为本病的患者可行饥饿试验，禁食48h不发生低血糖者基本可除外该病。④其他试验：甲苯磺丁脲（D860）试验、胰高血糖素试验、亮氨酸试验等。实验室功能测定主要是证实有空腹低血糖和自主分泌的高胰岛素血症的存在。

2. 定位诊断　胰岛素瘤定位诊断比较困难，但对手术治疗有指导意义。

（1）非侵入性检查：①B超：B超是胰岛素瘤常用的筛查手段。B超诊断胰岛素瘤的敏感性一般在30%~70%。可显示直径大于1.5cm的肿瘤，对1.5cm以下的肿瘤则很难发现。可以通过反复多次检测、多切面探查、改变体位和注意易遗漏部位提高B超诊断率。②螺旋CT：快速扫描加动态显像可发现直径1~2cm的肿瘤。CT检查诊断胰岛素瘤的敏感性为30%~60%。③MR：MR软组织分辨力高，可行多参数、多序列成像。胰岛素瘤典型表现为T_1WI低信号影，T_2WI高信号影，准确率很高，它是手术前最佳的非侵入性检查方法。

（2）侵入性检查：①选择性动脉造影（SAG）：过去20余年，SAG一直被认为是胰岛素瘤定位诊断的"金标准",阳性率可达 50%～80%。②超声内镜（EUS）：EUS 因探头距胰腺表面的距离不超过 1cm，减少了胃肠道气体及其他软组织对胰腺的遮挡和干扰，提高了胰腺成像的清晰度，使胰岛 β 细胞瘤的检出率也提高了。EUS 准确率高，对于直径大于 1cm 的病变检出率几乎可达 100%，但是对于小于 0.5cm 的病变诊断仍有困难。③经皮经肝门静脉置管分段取血测定胰岛素（PTPC）：胰腺的静脉血回流到脾静脉、肠系膜上静脉及门静脉，胰岛素瘤附近的静脉血有胰岛素的升高，而远离肿瘤部位的静脉胰岛素则不高。利用 PTPC 技术取血测定胰岛素有利于对胰岛素瘤进行定位。④动脉刺激静脉取血（ASVS）：在脾、肠系膜上及肝动脉分别插入导管，注入葡萄糖酸钙（$0.025mEqCa^{2+}/kg$ 或 $1mg~Ca^{2+}/kg$），30、60、120s 后在肝静脉取血测胰岛素，30～60s 内达到高峰，高于注射前 2 倍即有诊断价值。⑤术中定位：术中 B 超检查可大大提高胰岛素瘤确诊率和减少漏诊率，同时可以避免术中损伤血管及主胰管，敏感性最高达 91%，为术中的定位提供依据。

五、治疗

胰岛素瘤一旦确诊即有手术指征，应尽早手术切除以免长期反复发作而致脑部不可逆性损害。术前肿瘤定位非常重要，手术方式根据肿瘤的良性或恶性、单个或多发性，功能性或非功能性来决定。

1. 肿瘤局部摘除术 适用于浅表的单个良性肿瘤。切面缝合控制出血，邻近置一引流管预防胰漏。术中要注意钩突和近脾门处易遗漏的肿瘤。良性肿瘤有完整包膜，即使是较大的非功能性良性胰岛素瘤包膜亦完整，摘除时要注意主胰管和门静脉而不受损害，术后要保持引流通畅。

2. 胰体尾切除术 适用于深部的胰体尾部肿瘤，尤其是可疑恶性者，可行远侧胰体尾切除术，否则单纯切除深部的肿瘤易损伤胰管而引起胰瘘。

3. 胰十二指肠切除术 适用于位于胰头部的恶性胰岛素瘤，或较大的胰头部良性肿瘤不能保留主胰管无损者。

4. 恶性胰岛素瘤的处理 凡位于胰头部或胰体尾部恶性肿瘤必须分别作胰十二指肠切除或胰体尾切除。术中并作胰周围淋巴结清扫，并注意肝脏和远处有无转移。

5. 胰腺增生和多发性胰岛素瘤的处理 如多发肿瘤，局限在胰头或胰体尾者可分别作胰十二指肠切除或胰体尾部切除。对多发性肿瘤，我们在术中切除肿瘤后监测血糖，一般在 60min 内血糖可上升至 5～6mmol/L，即可判定为切除完全。

6. 术中探查 阴性时可行术中 B 超、PTPC 或 ASVS 作为判断肿瘤位置并指导手术切除的依据。如冰冻切除证实为弥漫性增生时，可行 90%～95% 胰腺次全切除术以缓解症状。

7. 以下情况无法手术者可考虑给予生长抑素及其类似物治疗 ①老年患者，无法承受手术。②恶性肿瘤，有转移。③全身情况差，严重并发症。常见的生长抑素类似物有奥曲肽和善龙，分短效和长效制剂。

8. 已伴转移的恶性胰岛素瘤的处理 按肿瘤减负治疗的推想，尽量切除原发性肿瘤，术后用链脲霉素（streptozocin）和二氮嗪（diazoxide），前者是对胰腺恶性肿瘤的特异性抗癌药，破坏胰岛 β 细胞，后者可抑制 β 细胞释放胰岛素以控制低血糖。

（王宏博）

第五节 胰腺内分泌肿瘤（APUD肿瘤）

胰腺内分泌肿瘤（pancreatic endocrine tumors，PET）又称胰腺APUD肿瘤，总发生率低于每年十万分之一。不同于胰腺外分泌肿瘤，胰腺内分泌肿瘤生物活性的特点是能分泌大量多肽激素或胺，进入血液循环后这些激素与它们的靶细胞膜上的特异受体有亲和力，通过酶系统激活靶细胞的生理活性，使患者产生不同的临床综合征。这些内分泌肿瘤往往只有一种激素是主要的，决定着患者的临床表现，并以其命名。胰腺内分泌肿瘤分成功能性和非功能性肿瘤，功能性肿瘤体积很小即可产生明显的全身症状，约占70%~80%；非功能性肿瘤往往是体检或腹部巨大肿块被发现的，约占20%~30%，这些非功能性肿瘤细胞并未丧失功能，实际上可能是它们分泌的多肽激素尚未激活，或靶细胞的受体被阻断或对这些激素不起反应。

胰腺内分泌肿瘤的发病机制还不清楚，多认为与遗传因素有关，目前发现22q和3p染色体的杂合缺失导致的某些基因丢失可能是胰腺内分泌肿瘤发生的机制之一，具体机制还有待进一步探讨。

胰腺内分泌肿瘤的诊断包括临床诊断、生化诊断、定位诊断和病理诊断，不同的胰腺内分泌肿瘤除具有各自的特征性表现外，又有复杂多样的临床特点，对于胰腺内分泌肿瘤产生不同激素引起的临床症状要有了解，并对这类肿瘤复杂性的认识和警惕是临床诊断的关键和前提。如果临床表现可疑，则需要进一步通过生化诊断进行明确。首先根据临床症状，进行相关激素的常规测定，如胰岛素瘤的胰岛素测定、胃泌素瘤的促胃液素测定等。对于激素水平升高不明显而临床表现又高度可疑的患者，可通过各种激发实验来验证，如胰泌素激发实验诊断胃泌素瘤等。除激素测定以外，免疫组化或放射免疫分析表明90%~100%的胰腺内分泌肿瘤患者血中铬粒素水平升高，其中铬粒素A是诊断胰腺内分泌肿瘤很有价值的指标。

一、分类

胰腺的体积在消化器官中虽然较小，位置较深，诊断相对比较困难。起源于胰腺APUD细胞的内分泌肿瘤，最近30多年来文献中报道逐渐有所增多。起源于胰腺APUD细胞的内分泌肿瘤种类很多，所分泌的肽激素也很复杂，Welbourn等根据胰腺APUD肿瘤的功能基础，将这些肿瘤分为（表16-5）。

表16-5 胰腺内分泌细胞及其所分泌的激素

(1) 正位细胞
α-胰高糖素
β-胰岛素
D_1-生长抑素
F-胰多肽
EC-5-羟色胺
(2) 异位细胞
G-促胃液素
血管活性肠肽（VIP）
ACTH

甲状旁腺素（PTH）
胃抑肽（GIP）
血管加压素
CCK

1. 正位胰腺内分泌肿瘤（entopic tumors） 在正常的成人胰腺内存在 5 种内分泌细胞（表 15 - 5）。每种胰腺内分泌细胞均能分泌一种特异的肽激素，当这些内分泌细胞形成肿瘤或增生时，就会产生过多的肽激素或胺，例如 α 细胞瘤（胰高糖素瘤）产生过多的胰高糖素、β 细胞瘤（胰岛素瘤）产生过多的胰岛素、D1 细胞瘤（生长抑素瘤）、F 细胞瘤（胰多肽瘤）、EC 细胞瘤或肠嗜铬细胞类癌均分泌过多的相应激素。

2. 异位胰腺内分泌肿瘤（ectopic tumors） 胰腺内分泌肿瘤所分泌的肽激素、胺或其他物质为其他腺体或组织的正常产物，但非胰腺的正常产物，则称为异位胰腺内分泌肿瘤。Zollinger - Ellison 综合征是异位胰腺内分泌肿瘤中最典型的例子。胰腺胃泌素瘤分泌的促胃液素在正常的成人胰岛细胞内是不存在的。换言之，在正常的成人胰腺内不存在 G 细胞。这些异位胰腺内分泌肿瘤绝大多数是恶性，它们所分泌的肽激素均是正常成人胰岛细胞不能分泌的多肽，称为肽激素分泌的异位现象，例如胰胃泌素瘤分泌的促胃液素、胰 VIP 瘤分泌的血管活性肠肽、胰 ACTH 瘤分泌的 ACTH、胰甲状旁腺素瘤分泌的甲状旁腺素、胰 CCK 瘤分泌的 CCK、胰 ADH 瘤分泌的血管加压素、ADH 和神经紧张素，这些异位分泌的多肽通常主要以多肽前体和大分子形式存在。

3. 多发性内分泌腺病（MEN） 胰腺内分泌肿瘤分为散发性和遗传性两种类型。散发性胰腺内分泌肿瘤通常是单个肿瘤，而遗传性胰腺内分泌肿瘤多由于常染色体显性基因异常引起，通常是多个内分泌器官和系统的广泛增生或多个肿瘤，称为多发性内分泌腺病，包括MEN Ⅰ 或 Werner 综合征，涉及垂体、甲状旁腺和胰腺；MEN Ⅱ a（Sipple 综合征），涉及甲状腺髓状癌、肾上腺髓质的嗜铬细胞瘤以及继发性甲状旁腺增生，MEN Ⅱ b（Schinke 综合征）主要表现为甲状腺髓样癌，黏膜神经纤维瘤和嗜铬细胞瘤。

二、治疗

胰腺神经内分泌肿瘤的治疗原则：如果肿瘤没有转移，尽可能手术完全切除，术后应密切随诊，术后 3 个月检测血中相关激素水平，复查 CT 或 MRI；术后 1 ~ 3 年每 6 个月进行查体和激素水平测定，术后 4 年每年进行相关检查。如果还有相应的临床症状，给予奥曲肽治疗。如果肿瘤出现肝转移，肝转移病灶的治疗主要是肝叶的楔形切除；肿瘤无法手术切除者，多种药物的联合化疗方案较单一药物疗效好。目前常用药物是链脲菌素加 5 - 氟尿嘧啶，可同时使用干扰素，合用长效奥曲肽 20mg 每月 1 次肌注控制临床症状，可以逐渐加量或增加使用次数。

（一）正位胰腺内分泌肿瘤

1. 胰岛素瘤 见本章第四节内容。

2. 胰高糖素瘤 胰高糖素瘤（glucagonoma）又称高血糖皮肤综合征，是起源胰腺 α 细胞的一种 APUD 肿瘤，大多数为恶性，只占神经内分泌肿瘤的 1%。临床上主要表现为皮肤坏死性迁移性红斑，血糖增高，贫血，口角、唇、舌等部位的慢性炎症，指甲松动，外阴炎、阴道炎等，也称为高血糖皮肤综合征。早在 1942 年 Becker 描述了特异性皮疹伴发糖尿病等症状与胰腺肿瘤有关；而 1966 年 McGavran MH 应用电镜发现肿瘤细胞有仅细胞颗粒的特征，并用放免法测定切除的肿瘤组织中含有大量胰高血糖素，即将此病命名为胰高血糖素瘤。75%～80%胰高糖素瘤患者表现为恶性，50%患者就诊时已伴有转移。除了皮肤表现外，此类患者的临床表现主要有糖尿病和葡萄糖耐受异常、低氨基酸血症、40%患者出现静脉血栓、20%患者腹痛和腹泻、贫血、体重显著减轻。胰高糖素瘤患者血栓的发病率上升，导致肺栓塞严重者可致死亡。胰高糖素瘤的典型临床表现是皮肤坏死性迁移性红斑。这种皮损的特点是表皮粒层和透明层的大疱性损害，病变向四周扩展时中央有愈合和结痂倾向，好发于躯干、会阴和下肢。由于这种皮肤红斑常为间歇性，患者在就诊时可能尚未发生，因此诊断早期病例常很困难，如有怀疑应测定血浆胰高糖素水平。Mallinson 将胰高糖素瘤分为三种类型：①有皮肤综合征的胰高糖素瘤，患者有典型的坏死性红斑；②无皮肤综合征的胰高糖素瘤，患者仅有轻度糖尿病，血浆胰高糖素浓度升高；③有多腺综合征的胰高糖素瘤。胰高糖素瘤诊断依据：①胰高糖素瘤患者的血浆胰高糖素水平通常超过 1 000pg/mL，低于 150pg/mL 为正常，150～1 000pg/mL 可疑；②检测快速血糖和葡萄糖耐受实验有无提示糖尿病；③血常规检测有无贫血；④检测胰岛素、促胃液素、ACTH、VIP 排除 MEN Ⅰ或合并其他内分泌肿瘤；⑤注射葡萄糖往往不能抑制胰高糖素的分泌，静脉注射精氨酸也不能激发胰高糖素的分泌。胰高糖素瘤药物治疗无效，唯一根治方法是切除胰腺肿瘤。部分患者肿瘤切除后，典型的皮肤损害和糖尿病常能迅速消失。手术减轻肿瘤负荷的患者，也能减轻临床胰岛细胞增生偶尔也可产生此综合征，如确定为胰岛细胞增生则需作次全远端胰切除术。恶性肿瘤不能切除或有肝转移时，可试用链佐星或达卡巴嗪（DTIC）全身化疗，同时肝动脉栓塞加化疗。

3. 生长抑素瘤　Larson 等于 1977 年报道胰腺生长抑素瘤（somatostatinoma），这种肿瘤主要由胰腺的 D 细胞组成，发病率低于四千万分之一。生长抑素是一种强力的抑制激素，能抑制胰岛素、促胃液素、胰高糖素、生长素、甲状腺刺激素以及其他许多胃肠道激素的释放。此外，它还可直接抑制靶细胞，例如它能抑制外源性缩胆素刺激过程中的胆囊收缩和五肽胃泌素刺激壁细胞分泌胃酸。胰腺生长抑素瘤的临床症状和体征较模糊，称为抑制综合征：包括糖尿病、胆囊结石、脂肪痢、胃酸过少症，偶有贫血和体重减轻。血浆生长抑素大于 10ng/mL 可诊断生长抑素瘤，往往伴有胰岛素和胰高糖素等水平降低。治疗首先改善患者营养不良和高血糖，手术包括原发灶切除和转移灶切除减少肿瘤负荷，生长抑素治疗该肿瘤有效，可以降低血浆生长抑素水平，改善糖尿病和腹泻。长效生长抑素拮抗剂应用方便，有肝转移的患者亦可取得长时间生存率。进展期生长抑素瘤预后较差，平均生存不超过 2 年。

4. 胰多肽瘤　胰多肽瘤（pancreatic polypeptide，PP）是起源于胰腺 F 细胞的内分泌肿瘤，F 细胞是小颗粒的内分泌细胞，分布于胰岛细胞和外分泌细胞中。由于胰多肽瘤的临床症状很少，因此发病率远高于报道例数，巨大肿瘤可引起体重减轻、黄疸和腹痛。胰多肽主要作用于胰腺和胆囊，其作用与 CCK 相反，即抑制胆汁和胰液的分泌，对于胃酸分泌，胃排空速度以及血液中葡萄糖、胰岛素、胰高糖素水平并无明显影响。诊断依靠用放射免疫法测定血浆中的胰多肽浓度，大于 300pg/mL 提示有胰多肽瘤。治疗方法是首选肿瘤切除，巨大肿瘤减负荷手术亦可减轻临床症状，化疗可用链佐星和生长抑素。

5. 胰岛细胞类癌 胰岛细胞类癌是起源于 EC 细胞的肿瘤，具有分泌胺或多肽的功能，它所分泌的激素，包括 5 - 羟色胺（5 - HT）或 5 - 羟色氨酸（5 - HTP）引起典型的类癌综合征：阵发性面色潮红、腹泻、绞痛、毛细血管扩张、外周性水肿和发绀等。EC 细胞具有 APUD 细胞的特点，广泛分布于胃肠道、胰腺和肺。起源于前肠和胰腺的类癌与中肠类癌例如阑尾类癌不同，它产生类癌综合征并不一定提示肝脏有类癌转移。胰岛细胞类癌的治疗与其他胰岛细胞肿瘤一样主要是手术和化学治疗，但可采用生长抑素来控制类癌分泌的组胺以达到姑息治疗的目的，采用生长抑素可抑制五肽胃泌素刺激引起的面色潮红。对于分泌 5 - 羟色氨酸的胰岛细胞类癌可采用甲基多巴。

（二）异位胰腺内分泌肿瘤

1. 胃泌素瘤 见第九章第五节内容。

2. 胰腺血管活性肠肽瘤 胰腺血管活性肠肽瘤（VIPoma）是起源于 APUD 细胞的内分泌肿瘤，能分泌血管活性肠肽（vasoactive intestinal peptide，VIP），又称 WDHA 综合征、Verner - Morrison 综合征和胰性霍乱。临床上患者出现大量水样泻，每天平均 3L，腹泻液丧失大量钾和碳酸氢根出现低钾血症，其他还有昏睡、恶心和无力等。VIP 瘤往往诊断时已有转移，血 VIP 水平超过 1 000pg/mL 即可确诊，VIP 分泌有阶段性因此多次需要检测。治疗首先纠正水电解质，应用生长抑素降低 VIP 水平，减少腹泻。手术切除肿瘤是治愈胰腺 VIP 瘤的最可靠办法，大部分胰腺 VIP 瘤位于胰腺远端，可行胰腺远端切除术。术中如果胰腺未发现肿瘤，腹膜后和肾上腺应彻底仔细检查。50% 胰腺 VIP 瘤诊断时发现转移，治疗包括减负荷手术和化疗，化疗应用链佐星联合氟尿嘧啶，合并 α 干扰素可明显降低肿瘤大小，临床治疗有效率超过 50%。生长抑素治疗大多胰腺血管活性肠肽瘤敏感有效，80% 患者能抑制腹泻和纠正电解质紊乱，改善全身状况，能抑制转移灶的增长，但需常规切除胆囊。

3. 胰甲状旁腺素瘤 胰甲状旁腺素瘤（pancreatic parathyroidoma）是一种恶性功能性胰岛细胞瘤，所分泌的多肽具有甲状旁腺素样活性，引起类似甲状旁腺功能亢进症的临床症状：高钙血症、低磷血症、嗜睡或昏迷等。诊断较难，由于它分泌的多肽分子结构不一致，标准的甲状旁腺 PTH 放射免疫法常不能测出，因此患者虽有高钙血症，但血浆 PTH 阴性，因高钙血症抑制正常甲状旁腺释放 PTH，静脉输液和磷酸盐能使血钙降低，并使 PTH 升至正常水平，这一现象提示甲状旁腺正常，而大分子 PTH 可能来自异位的肿瘤，必须进行详尽的放射学检查以确定异位肿瘤是否位于胰腺或肺以免不必要的颈部探查。治疗方法是手术切除胰甲状旁腺素瘤，链佐星能降低恶性胰甲状旁腺素瘤引起的高钙血症。患者发生高钙血症危象时需紧急输注生理盐水、磷酸盐、螯合剂、普卡霉素，甚至血液透析和手术。

4. 胰促肾上腺皮质激素瘤 胰腺 ACTH 瘤约占异位 ACTH 综合征的 4～16%，绝大部分是恶性的，可引起肾上腺皮质增生和继发性高可的松血症，临床上表现轻度库欣综合征。胰腺 ACTH 瘤往往合并有胃泌素瘤，预后不佳。这种恶性肿瘤在产生综合征前通常都已发生转移，需要仔细排除是否肝脏有转移。诊断方法是：①用放射免疫法测定血浆中高 ACTH 水平；②大剂量地塞米松不能降低血浆可的松浓度；③用 CT 确定隐藏在胰腺的肿瘤。诊断通常较晚，故很少能用手术根治。有些患者可采用两侧肾上腺切除术，也可应用甲吡酮抑制肾上腺皮质功能以达到姑息的作用。

5. 胰促生长激素释放激素瘤 胰促生长激素释放激素瘤（growth hormonereleasing hor-

moneoma，GHRH）可以刺激脑垂体分泌生长激素，造成肢端肥大症，但 MR 和 CT 示脑垂体和鞍部结构正常。最佳治疗方法是完整切除胰腺肿瘤，但是如果已有转移尽量切除肿瘤降低负荷，减轻对脑垂体的刺激。大部分此类肿瘤对生长抑素治疗有效。

6. 胰 GIP 瘤　这种胰岛细胞瘤能分泌胃抑肽（gastric inhibitory peptide，GIP），引起与 VIP 瘤相同的水泻综合征。胃抑肽是一种肠抑胃素（enterogastrone）。患者在口服葡萄糖后血中胃抑肽水平升高，促使胰岛素分泌增加，这种作用是胰 GIP 瘤产生消化性低血糖症状的发病机制。治疗方法是手术切除胰腺 GIP 肿瘤。

7. 分泌 CCK 的胰岛细胞增生症　Wilson（1973）报道 1 例胰岛细胞增生症。患者有腹泻、高胃酸分泌，但无溃疡。放射免疫法测出血浆 CCK 活性增高，但促胃液素浓度不高，小肠分泌也正常。显然这种能分泌 CCK 的胰岛细胞增生症与 Zollinger - Ellison 综合征及 Verner - Morrison 综合征不同。治疗方法是胰次全切除术。

8. 分泌血管加压素的胰岛细胞瘤　这种胰岛细胞瘤能分泌血管加压素或抗利尿激素，引起 ADH 综合征。临床表现水中毒和低钠血症，血清重量克分子渗透压浓度降低。测定血浆 ADH 浓度升高是确立诊断的可靠方法。另外一种胰岛细胞瘤可能分泌神经紧张素，促使毛细血管渗透性增高而导致水潴留，临床表现与 ADH 综合征很相似。治疗方法是切除胰腺中的肿瘤。

（三）胰多种激素分泌肿瘤

胰腺 APUD 肿瘤有时能分泌一种以上的多肽激素，对于这种现象直到最近才为大家所认识，大多数胰腺 APUD 肿瘤可能都有这种表现，它们分泌的激素可为正位内分泌和异位内分泌的错综复杂的结合，有的肿瘤甚至分泌六种激素。大多数病例每种激素都由特殊的内分泌细胞产生，但某些 APUD 细胞有时也能分泌一种以上的激素。由于某种不知的原因，临床综合征通常仅由一种激素引起，其他激素则为静止性而不产生临床症状。这与多发性内分泌腺病（MEN）临床上常同时表现多种综合征形成明显的对比。

（四）多发性内分泌腺瘤（MEN Ⅰ）

多发性内分泌腺瘤病Ⅰ型（multiple endocrine neoplasia Ⅰ，MEN Ⅰ）是一种常染色体显性遗传的内分泌肿瘤综合征，发病率约为一万分之一到十万分之一。MEN Ⅰ主要临床表现有甲状旁腺腺瘤（以原发性甲状旁腺功能亢进为首发症状）、胃肠胰腺内分泌肿瘤（以胃泌素瘤和胰岛素瘤常见）和腺垂体瘤（以泌乳素瘤常见）。

MEN Ⅰ中胰腺内分泌肿瘤的早期诊断相对困难，因为它们所处部位较深且多数体积很小。但这一类肿瘤有潜在恶性，因此其早期诊断、治疗又是十分重要的。定性诊断主要依据血促胃液素、胃酸、血糖等指标的检测，定位诊断相对困难可行 MRI 和腔内 B 超等辅助检查。目前总体而言，胃泌素瘤的手术成功率很低，而生长抑素治疗效果又很好，因此是否将手术作为首选还存在争议。其他胰腺内分泌肿瘤都建议首选手术治疗，尤其是胰岛素瘤，因为它是唯一对药物治疗不敏感的胰腺内分泌肿瘤。

（王宏博）

参考文献

[1] 张国志，王长友，陈建立，等.实用普通外科诊疗学［M］.北京：科学技术文献出版社，2015.

[2] 张国志，陈海龙，王长友，等.胰腺炎临床诊断与治疗［M］.北京：中国科学技术出版社，2012.

[3] 陈俊卯，陈建立，赵鹏，王晓涛，杨光华，王长友，张国志.超声引导下经皮穿刺引流术治疗胰腺炎局部并发症70例［J］.中国中西医结合外科杂志，2015，21（2）：162 - 164.

[4] 田素红，李燕，陈俊卯.内镜逆行胰胆管造影及胆道内支架的术中配合和护理［J］.河北医科大学学报，2010，31（12）：1516 - 1517.

[5] Jianli Chen, Junmao Chen, Xiaotao Wang, Changyou Wang, Wenbin Cao, Yongkui Zhao, Bo Zhang, Mingxin Cui, Qiuyan Shi, Guozhi Zhang. Ligustrazine alleviates acute pancreatitis by accelerating acinar cell apoptosis at early phase via the suppression of p38 and Erk MAPK pathways ［J］. Biomedicine & Pharmacotherapy 82 （2016） 1 - 7.

[6] 田素红，李燕，陈俊卯.内镜逆行胰胆管造影及胆道内支架的术中配合和护理［J］.河北医科大学学报，2010，31（12）：1516 - 1517.

第十七章

血管外科的基本检查

第一节　周围血管疾病的症状和体格检查

一、周围血管疾病的症状

肢体感觉异常

1. 疼痛　疼痛是多数周围血管疾病具有的症状，可分为间歇性和持续性疼痛两类。

（1）间歇性疼痛：可分为运动性、体位性和温差性疼痛三种。

1）运动性疼痛：是由肢体运动引起肢体供血不足后最早出现的症状，可表现为乏力、锐痛、钝痛、胀痛或痉挛。常见于动脉损伤、急性动脉栓塞、血栓闭塞性脉管炎、动脉硬化性闭塞等疾病。间歇性跛行是一种典型的运动性疼痛，临床表现为患者以恒速行走一定距离后出现下肢腓肠肌部位酸胀、疼痛或抽筋感，迫使患者停步休息，休息片刻后症状可得到缓解。跛行距离（从开始行走到出现疼痛的距离）可作为衡量动脉阻塞程度的指标，跛行距离越短，动脉阻塞越严重。

2）体位性疼痛：出现体位性疼痛，无论是动脉性还是静脉性疾病，都说明在平常体位状态下，肢体的血供或回流对于疼痛来说，已处于临界状态。动脉闭塞性疾病患者抬高患肢，可因肢体血供减少而诱发或加重疼痛，下垂患肢可使肢体血供增加而缓解疼痛。与之相反，静脉回流障碍性疾病患者抬高患肢可促进静脉回流而缓解疼痛，下垂患肢可加重静脉瘀血而诱发或加重疼痛。

3）温差性疼痛：是指因环境温度改变而诱发或加重疼痛。动脉闭塞性疾病患者在环境温度升高时，患肢的组织代谢水平增高，动脉血供不足而诱发或加重疼痛。红斑性肢痛症患者当足部温度较高时，出现足部烧灼样疼痛。而雷诺综合征可因寒冷刺激发生肢体末端动脉阵发性痉挛，引起手指末端刺痛。

（2）持续性疼痛：是指肢体在静止状态下仍然存在的疼痛，又称静息痛。动脉性疾病或静脉性疾病都可有静息痛。

1）动脉性静息痛：急性和慢性动脉闭塞性疾病都可引起缺血性神经炎致使患肢疼痛，急性病变引起的疼痛与慢性病变相比更剧烈。患肢疼痛性质为持续性钝痛伴间歇性刺痛，从肢体近端向远端放射，以趾（指）端为甚，还伴有烧灼、蚁行、厥冷、麻木。此外，肢体严重缺血导致溃疡、坏疽出现，使周围感觉神经受到刺激，也是动脉性静息痛的一个因素。

2）静脉性静息痛：急性主干静脉阻塞后，肢体远端严重瘀血而出现沉重、紧张和持续性胀痛，还伴有肢体肿胀、浅静脉曲张等表现。静脉性静息痛程度远较动脉性轻，抬高患肢可使疼痛缓解。此外，静脉性溃疡刺激周围感觉神经也可引起静息痛。

3）炎症性静息痛：急性动脉炎、静脉炎、淋巴管炎可有沿病变动脉、静脉、淋巴管的持续性疼痛和压痛。病变的浅静脉或淋巴管可呈红色索条状。

2. 温觉　肢体的冷热感取决于通过肢体的血流量，血流量降低则感觉寒冷，血流量增高则感觉潮热。动脉闭塞性疾病患者感觉肢体寒冷，闭塞程度越严重，寒冷越明显。静脉回流障碍性疾病的肢体血液瘀滞，患者感觉肢体潮热。动静脉瘘由于动脉血分流，瘘局部血流增多，瘘远端血供减少，患者常感觉瘘局部温热而远端寒冷。

3. 其他感觉　动脉闭塞性疾病引起末梢神经缺血时，可出现麻木、针刺、烧灼、蚁行等感觉。静脉病变除以上异常感觉外，还可有肌肉痉挛。

二、周围血管疾病的体格检查

1. 肢体皮温异常　温觉和皮温：皮温是温觉的客观反映。检查时，将患者肢体暴露在恒温（25℃）、恒湿（40%）环境中30分钟，然后用触诊法，或更精确的半导体皮温计、数字测温计测定皮肤温度。

2. 形态改变

（1）肿胀：静脉或淋巴回流障碍时，压力升高，使液体成分渗入组织间隙，引起肢体肿胀。

1）静脉性肿胀：下肢深静脉血栓形成、原发性下肢深静脉瓣膜关闭不全、动静脉瘘等疾病可引起回流障碍或倒流障碍，使静脉压力升高，液体外渗，下肢组织张力增高，肢体呈凹陷性肿胀，常伴有浅静脉曲张、色素沉着和足靴区溃疡。

2）淋巴性肿胀：淋巴管炎症、丝虫病、创伤等疾病可引起淋巴管阻塞，富含蛋白质的淋巴液渗入组织间隙，使肢体肿胀。肿胀起自肢体远端，多坚韧，皮肤出现增厚、干燥、粗糙改变，称为象皮肿。

（2）萎缩：动脉硬化性闭塞症、血栓闭塞性脉管炎等疾病可出现动脉供血不足，肢体营养障碍变化，如肢体瘦细、肌肉萎缩、皮肤变薄、皮下组织纤维化、毛发脱落。

（3）增长：先天性动静脉瘘由于动脉血经异常通道直接流入静脉，静脉血含氧量增高，造成肢体肥大性变化，使患侧肢体较健侧明显增长，还伴有浅静脉曲张、皮温升高，动静脉瘘附近可有杂音和震颤。

（4）隆起：搏动性隆起可扪及与心率一致的搏动。动脉瘤可扪及隆起有扩张性搏动，与动脉相邻的肿块可扪及传导性搏动。边界清、表面光滑的扩张性搏动性肿块提示动脉瘤或外伤性动静脉瘘，多发性、无包膜的扩张性搏动性肿块提示先天性蔓状血管瘤。质地柔软、经压迫后皮色减退的无搏动性隆起多为血管瘤。

3. 色泽改变

（1）静息性色泽改变：皮肤苍白为动脉供血不足表现，皮肤紫绀为静脉回流障碍、皮肤内血液含氧量降低表现，寒冷刺激后皮肤出现苍白 - 紫绀 - 潮红的间歇性改变提示雷诺综合征。皮肤色素沉着见于浅静脉曲张、下肢深静脉血栓形成等疾病，多位于下肢足靴区，可伴有脱屑、瘙痒及湿疹样改变。

（2）运动性皮色改变：静息时皮色正常，运动后肢体远端 1/3 皮色苍白，提示肢体动脉供血不足，这是由于静息时供应皮肤的血液分流入运动的肌肉所致。

（3）体位性皮色改变：改变肢体位置，观察皮色改变，有助于了解血管病变。将肢体抬高（下肢 70°～80°，上肢直举过头）持续 60 秒。正常情况下，肢体保持淡红色或稍发白，肢体下垂后，皮肤颜色在 10 秒内恢复正常。如出现皮肤苍白或腊白色，肢体下垂后，皮肤颜色恢复时间超过 10 秒且色泽不均呈斑片状，则提示动脉供血不足。肢体持续下垂，正常情况下肢体可出现轻度潮红，如有明显潮红或紫绀的，提示有静脉回流或倒流障碍。

（4）指压性皮色改变：压迫指（趾）端后观察甲床毛细血管充盈情况，可了解肢体动脉供血情况。压迫时，指（趾）端甲床色苍白，解除压力后 1～2 秒内色泽恢复正常，如松压 5 秒后甲床仍苍白，则提示动脉供血不足。皮肤紫绀区指压试验，可判断组织存活可能。如指压后皮肤不出现暂时的苍白，则说明毛细血管通透性增高，血液渗入组织间隙，组织出现不可逆变化，坏死不可避免。

4. 组织破坏

（1）溃疡

1）缺血性溃疡：多见于动脉闭塞性疾病患者的肢体远端，即趾（指）端或足根。溃疡边缘常呈锯齿状，基底为灰白色肉芽组织，挤压时不易出血。由于溃疡周围神经组织缺血，故多伴有剧烈疼痛。

2）瘀血性溃疡：好发于下肢深静脉血栓形成和原发性下肢浅静脉曲张患者的足靴区，即小腿远侧 1/3 内踝上方，面积较大，溃疡浅而不规则，基底常有湿润的肉芽组织覆盖，易出血。溃疡周围可有水肿、硬结、色素沉着等改变。

（2）坏疽：坏疽与缺血性溃疡一样，也是动脉供血不能满足静息状态下组织代谢需要的表现，并且最终发生不可逆的组织破坏。

1）干性坏疽：多见于动脉闭塞性疾病患者的下肢。由于坏死灶静脉回流通畅，而本身暴露在空气中，水分蒸发，使坏死灶缩小干燥，与正常组织分界清楚。由于坏死灶干燥，故细菌感染少见。

2）湿性坏疽：多见于静脉回流不畅的而瘀血水肿的肢体。由于坏死灶含水分多，适宜细菌生长繁殖，使组织呈污黑色、肿胀、恶臭，与周围正常组织分界不清。

（3）皮肤和皮肤附件：动脉缺血性疾病可出现皮肤变薄、干燥、脱屑、毛发脱落，趾（指）甲变形、增厚、生长缓慢，皮下组织纤维化等改变。静脉瘀血性疾病可出现足靴区皮肤变薄、毛发脱落、脱屑、色素沉着和湿疹样改变。淋巴回流障碍可出现皮肤及皮下组织纤维化，皮肤粗糙、增厚如象皮。

5. 血管结构异常

（1）动脉

1）搏动：动脉搏动可根据其强弱分为增强（＋＋＋）、正常（＋＋）、减弱（＋）、消失（－）四级。动脉闭塞性疾病可有狭窄或闭塞远端的动脉搏动减弱或消失。检查时应注意左右两侧动脉搏动的比较。体检时常检查的动脉搏动有颈总动脉、肱动脉、桡动脉、腹主动脉、股动脉、腘动脉、足背动脉和胫后动脉。

2）杂音和震颤：当动脉发生狭窄、局限性扩张或动静脉之间有异常交通时，血流速度和血流压力的急剧改变产生杂音和震颤，并可在相应体表位置感觉到。动脉狭窄或局限性扩张引起的杂音和震颤一般在收缩期，而动静脉瘘可产生持续性的杂音和震颤。

3）形态和质地：动脉硬化、血栓形成或炎症可使动脉发生屈曲、扩张、增硬和索条样改变。

（2）静脉

1）曲张：多见于原发性下肢浅静脉曲张、下肢深静脉血栓形成、原发性下肢深静脉瓣膜关闭不全等疾病。好发于浅表静脉，常表现为扩张、扭曲、延展甚至曲张成团，可伴有皮温升高、杂音和震颤。

2）索条：多见于血栓性浅静脉炎，可扪及病变静脉为索条状。急性期还伴有压痛和红肿。

三、周围血管疾病的特殊临床表现和体格检查

1. 5 "P" 症状　即疼痛（pain）、感觉异常（paresthesia）、麻痹（paralysis）、无脉（pulselessness）和苍白（pallor）。5 "P" 症状是急性动脉栓塞的典型症状。

2. Branham 征　又称指压瘘口试验。方法是用手指紧压动静脉瘘瘘口以阻断血液分流后，观察心率、血压变化。心率变慢和血压增高为阳性，见于后天性动静脉瘘。

3. Homans 征　又称直腿伸踝试验。检查时患者仰卧，膝关节伸直，检查者一手放在患者股后将其下肢稍托起，另一手持足部将踝关节背伸牵拉腓肠肌。如小腿后部明显疼痛为阳性，主要见于小腿血栓性深静脉炎，也可见于腓肠肌劳损、创伤和炎症。

4. Neuhof 征　又称腓肠肌压迫试验。患者仰卧，屈膝，足跟平置检查台，检查者用手压迫患者的腓肠肌肉外侧，又增厚、浸润感和触痛的为阳性，临床意义同 Homans 征。

5. Adson 试验　患者直立，肩部向后向下牵拉，特别是将患侧上肢向下牵拉，并作深吸气后屏气，仰头，下颌转向患侧，拉紧前斜角肌时，患侧桡动脉减弱或消失，疼痛加剧；肩部耸起，下颌转向健侧，则前斜角肌放松，桡动脉恢复，疼痛减轻。即 Adson 试验阳性，见于胸廓出口综合征。

6. Allen 试验　又称尺动脉通畅试验。检查时患者抬高上肢，检查者用手指压迫阻断桡动脉，并令其握拳和放松交替运动数次，然后将手放下至心脏同一平面，并将手放松，如果尺动脉通畅，手指和手掌的皮色迅速由苍白转为潮红色。如果尺动脉闭塞或尺动脉与掌弓间的联系有解剖异常，则皮肤可持续呈现苍白色，直至解除对桡动脉的压迫后才恢复正常，应用同样的道理也可测定桡动脉有无闭塞。

7. Perthes 试验　又称深静脉通畅试验。患者站立，在大腿上 1/3 扎止血带压迫大隐静脉后，令患者屈膝踢腿或下蹲运动 10 余次，如深静脉通畅，运动后浅静脉瘪陷并无小腿发胀感觉；如深静脉阻塞，则运动后浅静脉曲张加重，并伴有小腿胀痛感。

8. Trendelenburg 试验　又称大隐静脉和交通支瓣膜功能试验。患者平卧，抬高并按摩患肢，使曲张静脉萎陷空虚，然后在大腿上 1/3 扎止血带压迫大隐静脉，阻断其血液反流后让患者站立，如果站立后迅速释放止血带，发现血流由上向下立即充盈大隐静脉及其属支，说明大隐静脉瓣膜功能不全；如果不释放止血带，大隐静脉在 30s 内仍然保持空虚，说明交通支瓣膜功能良好，反之则说明止血带以下存在交通支瓣膜功能不全，其位置可用过反复调

节止血带的平面来测定。

（牛志鹏）

第二节　周围血管疾病的无损伤性检查

一、肢体动脉闭塞性疾病

1. 节段性血压测定　当动脉狭窄到一定程度甚至闭塞时，远端动脉压力会降低。正常两侧肢体对称部位所测得的血压相近，如果两侧肢体对称部位所测得的血压差大于20mmHg，则说明压力降低的一侧肢体近端有狭窄或阻塞。节段性血压测定是按照上述原理借助多普勒听诊器、应变容积描记仪或光电容积描记仪来测定肢体不同平面的收缩压，并得出测定平面近端动脉有无狭窄的结论。常用的 4 个平面，即扎气袖的平面为：腹股沟平面、膝上平面、膝下平面和踝关节上方平面。使用多普勒听诊器时，应将探头置于胫后动脉或足背动脉。如踝部下肢动脉压或踝/肱指数明显降低，则可明确下肢动脉闭塞性疾病。但是，要进一步确诊动脉闭塞的节段，需要进行全部 4 个平面的节段性血压测定。

踝/肱指数（ABI）是将踝部下肢动脉血压除以肱动脉血压得到的值，是下肢节段性血压测定最常用的指标。于平卧位测得的正常踝/肱指数的平均值为 1.1。若踝/肱指数低于1.0，则提示功能性动脉狭窄。为同一个患者测得的踝/肱指数较为恒定，而且踝/肱指数与下肢动脉造影的结论基本相符，因此踝/肱指数可以作为监测患肢动脉疾病程度的良好指标。有轻度间歇性跛行的患者测得的踝/肱指数轻度降低，而有肢端坏疽的患者测得的踝/肱指数则明显降低。踝/肱指数持续降低提示患肢动脉病变加重或手术失败，而踝/肱指数升高则提示患肢动脉有侧支循环形成及手术成功。

2. 应激试验　程度较轻的下肢动脉闭塞患者静息时的下肢动脉血压可在正常范围内，给予患者运动或暂时阻断肢体动脉的刺激可以诱发动脉狭窄部位远端血压下降。常用的方法有平板车运动试验和反应性充血试验。需要指出的是，在静息状态下已出现下肢缺血症状的患者，不必接受应激试验。

（1）平板车运动试验：①患者平卧 20min 后，测量其基准踝部动脉血压和肱动脉血压。②在坡度为 10% 的平板车上以 3.2km/h 的速度行走 5min 或者因间歇行跛性而被迫停止。然后记录在此过程中出现的任何症状、出现症状的时间以及全过程的时间，尤其应记录当出现下肢疼痛时，首先受到影响的下肢肌群。③患者再次平卧并立即测量其踝部动脉血压和肱动脉血压，每 2min 一次，共 20min 或者直至其恢复试验前水平。

正常人行走 5min 后，其踝部动脉血压基本不下降。而下肢动脉闭塞性疾病患者行走5min 后，其踝部动脉血压明显下降。下肢动脉闭塞性疾病的程度越重、部位越靠近端，则踝部动脉血压下降的幅度越大、血压恢复至试验前水平的时间越长。

与反应性充血试验相比，平板车运动试验的优点在于，可以较好地模拟生理应激状态，同时可以表现心、肺、中枢神经疾病对患肢的影响。

（2）反应性充血试验：在患者大腿上扎气袖并加压至高于收缩压 3~7min，然后解下气袖，每 15s、20s 或 30s 测量一次踝部动脉血压，共 3~6min 或者直至踝部动脉血压恢复试验前水平。记录踝部动脉血压恢复试验前水平所需时间和踝部动脉血压。

正常人的大腿受压后，其踝部动脉血压迅速下降至受压前水平的80%，解除压迫后踝部动脉血压在30～60s内恢复至受压前水平的90%。而下肢动脉闭塞性疾病患者的大腿受压后，其踝部动脉血压明显下降，血压恢复至试验前水平的时间延长。下肢动脉闭塞性疾病的程度越重，则踝部动脉血压下降的幅度越大、血压恢复至试验前水平的时间越长。

与平板车运动试验相比，反应性充血试验具有以下一些优点：耗时少；可在病房内进行；设备简单价廉；由于气袖压迫的时间和压力可事先决定，而行走时间无法事先决定，因此反应性充血试验更易于标准化；不要求患者运动，某些因心、肺、中枢神经疾病或已截肢而无法运动的患者适于本试验。其缺点在于：可引起不适；气袖的压迫对有股－腘旁路人造血管的肢体有一定的危险性；快速血压测量需要获得可重复的结果。

3. 多普勒超声　多普勒超声和 Duplex 扫描可以记录下肢动脉的流速波，通过对流速波波形的分析可以获得下肢动脉疾病的大量信息。正常的流速波是三相波，在收缩早期，动脉流速迅速增大，波形急剧上升，到达峰值后流速迅速减慢，波型急剧下降，在舒张早期流速低于基线形成负波，然后再次上升形成较小的正波，最后于舒张晚期回到基线。当外周阻力增加时负波更为明显。而当外周阻力降低时，如运动、反应性充血或使用扩血管药物后，负波消失基线抬高，使流速波成为二相波。

若下肢动脉闭塞性病变在超声探头近端，则收缩期波峰及其后的下降段会出现轻微的变化。随着动脉狭窄的加重，负波逐渐减小直至消失。当动脉狭窄极其严重时，收缩期正波的上升减缓，波峰圆钝，振幅减小。如下肢动脉出现多节段闭塞性病变，则流速波极度平缓。若动脉闭塞性病变在超声探头远端，流速波形态接近正常（图17－1）。

除了对流速波作定性分析，还可以用峰－峰脉搏指数（PI_{PP}）、Laplace 变换式等方法对其作定量分析。实际应用较多的是峰－峰脉搏指数，即流速波的平均频率。正常的峰－峰脉搏指数从股总动脉起到足背、胫后动脉逐渐升高。患有下肢动脉闭塞性疾病时，峰－峰脉搏指数从病变节段起到下肢远端逐渐降低。为了描述峰－峰脉搏指数的变化，将下肢近端峰－峰脉搏指数除以远端峰－峰脉搏指数得到阻尼因子（DF），动脉闭塞性病变越严重，阻尼因子的值越大。

4. 容积描记　容积描记是无创伤的诊断方法，无论节段性容积描记还是数字容积描记都是用来测量下肢的容积变化。

（1）节段性容积描记：又称脉搏容积描记仪（PVR）。由于气体容积描记仪具有结构坚固和易操作的特点而成为节段性容积描记的标准设备。方法是将气袖扎在大腿近端、小腿和踝部，充气加压至65mmHg，然后描记曲线。节段性容积描记还可在平板车运动试验或反应性充血试验后进行。正常的描记曲线由陡峭的上升波形、尖锐的收缩期波峰和直抵基线的下降波形组成，并在下降波形的中点出现突出的二重波。而下肢动脉闭塞性疾病的波形的特点是，上升波形较平缓，波峰圆钝且延迟出现，下降波型较平缓，二重波消失。波型的振幅与心搏出量、血压、下肢的位置有关。但是，对于同一患肢，波型的振幅较为恒定，因此可作为判断患肢病情的指标。患肢的闭塞性病变越严重，则曲线振幅越小。平板车运动试验后进行节段性容积描记时，正常肢体的曲线振幅增大而患肢踝部的曲线振幅减小，这是由于运动后供应近侧下肢肌肉的血液增加所致（图17－2）。

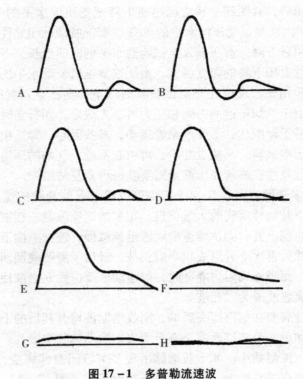

图 17-1　多普勒流速波

A：正常；B～H：动脉狭窄至完全闭塞

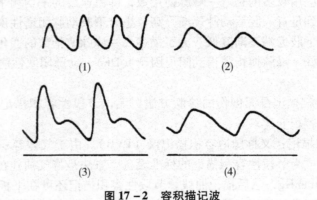

图 17-2　容积描记波

光电容积描记波　（1）正常；（2）动脉阻塞

脉搏容积描记波　（3）正常；（4）动脉阻塞

（2）趾端容积描记：事实上，趾端容积描记也是节段性容积描记的一种。由于描记的是足趾远端的曲线，因而反映的是从趾动脉、下肢动脉直到主动脉的情况。趾端容积描记仪非常敏感，它不仅可以发现下肢动脉的机械性闭塞，还能发现动脉痉挛。最常用的趾端容积描记仪是摄影容积描记仪（PPG），虽然没有量化的数据，但是由于其易操作性而得到广泛的应用。趾端容积描记仪的操作环境要求较高，室温应为 22～24℃，相对湿度为 40%，为了避免动脉痉挛给试验带来误差，应为患肢的足与足趾保暖。趾端容积描记的正常曲线和异常曲线与节段性容积描记曲线相似。由于趾端容积描记反映的是从趾动脉、下肢动脉直到主动脉的情况，因此出现异常曲线即说明从趾动脉到主动脉的某处有动脉闭塞病变。

5. 经皮氧张力测定　经皮氧张力测定是根据下肢组织的代谢状态反映动脉闭塞的程度。下肢的主要测定部位是以下 3 处：足背、小腿膝下 10cm 的前正中位和大腿膝上 10cm。由于组织的氧张力受到年龄和心搏出量等因素的影响，因此有学者提出将锁骨下组织的氧张力作为参考值，用下肢组织的氧张力除以锁骨下组织氧张力得到局部灌注指数（RPI）。此外，氧张力与下肢组织到心脏的距离有关，离心脏距离越远，下肢组织的氧张力越低。因此，被测定的组织越靠近下肢远端，越容易反映出下肢的缺血状态。正常的下肢组织氧张力约为 60mmHg，青年人的氧张力值略高。若不分年龄大小，氧张力高于 55mmHg 可认为是在正常范围内，平均的正常 RPI 为 90%。由于氧张力与动脉硬化无关，因此经皮氧张力测定特别适用于糖尿病患者。

需要注意的是，动脉血的氧张力远超过组织的需要，因此经皮氧张力测定对轻度下肢动脉闭塞性病变并不敏感。经皮氧张力测定的临床意义在于诊断严重的下肢动脉闭塞性病变。为了使经皮氧张力测定对下肢缺血更加敏感，可以采取以下方法：先进行平板车运动试验、先进行反应性充血试验、使患肢保持端坐位或直立位或在测定氧张力过程中吸氧。与平卧位相比，保持端坐位或直立位可以增加下肢动脉的静水压，使微循环扩张，而肌肉的运动也增加了下肢动脉的血流量，从而使下肢组织的耗氧量增加，这在下肢远端的足部尤其明显。而患有动脉闭塞性病变的下肢的上述生理代偿功能大大减退，因此对经皮氧张力测定更为敏感。相似地，对在测定氧张力过程中吸氧，对于增加正常肢体的组织氧张力的效果比患肢更明显，从而使经皮氧张力测定对患肢更敏感。

6. 激光多普勒血流测定　激光多普勒血流流速仪可以测定皮下血管流速，单位为 mV，1mV 相当于皮下 0.8 ~ 1.5mm 之间有 1.5mm³ 血液流过。患有下肢闭塞性疾病的下肢的脉搏波减弱，平均血流速度减慢，血管收缩波消失。激光多普勒血流测定与气袖结合还可以用于下肢皮肤内血管的血压。但是，激光多普勒血流测定的结果并非用真正的流速单位来表示，而且其检查结果的临床意义也可通过其他方法获得，故并未得到广泛应用。

二、颅外颈动脉闭塞性疾病

1. 多普勒超声显像和血流测定　脉冲式多普勒可测定颈动脉的直径、流速、平均流量以了解颈动脉的狭窄程度。多普勒频谱分析可以分析颈动脉血流信号的频率、波形以及频率的密度改变。颈动脉狭窄时，频谱分析显示频谱增宽和频率分布曲线下"窗口"消失。Duplex 扫描是 B 型超声与脉冲式多普勒波形实时频率分析相结合的仪器，测定动脉狭窄闭塞具有较高的准确率。

使用多普勒超声血流仪或光电容积描记仪测定眶上动脉血流流量和方向，可以间接了解颈内动脉血供情况。如果眶上动脉血流方向异常，压迫颈外动脉分支后收缩期眶上动脉血流量峰值和方向改变以及两侧血流量峰值差 > 40%，都提示颈内动脉狭窄或闭塞。

2. 眼血流图（OPG）　眼动脉是颈内动脉的第一主要分支，测定眼动脉压可间接了解颈内动脉血供情况，有 OPG – Karchner 试验和 OPG – Gee 试验两种方法，目前常用的是后者。若 OPG – Gee 试验出现以下结果：①两侧眼动脉压差大于 5mmHg；②两侧眼动脉压差在 1 ~ 4mmHg 之间，且一侧眼动脉压与同侧肱动脉压的比值小于 0.66；③两侧眼动脉压相等，且一侧眼动脉压与同侧肱动脉压的比值小于0.6，则提示一侧颈内动脉狭窄闭塞。由于眼血流图是间接的检查方法，因此多用于人群筛查。

三、腹主动脉瘤

1. 螺旋 CT　螺旋 CT 是首选的检查手段，它可以准确地测得的腹主动脉瘤的各项参数，如瘤颈直径、腹主动脉瘤最大直径等，并且可以清晰地显示腹主动脉的各分支动脉，如肠系膜上动脉、副肾动脉等。造影剂加强后的 CT 显像可以清楚地区分瘤腔内的附壁血栓和残余瘤腔，并能正确地分辨钙化动脉壁。与其他影像学检查手段相比，螺旋 CT 具有图像分辨率较高、体内有金属部件的患者不受限制、显像速度快、对操作者技术水平的依赖程度小等优点，但是螺旋 CT 还有观察范围小、对动脉狭窄程度过分估计和分辨率仍低于动脉造影的缺点。

新型的螺旋 CT 扫描体层的厚度仅有1mm，应用计算机技术可将各扫描体层叠加，形成三维图像，即三维重建技术。然后借助计算机软件计算出瘤体的轴线，并以此轴线为准测量瘤体、瘤颈和髂动脉的直径和长度。三维重建技术可以更直观地显示瘤体和髂动脉的形态，测得的各项参数更精确。

2. 磁共振动脉造影（MRA）　MRA 检查的效果与螺旋 CT 相似，其测得的腹主动脉瘤的各项参数，如瘤颈直径、腹主动脉瘤最大直径等与螺旋 CT 的测量结果无显著差异。MRA 对腹主动脉瘤附壁血栓和动脉壁炎症反应的检查的效果也与螺旋 CT 相似。由于采用了造影剂，造影剂增强 MRA 的准确性较传统 MRA 有了明显的提高，同时由于其观察范围较大的优点使其特别适于髂动脉疾病的检查。但是，MRA 也有其缺点：显像速度慢。而且由于腔内治疗将金属制成的血管内支架植入人体，术后随访不能行 MRA 检查。

3. 多普勒彩色超声　多普勒彩色超声也是常用的影像学检查手段，其优点是简便、无创伤，可显示血流速度和方向。但其准确性很大程度上依赖于操作者的技术水平和患者自身的情况，如是否肥胖、有无肠道积气等。

4. 腔内血管超声（IVUS）　近年来，国外的学者将介入放射学与超声学相结合发明了 IVUS。其原理是将超声探头置于导管顶端，从股动脉切口进入腹主动脉，通过导管上的刻度得知超声探头的腹主动脉轴向位置，而超声探头可显示此轴向位置的腹主动脉截面影像，从而得到腹主动脉的三维影像。由于 IVUS 是有创检查方法，因此多用于腔内治疗中的即时测量和观察。与 DSA 相比，IVUS 的优势在于：IVUS 能清晰地显示肾动脉等瘤颈分支动脉的开口，由于能显示三维影像，因此可以观察到某些特殊情况下 DSA 无法看到动脉开口，如肾动脉严重扭曲。但是，IVUS 也有其缺点：阴影、人工血管内支架及推送系统的回声，这些现象降低了影像的质量，甚至遗漏了重要的影像细节。因此，一些学者认为，IVUS 在术中可以作为 DSA 的辅助观察手段。

四、周围静脉疾病

1. 肢体深静脉血栓形成　肢体深静脉血栓形成是深静脉回流障碍性疾病，其检查方法有两类：一类是静脉血流动力学检查，有多普勒超声、容积描记、静脉血流图和红外线热像图。另一类则检查有无血栓形成，有放射性核素检查和 D - 二聚物试验。

（1）多普勒超声：多普勒超声是根据静脉血流速度的变化来判断有无肢体深静脉血栓

形成的。正常的静脉血流速度随着呼吸而变化。处于平卧位时，由于腹腔内压力的变化，下肢静脉血流速度于吸气相减慢，于呼气相加快。相似地，处于平卧位时，由于胸腔内压力的变化，上肢静脉血流速度于吸气相加快，于呼气相减慢。血栓形成后肢体深静脉的血流消失，或血流速度随呼吸相变化而变化的现象消失。如果超声探头正置于静脉闭塞处，则静脉自主血流完全消失。如果超声探头置于静脉闭塞远端，则血流速度随呼吸相变化而变化的现象消失。压迫超声探头远端的正常静脉可使血流加快，压迫超声探头近端的正常静脉可使血流减慢。而压迫超声探头远端的深静脉血栓形成的患肢，则不会出现血流加快的现象。

（2）容积描记：容积描记是根据测定肢体静脉容量的变化的原理来诊断肢体深静脉血栓的。处于平卧位时，下肢静脉未完全充盈，尚未达到其最大容量。当下肢静脉回流正常时，体位改变或气袖压迫可迅速排空下肢静脉。当下肢静脉回流障碍时，静脉流出道的阻力增加，下肢静脉压和静脉容量升高，体位改变或气袖压迫排空下肢静脉的速度减慢（图17-3）。

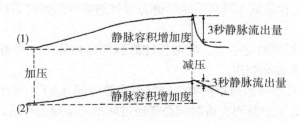

图17-3　阻断性阻抗容积描记
（1）正常；（2）深静脉血栓形成

（3）静脉血流图：静脉血流图可以测定随呼吸相的变化而变化的下肢静脉容量。由于腹腔内压力的变化，下肢静脉容量于吸气相增加，于呼气相减少。当下肢静脉回流障碍时，下肢静脉容量随呼吸变化形成波动会减弱消失。检查时，患者保持平卧、反Trendelenburg位，与换能器相连的气袖分别扎在足部、小腿远端、小腿中段、小腿近端、大腿中段和胸廓下方。将气袖充气加压至10mmHg，使气袖与皮肤紧密相贴，然后每20s就将气袖快速充气加压至100mmHg并保持0.5s，共3次。如下肢正常，静脉血就会被排空。而当下肢静脉回流障碍时，气袖的压迫会增加栓塞部位远端的静脉容量，因而显示出静脉流出道的阻力增大。

（4）红外线热像图：静脉血栓形成引起的炎性反应释放出血管活性物质，这些物质可引起微循环充血反应并增加局部皮肤温度2℃以上。红外线热成像技术可以检测到局部皮肤温度的变化，从而诊断肢体深静脉血栓形成。使用红外线热成像技术可以看到：正常的下肢温度分布均匀，膝盖和胫骨表面温度较低。而当下肢静脉回流障碍时，可看到小腿或大腿的某些部位温度升高，而膝盖和胫骨表面温度并不低。

（5）放射性核素试验

1）^{125}碘-纤维蛋白原吸收试验：^{125}碘-纤维蛋白原吸收试验的原理是，新鲜的血栓中含有大量由纤维蛋白原转化而来的纤维蛋白，如下肢静脉内有血栓形成，血栓会吸收带有放射性的纤维蛋白原而使下肢局部的放射强度增加。

试验前，患者需提前24h口服碘化钾或提前1h静脉给予碘化钠，以阻止甲状腺吸收^{125}碘。将放射强度为100μCi的^{125}碘-纤维蛋白原从外周静脉注入体内。然后沿下肢大腿的股静脉、膝盖处的腘静脉和小腿直至踝关节的胫静脉，每隔5cm，每24h用闪烁计数器测量一次放射量。如果下肢静脉测得的放射量超过心前区 20% 或下肢其他部位，而且保持 24h 以上，则可以诊断下肢深静脉血栓形成。

2）血栓闪烁扫描法：放射性同位素除了 ^{125}碘，还有 ^{123}碘、^{131}碘和 ^{99m}锝也被用于下肢静脉的放射性核素试验，但是其效果不如 ^{125}碘。放射性同位素标记物除了纤维蛋白原，还有抗纤维蛋白的单克隆抗体可与循环中的纤维蛋白原结合，^{131}碘 – 纤维蛋白碎片 E_1 可与纤维蛋白二聚体和多聚体结合，以及 ^{111}铟 – 血小板参与血栓形成。

3）放射性核素静脉造影：将 ^{99m}锝 – 微球或白蛋白从两侧足背静脉注入人体，然后用 γ 照相机跟踪拍摄。正常的造影可见到骨盆内出现清晰连续的放射性柱状影，而异常的造影可发现充盈缺损区域、显像延迟或出现侧支循环等现象。

（6）D – 二聚物试验：D – 二聚物是纤维蛋白的降解产物，如果血浆内 D – 二聚物的浓度升高，则说明纤维蛋白形成增加和纤维蛋白溶解活跃，在排除了弥散性血管内溶血（DIC）、创伤、动脉血栓形成、外科手术和镰刀形红细胞等原因之后就可诊断为下肢深静脉血栓形成。

2. **肢体慢性静脉瓣膜功能不全**　肢体慢性静脉瓣膜功能不全是静脉倒流性疾病，其检查方法有容积描记、多普勒超声。

（1）容积描记：摄影容积描记仪测定静脉再充盈时间（RT）可作为肢体慢性静脉瓣膜功能不全的筛选性检查。静脉再充盈时间是指经过标准的小腿运动后，下肢毛细血管充盈程度恢复到运动前水平所需要的时间，正常值为 18～23s。如静脉再充盈时间缩短，但当用止血带压迫阻断下肢浅静脉却正常时，说明浅表静脉或邻近止血带的交通支瓣膜功能不全。如静脉再充盈时间缩短，且用止血带压迫阻断下肢浅静脉也无变化时，说明深静脉或止血带远端的交通支瓣膜功能不全（图 17 – 4）。

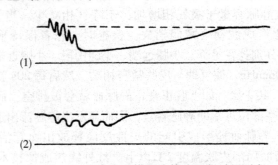

图 17 – 4　光电容积描记法静脉回复时间测定
（1）正常；（2）下肢深静脉瓣膜功能不全

用气体容积描记仪可以测定下肢静脉的一些血流动力学参数，有功能性静脉容量（VV）、静脉充盈指数（VFI）、射血量（EV）、射血分数（EF）、残余容量（RV）和残余容量分数（RVF）。它们的定义和临床意义分别是：

1）功能性静脉容量：是当下肢从平卧位变为直立位时，使下肢静脉增加的容量，单位：ml。当下肢慢性静脉瓣膜功能不全时，功能性静脉容量增加。

2）静脉充盈指数：是下肢静脉再充盈的速度，单位：ml。静脉充盈指数表示下肢静脉瓣的功能。

3）射血量：是一次足趾运动后，下肢静脉减少的容量，单位：ml。射血量表示一次小腿肌肉收缩挤压下肢静脉所排出的血容量。

4）射血分数：是射血量除以功能性静脉容量得到的百分数，单位：%。射血分数表示一次小腿肌肉收缩挤压下肢静脉的作用。

5）残余容量：是连续 10 次足趾运动后，小腿剩余的血容量，单位：ml。

6）残余容量分数：是残余容量除以功能性静脉容量得到的百分数，单位：%。残余容量分数表示小腿肌肉的"泵"功能。

（2）多普勒超声：多普勒超声可显示下肢静脉血流方向，因此可通过发现下肢静脉倒流诊断慢性静脉瓣膜功能不全。但是，多普勒超声只是定性而非定量的诊断方法。检查时，患者应让一侧下肢承受全部体重，而避免另一侧的被测下肢肌肉收缩。做 Valsalva 动作、咳嗽动作或突然解除下肢远端的压迫可使下肢静脉倒流出现。若倒流时间超过 0.5s，可诊断慢性静脉瓣膜功能不全。然后，用止血带压迫超声探头接触部位远端数厘米的大、小隐静脉。如静脉倒流消失，则说明浅表静脉瓣膜功能不全而深静脉正常。如静脉倒流仍存在，则说明深静脉瓣膜功能不全。Duplex 扫描可以直接观察静脉倒流和静脉瓣膜的活动，还可以通过测定静脉倒流的速度和静脉横截面，计算出静脉倒流的流量。但是，根据计算得到的只是下肢静脉某部位的倒流流量而非整个下肢的倒流流量，因此要了解下肢的整体情况还需行容积描计检查。

（邓　冲）

第三节　周围血管疾病的创伤性检查

一、动脉造影术

1. 腹主动脉瘤造影

（1）穿刺法：患者俯卧，持长达 15cm 的 Seldinger 穿刺针。高位穿刺时取第 12 肋下缘，距棘突 4 横指处，向内向上 45°穿刺进针；低位穿刺时在第 3、4 腰椎左侧，距棘突 4 横指处，向腹向内 45°穿刺进针，感觉到腹主动脉搏动后，用力进针，拔出内芯即可见动脉血喷出，快速注入 76% 泛影葡胺 50～60ml 并摄片。穿刺法一般仅在腹主动脉及其分支闭塞，导管不易插入时采用。

（2）导管法：可采用经皮穿刺动脉插管法（Seldinger 技术）或动脉切开插管法，将导管从股动脉或肱（桡）动脉插至降主动脉下端（第 11 与第 12 肋间），快速注入 76% 泛影葡胺 50～60ml，并连续摄片。Seldinger 技术的操作方法是：首先用 Seldinger 穿刺针经皮穿刺动脉，拔出针芯见喷血后经穿刺针管插入导引钢丝。然后拔出穿刺针管，将导管套在导引钢丝上缓慢插入动脉。退出导引钢丝，在 X 线监视下将导管插至所需部位。造影结束后，拔出导管，局部压迫止血后加压包扎。若要进行选择性腹主动脉分支造影可根据动脉的解剖结构，选择不同的导管。

2. 颈动脉造影

（1）穿刺法：患者平卧，用 Seldinger 穿刺针直接穿刺颈总动脉，进入动脉后，向前推进使其在管腔内埋藏 1cm 左右，拔出针芯，快速注入 60% 泛影葡胺 10～15 ml 并摄片。

（2）导管法：选择股动脉或肱动脉作为穿刺点，采用 Seldinger 技术，将导管插至颈内、颈外、颈总动脉或主动脉弓，快速推入造影剂并摄片。

3. 四肢动脉造影

（1）穿刺法：有经皮直接穿刺动脉法和显露动脉直视穿刺法两种。前者操作时，术者一手固定动脉，另一手持穿刺针向肢体远端方向斜行刺入皮肤、皮下组织，感觉到动脉在针尖下搏动后，快速刺入动脉；后者操作时，在穿刺部位作一与动脉平行的小切口，显露动脉并用塑料带控制其近端，用穿刺针在直视下穿刺动脉，进针方向也是斜向肢体远端，然后快速注入 60% 泛影葡胺并摄片，泛影葡胺用量为：上肢 10～20ml，下肢 20～30ml。

（2）导管法：选择股动脉或肱动脉作为穿刺点，采用 Seldinger 技术，将导管插至需要观察的动脉近端，快速推入造影剂并摄片。

4. 数字减影血管造影　数字减影血管造影（DSA）从传统动脉造影发展而来，其原理是借助计算机技术将注射造影剂前后的 X 线图像以数字形式储存起来，参照注射造影剂前的图像，把注射造影剂后的图像中的内脏和骨骼等影像除去，仅显示造影血管。由于 DSA 具有即时性和高分辨率的特点，因此多用于颈动脉、肾动脉、颅脑动脉、胸腹主动脉的测量和观察。需要注意的是，数字减影血管造影的立体感较差，显影动脉相互重叠。

二、静脉造影术

1. 下肢静脉造影

（1）顺行性下肢静脉造影：尽管有多普勒超声、容积描计等无损伤性检查，顺行性下肢静脉造影仍是诊断下肢深静脉血栓形成的黄金标准。当无损伤性检查怀疑下肢深静脉血栓形成时，可行顺行性下肢静脉造影以确诊。术前患者应禁食 3～4h 并补液以避免静脉注射造影剂可能引起的肾毒性等副作用。转动摄影床，使患者的被测下肢保持 40°～60° 并让对侧下肢承受全部体重。用 22 号静脉穿刺针经足背静脉注射造影剂，此外还可选择隐静脉为进针途径，但是要先给下肢扎止血带以迫使造影剂进入深静脉。含碘造影剂浓度应为 200mg/ml，这样可以减轻疼痛并减少造影剂对静脉内皮细胞的损害。为使踝关节到腹股沟的下肢深静脉全部显影，造影剂用量应为 60～80ml。在造影剂沿静脉上升过程中摄片。如要使髂静脉和下腔静脉显影，可转动摄影床，使患者保持平卧位，然后嘱其屏息，同时抬高患肢。若要检查慢性下肢静脉瓣膜功能不全患者，可在患肢一侧置不透 X 线的标尺，以测量瓣膜功能不全的交通支静脉与踝关节的距离。

（2）逆行性下肢静脉造影：目前，慢性下肢静脉瓣膜功能不全的诊断主要依靠多普勒超声。因此，逆行性下肢静脉造影只用于准备行静脉瓣膜修补术或移植术的严重下肢静脉瓣膜功能不全患者。逆行性下肢静脉造影不仅可以确诊下肢静脉瓣膜功能不全，还可以区分静脉倒流和静脉瓣膜病变的程度，即 Kistner 分级。转动摄影床，使患者的被测下肢保持 40°～60° 垂姿势。以股总静脉为穿刺点，采用经皮穿刺静脉插管法（Seldinger 技术）将带多个侧孔的 4Fr 或 5Fr 导管向近端置入髂外静脉。然后将 20～30ml 浓度为 200mg/ml 的含碘造影剂注入导管，同时嘱患者做 Valsalva 动作以使瓣膜功能不全更加显著。

2. 上肢静脉造影　由于磁共振血管造影能够清晰地显示上肢和胸腔内静脉并做出准确的诊断，上肢静脉造影仅用于腋－锁骨下－上腔静脉血栓形成的溶栓治疗，或者因体内有金属部件如心脏起搏器或患有幽闭恐怖症而不能接受磁共振检查的患者。

患者平卧，从前臂静脉注入浓度为 200mg/ml 的含碘造影剂 20～30ml。若要清楚地显示上腔静脉，则应从两侧上肢同时注入造影剂，以避免从一侧上肢静脉注入的造影剂被对侧不含造影剂的静脉血稀释。若怀疑腋－锁骨下静脉交界处受到外来压迫，则应将患肢置于内收位和外展位两种姿势分别造影。患肢置于外展位时，应使肘部屈曲并将手置于头后，这样可以在胸廓出口压力最大的情况下观察腋－锁骨下静脉。

3. 下腔静脉造影　由于有了超声、CT 和磁共振等检查手段，下腔静脉造影仅用于：下腔静脉滤伞移植术前为了解肾动脉解剖结构而行肝静脉造影术，或为诊断门脉高压或 Budd－Chiari 综合征而行肝静脉造影术。以股总静脉或颈内静脉为穿刺点，采用 Seldinger 技术将带多个侧孔的导管置入下腔静脉直至髂静脉分叉，以 20ml/s 的速度注入浓度为 370mg/ml 的含碘造影剂 40ml。若要选择性地进行肾静脉或肝静脉造影，可按其解剖结构选取穿刺部位和选用不同类型的导管，注入造影剂的速度应为 5～8ml/s，总量不超过 20ml。

三、淋巴管造影术

1. 直接淋巴管造影术　直接淋巴管造影术主要用于诊断淋巴水肿和恶性肿瘤淋巴转移。直接淋巴管造影术仍然是显示胸导管和胸部、腹部和骨盆淋巴管瘘的最佳方法。由于 CT 和 MRI 的广泛应用，其应用范围仅限于微淋巴管重建患者以及淋巴管扩张和乳糜反流患者的术前检查。

将 1ml 美蓝和 1% 利多卡因 1ml 混合，经皮注入第 1、第 2 趾蹼间隙，然后在足背中间做一横切口。在放大镜下分离出淋巴管，用 30 号针以 0.125ml/min 的速度注入脂溶性造影剂，一侧下肢的造影剂用量不应超过 7ml。如注射造影剂速度过快，则造影剂可能渗出淋巴管外，从而影响造影效果。在此同时，对双侧下肢、腹股沟、骨盆、腰椎部、上腹部和胸部分别摄片，并在注射造影剂数小时后和 24h 后再次摄片。

2. 间接淋巴管造影术　由于直接淋巴管造影术需要分离出细小的淋巴管，且使用脂溶性造影剂，具有一定的困难。因此，仅需皮下注射水溶性造影剂的间接淋巴管造影术得到了更多的应用。间接淋巴管造影术主要用于诊断淋巴水肿和皮下淋巴管缺如、萎缩或增生。其缺点在于，无法显示远离造影剂注射部位的淋巴结。

四、周围静脉压测定

下肢慢性静脉瓣膜功能不全以及下腔静脉阻塞性病变的主要生理变化之一是静脉压力升高，小腿肌肉收缩可促进下肢静脉血回流，从而使静脉压力降低，一旦小腿肌肉收缩停止，则静脉压力回升。而深静脉的压力变化与浅静脉相同，因此可以通过测量浅静脉压力了解深静脉的压力变化。活动静脉压力（AVP）为周围静脉压测定的标准，是患者做 10 次足趾运动后处于站立位时的浅静脉压力。由于活动静脉压力综合地反映了下肢慢性静脉瓣膜功能不全的血流动力学变化，因此成为衡量其他无损伤性检查准确性的黄金标准。

用 21～22 号蝶形针穿刺足部浅表静脉，并用导管与压力换能器连接。先使患肢保持下垂姿势，并让对侧下肢承受全部体重以避免患肢小腿肌肉收缩，然后测定基础静脉压力。再嘱患者做 10 次足趾运动后处于站立位时测定活动静脉压力。

（邓　冲）

参考文献

[1] 陈俊卯，杨德久，张万壮，周士琦，田茜. 经皮血管成形术联合外科手术治疗下肢动脉硬化闭塞症 [J]. 放射学实践，2007，22（1）：73-75.

[2] 陈俊卯，杨德久，张万壮，周士琦，田素红. 血管性与非血管性介入方法联合治疗原发性肝癌的疗效观察 [J]. 现代预防医学杂志，2009，36（11）：2170-217.

[3] 陈俊卯，杨德久，田素红，张万壮，周士琦. 载瘤动脉栓塞阻断血流对射频消融治疗原发性肝癌效果的影响 [J]. 山东医药，2010，50（29）：42-43.

[4] 陈俊卯，陈建立，赵鹏，王晓涛，王长友，张国志. 经皮肝穿门静脉置管溶栓治疗肠系膜上静脉血栓 [J]. 第三军医大学学报，2012，34（24）：2526-2527.

[5] 陈俊卯，高敬华，赵鹏，张新华，刘新茹，陈建立，王长友，张国志. 非计划股静脉置 PICC 管作为置管补救及降低静脉血栓并发症的应用体会 [J]. 中国煤炭工业医学杂志，2014，17（1），32-34.

第十八章

周围血管外科

第一节 血栓闭塞性脉管炎

一、概述

血栓闭塞性脉管炎（thrombosis angiiitis obliteranes，TAO）是一种以肢体中、小动脉为主的炎症性闭塞性疾病，偶尔静脉也可受到侵犯。病变主要累及四肢远段的中、小动静脉，病理上主要表现为特征性的炎症细胞浸润性血栓，而较少有血管壁的受累。研究表明吸烟与TAO之间密切相关，患者中有吸烟史者（包括主动和被动吸烟）可高达80%~95%。可能的机制有：烟碱能使血管收缩；对烟草内某些成分的变态反应导致小血管炎性、闭塞性变化；纯化的烟草糖蛋白可影响血管壁的反应性。其他可能参与血栓闭塞性脉管炎起病的因素还包括遗传易感性、寒冷刺激、性激素（由于本病多见于青壮年男性）、高凝倾向、内皮细胞功能受损及免疫状态紊乱。血栓闭塞性脉管炎的发病虽为全球性分布，但亚洲地区的发病率明显高于欧美，我国各地均有发病，但以北方地区为主，可能与气候寒冷有关。

二、诊断

（一）病史和查体

血栓闭塞性脉管炎多见于男性吸烟者，一般在40~45岁以前起病，按照病程的进展以及病情的轻重，临床上可分为三期。

第一期：局部缺血期，主要表现为患肢的苍白、发凉、酸胀乏力和感觉异常（包括麻木、刺痛、烧灼感等），然后可出现间歇性跛行（简称间跛），即当患者行走一段路程（间跛距离）后，由于局部组织的缺血缺氧，酸性代谢产物的大量积聚，引起局部肌肉组织剧烈的胀痛或抽痛，无法继续行走，休息片刻后，随着酸性代谢产物的排空，疼痛症状即可缓解，但再度行走后又可复发，而且随着病情的进展，间跛距离会逐渐缩短，休息时间延长。间歇性跛行是动脉供血不足的一种表现，但与动脉硬化导致肢体缺血不同的是血栓闭塞性脉管炎的间跛往往起始于足背或足弓部，随着病情的进展，才会出现小腿腓肠肌的疼痛，体检则主要表现为患肢远端的动脉搏动减弱。此外，此期还可能表现为反复发作的游走性血栓性静脉炎，表现为浅表静脉的发红、呈条索状，并有压痛，需对此引起重视。

第二期：营养障碍期，此期主要表现为随着间跛距离的日益缩短，患者最终在静息状态下出现持续的患肢疼痛,尤以夜间疼痛剧烈而无法入睡。同时,患肢皮温明显下降,出现苍白、潮红或发绀,并伴有营养障碍,可表现为皮肤干燥、脱屑、脱毛、指(趾)甲增厚变形及肌肉的萎缩、松弛,体检提示患肢的动脉搏动消失,但尚未出现肢端溃疡或坏疽,交感神经阻滞后也会出现一定程度的皮温升高。

第三期:组织坏死期,为病情晚期,出现患肢肢端的发黑、干瘪、溃疡或坏疽,多为干性坏疽,先在一两个指(趾)的末端出现,然后逐渐波及整个指(趾),甚至周边的指(趾),最终与周围组织形成明显界线,坏疽的肢端可自行脱落。此时患者静息痛明显,整夜无法入睡,消耗症状明显,若同时并发感染,可转为湿性坏疽,严重者出现全身中毒症状而危及生命。

值得一提的是血栓闭塞性脉管炎往往会先后或同时累及两个或两个以上肢体,可能症状出现不同步,但在诊治时应引起注意。

(二) 辅助检查

1. 常规检查

(1) 临床上主要是行常规的血、尿及肝肾功能检查了解患者全身情况,测定血脂、血糖及凝血指标,明确有无高凝倾向和其他危险因素。此外,还可行风湿免疫系统检查,排除其他风湿系疾病可能,如 RF、CRP、抗核抗体、补体、免疫球蛋白等。

(2) 无损伤血管检查:即通过电阻抗血流描记,了解患肢血流的通畅情况,通过测定上肢和下肢各个节段的血压,计算踝肱指数(ABI)评估患肢的缺血程度及血管闭塞的平面,正常 ABI 应大于或等于 1,若 ABI 小于 0.8 提示有缺血存在,若两个节段的 ABI 值下降 0.2 以上,则提示该段血管有狭窄或闭塞存在。此外,本检查还可以作为随访疗效的一个客观指标。

(3) 多普勒超声检查可以直观地显示患肢血管,尤其是肢体远端动、静脉的病变范围及程度。结合彩色多普勒血流描记,还可测算血管的直径和流速,对选择治疗方案有一定的指导意义。

2. 其他检查

(1) CT 血管造影(CTA):目前临床较常用多排螺旋 CT 血管成像,作为一种新型非损伤性血管成像技术,正在临床广泛地应用。其可以准确地检测下肢动脉节段性狭窄和闭塞,但对末梢细小的血管显示效果较差。

(2) 磁共振血管造影(magnetic resonance angiography,MRA):这是近年来新发展起来的一种无损伤血管成像技术,在磁共振扫描的基础上,利用血管内的流空现象进行图像整合,从而整体上显示患肢动、静脉的病变节段及狭窄程度,其显像效果一定程度上可以替代血管造影(尤其是下肢股腘段的动脉)。但是 MRA 对四肢末梢血管的显像效果不佳,这一点限制了 MRA 在血栓闭塞性脉管炎患者中的应用。

(3) 数字减影血管造影(DSA):目前为止,血管造影(主要是动脉造影)依旧是判断血栓闭塞性脉管炎血管病变情况的"黄金标准",虽然 DSA 为有创检查,而且无损伤的检查手段也越来越多,但是在必要的情况下,仍需通过造影来评估血管的闭塞情况,指导治疗方案。在 DSA 上,血栓闭塞性脉管炎主要表现为肢体远端动脉的节段性受累,即股、腘动脉以远的中、小动脉,但有时也可同时伴有近端动脉的节段性病变,但单纯的高位血栓闭塞性脉管炎较为罕见。病变的血管一般呈狭窄或闭塞,而受累血管之间的血管壁完全正常,光滑平整，这与动脉硬化闭塞症的动脉扭曲、钙化以及虫蚀样变不同，可以资鉴别。此外，DSA检查还可显示闭塞血管周围有丰富的侧支循环建立，同时也能排除有无动脉栓塞的存在。

（三）诊断标准

（1）绝大多数发病于 20～45 岁。

（2）绝大多数男性吸烟者，在我国女性患者 <5%。

（3）有游走性浅静脉炎的病史和体征。

（4）主要侵犯肢体中小动脉。

（5）动脉造影显示多呈节段性闭塞，两段间基本正常，侧支动脉形态似树根样。

（6）除外动脉硬化闭塞症（ASO）等动脉闭塞性疾病。

（7）如获血管标本，可看到 TAO 特有的病理变化。

（四）鉴别诊断

根据血栓闭塞性脉管炎的病史特点，在诊断中应与下列疾病进行鉴别。

1. 动脉硬化闭塞症　本病多见于 50 岁以上的老年人，往往同时伴有高血压、高血脂及其他动脉硬化性心脑血管病史（冠心病、脑梗死等），病变主要累及大、中动脉，如腹主动脉、髂动脉、股动脉等，X 线检查可见动脉壁的不规则钙化，血管造影显示有动脉狭窄、闭塞，伴扭曲、成角或虫蚀样改变。

2. 急性动脉栓塞　起病突然，既往常有风湿性心脏病伴房颤史，在短期内可以出现远端肢体苍白、疼痛、无脉、麻木、麻痹。血管造影可显示动脉连续性中断，而未受累的动脉则光滑、平整，同时，心脏超声还可以明确近端栓子的来源。

3. 大动脉炎　发病年龄在 10～29 岁者占 70%，女性患者占 65%～70%，活动期有风湿样全身症状，病变主要在主动脉及其分支动脉上，上肢血压低和无脉是最常见的体征。

4. 雷诺现象　此征发生于青年女性，初期多有典型的雷诺现象，双手比双足多见，而且严重。晚期者会出现指尖处片状坏疽或营养特点状瘢痕、桡和足背动脉搏动正常。

三、治疗

（一）一般治疗

（1）戒烟：研究表明即使每天抽烟仅 1～2 支就足以使血栓闭塞性脉管炎的病变继续发展，使得病情恶化。

（2）保暖：由于血栓闭塞性脉管炎易在寒冷的条件下发病，因此，患肢应当注意保暖，防止受寒，但也不能热敷，因会加重缺氧。

（3）加强运动锻炼：包括缓步走和 Buerger 运动。

（二）药物治疗

药物治疗主要适用于早、中期患者，包括以下几类。

1. 血管扩张剂

（1）血管 α 受体阻断剂：妥拉唑啉，可口服，推荐剂量 25～50mg，3 次/d，也可 25～50mg，肌内注射，2 次/d。

（2）钙离子阻滞剂：尼卡地平、佩尔地平，一般剂量为 5～10mg，3 次/d。

（3）盐酸罂粟碱：本药可显著解除血管痉挛，且起效较快，一般口服或动脉内注射，一次 30mg，3 次/d。

2. 抗凝剂 理论上抗凝剂对血栓闭塞性脉管炎并无效，但有报道可减慢病情恶化，为建立足够的侧支循环创造时间，这可能与预防在脉管炎基础上继发血栓形成有关。目前使用的抗凝剂为肝素及华法林。但抗凝治疗一般在临床很少应用。

3. 血小板抗聚剂 可防止血小板聚集，预防继发血栓形成。常用药物如肠溶阿司匹林，一般剂量为 25～50mg，1～2 次/d，本药虽为肠溶片，但有时患者的胃肠道不良反应仍较明显；双嘧达莫，3 次/d，一次 2 片；西洛他唑（Pletal）50mg，2 次/d；或用噻氯匹定（Ticlid）250mg，1 片/d。

4. 改善微循环的药物 主要有下列几类。

（1）潘通：为己酮可可碱类药物，可加强红细胞变形能力，促进毛细血管内的气体交换，改善组织氧供。由于存在直立性低血压及过敏症状，因此推荐首剂 100mg 加入 250ml 5% 葡萄糖注射液中静脉滴注，若无不良反应，第二天起 300mg 加入 500ml 5% 葡萄糖中静脉滴注，维持 10d。

（2）前列腺素 E₁（PGE）：此类药物可抑制血小板聚集，并扩张局部微血管，静脉用药可明显缓解疼痛，并促进溃疡愈合，目前在临床上使用较为广泛。而通过脂质球包裹 PGE1（商品名凯时）可沉积在病变血管局部，持续释放。推荐剂量 20μg 加入 20ml 生理盐水中，静脉推注，1 次/d，10～14d 为 1 个疗程，每 3～6 个月可以重复 1 个疗程。此药短期效果相当明显，但长期疗效不确切，且价格较为昂贵。

5. 止痛剂 为对症处理，缓解静息痛。

口服用药有非甾体类的抗炎镇痛药，如吲哚美辛（消炎痛）、双氯芬酸（扶他林）、布洛芬（芬必得）；作用较为温和的索米痛片、曲马朵缓释片（100mg 一片，每晚服用一片）以及新型的麻醉类止痛药美施康定（硫酸吗啡控释片），其剂量有 10mg 和 30mg 两类，一般每晚睡前服用一片。

6. 激素 一般不宜使用，仅在病变进展期（如血沉较快），在短期内可予使用。常用药物有泼尼松 10mg 口服，3 次/d，或者地塞米松 0.75mg 口服，3 次/d。

（三）高压氧治疗

高压氧治疗可以提高血氧分压，增加血氧张力及血氧弥散程度，从而达到改善组织缺氧的目的。具体的方法为：待患者进入高压氧舱后，在 20min 左右将舱内压力提高到 2.5～3 个大气压，给患者分别呼吸氧浓度为 80% 的氧气 30min 和舱内空气 30min，反复 2 次，然后再经过 20～30min 将舱内压力降至正常。如此 1 次/d，10d 为一个疗程，休息数天后可开始第二个疗程，一般可持续 2～3 个疗程。经过如此治疗后一般患者的症状均有不同程度的缓解，皮温升高，溃疡缩小，有一定的近期疗效。

（四）手术治疗

目前血栓闭塞性脉管炎的手术方法较多，但由于病变多累及中小动脉，因此手术效果欠理想。手术术式主要有下列几种。

1. 腰交感神经节切除术 本术式至今已有 70 年历史，主要适用于一、二期患者，尤其是神经阻滞试验阳性者，同时也可以作为动脉重建性手术的辅助术式。由于血栓闭塞性脉管炎大多累及小腿以下动脉，因此手术时主要切除患肢同侧 2、3、4 腰交感神经节及神经链，近期内可解除血管痉挛，缓解疼痛，促进侧支形成，但远期疗效不确切，而且对间歇性跛行也无显著改善作用。手术入路有前方径路和后外侧径路两种，以前者术野显露较好，使用较多。术中下列几点请予以注意：①应正确辨认腰交感神经节，与其他类似组织相鉴别，其中生殖股神经为白色，但无结。为此术中应将切除的腰交感神经节即刻送检病理证实。②腰静脉与腰交感神经节关系密切，右侧腰静脉在右交感干前跨过，左侧腰静脉则位于腰交感干，在腰交感神经节切除术左侧手术时，距腹主动脉外后侧方切开腰大肌肉缘及脊柱旁筋膜，在腰大肌肉侧沟缘脂肪组织中，显露呈结节状黄白色腰交感干后方，术中应避免损伤腰静脉，一旦出血，予以缝扎。③对男性患者，手术时尤其要注意应避免切除双侧第1腰交感神经节，以免术后并发射精功能障碍。

　　同理，对于上肢血栓闭塞性脉管炎可考虑采取胸交感神经节切除。

　　2. 动脉旁路术　　主要适用于动脉节段性闭塞，远端存在流出道者，但由于血栓闭塞性脉管炎者多为中、小动脉病变，因此符合这项适应证的患者较少。可采用自体大隐静脉倒置移植或原位大隐静脉移植，也可利用人造血管做旁路。

　　3. 动脉血栓内膜剥除术　　本术式也主要适用于股-腘动脉节段性闭塞，远端流出道血管条件尚佳的病例，因此适合本术式的患者不多。术中在剥除血栓内膜后，可在局部血管壁上加缝——人工血管补片，扩大动脉腔，减少术后再狭窄及闭塞的发生。

　　4. 动静脉转流术　　由于许多血栓闭塞性脉管炎患者患肢末梢动脉闭塞，缺乏流出道，因此，很多学者均考虑通过动脉血向静脉逆灌来改善血栓闭塞性脉管炎的缺血症状。首先是由Johansen通过动物实验证实采用分期动静脉转流术可有效地改善缺血下肢的动脉血供，其首次手术是在动脉和静脉之间端侧吻合——移植物来建立下肢的动静脉瘘，通过动脉血冲入静脉，一部分向心回流，另一部分向远端持续冲击，最终造成远端静脉瓣膜单向阀门关闭功能丧失，而后行第二次手术结扎近端静脉，使所有动脉血均向静脉远端逆行灌注。

　　目前的临床实践表明，动静脉转流术可改善血栓闭塞性脉管炎患者的静息痛，但术后肢体肿胀明显，有湿性坏疽可能（尤其是同时合并糖尿病者），因此，并不降低截肢率，而且对于术后动脉血逆行灌注的微循环改变也有待进一步探讨。

　　5. 大网膜移植术　　主要适用于动脉流出道不良，不宜行动脉搭桥以及三期的血栓闭塞性脉管炎的病例，可缓解疼痛，有利于溃疡愈合。主要是将大网膜剪裁成长条形，同时保留其原有血管蒂供应，然后从腹腔游离到患肢的深筋膜下固定，通过大网膜本身丰富的血管网对缺血的下肢提供侧支血流。此后又有学者直接取游离的大网膜与下肢动静脉吻合，然后与深筋膜固定来改善下肢供血。这两种方法经临床应用证明均有一定疗效，部分患者溃疡愈合，疼痛缓解。而且进一步实验研究表明24h内大网膜即可与缺血组织产生粘连，造影证明大网膜动脉的血流能灌注下肢组织后并经深静脉回流。但本术式创伤大，操作较复杂，而且大网膜个体差异很大，因此，远期效果待随访，且目前临床应用较少。

　　6. 截肢术　　对于晚期患者，溃疡无法愈合，坏疽无法控制，或并发感染时，可予以截肢或截指（趾）。

　　截肢术主要应用于坏疽或感染扩散到足跟甚至踝关节以上者，截肢平面应尽量考虑行膝下截肢，以便今后可安装假肢。术中不宜使用止血带，截肢残端的皮瓣及肌肉应适当保留得长一些，避免缝合时张力过大，影响愈合，术后切口需注意引流，如果肢体残端血供仍然较差，愈合不良，必要时可提升截肢平面。

截指（趾）术一般不宜采用局部浸润麻醉，以免感染扩散，术中应注意将坏死组织完全剪除，术后一般将碘仿纱条填塞创面，敞开换药。此外，还可以局部使用表皮或纤维细胞生长因子（如贝复济），以利肉芽生长。

四、最新进展

血管内皮生长因子（VEGF）基因治疗。

由于血栓闭塞性脉管炎主要累及肢体远端的中、小动脉，因此，很多情况下动脉流出道不佳，无法施行动脉架桥手术，而促进侧支血管再生则成为一项重要的治疗措施。由此，随着分子生物学的发展，基因治疗性血管生成为血栓闭塞性脉管炎患者带来一种全新的治疗手段。

血管内皮生长因子（VEGF）可以特异性地与血管内皮细胞表面的 VEGF 受体结合，从而促进内皮细胞分裂，影成新生血管。在动物实验方面最早是由 Reissner 于 1993 年将覆有 phVEGFl65 的气囊导管插至实验兔的股动脉，通过血管成形术将气囊与动脉壁紧密接触而完成基因转移，后 RT－PCR 证实在局部组织有 VEGF 的表达，血管造影及肌肉活检也提示有新的侧支形成。此后是 Isner 首先将这一技术应用于临床，他采用患肢注射 phVEGFl65 的方法，共治疗了 9 例下肢动脉缺血伴溃疡的患者，随访表明血流显著增加达 80%，明显侧支形成达 70%，溃疡愈合率超过 50%，同时症状也得到明显缓解。当然 VEGF 本身也存在着一定的不良反应，其中主要一点是它可以促进肿瘤生成并加速转移，此外，VEGF 也有可能加重由于糖尿病引起的视力恶化，因此，目前 VEGF 的基因治疗尚属试验阶段，远期疗效有待进一步研究。

对于血栓闭塞性脉管炎主要是介入插管至病变部位溶栓，常用溶栓药物为尿激酶，一次推荐用量为 25 万 U，也可保留导管在动脉内持续给药。但由于血栓闭塞性脉管炎远端血管多为闭塞，而且血栓以炎性为主，因此，疗效尚不确切。

此外，对于节段性狭窄病变，如果导引钢丝可以通过，也可考虑予以血管成形并释放支架。

五、预后

血栓闭塞性脉管炎虽然常在肢端造成严重的损害，甚至截肢而致残，但是本症并不侵袭冠状动脉、脑动脉和内脏动脉。因此，本症对患者的寿命并无显著影响。综合国内外文献报道，患者的 5 年生存率和 10 年生存率分别为 97% 和 94%。

（邓　冲）

第二节　单纯性下肢浅静脉曲张

一、概述

（一）定义

单纯性下肢浅静脉曲张又称原发性下肢静脉曲张（primary lower extremity varicose velns），是指下肢深静脉及穿通静脉通畅且瓣膜功能正常情况下，仅限于隐－股静脉瓣膜关闭不全，使血液从股总静脉反流入大隐静脉，逐步破坏大隐静脉中各个瓣膜，远端静脉淤滞，继而病变静脉壁扩张、变性、出现不规则膨出和扭曲，包括大隐静脉曲张和小隐静脉曲张。

（二）病因和发病机制

静脉壁软弱、静脉瓣膜缺陷以及浅静脉内压力升高，是引起浅静脉曲张的主要原因。静脉壁薄弱和静脉瓣膜缺陷，有明显的遗传倾向。任何增加血柱重力的后天性因素，如长期站立、重体力劳动、妊娠、慢性咳嗽、习惯性便秘等，使瓣膜承受过度的压力，逐渐松弛，不能紧密关闭；循环血量经常超负荷，亦可造成压力升高，静脉扩张，从而形成相对性瓣膜关闭不全。当隐－股或隐－腘静脉连接处的瓣膜遭到破坏而关闭不全后，就可影响远侧和穿通静脉的瓣膜。由于离心愈远的静脉承受的静脉压愈高，因此静脉曲张在小腿部远比大腿部明显。而且病情的远期进展比开始阶段迅速。小腿肌肉泵对下肢静脉回流起着主动的推动作用，肌组织的病理改变和收缩力的软弱，将使泵血功能大为减弱，其结果是静脉腔内血液排空不良和内压升高、肢体酸胀、沉重、乏力，并加重静脉曲张。迂曲的静脉内，血流缓慢，易引起局部的血栓性静脉炎，出现红、肿、热、痛等症状。炎症消退后，静脉壁可与皮肤粘连呈条索状，色素沉着。静脉炎可反复发作。由于静脉高压向皮肤微循环传递，内皮细胞损害、纤维蛋白渗出和沉积、局部组织缺氧，造成营养交换障碍及毒性代谢产物释放，引起皮肤和皮下组织出现色素沉着、脂质硬化等营养性改变。

（三）流行病学

下肢静脉曲张是一种较为常见的静脉疾病，多于年轻时发病，一般以中壮年发病率高。下肢静脉曲张是许多静脉病变所共同的一种临床症状。大部分患者都发生在大隐静脉，少部分发生在小隐静脉或两者同时存在，病情一般较轻，手术治疗后可取得满意效果。

（四）发病率

下肢静脉曲张的患病率，具有显著的地理分布特点，各个不同地区间有很大的差异。据报道，在南威尔士高达53%，而在热带非洲仅为0.10%。一般在发达国家的患病率高。我国的流行病情况尚无统计资料。孙建民等曾在华东四省一市做周围血管病流行病学调查，15岁以上各种职业人群6万余人，患病率为11%。

二、诊断

原发性下肢静脉曲张以大隐静脉曲张多见，单独的小隐静脉曲张少见；以左下肢多见，但双下肢可先后发病。主要临床表现为下肢浅静脉扩张、伸长、迂曲。如病程继续进展，当穿通静脉瓣膜破坏后，可出现踝部轻度肿胀和足靴区皮肤营养性变化，包括皮肤萎缩、脱屑、瘙痒、色素沉着、皮肤和皮下组织硬结、湿疹和溃疡形成。

（一）病史

发病初期，患者无明显不适。下肢浅静脉曲张逐渐进行性扩张、隆起、迂曲，以膝下小腿内侧为明显，伴有患肢酸胀、沉重不适，容易疲劳乏力，久站及午后加重，休息后或抬高肢体明显好转。少数伴有小腿肌肉痉挛现象。病程较长者，在小腿，特别是踝部皮肤常出现营养性改变，包括皮肤萎缩、色素沉着、脱屑、湿疹样皮炎、皮下组织硬结和溃疡形成。有时并发血栓性静脉炎和淋巴管炎。浅静脉血栓可发展为深静脉血栓。由于外伤等原因，可造成急性出血。

（二）查体

通过查体了解浅静脉瓣膜功能、深静脉回流和穿通静脉瓣膜功能情况，便于确定治疗方案。下列传统检查有助于诊断：①大隐静脉瓣膜功能试验（tren delenburg 试验）。患者仰卧，抬高下肢使静脉排空，在大腿根部扎止血带，阻断大隐静脉，然后让患者站立，10s 内释放止血带，如出现自上而下的静脉逆向充盈，提示瓣膜功能不全。应用同样原理，在腘窝部扎止血带，可以检测小隐静脉瓣膜的功能。如在未放开止血带前，止血带下方的静脉在 30s 内已充盈，则表明有穿通静脉瓣膜关闭不全。②深静脉通畅试验（perthes 试验）。用止血带阻断大腿浅静脉主干，嘱患者用力踢腿或做下蹲活动连续 10 余次。此时，由于小腿肌泵收缩迫使静脉血液向深静脉回流，使曲张静脉排空。如在活动后浅静脉曲张更为明显，张力增高，甚至有胀痛，则表明深静脉不通畅。③交通静脉瓣膜功能试验（Pratt 试验）。患者仰卧，抬高下肢，在大腿根部扎止血带。然后从足趾向上至腘窝缚缠第一根弹力绷带，再自止血带处向下，缠绕第两根弹力绷带。让患者站立，一边向下解开第一根弹力绷带，一边向下继续缚缠第二根弹力绷带，如果在两根绷带之间的间隙内出现曲张静脉，即意味着该处有功能不全的交通静脉。

（三）辅助检查

1. 常规检查　多普勒超声检查可作为首选。

2. 其他检查　静脉造影检查是金标准，但属于有创检查，且应注意造影剂引起的不良反应。还有容积描记、下肢静脉压测定等方法。这些辅助检查可以更准确地判断病变性质、部位、范围和程度。尤其疑有深静脉血栓后遗症、原发性深静脉瓣膜功能不全的患者更需上述无创检查及静脉造影，以明确深静脉通畅和瓣膜功能情况。

（四）诊断标准

一般根据下肢浅静脉曲张的症状和静脉造影检查可确立诊断。

（五）鉴别诊断

单纯性下肢浅静脉曲张必须与伴有继发性下肢静脉曲张的疾病相鉴别，才能确立诊断。

1. 原发性下肢深静脉瓣膜功能不全（primary lower extremity deep vein valve insufficiency, PDVI）　PDVI 可继发浅静脉曲张，但症状相对严重，做下肢活动静脉测压试验时，站立活动后压力不能降至正常。最常用的方法是多普勒超声检查，最可靠的检查方法是下肢静脉造影，能够观察到深静脉瓣膜关闭不全的特殊征象。

2. 下肢深静脉血栓形成后遗综合征　在深静脉血栓形成的早期，浅静脉扩张属于代偿性表现，伴有肢体明显肿胀。在深静脉血栓形成的再通过程中，由于瓣膜遭破坏，静脉血液逆流及静脉压升高导致浅静脉曲张，并伴有活动后肢体肿胀（合并有淋巴水肿）、静脉性疼痛、皮肤营养障碍性改变比原发性下肢静脉曲张重。如鉴别诊断仍有困难，应做彩色超声多普勒或下肢静脉造影检查。

3. 动静脉瘘　多为先天性或外伤性。由动 - 静脉瘘继发的浅静脉曲张，局部曲张显著，有的为怒张；肢体局部可扪及震颤和闻及连续性血管杂音；肢体增粗、皮温增高、易出汗，静脉血的含氧量增高，远端肢体可有发凉缺血表现，浅静脉压力高，抬高肢体静脉不易排空。静脉造影时不规则的末梢迂曲静脉及主干静脉早期显影是诊断依据。在先天性动静脉瘘，患肢常比健肢长且增粗。

4. 静脉畸形骨肥大综合征（klippeltrenaunay syndrome，KTS）　本病为一种少见的先天性血管畸形。KTS 多于出生后或幼儿行走时出现，并随年龄增长而加重，都具有典型的三联征表现：①多发性血管痣（瘤），常见为下肢外侧皮肤有广泛葡萄酒色血管痣或血管瘤变化。②患肢较健侧增粗、增长。③浅静脉曲张，但不一定全部同时出现。部分患者可伴有多趾、巨趾、并趾畸形及淋巴系统异常。Servelle 分析 768 例 KTS 患者的病因后指出患肢主干静脉狭窄或闭塞的原因主要是受到纤维束带、异常肌肉或静脉周围鞘膜组织的压迫所致，认为只有切除松解这些异常组织，才能有效缓解患肢慢性静脉高压状态。

5. 其他　下腔静脉阻塞可引起双下肢肿胀及浅静脉曲张（可有下腹壁、臀部、腰背部甚至下胸壁浅静脉曲张），因此在双侧下肢静脉曲张患者，必须检查上述部位，以免误诊。如疑下腔静脉阻塞，需进一步行 CTV 或静脉造影等检查。

三、治疗

单纯性下肢静脉曲张的治疗，可分为姑息疗法、药物治疗、手术疗法。

（一）姑息疗法

保守治疗只能延缓浅静脉曲张的病变进程，减轻临床症状和体征，而不能根治浅静脉曲张性病变。仅适用于早期轻度静脉曲张、妊娠期妇女、年龄大、不愿手术者及全身情况差难以耐受手术的患者。

1. 一般治疗　要求患者避免久站、重体力劳动、强体育运动或训练，休息时抬高患肢，要求超过心脏平面，促进静脉回流，以减轻肢体肿胀、疼痛或沉重感。

2. 穿循序压力袜　在站立或行走时穿循序压力袜压迫浅静脉，借助远侧高而近侧低的压力差，以利回流，使曲张静脉处于萎瘪状态。循序压力袜可增加皮下组织间隙的张力，以对抗毛细血管通透性，达到促进血液回流和防止血液反流，减轻下肢酸胀和水肿，延缓病情进展，但不能达到彻底治疗的目的。但夜晚睡觉时禁用，有诱发肢体肿胀、深静脉血栓形成的危险。无压力袜时可采用弹力绷带；但同时伴有下肢缺血表现时，禁止使用。

3. 梯度压力治疗　当肢体发生肿胀时，用 12 腔间歇梯度压力治疗，对肢体静脉淋巴性水肿疗效较好。

（二）药物治疗

药物治疗仅适用于减轻临床症状及促进溃疡愈合，对瓣膜功能及静脉曲张无作用。药物种类繁多，有降低毛细血管通透性、改善血流动力学、改善微循环等，常用的有迈之灵、爱脉朗、前列腺素 E_1 等。

（三）手术治疗

手术是根本的治疗方法。凡有症状且无禁忌证者（如手术耐受力极差等）都应手术治疗。手术包括大隐或小隐静脉高位结扎及主干与曲张静脉剥脱术。已确定穿通静脉功能不全的，可选择筋膜外、筋膜下或借助内镜做穿通静脉结扎（离断）术。应根据患者情况选择手术方式。

1. 大隐静脉高位结扎剥脱、分段曲张静脉团剥脱术　这是传统、经典的手术方法。做高位结扎时，同时将主干的 5 条属支均予以切断和结扎，以防止术后患肢复发浅静脉曲张。

2. 大隐静脉高位结扎剥脱、曲张静脉团剥脱加穿通支静脉结扎（离断）术　这是疗效确切的手术方法。

3. 单纯曲张静脉剥脱术　适用于隐－股静脉瓣膜功能正常，大隐静脉无反流者。将保留大腿段大隐静脉，行膝下大隐静脉及曲张静脉团剥脱。有利于大腿段自体大隐静脉资源被利用。约2/3以上患者检查均有大隐静脉反流现象，因此目前较多采用大隐静脉高位结扎、曲张静脉团剥脱加穿通静脉结扎术，可以永久性阻断大隐静脉血液自上而下和穿通静脉自深而浅的反流，从而逆转其病理生理变化，效果确切，复发率低。

4. 手术方法

（1）术前准备：患者站立，用记号笔标记曲张静脉走行及穿通静脉的位置。如条件允许，也可用多普勒超声标记穿通静脉。

（2）麻醉：采用硬膜外麻醉。

（3）手术步骤

1）体位：仰卧位，患肢轻度外旋。消毒范围自脐水平至患肢足趾。

2）切口：于耻骨结节外下方4cm处或腹股沟皮纹下方股动脉搏动点内侧0.5~1cm处做顺皮纹切口，长2~4cm。此切口优点为：便于暴露卵圆窝；便于结扎大隐静脉各属支；利于切口愈合及减少瘢痕；减少淋巴漏的发生。

3）切开浅筋膜，显露大隐静脉主干后结扎各属支，距隐－股静脉交界点约0.5cm切断，近端缝扎。如遇双大隐静脉，一并切断结扎，避免遗漏。

4）向远端大隐静脉内插入剥离器至膝关节或内踝处，将静脉残端缚于录螨器头部，慢慢抽出。

5）不能置入剥离器的成团曲张静脉，按术前标记范围，另做小切口2~3mm局部切除。

6）如有小隐静脉曲张，则在腘窝处横切或纵行切口，用同样方法高位结扎剥脱。

7）穿通支静脉标记处做小切口，给以切断结扎。

8）逐层缝合切口，覆盖敷料后弹力绷带自，足背向上至腹股沟部加压包扎。

（4）术后处理：术后抬高患肢，鼓励患者尽早活动踝关节，一般术后1d下床活动，9~14d拆线，可酌情穿循序压力袜，可适当给予祛聚药物。

（5）并发症防治

1）切口出血及血肿形成：多数是大隐静脉近端结扎线脱落所致，必要时打开切口，寻找断端，重新缝扎。

2）股静脉损伤：是一种严重并发症，术中大隐静脉近端牵拉过度误扎股静脉；结扎大隐静脉近端过短，易结扎部分股静脉造成股静脉狭窄，深静脉回流不畅，造成肢体肿胀；大隐静脉汇入股静脉处撕裂出血，应及时修补。因此，要正确识别大隐静脉，操作轻柔准确，结扎大隐静脉距股静脉入口处0.5cm，切勿过度牵拉，避免撕裂和误扎股静脉。

3）隐神经损伤：隐神经出内收肌后与大隐静脉伴行，因此，剥脱该部位时，尤其在内踝处隐神经与大隐静脉紧贴，分离时轻柔、仔细，一旦损伤可造成小腿及足内侧感觉障碍。

4）小腿皮下水肿：多为术后压迫包扎不均匀引起。术后检查发现皮下血肿，重新加压包扎，必要时清除血肿后再加压包扎。

5）静脉曲张复发原因及对策：大隐静脉曲张手术后复发大致与以下原因有关。①未切实做到高位结扎。②扩张的属支误认为是大隐静脉结扎。③大隐静脉残留端保留过长、属支结扎遗漏。④变异的双大隐静脉结扎遗漏或股骨外侧静脉直接汇入股静脉，其上端位于筋膜之下，术中难以发现，如遗漏可使术后复发。⑤瓣膜关闭不全的穿通静脉未结扎或遗漏。⑥忽略了同时存在的小隐静脉曲张的处理。⑦一部分大隐静脉瓣膜关闭不全患者同时存在深静脉瓣膜关闭不全，虽然剥脱了大隐静脉，但因深静脉血液反流，导致静脉高压，引起穿通支静脉瓣膜关闭不全，使残留静脉又逐渐扩张、迂曲。这是静脉曲张手术后复发的一个重要原因。⑧其他与手术操作不规范有关。

为此，手术中应仔细辨认大隐静脉主干及其属支，结扎所有属支；大隐静脉高位结扎残端部易保留过长，应以 0.3～0.5cm 为合适；注意大隐静脉解剖变易，切误遗漏；瓣膜关闭不全的穿通支静脉术前尽量标出，术中一一结扎切断。对有原发性深静脉瓣膜关闭不全患者，还需做深静脉瓣膜修复或重建手术，该术式疗效肯定。

（四）新型技术

1. 硬化剂注射和压迫疗法　利用硬化剂注入曲张静脉后引起的炎症反应使之闭塞。适用于少量、局限的病变，或作为手术的辅助疗法，处理残留的曲张静脉。应避免硬化剂渗漏造成组织炎症、坏死或进入深静脉并发血栓形成。

2. 穿通静脉结扎（离断）术　正常情况下，穿通静脉功能是将浅静脉系统的血液向深静脉系统引流，进而向心脏回流。但穿通静脉瓣膜功能不全时，穿通静脉却发挥着病理作用。下肢深静脉系统的血液就会向浅静脉系统异常逆流，引起小腿浅静脉曲张淤血，甚至发生静脉溃疡。因此，对穿通支静脉功能不全者须做穿通静脉结扎术。

（1）切口选择：根据多普勒定位、下肢静脉顺行造影穿通支逆流可作出正确定位。临床上较重要的小腿穿通支静脉有位于内踝的 Cockett Ⅰ 交通支，距足底（13±1.0）cm，即内踝上约四横指，小腿内侧中部的 Cockett Ⅲ 交通支，距足底（24±1.0）cm，以及前两者之间的 Cockett Ⅱ 交通支，距足底（18±1.0）cm。

（2）方法：小腿皮肤正常者可取 2～3mm 切口，于筋膜下或外切断并结扎穿通支静脉；对局部同时有曲张静脉团时用同一切口剥离切除曲张静脉；对于足靴区皮肤有色素沉着、皮炎、溃疡及瘢痕无法做皮肤切口的，可行 SEPS 治疗。

3. 腔镜深筋下穿通支结扎术（subfascial endoscopic perforator surgery，SEPS）　SEPS 术式是基于静脉微创外科观念的建立和腔镜外科技术发展的结果。SEPS 适用于严重的慢性静脉功能不全、CEAP 分类 4 级以上，即 C4（皮肤色素沉着、疼痛、皮肤瘢痕硬结）、C5（愈合后的溃疡）、C6（活动性溃疡）的病例，是在正常皮肤做切口，避开了色素沉着和溃疡区皮肤，有效解决了术后切口坏死及感染并发症。结扎后有利于溃疡愈合。SEPS 手术的并发症有：皮肤肿胀、麻木感持久存在、烧灼所致皮肤烫伤、坏死、皮下气肿等。

四、预后

单纯性下肢浅静脉曲张病程进展中可能出现下列并发症。

（一）血栓性浅静脉炎

曲张静脉内血流缓慢，容易引起血栓形成，并伴有感染性静脉炎及曲张静脉周围炎，可用抗生素及局部热敷治疗。炎症消退后，常遗有局部硬结与皮肤粘连。症状消退后，应施行曲张静脉的手术治疗。

（二）溃疡形成

踝上足靴区是承受压力较高的部位，又有恒定的穿通静脉，一旦其瓣膜功能破坏，皮肤发生营养性改变，易在皮肤损伤破溃后引起经久不愈的溃疡，大都并发感染，愈合后常复发。处理方法：创面湿敷，抬高患肢以利回流，较浅的溃疡一般都能愈合，接着应采取手术治疗。较大或较深的溃疡，经上述处理后溃疡缩小，周围炎症消退，创面清洁后也应做手术治疗，同时做清创植皮，可以缩短创面愈合期。SEPS 手术可有效治疗静脉性溃疡。

（三）曲张静脉破裂出血

大多发生于足靴区及踝部。可以表现为皮下淤血，或皮肤破溃时外出血，因静脉压力高而出血速度快。抬高患肢和局部加压包扎，一般均能止血，必要时可以缝扎止血，以后再做手术治疗。

五、最新进展

近年来随着血管外科的飞速发展，出现了很多新的治疗方法，如经皮浅静脉环形缝扎术、点式剥脱术、硬化剂注射疗法、大隐静脉瓣膜成形术、电凝术、旋切器旋切术、射频消融疗法、静脉曲张刨吸术、激光治疗术等。

（一）经皮浅静脉连续环形缝扎术

经皮浅静脉连续环形缝扎术（percutaneous continuous circumsuture，PCCS）是采用大隐静脉高位结扎后对曲张的浅静脉隔皮缝扎的手术方法。具体方法是从曲张静脉一侧皮肤进针，绕过静脉深面，从对侧出针，进行螺旋形捆扎。术中无手术切口，术后不予弹力绷带包扎。缝扎法的学者认为曲张的大隐静脉是由于承受淤积血液压力所累，在解决了血液回流障碍后，不必剥掉这些受累的血管，扩张的血管留在体内也无妨；大隐静脉曲张术后复发多是由于患肢深静脉瓣膜或穿通支、深静脉血栓形成后遗症等原因所致，并非由于这些浅静脉的存在所造成；高位结扎加环形缝扎术符合微创治疗的原则，减少创伤，术后恢复快，但长期观察有一定的复发率。

（二）点式剥脱术

点式剥脱术（dot - stripping）首先高位结扎、剥脱大隐静脉主干，对于曲张的分支静脉采用多处约1mm的小切口切除病变静脉。患者术后切口不缝合，能早期下床活动，术中出血极少，手术时间短，不妨碍美观，瘢痕小，局部复发率低。其优点是手术瘢痕较传统手术明显缩小，疗效相近。但仍遗留较多明显手术瘢痕。

（三）硬化剂注射压迫疗法

下肢静脉硬化剂治疗是向曲张静脉内注入化学性硬化剂，刺激静脉内膜产生炎症反应，继后血栓形成，血管内膜粘连，最后导致曲张静脉纤维性堵塞，消除或减轻局部的静脉高压。硬化疗法是1853年由 Cassaigness 首先提出。由于需要多次注射和复发率高达50%～63%，几度处于被弃的边缘。当今再度兴起的主要原因是迎合部分患者不愿意手术、费用低和重形体美的心理需要。1967年 Fegan 提出硬化剂注射压迫疗法（compression sclerotherapy，CST），强调硬化剂注射后弹性压迫的重要性。随着操作技术的不断改、进和新一代硬化剂的研发，联合手术的硬化剂治疗临床应用前景广阔。

1. 制剂　按照硬化剂的化学结构可分为三类：①表面活化剂或去污剂，如鱼肝油酸钠、polidocanol（聚多卡醇），该类物质干扰内皮细胞表面脂质代谢。polidocanol 泡沫剂具有较小剂量和较大内膜接触面的优点。②化学刺激剂，如多碘化盐、甘油络酸盐，直接作用于内皮细胞使其坏死，内皮下胶原纤维裸露，促使血小板和纤维蛋白沉积。③高渗溶液，如高渗葡萄糖、高渗 NaCl 溶液，通过细胞内外渗透压的改变使内皮细胞脱水、坏死。

2. 方法　Fegan 方法的操作原则包含三点：①小剂量（0.5ml）硬化剂准确注入一短段静脉腔内，硬化剂与管壁接触时间不少于 1min。②注射完毕立即进行主动活动（行走 0.5h），以减少血栓形成并发症的发生率。③小腿部位静脉注射后应持续压迫 6 周以上、大腿部位持续压迫 1 周，使静脉内膜充分黏合，以免形成较大的血栓，日后因血栓再通而复发，同时可减轻硬化剂引起的疼痛和炎症反应。为达到上述要求，注射时患者应取斜卧位而不是直立位，选用细针，先拍击静脉或下垂肢体，使静脉充盈，以便于穿刺。针头刺入静脉证实有回血后，改为平卧位，在穿刺点上下各用手指向近远侧压迫，使受注射的静脉段处于空虚状态。注入硬化剂 0.5ml，维持手指压迫 1min 然后局部置纱布垫压迫，自踝至注射处近侧应用弹力绷带或穿弹力袜，立即开始主动活动，至少在注射后的 1 周内尽量多走动。硬化剂注入静脉腔内，患者仅有刺痛感觉，如果发生疼痛，提示硬化剂外溢，应停止注入，换用生理盐水稀释外渗液。

硬化剂疗后通过血栓纤维化使静脉腔完全闭塞，这一过程通常需要 6 个月以上。过大的血栓阻碍静脉内壁的黏附和融合，当血栓溶解或收缩后，静脉腔再通，造成曲张静脉复发。另外，血栓可以通过交通静脉蔓延至深静脉，引起深静脉血栓形成，甚至肺栓塞。因此，在注射硬化剂的过程中和注射之后，都应该排空静脉，一旦发现静脉排空后，迅即出现血液充盈，提示有交通静脉存在，应仔细寻找并予以阻断，以免硬化剂进入深静脉。造成深静脉血栓的并发症。

近 20 年来，血管镜开始在临床应用，Belcaro 等最先将此用于硬化剂治疗，血管镜可到达静脉的起止点，注入硬化剂观察血管反应，联合多普勒超声直观监测注射硬化剂的部位、速度、剂量，减少和预防并发症的发生，大大提高了硬化剂注射的安全性和有效性。

3. CST 适应证　①毛细血管扩张、网状静脉扩张和小静脉曲张，尤其是直径小于 4mm 的小静脉首选硬化剂注射。②非隐静脉主干的大口径曲张静脉、属支静脉、穿通静脉，宜先纠正主干静脉近端的反流和静脉高压。③大、小隐静脉曲张，虽然手术治疗仍为首选，部分患者可以根据静脉的口径、反流程度及症状轻重，选择合适的硬化剂注射。④术后残留的曲张静脉、不能耐受手术患者。⑤正在接受抗凝治疗的静脉曲张患者。

4. CST 禁忌证　①绝对禁忌证：硬化剂过敏；胶原性疾病史；近期有血栓形成病史；伴有局部或全身性感染；卧床制动患者；下肢严重缺血患者。②相对禁忌证：过敏体质；妊娠早期和哺乳期；乳胶过敏；高凝状态（C 蛋白、S 蛋白缺乏等）；有深静脉血栓形成复发或肺栓塞史；糖尿病微循环病变；未控制的高血压（如嗜铬细胞瘤）。

5. CST 常见的并发症　有过敏反应、血栓性静脉炎、皮肤坏死、色素沉着、新生毛细血管形成等。

6. 硬化剂疗法优点及存在问题　操作简单、患者痛苦轻、不需住院、费用低，对包括术后复发及残留的局部曲张静脉效果好，且能满足不愿意手术和肢体"美容"患者的心理需要。但不能安全阻断高位主干静脉和治疗穿通支静脉反流，这是复发率高的根源。

7. 注意事项　硬化剂治疗复发率高，常需要多次注射；有一定并发症，避免注射药液外溢或引起硬化剂过敏、皮肤起血疱、水疱、硬化剂渗入皮内或皮下脂肪，出现皮肤片状坏死和难愈性溃疡；损伤周围神经引起肢体顽固性疼痛；注射时血液排空和压迫不完全，导致难以吸收的血栓性静脉炎；因加压包扎过紧甚至发生深静脉血栓形成，严重的甚至发生肺栓塞死亡。故临床应用受到一定限制。

（四）电凝法

电凝法（electrocoagulation）是利用电凝使曲张静脉的内膜受到破坏，辅助局部压迫使管腔闭塞，进而形成血栓栓塞及纤维化使管腔闭塞，达到消除静脉曲张的目的。此术式减少切口和并发症，缩短手术时间，不影响患肢的美观，疗效肯定。

董国祥设计的导管电凝术，电凝器：直径 1mm，长约 1.2m 的不锈钢丝，一端焊接直径约 3mm、长约 5mm 柱状铜质电凝头（尖端钝圆），外套输尿管导管（绝缘），另一端折一直径为 3mm 小圆 <（接电极）。套管针：为 8 ~ 9 号有芯腰穿针，针体套输尿管导管（绝缘），针尖外露 2mm（导电）。于患肢内踝处切开皮肤 1cm，分离出大隐静脉，切断，远心端结扎，向近心端导入电凝器达卵圆窝处，在电凝头导引下，沿腹股沟皮皱切开皮肤 2 ~ 3cm，常规分离，结扎各静脉属支及主干。接通电极（功率为 30 ~ 40W），即时缓慢匀速退出（连续电凝，速度约 1cm/s），同时助手用手轻压并随退出电凝器头移动，完成主干血管的电凝。电凝小腿迂曲浅静脉：用尖刀刺破皮肤约 2mm，将套管针缓缓插入曲张血管内或其周围组织内，同法电凝，逐一电凝所标记曲张静脉。其机制是：通过电灼伤血管内膜，促使其粘连从而使血管闭合，即旷置了该段血管，截断了曲张静脉腔内血液倒流，达到了切除血管同样的作用。与传统术式相比，极大地减少了创伤，住院时间明显缩短，也降低了医疗费用。

董国祥等总结 10 年 426 例患者经电凝法治疗的经验，认为电凝术是治疗大隐静脉曲张可靠的方法，远期疗效好。

（五）射频消融疗法

射频消融系统是由计算机控制的腔内闭合射频发生器和直径为 2mm 和 2.7mm 的闭合电极两部分组成，治疗电极头部由一个球形电极头和周围数个可自膨胀式电极片组成。射频消融治疗机制为仅与发射电极接触的有限范围内（<1mm）的局部组织高热，使其变性，热量在向周围组织传导过程中迅速被驱散，阻止热量向深层组织扩散。射频消融静脉闭合是一种新型治疗大隐静脉曲张方法。

腔内射频消融治疗（endovenous radiofrequency obliteration）大隐静脉曲张其中一个机制是：利用射频的热效应使瓣膜处的静脉壁胶原挛缩，管腔缩小，完成对静脉瓣功能不全的修复，阻止了血液反流。这项技术最早是在 1996 年，VNUS 医学中心实验室开始动物实验。尽管它在修复瓣膜功能方面，作用还不完全可靠，但的确能缩小静脉的管经。这是一种新颖的管腔介入的修复瓣膜功能的方法。

腔内射频消融治疗大隐静脉曲张的另一个机制是：经导管将射频探头导入曲张静脉腔内，射频探头释放热量，使静脉塌闭，结构崩解炭化。射频探头释放的热量主要局限在静脉管腔内，透过管壁释放到周围组织的热量非常少，不会对周围组织产生热损伤。在 1% 的利多卡因局麻下，多普勒超声引导 6F 或 8F 的导管将探头从大隐静脉踝关节处插入至卵圆窝下方约 1cm 水平。射频探头的输出功率设为 6W。射频探头后退的速度由计算机根据静脉壁的温度自动调节，如果探头设置的温度为 85°C，则导管后退的速度为 2.5cm/min，当温度设在 90℃，则导管后退的速度为 4.0cm/min。后退速度太慢会在探头和导管上形成血栓影响功能，太快不会对管壁产生热损伤。大量研究表明，射频消融是大隐静脉曲张剥脱术良好的替代治疗方法。体外研究显示，内皮细胞的丢失与静脉壁胶原的变性和平滑肌坏死有关。影响因素包括温度、探头与静脉壁的接触有关。管腔内的蓄积温度与管壁阻力决定的血流速度、探头的设置温度和后退速度有关；探头与静脉壁的接触与探头、静脉腔的直径有关。影像学研究显示，射频消融治疗后，即刻做多普勒超声，静脉腔回缩为 65% ~ 77%，腔内仍有少量血流，但很快静脉腔就被形成的血栓所堵塞。此后静脉腔会继续挛缩直到彻底消失，在术后 12 个月，85% 的治疗静脉做多普勒超声已不能发现。

（六）曲张静脉透光刨吸术

透光法静脉旋切术（transilluminated powered phlebectomy，TIPP）是另一种可供选择的微创治疗方法。该手术采用的 Trivex 系统汇集了 3 种技术，更便于曲张静脉的切除。此系统是在水环境中及直视曲张静脉的条件下通过内镜切除静脉。先行大隐静脉属支结扎及高位结扎，接着将大隐静脉剥脱到踝部。然后将 Trivex 系统的内镜光源从切口插入，该装置有两个通道，一个用于沿着曲张静脉下方及边上的皮下组织平面输入麻醉充盈液，另一个则提供了一个 45℃ 的照明装置发出的光源，以此透射皮肤下的静脉束，调暗手术室的灯光，将内窥照明装置推进静脉深处，曲张静脉束会透射在皮肤上。曲张静脉在其下方光亮的皮下组织上的轮廓为暗色条状。在其相应位置切一小口，将内窥电动组织切除器插入。该装置含有一个旋转的管状刀头，该刀头被包在一个护套中，切割窗口位于外侧。该组织切除器被插在静脉平面内，顺着静脉曲张的路线慢慢地将其旋切，随后该静脉会在直视下被碎解，碎解后的产物会立刻被连接在该器械背部的吸入装置吸入该系统内。透视法可确保所有的曲张静脉均被去除。刀头的旋转方向可以是顺时针，也可以是逆时针，最常用的设置是以 1 000 圈/min 的转速进行交替模式的操作。术后恢复顺利，术后次日即下床活动，有不同程度的皮下淤血，淤血在 10d 左右消退。Spitz 等研究证实，透光静脉旋切术治疗大隐静脉曲张是安全、有效和美观的。

（七）静脉腔内激光治疗术

半导体激光治疗术（endovenous laser treatment）无须剥脱主干，于血管腔内治疗即可完成，将损伤降至最低，且不遗留手术瘢痕，患者痛苦较少，容易接受，因此值得推广。半导体激光治疗下肢静脉曲张的原理是激光导致血液沸腾产生蒸汽气泡引起了静脉壁热损伤，导致血凝状态升高使静脉内广泛血栓形成而最终闭锁静脉达到治疗目的。其具体方法是：①于术肢大腿内侧腹股沟韧带下方约 2cm 处切开皮肤皮下 2cm，游离出大隐静脉主干后高位结扎。②小腿上止血带，用 18G 套管针穿刺内踝部位的大隐静脉，成功后松开止血带，经套管插入超滑导丝。③撤出套管针，用尖刀片稍微扩大穿刺孔，以便导管进入。④测量自穿刺点至卵圆窝投影的长度，在多用途导管上做标记，剥离光纤外包膜，使裸露的光纤长度刚好超过多用途导管 1~2cm。⑤在超滑导丝的引导下将多用途导丝插入大隐静脉至超过标记点约 2cm，拔出导丝，用注射器回抽有血，注入少量肝素盐水。⑥用无菌液状石蜡涂抹光纤，打开指示光，将光纤插入导管，关闭手术灯，观察光线的走行，至光纤与导管等长，后撤导管约 1cm，将导管与光纤一同后撤直到在卵圆窝投影看到指示光，再后撤 0.5~1cm。⑦用 13W/0.5HZ 半导体激光烧灼，一边以 0.2~0.5cm/s 速度后撤导管和光纤，至距内踝穿刺点约 0.5cm，一边烧灼，助手一边对已烧灼部位加压压迫。⑧在其他曲张血管部位用 18G 套管针穿刺后，插入光纤，撤出导管后烧灼。⑨术毕用无菌敷料覆盖穿刺点，用纱布对曲张血管走行部位进行加压，用弹力绷带包扎患肢三天后改穿医用弹力袜。术后予抗感染治疗 2~3d。梅家才等报道用该方法治疗下肢静脉曲张 450 例，疗效满意。半导体激光治疗下肢静脉曲张是一种不遗留明显手术瘢痕的微创手术方法，具有创伤小、恢复快、安全、有效、美观、住院时间短等特点。腔内激光是治疗大隐静脉曲张可靠的方法，但缺乏大量远期临床观察指标的证据。

（邓　冲）

参 考 文 献

[1] 杨德久，陈俊卯，张万壮，李素新，田素红．介入动脉栓塞治疗顽固性鼻出血 [J]．中国介入影像与治疗学，2006，3（1）：39-41.

[2] 田素红，李素新，董丽红，陈俊卯，于洋．Roy 适应模式用于主动脉夹层覆膜支架置入术患者的护理观察 [J]．山东医药，2010，50（26）：39.

[3] 田素红，李燕，陈俊卯．Roy 适应模式在主动脉夹层患者血压控制中的应用 [J]．山东医药，2010，50（42）：26.

[4] 田素红，陈俊卯，董立宏，李燕．Roy 适应模式在腹主动脉瘤患者围手术期中的应用 [J]．现代临床护理，2011，10（6）：25-26.

[5] 田素红，李燕，陈俊卯．Roy 适应模式用于主动脉夹层患者疼痛的护理 [J]．中国误诊学杂志，2011，11（11）：2548-2549.

第十九章

胸部大血管疾病

第一节　主动脉夹层

主动脉夹层（aortic dissection）是主动脉疾病中潜在危险性高，甚至危及生命的一种严重病变。主动脉夹层指在主动脉中层发生撕裂后，使血液在撕裂形成的腔隙（假腔）中流动，原有的主动脉腔称为真腔。真假腔之间由内膜与部分中层分隔，并有一个或数个破口相通。该病常用的名称有主动脉夹层、主动脉夹层形成、主动脉夹层剥离和夹层动脉瘤等。近年来，国内外学者多认可并统一使用"主动脉夹层"这个概念。主动脉夹层有别于主动脉壁的自发破裂以及内膜撕裂。主动脉夹层很少累及主动脉全周。

一、流行病学

主动脉夹层年发病率为 5 ~ 30/100 万，男性发病率高于女性。

我国主动脉夹层患者发病有如下特点。

（1）我国青壮年病例居多，这是因为青壮年高血压的人群比例较大，对疾病的知晓率和高血压的有效控制率很低。

（2）动脉瘤基础之上的夹层发生率高：马方综合征患者在主动脉根部瘤基础之上形成的 Stanford A 型夹层和并发 Stanford B 型夹层的比例较发达国家高，无症状的单纯主动脉根部瘤患者的确诊率很低，很多患者是在出现了症状或有了并发症后才就诊。

（3）国人主动脉夹层的病因多数为高血压和动脉中层发育异常，因此主动脉夹层患者的平均年龄较发达国家年轻 15 ~ 20 岁，这些患者如果能得到及时、有效的治疗，总体预期寿命较发达国家患者要长得多。

（4）由于我国医疗资源有限，主动脉夹层的诊断和治疗技术水平较发达国家低得多，急性主动脉夹层往往得不到及时、有效的治疗，多数有并发症的患者往往死于医院外或者是住院早期，临床上见到的慢性主动脉夹层或合并有巨大广泛动脉瘤形成的病例，明显高于西方发达国家。

二、病因

主动脉夹层的患者多数合并有高血压，其他致病因素包括马方综合征、主动脉瓣狭窄、主动脉缩窄、二瓣型主动脉瓣、Ehler - Danlos 综合征、吸食可卡因、妊娠、医源性等。

三、病理解剖

主动脉夹层患者的血液通过内膜撕裂口进入主动脉壁内，导致血管壁分层，形成由内膜片分隔的真假"双腔"主动脉。原发内膜撕裂口在升主动脉多位于主动脉窦管交界远端 1～2cm 处升主动脉前壁，在降主动脉多位于左锁骨下动脉开口远端。仅有少数主动脉夹层为单一破口（原发破口），夹层呈盲袋状，其中大量附壁血栓及少量流动血液随心动周期在破口出入。绝大多数主动脉夹层有一个或多个继发破口，血液自原发破口进入假腔经继发破口重入真腔，继发破口可位于主动脉弓、胸主动脉、肾动脉开口附近或髂动脉。主动脉夹层在急性期少有血栓，而在慢性期因假腔大血流速度慢可有大量附壁血栓。

主动脉夹层沿血管走向顺行及逆行剥离，可累及升弓部、主动脉全段。原发破口位于升主动脉逆行剥离累及主动脉窦者为 90%～95%；累及主动脉瓣交界引起主动脉瓣关闭不全者为 60%～70%；累及冠状动脉开口者为 60%。顺行剥离仅累及升主动脉或部分主动脉弓的占 10%～15%，大多数累及主动脉全长。原发破口位于左锁骨下动脉开口以远的主动脉夹层绝大多数为顺行剥离，累及胸主动脉及腹主动脉。

夹层在升主动脉位于右前侧；在弓部约 2/3 位于头侧，同时累及头臂血管，约 1/3 累及主动脉弓前壁；在降主动脉均位于左侧及前壁。所以，头臂血管、腹腔动脉、左肾动脉以及肠系膜上动脉受夹层累及。

肉眼观察，急性夹层的外膜菲薄呈紫蓝色，水肿，并有充血及出血，少数可从表面观察到搏动血流，80% 以上有血液渗液甚至凝血块，渗出量不等。除发生在主动脉瘤基础上的急性夹层外，急性夹层的主动脉直径略粗或正常。慢性夹层的外膜增厚、瘢痕化，主动脉直径增粗，且与周围组织多有粘连，假腔较大，其内多有附壁血栓，真腔受压变细。

镜下观察，可见主动脉壁中层原有的基本病理改变。如长期高血压引起的中层弹力纤维变性，血管平滑肌退变、减少；马方综合征患者主动脉壁中层退变所表现的弹力纤维退变、黏液性变、平滑肌细胞排列紊乱等。此外在急性期，主动脉壁可见灶性出血及大量炎性细胞浸润，局灶性坏死。慢性期主动脉壁可见纤维瘢痕组织增生，夹层腔内血栓机化，新生血管内皮覆盖。

四、病理生理

主动脉夹层可引起主动脉破裂、主动脉瓣关闭不全以及重要脏器供血障碍三方面病理生理改变。

（一）主动脉破裂

主动脉破裂是主动脉夹层致死的首要原因。有报道约 80% 的急性夹层患者死于主动脉破裂，且多发生于起病的 48h 以内。慢性主动脉夹层有 40%～50% 死于主动脉破裂。

主动脉夹层破裂的部位多位于内膜原发破口处，即血流剪切力最大部位。升主动脉破裂时造成急性心脏压塞，常引起患者猝死。主动脉弓部夹层破裂时可引起纵隔血肿，胸主动脉夹层破裂则引起大量胸腔积血，腹主动脉破裂时造成腹膜后血肿。

（二）主动脉瓣关闭不全

主动脉夹层可累及主动脉瓣结构，引起主动脉瓣关闭不全。造成主动脉关闭不全的原因有两种：夹层累及主动脉瓣交界，使其原有位置剥离引起主动脉瓣脱垂；夹层逆行剥离，累及无冠状动脉窦及右冠状动脉窦形成盲袋并产生附壁血栓，压迫推挤瓣环及窦管交界，造成主动脉瓣关闭不全。严重者可引起急性左侧心力衰竭。

（三）重要脏器供血障碍

主动脉夹层可累及主动脉分支血管的开口造成相应脏器的供血障碍，如冠状动脉，头臂干、肋间动脉、肾动脉、腹腔动脉、肠系膜动脉、髂动脉等。严重者可引起脏器缺血坏死，造成脏器功能衰竭。

五、临床分期

目前多认可并临床采用的分期标准是：发病 14d 之内为急性期，14~60d 为亚急性期，60d 以后为慢性期。这种分期方法对临床上决定治疗方案和确定手术或介入治疗的时机有一定的指导作用。也有学者提出发病 72h 内夹层没有稳定，病情极易突然变化，并发症和死亡率极高，应定为急性期；72h 至 14d 为亚急性期，此间多数患者病情趋于稳定，但组织水肿严重，少数急性期有并发症但还幸存的患者有可能在此期间死亡；将 14d 以后定为慢性期，此期间病情基本稳定，无论是手术治疗还是介入治疗，均是比较安全的时期。各种如何改进临床分期并指导临床治疗的分期方案尚无定论。

六、临床表现

急性主动脉夹层发病非常突然，临床表现为胸、背或腹部刀割样或撕裂样锐痛。剧烈疼痛者往往出现休克，吗啡类药物亦常难制止疼痛。病变起始于升主动脉时，症状类似心绞痛。当血流在高压下向中层剥离时，刀割样疼痛能自胸部传至腹部。夹层内膜剥离或管腔内较高血压作用，可造成主动脉瓣关闭不全，出现急性左侧心力衰竭；压迫头臂分支、冠状动脉及肾动脉和肋间动脉的开口则可造成脑缺氧、心绞痛或心肌梗死、无尿及下肢瘫痪。

七、辅助检查

临床上一旦疑诊主动脉夹层，就须尽快通过影像学检查确诊夹层的存在及获得下列重要的资料：夹层类型累及范围、破口位置、重要分支血管及主动脉瓣累及情况，是否有心包积液以及假腔是否血栓化，在此基础上决定采取的治疗措施。随着影像学技术的发展，诸多影像检查手段可用来诊断主动脉夹层，每一种技术在准确性、特异性、诊断速度、获取方便性、安全性以及价格方面都有自身的优点与不足，因此需要根据具体情况决定加以优选。

（1）X 线胸片：诊断主动脉夹层为非特异性，主要表现为纵隔影或主动脉影增宽。结合病史和临床表现，对诊断有一定帮助，有研究表明突发胸痛呈撕裂样或刀割样，脉搏或者血压不对称以及 X 线胸片纵隔或主动脉影的增宽，三者结合起来可以诊断大约 96% 急性主动脉夹层，因此 X 线胸片可以作为主动脉夹层筛选、初步诊断的手段。

（2）CT：CT 作为大多数医院拥有的设备，往往作为急性主动脉夹层的首选检查手段，敏感性为 83%~94%，特异性为 97%~100%，但对于升主动脉夹层的敏感性却 <80%。主要不足是需要应用造影剂，难以评估升主动脉分支血管累及和正确辨认内膜撕裂口，以及不能提供主动脉瓣是否存在反流的信息。近年来，随着螺旋 CT 多排 CT 和电子束 CT 的应用，不仅诊断主动脉夹层敏感性和特异性有很大提高，而获得的三维图像重建能够较全面显示内

膜片和真假腔的形态学特点，有助于评价动脉分支血管受累的情况及其真假腔。因此 CT 快速、简便、无创、准确率高等优点可以作为主动脉夹层的诊断首选和治疗后的随访评价的检查技术。

（3）MRI：MRI 成为诊断主动脉夹层成熟而有效的无创性技术。Nienber 等系列研究，其敏感性和特异性均为 98%，目前被认为诊断主动脉夹层的金标准。MRI 利用大视野、多体位、多平面、无须对比增强成像，可以准确提供夹层主动脉形态结构变化、破口的位置、受累血管分支和血流动态等方面资料，主要应用于慢性夹层或病情稳定的患者以及随访中并发症的评估。虽然 MRI 技术的发展进一步缩短了检查时间，但对于不能耐受较长时间检查的急性期病例，检查速度仍然限制了 MRI 的使用；MRI 还不适用于安置起搏器等带有金属物体的患者；另外效价比也是其不足之处。

（4）TTE：经胸超声心动图诊断夹层的敏感性与特异性主要取决于夹层的位置，对近端夹层诊断率较高，但对降主动脉探查明显受限，而且诊断效果容易受肺气肿、肋间隙狭窄、肥胖、机械通气等方面影响。

（5）TEE：经食管超声心动图已经得到广泛使用，其简便、安全、快速的特点可用于诊断大部分的主动脉夹层，敏感性为 98%~99%，特异性为 77%~97%。可以显示内膜撕裂口、假腔内血栓、异常血流、冠状动脉与主动脉弓分支是否受累及、有无心包积液、主动脉瓣反流等特征，一定程度上可用于真假腔的鉴别。TEE 主要不足是具有一定的假阳性率，诊断依赖于检查者的经验，在随访中难以客观地进行评估。

（6）IVUS：血管内超声实时显示主动脉及血管的形态结构变化，对内膜片和内膜撕裂口的显示，假腔扩张的程度，夹层累及的范围以及分支血管与真假腔的关系等方面具有优良价值。由于主动脉夹层腔内治疗的开展，IVUS 对支架的精确定位及放置起着重要辅助作用。

（7）主动脉造影：主动脉造影属于有创性，具有潜在危险性，且准备和操作费时的检查，随着无创影像诊断技术的发展，已很少作为主动脉夹层的初始检查。然而主动脉造影与 DSA 是应用于带膜血管内支架置入治疗的重要技术。

综上所述的影像学检查方法，尚无某一种技术能够高效益地提供所有的诊断信息，因此在选择检查方法时要兼顾诊断作用与实用性的统一，以满足各种治疗方法的需要。

八、诊断及鉴别诊断

根据主动脉夹层的解剖学形态结构，临床上有 Debakey 分型和 Stanford 分型等分型方法。

（一）Debakey 分型

根据原发内破口起源与夹层累及范围分类：Ⅰ型内破口位于升主动脉，而夹层范围广泛；Ⅱ型内破口位于升主动脉，夹层范围局限于升主动脉；Ⅲ型内破口位于降部上段（左锁骨下动脉远端），夹层范围局限者为Ⅲa，广泛者为Ⅲb。

（二）Stanford 分型

凡是累及升主动脉的夹层均为 A 型，其余为 B 型。根据主动脉根部病变情况，可将 Stanford A 型主动脉夹层分为 A_1、A_2 型和 A_3 型。

（三）Crawford 分型

主要为远端慢性主动脉夹层的分型，共分 4 型。

Ⅰ型：夹层累及全部胸降主动脉及部分腹主动脉。

Ⅱ型：夹层累及全部胸降主动脉及全部腹主动脉。

Ⅲ型：夹层累及远端胸降主动脉及全部腹主动脉。

Ⅳ型：夹层累及膈肌以下全部腹主动脉。

（四）不典型夹层

不典型夹层包括：①无内膜破口与真腔不相交通的主动脉壁间血肿；②无血肿的内膜撕裂，形成膨出的局限性夹层；③穿壁粥样硬化性溃疡，溃疡通常侵入外膜形成局限性的血肿；④医源性或创伤后夹层。

（五）主动脉夹层的鉴别诊断

急性主动脉夹层发病时多存在剧烈胸痛，须与急性冠状动脉综合征相鉴别。心电图及心肌酶学检查可有助于鉴别诊断，必要时可考虑进一步行冠状动脉 CT 或根据病情选择冠状动脉造影检查。

依据病理形态，扩张性主动脉疾病可分为 3 大类：第 1 类是主动脉瘤，指各个部位的真性动脉瘤；第 2 类是假性动脉瘤，指感染、外伤、手术、溃疡破裂等导致的主动脉周围血肿；第 3 类是主动脉夹层，包括 Stanford A 型夹层和 Stanford B 型夹层。因此主动脉夹层尤其是慢性夹层须与其他扩张性主动脉疾病相鉴别。

九、治疗

（一）治疗原则

急性主动脉夹层的治疗目的应以挽救生命为原则，控制临床症状并积极预防和治疗并发症，尽最大可能消灭主动脉夹层，处理好主动脉根部和弓部，努力减少再次手术的可能性。慢性期夹层的治疗应针对形成的动脉瘤、主动脉瓣关闭不全和重要脏器缺血。

（二）内科治疗

主动脉夹层的内科治疗是基础，目的是降低血压，减少对主动脉壁的压力；其次是减少左心室搏动性张力。因此需要联合应用降压、扩血管和抑制心肌收缩的药物。血压升高的患者可静脉应用降压药联合静脉应用 β 受体阻滞药，直到口服药物开始平稳起效。血压正常的患者可静脉应用 β 受体阻滞药或口服 β 受体阻滞药治疗。

对症治疗包括镇静镇痛，镇咳，控制左侧心力衰竭等。

一般支持治疗包括卧床，保持大便通畅，纠正水、电解质失衡及调整营养。

治疗中须对患者进行持续监护，包括神志、四肢动脉压和脉搏、中心静脉压、尿量、心电图及胸腹部体征。

（三）外科治疗

适用于近端夹层（除了伴有严重并发症不耐手术的患者），以及远端夹层合并夹层主动脉明显扩张，或合并主动脉破裂、心脏压塞、重要系统受累缺血、夹层主动脉迅速扩张或有局部隆起等并发症，目的是应用人工血管部分或完全置换被切除的主动脉（包含内破口部分），阻断真假腔之间的血流交通。随着麻醉体外和外科技术的进展，外科治疗夹层效果有了很大的提高。

对患者进行分型后选择不同方案的外科治疗。

1. Stanford A 型主动脉夹层　Stanford A 型夹层的病变范围广泛，牵扯多脏器的供血。一旦确诊，原则上应按急诊手术治疗，尤其是对有并发症的患者应行紧急手术。在我国受地域、技术和经济条件的制约，手术时机均偏晚，应努力尽早手术，减少术前死亡率。手术方式应根据不同病理类型来确定，主动脉窦部正常型主动脉夹层不需要替换主动脉窦部，手术比较简单，预后比较好；主动脉窦部轻度受累型手术比较复杂，须进行主动脉窦部成形、保留自身主动脉瓣的根部替换或冠状动脉开口的移植，围术期风险比较大，但术后生活质量较主动脉窦部重度受累型高；主动脉窦部重度受累型手术比较简单，行主动脉根部替换术，术后需要终生抗凝血，易出现凝血方面的并发症，A_2 型和 A_3 型夹层易出现急性左侧心力衰竭和冠状动脉受累导致的急性心肌供血障碍等并发症，更应急诊手术治疗。

（1）主动脉夹层近端的处理方法

1）主动脉窦部正常型：在主动脉窦管交界上方约 1.0cm 处横行切断，直接与相应直径的人工血管吻合（必要时行主动脉瓣交界悬吊成形），远端在深低温停循环下开放吻合，手术方式根据主动脉弓部情况选择。

2）主动脉窦部轻度受累型：此型的处理难度最大，技术操作复杂。根据病变程度的不同，手术方式应根据主动脉窦、主动脉瓣和冠状动脉受累情况以及外科医生的经验个性化地选择。如果窦部病变较轻，主动脉瓣少量反流可以行窦部成形＋主动脉瓣交界悬吊术。如果窦部病变偏重，主动脉瓣有少到中量反流，外科医生有丰富的手术经验，可以行部分主动脉窦部替换＋主动脉瓣成形术或保留主动脉瓣的根部替换术（David 手术）。如果主动脉瓣有中到大量反流，医生的经验有限，手术应采用 Bentall 手术。可能因冠状动脉受累行冠状动脉旁路移植术。合并马方综合征的急性 A_2 型夹层病例行 David 手术的指征尚存在很多争议。有学者认为马方综合征的病例应行 Bentall 手术。有的学者认为马方综合征行 David 手术后的早、中期病死率和再手术率与 Bentall 手术比较无显著性差异，且可以得到与其他方法近似的近期效果，还可以减少二次手术的可能，避免抗凝血和机械瓣相关的并发症的发生。

3）主动脉窦部重度受累型：此型病理改变较为严重，无法行主动脉瓣成形，行传统的带瓣人工管道的主动脉根部替换术（Bentall 手术）。

（2）主动脉弓部的处理方法

1）主动脉弓部病变复杂型主动脉夹层：可能包括：①原发内膜破口在弓部或其远端，夹层逆行剥离至升主动脉或近端主动脉弓部；②弓部或其远端有动脉瘤形成（直径＞5.0cm）；③头臂动脉有夹层剥离；④病因为马方综合征。

此型主动脉夹层病变复杂，如果单纯行升主动脉或部分弓部的人工血管替换术，假腔闭合率低，有可能出现夹层剥离导致的脑供血障碍，或再次手术的可能。对于此类患者常规采用全主动脉弓部替换术＋象鼻术的术式。全主动脉弓部替换术可以完全切除病变的升主动脉和主动脉弓部，二次手术的可能性降低，但是手术操作复杂、手术时间较长，手术的并发症发生率和病死率较高。马方综合征患者在主动脉根部替换术后再出现夹层和瘤样扩张的可能远远高于其他疾病，是主动脉夹层二次手术的主要危险因素。所以应争取在首次手术时行全主动脉弓部替换术，这样可以降低再手术率，也可以降低二次手术的难度，减少因再次正中开胸导致的并发症。象鼻术可以避免远端吻合的针孔漏血，提高远端假腔闭合率，降低再手术率。

2）主动脉弓部病变非复杂型主动脉夹层：可考虑行升主动脉及部分主动脉弓部替换，升主动脉＋部分主动脉弓部替换术操作相对简单，手术时间短，术后并发症发生率和病死率相对较低，体外循环下鼻咽温度降到 18～20℃时，全身停循环＋选择性脑灌注，人工血管在开放下与无名动脉近端的主动脉相吻合。手术的要点：尽量切除病变和被钳夹损伤的主动脉壁。也有学者主张选择全主动脉弓部替换术＋象鼻术的术式。

2. Stanford B 型主动脉夹层　Stanford B 型主动脉夹层在治疗上争议比较大。在急性期，多主张非手术治疗。随着主动脉夹层介入治疗的广泛开展和外科手术技术的提高，无论介入治疗还是手术治疗均取得了良好效果，但是在急性期主动脉夹层还不稳定，介入治疗和手术治疗的并发症发生率均很高，建议对没有并发症的病例应尽量在 3d 以后进行介入或手术治疗。积极的干预治疗可以预防动脉瘤的形成，减轻或者预防主动脉夹层造成的脏器缺血，尤其是肾性高血压、肾萎缩和肾衰竭。

（1）无论是在急性期还是在慢性期，只有夹层内膜撕裂未累及到左锁骨下动脉及远端主动脉弓部以及胸降主动脉和腹主动脉扩张不明显的病例才适合介入行腔内带膜支架主动脉腔内修复术治疗。详见介入治疗部分。

（2）Stanford B 型主动脉夹层根据分型也可能须选择手术治疗：我国的 B 型夹层患者青壮年居多，预期寿命长，诊断明确后应积极治疗。早期手术可以避免降主动脉的广泛扩张，缩小手术的范围。脊髓的缺血损伤和术后截瘫是降主动脉手术后的灾难性并发症。文献报道在高危病例中神经系统并发症发生率高达 30%～40%。深低温停循环（DHCA）被认为是可以有效降低神经系统和内脏缺血损伤的方法。在深低温停循环下行降主动脉的手术不仅可以避免游离主动脉的近心端和在正常主动脉上阻断，还可以在无血的视野中辨认和切除主动脉的真假腔间的内膜，适用于主动脉近端无法阻断，或广泛的胸降主动脉、胸腹主动脉病变，或术后有可能发生脊髓缺血损伤的病例。虽然深低温停循环可以降低术后各器官缺血损伤的可能，但是需要延长体外循环时间，术后肺部和凝血相关的并发症发生率明显升高。夹层内膜撕裂累及左锁骨下动脉及远端主动脉弓部以及胸降主动脉和腹主动脉扩张明显的病例需在深低温停循环下手术治疗。

1）夹层累及降主动脉近端，主动脉无扩张或仅有降主动脉近端扩张，中、远段直径接近正常的 B 型夹层：体外技术可采用常温阻断＋血泵法血液回收股动脉或股静脉输入技术，也可采用股动脉－股静脉转流（股－股转流），股－股转流和左心转流可以降低循环血的温度。必要时采用深低温停循环，经股动静脉建立体外循环，股静脉插入二阶梯静脉引流管，使其尖端达右心房水平，鼻咽温降至 18～20℃时，停循环下完成降主动脉近心端的吻合，之后在人工血管上插动脉管恢复循环并开始复温，再进行远心端的吻合。手术方式可选择部分胸主动脉替换术或部分胸主动脉替换术＋远端支架象鼻术。

2）夹层累及全胸降主动脉，整个胸降主动脉均扩张，腹主动脉直径接近正常的 B 型夹层：体外技术可采用常温阻断＋血泵法血液回收股动脉或股静脉输入技术，也可采用股－股转流。必要时采用深低温停循环。手术方式可选择部分胸主动脉替换术＋主动脉成形术，全胸降主动脉替换术。

3）夹层累及全胸降主动脉、腹主动脉，胸降主动脉和腹主动脉均扩张的 B 型夹层：胸腹联合切口，行全胸降主动脉及腹主动脉人工血管替换术。经左侧胸腔和腹膜外游离胸腹主动脉全程，深低温停循环，鼻咽温度降至 18℃时全身停循环，在左锁骨下动脉附近切断降主动脉与四分支人工血管主干端－端吻合，后将备用的动脉灌注管与分支人工血管连接恢复上半身循环。将右肾动脉、腹腔干动脉和肠系膜上动脉的开口修剪为血管片与人工血管主干的远心端吻合。保留肋间动脉开口附近的主动脉瘤壁，将其成形为——直径为 1～2cm 的直桶形组织与其中一 8mm 直径的分支人工血管吻合，恢复脊髓的血供。再分别将左侧肾动脉、左右髂动脉和肠系膜下动脉与人工血管分支吻合。常温阻断下行全胸降主动脉及腹主动脉人工血管替换术，安全时限短，技术要求较高。

（四）介入治疗

近年来，国际上针对主动脉夹层的复杂临床治疗问题，陆续将一系列介入治疗技术引进到主动脉夹层的治疗领域，希望借助介入治疗的创伤小、恢复快等特点能给主动脉夹层在治疗方面的棘手问题带来新的希望。主动脉夹层的介入治疗最初采用的技术主要为经皮主动脉内膜开窗术（fernestration of intimal flap，FIF）及裸支架置入术（endovascular stent，ES）；受腹主动脉瘤和胸主动脉瘤等扩张性疾病腔内治疗的影响，经股动脉带膜血管内支架置入术（transfemoral stent graft implantation，TSGI）又被应用于主动脉夹层的治疗中。

1991 年 Parodi 等开始开展应用支架治疗腹主动脉瘤，1994 年 Dake 等将这一技术应用于胸降主动脉瘤。此后进一步开展了支架治疗主动脉夹层的临床应用，自从 1999 年 Nienaber 等及 Dake 等报道应用支架治疗夹层以来，随着支架的改进与技术的完善，这一微创技术得到更广泛使用，近中期结果令人满意，取得了较好的临床效果，成为部分夹层患者替代手术治疗的选择。其原理是封闭内膜撕裂口，阻断真假腔之间血流的交通，从而使假腔血栓化，压缩假腔，扩张真腔。带膜支架主动脉腔内修复术是治疗有并发症的 B 型夹层非常有效的手段，对于术前状况很差的夹层病例，介入治疗可以得到比单纯非手术治疗和外科手术更好的中期随访结果。

关于主动脉夹层介入治疗的名称有血管腔内修复治疗、腔内支架治疗、腔内支架人工血管治疗、主动脉腔内修复术、腔内隔绝术、带膜血管内支架置入治疗等。如能统一使用"带膜支架主动脉腔内修复术"，将更有利于开展临床及科研工作。

介入治疗的时机和适应证的掌握是很重要的。发病早期进行介入治疗的严重并发症发生率很高，主要是夹层逆行剥离所引起的主动脉急性破裂。夹层逆行剥离可能发生在介入手术当时，也可能发生在介入手术之后。

1. 介入治疗的适应证

（1）Stanford B 型夹层，主动脉破裂或接近破裂，置入支架急诊抢救。

（2）急性发作期胸主动脉最大直径 >4cm 或者慢性期胸主动脉最大直径 >5cm。

（3）Stanford B 型夹层合并重要脏器缺血，顽固性高血压药物不能控制及持续性疼痛药物无法缓解等。

（4）Stanford A 型夹层中的逆行性夹层破口位于降主动脉的一部分患者。

（5）主动脉穿通性溃疡。

2. 介入治疗的相对禁忌证

（1）髂－股动脉严重狭窄或扭曲不适合于导载系统的进入。

（2）并发心脏压塞、升主动脉和主动脉弓分支血管受累、严重的主动脉瓣反流。

（3）锚定区严重粥样硬化病变或者锚定区直径 >4cm。

（4）主动脉弓与降主动脉的夹层呈锐角。

关于 B 型夹层介入治疗近端锚定区的问题，主动脉原发内膜破口的位置和大小以及与左锁骨下动脉开口的距离是决定治疗效果的关键因素，内膜破口位于小弯侧的相对较小，但封闭比较困难，容易形成内漏，治疗效果较差；内膜破口位于大弯侧的往往较大，假腔扩展速度快，容易形成动脉瘤，但是介入治疗时内膜破口容易被封闭，治疗效果相对较好。如果破口与左锁骨下动脉的距离过近 < 1.5cm，使近端锚定区太小，带膜支架主动脉腔内修复术后出现椎动脉缺血的可能性增加，严重的可能威胁生命，需要进行附加的转流手术，增加了手术风险、难度和医疗费用，近端内漏的发生率也会随之增高。

十、并发症

近年来，随着对主动脉夹层在认识上的不断深入，外科技术的提高和临床经验的积累，神经系统保护技术的应用，主动脉夹层术后并发症的发生率不断降低。

（一）出血

大出血是主动脉外科常见而且最危险的并发症，在早年也是手术死亡的最主要原因，因此，出血的防治是主动脉手术，特别是主动脉夹层手术成功的关键。应注意以下几点：选择适宜的体外循环方法及脑保护方法，以便有良好的术野及充足的操作时间；手术操作轻柔精确，吻合口平顺，对位准确，避免夹层动脉壁撕裂、扭曲造成出血；出血时不应依赖人造止血材料填塞止血，因为动脉出血填塞效果不佳，且易感染或在局部形成假性动脉瘤。近端吻合口出血时，可用残余瘤壁包裹并与右心房分流，止血效果满意。出血量较小时，分流逐渐闭合，不致影响循环状态。

（二）神经系统并发症

神经系统并发症包括昏迷、苏醒延迟、定向力障碍、抽搐、偏瘫、双下肢肌力障碍等。发生上述情况与以下因素有关：①术前原因，夹层累及头臂血管，高龄患者伴有颈动脉或脑血管病变；②术中因素，气栓、血栓和动脉硬化斑块脱落引起栓塞，神经系统保护措施不当，术中灌注压过低过高；③术后原因，术后血压因各种原因过高过低，头臂血管吻合口狭窄或血栓形成，夹层术后剥离累及头臂血管或加重头臂血管病变。在诸多因素中，神经系统保护措施不当和气栓造成神经系统并发症者最为常见。高龄和血压不稳是重要的危险因素。因此，选择适当的神经系统保护措施十分重要，如条件允许，尽量采用选择性脑灌注技术。术中注意排气和清除血栓，远端吻合时采用开放吻合技术，防止阻断段以远血栓或斑块脱落。围术期注意控制血压，避免较大范围波动。胸主动脉人造血管替换时要注意重建肋间动脉供血。神经系统并发症治疗目前主要为脱水，提高胶体渗透压，维持血压平稳，应用神经细胞营养药物。如果患者情况允许，可行高压氧治疗。

（三）急性肾衰竭

急性肾衰竭主要原因为：围术期血压过低造成肾供血障碍；术中肾缺血时间过长；体外循环时间过长、血红蛋白尿对肾脏的影响；以及术前长期高血压，夹层累及肾动脉造成的肾功能不全。预防措施主要有选择适当的基本方法，在行升弓部手术或"象鼻子"手术时，在右锁骨下动脉和股动脉插动脉灌注管；必要时上下半身分别灌注；胸主动脉人造血管替换术时采用血泵法全血回收动脉输入技术或股动脉 - 股静脉转流以缩短肾缺血时间；围术期防止血压过低；尽量缩短体外循环时间；术后应用利尿药，碱化尿液，使游离血红蛋白尽快排出等。急性肾衰竭预后较差，处理原则是维持良好血流动力学状况；纠正水、电解质失衡，特别是高钾血症；采用血液滤过或血液透析；因夹层累及双肾动脉造成肾供血障碍，导致急性肾衰竭者，如果患者一般情况允许。可行"自体"肾移植，将肾动静脉与未被夹层累及的髂内动静脉吻合。

（四）急性呼吸衰竭

急性呼吸衰竭多为Ⅱ型急性呼吸衰竭，深低温停循环和体外时间过长是引起肺损伤的最常见原因。此外输入大量库血引起肺毛细血管微栓；左心引流不畅造成肺循环压力增高导致的肺水肿；左侧开胸、肝素化后，手术过程中翻动肺组织，造成机械损伤等，都是引起急性呼吸衰竭的重要因素。术前伴有慢性阻塞性肺疾病也是诱因。针对以上原因，采用相应的处理是预防急性呼吸衰竭的关键。主动脉夹层术后急性呼吸衰竭的处理原则与一般急性呼吸衰竭的处理原则相同。

（五）远期并发症

1. 吻合口假性动脉瘤形成　多由感染与局部血肿有关。临床表现不明显，偶有压迫症状，多在术后复查 CT、MRI 时发现。术中注意无菌操作及术后合理应用抗生素，可减少感染的发生。吻合口出血时尽量避免使用人造止血材料充填压迫止血，以减少局部血肿的产生。假性动脉瘤应采用手术治疗，行破口修补或人造血管替换术。有学者报道采用经皮腔内带膜支架治疗吻合口假性动脉瘤，效果较好。

2. 吻合口狭窄　多发生于头臂血管吻合口，由吻合技术不当、血栓形成以及头臂血管夹层内血栓压迫造成。如症状明显，应考虑手术治疗。

（六）其他

包括喉返神经损伤、乳糜胸、心包积液、胸腔积液和肺不张等。

Stanford A 型夹层手术治疗并发症发生率为 14.5%。急诊手术并发症发生率 21.7%。Stanford B 型主动脉夹层介入治疗并发症发生率为 2.9%，外科手术并发症发生率为 18.8%，神经系统并发症发生率为 10.9%，其中脊髓并发症发生率为 7.8%，永久截瘫发生率为 1.6%。

十一、预后

急性主动脉夹层发生后，若不进行治疗 48h 死亡率为 36% ~72%，1 周内死亡率达到 62% ~91%，即使在院内治疗平均死亡率也高达 27%，夹层若累及重要血管分支引起脏器缺血，死亡率会更高。

早期主动脉夹层的外科治疗效果并不理想，并发症多，死亡率高。随着 CT、MRI 等检查在临床普遍应用，诊断水平不断提高。外科技术在近来也有很大的进展。特别是神经系统保护技术和新型人造外科手术材料，如人造血管、缝线等在临床上的应用使手术死亡率不断降低。

大组资料表明，急性 Stanford A 型主动脉夹层的早期手术死亡率为 10% ~20%，慢性 Stanford A 型主动脉夹层早期手术死亡率为 10% ~15%，主动脉窦部正常的 A 型夹层近期病死率和并发症发生率低，长期预后较好，术后无须服用抗凝血药物。主动脉窦部受累的 A 型夹层的治疗较复杂，操作难度大，对外科医生的技术要求高，绝大多数病例可以保留自身主动脉瓣，术后无须服用抗凝血药，无抗凝血相关并发症的发生，患者的生活质量明显提高。如果病例选择不合理，有因主动脉根部和瓣膜的病变而二次手术的可能。Bentall 手术需长期抗凝血，生存质量相对较差，但可以避免针对近端主动脉病变的二次手术。

Stanford B 型主动脉夹层内科非手术治疗无并发症的 B 型夹层的早期病死率为 10%，发病后第 1 年的病死率为 20%，长期随访中因主动脉扩张形成动脉瘤需要外科手术的比例达 20%。急性 Stanford B 型主动脉夹层的手术死亡率为 20%～35%，慢性 Stanford B 型主动脉夹层的手术死亡率为 15%。死亡原因：Stanford A 型主动脉夹层主要是神经系统并发症、急性肾衰竭和出血。而 Stanford B 型主动脉夹层为出血、急性肾衰竭和夹层破裂。主动脉夹层外科治疗的远期效果受诸多因素影响，难以评价，如手术时患者的状况能够耐受何种手术，就诊医院的综合技术能力，术后药物治疗的效果，术后复查的诊断水平，患者的经济条件等。

（李山峰）

第二节　主动脉夹层介入治疗

腔内隔绝术治疗主动脉夹层是 20 余年来开展的一项有效的治疗方法，这一治疗方法彻底颠覆了传统的手术模式，极具挑战性，为主动脉夹层的治疗提供了全新的选择。应用腔内疗法治疗主动脉夹层可以改变主动脉夹层的自然病程。几乎所有的患者在隔绝原发裂口后可以恢复真腔血流灌注，不仅可以防止破裂，也可以避免因真腔塌陷而发生灌注不良。假腔血栓使主动脉成为一单一管腔，使动脉瘤扩张破裂的危险被消除。如果在导管室手术，随后的造影检查可以准确了解因夹层造成的持续性灌注不良，并可迅速地采用相应的覆膜或非覆膜支架置入真腔。这是一种比传统主动脉手术更能保持内脏动脉灌注的可靠方法，对内脏动脉本身来讲也比直接手术的损伤更小。移植物不宜过长，远端不要超过 T_6 水平，可以减少截瘫的发生率。另外，腔内疗法同样也可以纠正灌注不良综合征，如对于内膜片撕开后引起的分支动脉开口的局限性血流梗阻，可以使用非带膜支架。假如只是分支动脉起源于假腔且灌注不良，可使用一种导管针，对夹层撕裂产生的内膜片进行开窗治疗，穿刺针和导丝一起穿越内膜片，导入球囊扩张增加进入假腔的血流。这种技术特别适用于远端主动脉，以及伴有假性梗阻的髂动脉。

A 型夹层病变累及升主动脉，适合开胸手术。急性 A 型主动脉夹层手术修补的目的是为了努力减少后期并发症，Kazui 等人认为腔内治疗也有一定的作用。对年轻人或者那些合并马方综合征的患者来讲，在夹层慢性期动脉瘤并发症也很多，特别是一些横跨主动脉弓的夹层问题更多。为了尽量减少后期并发症，Kazui 为这类年轻人和高风险的患者行升主动脉和主动脉弓腔内治疗，其死亡率可以接受。对于动脉瘤退行性变化局限在降主动脉和腹主动脉，有人提倡在近端降主动脉放置一个移植物既可以减少后期动脉瘤形成也可以促进假腔血栓化，有效避免了双腔主动脉形成，防治晚期并发症。

当前对无并发症的 B 型主动脉夹层最常用的治疗方法是抗高血压疗法，外科手术则适合那些有并发症的患者，包括难治性疼痛、动脉瘤直径快速增至 4.5～5cm、灌注不良综合征、即将发生的主动脉瘘或者破裂。遗憾的是在这时手术死亡率超过 60%～70%。治疗过程中患者本身就有 10% 的住院死亡率，这些人中大约 70% 有持续开放的假腔，20% 会发展为动脉瘤。2007年上海市中山医院血管外科符伟国总结了141例Stanford B型夹层治疗经验，认为其治疗选择应遵守以下原则：①严格的降压、镇静治疗应贯穿治疗的始终；②术前完善周全的影像学、功能检查和细致缜密的评估是保证手术成功的关键；③对于无严重并发症的急性期夹层患者应待其病情平稳进入慢性期后再进行腔内治疗；④主动脉濒临破裂或重要脏器、坏死的情况下，在稳定生命体征以及充分的医患交流后可考虑急诊选择腔内或手术治疗；⑤对于复杂的病例如夹层累及左锁骨下动脉、肠系膜上动脉或双侧肾动脉可以考虑在搭桥手术解除缺血情况下施行二期腔内治疗；⑥术后严密随访，严格控制血压，如有Ⅰ型内漏、新发破口等严重并发症应施行二次腔内治疗。

慢性主动脉夹层的瘤壁增厚并纤维化，重要的分支动脉常来自假腔供血，有的患者存在多个真假腔间的交通，这些问题都明显地阻碍了这项技术的进一步推广和应用。如何保留重要分支动脉，特别是起源于假腔的低位肋间动脉，或者保留重要的内脏动脉，防止腔内隔绝术后产生的缺血性损伤，这些难题还悬而未解。然而，腔内治疗的动机是能够使移植物进入真腔，或者通过球囊扩张和隔膜支架来保证假腔血供。在处理假腔引起的动脉瘤扩大问题上已经有了短期的成功经验，降主动脉近端部分看上去有假腔扩大的倾向，在此植入移植物常常可以覆盖原发撕裂口。尽管隔膜开窗术常常在膈肌水平或者在内脏动脉开口附近的远端进行，但一小部分患者中近端动脉瘤样扩张的假腔可以血栓化，而血栓远期能否静止还不知道。

关于主动脉夹层使用支架型人造血管修复术的手术指征目前尚无定论，Nienaber等人提出的支架型人造血管修复术的指征得到较为广泛的认可：①近端撕裂口与左锁骨下动脉开口距离 >1.0~1.5cm；②主动脉夹层动脉瘤最大直径 >5.5cm；③存在持续开放的原始内膜撕裂口；④存在假腔进行性扩张趋势；⑤反复发作性疼痛；⑥至少一侧肾动脉及肠系膜上动脉由真腔供血；⑦至少一侧髂动脉无夹层分离，且该侧动脉无严重狭窄或扭曲等。

移植物放置过程中的医源性损伤不能低估。在急性期，假腔的外膜非常薄，一根细导丝也许就会穿破外膜带来灾难性的后果；同样，夹层隔膜也很脆弱，使移植物远端无法牢固地锚定。Dake在其个人交流文章中提到有某些病例出现诸如移植物远端固定部位隔膜的破裂，怀疑急性夹层隔膜容易发生侵蚀性损伤。甚至在无夹层病变的近端主动脉内放置移植物也会出现并发症，有报道在放置近端部分为裸支架的腔内移植物后主动脉弓横断面会形成假性动脉瘤，夹层的原发裂口会进一步撕裂到左锁骨下动脉开口，此时无法有效隔绝假腔，需要在左颈动脉远端的主动脉弓内再植入一段移植物，以遮蔽左锁骨下动脉开口。部分患者可因支架造成夹层逆向撕裂累及升主动脉，一旦出现需紧急剖胸行升主动脉（和弓部）人造血管置换手术。在保留左锁骨下动脉开口的问题上，Stanford中心的成功经验是设计一种左锁骨下动脉到左颈动脉的移位或者旁路，然后结扎左椎动脉近端起始部的左锁骨下动脉，防止从左锁骨下动脉到瘤腔的反流。另一种方案是使用带分支的腔内移植物以保留左锁骨下动脉，或者用日本学者Inoue设计的适合保留主动脉弓全部分支血管的移植物。

近年来腹主动脉瘤腔内治疗的经验推动了腔内移植物的开发设计和使用的进步。例如：锥形的、可弯曲的、经导丝释放系统（直径小于20F）穿越扭曲的髂动脉几乎很少会失败；移植物近端的倒刺使近端锚定更加牢固。尽管复合式移植物较之单体式应用范围更广，但支架与支架之间的连接重叠所产生的压力也会容易产生后期的失败。成角区域所产生的严重压力作用于移植物使其结构趋于疲劳，而支架主体和外覆纤维织物间的移动会导致移植物破损，因此长期随访非常重要。Eurostar 的数据库表明：大约每年有超过 10% 的患者需要再次治疗。原因在于动脉瘤囊是动态发展的，需要每年来随访观察，动脉瘤发展不停止和（或）体积不缩小就不能避免破裂。因此要定期随访来观察移植物锚定区域和动脉瘤腔的变化。在解剖学上需要足够的远近端瘤颈来固定移植物，但病变段主动脉上存在混乱的动脉分支，导致无法采用腔内治疗。另外只有相对较直的主动脉适合腔内治疗。在主动脉弓远端较近的位置植入移植物出现中风的概率比较大，这可能是导管在升主动脉和主动脉弓内操作引起的，严重者甚至导丝在动脉硬化的主动脉弓内操作也会产生少量栓子引发卒中。

随着介入产品的技术进步和更新换代，较小的外观轮廓、良好的弯曲性、容易导入和释放。手术时间的缩短、失血量的减少、住院时间、总的并发症和死亡率的降低，使得临床医师和患者有了更多的治疗选择。但这些预期的优点是否能够确定需要更深入的研究、更长久的随访观察。

有些学者报道了他们使用 Talent、Excluder 和其他自制移植物对 B 型主动脉夹层择期治疗的结果，大多数可以做到完全覆盖原发裂口，70% ～80% 的病例假腔完全血栓化，除了腔内隔绝术后综合征外，很少有其他并发症，而该综合征在 4～7 天内也可以处理。虽然 B 型夹层可以采取腔内治疗，但是哪些患者需要治疗，其潜在并发症的认识，远期疗效如何，需要获得更多的临床经验。

在治疗主动脉夹层这一疾病中腔内疗法还有其特殊的用途，大约有 5% 的 A 型夹层患者，其原发裂口位于左锁骨下动脉远端，然后夹层向升主动脉逆行撕裂。处理这类患者非常具有挑战性，因为常规的升主动脉修补手术并不处理原发裂口，置换近端降主动脉则不处理升主动脉夹层。而用腔内移植物覆盖原发内膜撕裂口可以同时治愈升主动脉和降主动脉夹层。Von Segesser 等建议对降主动脉夹层并向升主动脉逆行撕裂的夹层患者的处理原则是处理病变严重段的主动脉。主动脉直径增大，心包积液，和（或）主动脉瓣膜功能不全的患者建议使用胸骨正中切口切除病变的升主动脉，必要时置换主动脉瓣膜和主动脉弓部血管。对于远端的夹层，伴有降主动脉扩张和/或有远端并发症，最好从侧胸部进行手术。而裂口部位非常远的升主动脉夹层，如果升主动脉几乎完整又相对较小，主动脉弓也比较小，假腔已经血栓化，则采用和 B 型夹层一样的处理方法，可以利用腔内疗法。Kato 报道一组病例，10 例 A 型夹层患者，原发裂口都位于降主动脉，9 例在近端降主动脉真腔内放置 Z 形支架，1 例放置在降主动脉中段，所有患者的原发裂口都被封闭，升主动脉假腔内完全血栓化，无操作并发症，经过平均 20 个月的中期随访未发现主动脉的破裂和动脉瘤形成。因此得出结论：通过仔细选择病例，对撕裂入口在降主动脉的主动脉夹层患者使用腔内疗法是安全有效的，可以代替常规的主动脉置换手术。

自 Parodi 开创腔内隔绝术以来，腔内血管疗法得到了迅猛发展并取得了鼓舞人心的结果，但这项技术仍然处于起步阶段。Dake 和 Nienaber 的研究被认为是胸主动脉疾病腔内治疗发展过程中的里程碑。但腔内隔绝术仍有诸多问题尚未得到解决，如移植物的损坏和移位、内漏、支架造成的主动脉夹层逆向撕裂累及升主动脉以及腔内隔绝术的远期疗效等依然是这一领域没有得到解决的重要问题。随着材料和技术的不断进步，在不久的将来肯定会有设计更加完善的移植物，材料也会不断改进，操作步骤的优化可提高手术成功率。病例的选择以及术后长期或终生随访有助于腔内隔绝术不断走向成熟。

（李山峰）

第三节　主动脉炎性疾病

一、概述

主动脉炎性疾病是多种原因引起的主动脉壁炎性病变，如巨细胞动脉炎、大动脉炎（takayasuarteritis，TA）、主动脉感染等，其中以大动脉炎最为常见。本文将主要对大动脉炎进行阐述。大动脉炎是主动脉及其主要分支慢性非特异性血管炎性疾病，可引起不同部位的狭窄或闭塞，少数病例因动脉壁中层遭破坏而引起动脉瘤样扩张。大动脉炎在全世界均有发病，但主要见于年轻的东方女性。女性与男性之比为 8：1，典型的起病年龄为 15～30 岁。病因迄今尚不明确，可能与感染（链球菌、结核菌、病毒等），遗传和自身免疫损伤等因素有关。

二、病理及分型

大动脉炎早期血管壁为淋巴细胞、浆细胞浸润，偶见多形核中性粒细胞及多核巨细胞。病理变化以动脉中膜受累为主，后期可引起血管内外膜纤维性增生，形成全层性动脉炎。全层动脉广泛不规则性增厚，弥漫性纤维结缔组织增生致管腔狭窄，呈节段性，伴有狭窄后扩张，外形表现为串珠样。少数患者因炎症破坏动脉壁中层，弹力纤维及平滑肌纤维坏死，而致动脉扩张、假性动脉瘤或夹层动脉瘤。组织学检查可见心肌和大血管中有非特异性炎细胞浸润和纤维化。另外，由于动脉管腔狭窄可出现相应组织器官的缺血性改变，继而产生广泛性的侧支循环。病变多见于主动脉弓及其分支，其次为降主动脉、腹主动脉和肾动脉，肺动脉、冠状动脉也可受累。

大动脉炎的分类方法较多，根据临床发生部位不同，中华医学会风湿病学分会 2011 年大动脉炎诊断及治疗指南中分为 4 种类型。

Ⅰ型：头臂动脉型，即主动脉弓综合征，主要引起颈动脉和椎动脉等头臂血管狭窄和闭塞，约占 50%。

Ⅱ型：胸-腹主动脉型，又称主-肾动脉型，即中主动脉综合征，主要侵犯降主动脉，又以发生位置不同，分为：①膈上型中主动脉综合征，主要发生于胸主动脉；②膈下型中主动脉综合征，主要侵犯腹主动脉及其分支。

Ⅲ型：广泛型，病变范围广泛，多个部位动脉受累，波及两型以上。

Ⅳ型：肺动脉型，多为上述 3 种类型合并肺动脉受累，约占 50%，单纯肺动脉受累者罕见。

Numano 等根据血管造影结果分为 6 型。①Ⅰ型：病变只累及主动脉的分支；②Ⅱa 型：病变只累及升主动脉和（或）主动脉弓，主动脉弓分支可同时受累，主动脉的其余部分没有受累；③Ⅱb 型：病变累及降主动脉，升主动脉、主动脉弓及主动脉分支可同时受累，但腹主动脉没有受累；④Ⅲ型：病变累及降主动脉、腹主动脉和（或）肾动脉，但升主动脉、主动脉弓及主动脉分支没有受累；⑤Ⅳ型：病变只累及腹主动脉和（或）肾动脉；⑥Ⅴ型：混合型，具有上述两种或多种病变特征。

Yongquan 等根据临床表现分为 5 型。①Ⅰ型：脑缺血型；②Ⅱ型：高血压型；③Ⅲ型：

肢体缺血型；④Ⅳ型：动脉瘤型；⑤Ⅴ型：心肺血管和内脏血管受累型。

三、临床表现

多见于青年女性，临床表现一般分为早期和晚期两个阶段。早期主要表现为非特异性全身症状，晚期主要为局部症状或体征。

（一）全身症状

全身不适、易疲劳、发热、食欲缺乏、恶心、出汗、体质下降、肌痛、关节炎和结节红斑等症状，可急性发作，也可隐匿起病，由于缺乏特异性的表现，所以早期诊断较为困难。

（二）局部症状与体征

按受累血管不同，出现相应器官缺血的症状与体征。

（1）头臂动脉型（Ⅰ型）：患者常表现有头晕、头痛、眩晕，记忆力减退，视觉障碍，面肌萎缩等症状，严重者可出现反复晕厥、抽搐、偏瘫、失语，甚至昏迷。个别病例由于颈动脉窦应激性增高及颈动脉体周围组织粘连，头部位置突然改变时，常可引起反应性晕厥。狭窄部位远端可闻及收缩期血管杂音，偶有细震颤。

（2）胸－腹主动脉型（Ⅱ型）：患者可有头痛，头晕，下肢麻木，四肢末梢发凉和间歇性跛行。多数患者伴有持续性高血压，且下肢血压低于上肢。可于背部、腹部听到血管杂音，甚至可触及细震颤。

（3）混合型（Ⅲ型）：病变波及范围涉及两型以上，具有上述两型的临床特征。

（4）肺动脉型（Ⅳ型）：患者表现心慌、气短，肺动脉瓣区可闻及收缩期吹风性杂音，第二心音增强。

（5）非特异性主动脉炎累及心脏时临床表现有：窦性心动过速，心脏扩大，心脏功能下降，也可引起冠状动脉狭窄，造成心肌缺血症状。

四、辅助检查

（一）实验室检查

（1）红细胞沉降率（ESR）：是反映本病疾病活动的一项重要指标。疾病活动时 ESR 可增快，病情稳定后 ESR 恢复正常。

（2）C 反应蛋白：其临床意义与 ESR 相同，为本病疾病活动的指标之一。

（3）抗结核菌素试验：如发现活动性结核灶应抗结核治疗。对结核菌素强阳性反应的患者，在经过仔细检查后，仍不能除外结核感染者，可试验性抗结核治疗。

（4）其他：少数患者在疾病活动期白细胞增多或血小板增多，也为炎症活动的一种反应。

（二）影像学检查

1. 彩色多普勒超声检查　可探查主动脉及其主要分支狭窄或闭塞（颈动脉、锁骨下动脉、肾动脉等），但对其远端分支探查较困难。

2. 造影检查　①血管造影：可直接显示受累血管管腔变化、管径大小、管壁是否光滑、受累血管的范围和长度，但不能观察血管壁厚度的改变。②数字减影血管造影（DSA）：对头颅部动脉、颈动脉、胸腹主动脉、肾动脉、四肢动脉、肺动脉及心腔等均可进行此项检查。缺点是对脏器内小动脉，如肾内小动脉分支显示不清。

3. CT 和磁共振成像（MRI） 可显示部分受累血管的病变，发现管壁强化和环状低密度影提示为病变活动期，MRI 还能显示出受累血管壁的水肿情况，有助于判断疾病是否活动。

五、诊断

凡青年人，尤其青少年女性患者，有下列 1 种以上表现者，应怀疑或诊断本病：①单侧或双侧肢体出现缺血症状，并伴有脉搏减弱或消失；②单侧或双侧颈动脉搏动减弱或消失，伴有脑动脉缺血症状；③近期发生持续性高血压且四肢血压相差悬殊；④不明原因发热，四肢脉搏异常；⑤有无脉症眼底改变者。二维超声心动图、磁共振、高速 CT 和心血管造影检查，可做出比较明确的定性和定位诊断，可显示出狭窄部位、范围及累及血管其分支情况。

1990 年美国风湿病协会制定了大动脉炎的诊断标准，符合以下 3 项者可做出诊断：①发病年龄 40 岁以下；②间歇性跛行；③上臂动脉搏动减弱；④两上肢收缩压差 >10mmHg；⑤锁骨下动脉与主动脉连接区有血管杂音；⑥动脉造影异常。

六、鉴别诊断

1. 先天性主动脉缩窄 多见于男性，血管杂音位置较高，限于心前区及背部，全身无炎症活动表现，胸主动脉造影见特定部位狭窄。

2. 动脉粥样硬化 常在 50 岁后发病，伴动脉硬化的其他临床表现，血管造影有助于鉴别。

3. 肾动脉纤维肌发育不良 多见于女性，肾动脉造影显示其远端 2/3 及分支狭窄，无大动脉炎的表现，病理检查显示血管壁中层发育不良。

4. 血栓闭塞性脉管炎（Buerger 病） 好发于有吸烟史的年轻男性，为周围慢性血管闭塞性炎症。主要累及四肢中小动脉和静脉，下肢较常见。表现为肢体缺血、剧痛、间歇性跛行，足背动脉搏动减弱或消失，游走性浅表静脉炎，重症可有肢端溃疡或坏死等，与大动脉炎鉴别一般并不难。

5. 白塞病 可出现主动脉瓣及其他大血管的病变，但白塞病常有口腔溃疡、外阴溃疡、葡萄膜炎、结节红斑等，针刺反应阳性。

6. 结节性多动脉炎 主要累及内脏中小动脉，与大动脉炎表现不同。

七、治疗

（一）药物治疗

1. 糖皮质激素 激素是本病主要的治疗药物，及时用药可有效改善症状，缓解病情。

2. 免疫抑制药 免疫抑制药联合糖皮质激素能增强疗效。常用的免疫抑制药为环磷酰胺、甲氨蝶呤和硫唑嘌呤等。

3. 生物制剂 近年来有报道使用抗肿瘤坏死因子（TNF）拮抗药可使大动脉炎患者症状改善、炎症指标好转，但缺乏大样本的临床验证资料。

4. 扩血管、抗凝血，改善血液循环 使用扩血管、抗凝血药物治疗，能部分改善因血管狭窄较明显所致的一些临床症状。对高血压患者应积极控制血压。

（二）经皮腔内血管成形术

血管成形术为大动脉炎的治疗开辟了一条新的途径，目前已应用治疗肾动脉狭窄及腹主动脉、锁骨下动脉狭窄等，获得较好的疗效。

（三）手术治疗

1. 原则和目的 术前应予以系统的激素及抗感染治疗，一般在病变稳定 6 个月后手术为宜，除病变严重危及患者生命，应避免在活动期手术，因血管壁有炎症、水肿，可导致吻合口出血、假性动脉瘤和吻合口再狭窄。病变稳定的标志为：体温、红细胞沉降率和白细胞等指标正常。手术目的是重建狭窄远端血供，改善症状。

2. 手术适应证及禁忌证

（1）适应证：①累及血管狭窄后扩张，形成动脉瘤者。②头臂血管狭窄闭塞引起大脑缺血性障碍，后期死亡率高。颈动脉狭窄 >50%，或锁骨下动脉狭窄伴椎动脉窃血和上肢缺血表现者。③胸－腹主动脉狭窄引起胸腹腔脏器缺血性改变、药物难以控制的高血压或下肢明显供血不足者。④累及肾动脉，致肾供血不足，影响肾功能，引起高血压者。⑤累及主动脉根部任一部位者，包括主动脉瓣中度以上反流并左心室扩大，升主动脉扩张（直径≥5cm），或冠状动脉开口和主干狭窄≥50%。

（2）禁忌证：①在不危及患者生命的情况下，病变活动期不宜手术治疗；②合并严重心、肝、肾等脏器功能衰竭，不能耐受手术者。

3. 手术方法 手术方法以狭窄段血管补片成形，人工血管移植和旁路移植术为主，依发生部位不同，而有多种手术方法，传统的血栓内膜切除术应用已越来越少。

（1）头臂动脉狭窄：锁骨下动脉颈总动脉转流术适于一侧锁骨下动脉或颈总动脉起始部狭窄或闭塞；腋动脉－腋动脉转流术适于一侧锁骨下动脉起始部狭窄或闭塞，特别是合并椎动脉窃血综合征者；股动脉－腋动脉转流适于头臂血管均有病变，且股动脉与腋动脉压差明显高于两者间的静水压者。以上 3 种术式均在胸外实施。主动脉－颈总、锁骨下或腋动脉转流术适于头－臂血管均有病变，特别是同期需经胸实施其他操作者。

（2）胸、腹主动脉狭窄：局部切除人工血管置换适于病变局限者。胸主动脉－腹主动脉转流术适于胸腹病变虽广泛，但在弓降部主动脉仍有足够正常管壁用于旁路血管吻合者，须采用左侧胸腹联合切口。升主动脉－腹主动脉转流术适于病变广泛，特别是合并升主动脉、冠状动脉病变需同期处理者，采用正中胸腹联合切口。

（3）肾动脉狭窄：可施行介入治疗或主动脉－肾动脉转流术，严重者施行自体肾移植术。

（4）冠状动脉狭窄：行冠状动脉旁路移植术或支架置入术。

（5）累及主动脉根部：对主动脉扩张并主动脉瓣关闭不全者首选人工血管带瓣管道或同种带瓣管道行主动脉根部置换术。对升主动脉扩张不明显或无扩张的主动脉瓣关闭不全，是否同期行升主动脉人工血管置换存在争议。

4. 注意事项 在重建器官血供时，临时阻闭狭窄血管远端时，充分考虑是否要建立临时外转流，确保器官供血。多发性大动脉炎周围往往有组织粘连，术中分离时勿损伤周围组织和器官。

5. 主要并发症

（1）人造血管对周围组织的压迫，手术中应注意避免，一旦出现应再手术纠正。

（2）吻合口假性动脉瘤，多与炎症活动、感染、吻合不确实等因素有关，一旦出现需再次手术治疗。

（3）移植血管或吻合口再狭窄，与病变持续进展，吻合口部位、大小不当等因素有关。

（4）主动脉及其分支出现新狭窄，原因为病变持续进展，应尽量不在炎症活动期手术，术前、术后使用激素等药物治疗。

八、疗效

多发性大动脉炎手术后效果基本良好，有少数病例可出现血管再狭窄及假性动脉瘤形成。有报道手术后 10 年通畅率分别为：颈动脉 88%，锁骨下动脉为 64%，主动脉为 100%，肾动脉为 68%，20 年吻合口动脉瘤发生率为 13.8%。腔内支架介入技术的应用取得了良好的近期效果，远期效果与外科手术尚有一定差距。

（牛志鹏）

第四节　主动脉假性动脉瘤

一、概述

主动脉假性动脉瘤是由于创伤、感染或医源性因素等导致主动脉血管壁破裂或穿破，血液外溢并被周围纤维组织包裹而形成的搏动性肿块。它与真性主动脉瘤的区别在于瘤壁不具有内膜、中层弹力纤维和外膜 3 层完整结构，是主动脉损伤后的常见慢性并发症之一。

胸主动脉假性动脉瘤最常见的病因包括外伤、食管异物感染及医源性因素。其中不同部位的常见病因有所差异，升主动脉假性动脉瘤多为医源性或外伤性，主动脉弓部假性动脉瘤多为食管异物感染穿透主动脉引起，主动脉弓降部假性动脉瘤多为车祸或坠落等钝性创伤所致，降主动脉假性动脉瘤往往由食管异物或手术医源性因素引起。

创伤性因素包括减速伤、火器伤及胸部钝性伤等。创伤性假性胸主动脉动脉瘤主要发生于主动脉峡部（90%）和升主动脉根部，其他部位亦有报道，主要是因为这两处较为固定，受血流冲击较为集中，因而血流造成的剪切力较大。在创伤 1~3 个月后包裹组织及血栓逐渐形成纤维瘤壁。

医源性因素：多发生于主动脉手术或心脏手术三人工血管吻合处愈合不良、主动脉根部插管处或切口缝合部位愈合不良、纵隔感染累及主动脉造成主动脉腔内血液逐渐溢出形成假性动脉瘤。

感染性因素：除心血管术后感染造成医源性假主动脉瘤外，临床上多见食管异物（鱼刺、鸡骨等）透食管壁，另一端穿入或不穿入胸主动脉，合并感染但食管创伤部位愈合封闭，临近主动脉部位逐渐溃烂与主动脉腔相通。可见于主动脉弓或降主动脉紧邻食管的部位。此外，有晚期梅毒性感染、白塞病引起的假性动脉瘤，但目前极为少见。

二、临床表现

（一）症状

患者多有明确的车祸外伤、心脏大血管手术或者食管异物史可追溯。胸主动脉假性动脉瘤患者早期可无症状，临床上多见为持续发热、胸痛、声嘶、呕血或咯血等症状。

感染性因素导致假性主动脉瘤多有发热，表现为持续高热，迁延难以控制。

疼痛：与主动脉夹层不同，胸主动脉假性动脉瘤的疼痛性质多为持续性钝痛，可随呼吸运动而加剧，这主要是由于瘤体增大后动脉壁内神经受牵拉或压迫周围脏器而产生。

压迫症状：压迫气管可产生咳嗽、呼吸困难，甚或导致节段性肺不张、肺部感染等。压迫、牵拉左侧喉返神经可导致声嘶或失声。压迫食管可产生不同程度的吞咽困难。瘤体侵犯食管、气管亦可造成气管瘘、食管瘘而发生呕血、大咯血等。其他症状还有瘤体血栓脱落造成脏器栓塞等。

（二）体征

早期胸主动脉假性动脉瘤多无特殊体征，随瘤体增大，少数可有阳性体征，如胸前区叩诊浊音界增大。胸主动脉假性动脉瘤因胸廓阻挡，较少能扪及波动性肿块，少数可在胸骨上窝处扪及，或仅在瘤体巨大累及胸壁时扪及，甚或胸廓表面可见波动性隆起。降主动脉假性动脉瘤可在胸背区闻及因湍流而产生的血管杂音。压迫上腔静脉时可出现面部及上肢水肿、颈静脉怒张等。

三、辅助检查

CTA 或 MRI：随着三维重建技术的发展，CT 及 MRI 不仅可以精确提供假性主动脉瘤的具体形态学信息，更可以直观立体提供影像，与血管造影相比较更具有无创和低风险的优势，对于血流不稳定的患者实用价值更大。同时，CT 及 MRI 还能提供瘤体周围组织、器官的信息，对于假性动脉瘤的早期诊断以及复合伤的鉴别诊断提供依据，是目前最常用、最有效的诊断手段。

超声心动图是诊断胸主动脉疾病的常用方法之一，可判定主动脉破口位置发现瘤内收缩期或双期湍流。由于其无创、易操作的特点，更兼能反映心脏各瓣膜及血流动力学的优势，是诊断胸主动脉假性动脉瘤，尤其是升主动脉及根部假性动脉瘤的可靠方法之一。

血管造影：血管造影可以清晰地显示假性动脉瘤的位置及与胸主动脉的关系，但对于瘤体大小的评估具有一定的局限性，尤其当瘤囊内完全充满血栓或已经机化无血流进入时，血管造影的诊断价值减小，同时血管造影不能提供假性动脉瘤瘤壁与周围组织器官的关系，对于术前评估的价值较小。

X 线片：假性动脉瘤患者常规 X 线胸片检查可见纵隔内阴影增宽或局限性肿块影，边界清晰，与主动脉关系密切，有时可见瘤壁钙化。透视检查可见搏动性肿块影，但不能明确瘤体的大小及具体位置，因此并非诊断的最有效手段。

四、诊断及鉴别诊断

早期胸主动脉假性动脉瘤的诊断往往是在体检时意外发现，典型病例尤其是外伤性假性动脉瘤的诊断需要结合病史及影像学的检查。随着影像学技术的不断发展，假性动脉瘤的诊断变得简单，需要外科医师在临床的工作中提高警惕，避免漏诊。

五、治疗

假性动脉瘤自愈者很少，首选的治疗方法是手术治疗，包括假性动脉瘤切除人工血管置换术、主动脉壁修补术、主动脉腔内修复术（腔内支架置入术）等。

假性动脉瘤位于升主动脉，需要开胸手术，行主动脉置换或修补。如假性动脉瘤位于降主动动脉并不伴感染，可采用主动脉腔内修复术，相比开胸手术，创伤很小；若位于降主动脉并存感染或食管瘘需开胸主动脉置换或修补。如果假性动脉瘤位于主动脉弓，有两种方法：一种为开胸手术，行主动脉弓部置换或修补，创伤较大；一种为先行升主动脉至头臂血管的转流手术，再行腔内修复术。升主动脉、主动脉弓或复杂降主动脉假性动脉瘤开放手术，由于在开胸分离粘连游离瘤体的过程中极易引起破裂大出血，因此在手术开始即需要经股动脉、股静脉或右腋动脉、股静脉插管建立体外循环，并做好深低温停循环准备。

六、并发症

术后并发症的发生率在 11% 左右，包括出血、声音嘶哑、肾衰竭、心肌缺血、膈神经麻痹、脑血管意外和切口感染等，其中截瘫的患病率是 1.4%。

七、预后

手术及介入治疗是胸主动脉假性动脉瘤的有效手段，手术风险较大，目前报道的手术死亡率多为 5% 以下，但在医源性因素合并感染所致的假性动脉瘤患者中，死亡率可能更高。手术死亡的主要原因是出血、心肌缺血及肾衰竭。对于创伤性假性动脉瘤，效果较好，单纯性创伤性假性动脉瘤术后 5 年生存率约为 79%。

（牛志鹏）

第五节　主动脉真性动脉瘤

一、概述

主动脉瘤是指由于各种原因造成主动脉壁正常结构的损害，在血流压力的作用下主动脉局部或多处向外扩张或膨出，形成的"瘤样"包块，动脉管径超过正常的 50% 以上者即为动脉瘤（在升主动脉直径 >5cm，降主动脉直径 >4cm）。瘤壁包含动脉内膜、中膜和外膜在内的主动脉壁全层结构。

按病变部位不同，可分为升主动脉瘤、主动脉弓部瘤、降主动脉瘤以及胸 - 腹主动脉瘤。其中升主动脉瘤占主动脉瘤的 45% ~ 50%，弓部动脉瘤约占 10%，降主动脉瘤约占 35%，胸 - 腹主动脉瘤约占 10%。动脉瘤病变常呈局限性，按形态可分为梭形动脉瘤和囊性动脉瘤，以前者为多见。主动脉瘤确切的发病率目前还无准确的统计。美国研究报道，胸主动脉瘤人群发病率为 5.9/（10 万·年），且随着年龄的增长而增加，男女比例为 （2 ~ 4）：1。据欧洲一组尸检统计，动脉瘤男性的患病率为 489/10 万，女性为 437/10 万。国内尚无统计数据。其自然预后不良，已确诊的胸主动脉瘤未经治疗常因破裂大出血致死，平均破裂时间仅2年，生存时间少于3年。

二、病因

胸主动脉瘤病因以动脉中层囊性坏死或退行性变最为常见。某些先天性疾病或遗传性疾病（马方综合征、Ehlers-Danlos综合征为其典型）及动脉粥样硬化也是主动脉瘤常见的原因之一。其他的病因还包括细菌性感染、梅毒、主动脉创伤、主动脉特异性炎症等。近年来，随着老龄化人口比例增加，主动脉粥样硬化引起的动脉瘤比例明显上升。

三、临床表现

（一）症状

多数胸主动脉瘤早期无任何症状，常在体格检查、X线或CT检查时被偶然发现。当瘤体扩张压迫或侵犯邻近器官和组织后才出现疼痛和压迫两类临床症状。胸痛多见于肋骨、胸骨、脊椎受侵蚀以及脊椎神经受压迫的病例。升主动脉瘤疼痛位于胸骨后，弓部瘤可引起颈部、喉及颌面部痛，降主动脉瘤疼痛位于背部肩胛间区、腰背部及腹部。主动脉弓部瘤的压迫症状可出现较早。瘤体压迫气管、支气管，可引起刺激性咳嗽和上呼吸道部分梗阻；喉返神经受压时可产生声音嘶哑；膈神经受压时可产生膈肌麻痹；胸交感神经节受压产生Horner综合征。腹主动脉瘤常因自己在腹部触及搏动性肿块而就医。若突然出现疼痛或疼痛加剧，则多为瘤体破裂的前兆。主动脉根部瘤常并发主动脉瓣关闭不全并累及冠状动脉，可出现心功能不全和心绞痛的症状。当动脉瘤壁内血栓脱落可出现脑和四肢动脉栓塞的表现。

（二）体征

主动脉瘤早期体征并不典型，待瘤体发展到一定程度，可出现相应体征。当升主动脉瘤累及主动脉窦导致主动脉瓣反流，可有相应心功能受损表现，可发现舒张期杂音和脉压增宽等体征。上腹部搏动性肿块常被视作是腹主动脉瘤存在的一大体征。

四、辅助检查

超声心动图（包括经食管超声）对胸主动脉瘤诊断有较大帮助，能显示瘤体的大小、部位、范围及并发症等，并可动态观察瘤体进展及术后随访，是目前临床上最常用的无创性检查方法。腹部B超检查则有助于显示腹主动脉瘤的病变情况。

螺旋CT扫描技术是目前用于诊断主动脉瘤的最可靠的影像学诊断手段，结合注射造影剂，其影像诊断效果具有高清晰度和特征性，经轴向二维图像重建显示的主动脉三维成像，不仅有助于诊断，且可据此制订手术方案。

磁共振成像（MRI）能清晰显示动脉瘤的大体及内部结构，但检查时间较长，费用高。

主动脉造影属于有创性检查，具有潜在危险性。主动脉造影不但可明确诊断动脉瘤，而且还可进一步明确脊髓血供情况。若为单纯降主动脉瘤可直接进行腔内支架治疗。临床上怀疑合并冠心病时，选择做心血管造影检查。

五、诊断及鉴别诊断

根据动脉瘤的临床表现，结合超声、CT和MRI等影像学检查，基本可明确诊断。主动脉瘤引起的胸痛，可与心绞痛、急性心肌梗死、肺动脉栓塞、肺癌等相鉴别。腹痛须与急腹症相鉴别；腹主动脉瘤形成的腹部肿块，可与腹膜后肿瘤、胰腺肿瘤、肠道肿瘤及腹主动脉延伸屈曲等相鉴别。此外，胸主动脉瘤由于 X 线检查时显示纵隔影增宽，尚须与纵隔肿瘤相鉴别。

六、治疗

主动脉瘤自然病程预后很差，若不予治疗，90% 的患者可于 5 年内因瘤体破裂而死亡。所以，如果患者症状持续存在，主动脉瘤进行性发展或瘤体较大者，只要无手术禁忌证，均应手术治疗。应用主动脉腔内支架介入治疗是近年来主动脉瘤治疗上的一大进展，由于创伤较小，特别是对高危、高龄或对手术耐受性较差的患者提供了一种的新的治疗方法。

（一）升主动脉瘤治疗方法和选择

1. 手术适应证

（1）升主动脉瘤直径 >5.0cm，不论有无症状，均应手术治疗。

（2）动脉瘤直径在 4～5cm，随访半年内瘤体直径增加超过 0.5cm 者应手术治疗。

（3）马方综合征或有遗传家族史患者，升主动脉瘤直径 >4.5cm，应手术治疗。

（4）主动脉瓣病变须行主动脉瓣置换者，升主动脉直径 >4.5cm，须同期置换升主动脉。

2. 手术禁忌证

（1）高龄合并重要脏器（肝、肾及肺）功能不全，不能耐受手术者。

（2）恶性肿瘤晚期或恶病质患者。

（3）不可逆性脑损害患者。

3. 手术方法选择　升主动脉瘤手术治疗前应根据动脉瘤远端累及的范围、主动脉根部和主动脉瓣的情况，并结合病因、病理改变以及患者的预期寿命，制订详细的手术方案。

（1）升主动脉置换术：适用于冠状动脉开口远侧的升主动脉瘤，主动脉瓣环和主动脉窦部均无病变者。不宜用于囊性中层坏死和 Marfan 综合征患者。在体外循环下进行升主动脉瘤切除、人工血管重建术。

（2）Wheat 手术（升主动脉和主动脉瓣置换术）：适用于升主动脉瘤合并主动脉瓣关闭不全，主动脉窦部扩大不明显且主动脉根部近瓣环血管质地尚正常，左右冠状动脉开口无明显上移患者（非 Marfan 综合征患者）。术中同时行升主动脉人工血管替换和主动脉瓣置换术。Wheat 手术由于遗留了冠状动脉开口以下扩张的动脉壁，因此，此处具有潜在继续扩张形成动脉瘤甚至破裂的风险。

（3）Bentall 手术（升主动脉、主动脉瓣置换和冠状动脉开口移植术）：适用于主动脉根部瘤病变导致主动脉瓣环扩大而产生主动脉瓣关闭不全，同时左右冠状动脉开口上移者，尤多见于囊性中层坏死和 Marfan 综合征患者。术中应用带人工瓣的复合人工血管替换升主动脉和主动脉瓣，并进行冠状动脉开口移植。此种术式已成为 Marfan 综合征根部瘤首选的治疗方法。

（4）Cabrol 手术：与 Bentall 手术的差别在于将一段小管径的人工血管的两端与左右冠状动脉开口吻合，最后再将此段人工血管吻合于升主动脉代用物上。适用于冠状动脉开口位置较低，与带瓣管道的直接吻合较困难者，或者以前做过手术有瘢痕形成，需要避免过多游离的患者。如 Marfan 综合征巨大根部瘤和二次手术的患者。不足之处为小管径人工血管内易形成血栓，也存在扭曲或形成折角的危险，影响冠状动脉血液供应。

（5）David 手术：由于部分升主动脉瘤患者主动脉瓣叶结构和功能均是良好的，为了减少带瓣人工血管替换术后的抗凝血并发症，保留主动脉瓣的根部替换术（David 手术）作为一种较为理想的手术方案，同时也能获得较好的血流动力学效果。但术后存在主动脉瓣反流可能，并有再次手术的潜在危险。

（二）主动脉弓部动脉瘤治疗方法和选择

1. 主动脉弓部瘤手术适应证

（1）有症状的弓部主动脉瘤。

（2）弓部主动脉瘤直径 >6cm。

（3）弓部主动脉瘤增长率每年 >1cm，应手术治疗。

（4）弓部囊性或偏心性动脉瘤易破裂，应尽早手术。

（5）并发升主动脉、主动脉瓣病变或降主动脉瘤需手术治疗者，即使弓部瘤无症状或直径 <6cm，也需同期手术治疗。

2. 手术禁忌证　有重要脏器（肝、肾、脑等）功能损害，不能耐受手术为手术禁忌证。

3. 手术方法　主动脉弓部瘤位于常累及头臂血管，手术操作比较复杂，术中常采用体外循环合并深低温停循环技术，并通过顺行或逆行灌注进行脑保护。单纯主动脉弓部瘤少见，大部分是升主动脉瘤累及右半弓或全弓，升主动脉、主动脉弓及降主动脉均有瘤样病变（全胸主动脉瘤）或降主动脉瘤累及左半弓也占一定比例。因此，术前应根据主动脉弓的病理和主动脉弓近端或远端的累及情况，制订相应的手术方案。

（1）升主动脉瘤合并动脉弓近心端（右半弓）受累，须行 Bentall、Wheat 或升主动脉置换加右半弓置换术。心脏停搏后，可先处理主动脉根部及升主动脉病变。待鼻咽温降至18～20℃时，停循环并进行选择性脑灌注，开放状态下进行右半弓与人工血管吻合。弓部吻合完成后，恢复动脉灌注并复温，完成手术。

（2）单纯巨大主动脉弓部瘤，可行主动脉全弓置换。主动脉全弓替换术中须分别游离无名动脉、左颈总动脉及左锁骨下动脉，同时阻断弓部三分支后，经右腋动脉进行选择性脑灌注。根据头臂动脉是否受累，分别采用四分支人工血管分别吻合或头臂动脉"岛状"吻合技术进行弓部重建。

（3）升主动脉和主动脉弓部均有瘤样病变，则须根据主动脉根部和主动脉瓣病变的情况选择 Bentall、Wheat 或升主动脉置换合并全弓置换术。手术在深低温停循环及脑保护下进行。一般在降温阶段先行升主动脉或根部手术操作，当鼻咽温降至18～20℃时停循环，进行弓部替换手术。升主动脉和主动脉弓头臂血管均受累，宜采用四分支人工血管进行全弓替换和升主动脉置换术。

（4）左半主动脉弓合并降主动脉瘤：①左心转流下左半弓联合降主动脉置换术。主动脉弓部钙化不严重，能在左颈总动脉和左锁骨下动脉之间进行阻断，选择在股动脉和左心耳插管建立左心转流下进行左半弓联合降主动脉人工血管置换手术。②深低温停循环下左半弓联合降主动脉置换术。对于无法左心转流或弓部显露较差的患者，则需在深低温停循环下进行弓部及降主动脉替换手术。术中多采用股动脉－股静脉插管建立体外循环。

（5）升主动脉、主动脉弓及降主动脉均有瘤样病变，可行传统的主动脉弓部替换术合并象鼻手术（经典象鼻手术）、弓部替换合并支架象鼻干手术（支架象鼻手术）或全胸主动脉替换术。

1）经典象鼻手术：在深低温停循环的条件下，将人工血管的远端在直视下经降主动脉近端开口置入降主动脉，并进行弓部重建，人工血管的近端与替换升主动脉的人工血管相吻合。Ⅱ期手术则将人工血管与"象鼻"人工血管远端行端端吻合，再行降主动脉或胸腹主动脉置换。为减少手术间隔期内降主动脉瘤破裂危险，在患者可耐受的前提下，Ⅱ期手术应在Ⅰ期手术后3~6个月完成。

2）支架象鼻手术：与经典象鼻在降主动脉腔内置入人工血管不同，支架象鼻手术置入带膜支架的人工血管，再完成主动脉弓及升主动脉置换术。

3）全胸主动脉置换术：为减少象鼻手术间隔期内降主动脉瘤破裂风险，可采用双侧前外开胸切口（蛤壳式切口）一期置换升主动脉、主动脉弓和降主动脉瘤。但这一术式范围广，创伤大，手术时间长。目前，临床上应用较少。

4）杂交手术：应用外科手术与介入技术完成复杂的主动脉疾病的治疗，称为主动脉杂交手术。Ⅰ期手术进行主动脉弓替换和降主动脉内置入象鼻人工血管。Ⅱ期手术通过介入技术置入降主动脉内覆膜支架，完成象鼻人工血管远端固定，同时隔绝降主动脉瘤。由于其创伤小，恢复快，已成为主动脉外科发展的一个新趋势。

4. 脑保护技术　主动脉弓部瘤手术唯一值得考虑的是脑保护问题。近年来，应用深低温停循环结合选择性顺行性脑灌注能够协同获得较好的脑保护效果。脑保护的其他措施还包括在停循环期间尽量减少缺血以及防止气栓、血栓以及动脉粥样硬化斑块碎屑导致的脑栓塞。

（1）深低温停循环（deep hypothermic circulaory arrest，DHCA）：温度每降低1℃，大脑氧代谢率下降6%~7%。利用体表和血流降温的方法将鼻咽温降至15℃，肛温降至20℃以下，停止全身血液循环，为主动脉弓部手术提供一个无血的操作环境。弓部手术过程中还可采用戴冰帽等方式进行脑部局部物理降温。

（2）选择性脑灌注：以前采用双侧颈动脉插管进行灌注。近年来多采用右腋动脉插管行选择性脑灌注，脑保护效果良好。

（3）上腔静脉逆行性脑灌注：在深低温停循环下间断经上腔静脉逆行灌注脑保护性弓部瘤手术，也是一种确切、有效的脑保护方法。

（4）脑保护相关药物的使用：糖皮质激素、甘露醇、呋塞米、胰岛素、巴比妥类等药物。

（三）降主动脉和胸-腹主动脉瘤治疗方法和选择

根据动脉瘤累及的范围，Crawford将胸-腹主动脉瘤分为4型（即Crawford分型），见图19-1。该分型与动脉瘤的手术处理和手术并发症的发生有关，尤其与脊髓缺血性损伤有直接关系。

Ⅰ型：从降主动脉起始部开始至肾动脉上方的动脉瘤，可累及腹腔干动脉，但通常不累及肾动脉。

Ⅱ型：从降主动脉起始部至全部腹主动脉，甚至可以达到髂动脉。

Ⅲ型：从降主动脉中部开始到全部腹主动脉。

Ⅳ型：从膈肌下腹主动脉开始的大部分腹主动脉，有时可累及髂动脉。

1. 降主动脉和胸腹主动脉瘤手术适应证 降主动脉瘤和胸 – 腹主动脉动脉瘤一旦确诊，直径 > 5cm，不论有无症状，均应及早进行手术治疗。

2. 手术禁忌证 有严重的重要脏器功能障碍（心、肺、肝、肾、脑等疾病），不能耐受手术为手术禁忌证。高龄或部分手术高危患者可选择支架介入治疗。

3. 手术方法 降主动脉瘤，特别是胸 – 腹主动脉瘤手术时间长，牵涉到脊髓和腹腔器官的缺血和保护，术中可采用左心转流、股动脉 – 股静脉部分体外循环技术等方法保护脊髓和肾等器官。对于复杂的降主动脉瘤或胸 – 腹主动脉瘤也可用深低温停循环或上、下半身分别灌注体外循环技术。

（1）介入治疗：应用主动脉内支架血管介入治疗是近年来胸主动脉瘤治疗上的一大进展，特别是针对一些高龄患者或不适宜手术治疗的患者，提供了一种新的治疗方法。介入治疗主动脉瘤基本条件是：动脉瘤两端要有瘤颈（其直径应与两端正常的动脉管径相当），瘤颈 ≤40mm，且要有足够长度，一般要 1.5 ~ 2.0cm 长，以利于支架锚定。

（2）降主动脉瘤切除人工血管替换术：根据瘤体的位置选择做第 4 肋间或第 5 肋床切口。当远端显露较差或拟行全降主动脉置换，可在皮下游离胸壁至第 7 肋间另做切口。行全降主动脉置换术应尽可能保留胸。以下肋间动脉。

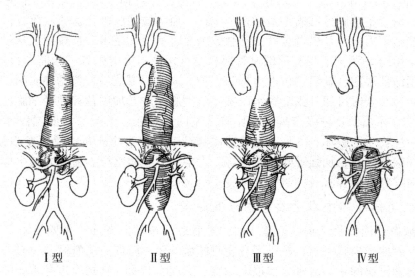

Ⅰ型　　　　　　Ⅱ型　　　　　　Ⅲ型　　　　　　Ⅳ型

图 19 – 1　胸 – 腹主动脉瘤分型

（3）胸 – 腹主动脉瘤切除人工血管替换术：此类手术范围大，须阻断胸、腹主动脉，对脊髓，腹腔脏器（肝、肾、肠道）等供血都将产生严重影响，手术风险大，术后并发症多，死亡率较高。

七、并发症及防治

（一）升主动脉手术主要并发症及防治

1. 出血 主动脉瘤手术吻合口出血和广泛渗血是最常见的并发症，也是术后死亡的主要原因。动脉瘤血管壁薄、缝合技术不当、体外时间过长引起凝血功能障碍等均是导致术后出血重要原因。主动脉根部瘤手术时冠状动脉吻合口有张力存在也是造成吻合口出血的一个常见原因。正确掌握主动脉吻合的技巧，缝合严密、可靠，尽可能缩短体外循环时间，减少凝血机制紊乱，均能有效预防术中出血。冠状动脉口移植若有张力存在，可选用 Cabrol 手术或者间置人工血管。对于术中凝血功能异常致广泛渗血患者，可给予凝血酶原复合物、血小板及凝血因子等药物，促进凝血功能恢复。

2. 心律失常　主要指室性心律失常，是导致术后死亡的重要原因。与术中心肌保护不完善，术后机体代谢及电解质紊乱，围术期心肌缺血、梗死有关。重视术中心肌保护、维持水电解质和酸碱平衡以及术前排除潜在心脏疾病，均可有效预防此并发症的发生。当出现顽固性室性心律失常，首选电击除颤，复律后用抗心律失常药物维持，同时尽快纠正导致心律失常的原因。

3. 冠状动脉供血不足　主要因冠状动脉口损伤、游离不充分致张力过大，吻合口扭曲或心外膜血肿压迫所致。术中须尽可能充分游离冠状动脉开口，进行无张力吻合，同时避免冠状动脉扭曲和成角。若发现冠状动脉扭曲或开口损伤，则需重新吻合或行冠状动脉旁路移植术。

（二）主动脉弓部手术主要并发症及防治

1. 中枢神经系统并发症　主动脉弓部瘤术后神经系统损害仍然是主要的并发症和死亡的重要原因。由于主动脉弓部瘤手术过程中气栓、血栓或动脉硬化斑块脱落，停循环时间过长，脑保护措施不力，以及患者合并颈动脉或脑血管病变均是术后造成中枢神经系统并发症的原因。对于年龄 >65 岁、伴有周围血管疾病或有相关病史的患者，术前应行颈动脉检查。术、中应采用深低温联合脑灌注技术进行脑保护，同时尽可能缩短停循环时间，注意术中排气和清除血栓，必要时可用甘露醇脱水以减轻脑细胞水肿及加用营养神经细胞药物。

2. 肺损伤　术后急性呼吸衰竭也是比较常见的并发症，主要与深低温停循环时间过长造成肺表面活性物质的破坏、气栓或血栓造成肺毛细血管微栓栓塞以及原发心肺疾病有关。术前应重视呼吸道准备，加强呼吸功能锻炼。术中注意预防气栓、血栓并减少体外循环的时间。术后加强呼吸支持并有效控制肺部感染。

（三）主动脉弓部手术主要并发症及防治

1. 脊髓缺血性损伤及瘫痪　是降主动脉术后最严重的并发症。主要与术中主动脉阻断时间过长，脊髓保护措施不当，超过了脊髓对缺血的耐受时间造成脊髓缺血有关。此外，术中损伤了向脊髓供血的主要血管，如根大动脉，造成脊髓永久性缺血也是重要的原因。预防脊髓损伤的措施包括①限制主动脉阻断时间，在脊髓缺血耐受的安全时限内完成手术；②采取全身中低温、深低温或硬膜外低温，延长脊髓对缺血的耐受时间；③脑脊液引流，增加脊髓灌注压；④术中注重保护重要的脊髓供血血管；⑤应用保护性药物：皮质激素、脱水药、自由基清除剂等。

2. 急性肾衰竭　急性肾衰竭是主动脉瘤术后常见的并发症，术前有肾功能不全或肾病史，术后患病率更高。主要原因包括①主动脉阻断时间过长，超过了肾脏缺血的耐受时间；②肾缺血再灌注损伤；③主动脉重建后肾动脉扭曲、成角造成肾供血障碍。因此，术中应尽量缩短肾脏缺血时间，术后维持血流动力学稳定，应用利尿药，对于急性肾衰竭应尽早进行血液透析。

八、预后

影响主动脉瘤治疗效果的因素十分复杂。患者本身的情况（年龄、病变部位及病因，重要器官功能和全身状况等），手术医师的能力和经验，手术方案和术中决策是否得当，以及围术期处理水平高低均与手术治疗结果密切相关。近年来，由于心血管外科技术的发展和人工血管、缝线的改进以及麻醉、体外循环技术的进步，主动脉瘤手术并发症的发生率和死亡率较前明显下降。据国外报道，主动脉瘤手术死亡率为5%～20%，其中以升主动脉瘤手术死亡率最低，弓部瘤手术死亡率最高。手术死亡的主要原因是出血、休克、心肺功能障碍、脑损伤和肾衰竭。胸－腹主动脉瘤手术不仅有高达3%～15%的死亡率，而且还存在发生截瘫的可能。对动脉瘤手术患者应加强长期随访。术后随访中，大部分患者手术效果较满意，恢复正常生活和工作。升主动脉瘤术后5年生存率为86%，10年生存率可达到80%；主动脉弓部瘤5年生存率可达到79%，7年为77%；降主动脉瘤5年生存率为60%，10年生存率为38%；胸－腹主动脉瘤5年生存率为60%，10年生存率为32%。病因不同，术后远期效果尚有差异，特别是Marfan综合征患者的再次手术问题应引起重视。主动脉瘤介入治疗近期疗效甚好，但远期疗效尚有待观察。

（李山峰）

第六节　急性动脉栓塞

急性动脉栓塞是指源于心脏或近侧动脉壁的血栓或动脉硬化性斑块脱落，或外源性栓子进入动脉，被血流冲向远侧，造成远端动脉管腔堵塞，肢体、脏器、组织等缺血的病理过程。肢体动脉栓塞时，出现肢体苍白、疼痛、无脉、运动和感觉障碍，下肢动脉栓塞较上肢动脉常见，且易造成肢体缺血、坏疽；既往栓子来自风湿性心脏瓣膜的血栓脱落而致外周动脉栓塞。目前动脉栓塞的主要原因是动脉硬化性心脏病，导致心房颤动和心肌梗死，心脏附壁血栓脱落或动脉硬化性斑块脱落。患者年龄由既往平均50余岁上升到目前70余岁。尽管外科手术技巧、术后护理、监护和支持手段等医疗措施增强，由于患者平均年龄增加和伴发疾病复杂，仍有较高的病死率和手术死亡率。

一、病因

栓子的来源非常广泛，包括：①心脏和血管系统内源性的附壁血栓，心房黏液瘤，动脉硬化性斑块，静脉栓子通过未闭的卵圆孔进入动脉循环的反常血栓等；②非心血管系统的内源性栓子，肿瘤瘤栓，羊水、脂肪栓塞等；③外源性栓子包括介入治疗的导管或导丝断裂，空气、子弹等外界异物进入动脉系统形成的栓子；④另有极少部分病例栓子来源不明。

尽管心脏疾病谱发生变化，心源性栓子仍是动脉栓塞的主要原因。

1. 心源性栓子　心源性栓子是自发性动脉栓塞的主要原因，占所有病例的80%～90%，在过去50年中，心脏疾病谱发生显著变化，由风湿性心脏病为主渐向动脉硬化性心脏病转换，过去栓子主要来源于风湿性心瓣膜病的附壁血栓，而今动脉硬化性心脏病引起房颤或心肌梗死，心房或心室附壁血栓脱落是主要原因。动脉硬化性心脏病占心源性血栓来源的60%～70%，而风湿心瓣膜病变和瓣膜纤维化占30%～40%。

（1）心房颤动：是心源性栓子的主要原因。房颤与 2/3～3/4 的外周动脉栓塞病例有关。房颤患者血栓常在左心耳内形成，普通心脏超声难以探及此处血栓，食管超声也不易准确探及此处血栓。动脉硬化是房颤的主要致病因素，这也解释在风湿性心瓣膜病变日渐减少的情况下，动脉栓塞仍常见。

（2）心肌梗死：是仅次于房颤的心源性致病因素。心肌梗死致心肌纤维化，室壁瘤形成，导致心脏附壁血栓。Panetta 及同事报道 400 例外周动脉栓塞病例中，心肌梗死占 20%。前壁心梗易致左室附壁血栓。5% 左室附壁血栓病例发生动脉栓塞。在需手术治疗的急性肢体缺血病例，心电图有变化的病例有较高死亡率。术前仔细分析心电图改变及心肌同工酶谱的变化，提示患者预后。心肌梗死病例后期发生动脉栓塞常表明左室壁瘤形成。

（3）人工心瓣膜：人工机械瓣膜置换术后，患者抗凝不充分或因种种原因停止抗凝后，常发生血栓。血栓常发生在人工瓣膜缝线周围，或在血流较慢的瓣叶交界处。

（4）其他心源性血栓来源：心房黏液瘤，细菌或真菌性心内膜炎等是少见的心源性血栓致病因素。在没有风湿性和动脉硬化心脏病的年轻动脉栓塞患者，怀疑感染性心内膜炎可能。取出血栓做病理检查，当血栓中发现白细胞和细菌时，更应高度怀疑有该病可能。

2. 非心源性栓子　非心源性栓子占动脉栓塞原因 5%～10%。

（1）血管源性：①近端血管的动脉硬化性斑块脱落，动脉瘤如主髂动脉瘤、股动脉瘤、腘动脉瘤或锁骨下动脉瘤的附壁血栓脱落引起肢端动脉栓塞；②反常栓塞：常发生在肺动脉栓塞后，肺动脉高压引起右心室向左心室的反流，静脉系统的血栓从右心跨过开放的卵圆孔到达左心，引起动脉栓塞。

（2）外源性：非心源性肿瘤或其他外源性物质进入血管系统，常见原发性或转移性肺恶性肿瘤，易侵犯肺血管床和心脏。当存在肺动脉高压和右心向左心反流时，静脉系统内的肿瘤和异物也可致反常栓塞。

（3）医源性：心脏、血管手术及腔内血管诊断治疗，大大增加医源性动脉栓塞比例。Sharma 报道 45% 动脉硬化性斑块栓塞是医源性，其中 85% 发生在腹主动脉、髂动脉或股腘动脉造影时，约 15% 发生在手术中。应用抗血小板聚集的药物，可降低血管造影时动脉栓塞发生率。

3. 隐匿性　占 5%～10%。随着诊断技术不断改进，隐匿性栓塞逐渐减少。有时急性动脉栓塞和血栓形成不易鉴别。在特殊人群如恶性肿瘤患者，应考虑高凝状态。

二、病理解剖和病理生理

急性动脉栓塞造成病理变化包括局部变化（栓塞动脉及受累肢体的变化）和全身变化（血流动力学变化和组织缺血、缺氧所致代谢变化）。

1. 栓塞部位　肢体动脉栓塞占所有病例 70%～80%，下肢动脉栓塞病例 5 倍于上肢动脉栓塞。约 20% 动脉栓塞病例累及脑血管，约 10% 累及内脏动脉。急性动脉栓塞易发生在动脉分叉部位，股动脉分叉最常见，占 35%～50%，腘动脉分叉处次之，股动脉和腘动脉栓塞是主动脉和髂动脉栓塞的 2 倍。

然而动脉硬化性疾病使传统的栓塞部位发生变化。动脉硬化多节段、多平面狭窄性病变，使血栓不单纯局限于血管分叉部位，也可栓塞于动脉狭窄部位。

2. 动脉栓塞局部变化　动脉栓塞的预后很大程度上取决于栓塞动脉侧支循环建立情况，

栓子停留在动脉分叉部位，阻断动脉血流并完全阻断侧支循环，引起肢体严重缺血。下述三方面机制更加重肢体缺血：①动脉血栓蔓延，阻断动脉主干和侧支循环血供，是加重缺血主要继发因素，早期积极抗凝治疗，预防血栓蔓延，保护肢体侧支循环；②局部代谢产物聚集，组织水肿，引起骨筋膜室综合征；③细胞水肿，引起小动脉、小静脉和毛细血管管腔严重狭窄和闭塞，加重组织缺血和静脉回流障碍。

缺血时间、缺血程度、缺血再灌注损伤影响毛细血管壁完整性。缺血再灌注损伤造成组织释放大量氧自由基，大大超过细胞内自由基氧化系统的处理能力，损害细胞磷脂膜，液体流向组织间隙，组织水肿。严重水肿减少局部组织血流，加重毛细血管内皮细胞水肿，形成骨筋膜室综合征，称"无复流现象"，虽经取栓等措施建立主干动脉血供，外周组织仍供血不足。此时已取栓通畅的动脉可能很快血栓形成。筋膜切开减压缓解骨筋膜室综合征，但缓解小血管阻塞很困难。

3. 动脉栓塞的全身变化

（1）肾功能损害：动脉栓塞病例常伴有全身性疾病，Haimovici 报道血供建立后，1/3 病例死于代谢相关并发症。再灌注损伤三联征：外周肌肉坏死，肌红蛋白血症和肌红蛋白尿，引起急性肾功能衰竭。肾损伤部位发生在近端肾小管，可能是内皮素介导的肾小管损伤。既往认为氧自由基清除剂和碱化尿液是推荐治疗方法，目前认为恰当扩容是最主要治疗方法之一。

（2）代谢产物聚集，引起全身变化：高 K^+、高乳酸血症、肌红蛋白血症和细胞酶如 SGOT 升高，提示横纹肌缺血溶解。当患肢血供建立后，这些积聚在缺血肢体的代谢产物可突然释放入全身血液循环中，造成严重酸中毒、高 K^+ 和肌红蛋白尿。

三、临床表现

急性动脉栓塞的临床表现很大程度上取决于动脉栓塞的部位，局部侧支循环的情况，如果股总、股浅和股深动脉同时栓塞，局部侧支循环未及时建立，极易导致肢体坏疽。既往有下肢慢性缺血的动脉硬化患者，下肢侧支循环已逐渐建立，发生下肢动脉栓塞时，可能仅表现为间歇性跛行加重。

急性动脉栓塞典型的临床表现可归纳为 6P 征：无脉（pulselessness），苍白（pallar）、疼痛（pain）、肢体发冷（coolness, poikilothermia）、感觉障碍（paresthesia）和运动障碍（paralysis）。

正常肢端脉搏突然消失提示急性动脉栓塞而非动脉硬化基础上急性血栓形成，然而既往肢端动脉搏动资料常不能详细得到，此时除仔细询问病史外，对侧肢端动脉搏动常提供有效对比。如对侧肢端动脉搏动正常，往往提示动脉栓塞。

肢体皮温降低平面常低于动脉栓塞平面，如股动脉栓塞时，大腿下部皮温降低，腘动脉栓塞时小腿皮温变凉。

肢体缺血性疼痛剧烈而持久，疼痛主要发生在低于栓塞动脉平面的肌肉组织，如股动脉栓塞，疼痛由肢体远端的足趾很快波及小腿及大腿肌肉。动脉栓塞后期，组织缺血加重而疼痛减轻，常提示病情加重，患者有截肢（截趾）危险。感觉变化是神经缺血结果，偶尔可成为首发症状而掩盖疼痛，感觉障碍平面常低于动脉栓塞的部位。

动脉栓塞的皮肤苍白呈蜡样，后期青紫并呈现大理石样花斑，如不作处理，皮肤最终坏死脱落。

运动障碍开始是神经缺血结果，后期是肌肉缺血坏死造成。是判断肢体缺血程度有效指标。肌肉强直、木质样坚硬，提示肌肉不可逆缺血。完全性运动障碍是神经肌肉严重缺血造成，此时虽重建血供，肢体常遗有功能障碍，并且术后坏死组织及毒素大量入血造成机体代谢变化，威胁患者生命。

四、诊断

动脉栓塞病因及典型 6P 临床表现，常可做出诊断。临床诊断尚需判断肢体缺血准确部位及严重程度。

1. 动脉栓塞定位诊断　四肢动脉触诊，初步判断动脉栓塞部位。动脉栓塞和血栓形成的血管触诊有区别。动脉栓塞血管有压痛，并且可及柔软、质韧的条索状物，而血栓形成常扪及坚硬、钙化、僵硬的血管。

2. 动脉栓塞的严重程度　临床表现结合超声多普勒听诊，可把肢体缺血严重程度分成四级，Ⅰ级为轻度缺血，药物治疗常取得较好疗效；Ⅱ级为肢体活力受到威胁需尽快治疗；Ⅲ级为肢体活力受到威胁需立即治疗；Ⅳ级常伴有肢体坏疽而需行截肢术。

3. 辅助检查

（1）多普勒超声节段性测压：判断肢体动脉缺血严重程度。除听诊动脉搏动外，静脉回流声也需仔细辨听。多数严重肢体缺血病例动静脉超声听诊均寂然，踝/肱指数小于 0.3 且踝部血压低于 30mmHg。节段性测压包括膝下、膝上和高位大腿，如邻近平面的血压相差 30mmHg，提示近端闭塞。

（2）彩超：准确定位肢体动脉栓塞部位，测动脉内径、血流速度及阻力指数等指标，判断肢体缺血严重程度及间接判断侧支循环情况。彩超成像因仪器受限，仅能提供局灶图像，不能提供肢体缺血动脉全貌，且精确的彩超检查费时、费力，并受检测者经验的影响。

（3）动脉造影：诊断肢体缺血的黄金标准。动脉造影范围应包括腹主动脉、髂动脉到踝关节。数字减影血管造影可减少造影剂用量、提高摄片质量。

除非诊断明确的股动脉栓塞，目前均提倡病情许可情况下行动脉造影。动脉造影明确肢体动脉缺血的原因。急性动脉栓塞行取栓术常可取得完美疗效，动脉硬化基础上急性血栓形成，单纯取栓疗效差。术前动脉造影鉴别缺血原因意义重要。

五、鉴别诊断

急性动脉栓塞主要与动脉硬化基础上急性血栓形成相鉴别。后者行取栓术或血栓切除术常失败，有时可加重肢体缺血，导致截肢。

1. 血栓来源　动脉栓塞病例常有房颤或心肌梗死，没有引起动脉栓塞常见原因病例应想到动脉硬化基础上血栓形成可能，有时动脉夹层分离、神经系统疾病、低血容量休克也需与动脉栓塞相鉴别，尤其当老年病例伴有动脉硬化疾病时。

2. 病史和体格检查　急性动脉栓塞病例无间跛史，对侧动脉搏动正常，无身体其他脏器动脉硬化表现，皮温降低平面清楚明显；动脉硬化病例由于侧支循环存在，皮温降低平面界限不清。

3. 动脉造影　是鉴别诊断主要手段之一。动脉栓塞的典型表现是在其他部位相对正常的血管中，血管连续性突然中断，并有弯曲或新月形充盈缺损，周围侧支循环少。发病部位常在动脉分叉处。而动脉硬化的血管造影常见动脉血管扭曲、僵硬，未栓塞部位血管多节段狭窄，血栓常发生在动脉硬化严重狭窄处，血栓周围可见较多侧支循环。

典型的鉴别诊断要点常被蔓延继发血栓掩盖。综合资料判断对鉴别诊断有效。

六、治疗

1. 非手术治疗　非手术治疗是手术治疗的有效辅助方法。治疗手段的选用应基于：①受累肢体的病理变化；②栓塞动脉继发血栓蔓延情况；③患者伴发疾病情况。除非患者伴发严重心、脑血管等疾病，不能耐受手术或肢体已明显坏疽不宜采用取栓等手术疗法，一般不单独采用非手术治疗。

（1）一般治疗：患肢减少活动，体位低于心脏平面15°～20°，以利动脉血流入肢体。患肢注意保暖，最好室内有恒温，禁止热敷（即使温度不高也易造成烫伤，并加重组织代谢），禁止冷敷，以免患肢血管收缩，动脉血流减少，并注意观察生命体征，维持水电解质酸碱平衡，疼痛剧烈时可予对症处理。

（2）抗凝治疗：防止栓塞动脉内继发血栓形成、心房内附壁血栓生成发展以及静脉血栓形成。急性期常用肝素，或低分子量肝素，监测凝血酶原时间，一般控制在20s以内，控制高血压，以免引起脑出血等严重并发症。慢性期可用双香豆素衍生物如华法令，维持治疗3～6个月，并监测凝血酶原时间。

抗凝治疗主要并发症是出血，常见皮下瘀血、创口渗血或血肿，消化道或泌尿道出血，甚至脑出血。肝素可用鱼精蛋白对抗，一般鱼精蛋白1mg对抗肝素1mg，肝素在体内半衰期短，注射肝素后间隔时间越长，所需鱼精蛋白剂量越小。如继续出血，可输新鲜血或血浆及凝血酶原复合物，应用香豆素类衍生物抗凝者，可肌注或静滴VitK 10～50mg。

（3）溶栓治疗：成败关键是早期用药。发病后3天内用药，疗效好，发病后6～7天，血栓机化，溶栓疗效差。发病3天内，可用尿激酶25万U/次，2次/日，外周静脉注入。也可经栓塞动脉近端血管内直接注入或采用导管溶栓。

溶栓治疗前后应了解患者有无溶栓治疗禁忌证。发现注射部位出血或血肿，鼻衄或消化道出血等，应立即停药，并输新鲜血或纤维蛋白原，必要时应用纤溶抑制剂。

（4）祛聚治疗：抑制血小板黏附、聚集，常用药物有肠溶阿司匹林、潘生丁、低分子右旋糖酐、前列环素、复方丹参等。可单独使用或两种药物合用（如低分子右旋糖酐合用复方丹参等），抗血小板疗法的出血作用少见，对抗凝或溶栓疗法有禁忌时，可酌情选用抗血小板疗法。可监测血小板计数，出凝血时间，有条件可行血栓弹力图检查，判断体内血小板数量及功能。

（5）扩血管疗法：直接或间接作用于周围血管而增加血流。血管扩张药在治疗血管痉挛性疾病比治疗血管壁结构改变而引起的缺血性疾病更为有效。理论上治疗周围血管疾病的理想药物应仅使缺血部位血管扩张，增加缺血部位血流。目前此种药物不存在。由于血管阻力关系，体内无病变区域的血管扩张，实际上可造成病变血管区域内血流"窃血"，加重栓塞部位缺血。近来，许多新的扩血管药物如前列腺素 E_1、前列环素等应用临床，并取得一些疗效。也可用交感神经阻滞或硬脊膜外麻醉，解除动脉痉挛，促进侧支循环建立。

（6）其他：高压氧舱可增加血氧分压及血氧饱和度，一定程度上改善肢体缺血。

2. 手术治疗

（1）手术适应证

1）早期取栓术：急性趾（指）动脉分支以上动脉栓塞，力争在发病 8～12h 内取栓，是最佳手术时机。

2）后期取栓术：超过上述时限，只要远端肢体未发生坏疽，患者一般情况尚可，抓紧时机尽早手术。

（2）手术禁忌证

1）受累肢体已坏疽。

2）全身情况差，处于濒危状态。

（3）麻醉：硬脊膜外阻滞麻醉，可扩张患肢血管、改善微循环，应注意防止低血压，也可用局部麻醉。

（4）术前准备

1）术前心电图，了解心脏情况并尽可能改善心功能。

2）术前血、尿常规，肝肾功能。

3）术前血电解质和血气分析，尽量纠正电解质和酸碱平衡紊乱，低血钾时补钾不宜过多、过快，以防血流恢复后，坏死组织及代谢产物大量入血造成代谢性酸中毒和高钾血症。

4）检查凝血酶原时间，出凝血时间，纤维蛋白原。

5）术前静脉推注肝素 20mg，以防继发血栓形成和/或蔓延。

（5）手术方法

1）股动脉切开取栓术：适用于主动脉栓塞（主动脉骑跨栓），髂股动脉栓塞和腘动脉栓塞。

切口：采用股部纵形直切口。主动脉骑跨栓采用双侧股部纵形直切口。

暴露股动脉：切开皮肤、皮下组织，避免损伤大隐静脉主干，打开股动脉鞘，暴露股总动脉、股浅动脉和股深动脉，分别绕以塑料带控制血流，注意不要损伤动脉内后方的股静脉和外侧的股神经，解剖股浅动脉时，应避免损伤横跨其表面的隐神经。如为主动脉骑跨栓，应同时解剖暴露双侧股动脉。

近端动脉取栓：肝素化后，阻断股总动脉、股浅动脉和股深动脉，在股总动脉前壁作纵（或横）切口，放松股动脉近端塑料带，以 5F Fogarty 导管向上插入 40cm 至腹主动脉，注入肝素盐水充起导管球囊，缓慢、持续、用力拉出导管，用血管钳自股动脉切口处取出血栓；重复上述过程，直至股动脉近端出现搏动性喷血，再次收紧塑料带，阻断近端股动脉血流。

远端动脉取栓术：放松股动脉远端塑料带，以 4F Fogarty 导管插入股浅动脉远端（当病变范围广时，需分次逐渐取栓），导管插入踝部附近动脉，依次取出血栓，直至远端股浅动脉回血良好。

股深动脉取栓术：放松股深动脉塑料带，以 3F 或 4F Fogarty 导管插入股深动脉取栓，常可插入 20cm 左右，取栓至良好回血后，以稀肝素盐水灌注冲洗远端血管床。在股浅动脉取栓不畅者，股深动脉取栓建立大腿血供，对挽救肢体尤为重要。

远端动脉灌注尿激酶：以冲洗导管向远端动脉灌注尿激酶 25 万～50 万 U，溶解残留在细小分支内或微循环内的血栓。

对侧股动脉取栓：如为主动脉骑跨栓或双侧髂股动脉血栓，则对侧股动脉重复上述取栓步骤。

缝合股动脉切口：放松股动脉近端塑料带，如股动脉喷血佳，再次阻断，以肝素盐水冲洗血管腔后，6-0 prolene 线，股动脉边距1mm，针距1mm，连续外翻缝合股动脉壁。

关闭切口：仔细止血，切口置乳胶引流一根，逐层关闭。

2）腘动脉切开取栓术：腘动脉栓塞比髂股动脉栓塞预后差，特别是伴有动脉硬化、糖尿病的老年患者，糖尿病患者血管侧支循环及微循环差，膝下动脉病变严重而广泛。

腘动脉栓塞可通过腹股沟切口或大腿中下1/3内侧直切口，经股动脉或膝上腘动脉取栓，有时经股动脉取栓时，导管插至膝关节后不能再插入，暴力操作容易引起血管穿孔或夹层，此时可取膝下内侧直切口，在接近胫动脉起始部，游离腘动脉，切断结扎其周围静脉血管网，分开比目鱼肌，暴露腘动脉近端和分支起始部，以塑料带阻断腘动脉近端和各分支后，直视下，向腘动脉近端插入3F或4F Fogarty 导管，取出腘动脉近端血栓至喷血良好，2F或3F Fogarty 导管分别插入腘动脉分支内，取出血栓至远端回血良好，向远端血管床灌注稀肝素盐水和尿激酶后，7-0prolene 线连续外翻缝合腘动脉壁，创口放置乳胶引流管一根，逐层关闭。

腘动脉取栓术比股动脉更应轻柔操作，注意球囊充盈大小，过大易导致内膜撕脱，过小导致血栓残留，糖尿病和动脉硬化的老年患者，更易发生内膜撕脱、夹层等并发症，术后继发血栓形成，加重肢体缺血。有时腘动脉分支有闭塞，导管不能插至踝关节，则不必强求，以免造成血管穿孔等严重并发症。腘动脉分支中如能取通1~2支，对恢复膝下动脉血供、挽救肢体至关重要，当然，如果三支都能取通，则疗效更为理想。

3）肱动脉切开取栓术：上肢动脉栓塞是急性手缺血的重要原因，仅17%的栓子引起上肢动脉栓塞。大部分上肢动脉栓塞发生在动脉分叉处，如肱动脉起始部或肱动脉分出桡动脉和尺动脉处。发生在锁骨下动脉、腋动脉、肱动脉、桡动脉或尺动脉的急性动脉栓塞，均可行肱动脉切开取栓术。

切口：上臂中下1/3肘内侧直切口。

暴露肱动脉：在肱二头肌肉侧打开血管鞘，暴露肱动脉，避免损伤贵要静脉、肘正中静脉和正中神经，必要时可取S形切口超过肘关节，切断肱二头肌腱膜，暴露桡动脉、尺动脉起始部，绕以塑料带控制血流。

近端动脉取栓：放松近端塑料带，以4F Fogarty 导管向近端肱动脉插入，一直插至有阻力感并超过此阻力时，注入肝素盐水冲起球囊，缓慢、持续、用力拉出导管，用血管钳自肱动脉切口处取出血栓；重复上述过程，直至肱动脉近端出现搏动性喷血，再次收紧塑料带，阻断近端肱动脉血流。

远端动脉取栓术：放松肱动脉远端塑料带，以3F或4F Fogarty 导管插入肱动脉远端至腕关节，取出桡动脉和/或尺动脉血栓，直至远端动脉回血良好；以冲洗导管向远端动脉灌注尿激酶25万U~50万U，溶解残留在细小分支内或微循环内的血栓；有时导管不能插至腕关节而手缺血严重，可直接暴露腕部桡动脉或尺动脉切开取栓。

缝合肱动脉切口：放松肱动脉近端塑料带，如肱动脉喷血佳，再次阻断，以肝素盐水冲洗血管腔后，7-0prolene 线，连续外翻缝合肱动脉。

关闭切口：仔细止血，切口置乳胶引流一根，逐层关闭。

（6）手术中可能遇到的问题和解决方法

1）主动脉取栓：急性腹主动脉栓塞病例病情危急，双侧股动脉取栓成功后，再灌注损伤对患者危害大，堆积代谢产物突然大量入血，导致代谢性酸中毒、高钾血症、急性肾功能衰竭、循环衰竭等，危及患者生命。故主动脉跨栓时，从术前、术中即应监测患者生命体征、电解质和酸碱平衡，及时纠正已存在和即将发生的酸碱平衡和电解质紊乱，保持充足血容量，维持血压稳定，以保护心、肾功能，促进代谢产物排泄。

2）近端髂股动脉或腹主动脉下段取栓时应注意观察对侧肢体血供：主动脉骑跨栓采用双侧股动脉切开取栓，同时观察双侧下肢血供。有时一侧髂股动脉取栓时，血栓会落入对侧髂股动脉，尤其当腹主动脉下段有动脉硬化性病变时，动脉硬化性斑块或附壁血栓很有可能脱落，造成对侧下肢栓塞。术前应想到发生对侧肢体栓塞可能，及时发现并行对侧股动脉切开取栓。

3）取栓后近端喷血差：①取栓导管是否插到血管夹层里，在动脉硬化病例中尤易发生这种情况；②怀疑引起下肢动脉缺血的原因是否为主动脉夹层分离，此时股动脉近端不能取出血栓或仅取出少量与缺血症状不符的血栓，一时喷血良好，稍候喷血消失，流出鲜红色血；③髂内动脉是否有"活塞样"血栓，此种情况为取出一些血栓后，即时有喷血，而后无喷血，插入 Fogarty 导管，约至髂内动脉分叉处有阻力感，但不能取出血栓，近端喷血差，原因为髂内动脉血栓呈"活塞样"，气囊导管通过髂总动脉、髂外动脉时，把血栓挤向髂内动脉远端，导管通过后，髂内动脉血栓又伸出来阻挡髂动脉血流。处理方法为直接进腹或经后腹膜途径处理腹主动脉下段或髂动脉，有时需行主－双股、腋－股或股－股动脉旁路，解决下肢缺血。

4）气囊导管直径选择：髂股动脉取栓一般选用 5F 取栓导管，股腘动脉或腋肱动脉用 4F，股深动脉或胫动脉用 3F 或 4F，膝下动脉或尺动脉、桡动脉用 2F 或 3F。气囊过大易损伤血管内膜或引起血管夹层，过小气囊导致血栓破碎，引起末梢动脉栓塞，加重肢体缺血。

5）避免意外损伤：①避免暴力取栓，取栓导管上表明的球囊容积在取栓过程中并非一成不变，根据阻力和血管管径不断调整；②血管成角或缠结影响取栓导管通过，可多次轻柔地试插导管、改变关节角度、弯曲导管头端或旋转插管；③警惕进入血管的导管长度和阻力，避免血管穿孔。血管穿孔常发生在动脉分叉处，轻柔插入导管是减少血管穿孔的有效手段。

6）评价血栓残留：近端喷血佳、远端回血良好提示取栓充分，有时患者肢体侧支循环不丰富，即使取净血栓，回血也不理想，可通过以下方法评价：①检查取出的血栓，血栓头圆润提示取栓完全，尖锐、破碎的血栓提示可能有血栓残留；②患肢体检，远端动脉搏动恢复，皮温暖，皮色红，提示取栓完全；③术中动脉造影：常规动脉造影提示取栓术后有约 30%～40% 血栓残留，比例虽高，有相当部分是分支残留，对患肢血供影响不大，血管造影应结合临床表现综合评价；④血管内超声：能发现血管造影不能发现的残留血栓，对影响肢体血供的残留血栓应采取积极措施，再次取栓、腔内取栓或溶栓，或行血管旁路术。

7）肢体远端动脉取栓：尽管可暴露远端腘动脉及分支取栓，肢体远端动脉血栓残留仍较常见。可在踝关节处探查胫后动脉，腕关节探查桡动脉、尺动脉。动脉硬化、糖尿病患者小血管术后血栓形成的发生率高。治疗远端动脉栓塞可采用导管溶栓术。此类患者病情严重，截肢（趾）率高。

8）上肢动脉取栓：手术原则及方法类似下肢动脉取栓。上肢动脉侧支循环丰富，截肢（指）率远低于下肢动脉栓塞。上肢和手的精细活动多，手术疗效更应趋于安全、完美。

（7）手术疗效：急性主动脉栓塞的死亡率高，约20%～30%。多数情况下可成功取出动脉血栓，死亡率仍有约10%～25%，死亡率高是由于患者本身存在的心脏病、肾功能不全等内科疾病，加以取栓成功后，代谢产物急剧入血对患者全身情况的影响，而非单纯手术创伤所致。患者高龄也是死亡率高的重要危险因素。

（8）术后处理

1）心脏疾病：多数患者有心肌梗死、心律失常等器质性心脏病，伴有不同程度心力衰竭，术后监测心功能，与心内科医师合作，处理房颤、室性早搏等心律失常，纠正心力衰竭。对心源性血栓，注意病因治疗，治疗房颤，抗凝，防治心房内附壁血栓蔓延；心肌缺血、心梗患者争取行冠脉造影、PTA或冠脉搭桥术，改善心肌血供。

2）纠正水电解质、酸碱平衡紊乱：急性动脉栓塞患者由于高龄、疼痛伴发疾病等原因，常不能正常进食，一般情况差，术前即存在不同程度水电解质和酸碱平衡紊乱，取栓成功肢体恢复血供后，大量缺氧代谢产物入血，导致严重酸中毒、高钾血症，肾功能衰竭，低血压以至休克，是围手术期死亡的主要危险因素。术前、术中和术后监测血电解质、肝肾功能、血气分析、中心静脉压、尿量、心率和血压等指标，适当扩容，予碳酸氢钠或乳酸钠纠正酸中毒，强心、利尿、抗心律失常等措施，术前即着手改善全身情况，术中恢复血流后及时通知麻醉科医师，术后措施是术前、术中措施的延续，提高救治率。

3）手术疗效观察：远侧动脉搏动恢复为手术成功指标，有时血管痉挛、循环血容量或动脉硬化等因素，肢体远端动脉搏动不能触及，应综合判断。患肢疼痛、皮温平面、皮色改变，动脉搏动，感觉平面以及足趾、踝关节、膝关节活动，毛细血管充盈时间，踝部大隐静脉充盈程度，术前、术后加以对比。

如术后肢体缺血症状体征不缓解或又出现，提示取栓不成功。找出引起再次栓塞或血栓形成的原因，并加以纠正。常见原因：①心源性再栓塞，再次取栓，术后抗凝；②肢体小动脉痉挛，用扩血管药物并以肝素盐水灌注；③缺血时间长，小静脉血栓形成，组织间隙压力升高，阻碍血液回流，术中肝素盐水冲洗，术后抬高患肢，必要时筋膜切开减压。

4）骨筋膜室综合征：局部表现为疼痛，肌肉收缩，关节僵硬，患肢非凹陷性水肿，组织张力高，皮肤晶亮，胫前神经麻痹时表现为足下垂、第一趾间感觉障碍，患者可因代谢障碍，氮质血症和疼痛而出现精神症状。主要原因为肢体缺血时间长，恢复血供后由于再灌注损伤，细胞水肿，组织间隙减少，压迫神经、血管所致。应立即作筋膜切开减压术。根据肌肉水肿范围和术中观察到的组织活力确定筋膜切开减压的范围。

5）术后酌情应用抗凝、溶栓、祛聚治疗，监测凝血酶原时间，出凝血时间。

6）术后应用抗生素1～2天，避免应用肾毒性抗生素。

（牛志鹏）

第七节　血栓闭塞性脉管炎

血栓闭塞性脉管炎（thrombosis angiitis obliterance，TAO）是一种有别于动脉硬化，节段分布的血管炎症，病变主要累及四肢远段的中、小动静脉，病理上主要表现为特征性的炎症细胞浸润性血栓，而较少有血管壁的受累。1908 年 Burger 首先对 11 条截肢肢体的动、静脉进行研究，并发现其病理变化主要是病变血管的血栓形成和机化，不同于传统的动脉硬化，因此本病又称 Buurger 病，国内简称脉管炎。

一、病因

目前有关血栓闭塞性脉管炎的确切的发病机制尚不清楚，由于病变血管的血栓有大量的炎症细胞浸润，而较少有血管壁的受累，与其他类型的血管炎不同，因此可以肯定本病有其独特的病理生理过程。

大量的研究表明吸烟与 TAO 之间密切相关，患者中有吸烟史者（包括主动和被动吸烟）可高达 80% ~95%，持续吸烟可显著加速病情进展和症状恶化，及时戒烟（尤其在肢体末端出现坏疽前）可明显减缓症状，甚至达到完全缓解，而再吸烟后，病情又会复发。至于吸烟在 TAO 发病过程中所参与的作用，目前尚不清楚，可能的机制有：烟碱能使血管收缩；对烟草内某些成分的变态反应导致小血管炎性、闭塞性变化；纯化的烟草糖蛋白可影响血管壁的反应性。

其他可能参与血栓闭塞性脉管炎起病的因素还包括遗传易感性，寒冷刺激，性激素（由于本病多见于青壮年男性），高凝倾向，内皮细胞功能受损以及免疫状态紊乱。

二、病理

病理上血栓闭塞性脉管炎可分为急性期、进展期和终末期。

急性期的病理变化是最有特点和诊断价值的，主要表现为血管壁全层的炎症反应，并伴有血栓形成、管腔闭塞，血栓周围有多形核白细胞浸润，有微脓肿形成。

在进展期主要为闭塞性血栓的机化，并有大量的炎症细胞向血栓内浸润，而同时血管壁的炎性反应则要轻得多。

终末期主要的病理变化是血栓机化后的再通，血管壁中、外膜层的再管化，以及血管周围的纤维化。同时血管壁的交感神经也可发生神经周围炎，神经退行性变和纤维化。此期的病理改变往往缺乏特征性，易与动脉硬化引起血管闭塞的晚期改变相混淆。

总之血栓形成，大量炎症细胞浸润和增生是血栓闭塞性脉管炎特征性的病理改变。

就病变的分布范围而言，血栓闭塞性脉管炎主要累及四肢的中小动静脉，并以动脉为主，如下肢的胫前、胫后、足背及跖动脉，上肢的桡、尺及掌动脉，有时近端的腘动脉或股动脉也会同时受累，但是以弹力纤维层为主的主、髂、肺、颈动脉以及内脏的血管则鲜有累及。血栓闭塞性脉管炎的病变呈节段性分布，病变之间的血管壁完全正常，而且两者间界限分明。

三、临床表现

血栓闭塞性脉管炎多见于男性吸烟者，一般在 40 ~50 岁以前开始起病，按照病程的进展以及病情的轻重，临床上可分为三期。

第一期，局部缺血期：主要表现为患肢的苍白，发凉，酸胀乏力和感觉异常（包括麻木、刺痛、烧灼感等等），然后可出现间歇性跛行（简称间跛），即当患者行走一段路程（间跛距离）后，由于局部组织的缺血缺氧，酸性代谢产物的大量积聚，引起局部肌肉组织剧烈的胀痛或抽痛，无法继续行走，休息片刻后，随着酸性代谢产物的排空，疼痛症状即可缓解，但再度行走后又可复发，而且随着病情的进展，间跛距离会逐渐缩短，休息时间延长。间歇性跛行是动脉供血不足的一种表现，但与动脉硬化导致肢体缺血不同的是血栓闭塞性脉管炎的间跛往往起始于足背或足弓部，随着病情的进展，才会出现小腿腓肠肌的疼痛，体检则主要表现为患肢远端的动脉搏动减弱。此外，此期还可能表现为反复发作的游走性血栓性静脉炎，表现为浅表静脉的发红、发烫、呈条索状，并有压痛，需对此引起重视。

第二期，营养障碍期：此期主要表现为随着间跛距离的日益缩短，患者最终在静息状态下出现持续的患肢疼痛，尤以夜间疼痛剧烈而无法入睡。同时患肢皮温明显下降，出现苍白、潮红或紫绀，并伴有营养障碍，可表现为皮肤干燥、脱屑、脱毛、指（趾）甲增厚变形及肌肉的萎缩、松弛，体检提示患肢的动脉搏动消失，但尚未出现肢端溃疡或坏疽，交感神经阻滞后也会出现一定程度的皮温升高。

第三期，组织坏死期：为病情晚期，出现患肢肢端的发黑，干瘪，溃疡或坏疽，多为干性坏疽，先在一两个指（趾）的末端出现，然后逐渐波及整个指（趾），甚至周边的指（趾），最终与周围组织形成明显界线，坏疽的肢端可自行脱落。此时患者静息痛明显，整夜无法入睡，消耗症状明显，若同时并发感染，可转为湿性坏疽，严重者出现全身中毒症状而危及生命。

值得一提的是血栓闭塞性脉管炎往往会先后或同时累及两个或两个以上肢体，可能症状出现不同步，但在诊治时应引起注意。

四、诊断

1. 病史及体格检查　对于年龄在 40~45 岁以下（尤其是男性患者），既往有长期吸烟史，出现肢体远端的缺血表现，包括皮色苍白，皮温下降，感觉异常，乏力，营养障碍，间歇性跛行，静息痛，远端搏动减弱或消失，甚至溃疡或坏疽，同时排除近端栓塞、血管损伤、局部压迫、腰椎病变、自身免疫性疾病及动脉硬化等等其他可能引起肢体远端缺血的病理因素，均可考虑血栓闭塞性脉管炎的诊断。此外，下列三项体格检查也有助于进一步的明确诊断。

（1）Burger 试验：患者取平卧位，下肢抬高 45°，3 分钟后观察，阳性者足部皮肤苍白，自觉麻木或疼痛，待患者坐起，下肢下垂后则足部肤色潮红或出现局部紫斑，该检查提示患肢存在严重的供血不足。

（2）Allen 试验：本试验目的是为了了解血栓闭塞性脉管炎患者手部动脉的闭塞情况。即压住患者桡动脉，令其反复松拳握拳动作，若原手指缺血区皮色恢复，证明尺动脉来源的侧支健全，反之提示有远端动脉闭塞存在。同理，本试验也可检测桡动脉的侧支健全与否。

（3）神经阻滞试验：即通过腰麻或硬膜外麻醉，阻滞腰交感神经，若患肢皮温明显升高，提示肢体远端缺血主要为动脉痉挛所致，反之则可能已有动脉闭塞。但本试验为有创操作，目前临床上很少应用。

2. 实验室检查　目前诊断血栓闭塞性脉管炎除了行病理切片观察外，尚缺乏有效的实验室检查手段。临床主要是行常规的血、尿及肝肾功能检查了解患者全身情况，测定血脂、血糖及凝血指标，明确有无高凝倾向和其他危险因素，此外还可行风湿免疫系统检查排除其他风湿系疾病可能，如 RF、CRP、抗核抗体、补体、免疫球蛋白等等。

3. 特殊检查

（1）无损伤血管检查：即通过电阻抗血流描计，了解患肢血流的通畅情况，通过测定上肢和下肢各个节段的血压，计算踝肱指数（ABI）评估患肢的缺血程度及血管闭塞的平面，正常ABI应大于或等于1，若ABI<0.8提示有缺血存在，若两个节段的ABI值下降0.2以上，则提示该段血管有狭窄或闭塞存在。此外，本检查还可以作为随访疗效的一个客观指标。

（2）多普勒超声检查：可以直观地显示患肢血管，尤其是肢体远端动、静脉的病变范围及程度。结合彩色多普勒血流描记，还可测算血管的直径和流速，对选择治疗方案有一定的指导意义。

（3）磁共振血管成像（magnetic resonance angiography，MRA）：这是近年来新发展起来的一种无损伤血管成像技术，在磁共振扫描的基础上，利用血管内的流空现象进行图像整合，从而整体上显示患肢动、静脉的病变节段及狭窄程度，其显像效果一定程度上可以替代血管造影（尤其是下肢股腘段的动脉）。但是MRA对四肢末梢血管的显像效果不佳，这一点限制了MRA在血栓闭塞性脉管炎患者中的应用。

（4）数字减影血管造影（DSA）：目前为止，血管造影（主要是动脉造影）依旧是判断血栓闭塞性脉管炎血管病变情况的"黄金标准"，虽然DSA为有创检查，而且无损伤的检查手段也越来越多，但是在必要的情况下，仍需通过造影来评估血管的闭塞情况，指导治疗方案。在DSA上，血栓闭塞性脉管炎主要表现为肢体远端动脉的节段性受累，即股、肱动脉以远的中、小动脉，但有时也可同时伴有近端动脉的节段性病变，但单纯的高位血栓闭塞性脉管炎较为罕见。病变的血管一般呈狭窄或闭塞，而受累血管之间的血管壁完全正常，光滑平整，这与动脉硬化闭塞症的动脉扭曲、钙化以及虫蚀样变不同，可以资鉴别。此外，DSA检查还可显示闭塞血管周围有丰富的侧支循环建立，同时也能排除有无动脉栓塞的存在。

五、鉴别诊断

根据血栓闭塞性脉管炎的病史特点，在诊断中应与下列疾病进行鉴别：

1. 动脉硬化闭塞症　本病多见于50岁以上的老年人，患者往往同时伴有高血压，高血脂及其他动脉硬化性心脑血管病史（冠心病、脑梗死等），病变主要累及大、中动脉，如腹主动脉、髂动脉、股动脉等，X线检查可见动脉壁的不规则钙化，血管造影显示有动脉狭窄、闭塞，伴扭曲，成角或虫蚀样改变。

2. 急性动脉栓塞　起病突然，既往多有风湿性心脏病伴房颤史，在短期内可出现远端肢体5P症状：苍白、疼痛，无脉，麻木，麻痹。血管造影可显示动脉连续性的突然中断，而未受累的动脉则光滑，平整，同时，心脏超声还可以明确近端栓子的来源。

3. 多发性大动脉炎　多见于青年女性，主要累及主动脉及其分支动脉，包括颈动脉、锁骨下动脉、肾动脉等等，表现为动脉的狭窄或闭塞，并产生相应的缺血症状。同时在活动期可有红细胞沉降率增快，并有其他风湿指标异常。

4. 糖尿病性坏疽　应与血栓闭塞性脉管炎晚期出现肢端溃疡或坏疽进行鉴别，糖尿病者往往有相关病史，血糖、尿糖升高，而且多为湿性坏疽。

5. 雷诺症　多见于青年女性，主要表现为双上肢手指阵发性苍白，发紫和潮红，发作间期皮色正常。患肢远端动脉搏动正常，且鲜有坏疽发生。

6. 自身免疫性疾病 首先是与 CREST 综合征及硬皮病相鉴别，这两种疾病均可引起末梢血管病变，但同时有皮肤的病理改变，血清中 Scl – 70 及抗着丝点抗体呈阳性，结合指（趾）甲黏膜的微循环变化，可予以鉴别。其次是与 SLE，类风湿关节及其他全身性风湿系统疾病引起的血管炎相鉴别，主要通过病史采集，一些特征性实验室检查及组织活检来鉴别。

六、治疗

目前临床上对于血栓闭塞性脉管炎主要采取综合治疗，但要取得良好疗效，关键是戒烟。

1. 戒烟 研究表明即使每天抽烟仅 1 ~ 2 支，就足以使血栓闭塞性脉管炎的病变继续进展，使得原来通过多种治疗业已稳定的病情恶化，反之若能在患肢末端发生溃疡或坏疽之前，及时戒烟，虽然患者仍旧可能存在间跛或雷诺症的表现，但绝大多数可以避免截肢。因此对于血栓闭塞性脉管炎的患者一定要加强戒烟教育，同时避免各种类型的被动吸烟。

2. 保暖 由于血栓闭塞性脉管炎易在寒冷的条件下发病，因此患肢应当注意保暖，防止受寒，但也不可局部热敷，从而加重组织缺氧。

3. 加强运动锻炼 可促进患肢侧支循环的建立，缓解症状，保存肢体，但主要适用于较早期的患者。主要有两类运动方法：一为缓步行走，但应在预计发生间跛性疼痛之前停步休息，如此每天可进行数次；二为 Burger 运动，即让患者平卧，先抬高患肢 45°，1 ~ 2 分钟后再下垂 2 ~ 3 分钟，再放平 2 分钟，并作伸屈或旋转运动 10 次，如此每次重复 5 次，每天数次。

4. 药物治疗 主要适用于早、中期患者，包括下列几类。

（1）血管扩张剂：由于血栓闭塞性脉管炎存在明显血管痉挛，可使用血管 α 受体阻断剂妥拉苏林、钙离子阻滞剂尼卡地平、佩尔地平，地巴唑，盐酸罂粟碱及烟酸等来缓解症状。

（2）抗凝剂：理论上抗凝剂对血栓闭塞性脉管炎并无效，但有报道可减慢病情恶化，为建立足够的侧支循环创造时间。

（3）血小板抗聚剂：如阿司匹林，潘生丁，培达等，可防止血小板聚集，继发血栓形成。

（4）改善微循环的药物：如潘通，可加强红细胞变形能力，促进毛细血管内的气体交换，改善组织氧供。

（5）前列腺素 E_1（PGE_1）：此类药物可抑制血小板聚集，并扩张局部微血管，静脉用药可明显缓解疼痛，并促进溃疡愈合，目前在临床上使用较为广泛。而通过脂质球包裹 PGE_1（商品名凯时）可沉积在病变血管局部，持续释放，疗效更为理想。此外近来还有尝试用 PGE_1 局部组织离子透入给药，虽为临床试验阶段，但也有一定效果。

（6）止痛剂：为对症处理，可口服，肌注，甚至硬膜外置管给药。

5. 中医治疗 一方面可辨证施治，服用汤药，另一方面现有的成药有毛冬青、丹参、红花针剂等（后两者主要是活血化瘀）。

6. 手术治疗 包括下列几种术式。

（1）腰交感神经节切除术：本术式至今已有 70 年历史，主要适用于一、二期患者，尤其是神经阻滞试验阳性者，同时也可以作为动脉重建性手术的辅助术式。由于血栓闭塞性脉管炎大多累及小腿以下动脉，因此手术时主要切除患肢同侧2、3、4腰交感神经节及神经链，近期内可解除血管痉挛，缓解疼痛，促进侧支形成，但远期疗效不确切，而且对间歇性跛行也无改善作用。手术入路有前方径路和后外侧径路两种，以前者术野显露较好，使用较多。对男性患者，手术时尤其要注意应避免切除双侧第1腰交感神经节，以免术后并发射精功能障碍。

（2）动脉旁路术：主要适用于动脉节段性闭塞，远端存在流出道者，移植物可采用PTFE或自体大隐静脉，但因多为肢体远端的动脉重建，故以大隐静脉为佳。平均通畅时间约为2.8年。

（3）动静脉转流术：由于许多血栓闭塞性脉管炎患者患肢末梢动脉闭塞，缺乏流出道，因此很多学者均考虑通过动脉血向静脉逆灌来改善血栓闭塞性脉管炎的缺血症状。其第一次手术是通过端端吻合或间置人造血管建立下肢的动静脉瘘，通过动脉血冲人静脉，一部分向心回流，另一部分向远端持续冲击，最终造成远端静脉瓣膜单向阀门关闭功能丧失，而后行第二次手术结扎近端静脉，使所有动脉血均向静脉远端逆行灌注。

根据吻合口位置的高低，动静脉转流术可分为下列三类术式：

高位深组：将髂外、股总或股浅动脉与股浅静脉或浅静脉建立动静脉瘘，4～6个月后再行二期手术。本术式操作较为简便，但因吻合口位置较高，术后肢体肿胀较明显。

低位深组：将腘动脉与胫腓干之间建立动静脉转流，2～4个月后行二期手术，静脉血主要通过胫前静脉回流。

浅组：将腘动脉与大隐静脉远侧端行动静脉吻合，一般不行二期手术，术后肢体肿胀较轻，但手术操作较复杂。

目前的临床实践表明动静脉转流术可改善血栓闭塞性脉管炎患者的静息痛，但术后肢体肿胀明显，有湿性坏疽可能（尤其是同时合并糖尿病的患者），因此并不降低截肢率，而且对于术后动脉血逆行灌注的微循环改变也有待进一步探讨。

（4）大网膜移植术：也适用于动脉流出道不良者，可缓解疼痛，有利于溃疡愈合。但操作较复杂，远期效果待随访。

（5）截肢术：对于晚期患者，溃疡无法愈合，坏疽无法控制，可予以截肢或截指（趾）。截肢术后可安装假肢，截指（趾）术后一般创面敞开换药，以利肉芽生长。

7. 介入治疗　主要是介入下插管溶栓，但由于血栓闭塞性脉管炎远端血管多为闭塞，而且血栓以炎性为主，因此疗效尚不确切。

8. 血管内皮生长因子（VEGF）基因治疗　由于血栓闭塞性脉管炎主要累及肢体远端的中、小动脉，因此很多情况下动脉流出道不佳，无法施行动脉架桥手术，而促进侧支血管再生则成为一项重要的治疗措施。由此，随着分子生物学的发展，基因治疗性血管生成为血栓闭塞性脉管炎患者带来一种全新的治疗手段。

血管内皮生长因子（VEGF）可以特异性地与血管内皮细胞表面的VEGF受体结合，从而促进内皮细胞分裂，形成新生血管。在动物实验方面最早是由Reissner于1993年将覆有phVEGF165的气囊导管插至实验兔的股动脉，通过血管成形术完成基因转移，后经RT-PCR证实在局部组织有VEGF的表达，血管造影及肌肉活检也提示有新的侧支形成。此后是Isner首先将这一技术应用于临床，他采用患肢注射phVEGF165的方法，共治疗了9例下肢动脉缺血伴溃疡的患者，随访表明血流显著增加，溃疡愈合率超过50%。当然 VEGF 本身也存在着一定的副作用，其中主要一点是它可以促进肿瘤生成并加速转移，因此目前 VEGF 的基因治疗尚属试验阶段，远期疗效有待进一步研究。

（牛志鹏）

第八节　胸腹主动脉瘤

一、概述

当某些疾病或致病因素造成主动脉壁变薄弱时，动脉壁会扩张，形成动脉瘤。胸部的降主动脉瘤是指从左锁骨下动脉至膈肌平面。动脉瘤同时累及降主动脉并向下延续至不同部位的腹主动脉称为胸腹主动脉瘤（TAAA）。胸腹主动脉瘤因其病变广泛、手术过程艰难以及截瘫等严重并发症的不可预测性等诸多因素，导致这一疾病至今仍然对外科医生极具挑战性。自从1955年 Etheredge 等人首次成功地修复 TAAA，这一类患者的处理已经历了重大的改进。由于检查设备的更新普及，诊断水平不断提高，TAAA 的临床检出率大大增加，近年来手术技术和介入治疗技术的进步使得这一疾病外科干预治疗的频率逐年增多。

二、分型

胸腹主动脉瘤分型：胸腹主动脉瘤可涉及从左锁骨下动脉起始部至主动脉的分叉处整个的胸腹主动脉，或仅涉及一处或多处的节段。DeBakey 根据动脉瘤范围将胸腹主动脉分型如下：

Ⅰ型：锁骨下动脉以下肾动脉以上胸腹主动脉瘤，累及肋间动脉、腹腔动脉及肠系膜上动脉；

Ⅱ型：胸腹主动脉全程累及，病变范围最广，累及肋间动脉，腹腔动脉，肠系膜上动脉及双肾动脉；

Ⅲ型：动脉瘤位于腹主动脉，累及腹腔动脉、肠系膜上动脉及双肾动脉。

Crawford 分型：

Ⅰ型：胸腹主动脉瘤包括从左锁骨下动脉下至腹部血管的大部分，通常肾动脉不包括在Ⅰ型动脉瘤内；

Ⅱ型：动脉瘤始于左锁骨下动脉延伸至肾下的腹主动脉，甚至达腹股沟区；

Ⅲ型：动脉瘤包括远端的一半或少部分的降主动脉加大部分腹主动脉段；

Ⅳ型：动脉瘤是指那些包括上段腹主动脉加所有的肾下主动脉。

Crawford 分型对 TAAA 的外科治疗较为有利，因为这一分型可使动脉瘤范围有一标准报告，并给予恰当的风险分析。TAAA 的治疗选择是依据动脉瘤的范围决定的，TAAA 修复相关的神经系统功能不全的发生率和死亡率则与 TAAA 类型有关联。

三、诊断

（一）临床表现

在诊断时，退变引起的 TAAA，无症状的患者占大约43%，而有症状的占约48%。然而，无症状的 TAAA 随时间周期的延长，大多数最终发生多种破裂前征兆，并且不可避免地导致死亡。

最常出现的症状是位于背部肩胛骨之间的疼痛。当动脉瘤的扩大在主动脉裂孔处时，可出现后背中部和上腹部的疼痛。这些症状的发生由压迫邻近组织、动脉瘤扩张、壁内的血肿，包括破裂所致。

气管或支气管的受压可引起喘鸣、哮鸣或咳嗽。远端支气管阻塞进一步发展，假如分泌物不能清除，则出现局限性肺炎。当动脉瘤侵蚀直接进入肺实质或支气管时，出现咯血。

食管受压可引起吞咽困难，腐蚀进入食管则引起呕血。同样地，腐蚀进入十二指肠引起局部梗阻或间歇性大量的胃肠道出血。肝脏或肝门部的受压是罕见的，但是当发生时，其结果是黄疸。

声音嘶哑是由于主动脉弓部扩张牵拉迷走神经，发生喉返神经麻痹。胸或腰部锥体受侵蚀引起背痛，脊柱不稳定和因脊髓受压造成的神经系统障碍。由真菌引起的动脉瘤有一个奇特的破坏锥体的倾向。急性主动夹层可发生肋间和脊髓的动脉血栓形成出现神经系统的症状，包括截瘫和（或）下肢轻瘫。

侵蚀进入下腔静脉或髂静脉的漏管形成，将出现腹部的杂音、脉压增宽、水肿和心衰。胸主动脉瘤，类似于其他部位的动脉瘤，可产生远侧血栓的栓子或动脉粥样硬化碎块，逐渐地使内脏动脉和肾动脉或下肢分支血管栓塞和血栓形成。

在动脉瘤中的粥样硬化斑块和血栓的继发感染可以引起非特异性败血症。9% 的患 TAAA 患者在诊断时存在明确的破裂。

（二）体格检查

体格检查可以发现大的肾下腹主动脉瘤，但一个明显的主动脉瘤累及胸主动脉是很少能在体格检查中察觉的，除非腹部的部分扩张非常严重，由于肋弓的原因触诊扪不到上极。部分患者在腹部可扪及膨胀性搏动性肿块，其上缘扪不清楚。瘤体可有轻度压痛，在对应的内脏血管开口区如肾动脉及腹腔动脉开口、双侧髂动脉处可闻及收缩期杂音。

（三）其他诊断性检查

1. 胸片　胸部 X 线平片可以显示胸降主动脉影增宽，可见扩大的主动脉瘤壁突出、钙化的轮廓。动脉瘤的钙化也可以在标准的上腹部前后位或侧位片上见到。很多的钙化可存在于主动脉的壁，占诊断动脉瘤病例中 65%～75%。一张胸 X 线光负片不能排除主动脉瘤的诊断。

2. 超声波检查　超声波检查具有较宽的适用性、费用低、便于携带、非创伤性、没有电离辐射和检查快捷。当确定一个肾下主动脉瘤的颈部不能在肾动脉的平面得到证实时，应当怀疑胸腹主动脉受累。超声波检查，虽然有助于评价肾下腹主动脉瘤，但对胸主动脉或原发于肾上的主动脉，由于肺组织重叠的原因无法成像。

3. 经食管超声心动检查　经食管超声心动检查提供了一个途径检查近端主动脉，并弥补经腹超声检查的不足。这一技术需要很高的技巧以获得适当的图像和进行描述。这一技术对确定夹层的存在非常好，但只是局限于评估横向的主动脉弓和腹主动脉上段的部分。

4. 计算机断层扫描检查　计算机断层扫描检查具有较宽的适用性，并可提供获取完整的胸腹主动脉。能有助于诊断，可提供关于部位和范围的资料。大的分支血管包括腹腔干、肠系膜上动脉、肾动脉、髂动脉、左锁骨下动脉的图像和所有邻近器官的图像。虽非广泛适用，但计算机程序能构建矢状的、冠状的和斜位的重建图像，以及三维重建图像。增强的计算机断层扫描可提供关于主动脉的内腔、壁的血栓、主动脉夹层的存在、壁内的血肿、纵隔或腹膜后的血肿、主动脉破裂、主动脉周围纤维化伴有炎性动脉瘤。尽管血管造影依然是评估主动脉闭塞性疾病的金标准，计算机断层扫描（CT）和磁共振成像（MRI）是首选检查，可提供极好的影像，而且无创。由于无创性成像形式的改进及血管造影存在 0.6% ~ 1.2% 的突发风险，针对主动脉弓部血管的诊断性的血管造影受到限制。

目前螺旋 CT 成像的出现使其临床价值有很大提高。硬件设备的进步和图像处理软件的更新对阐明患者的解剖非常有帮助，大幅度提高了影像学检查的诊断水平。

5. 磁共振血管造影　磁共振血管造影（MRA）超过计算机 X 线断层扫描（CTA）的一个重要优势是在于它使用无害的钆替代对肾脏有害的对比剂，加之患者避免暴露于 X 射线。MRI 使用射频能量和一个强大的磁场产生影像。MRA 提供与 CTA 相同容量关于图像处理的信息，并进一步提供关于血流量的信息和一个与传统血管造影相似的影像。加之这一技术能提供三维空间的解剖学剖析，主动脉的 MRA 成像能阐明关于管壁构成的信息，和管腔内的血栓，而传统的主动脉造影术只能描述内腔。目前 MRA 的局限性是易受到由铁磁原料的人造物品影响。虽然花费昂贵，这一技术具有广泛的适用性，并有能力检查整个主动脉。MRA 成像能更清楚地从内脏和其他周围组织辨别动脉和静脉血管信息。

6. 主动脉造影术　对于患者患胸腹主动脉瘤的术前评估，经典的主动脉造影术仍然是重要的，它能详细说明动脉瘤的范围，分支血管受累，分支血管异常狭窄的损害。主动脉造影术的风险包括肾脏毒性，是由于需要大量的造影剂充分地充填大的动脉瘤。另外还存在因血管腔内的导管操作造成沉积的血栓而发生栓塞的风险。从前、后、斜和侧位的观察可以同时得到满意的分支血管信息。在修复 TAAA 前，患者疑有肾脏和或内脏缺血、主动脉－髂动脉闭塞性疾病、马蹄肾或周围动脉瘤，应考虑主动脉造影。假如发生肾功能不全或损害，手术过程应当推迟，直到肾功能恢复正常或是达到满意的稳定程度。

四、手术适应证

1. 主动脉瘤的症状　有症状的动脉瘤不论其动脉瘤的大小均考虑手术治疗。无症状的动脉瘤直径小于 3.5cm 可不手术。

2. 动脉瘤直径　动脉瘤的破裂与动脉瘤直径有直接关系，动脉瘤直径超过 8cm，5 年内破裂者达 75%，动脉瘤直径小于 4cm，5 年内破裂者 25%。由于动脉瘤通常无症状，发现较晚，协和医院资料表明，患者就诊时，动脉瘤直径超过 4cm，占 42/45，85.7%，超过 5cm，占 36/45，73.4%。

3. 手术安全性及死亡率应综合考虑　腹主动脉瘤手术死亡率小于 5%，胸腹主动脉瘤手术死亡率高达 26%，非手术死亡率更高。高危患者，如年龄超过 70 岁，患心脑肾重要脏器病变，胸腹主动脉瘤手术要慎重。如动脉瘤增长迅速，或有症状，濒于破裂手术仍然是必要的。

4. 手术禁忌证

（1）无症状、直径较小的动脉瘤可暂定期复诊观察。

（2）心、肺、肝、肾等重要器官功能不全不能耐受手术者。

五、术前准备

外科手术血管重建仍是目前治疗动脉瘤的有效的方法。但该手术风险较大，围术期死亡率和严重并发症率较高，故而术前应慎重对患者病情进行评估，并做好术前准备。

术前的评估和准备：针对生理储备，一个恰当的术前评估，其目的和重要性在于评估患者的手术风险。

1. 心脏 有30%的患胸腹主动脉瘤的患者存在冠状动脉闭塞性疾病，加之49%的早期死亡和34%的晚期死亡的主因是心脏疾病。经胸廓的超声心动描记术是一个满意的无创检查方法，可以评价瓣膜和左右心室功能。应用双嘧达莫-铊心肌扫描识别心肌的可逆性缺血区域，比运动试验更实际，这是由于在超过中年的人群中，常因并发下肢周围血管疾病而受限。在术前常规给所有患者进行 DSA 动脉造影以筛查冠状动脉疾病。患者有明显心绞痛史或射血分数为30%或更低，心脏的导管检查有冠状动脉闭塞性疾病（左主干、三支血管和左前降支近端），则在动脉瘤置换前先接受心肌的血管重建。

2. 肾脏 术前肾功能的评估是通过血电解质、血尿素氮（BUN）及肌酐测定，肾脏的大小可以从 CT 扫描、超声波检查或从动脉造影中肾 X 线照片获得。应用动脉造影证实肾动脉通畅性。依据肾脏功能可以不排除患者为外科手术的候选者。患者术前有肾衰并已制定血液透析计划者的并发性症发生率不明显高于正常肾功能者。术后早期，患者有严重的肾功损害，但这些患者不进行长期的血液透析，常需要短暂的临时性血液透析。另外，因严重的近端肾脏的闭塞性疾病而肾功较差的患者，在手术时通过双侧肾动脉内膜切除术或肾动脉搭桥术，可预期其肾功能将会稳定或改善。

3. 肺 所有患者用动脉血气和呼吸量测定法进行肺功能检查。患者的 FEV_1 大于 1.0 并且 $PCO_2 < 45$ 是手术候选者。对一些肺功能处于临界状态的患者，术前可通过停止吸烟、进一步治疗支气管炎、减轻体重、并经过 1~3 个月时间的一般性锻炼计划，其肺功能常常可以得到改善。然而，对于有症状的主动脉瘤和肺功能不足者的患者，其手术不应受限制。对这种患者，保存左侧的喉返神经、膈神经和横膈的功能是特别重要的。

六、手术方法

1. 麻醉管理 成功的手术需要外科医师与麻醉医师之间紧密协调。麻醉技术、监护和灌注技术的进步为改善 TAAA 的治疗结果做出了贡献。由于高龄和普遍伴有冠状动脉闭塞性疾病，促使实施麻醉时使用对心肌抑制风险最小的麻醉剂（芬太尼）。放置 1 条大孔径中央静脉导管（三腔，12 号导管）和 Swan-Ganz 肺动脉导管，建立通道和监测。在右侧桡动脉，而常常是双侧桡动脉内放置导管，用于监测和血液回输。应用溴化双哌雄双酯使肌肉松弛并继续药物维持。一个双腔气管内插管，利用球囊充气阻断，减少左肺通气，使肺回缩，改善显露，并减轻心脏压迫的危险。患者右侧卧位，肩部放在 60°~80°，髋部与水平倾斜 30°~40°。这一位置用垫子维持稳定。动脉的血气，电解质，和血糖须经常监测（30~60分钟）。手术过程中对心电图，动、静脉压力和温度要不断监测。对有明确心脏疾病史和（或）已知有心功能损害的患者，在麻醉诱导后放置食管超声探头。

在麻醉诱导后，立即使用 25~50g 甘露醇静脉注射，促进利尿。术前预先开始静脉注射晶体溶液。第一升溶液由乳酸盐 Ringer 液加 5% 葡萄糖组成，其余的 Ringer 液不含葡萄糖，充足的容量维持中心静脉压在 $7 \sim 10mmH_2O$ 和肺毛细血管楔入压在正常或麻醉前的水平。通过对硝普钠和（或）硝酸甘油的调控，及液体和血液丢失的补充，使近端的血压、心脏的血流动力学和外周血管阻力维持在最佳水平。在开放远端主动脉的阻断钳之前，硝普钠应特意暂停数分钟。在主动脉阻断过程中，碳酸氢钠溶液常规以 $2 \sim 3mmol/$（$kg \cdot h$）速率持续地输注，防止酸中毒。

在整个手术过程中，适当补充血液成分，监测和调整血色素和凝血参数。给予冷藏的新鲜血浆，并在去除主动脉阻断钳时，至少给予一个提取单位的血小板。这可以将凝血蛋白稀释所产生的关于凝血方面的问题减少到最小。在手术过程中使用血细胞回收装置，收集所有从手术区域流出的血液。

在阻断主动脉或开始左心旁路转流之前，静脉注射肝素（1mg/kg）。肝素化潜在益处在于保护微循环和防止栓塞，活性的凝血时间（ACT）一般在 $220 \sim 270$ 秒。避免凝血瀑布的开始，防止弥漫性血管内凝血（DIC）的发生。

2. 手术方法

（1）切口：手术体位和切口的要求是满足充分的显露需要。根据预计的主动脉置换的范围，胸腹主动脉瘤的切口变化在于长度和平面。当动脉瘤的范围到达胸的上部（Crawford Ⅰ型和Ⅱ型），胸腹主动脉切口是通过第6肋间或切除的第6肋床。当使用肋间入路时，可在上一肋的颈部离断以便增加近端的显露。对于位置较低的动脉瘤（Crawford Ⅲ型和Ⅳ型），切口经第7、第8或第9肋间，依据希望得到显露的平面而定。直的横向的切口经第10或第11肋间，用于膈肌与主动脉分叉（Crawford Ⅳ型）之间的动脉瘤患者。另外，在切口横跨肋缘时，作一弧形有助于减少肌肉与骨组织瓣下部顶点的组织坏死。对近端的动脉瘤患者，切口的后部位于肩胛骨与脊柱横突之间。切口的远端向下到达脐平面。

（2）显露：将牵开器固定在手术台上，提供稳定的显露。圆弧形切开横膈，保护膈神经并尽可能保护膈肌。仅 $1 \sim 1.5cm$ 边缘的膈肌组织留在后来手术完成时缝合关闭。使用经腹膜外路径显露腹主动脉段，在左半结肠的侧面进入腹膜后腔。解剖平面在腹膜后间隙，腰肌的前面和左肾的后面，直接延伸至主动脉的左后外侧。将左半结肠、脾、左肾和胰尾部向前向右翻起。在完成主动脉重建后，允许打开腹腔直接探查肠、腹腔的内脏和内脏的血供。完全的腹膜后的路径适用于患者有腹部的禁忌情况，原先有多次的腹部手术史、或广泛粘连和/或腹膜炎史。分开膈肌脚，并识别左肾动脉、肠系膜上动脉和腹腔动脉，但不要环绕一周游离或用带子环绕。腰部通常有一大的分支血管，左肾静脉在主动脉的腹侧横跨。如果主动脉的修复延伸至左肾静脉以下，需在血管阻断前将左肾静脉游离。假如左肾出现瘀血，伴有睾丸、卵巢和肾上腺间接的肿大，需将主动脉腹侧的肾静脉直接再吻合或间位移植。

（3）修复

1）病变广泛的胸腹主动脉瘤患者（Crawford Ⅰ型和Ⅱ型）和那些有明显夹层者，最大的风险在于发生术后截瘫和轻瘫。对于这一类患者，在修复近端的主动脉的过程中，通过临时性的旁路灌注远侧主动脉，如左心房至任意一侧的股动脉（大多为左侧）或远侧的胸降主动脉，用一封闭的回路连接一个传输泵（Biomedicus，Medtronic，包括 Eden - Prairie，MN）。假如心包既往冠脉旁路移植或瓣膜置换打开过，可选择上、下肺静脉插管。对于股动脉或髂动脉闭塞性疾病的患者，远侧胸降主动脉的插管，较为适宜。由于使用这一技术没有并发症，并且避免股动脉的显露与修复，远侧主动脉的插管已经成为首选途径。仔细的CT 或 MRI 检查有助于选择适当的位置行主动脉的插管和避免管腔内血栓造成潜在的远侧栓塞。调节旁路流量维持远侧动脉压在 70mmHg，同时维持正常的近侧动脉和静脉的灌注压。一般流量需要在 1 500 ~ 2 500ml/min 之间。左心旁路（LHB）流量控制在接近基础心排量的2/3。LHB 很容易快速调节近侧动脉压和心脏的前负荷，因而减少了药物干预的需要。患者的体温允许降至直肠温度在 32℃ ~ 33℃。

2）当动脉瘤受累范围超过左锁骨下动脉，应游离远侧的主动脉弓，分离病变动脉的残余部分。注意识别迷走神经和喉返神经，迷走神经可在喉返神经的下面分开，并牵开，从而将其保护以免损伤。对于慢性阻塞性肺疾病和肺功能减低的患者，保护喉返神经尤其重要。对患者术后出现声音嘶哑应当怀疑声带麻痹，通过喉镜检查可以证实。远侧横向的主动脉弓仔细环周解剖游离，先将其从肺动脉和左肺动脉和左锁骨下动脉分离开，分离左锁骨下动脉并环周游离。对原先做过左侧乳内动脉旁路移植的患者，当对左锁骨下动脉近侧使用阻断时，行左颈总动脉至锁骨下动脉旁路或者左锁骨下动脉至颈动脉转移，避免心脏缺血。

3）远侧阻断置于 T4 与 T7 之间。远侧主动脉灌注对内脏、肾脏、下肢和低位的肋间动脉和腰动脉提供血流。在距近侧阻断钳 1cm 横断主动脉并游离动脉壁，注意不要损伤食管。选用预凝的涤纶血管，直径 22 ~ 24mm 的移植物适用于大部分的患者。所有的吻合通常使用3 - 0 polypropylene 缝线连续缝合。Teflon 黏条一般不使用。对主动脉组织特别脆的患者，如马方综合征患者，可用 4 - 0 polypropylene 缝合。当主动脉置换到远侧时，远侧主动脉的阻断钳沿主动脉继续向低位移动，维持远侧灌注和恢复近侧血流。

4）由于主动脉瘤过大或扭曲、壁的钙化及管腔内血栓等，造成无法钳夹阻断远侧。在主动脉远侧的旁路转流在完成近侧吻合后停止，然后纵行切开整个动脉瘤，切口经左肾动脉后侧至远侧动脉瘤。远侧不用钳夹阻断，允许"开放"吻合。伴有慢性夹层分离者，位于真假腔之间的间隔完全去除。主动脉 - 内脏的旁路转流重新开始，使用 Y 形管从动脉灌注管道中引出，并通过球囊灌注导管置入腹腔干、肠系膜上动脉和双侧肾动脉，为腹部的内脏器官和肾脏提供氧合血。使用这一技术，即使是最复杂的主动脉重建手术中，总的肾脏和内脏缺血时间可以减少至仅仅数分钟。潜在的益处是减少肝脏和肠管的缺血，包括减低术后凝血障碍和细菌移位的风险。

5）从 T7 到 L2 所有未闭合的肋间动脉被重新回植到 1 个或多个在移植物上的开口（只有少量回血或没有回血的粗大的肋间动脉特别重要）。在完成肋间动脉的吻合后，近侧的阻断钳移至下面的移植物上，恢复肋间动脉的血流。当肋间动脉都已闭塞时，应行主动脉壁的内膜剥除术，剥除钙化的病变内膜。随后，内脏和肾动脉的开口回植到 1 个或多个移植物的开口上。约 30% ~ 40% 的病例左肾动脉需在移植物上作一单独的开口。至少有 25% 的病例遇到内脏动脉或肾动脉狭窄，并需要行内膜剥除术（假如解剖上可以的话）或插入旁路移植。对 I 型修复时，内脏动脉的再吻合通常被合并入一斜行的远侧吻合口中。但对 II 和 III 型修复时，内脏动脉和肾动脉开口被回植到一个或多个移植物的开口上。在完成主动脉的修复后，可在旁路转流环路上使用热交换器使患者复温，减少心律失常或凝血障碍的风险。也可使用热水冲洗手术区域，从而反向调节体温并使患者开始复温。

对患主动脉瘤位置较低的患者（即 Crawford III 型和 IV 型），心房至远侧主动脉的旁路转流可以改为仅提供心房至内脏和或肾脏的旁路转流。这一技术避免了远侧主动脉或股动脉的套管插入，但可减低心脏的前负荷、保护肾实质、减少阻断后的酸中毒，并减少了肠缺血造成的术后细菌迁移的风险。

选择性的远侧动脉灌注技术可用于一些特殊患者，主要是患 Crawford Ⅰ型、Ⅱ型或Ⅲ型，并且在技术上可行膈肌平面横行阻断，但不适合于中上和中段胸降主动脉。

对于一些病变广泛的动脉瘤，如升主动脉、弓部、胸降主动脉或胸腹主动脉均受累，可选择分期手术治疗。当远侧胸主动脉与近侧主动脉不一样大，并且远侧胸主动脉无症状时，先修复近侧主动脉。初期近侧主动脉修复术的一个重要益处是其可以对瓣膜和冠脉阻塞性病变进行治疗。采用由 Borst 描述的象鼻管技术。升主动脉和横向的主动脉弓被首先置换，留下一部分移植物在近侧的胸降主动脉中，在二次手术时使用。这样在二次手术时无须解剖和游离远侧横向的主动脉弓部周围，可以减少或消除对喉返神经、食管和肺动脉的损伤风险。

然而，对于主动脉巨大并有破裂症状（如背部疼痛）、或不均衡的大的 TAAA 患者，手术时应先处理有破裂危险的主动脉段，而升主动脉和横向的主动脉弓作为二次手术处理。首次手术时，在反向的象鼻修复过程中，主动脉移植物的近侧端倒转向下放入管腔内，并留作以后使用，以便于二期的升主动脉和横向的主动脉弓部的修复手术。

（4）关闭：在完成主动脉的修复后，给予鱼精蛋白硫酸盐中和肝素。这对于吻合部达到充分可靠的止血是非常重要的。评估肾脏、内脏和周围循环。将动脉瘤壁松松地包绕在主动脉移植物的周围。放置两个胸部引流管，并在关闭前放置一闭式引流于腹膜后。关闭膈肌使用不吸收线连续缝合，术后发生膈肌破裂是非常罕见的。

（5）防止截瘫与术中脊髓保护策略：不可逆的截瘫是 TAAA 修复术后最具破坏性的并发症之一。据文献报道，胸腹主动脉瘤后截瘫或轻瘫的发生率差异很大，变化范围在 4%～32%。Svensson 等人对 Crawford 的经验资料报道表明，截瘫或轻瘫总的发生率为 16%，在脊髓功能不全的患者中，完全瘫痪的发生率超过一半。作者报道的 1 108 例中，选择修复手术的患者，术后并发截瘫或轻瘫为 3.6%（40/1 099 例，7 例术前瘫痪和 2 例在术中死亡的患者除外）。在大的病例报道中，截瘫和轻瘫的发生率各半。接近 30% 的患者，术后刚醒时出现下肢的神经功能不全，但机能不全继续发展，称为延迟性截瘫。手术因素对脊髓的损伤包括，缺血的持续时间和程度、再灌注损伤、栓塞、或血栓形成。依据 Crawford 分类，脊髓损伤的平均风险为Ⅰ型 13%，Ⅱ型 28%～31%，Ⅲ型 7%，Ⅳ型 4%。虽然在过去将主动脉夹层确定为一个风险因素，最近的经验表明，夹层不再作为术后发生截瘫或轻瘫风险因素。这是一个初步的推断，对患主动脉夹层的患者，应积极地重新回植肋间动脉。这种努力重新回植肋间动脉也很可能减少延迟性截瘫的风险。

推测低温的神经保护作用是降低组织代谢和普遍减少细胞能量需要的过程。然而，其机制可能是多因素组成，并包括膜的稳定性和兴奋性神经递质释放的减少。术中宜采用适度的降低体温（31～33℃）。Frank 等人报道一种技术，在阻断导致的缺血期间，用部分旁路转流和适度的降低体温来保护器官。适度降低体温较深低温的优点包括稳定内在的心脏节律，不需要完全的心肺旁路转流。他们报道一组 18 例患者，采用适度降低体温（30℃）和部分旁路转流（主动脉－股动脉或心房－股动脉），行胸和胸腹主动脉瘤切除和置换术。无患者发生截瘫或严重的肾衰。有 2 例死亡（11%）。对 TAAA 修复术，大多数作者特意避免深低温和停循环技术，主要原因是凝血障碍、肺功能不全和大量的液体移位的危险。

Crawford 等人报道，临床使用心肺旁路转流，用深低温停循环，经后外侧入路为 25 例患者治疗胸主动脉瘤，有 21 例早期存活者，并且脑保护完全满意。对于消除截瘫，这一技术不完全有效，在缺血脊髓损伤风险方面，18 例患者中有 2 例（11%）发生神经功能不全。这可以解释为在缺血期间虽然有良好的脊髓保护，但牺牲重要的肋间动脉会造成脊髓损伤。

Kouchoukos 等人报道对远侧主动脉弓部、降主动脉和胸腹主动脉手术，附加使用深低温心肺旁路转流，并用停循环。他们评估了 161 例患者。其中 30 天死亡率为 6.2%，90 天死亡率为 11.8%。在 156 例术后生存者中，有 4 例发生截瘫，1 例轻瘫。需要肾脏透析者 4 例（2.5%）。他们认为深低温旁路转流可提供安全和真实的保护，抵御截瘫和肾脏、心脏、内脏器官系统衰竭。

据文献报道，有两种脊髓局部的深低温：直接安置冷灌注到硬膜外或鞘内的间隙和血管内的冷灌注进入隔离的胸主动脉节段，其目的是冷灌注液将通过肋间血管输送到脊髓。硬膜外冷却对脊髓局部深低温，在狗的模型上可有效预防主动脉横行钳夹阻断后的截瘫。

Davidson 等人报道硬膜外冷却的临床试验，8 例患者因动脉瘤施行胸腹主动脉置换手术。这一技术满意地达到局部的脊髓深低温和足够的保护。冷灌注到隔离的主动脉段已经用于动物模型，并证实脊髓温度能被迅速而有效地降低。

对 Crawford Ⅰ 型或 Ⅱ 型患者，可采用 CSF（脑脊液）引流管。通过第 2 或第 3 腰椎间隙放置 18 号规格的椎管内导管。导管允许抽吸脑脊液并在术中监测压力，并于术后持续 2~3 天。脑脊液从导管引出。使用一个封闭的采集系统，在主动脉阻断期间，当需要时，补充脑脊液，保持脑脊液压力等于/或低于 10mmHg。

综上所述，牺牲那些对脊髓直接供血的肋间动脉或腰动脉，是发生术后截瘫的一个重要因素。在全部或部分解剖修复中，通过这些动脉维持血流，潜在的保持脊髓缺血期在通常安全的 30 分钟以内。这一观点得到文献报道的荟萃分析支持，Oppell 回顾 1 742 例治疗外伤性主动脉破裂的患者，时间跨越 25 年。单用主动脉横行钳夹阻断引起截瘫的发生率为 19.2%，而转流则截瘫发生率降至 11.1%。主动增加远侧主动脉的灌注，例如左房－股动脉旁路转流或股－股动脉旁路转流，新近的术后截瘫最低的发生率为 2.3%（P<0.000 01）。假如主动脉横行阻断持续时间超过 30 分钟，而且远侧灌注没有增加，积累的截瘫风险增加（P<0.000 01）。在降主动脉和胸腹主动脉瘤置换术中，采用左心旁路转流对远侧灌注，Borst 等发现，在主动脉隔断时，这一技术有效地疏导近侧循环，并对远侧重要脏器维持适当的灌注，可减少早期死亡率和肾衰。此外，由于结合远侧灌注和主动将远侧肋间动脉重新回植，脊髓损害的风险减小。对继发于缺血的损伤性并发症，如截瘫和其他脏器衰竭，值得进一步研究。一些措施的联合应用，包括远侧主动脉灌注、主动将肋间动脉重新回植、深低温、避免高血糖和 CSF 引流，已经相当大地减少了这些损伤性并发症。

在主动脉横行阻断期间，肌肉运动诱发电位（MEP）监测特定的反映肌肉运动和肌肉运动追踪血流供应的电位。MEP 用于刺激皮层运动区或运动神经元，通常从外周肌肉记录。在 1997 年，Haan 等描述了这一技术，经头盖刺激皮层运动区，并记录下肢肌肉的电位，探测术中脊髓缺血。经头盖刺激目前已经美国食品和药物管理署核准，这一方法需要特殊的麻醉技术，因为完全的神经肌肉阻滞与肌肉的 MEP 监测相互矛盾。另外，这一技术一般与左心房－股动脉旁路转流结合使用。Jacobs 等发表极好的一组病例报道，184 例患者经 TAAA 修复，他们的记录包括左心旁路转流、脑脊液引流和 MEPs 监测。他们发现，对脊髓缺血的评价和危及脊髓灌注的部分动脉的鉴别，MEP 是一敏感的技术。他们能够将神经系统功能缺损的发生率减少到 3% 以下。

七、术后处理

由于胸腹主动脉瘤的手术范围广、时间长、创面大、渗血多等原因，术后患者必须送入 ICU 严密监护，术后处理要点如下：

（1）刺激和维持肾脏功能，以小剂量的多巴胺滴注，2 ~ 3mg/（kg·min）开始，并持续 24 ~ 48 小时。

（2）控制血压在 100 ~ 110mmHg 之间，以避免血压反跳，导致吻合口脆弱组织撕裂出血。常用硝普钠，以微量泵控制剂量，能达到满意效果。

（3）输血补液纠正失血，并保持水电解质平衡。记录胸腔引流液及尿量，及时输血补液。如果中心静脉压高而尿量少，应给呋塞米等利尿药物，促进肾功能恢复。

（4）心脏监护：中老年患者居多数，病因以动脉硬化为主，因此患者可能伴有不同程度的冠状动脉硬化。术后应加强心脏监护，尤其是心肌缺血及心律失常，并及时处理。

（5）呼吸道管理：术后常规应用呼吸机辅助呼吸，及时拍摄床旁 X 线胸片及作血气分析，保持气管插管及胸腔引流通畅。患者通常过夜后脱呼吸机，并在第 2 天早上拔管。

（6）应用抗生素：涤纶血管、垫片及缝线都是异物，容易引起感染。术后必须应用大剂量广谱抗生素 3 ~ 7 天，预防感染。吻合口感染后，常形成假性动脉瘤或破裂大出血死亡。

（7）注意脑和脊髓功能术后严密观察神志恢复情况，下肢活动、腱反射及皮肤感觉，明确有无脑缺氧及截瘫并发症，并采用相应的处理措施。

（8）引流管：在术后 36 ~ 48 小时，拔除所有的引流管。在术后第 2 天开始走动。

（李山峰）

参 考 文 献

［1］ 田素红，李燕，陈俊卯．Roy 适应模式在主动脉夹层患者焦虑护理中的应用［J］．实用医学杂志，2011，27（6）：1093 - 1094.

［2］ 杨涛，陈俊卯，陈建立，张国志．选择性门静脉系统置管溶栓治疗肠系膜上静脉血栓疗效观察［J］．中国综合临床，2012，28（3）：238 - 240.

［3］ 田素红，李燕，周士琦，孙秀红，陈俊卯．奥瑞姆自理模式对下肢动脉闭塞症支架植入术后患者生活质量的影响［J］．重庆医学，2014，43（5）：635 - 636.

［4］ 田素红，李燕，董丽宏，周士琦，陈俊卯．系统化出院指导对下肢动脉硬化闭塞症介入治疗患者出院后康复的影响［J］．中国煤炭工业医学杂志，2013，16

（9）：1493 – 1495.

［5］ 田素红，张卫红，孙秀红，陈俊卯. OREM 护理模式对下肢动脉闭塞症支架植入术后并发症的护理干预［J］. 中国病案，2013，14（8）：34 – 36.

［6］ 田素红，张卫红，董丽宏，陈俊卯，周士琦. OREM 自理模式对下肢动脉闭塞症支架植入术患者治疗配合度及焦虑状态的影响［J］. 广东医学，2014，35（5）：799 – 801.

第二十章

普外科护理

第一节　腹部损伤

腹部损伤（abdominal injury）在平时和战时都较多见，其发病率在平时约占各种损伤的0.4%~1.8%。战时发生率明显增高，占各种损伤的50%。近年来随着我国交通运输业的发展，事故增多，各种创伤有增加的趋势，其中腹部伤亦增多。根据腹壁有无伤口可分为开放性和闭合性两大类。其中，开放性损伤根据腹壁伤口是否穿破腹膜分为穿透伤（多伴内脏损伤）和非穿透伤（偶伴内脏损伤）。穿透伤又可分为致伤物既有入口又有出口的贯通伤和仅有入口的非贯通伤。闭合性损伤可能仅局限于腹壁，也可同时兼有内脏损伤。

开放性损伤的致伤物常为各种锐器，如刀刺、弹丸或弹片等，闭合性损伤的致伤因素常为钝性暴力，如撞击、挤压、冲击、拳打脚踢、坠落或突然减速等。无论开放性或闭合性损伤，都可导致腹部内脏损伤。开放性损伤中受损部位以肝、小肠、胃、结肠及大血管多见，闭合性损伤以脾、小肠、肝、肠系膜受损居多。

腹部损伤的严重程度很大程度上取决于暴力的强度、速度、着力部位和作用方向等外在因素，以及受损器官的解剖特点、原有病理情况和功能状态等内在因素的影响。

一、护理评估

1. 术前评估

（1）健康史：询问伤者或现场目击者及护送人员，了解受伤具体经过，包括受伤时间、地点、致伤因素，以及伤情、伤后病情变化、就诊前的急救措施等。

（2）身体状况：了解腹膜刺激征的程度和范围；有无伴随的恶心、呕吐；腹部有无移动性浊音，肝浊音界有否缩小或消失；肠蠕动有否减弱或消失，直肠指检有无阳性发现。了解生命体征及其他全身变化，通过全面细致的体格检查判断有无合并胸部、颅脑、四肢及其他部位损伤。了解辅助检查结果，评估手术耐受性。

（3）心理社会状况：了解患者的心理变化，以及了解患者和家属对损伤后的治疗和可能发生的并发症的认知程度和家庭经济承受能力。

2. 术后评估　了解手术的种类、术中患者情况，麻醉方式，手术后放置引流种类及位置，患者手术耐受程度，评估术后患者康复情况。

二、护理诊断及医护合作性问题

1. 体液不足　与损伤致腹腔内出血、渗出及呕吐致体液丢失过多有关。
2. 疼痛　与腹部损伤、出血刺激腹膜及手术切口有关。
3. 有感染的危险　与脾切除术后免疫力降低有关。
4. 焦虑/恐惧　与意外创伤的刺激、出血及内脏脱出等视觉刺激等有关。
5. 潜在并发症　腹腔感染、腹腔脓肿。

三、护理目标

（1）患者体液平衡能得到维持。
（2）疼痛缓解。
（3）体温得以控制，未出现继发感染的症状。
（4）焦虑/恐惧程度缓解或减轻。
（5）护士能及时发现并发症的发生并积极配合处理。

四、护理措施

1. 现场急救　腹部损伤常合并多发性损伤，急救时应分清轻重缓急。首先检查呼吸情况，保持呼吸道通畅；包扎伤口，控制外出血，将伤肢妥善外固定；有休克表现者应尽快建立静脉通路，快速输液。开放性腹部损伤者，妥善处理，伴有肠管脱出者，可覆盖保护，勿予强行回纳。

2. 非手术治疗患者的护理

（1）一般护理：①患者绝对卧床休息，给予吸氧，床上使用便盆；若病情稳定，可取半卧位。②患者禁食，防止加重腹腔污染。怀疑空腔器官破裂或腹胀明显者应进行胃肠减压。禁食期间全量补液，必要时输血，积极补充血容量，防止水、电解质及酸碱平衡失调。待肠蠕动功能恢复后，可开始进流质饮食。

（2）严密观察病情：每15~30min监测脉搏、呼吸、血压一次。观察腹部体征的变化，尤其注意腹膜刺激征的程度和范围，肝浊音界范围，移动性浊音的变化等。有下列情况之一者，考虑有腹内器官损伤：①受伤后短时间内即出现明显的失血性休克表现。②腹部持续性剧痛且进行性加重伴恶心、呕吐者。③腹部压痛、反跳痛、肌紧张明显且有加重的趋势者。④肝浊音界缩小或消失，有气腹表现者。⑤腹部出现移动性浊音者。⑥有便血、呕血或尿血者。⑦直肠指检盆腔触痛明显、波动感阳性，或指套染血者。

观察期间需特别注意：①尽量减少搬动，以免加重伤情。②诊断不明者不予注射止痛剂，以免掩盖伤情。③怀疑结肠破裂者严禁灌肠。

（3）用药护理：遵医嘱应用广谱抗生素防治腹腔感染，注射破伤风抗毒素。必要时，进行肠外营养支持。

（4）术前准备：除常规准备外，还应包括交叉配血试验，有实质性器官损伤时，配血量要充足；留置胃管；补充血容量，血容量严重不足的患者，在严密监测中心静脉压的前提下，可在15min内输入液体1 000~2 000ml。

（5）心理护理：主动关心患者，提供人性化服务。向患者解释腹部损伤后可能出现的并发症、相关的治疗和护理知识，缓解其焦虑和恐惧，稳定情绪，积极配合各项治疗和护理。

3. 手术治疗患者的护理 根据手术种类做好术后患者的护理，包括监测生命体征、观察病情变化、禁食、胃肠减压、口腔护理。遵医嘱静脉补液、应用抗生素和进行营养支持，保持腹腔引流的通畅，积极防治并发症。

五、健康教育

（1）加强安全教育：宣传劳动保护、安全行车、遵守交通规则的知识，避免意外损伤的发生。

（2）普及急救知识：在意外事故现场，能进行简单的急救或自救。

（3）出院指导：适当休息，加强锻炼，增加营养，促进康复。若有腹痛、腹胀、肛门停止排气排便等不适，应及时到医院就医。

六、护理评价

（1）患者体液平衡能否得以维持，生命体征是否稳定，有无水电解质紊乱征象。

（2）腹痛有无缓解或减轻。

（3）体温是否正常，有无感染发生。

（4）焦虑/恐惧程度是否得到缓解或减轻，情绪是否稳定，能否配合各项治疗和护理。

（5）有无腹腔感染或脓肿发生，有无得到及时发现和处理。

（孙爱梅）

第二节 食管癌

一、概述

食管癌是较常见的一种恶性肿瘤，是我国"三大恶性肿瘤"之一。食管癌的患病率有明显的地区性差异。全球范围内，食管癌的高发区分布于中亚一带、非洲、法国北部和中南美。我国是世界上食管癌高发区之一。在我国，以太行山地区、秦岭地区、闽粤交界地区以及湖北、山东、江苏、陕西、甘肃和内蒙古、新疆等省、自治区的部分地区集中高发。食管癌的发病年龄以高年龄组为主。35 岁以前的较少发生，35 岁以后随年龄增高而增高，80% 的患者发病在 50 岁以后。我国食管癌发病率和死亡率通常男性高于女性。男女之比约为 1.3 ~ 3 ∶ 1，但高发区男女比例接近。食管癌发生还存在一定的种族差异，我国新疆地区哈萨克居民的食管癌发病率最高，其次是蒙古族、维吾尔族和汉族。我国也是食管癌高死亡率的国家之一，年平均死亡率为 1.3 ~ 90.9/10 万，世界人口标化死亡率为 2.7 ~ 110.6/10 万。

二、病因及发病机制

食管癌的病因目前尚不清楚，但可能与下列因素有关。

（一）亚硝胺

亚硝胺化合物是一种很强的致癌物，动物实验已证实亚硝胺可诱发食管癌。亚硝胺主要从饮水中进入体内，食管癌高发区居民多饮用亚硝胺污染严重的池塘水。实验证实，高发区居民饮用水经浓缩后有明显的致畸变、突变作用，可诱发食管癌。

（二）霉菌

目前已发现 10 余种霉菌毒素能诱发动物不同器官的肿瘤。科学研究已发现，用发霉玉米面作饲料喂养大鼠，经过 445~649 天，5 只大鼠中 3 只发生了食管癌，其余两只大鼠有食管上皮增生。流行病学调查发现，食管癌高发区粮食霉菌污染率高于食管癌低发区粮食霉菌污染率。发霉食物在食管癌发生上除产生霉菌毒素作用外，还可协同食物中的硝酸盐还原成亚硝酸盐，后经胃酸的作用，形成具有致癌作用的亚硝胺。

（三）饮食

食管癌多发生在经济状况较差、较贫困的人群中。一般认为，摄入动物蛋白、维生素 C、维生素 B_2 和新鲜蔬菜较少是世界上食管癌高发区的主要特点，也是促进食管癌发生的因素。我国对食管癌高发区居民的膳食营养状况调查发现，高发区居民膳食比较简单，常以玉米、小米、红薯等为主粮，而很少吃新鲜蔬菜、水果和动物类食物。我国食管癌高发区患者维生素 B_2、维生素 A 缺乏是较普遍的。实验证明，维生素 C 在体内或体外能阻断胺类的亚硝基化，并能抑制甲基苄基硝胺对食管的致癌作用。体内维生素 C 的缺乏对食管癌的发生有一定促进作用。热食、粗食、快食均可引起食管黏膜机械性及物理性的刺激和损伤，为致癌物质的进入创造条件。

（四）微量元素

一些微量元素缺乏如铁、锌、铜等缺乏会引起食管上皮增生，实验已证明缺乏锌能促进对小鼠食管癌的诱发。食管癌患者的头发、血清和癌组织中的锌含量常较低。文献报道，高发区人群中血清钼、头发中的钼、尿液中的钼及食管癌组织中的钼均低于正常水平，而钼对癌的抑制作用已经被证实。食管癌的发生与硒的缺乏也有一定的关系。

（五）吸烟

许多流行病学调查发现，食管癌高发区居民吸烟相当普遍，食管癌患者大部分有吸烟史，而一些地区的居民不吸烟，食管癌的发生则很少，故认为，食管癌的发生与吸烟有明显的关系。吸烟能增加食管癌的发生，并随着吸烟量的增加，吸烟时间的延长，发生食管癌的危险性也增加。

（六）饮酒

调查发现，许多食管癌患者有大量饮酒史。我国山东、河北、山西、天津等地调查发现，食管癌患者有饮酒习惯者占 40% 左右。

（七）遗传因素

人群的易感性与遗传和环境条件有关。我国食管癌高发区普查发现该病有明显的家族倾向，60% 以上的食管癌患者有家族史。

（八）人乳头状瘤病毒

研究发现食管上皮增生与乳头状瘤病毒感染有关，食管上皮增生则与食管癌有一定的关系，但两者确切的关系尚待进一步的研究证实。

三、病理

食管癌大多数为鳞癌，少部分为腺癌和未分化癌。病理上可分为：①原位癌；②黏膜内癌或最早期浸润癌；③黏膜下癌或早期浸润癌；④中晚期食管癌。

早期食管癌病灶很小，局限于食管黏膜内（原位癌）。黏膜红肿、隆起、凹陷或糜烂，也可形成颗粒样斑块。按病理形态特征可分为：①隐匿型；②糜烂型；③斑块型；④乳头型或隆起型。

中晚期食管癌按病理形态特征分为四型：①髓质型：食管呈管状肥厚，癌肿浸润食管壁各层及全周，恶性程度高，切面灰白色如脑髓；②蕈伞型：癌肿向腔内生长，边缘明显，突出如蘑菇；③溃疡型：癌肿形成凹陷的溃疡，深入肌层，阻塞程度较轻；④缩窄型：癌肿环行生长，造成管腔狭窄，常较早出现阻塞。

食管癌在黏膜下向食管全周及上、下扩散，也向肌层浸润，并侵入邻近组织。癌的转移主要通过淋巴途径，血行转移发生较晚。

根据食管癌的临床症状、X 线表现、手术所见和术后病理检查结果，1976 年全国食管癌工作会议上制定了食管癌的临床分期（表 20 - 1）。

表 20 - 1　食管癌临床病理分期

分期	病变长度（cm）	病变范围内	转移
Ⅰ期	<3	侵及黏膜下层（早期浸润）	无
中期Ⅱ期	3~5	侵犯部分肌层	无
Ⅲ期	>5	侵透肌层或有外侵	区域淋巴结转移
晚期Ⅳ期	>5	明显外侵	远处淋巴结转移或有器官转移

四、护理评估

（一）健康史

评估患者的居住地区，是否为食管癌高发区；家族中有无食管癌发病；询问患者的饮食习惯及特点，有无快食、热食、粗食等特殊喜好；是否有吸烟、饮酒的习惯；了解有无慢性疾病，如糖尿病、冠心病、高血压和肝、肾疾病等，并要询问患者是否曾经接受过手术治疗。

（二）身体评估

1. 早期食管癌的临床表现　早期食管癌患者绝大多数都具有不同程度的自觉症状，而且一个患者可以出现一种或几种症状，常是间歇出现，反复发作，并可受饮食、情绪等多种因素的影响，这些症状可持续数月，甚至 2~3 年或更长的时间，且一般健康状况不受影响。

（1）吞咽食物梗噎感：早期病例中，该症状最常见，患者多由于大口进食干硬食物或其他不易咀嚼的食物而引起。一般第一次出现梗噎后，不经治疗，症状自行消失，隔数日或数月后再次出现，并逐渐加重。因该症状常与患者情绪波动有关，患者常把该症状的发生与生气联系在一起而忽略病情。

（2）胸骨后疼痛：早期患者此种症状也较多，患者常主诉咽下食物时胸骨后有轻微疼痛，并能指出疼痛的部位。疼痛的性质为烧灼样、针刺样或牵拉摩擦样疼痛。疼痛的程度与食物的性质有关，粗糙、热或有刺激性的食物疼痛较重，而流质、温食则疼痛较轻，一般吞咽时疼痛，而食后减轻或消失。

（3）食管内异物感：患者经常感觉有类似米粒或食物碎片附着于食管壁，吞咽不下，但不感疼痛，常与进食无关，即使不做吞咽动作也有异物感。

（4）进食时食物咽下有停滞感：食物咽下时，自觉下行缓慢或有停留的感觉，该症状只在吞咽时出现，食后消失，与食物的性质无关。

（5）咽喉部干燥与紧缩感：部分患者主诉咽喉部干燥发紧，吞咽食物不利，在吞咽粗糙食物时尤为明显，该症状也常与患者的情绪波动有关。

2. 中、晚期食管癌的临床表现

（1）吞咽困难：进行性吞咽困难是中、晚期食管癌最常见的典型症状，患者最初在大口吃干硬食物时感到梗噎，逐渐可发展到吃普通饮食也需要细嚼慢咽，或用汤、水送下，后来在进食面条、稀饭等半流质饮食时也发生困难，最后连流质饮食、水甚至唾液都无法咽下。

（2）呕吐：由于食管癌变引起病理性分泌物增多，食管狭窄引起食管完全或不完全梗阻，使分泌物、唾液及食物不能完全进入胃内，潴留在食管狭窄上部，刺激食管逆蠕动而发生呕吐，吐出物多为食物、黏液或反流的胃内食物，少数患者可呕出肿瘤的溃烂组织。

（3）疼痛：进食时疼痛最为明显，其性质为持续性钝痛，或向颈部或肩部放射，有时呈突发性疼痛。疼痛多因晚期癌组织外侵，引起食管周围炎、纵隔炎，甚至累及邻近器官、神经及椎旁组织或转移压迫胸腔所致。

（4）体重减轻：患者由于长期进食困难伴有呕吐及疼痛不适，营养状况差，出现不同程度的脱水、消瘦和体重下降。有的患者出现贫血貌、高度脱水、皮肤干燥、极度虚弱、无力等恶病质的表现。

（5）转移灶症状及体征：颈部肿块常发生在锁骨上窝，多为无痛性进行性增大，质地硬。声音嘶哑，当癌肿或转移灶侵及或压迫喉返神经时导致声带麻痹，轻者音调不正常，继之声音嘶哑，重者发音困难，甚至失音。压迫颈交感神经节，则产生颈交感神经综合征。压迫气管、支气管时引起气急和刺激性干咳。侵犯膈神经时，可引起持续性膈肌痉挛，甚至膈肌麻痹。侵犯迷走神经，可使心率加速。压迫上腔静脉，引起上腔静脉综合征。累及臂丛神经可引起上肢发酸，不能上举，由肩背部向手指放射性疼痛，局部感觉异常等。癌细胞侵及气管、支气管或肺组织，发生食管、气管或支气管瘘，引起呛咳、咯血或肺的化脓性炎症，有时出现严重呼吸困难。

（三）辅助检查

1. 食管吞钡 X 线检查　早期食管癌的 X 线表现有：局限性黏膜皱襞增粗和断裂；局限性血管壁僵硬；局限、小的充盈缺损；小龛影。晚期食管癌的 X 线表现一般为充盈缺损、管腔狭窄和梗阻。

2. 食管拉网细胞学检查　患者将双腔管带网气囊咽入胃内，然后给气囊充气，使之膨胀，再慢慢将气囊拉出，食管黏膜表面的细胞随网囊拖出，经过适当的染色，来辨别有无癌细胞，此方法早期病例阳性率可达 90%，是一种简便易行的诊断方法，主要用于食管癌高发区现场普查。

3. 内镜检查 对临床高度怀疑而又不能明确诊断的患者，应尽早作食管镜检查，可直接观察病变的部位、范围和形态，并可采取活体组织作病理学检查。

4. 其他检查 放射性核素检查有助于食管癌的早期的诊断；CT 检查可了解食管癌向腔外扩展的情况和有无纵隔、腹内或淋巴转移；超声内镜能准确判断食管癌的壁内浸润深度、异常肿大的淋巴结、肿瘤对周围器官的浸润情况，对肿瘤的分期、治疗方案选择及预后的判断有重要意义。

（四）心理社会评估

（1）评估患者对疾病的认识程度和反应，是否知道自己所患疾病，患者有哪些不良的心理反应，如焦虑、恐惧、愤怒、悲伤等。

（2）评估家庭成员的情况，他们与患者的关系，对患者的关心程度，能否给患者物质和精神上的支持。

（3）评估患者的工作、医疗付费和社会经济情况，能否承受手术和治疗的费用。

五、护理诊断及医护合作性问题

1. 营养失调：低于机体需要量 与食管癌所致的食物摄入不足，机体消耗大有关。
2. 吞咽障碍 与癌肿所致的梗阻有关。
3. 恐惧 与面对恶性疾病的威胁有关。
4. 知识缺乏 与缺乏食管癌治疗、护理和康复方面的知识有关。
5. 疼痛 与手术所致的组织损伤有关。
6. 清理呼吸道无效 与患者术后疼痛不敢咳痰及分泌物黏稠有关。
7. 潜在并发症 出血、肺不张、吻合口瘘、乳糜胸。

六、计划与实施

通过治疗和护理，患者能够正确面对疾病，积极配合治疗和护理，焦虑、恐惧程度减轻；患者能够得到足够的营养，以维持机体正常的代谢；患者能够说出食管癌治疗、护理以及康复方面的知识；术后患者恢复过程中，疼痛得到很好的控制，痰液能够及时排除，呼吸道通畅；护士及时发现并发症的发生。

（一）术前护理

1. 饮食护理 食管癌患者均存在不同程度的吞咽障碍而导致患者出现营养不良，水电解质紊乱，机体抵抗力下降，对手术的耐受力降低。因而，护士应很好地评估患者的吞咽障碍的程度以及营养状况，制定合理、可行的饮食计划，指导患者合理饮食。术前，患者应进食高热量、高蛋白质、富含维生素的半流质或流质饮食，如牛奶、蒸鸡蛋、藕粉、鱼汤、肉汤、菜汤、米汤等。进食过程中，护士应注意观察患者的反应。对于进食非常困难，营养状况差的患者，可进行静脉高营养，或空肠造瘘。

2. 心理护理 食管癌患者术前因进食困难进行性加重，身体日渐消瘦而感到焦急，有些不知道诊断结果的患者会存在猜疑，而已经知道食管癌诊断的患者则会有焦虑、恐惧、愤怒、悲伤等不良情绪，这些心理上的不良反应会使机体免疫力下降，影响疾病的治疗与康复。随着手术的临近，患者会表现出紧张、恐惧，对手术的治疗效果，手术与麻醉是否顺利，术后有无并发症，今后的生活质量均存在疑虑。不同的患者往往存在着不同的表现，有些患者会直接表达出自己的想法，而有些患者则竭力掩饰内心的紧张、恐惧、焦虑等，表现出情绪低落、失眠和食欲下降等。护士应仔细观察患者的反应，并加强和患者及家属间的沟通，及时了解患者和家属对疾病及其治疗的认知和态度，及时了解他们的心理反应，进行耐心的心理疏导，并鼓励家属给予患者以心理支持。对于患者及家属有疑虑的问题给予耐心、详细解答，如术前准备、手术的大致过程、术后的注意事项、手术室及麻醉恢复室的情况等。另外，护士还应为患者提供安静舒适的环境，以保证患者的休息。同时，高质量的护理操作，护理过程中良好的态度对患者的心理调适均起着积极的作用。

3. 术前宣教　护士应评估患者对疾病及其治疗方面知识了解的程度，及时进行讲解和指导，以解除患者顾虑，积极配合治疗和护理。

（1）护士根据患者的具体情况，包括患者对病情的知晓程度、学习的需求和能力，给患者讲解食管癌的治疗方法。

1）手术治疗：手术是食管癌的首选方法。

手术的适应证：①早期食管癌；②中期Ⅱ，中下段食管癌，病变在5cm内，上段在3cm内，全身情况好；③中期Ⅲ，病变在5cm以上，无明显远处转移，全身条件允许，可采用术前放射和术后综合疗法；④放射治疗后复发，病变范围尚不大，无远处转移，全身情况良好者。

手术禁忌证：①临床及X线造影示食管癌病变广泛转移或累及邻近器官，如气管、肺、纵隔等；②已有锁骨上淋巴结等远处转移；③有严重心、肺、肝、肾功能不全；④严重恶病质。

手术的方法根据病变大小、部位、病理分型及患者的全身情况而定，原则上应切除食管的大部分。中、晚期食管癌浸润至黏膜下，食管切除范围应在距肿瘤5～8cm，可以胃、结肠或空肠做食管重建术。对于晚期不能切除肿瘤的病例，进食困难者，可作姑息性减症手术，如食管腔内置管术、胃造瘘术、食管胃转流术或食管结肠转流吻合术，以解决患者进食问题，改善一般状况。

我国食管癌手术效果较好，手术切除率为56.3%～0.92%，5年生存率为18.1%～40.8%，早期食管癌5年生存率为90%。

2）放射疗法：①与手术疗法综合应用：术前照射缩小癌肿及转移的淋巴结，癌肿周围小血管和淋巴管缩小，提高切除率，减少术中癌的播散。对术中切除不完全的病变，术后2～4周再作放射治疗；②单纯放射疗法：用于不能手术，无极度吞咽困难，一般情况尚好的患者；③上段食管癌患者多采用放射治疗作为首选。

3）化学药物治疗：一般用于食管癌切除术后，为提高疗效，以顺铂配平阳霉素、氟尿嘧啶、甲氨蝶呤、长春地辛或丝裂霉素等二联或四联等组合。

4）内镜介入治疗：①早期食管癌：对于高龄或因其他疾病不能进行外科手术的患者，内镜治疗是一种有效的手段，可行内镜下黏膜切除术或内镜下消融术；②进展期食管癌：可行单纯扩张、食管内支架放置术或内镜下实施癌肿消融术。

（2）向患者介绍手术室、麻醉恢复室的概况及麻醉的方式。食管癌患者手术需进行全麻，术后患者将在麻醉恢复室，待麻醉清醒后，再返回病房或监护室。

（3）告诉患者返回病房后，会带有胃管、胸管和鼻导管，并带有胸带。

4. 术前准备

（1）呼吸道的准备：许多食管癌患者为老年男性患者，有多年吸烟史，多伴有慢性支气管炎、肺气肿且肺功能较差。另外，术后常因伤口疼痛、虚弱无力不愿做深呼吸、咳嗽排痰，而且术后患者长时间卧床，容易导致呼吸道分泌物潴留、肺部感染和呼吸功能不全。因此术前应教育患者戒烟，加强排痰，必要时使用抗生素控制呼吸道炎症。术前要教会患者进行腹式深呼吸和有效咳嗽、排痰，以达到预防术后肺部感染，促进肺的扩张。

（2）口腔卫生：口腔细菌可随食物或唾液进入食管，在梗阻和狭窄部位停留繁殖，增加局部感染的机会，影响术后吻合口的愈合。术前应保持口腔的清洁卫生，每天早晚、进食后、呕吐后均应漱口，刷牙 2 ~ 3 次，以减少随唾液咽下的细菌量。有口腔疾病的患者应积极治疗。

（3）食管准备：食管癌常引起食管梗阻和近端食管炎症、水肿，影响术后吻合口的愈合。对于梗阻不重者，告诉患者每晚饮温开水 2 杯，以达到食管冲洗的目的。梗阻严重者，术前 1 周常规应用庆大霉素、甲硝唑分次口服。对于进食后滞留或进食后反流的患者，术前 1 日晚给予甲硝唑 100mg、庆大霉素 16 万 U 加生理盐水 100ml 经鼻胃管冲洗食管和胃，以减轻局部充血水肿、减少术中污染，防止吻合口瘘。

（4）肠道准备：需行结肠代食管手术的患者，术前 3 天进少渣饮食，并服庆大霉素、甲硝唑等药物，术前晚行清洁灌肠或全肠道灌洗后禁食。

（二）术后护理

患者术后安返病房后，护士应对患者的情况进行仔细评估，评估的内容应包括患者的意识状况，生命体征是否平稳，伤口有无渗血，各种引流管道是否通畅；患者接受了何种手术方式、术中出血、输血及补液情况如何；患者术后心理状况如何，有无焦虑、恐惧、紧张等不良情绪，自我感觉如何，能否配合术后的各项医疗护理措施。

1. 呼吸道护理　术后护士应密切观察患者呼吸的情况，有无呼吸困难，缺氧等征兆，定时听诊双肺呼吸音，有无干、湿啰音。术后第 1 天，每 1 ~ 2 小时鼓励患者进行深呼吸、吹气球或吸深呼吸训练器，以促进肺的膨胀。对于痰多、痰液黏稠、咳痰无力的患者，可协助患者拍背，进行雾化吸入。若患者出现呼吸浅快、发绀、呼吸音减弱等痰液阻塞现象，应立即吸痰。必要时，可行纤维支气管镜吸痰或气管切开吸痰。

2. 引流管的护理

（1）胸腔闭式引流管的护理：胸腔闭式引流管的放置，有利于胸腔内积液和气体的及时排出，从而防止胸腔内积液、积气对肺和心脏的压迫，影响循环功能，同时有利于保持胸腔内负压，促进肺的复张。胸腔闭式引流管勿扭曲、折叠、受压，以保持胸腔引流管的通畅。护士应定时挤压引流管，并注意观察引流管内水柱的波动情况。正常情况下，水柱随呼吸运动而上下波动。若水柱无波动，说明引流管不通畅，可能是因引流管被血块堵塞，或引流管扭曲、折叠、受压，可适当调整引流管的位置，用手挤压引流管等。若水柱波动范围过大，提示胸腔内有较大空腔存在，这是肺不张和肺扩张不全的信号，应加强呼吸道的护理，应多鼓励患者多做深呼吸、咳嗽、排痰。患者取半卧位，利于肺膨胀，利于引流。护士应密切观察引流液的量、颜色和性状，以了解胸腔内有无出血、感染等情况。若术后引流量在每小时 100ml 以上、呈鲜红色且有较多血凝块，患者出现烦躁不安、血压下降、脉搏加快、尿量减少等血容量不足的表现，应考虑为活动性出血，应立即通知医师，及时采取措施。若引流量多，由清亮转为浑浊，则提示出现乳糜胸，应立即明确诊断，及时采取措施。术后 2 ~

3 天后，引流液的颜色逐渐变浅，量减少至少于 50ml/24h，术侧肺呼吸良好，X 线示肺扩张良好者，可拔除引流管。拔管后护士应注意伤口有无渗出，患者有无胸闷、气促的表现，如有异常，及时报告医师，经 X 线证实后，可行胸穿排液。

（2）胃管的护理：术后患者进行持续胃肠减压，应注意保持胃管的通畅，并妥善固定，防止脱出。胃管脱出后不应盲目再插入，以免造成吻合口瘘。严密观察引流液的量、颜色、性状和气味并准确记录。术中吻合时，在吻合处可有少量渗出性出血，因而术后 6～12 小时可从胃管内吸出少量血性或咖啡样液体，以后颜色会逐渐变浅，转为正常胃液。术后第一个 24 小时引流液约 100～200ml，术后第 2 个 24 小时约 300ml 左右。若引流出大量鲜血或血性液，患者出现烦躁不安、血压下降、脉搏加快、尿量减少等，可能发生吻合口出血，应立即通知医师及时配合处理。胃管不通畅时，可用少量生理盐水冲洗，压力不宜过高，并及时回抽，避免吻合口张力增加，并发吻合口瘘。

3. 饮食护理　食管癌患者术后 1～3 天吻合口处充血水肿，胃肠蠕动尚未完全恢复，需禁食并进行胃肠减压，通过静脉给予葡萄糖、氨基酸、脂肪乳、维生素和矿物质等维持营养需求。术后 3～4 天，胃肠蠕动恢复，肛门排气后，可拔除胃管。停止胃肠减压 24 小时后，可少量饮水，若患者无呼吸困难、胸内剧痛、患侧呼吸音减弱、叩诊浊音及高热等吻合口瘘的症状，可开始进食。患者取半卧位，以防止进食后呕吐。一般在术后 5～6 天开始进流食，包括水、果汁、牛奶、菜汤等，每次 100～200ml，分多次进食，总量在 1 500ml 左右，并逐渐加入肉汤、鱼汤。进食期间，护士应严密观察有无吻合口瘘的症状，一旦出现，应立即停止进食，及时通知医师采取措施。术后 7 天可不限量进流食，并逐渐加入半流质饮食，如麦片糊、米粥、烂面、蛋花等。术后 2 周左右，可逐渐过渡至软食，如软饭、鱼、嫩猪肉、蔬菜等。术后患者饮食的供给要根据病情，不要强求一致。约术后 1 个月，患者无不适可进食普食，但应注意细嚼慢咽。食管吻合术后，因胃已拉入胸腔，压迫肺脏，患者可能有胸闷或进食后呼吸困难，护士应指导患者少食多餐，进食量不宜过多，进食速度不宜过快，避免生、冷、硬的食物，特别要注意勿将鱼刺、碎骨头食入。另外，在吃药时也应特别注意大而硬的药片最好研碎再吃。患者进食后应散步 15～20 分钟，以减少胃食管反流。因进食量过多、过快或吻合口水肿所致严重呕吐时，应禁食并给予静脉营养，待水肿消退后再进食。术后 3～4 周如再次出现吞咽困难，应考虑吻合口狭窄，可行食管扩张术。

4. 结肠代食管患者护理　术后护士要严密观察结肠的血运情况，保持置入结肠袢内的减压管的通畅，如出现全身中毒症状，从减压管内吸出大量血性液或呕吐出大量咖啡样液时，应怀疑吻合结肠袢坏死，应立即报告医师进行抢救。如患者出现急性腹膜炎征象，应考虑有无吻合口瘘并及时通知医师。结肠代食管患者因结肠液逆蠕动进入口腔，患者常嗅到粪便气味，护士应向患者解释原因，并告知一般经半年后，此症状会逐步缓解，同时指导患者做好口腔卫生。

5. 吻合口瘘的护理　吻合口瘘是食管手术后最严重的并发症，死亡率高达 50%。吻合口瘘多因缝合技术不佳，吻合口张力太大，吻合不严密，血运被破坏以及患者发生感染、营养不良、贫血、低蛋白血症有关。吻合口瘘的临床表现有呼吸困难、胸腔积液、全身中毒症状，包括黄疸、高热、休克、白细胞增多，甚至菌血症。吻合口瘘多发生在术后 5～10 天，护士应密切观察，一旦发现异常，应立即让患者禁食，及时通知医师并配合处理。吻合口瘘处理的原则是禁食，行胸腔闭式引流，加强抗感染治疗及静脉营养支持，严密观察患者生命体征，出现休克症状时应积极抗休克治疗。吻合口愈合之前应严格禁食，一般吻合口愈合时间为 6 周，护士应向患者解释清楚，并取得患者的理解和配合。因吻合口瘘需再次手术时，护士应积极配合，完善术前准备。

6. 乳糜胸的护理 是食管癌术后较严重的并发症，多因损伤胸导管所致。多发生在术后 2～10 日，护士应严密观察病情，注意患者有无胸闷、气急、心悸、血压下降，观察胸腔闭式引流的量和性状。术后早期因患者进食，乳糜液含脂肪量很少，为淡血性或淡黄色液体，量较多；进食后乳糜液漏出量增加，大量积聚在胸腔内，可压迫肺及纵隔偏向健侧。若乳糜胸未得到及时治疗可造成患者全身消耗、衰竭而死亡，应积极预防和及时处理。诊断成立后应及时吸引胸腔内乳糜液，使肺膨胀，给予肠外营养支持治疗。

7. 放、化疗患者的护理 食管癌患者常常要接受综合的治疗方案，护士应向患者解释治疗的目的，讲清放、化疗过程中可能出现的不良反应，如疲乏、食欲不振、恶心、呕吐、白细胞减少、机体抵抗力下降。为患者提供饮食指导，保证安静、清洁的环境，以保证患者充分的休息，合理的营养，减少感染机会。为放疗患者提供皮肤护理的具体方法，如放射部位勿用手抓挠，勿在放射部位随便涂抹霜、膏等，内衣应柔软，不要将放疗标记擦掉，若不清晰，及时让医师描记清楚。

七、预期结果与评价

（1）患者自述焦虑、恐惧程度减轻，能够正确面对疾病，积极配合治疗和护理。

（2）患者能够得到足够的营养，维持机体正常的代谢。

（3）患者能够说出食管癌治疗、护理以及康复方面的知识。

（4）术后患者恢复过程中，疼痛得到很好的控制。

（5）患者能够及时排除痰液，呼吸道通畅，无肺部并发症的发生。

（6）护士能够及时发现并发症的发生，如出血、肺不张、吻合口瘘。

（孙爱梅）

第三节 胃癌

胃癌（carcinoma of stomach）在我国各种恶性肿瘤中居首位。年平均死亡率为 25.53/10 万，好发年龄在 50 岁以上，男女发病率之比为 2:1。

一、护理诊断及医护合作性问题

1. 恐惧/焦虑 与环境改变、担心手术及胃癌预后有关。

2. 疼痛 与癌症及手术创伤有关。

3. 营养失调：低于机体需要量 与摄入不足及消耗增加有关。

4. 潜在并发症 出血、感染、吻合口破裂或瘘、术后梗阻、倾倒综合征等。

二、护理措施

（一）术前护理

（1）一般护理：患者应少量多餐，进食高蛋白、高热量、富含维生素、易消化的食物。

对于营养状态差的患者，术前应予以纠正，必要时静脉补充血浆或全血，以提高手术的耐受力。术前一日进流质饮食。

（2）协助患者做好术前各种检查及手术前常规准备。

（3）心理护理：根据患者情况做好安慰工作，真实而巧妙地回答患者提出的问题。解释相关的疾病和手术的知识。

（二）术后护理

1. 一般护理

（1）体位与活动：患者全麻清醒后，血压平稳后取低半卧位。患者卧床期间，协助患者翻身。在病情允许，鼓励患者早期活动。

（2）禁食与营养：术后暂禁食，禁食期间，遵医嘱静脉补充液体，维持水、电解质平衡并提高必要营养素；准确记录 24h 出入水量，以便保证合理补液；若患者营养状况差或贫血，应补充血浆或全血。拔除胃管后由试验饮水或米汤，逐渐过渡到半量流质饮食、全量流质饮食、半流质饮食、软食至正常饮食。

2. 病情观察　监测生命体征，每 30min 1 次，病情平稳后延长间隔时间。

3. 胃管与引流管的护理　保持管道通畅，妥善固定胃肠减压管和引流管，防止脱出；观察并记录胃管和引流管引流液体的颜色、性质和量。

4. 疼痛护理　根据患者疼痛情况，适当应用止痛药物。

5. 并发症的观察和护理　胃手术后主要并发症包括：①出血。②胃排空障碍。③吻合口破裂或瘘。④十二指肠残端破裂。⑤术后梗阻。

三、健康教育

（1）向患者及家属讲解有关疾病康复知识，学会自我调节情绪，保持乐观态度，坚持综合治疗。

（2）指导患者饮食应定时定量，少量多餐，营养丰富，逐步过渡为正常饮食。少食腌、熏制食品，避免进食过冷、过硬、过烫、过辣及油煎炸的食物。

（3）告知患者注意休息、避免过劳，同时劝告患者放弃喝酒、吸烟等对身体有危害性的不良习惯。

（4）告知患者及家属有关手术后期可能出现的并发症的表现和预防措施。

（5）向患者及（或）家属讲解化疗的必要性和不良反应。

（6）定期门诊随访，若有不适及时就诊。

（孙爱梅）

第四节　肠梗阻

一、概述

任何原因造成的肠腔内容物正常运行或通过发生障碍，即称为肠梗阻。它是外科常见的急腹症，它不仅引起肠壁形态和功能改变，更重要的是引起全身性生理紊乱。随着对肠梗阻病理生理的深入了解和各种诊疗措施的应用，对本病的诊治有很大进展。死亡率也从 20 世纪初的高于50%降到目前低于10%，但重症肠梗阻死亡率仍很高。

二、病因

根据肠梗阻发生的基本原因，可将病因分为三类：

（一）机械性肠梗阻

临床上最常见，主要是各种原因引起肠腔变窄，肠内容物通过障碍。

1. 肠腔堵塞　粪便、胆石、异物、寄生虫等。
2. 肠管受压　粘连压迫、肠管扭转、嵌顿疝或受肿瘤压迫。
3. 肠壁病变　先天性肠道闭锁、狭窄、炎症和肿瘤等引起。

（二）动力性肠梗阻

无器质性肠腔狭窄，主要由于神经反射或毒素刺激引起肠壁肌层功能紊乱，肠蠕动丧失或肠管痉挛，以致肠内容物停止运行。

1. 麻痹性肠梗阻　常由于腹膜炎，腹部大手术等引起。
2. 痉挛性肠梗阻　可见于急性肠炎、肠道功能紊乱或慢性铅中毒等，较少见。

（三）血运性肠梗阻

肠系膜血栓使肠管血运障碍，继而发生肠麻痹，肠内容物不能通过。

三、病理

肠梗阻尽管发生原因不同，但都将出现肠管局部和全身一系列病理及病生理变化。

1. 肠膨胀　由梗阻部位以上的气体、液体造成。液体主要来自胃肠道分泌液；气体大部分是咽下的空气，部分由血液弥散入肠腔内及肠道内容物经细菌分解、发酵产生。梗阻部位越低，时间越长，肠膨胀越明显；当肠管不断扩张，肠腔内压力不断升高，肠壁变薄，肠壁血供障碍。表现为肠壁静脉回流受阻，肠壁充血水肿，增厚，呈暗红色。由于组织缺氧，毛细血管通透性增加，肠壁上有出血点，并有血性渗出液进入肠腔和腹腔。随着血运障碍进一步加重，肠管可出现缺血、坏死引起溃疡穿孔。

2. 水和电解质丧失　大量液体丢失是急性肠梗阻引起的一个重要病生理改变，胃肠道的分泌物每日达 7 000 ~ 8 000ml，正常时绝大部分通过小肠再吸收回到全身循环系统。肠梗阻时回吸收停止加上液体自血液内向肠腔内渗出，大量积存在肠腔内，等于丧失体外，再加上呕吐，不能进食，可迅速导致血容量减少和血液浓缩。胆汁、胰液及肠液均为碱性，同时组织灌注不良，酸性代谢产物增加，尿量减少，易引起严重代谢性酸中毒。大量的 K^+ 丢失可使肠壁肌活力减退，加重肠腔膨胀。

3. 感染和中毒　梗阻以上肠腔内细菌大量繁殖，产生大量毒素。小肠壁通透性增加，引起腹腔感染，并经腹膜吸收引起全身性中毒。

4. 休克及多功能器官丧失　严重的体液丧失，使血液浓缩，血容量降低，电解质紊乱，酸碱失衡、细菌感染、毒血症等都可引起休克。当病情进一步加重，发生肠穿孔、腹膜炎时，患者可因感染性休克，急性肾功能、呼吸及循环功能衰竭而死亡。

四、护理评估

（一）健康史

（1）评估患者一般资料，包括年龄、性别、饮食习惯。

（2）了解患者腹痛、腹胀等症状出现的时间及动态变化；是否有排便排气，最后一次排便的时间等；呕吐的时间、频度，呕吐物的量、颜色和性质；患者有无水电及酸碱失衡的症状、体征，患者神志及生命体征的情况及动态变化，以及患者的各项检查结果。

（3）询问患者既往是否有腹部手术史、克罗恩病、溃疡性结肠炎、结肠憩室、疝气、肿瘤的情况。

（4）询问患者是否有结肠直肠肿瘤的家族史。

（二）身体评估

肠梗阻虽有不同分类，但有着一些共同的表现，即腹痛、腹胀、呕吐及停止排便排气。

1. 腹痛　一般阵发性绞痛伴高调肠鸣音考虑为机械性肠梗阻。当患者出现腹痛间歇期缩短，腹痛持续、剧烈时，应考虑为可能出现绞窄性肠梗阻。晚期的麻痹性肠梗阻可出现持续性胀痛。

2. 呕吐　早期可出现反射性呕吐，呕吐物多为食物或胃液。晚期因为梗阻部位不同，呕吐出现的时间和性质有所不同。高位小肠梗阻呕吐出现早、频繁。呕吐物主要是胃液、胆汁、胰液、十二指肠液等。低位肠梗阻出现晚，呕吐物呈"粪样"。绞窄性肠梗阻呕吐物为血性或棕褐色液体。

3. 腹胀　腹胀一般出现较晚。高位梗阻腹胀不明显，低位梗阻腹胀明显，遍及全腹。若出现不对称性腹胀，腹部触及有压痛的包块，有腹膜刺激征，可能出现了绞窄性肠梗阻。

4. 停止排便排气　完全性肠梗阻的患者不再有排便排气，但不全性肠梗阻可有多次少量的排便排气，绞窄性肠梗阻可排出黏液性血便。

护士在评估患者的临床表现时，应注意是否有肠型、蠕动波，腹胀是否对称。注意单纯性肠梗阻可有轻度压痛，但无腹膜刺激征；绞窄性肠梗阻时会有固定压痛及腹膜刺激征。当有绞窄性肠梗阻时，腹腔有渗液，可有移动性浊音。听诊时有肠鸣音亢进，气过水声，为机械性肠梗阻；麻痹性肠梗阻时听诊肠鸣音减弱或消失。还应注意患者全身情况。梗阻晚期或出现绞窄性肠梗阻时，患者可出现口唇干燥，眼窝内陷，皮肤弹性丧失，尿少或无尿等明显的缺水症。还可出现脉搏细弱，血压下降，面色苍白，四肢冰冷等中毒休克表现。

（三）辅助检查

1. 实验室检查　无特异性检查。晚期由于失水和血液浓缩，白细胞计数、血红蛋白、血细胞比容都有增高，尿比重增高。由于体液、电解质丢失，血钾、钠、氯浓度降低。出现酸中毒时，可出现血 pH 增高，二氧化碳结合力下降。

2. X 线检查　怀疑有肠梗阻时，应拍左侧卧位及立位的 X 线片。X 线片中可见多数液平面及气胀肠袢。横膈下有游离气体时表示有肠穿孔。

（四）心理社会评估

患者可能对诊断过程中的检查产生紧张。肠梗阻引起的腹痛、腹胀、呕吐等症状会使患者出现烦躁、焦虑及恐惧。护士应帮助患者表达自己的情绪，并帮助患者了解检查结果和治疗方法。

五、护理诊断及医护合作性问题

1. 疼痛 与肠道局部缺血或肠道肌层强烈收缩有关。
2. 腹胀 与肠梗阻、肠腔积液积气有关。
3. 体液不足 与呕吐及肠腔积液造成体液丢失有关。
4. 焦虑 与患者身体严重不适、疲倦，对检查及治疗不了解有关。
5. 潜在的并发症 感染、休克与肠梗阻有关。
6. 知识缺乏 与缺乏肠梗阻治疗、护理方面的知识有关。

六、计划与实施

通过治疗和护理，患者因肠梗阻引起的全身的生理紊乱能得到矫正，梗阻得到解除。患者主诉疼痛不适及腹胀减轻，焦虑减轻，维持体液酸碱平衡，不发生并发症或并发症得到及时发现处理。

（一）基础治疗和护理

肠梗阻的基础治疗原则是应用胃肠减压、静脉补液及应用抗生素防治感染等措施，纠正水电解质紊乱、酸碱失衡，改善患者一般情况，防治感染和中毒。

（二）非手术治疗患者的护理

1. 禁食并维持有效的胃肠减压 胃肠减压是肠梗阻治疗中重要的措施，护理中应注重妥善固定胃管；注意保持引流管的通畅，并记录引流液的颜色、性状及量；当出现血性引流液时，应考虑为绞窄性肠梗阻，及时报告医师。

2. 静脉补液以纠正水电解质失衡及酸中毒

（1）监测并记录每日出入量：包括呕吐、胃肠减压出量，并估计肠腔积液的情况。必要时安置尿管，记录每小时尿量。

（2）严格遵医嘱正确补充液体，注意静脉补充的量和成分，以纠正水电解质失衡及酸中毒。

3. 患者生命体征平稳，取半卧位，有利于膈肌下降，减轻腹胀对呼吸循环的影响。

4. 明确诊断 无绞窄性肠梗阻后可用阿托品等抗胆碱类药物缓解疼痛，禁用吗啡类镇痛药，以免掩盖症状，贻误治疗。

5. 密切观察患者病情变化 当患者出现以下情况时应考虑是否出现绞窄性肠梗阻。

（1）腹痛持续并加剧，腹痛间隙缩短。

（2）腹胀不对称，腹部有压痛性包块。

（3）有明显的腹膜刺激征，白细胞计数逐渐上升，体温增高。呕吐物、胃肠减压及排便中有血性液体出现。

（三）手术治疗患者的护理

手术是肠梗阻重要治疗手段。绞窄性肠梗阻及由肿瘤、先天性畸形引起的肠梗阻，以及非手术治疗无效的患者均需要进行手术治疗。手术方法可有肠切除肠吻合术、肠造口术或肠外置术，或对于晚期肿瘤患者，局部不能切除可行短路手术以解除梗阻。

（1）禁食并维持有效的胃肠减压：应注重妥善固定胃管；注意保持引流管的通畅，并记录引流液的颜色、性状及量；当出现血性引流液时，应考虑为绞窄性肠梗阻，及时报告医师。向患者及家属讲解胃肠减压对治疗疾病的意义，取得配合。

（2）监测并记录每日出入量：包括呕吐、胃肠减压出量，并估计肠腔积液的情况。必要时安置尿管，记录每小时尿量。严格遵医嘱正确补充液体，注意静脉补充的量和成分，以纠正水电解质失衡及酸中毒。

（3）肠蠕动恢复后，可拔除胃管，根据患者情况逐渐恢复经口的饮食。进食不足时，应注意经静脉补充营养。

（4）密切观察患者的体温、有无腹胀、腹痛的情况，及早发现术后并发症　肠梗阻或出现瘘。当患者主诉体温增高，出现腹痛、腹胀等异常情况时，及时报告医师。

（5）维持正确的体位，患者生命体征平稳取半卧位，有利于膈肌下降，减轻腹胀对呼吸循环的影响。

（6）鼓励患者术后早期下地活动，以促进胃肠道功能的恢复。

（7）出院后注意饮食调节，勿暴饮暴食。注意保持排便通畅。有腹痛、腹胀等不适症状及时就医。

七、预期结果与评价

（1）患者因肠梗阻引起的全身的生理紊乱能得到矫正，维持体液酸碱平衡。

（2）患者主诉疼痛不适及腹胀减轻。

（3）患者主诉焦虑减轻。

（4）护士及时发现并发症并通知医师及时处理。

（孙爱梅）

第五节　炎性肠病

一、概述

克罗恩病过去译为克隆病，又称局限性肠炎、节段性肠炎或肉芽肿性小肠结肠炎，是病因未明的胃肠道慢性炎性肉芽肿性疾病。病变多见于末段回肠与邻近结肠，但从口腔至肛门各段消化道均可受累，常呈节段性或跳跃式分布。临床上以腹痛、腹泻、体重下降、腹块、瘘管形成和肠梗阻为特点，可伴有发热、贫血、营养障碍及关节、皮肤、眼、口腔黏膜、肝脏等肠外损害。重症患者迁延不愈，预后不良。溃疡性结肠炎又称慢性非特异性溃疡性结肠炎，是一种病因不明的直肠和结肠慢性非特异性炎性疾病。主要临床表现为腹泻、黏液脓血便、腹痛和里急后重。病情轻重不等，多反复发作。目前已将克罗恩病和溃疡性结肠炎统称为炎性肠病。

克罗恩病发病年龄多在 15～30 岁，男女患病率近乎相等。本病在欧美较多见，且呈增多趋势，国内以往认为少见，但并非罕见。

溃疡性结肠炎可发生在任何年龄，多见于青壮年，亦可见于儿童或中年。男女发病率无明显差别。本病在我国比欧美少见，且病情一般较轻，但近年患病率有明显增加，重症也有报道。

二、病因

炎性肠病的病因尚未明确，已知肠道黏膜免疫系统异常反应所导致的炎症反应在炎性肠病发病中起重要作用，目前认为这是由多因素相互作用导致，主要包括环境、遗传、感染和免疫因素。

（一）环境因素

近几十年来，炎性肠病（溃疡性结肠炎和克罗恩病）的发病率持续增高，这一现象首先出现在社会经济高度发达的北美、北欧，继而是西欧、南欧，最近才是日本人、南美。这一现象反映了环境因素微妙但却重要的变化，如饮食、吸烟、卫生条件或暴露于其他尚不明确的因素。

（二）遗传因素

炎性肠病发病的另一个重要现象是其遗传倾向。炎性肠病患者一级亲属发病率显著高于普通人群，而患者配偶的发病率不增加。克罗恩病发病率单卵双生显著高于二卵双生。近年来全基因组扫描及候选基因的研究，发现了不少可能与炎性肠病相关的染色体上的易感区域及易感基因。NOD2/CARD15 基因突变已被肯定与克罗恩病发病有关，进一步研究发现该基因突变通过影响其编码的蛋白的结构和功能而影响 NF－KB 的活化，进而影响免疫反应的信号传导通道。NOD2/CARD15 基因突变普遍见于白种人，但在日本、中国等亚洲人并不存在，反映了不同种族、人群遗传背景的不同。目前认为，炎性肠病不仅是多基因病，而且也是遗传异质性疾病（不同人由不同基因引起）。

（三）感染因素

微生物在炎性肠病发病中的作用一直受到重视，但至今尚未找到某一特异微生物与炎性肠病有恒定关系。有研究认为副结核分枝杆菌及麻疹病毒与克罗恩病有关，但证据缺乏说服力。近年关于微生物致病性的另一种观点正日益受到重视，这一观点认为炎性肠病（特别是克罗恩病）是针对自身正常肠道菌群的异常免疫反应引起的。有两方面的论据支持这一观点。一方面来自炎性肠病动物模型，用转基因或敲除基因方法造成免疫缺陷的炎性肠病动物模型，在肠道无菌环境下不会发生肠道炎症，但如重新恢复肠道正常菌丛状态，则出现肠道炎症。另一方面来自临床观察，临床上见到细菌滞留易促发克罗恩病发生，而粪便转流能防止克罗恩病复发；抗生素或微生态制剂对某些炎性肠病患者有益。

（四）免疫因素

肠道黏膜免疫系统在炎性肠病肠道炎症发生、发展、转归过程中始终发挥重要作用。炎性肠病的受累肠段产生过量抗体，但真正抗原特异性自身抗体在组织损伤中所起作用的证据尚有限。黏膜 T 细胞特异功能在炎性肠病发病中起重要作用，研究证明克罗恩病患者的 Th1 细胞存在异常激活。除了特异性免疫细胞外，肠道的非特异性免疫细胞及非免疫细胞如上皮细胞、血管内皮细胞等亦参与了免疫炎症反应。免疫反应中释放出各种导致肠道炎症反应的免疫因子和介质，包括免疫调节性细胞因子如 IL－2、IL－4，促炎症性细胞因子如 IL－1、IL－6、IL－8 和 TFN－α 等。此外，还有许多参与炎症损害过程的物质，如反应性氧代谢产物和一氧化氮可以损伤肠上皮。随着对炎性肠病免疫炎症过程的信号传递网络研究的深入，近年不少旨在阻断这些反应通道的生物制剂正陆续进入治疗炎性肠病的临床应用或研究。

目前对炎性肠病病因和发病机制的认识可概括为：环境因素作用于遗传易感者，在肠道菌群的参与下，启动了肠道免疫及非免疫系统，最终导致免疫反应和炎症过程。可能由于抗体的持续刺激或免疫调节紊乱，这种免疫炎症反应表现为过度亢进和难于自限。一般认为溃疡性结肠炎和克罗恩病是同一种疾病的不同亚类，组织损伤的基本病理过程相似，但可能由于致病因素不同，发病的具体环节不同，最终导致组织损害的表现不同。

三、病理

（一）克罗恩病

可有淋巴管闭塞、淋巴液外漏、黏膜下水肿、肠壁肉芽肿性炎症等病理特征。超过半数患者病变同时累及回肠末段与邻近右半结肠；病变只涉及小肠者占其次，主要在回肠，少数见于空肠；局限在结肠者约占10%，又称为肉芽肿性结肠炎，以右半结肠为多见，但可涉及阑尾、直肠、肛门；病变在口腔、食管、胃、十二指肠者少见。受累肠管的病变呈节段性分布，和正常肠壁的分界清楚。

在病变早期，受累肠段有黏膜充血、水肿，浆膜有纤维素性渗出物，相应的肠系膜充血、水肿，肠系膜淋巴结肿大。组织学表现呈全壁性炎症，肠壁各层水肿，以黏膜下层为最明显，有充血、炎性细胞浸润、淋巴管内皮细胞增生与淋巴管扩张。

随着病变的发展，肠黏膜面有多数匍行沟槽样纵行溃疡，可深达肌层，并融合成窦道。有时见散在的炎性息肉。由于黏膜下层水肿与炎性细胞浸润，使黏膜隆起呈铺路卵石状。受累肠段因浆膜有纤维素性渗出，常和邻近肠段、其他器官或腹壁粘连。肠壁的肉芽肿性病变及纤维组织增生使肠壁呈皮革样增厚、肠腔狭窄，其近端肠腔明显扩张。肠系膜也增厚，淋巴结肿大变硬，腹膜粘连并形成不规则肿块。溃疡可穿孔引起局部脓肿，或穿透至其他肠段、器官、腹壁而形成内瘘或外瘘。组织学改变为肠壁各层细胞浸润，以淋巴细胞、浆细胞为主，可见有诊断意义的非干酪性肉芽肿，其中心是类上皮细胞、多核巨细胞及纤维结构，但无干酪样坏死，和结核结节迥然不同。

（二）溃疡性结肠炎

病变位于大肠，呈连续性非节段分布。病变多在乙状结肠、直肠，可扩展至降结肠、横结肠，少数可累及全结肠。偶见涉及回肠末段，称为"倒灌性回肠炎"。

病变早期有黏膜弥漫性炎症改变，可见水肿、充血与灶性出血，黏膜面呈弥漫性细颗粒状，组织变脆，触之易出血。黏膜与黏膜下层有淋巴细胞、浆细胞、嗜酸性粒细胞及中性粒细胞浸润。以后肠腺隐窝底部聚集大量中性粒细胞，即形成小的隐窝脓肿。当隐窝脓肿融合、溃破，黏膜随即出现广泛的浅小不规则溃疡。这些溃疡可沿结肠纵轴发展，逐渐融合成不规则的大片溃疡。由于结肠病变一般限于黏膜与黏膜下层，很少深达肌层，所以并发结肠穿孔、瘘管形成或结肠周围脓肿者少见。少数暴发型和重症患者的病变累及全结肠，可发生中毒性巨结肠，肠腔膨大，肠壁变薄。溃疡累及肌层甚至浆膜层，常并发急性穿孔。

结肠炎症在反复发作的慢性过程中，大量新生肉芽组织增生，常出现炎性息肉。黏膜因不断破坏和修复，其正常结构丧失，纤维组织增加，有腺体变形、排列紊乱、数目减少等萎缩性改变。由于溃疡愈合和瘢痕形成，黏膜肌层与肌层肥厚，使结肠变形缩短、结肠袋消失及肠腔变窄。少数病例可有结肠癌变，以未分化型为多见，恶性程度高，预后较差。

四、护理评估

（一）健康史

护士应重点评估家族史、疾病既往史及目前的治疗情况，要仔细评估患者的饮食状态、排泄状态。

克罗恩病起病缓慢，病程较长，可达数月或数年。腹痛、腹泻为常见症状，多伴有体重减轻。早期有长短不等的活动期与缓解期，随后呈进行性发展。少数呈急性起病，可表现为急腹症，酷似急性阑尾炎或急性肠梗阻，本病的临床表现、病情轻重、病程发展在各例差别较大，多和病变部位、病期与并发症有关。

溃疡性结肠炎起病多数缓慢，少数可急性起病。病程呈慢性经过，迁延数年至十余年，常发作期与缓解期交替，或持续性逐渐加重，偶见急性暴发过程。精神刺激、劳累、饮食失调为本病的发病诱因。临床表现和病程长短、病变范围、病期早晚及有无并发症等有关。

（二）身体评估

1. 克罗恩病

（1）腹痛：为最常见症状。常位于右下腹或脐周，可于餐后发生，一般为痉挛性阵痛，伴有肠鸣音增加，排便或肛门排气后暂时缓解。可呈持续性腹痛，压痛明显，提示炎症波及腹膜或有腹腔内脓肿形成。有时表现为全腹剧痛，同时有腹肌紧张，系病变肠段急性穿孔所致。腹痛也常由部分或完全性肠梗阻引起。

（2）腹泻：病变肠段的炎症、蠕动增加及继发性吸收不良是腹泻的主要原因。腹泻先是间歇性发作，病程后期转为持续性。粪便糊状，一般无脓血或黏液；病变累及结肠下段或肛门直肠者，则有黏液血便，常伴有里急后重。

（3）发热：间歇性低热或中等度热常见，少数呈弛张高热，伴有毒血症。有时先出现发热，数天至一周后才有肠道症状，给诊断带来困难。发热系由肠道炎症或继发性感染引起。

（4）瘘管形成：克罗恩病的特征性临床表现，溃疡穿孔至肠外组织或器官，形成瘘管。内瘘可通向其他肠管、肠系膜、膀胱、输尿管、阴道、腹膜后等处，外瘘则通向腹壁或肛周皮肤。肠管间瘘形成可导致腹泻加重，营养不良及全身情况恶化。肠瘘通向的组织与器官因粪便污染而引起继发性感染。外瘘或通向膀胱、阴道的瘘均可见粪便与气体排出。

（5）腹块：约见于10%～20%的患者，由于肠粘连、肠壁与肠系膜增厚、肠系膜淋巴结肿大、内瘘形成或局部脓肿形成，常可扪到腹块，以右下腹与脐周为多见。肿块边缘一般不很清楚，质地中等硬度，有压痛，因粘连而多固定。固定的腹块提示有粘连，多已有内瘘形成。

（6）肛门直肠周围病变：部分患者合并有肛门直肠周围瘘管、脓肿形成及肛裂等病变。有时这些病变已存在多年，然后才出现腹部症状。肛门直肠周围病变的活组织检查可发现肉芽肿性炎症病理变化。

（7）全身性与肠外表现：严重患者有明显消瘦，因慢性失血或铁、叶酸缺乏可引起贫血，肠道持续丧失蛋白质导致低清蛋白血症，营养不良与缺钙造成骨质疏松。急性发作与重症患者可有水、电解质平衡紊乱。儿童与少年患者常见生长发育障碍。国内患者的肠外表现不如国外多见，在部分患者可有杵状指、关节炎、虹膜睫状体炎、葡萄膜炎、结节性红斑、坏疽性脓皮病、口腔黏膜溃疡、小胆管周围炎、硬化性胆管炎、血管炎、慢性活动性肝炎或脾肿大等。

（8）并发症：肠梗阻最常见，其次是腹腔内脓肿，可出现吸收不良综合征，偶可并发急性肠穿孔或大量血便。肠外并发症有泌尿系结石，系肠内草酸盐吸收过多所致。在少数严重毒血症者，因结肠麻痹性扩张，可发生中毒性巨结肠，但远比溃疡性结肠炎少见。直肠或结肠受累者有时可发生癌变。

2. 溃疡性结肠炎

（1）消化系统表现

1）腹泻和黏液脓血便：见于绝大多数患者，腹泻系因炎症刺激使肠蠕动增加及肠腔水、钠吸收障碍所致。腹泻程度轻重不一，轻者每日排便 3 ~ 4 次，或腹泻与便秘交替出现。重者排便频繁，可每 1 ~ 2 小时 1 次。粪质多糊状，混有黏液、脓血，也可只排黏液、脓血，而无粪质，里急后重常见。

2）腹痛：轻型患者或在病变缓解期可无腹痛或仅有腹部不适。一般诉有轻度至中度腹痛，系左下腹或下腹的阵痛，亦可累及全腹，有疼痛 – 便意 – 便后缓解的规律。若并发中毒性巨结肠或炎症波及腹膜，呈持续性剧烈腹痛。

3）其他症状：常有腹胀。严重病例有食欲不振、恶心、呕吐。

4）体征：轻型患者除左下腹有轻压痛外，无其他阳性体征。重症和暴发型患者可有明显腹胀、腹肌紧张、腹部压痛或反跳痛。在有些患者可触及痉挛或肠壁增厚的乙状结肠或降结肠。

（2）全身表现：发热较少见，急性期或急性发作期常有低度或中度发热，重症可有高热、心率加快等中毒性症状。病程进展者可出现衰弱、消瘦、贫血、水与电解质平衡紊乱、肠道蛋白质丢失所致的低清蛋白血症及营养障碍等表现。

（3）肠外表现：同克罗恩病所见的肠外表现，但在本病的发生率较低。

（4）并发症

1）中毒性巨结肠：在国外约见于 5% 的患者，国内则少见，据报道占 2.5%。多发生在暴发型或重型患者，结肠病变广泛严重，累及肌层与肠肌神经丛，肠壁张力减退，结肠蠕动消失。肠内容物与气体大量聚集，引起急性结肠扩张，一般以横结肠最严重。常因低钾、钡剂灌肠、使用抗胆碱能药物或阿片酊而诱发。临床表现为病情急剧恶化，毒血症明显，有脱水与电解质紊乱，出现肠管扩张、腹部压痛，肠鸣音消失。血常规白细胞计数显著升高。腹部 X 线平片可见结肠扩张，结肠袋形消失。预后很差，易引起急性肠穿孔。

2）直肠结肠癌变：癌变主要发生在重型病例、病变累及全结肠和病程漫长的患者。国外有报道起病 20 年和 30 年后癌变率分别为 7.2% 和 16.54%。

3）其他并发症：包括直肠结肠大量出血、急性穿孔、肠梗阻，偶见瘘管形成、肛门直肠周围脓肿等。

（三）辅助检查

1. 克罗恩病

（1）血液检查：常见贫血、白细胞增多、红细胞沉降率加速。严重者血清清蛋白、钾、钠、钙等均降低，凝血酶原时间延长，病变活动者血清溶菌酶浓度可增高。

（2）粪便检查：粪便潜血试验常呈阳性。有吸收不良综合征者的粪便脂肪含量增加。病变累及左半结肠、直肠者，粪便中有黏液、脓血。

（3）胃肠X线钡餐检查：主要X线表现是节段性肠道病变，呈"跳跃"征象，病变部位多见于回肠末段与右半结肠，但可累及其他肠段。病变黏膜皱襞粗乱，有铺路卵石样充盈缺损，肠腔轮廓不规则，边缘呈小锯齿状。因病变肠壁和肠系膜水肿增多，可见肠袢相互分开。典型的X线征象是回肠下段肠腔狭窄，肠壁僵硬，黏膜皱襞消失，呈现细的条状钡影，称为线样征。部分患者有瘘管肠梗阻的X线征象。

（4）结肠镜检查：直肠乙状结肠镜检查只对乙状结肠下段或直肠病变者有诊断价值。一般需采用纤维结肠镜，检查整个结肠直至回肠末端，可见黏膜慢性炎症、铺路卵石样表现、沟槽溃疡、肠腔狭窄、炎性息肉，病变肠段之间的黏膜正常。活组织检查可找到炎性肉芽肿。

2. 溃疡性结肠炎

（1）血液检查：可有贫血、白细胞计数增高及红细胞沉降率加速。严重者凝血酶原时间延长、凝血因子Ⅷ活性增加、血清清蛋白及钠、钾、氯降低。血沉加快和C反应蛋白增加是活动期的标志。

（2）粪便检查：常有黏液脓血便，显微镜检有红、白细胞与巨噬细胞，反复检查包括常规、培养、孵化等均无特异病原体发现。

（3）结肠镜检查：是有价值的诊断方法，直肠乙状结肠镜检查适用于病变局限在直肠与乙状结肠下段者，病变向上扩展时纤维结肠镜检查可确定病变范围，有重要临床意义。镜检可见黏膜弥漫性充血、水肿，正常所见的黏膜下树枝状小血管变成模糊不清或消失，黏膜面呈颗粒状，脆性增加，轻触易出血。常有糜烂或浅小溃疡，附着黏液或脓性渗出物。重型患者的溃疡大，呈多发性散在分布，可大片融合，边缘不规则。后期可见炎性息肉，黏膜较苍白，有萎缩斑片。肠壁僵直而呈膨胀性，结肠袋消失。对重型患者进行检查应谨慎，避免发生结肠穿孔。

（4）X线钡剂灌肠检查：应用气钡双重对比造影，有利于观察黏膜形态。本病急性期因黏膜水肿而皱襞粗大紊乱；有溃疡和分泌物覆盖时，肠壁边缘可呈毛刺状或锯齿状。后期肠壁纤维组织增生，结肠袋形消失，肠壁变硬，肠管缩短，肠腔变窄，可呈铅管状。有炎性息肉时，可见圆或卵圆形充盈缺损。重型或暴发型患者一般不宜作钡剂灌肠检查，以免加重病情或诱发中毒性巨结肠。

溃疡性结肠炎与克罗恩病鉴别要点见表20-2。

表20-2　溃疡性结肠炎和克罗恩病的鉴别

		溃疡性结肠炎	克罗恩病
症状与体征	发热	较少见	常见
	腹痛	较轻，常在左下腹	较重，常在右下腹或脐周
	腹块	罕见	常见
	粪便	含有黏液、脓血	一般无黏液、脓血
	里急后重	常见	少见

续　表

		溃疡性结肠炎	克罗恩病
X线检查发现		受累肠段肠腔狭窄少见	多见
直肠结肠镜检查	部位	常见直肠乙状结肠病变	
	正常黏膜	病变弥漫，其间无正常	见于病变肠段之间
	黏膜病变	细颗粒状，有糜烂与浅溃疡	卵石样，有较深的沟槽样溃疡
	黏膜脆性	增加，触之易出血	一般不增加
	炎性息肉	常见	可见
活检病理发现	肠壁炎症	主要在黏膜与黏膜下层	全壁性
	肠腺隐窝脓肿	多见	少见
	非干酪性肉芽肿	无	多见
癌变		可见	少见

（四）心理社会评估

护士要评估患者对疾病的理解，评估疾病对患者生活方式的影响，同时要就以下问题与患者一起探究：生活事件与病情恶化的关系，工作压力造成的不适症状，吸烟、饮酒对排便次数的影响，疼痛及腹泻对睡眠的影响，家庭、社会支持系统的状况。

很多患者对频繁排便和便血感到恐慌，疾病症状，特别是腹泻的不可控制感几乎能让患者崩溃。疾病到了严重的时候，患者出外活动受到限制，几乎全部时间都花在上厕所上，进食往往也与痉挛、疼痛、频繁如厕相关联，因而成为一件痛苦的事。所有的这些苦痛不仅涉及患者，往往祸及家庭。

五、护理诊断及医护合作性问题

1. 腹泻　与肠黏膜的炎症有关。
2. 疼痛　与肠黏膜的炎症有关。
3. 营养失调：低于机体需要量　与腹泻和吸收不良有关。
4. 体液不足　与腹泻有关。
5. 自我形象紊乱　与机体功能变化有关。
6. 皮肤完整性受损　与大便刺激皮肤、瘘口、肛裂有关。
7. 活动无耐力　与虚弱有关。
8. 自我应对无效　与患病和住院有关。
9. 有感染的危险　与肠道炎症的继发感染有关。

六、计划与实施

通过治疗及护理，患者腹泻次数减少，腹痛减轻，维持理想体重，保持体液平衡，完成皮肤及造瘘口的自我护理，逐渐恢复体力，从而能够良好地应对疾病。

1. 急性发作期和有活动性病变者宜卧床休息，给予高营养低残渣饮食。低渣饮食中要避免的食物有全麦食品、壳果类食品、生的水果、生的蔬菜、油炸鸡蛋和油炸土豆片等。此外护士要告诉患者戒烟、戒酒，避免饮用含咖啡因的饮料，以减少对胃肠道的刺激。

病情严重者应禁食，及时纠正水电解质平衡紊乱，给予胃肠外高营养治疗，深静脉滴注葡萄糖、复方氨基酸、脂肪乳剂、维生素及必需的微量元素等，逐步过渡到口服要素饮食。贫血患者宜补充维生素 B_{12}、叶酸、输血，血清清蛋白过低者可输血清清蛋白或血浆。缓解期患者要注意劳逸结合，鼓励患者进行适当的娱乐活动，指导患者进行适当的放松活动。

2. 观察患者腹痛、腹泻症状，可遵医嘱给阿托品，但要注意大剂量抗胆碱能药物可诱发中毒性巨结肠。阿片酊、复方苯乙哌啶也应慎用。

为控制肠道继发感染，可选用广谱抗生素，对肠道厌氧菌感染可加甲硝唑治疗。

水杨酸柳氮磺胺吡啶（SASP）是治疗炎性肠病的首选药物。本药在结肠内经肠菌分解为 5 - 氨基水杨酸（简称 5 - ASA）与磺胺吡啶，前者是主要的有效成分，能消除炎症。用药方法在发作期 4g/d，分 4 次口服；用药 3 ~ 4 周病情缓解后改为维持量 2g/d，分次口服，维持 1 ~ 2 年。需观察磺胺的不良反应如恶心、呕吐、皮疹、白细胞减少、溶血反应等。直接口服 5 - ASA 由于在小肠近段大部被吸收，结肠内浓度低，达不到治疗目的。有采用乙烯纤维素或丙烯酸树脂外衣的 5 - ASA，使药物在肠道缓慢释放。保持回肠与结肠内有效浓度，效果较好。在病变限于直肠、乙状结肠者，可用 5 - ASA 1 ~ 2g 灌肠，每天一次，或同时加肾上腺糖皮质激素灌肠，但 5 - ASA 灌肠液药性不稳定，须用前新鲜配制。

肾上腺皮质激素适用于克罗恩病的活动期，对控制症状有效，特别在以小肠病变为主及有肠外表现者效果较明显，但远期疗效不肯定，不能防止复发，长期用药的不良反应较多，有腹腔化脓者不宜使用，有瘘管形成者也应慎用，一般给予泼尼松每日 40 ~ 60mg，分次口服，待病情缓解后递减药量，维持半年以上。严重者可每日静脉滴注氢化可的松 200 ~ 300mg 或地塞米松 10mg，病情缓解后改用口服。病变以左半结肠为主者可用激素保留灌肠。

肾上腺皮质激素适用于溃疡性结肠炎暴发型或重型患者，用以控制炎症、抑制自体免疫过程、减轻中毒症状，一般有较好疗效。常用氢化可的松 200 ~ 300mg 或地塞米松 10mg 每日静脉滴注；一周后可改用泼尼松每日 40 ~ 60mg 分次口服，病情控制后药量递减为每日 10 ~ 15mg，可维持月余或数月，再逐渐减量至停药。维持治疗或停药后可给水杨酸偶氮磺胺吡啶，以免复发。

病变主要局限在直肠、左半结肠的患者，如排便次数不多，可用半琥珀酸钠氢化可的松 100mg、21 - 磷酸泼尼松龙 20mg 或地塞米松 5mg，加生理盐水 100ml，做保留灌肠，每日一次，病情好转后改为每周 2 ~ 3 次，疗程 1 ~ 3 个月。本法可减少激素的不良反应。

另外，可遵医嘱试用免疫抑制剂硫唑嘌呤，一般 1.5mg/（kg·d）分次口服，其在体内形成 6 - 巯基嘌呤，发挥免疫抑制作用；也可口服 6 - 巯基嘌呤，剂量同上。适用于慢性持续性或反复发作的患者，疗程约一年，可使病情改善或缓解。应注意药物不良反应，包括胃肠道反应、白细胞减少等骨髓抑制表现。通常在持续使用肾上腺糖皮质激素的基础上，用本药联合治疗，可减少二者的剂量与不良反应。

3. 克罗恩病的手术适应证限于完全性肠梗阻、瘘管与脓肿形成、经内科治疗无效的顽固病例、急性穿孔或不能控制的大量出血。一般采用病变肠段切除。克罗恩病手术应切除病变部位包括远近侧正常肠管 5 ~ 10cm，做端端吻合。手术后复发率达 50%，复发部位多在肠吻合口附近。在剖腹探查中发现本病者，不宜施行阑尾切除术，以免在术后发生肠瘘。

溃疡性结肠炎并发癌变、肠穿孔、脓肿与瘘管形成、顽固性全结肠炎或中毒性巨结肠经内科治疗无效者，是手术的适应证。一般采用全结肠切除术加回肠肛门小袋吻合术。

术前尽量将患者的营养和心理调整到最佳状态，了解患者的心肺和肝肾功能。对手术后饮食、体位、尿便、给氧、胃肠减压、导尿和各种引流，可能出现的切口痛及其他不适，都要向患者讲清楚。

回肠造瘘术后，开始阶段的流出物是稀的，黑绿色液体，可能带血。过一段时间以后，小肠吸收水、钠的量会增加，以替代从前大肠的功能，这时大便量会减少并成为糊状，颜色转为黄绿或棕黄，略带少许气味，但如有臭的、令人不快的气味要警惕是否有梗阻或感染。回肠瘘袋每次都要更换。保护皮肤不受刺激、腐蚀。

4. 克罗恩病常有瘘管形成，给患者带来感染、皮肤营养不良、水电解质平衡失调等问题。因此对这样的患者，护士要认真评估瘘管的部位、流出物的量和性状，准确记录出入量及生命体征。由于胃肠道分泌物量多，且含电解质、酶等物，丢失后极容易造成营养不良、脱水、低钾。护士要仔细监测患者的饮食状况，保证每日 3 000 卡的热量摄入。外瘘的瘘口周围要用膜保护皮肤，或者使瘘袋或插入引流管，否则流出物中的酶、胆汁会严重损伤肌肤。瘘口可用生理盐水清洁，然后用无菌纱布轻轻拭干。由于肠瘘极容易造成继发感染，护士要注意观察患者是否有发热、腹痛、意识变化，要遵医嘱给患者使用抗生素，协助医师进行瘘口冲洗。

5. 出院前，护士应有针对性地对患者进行有关炎性肠病发病、复发、症状控制等方面的教育。强调良好的自我护理是防止复发的关键。另外要帮助炎性肠病患者识别压力源和减轻压力的方法，鼓励患者表达自己的感受，鼓励其学习解决问题的策略，培养其自尊、自立的思想。对于有造瘘的患者要教会患者和家属自我护理的方法。

七、预期结果与评价

（1）患者腹泻、腹痛次数减少。

（2）患者疼痛减轻，舒适感增强。

（3）患者有充足的营养摄入。

（4）患者水电解质平衡。

（5）患者保持皮肤完整性，认同自我形象。

（孙爱梅）

第六节　急性胰腺炎

急性胰腺炎是常见的急腹症之一，是胰酶激活后引起胰腺组织自身消化所致的急性炎症。病变程度轻重不等，分单纯性（水肿性）和出血坏死性（重症）胰腺炎两种。临床表现为急性上腹痛、发热、恶心、呕吐、血和尿淀粉酶增高，重症患者还可出现脉搏细速、血压下降、手足抽搐、消化道出血、精神症状乃至休克、急性呼吸衰竭、DIC 等。

一、护理评估

（一）术前评估

（1）患者既往有无胆道疾病、十二指肠病变，有无酗酒及暴饮暴食的习惯。

（2）腹痛的诱因、部位、性质、程度及放射部位。

（3）生命体征及意识状态变化，有无恶心、呕吐、腹胀、排气、排便异常等消化道症状。

（4）有无重症胰腺炎的征兆。

（5）各种化验及检查结果。血、尿淀粉酶增高及增高程度，血糖、电解质等其他生化指标，腹部 B 超与 CT 检查结果。

（6）患者及家属对疾病的认知程度、心理状态及家庭支持状况。

（二）术后评估

（1）麻醉、手术方式、术中出血、用药、补液情况。

（2）生命体征及意识状态，手术切口愈合和敷料情况。

（3）各种引流管情况。

（4）腹部体征的改变。

（5）各种检查及化验结果。

（6）进食及营养状况。

二、护理问题

（1）疼痛。

（2）体温过高。

（3）糖代谢紊乱。

（4）水电解质紊乱。

（5）营养失调：低于机体需要量。

（6）潜在并发症：急性呼吸衰竭、急性肾衰竭、心力衰竭与心律失常、消化道出血、胰性脑病、败血症及真菌感染、胰腺脓肿、假性囊肿、慢性胰腺炎。

（7）健康知识缺乏。

（8）焦虑。

三、护理措施

（一）一般护理

（1）急性发作期应绝对卧床休息，无休克者取半卧位。协助患者做好生活护理，保持口腔、皮肤清洁。

（2）禁饮食，腹胀严重者给予胃肠减压。禁食期间给予胃肠外营养支持，如患者口渴可含漱口液或湿润口唇。待症状好转逐渐给予清淡流质、半流质软食。恢复期仍禁止高脂饮食。

（3）密切观察生命体征变化、尿量及意识状态，及早发现脏器衰竭或休克。记录 24h 出入量。动态观察腹痛情况，如腹痛的部位、疼痛程度、伴随症状，并做好详细记录。

（4）观察患者的呼吸型态，必要时给予氧气吸入。指导患者深呼吸和有效咳嗽，协助翻身、排痰或给予雾化吸入，如出现严重呼吸困难或缺氧情况，应给予气管插管或气管切开，应用呼吸机辅助呼吸。

（5）定时留取标本，监测血生化及电解质、酸碱平衡情况。

（6）严格执行医嘱，用药时间、剂量准确，必要时可使用微量泵输液。根据病情调节输液速度。发生低血钙抽搐时可静脉注射葡萄糖酸钙。血糖升高时可应用胰岛素降糖，注意监测血糖变化。

（7）多与患者交流，消除不良情绪，指导患者使用放松技术，如缓慢地深呼吸，使全身肌肉放松。

（8）积极做好抗休克治疗，病情危急需行手术治疗时应积极做好手术准备。

（二）症状护理

1. 疼痛的护理

（1）剧烈疼痛时可取弯腰、屈膝侧卧位以减轻腹痛，注意安全，必要时加用床档。

（2）遵医嘱给予镇痛、解痉、胰酶抑制剂。但禁用吗啡，以防引起 Oddi 括约肌痉挛加重病情。

（3）观察用药后腹痛有无减轻，疼痛的性质及特点有无改变，及时发现腹膜炎或胰腺脓肿。

（4）腹胀严重者做好胃肠减压的护理。记录 24h 出入量，作为补液依据。

2. 体温过高的护理

（1）监测体温及血常规变化，注意热型及体温升高的程度。

（2）采用物理降温并观察降温效果，体温下降过程中须防止大量出汗引起的脱水。

（3）合理应用抗生素及降温药物，严格执行无菌操作。

（4）并发症的观察及护理

1）急性呼吸窘迫综合征（ARDS）：监测血氧饱和度及呼吸型态、动脉血气分析，应用糖皮质激素，必要时行机械通气。

2）急性肾衰竭（ARF）：记录 24h 出入量，每小时观察记录尿量，合理补液，必要时行透析治疗。

3）休克：密切观察生命体征、意识状态及末梢循环，静脉补液，必要时应用血管活性药物。

4）DIC：评估皮肤黏膜出血点，检查凝血功能，遵医嘱抗凝治疗。

5）心功能衰竭：进行心电监护和血流动力学监测，严格记录出入液量。输液时严格控制滴速。

6）胰腺假性囊肿：必要时行手术治疗。

7）出血：急性胰腺炎易引起应激性胃溃疡出血，使用 H_2 受体拮抗剂和抗酸药物可预防和治疗胃出血。如有腹腔出血者应做好急诊手术准备。

（三）术后护理

1. 多种管道的护理 患者可能同时有胃管、尿管、氧气管、输液管、肠道造瘘管、"T"管以及腹腔引流管等，护理时要注意以下几点。

（1）了解每根导管的作用。

（2）妥善固定，保持有效引流，严格无菌操作，定期更换引流袋。

（3）准确记录各种引流物的性状、颜色、量。

2. 伤口的护理 观察有无渗血、渗液、伤口裂开；并发胰瘘时要注意保持负压引流通畅，并保护瘘口周围皮肤。

3. 维持营养需要 完全胃肠外营养的同时，采用经空肠造瘘管灌注要素饮食。

4. 防治休克，维持水、电解质平衡 准确记录 24h 出入量，监测水、电解质状况；建立两条静脉输液通路，注意输液顺序及调节输液速度。

5. 控制感染，降低体温 监测体温和血白细胞计数变化，根据医嘱给予抗生素。协助并鼓励患者定时翻身、深呼吸、有效咳嗽及排痰，加强口腔和尿道口护理，预防口腔、肺部和尿路感染。

6. 并发症的观察与护理

1）术后出血：按医嘱给予止血药物，定时监测血压、脉搏，出血严重者应行手术。

2）胰腺或腹腔脓肿：急性胰腺炎患者术后两周如出现发热、腹部肿块，应检查并确定有无胰腺脓肿或腹腔脓肿的发生。

3）胰瘘：保持负压引流通畅，保护创口周围皮肤，防止胰液对皮肤的浸润和腐蚀。

4）肠瘘：腹部出现明显的腹膜刺激征，有含粪便的内容物流出即可明确诊断应注意保持局部引流通畅。保持水、电解质平衡。加强营养支持。

7. 心理护理 患者由于发病突然，病情重，病程长，常会产生恐惧、悲观情绪。应为患者提供安静舒适的环境，耐心解答患者的问题，帮助树立战胜疾病的信心。

四、护理评价

（1）患者是否明确腹痛的原因，腹痛能否逐渐缓解及有无腹膜炎等并发症的发生。

（2）胃肠减压引流有无通畅，有无明显失水征，血生化检查结果显示水、电解质和酸碱度在是否正常范围。

（3）是否发生休克和严重的全身并发症，或发生时被及时发现和抢救。

（4）体温是否恢复到正常范围。

五、健康教育

（1）养成规律的饮食习惯，避免暴饮暴食。禁食刺激性强、产气多、高脂肪和高蛋白饮食，以防复发。

（2）戒烟禁酒。

（3）积极治疗胆道疾病。

（4）定期门诊复查，出现紧急情况，及时到医院就诊。

（孙爱梅）

第七节 急性阑尾炎

急性阑尾炎（acute appendicitis）是外科常见病，是最多见的急腹症之一，多发生于青壮年，男性发病率高于女性。

一、护理评估

1. 术前评估

（1）健康史：了解患者既往病史，尤其注意有无急性阑尾炎发作史，了解有无与急性阑尾炎鉴别的其他器官病变如胃十二指肠溃疡穿孔、右侧输尿管结石、胆石症及妇产科疾病等。了解患者发病前是否有剧烈活动、不洁饮食等诱因。

（2）身体状况：了解患者发生腹痛的时间、部位、性质、程度及范围等，了解有无转移性右下腹痛、右下腹固定压痛、压痛性包块及腹膜刺激征等。了解患者的精神状态、饮食、活动及生命体征等改变，有无乏力、脉速、寒战、高热、黄疸及感染性休克等表现。查看血、尿常规检查结果，了解其他辅助检查结果如腹部 X 线、B 超等。

（3）心理 - 社会状况：本病发病急，腹痛明显，需急诊手术治疗，患者常感突然而焦虑、不安。应了解患者的心理状态、患者和家属对疾病及治疗的认知和心理承受能力，了解家庭的经济承受能力。

2. 术后评估　了解麻醉和手术方式、术中情况、病变情况，对放置腹腔引流管的患者，应了解引流管放置的位置及作用。了解术后切口愈合情况、引流管是否通畅及引流液的颜色、性状及量等；有无并发症发生。患者对于术后康复知识的了解和掌握程度。

二、护理诊断及医护合作性问题

1. 疼痛　与阑尾炎炎症刺激、手术切口等有关。

2. 体温过高　与急性阑尾炎有关。

3. 焦虑　与突然发病、缺乏术前准备及术后康复等相关知识有关。

4. 潜在并发症　出血、切口感染、粘连性肠梗阻、腹腔脓肿等。

三、护理目标

（1）患者主诉疼痛程度减轻或缓解。

（2）体温逐渐降至正常范围。

（3）焦虑程度减轻或缓解，情绪平稳。

（4）护士能及时发现并发症的发生并积极配合处理。

四、护理措施

（一）术前护理

1. 病情观察　加强巡视、观察患者精神状态，定时测量体温、脉搏、血压和呼吸；观察患者的腹部症状和体征，尤其注意腹痛的变化。患者体温一般低于38℃，高热则提示阑尾穿孔；若患者腹痛加剧，出现腹膜刺激征，应及时通知医师。

2. 对症处理　疾病观察期间，通知患者禁食；按医嘱静脉输液、保持水电解质平衡，应用抗生素控制感染。为减轻疼痛，患者可取右侧屈曲被动体位，屈曲可使腹肌松弛。禁服泻药及灌肠，以免肠蠕动加快，增高肠内压力，导致阑尾孔或炎症扩散。诊断未明确之前禁用镇静止痛剂，如吗啡等，以免掩盖病情。

3. 术前准备　做好血、尿、便常规、出凝血时间及肝、肾、心、肺功能等检查，清洁皮肤，遵医嘱行手术区备皮。做好药物过敏试验并记录。嘱患者术前禁食12h，禁水4h。按手术要求准备麻醉床、氧气及监护仪等用物。

4. 心理护理　在与患者和家属建立良好沟通的基础上，做好解释安慰工作，稳定患者的情绪，减轻其焦虑；向患者和家属介绍有关急性阑尾炎的知识，讲解手术的必要性和重要性，提高他们的认识，消除不必要的紧张和担忧，使之积极配合治疗和护理。

（二）术后护理

1. 一般护理

（1）休息与活动：患者回室后，应根据不同麻醉，选择适当卧位休息，全麻术后清醒、连续硬膜外麻醉患者可取平卧位，6h后，血压脉搏平稳者，改为半卧位，利于呼吸和引流。鼓励患者术后在床上翻身、活动肢体，术后24h可起床活动，促进肠蠕动恢复，防止肠粘连，同时可增进血液循环，加速伤口愈合。老年患者术后注意保暖，协助咳嗽咳痰，预防坠积性肺炎。

（2）饮食护理：患者手术当天禁食，经静脉补液。术后第1d可进少量清流质，待肠蠕动恢复，第3~4d可进易消化的普食。少数病情重的坏疽、穿孔性阑尾炎，术后饮食恢复较缓慢。

2. 病情观察　密切监测生命体征及病情变化遵医嘱定时测量体温、脉搏、血压及呼吸；加强巡视，倾听患者的主诉，观察患者腹部体征的变化，尤其注意观察有无粘连性肠梗阻、腹腔感染或脓肿等术后并发症的表现，及时发现异常，通知医生并积极配合治疗。

3. 切口和引流管的护理　保持切口敷料清洁、干燥，及时更换渗血、渗液污染的敷料；观察切口愈合情况，及时发现出血及切口感染的征象。对于腹腔引流的患者，应妥善固定引流管，防止扭曲、受压，保持通畅；经常从近端至远端方向挤压引流管，防止因血块或脓液而堵塞；观察并记录引流液的量、颜色、性状等。当引流液量逐渐减少、颜色逐渐变淡至浆液性，患者体温及血象正常，可考虑拔管。

4. 用药护理　遵医嘱术后应用有效抗生素，控制感染，防止并发症发生。术后3~5d禁用强泻剂和刺激性强的肥皂水灌肠，以免增加肠蠕动，而使阑尾残端结扎线脱落或缝合伤口裂开，如术后便秘可口服轻泻剂。

5. 并发症的预防和护理

（1）切口感染：是阑尾术后最常见的并发症。多见于化脓或穿孔性急性阑尾炎，表现为术后2~3d体温升高，切口胀痛或跳痛，局部红肿、压痛等，可先行试穿抽出脓汁，或于波动处拆除缝线，排出脓液，放置引流，定期换药。手术中加强切口保护、彻底止血、消灭无效腔等措施可预防切口感染。

（2）粘连性肠梗阻：较常见的并发症。病情重者须手术治疗。早期手术，早期离床活动可适当预防此并发症。

五、健康教育

（1）对于非手术治疗的患者，应向其解释禁食的目的和重要性，教会患者自我观察腹部症状和体征变化的方法。

（2）对于手术治疗的患者，指导患者术后饮食的种类及量，鼓励患者循序渐进，避免暴饮暴食；向患者介绍术后早期离床活动的意义，鼓励患者尽早下床活动，促进肠蠕动恢复，防止术后肠粘连。

（3）出院指导，若出现腹痛、腹胀等不适，应及时就诊。

六、护理评价

（1）患者的疼痛程度是否减轻或消失，腹壁切口是否愈合。

（2）体温是否恢复到正常范围。

（3）焦虑程度是否缓解，情绪是否稳定。

（4）术后并发症是否被及时发现并积极处理。

（孙爱梅）

第八节　肝移植

一、概述

自 20 世纪 50 年代以来，肝移植经历了实验研究、临床应用、发展推广、成熟的漫长而艰辛的过程。1955 年 Welch 在狗的下腹部植入一个新的肝脏，从此许多学者开始了肝移植的动物实验研究。1963 年，Starzl 为一位先天性胆管闭锁的 3 岁儿童施行了同种异体原位肝移植，这是第 1 例人类肝移植；1967 年他又为一位肝癌患者实行了首例原位肝移植（OLT），获 1 年以上（400d）长期存活，标志着这项技术的应用获得成功。随着新一代免疫抑制药的开发和应用、器官保存液的研制、手术中转流技术的应用、新的手术方式的出现、脑死亡概念的确立和肝移植适应证的变化，经过多年的临床积累，肝移植发展迅速。1983 年美国国立卫生机构正式宣布了肝移植是终末期肝病的有效治疗方法，应该予以推广。此后以美国和欧洲为代表的各国开始大规模开展肝移植。至今为止全球肝移植已超过 10 万例，且肝移植 1 年存活率达到 80% 以上，5 年存活率在 70% ~ 80%。

中国的肝移植起步较晚，1977 年林言箴教授和夏穗生教授相继开展临床原位肝移植，并初步取得了成功，开创了我国临床肝移植的历史。1977—1983 年全国相继有 18 个单位开展肝移植术，但由于缺乏有效的免疫抑制药、患者所患肝癌的恶性程度高、手术时机过晚、技术不成熟等一系列原因，多数患者在术后未能长期存活。此后，中国肝移植事业走入低谷停滞期。90 年代随着国际肝移植技术的迅速发展，给中国的肝移植事业带来了全新的机遇和挑战，掀起了国内肝移植的第 2 次高潮，自 1999 年，中国的肝移植进入大发展阶段，成为临床医学的一个最新热点领域。通过中国肝移植专家半个世纪的不懈努力，中国已经发展成仅次于美国的第二大肝移植大国。

二、供者与受者的选择与要求

（一）供者的选择与要求

供者年龄应≤60 岁，ABO 血型供、受者应力争相符，如不同型，应符合输血原则。供者无肝炎或其他慢性疾病病史，HBsAg、HIV、AFP 和梅毒抗体等阴性，无其他可能累及肝脏的全身性疾病，供者无严重脂肪肝。供者获取后应在 18h 内植入，最好不超过 12h。

（二）受者的选择与要求

1. 肝移植的适应证　原则上，当各种急慢性肝病经其他内外科方法无法治愈，Child –

Tureotte‐Push 评分≥7，且没有禁忌证，预计在短期内（6~9个月）无法避免死亡均是肝移植的适应证，常见疾病如下。

（1）肝实质疾病：如终末期良性肝病、终末期酒精性肝硬化和坏死后肝硬化。病毒性肝炎及各种肝炎病毒、药物或毒物等导致的暴发性肝功能衰竭、Budd‐Chiari 综合征、先天性肝纤维性疾病、囊性纤维性肝病、多发性肝囊肿、新生儿肝炎和严重的难复性肝外伤等。

（2）先天性代谢障碍性疾病：包括肝豆状核变（Wilsonrs Disease）、血红蛋白沉积症、家族性非溶血性黄疸、糖原累积综合征、肝豆状核变性、血友病等。

（3）胆汁淤积性疾病：包括原发性胆汁性肝硬化、硬化性胆管炎、继发性胆汁性肝硬化、家族性胆汁淤积病、肝内胆管闭锁等。

（4）肝良性肿瘤：如多发性肝腺瘤病、巨大肝血管瘤等，若超过肝三叶切除范围则为原位肝移植的适应证。对于单纯的肝恶性肿瘤，肝移植效果等于或优于肝肿瘤切除术。若肿瘤伴有肝硬化，则更优于肝肿瘤切除术。单个肿瘤 <5cm，或2~3个肿瘤 <3cm 时，肝移植效果良好，术后长期生存率高，甚至可达到无瘤生存。

2. 肝移植的禁忌证　①肝外存在难以根治的恶性肿瘤。②存在难于控制的感染（包括细菌、真菌、病毒感染）。③严重的酒精中毒者（未戒酒者）。④患有严重心、肺、脑、肾等重要脏器器质性病变患者。⑤艾滋病病毒（HIV）感染者。⑥有难以控制的心理变态或精神病。

（三）术前准备

受者的术前处理、病室的准备与要求等见本章第二节肾移植相关内容。

三、肝移植的手术方式

（一）供肝的摘取

1. 体位　供肝切取采用腹部大"十"字切口、双通路插管、UW 液原位低温灌注快速供肝获取技术（见本章第二节肾移植相关内容）。

2. 供肝的保存和修整　在整个修肝过程中供肝要浸泡在冷器官保存液 UW 液（2~6℃）中，将装有无菌冰的塑料袋放入保存液中，这样既可以避免在修整供肝时温度升高造成供肝热缺血伤害，又不影响保存液的浓度和渗透压。在修整肝时主要是把与供肝和血管相连的膈肌以及其他多余的组织切除，保证各个血管的完整。

（二）常用的手术方式

按供肝植入位置、供肝体积、供肝来源和供肝植入方式，同种异体肝移植的术式可分为如下几种。

1. 异位肝移植术（heterotopic transplantation of liver, auxiliary transplantation of liver）又称"辅助性肝移植术"。原病肝不予切除或部分切除，将同种异体健康肝移植于受者脾窝内、肝下、髂窝或盆腔内，移植肝与邻近血管重建血液循环，胆管与肠道吻合。异位肝移植术实际上起人工肝辅助作用，移植肝取代病体肝的部分作用。

2. 原位肝移植（orthotopic transplantation of liver, homotopoic transplantation of liver）又称"正位肝移植"。将受者病肝全部切除，用同种异体健康的肝移植于原病肝位置上，按照正常解剖关系吻合肝的血管与胆管系统，恢复肝血液循环和胆汁引流，移植肝完全取代病肝功能。原位肝移植又可分为以下 6 种。

（1）减体积法肝移植（reduced size liver transplantation，RSLT）：又称"部分肝移植"。是为解决儿童供体短缺或异位肝移植时腹腔空间不足而采取的方法，即在供肝修整时，将供肝部分切除后再行移植。常用的有左半肝、右外叶、右半肝等移植。

（2）背驮式肝移植（piggyback liver transplantation，PBLT）：即为保留受者下腔静脉的原位肝移植。在原位肝移植病肝切除后的无肝期内，常规的方法经阻断肝上、肝下、下腔静脉，引起下肢、肾的静脉回流受阻导致全身血流动力学的改变。而保留受者的下腔静脉则可使血流动力学紊乱大为减轻。术中不必采用体外静脉转流术，此术式适用于各种良性中末期肝病，因为有时切除不彻底，故不适用于某些肝恶性肿瘤患者。

（3）标准式肝移植：供肝大小和受体腹腔大小相匹配，按原血管解剖将整个供肝植入受体的原肝部位。

（4）活体部分肝移植：从活体上切取肝左外叶作为供肝植入受体的原肝部位。活体成人部分供肝首先用于小儿肝移植，现在也用于成人受者。

（5）劈离式肝移植：将供肝分成两半，分别移植给 2 个受者。可一定程度上缓解小儿供肝来源的短缺。

（6）原位辅助式肝移植：即在保留受体的全肝或者部分肝的情况下，将供肝植入受者体内。辅助性肝移植仅切除受者部分原肝，因此该术式显然不适用于恶性肿瘤患者。因为该术式具有保留原肝部分功能及手术创伤较小的优点，因此尤其适用于暴发性肝功能衰竭和某些先天性代谢性肝病患者，也可用于全身情况较差，不能耐受原位肝移植的患者。

四、常见护理问题

（一）体温过低

1. 相关因素　供肝冷冻、剖腹暴露于冷空气中的时间过长。

2. 临床表现　术后会出现体温过低或不升。

3. 护理措施

（1）术后立即使用电热毯、水床等保暖，使体温保持在 36～37℃。

（2）监测体温变化。

（3）高热时，患者一般处于感染期，除选择敏感抗生素外，应加强物理降温和药物降温，体温控制在 38℃以下。

（二）精神、心理问题

1. 相关因素　①长期受疾病的折磨。②病情严重、复杂，接受各类治疗效果不佳，导致对治疗失去信心；③对移植手术寄予较大的希望。④担心费用。⑤家庭或社会因素。⑥患者的文化水平。⑦术后陌生环境、创伤应激、治疗护理等干扰了患者正常的生活节奏，引发神经系统调节紊乱。⑧药物影响。

2. 临床表现　术前、术后可出现焦虑、恐惧、过分乐观、烦躁、忧郁、孤独无助、敏感猜疑、角色强化等各种表现。

3. 护理措施

（1）肝移植患者术前的心理准备非常重要，应对患者和家属进行心理和社会学评估，确定是否存在手术心理或社会禁忌证。

（2）根据患者的具体情况，评估其对移植手术的信任机制，以通俗易懂的语言引导患者进入"移植角色"，使患者对术后可能发生的各种情况有一定的心理准备，增强心理应激能力。

（3）建立舒适的修养环境，保持病室安静、光线柔和，医护人员态度和蔼、动作轻柔。

（4）不断加强患者对疾病的认识，结合病情采取多种形式适时介绍术前准备期、术后恢复期、康复期、出院后等健康教育内容，掌握各期注意事项，提高患者的自我护理能力。

（5）争取患者家庭的支持与帮助。

（6）症状较严重者，在心理护理的基础上，遵医嘱合理使用药物治疗。

（7）严密观察病情变化，注意安全，防止意外，必要时使用保护性约束。约束带使用时注意松紧合适，保持肢体处于功能位，记录使用时间、血液循环情况。

（8）必要时请专业心理医师做心理辅导。

（三）有引流管失效的可能

1. 相关因素　肝移植术后放置的引流管较多。术后一般留置 T 形管、右膈下引流管、左肝下引流管、小网膜孔引流管、胃肠减压管、腹腔引流管、导尿管等。

2. 临床表现　见第 10 章第一节外科引流相关内容。

3. 护理措施

（1）返回病房后，护士应与医师共同核对后逐个用标签标明引流管部位，以便观察。

（2）保持各管道通畅，防止脱落或引流管扭曲、引流物阻塞管道，观察引流液的色、质、量，并保持引流管周围皮肤清洁，每日更换一次性引流袋，注意无菌操作，减少感染的机会。

（3）T 形管的作用主要是胆道支撑和引流胆汁，是反映移植肝功能的重要窗口。引流袋位置不可过高，应低于腹部切口高度，防止胆汁反流入胆道，增加逆行感染、胆泥形成的机会。严密观察 T 形管内胆汁的色和量。正常胆汁为金黄色、黏稠、透明。T 形管内有胆汁说明肝已恢复功能，相反，无胆汁则说明肝无功能或 T 形管阻塞或肝动脉栓塞。正常情况下引流量由多到少逐渐减少，正常胆汁量为每天 300~500ml。一般在术后 7d 后行 T 形管造影，主要是因为移植患者大多数有低蛋白血症，加上皮质激素的应用，使 T 形管窦道的愈合时间较一般患者长。T 形管一般放置 4~6 个月后才拔除。

（4）胃肠减压管要保持通畅，严密观察色、质、量并正确记录，若 1h 内引流出血性液体超过 100ml，提示有活动性出血的可能，应考虑发生应激性溃疡，及时报告医师。

（5）腹腔引流管通常有 3 根，分别放置在左肝上、右肝上、右肝下，拔除腹腔引流管的顺序为右肝上、左肝上，最后拔除右肝下腹腔引流管。根据医嘱要求正确连接负压装置，常规限制在 20.0~40.0kPa（150~300mmHg），保持有效的负压。若 1h 内引流出血性液体超过 100ml，提时有活动性出血的可能；若引流出胆汁样液体同时伴有全身症状（如乏力、纳差、腹痛等），提示有胆瘘的可能。

（6）导尿管一般放置 3d，若是肝肾联合移植患者，导尿管一般放置 7d。

（7）有效指导患者术后的体位和活动：术后早期，移植肝膈面等组织尚未形成致密粘连，体位改变可能造成肝移位，影响肝的血液循环。术后 24h 绝对平卧，术后 3d 内半卧位时上身抬高不宜超过 30°。卧床期间，由于活动受限，会出现腰酸背痛、周身不适，应适当调整体位，按摩局部。1 周内上身抬高不宜超过 45°，且变换体位不要过度，不宜采取全侧位及坐位。术后 2 周左右可下床活动，给予相应的协助，避免头晕和双脚无力发生跌伤。1个月以后可以酌情戴口罩到室外散步。

（四）潜在并发症——出血

1. 相关因素　①肝移植患者术前存在肝功能不全或衰竭，脾功能亢进，故血小板和凝血因子缺乏。②术中血管吻合技术。③移植后供肝功能发挥不良仍可使患者凝血因子合成减少。④术后反复输注血小板，可使机体产生大量血小板抗体。⑤术前的脾大在术后短期内仍可继续破坏血小板。⑥原有手术史。⑦大量免疫抑制药的使用。

2. 临床表现　主要表现为腹腔内出血和胃肠道出血。腹腔内出血是最早出现的并发症之一，多发生在术后 48h 内。

3. 护理措施

（1）严格观察各引流管引流液的情况，每小时记录引流液的量、颜色、性质，每 30min 由上至下挤压引流管 1 次，若出血量大应及时输新鲜血、凝血复合物和凝血因子 I（纤维蛋白原）等。如术后 24~48h 血性引流液量多，血性引流液 >200ml/h 患者突感肝区疼痛，出现局部压痛、反跳痛等体征，是出血的症状，应及时报告医师予以处理。

（2）持续监测体温、心率、心律、血压、脉搏、呼吸及血氧饱和度，15~30min 观察 1次并记录。

（3）及时记录术后患者的清醒时间，观察患者的神志、意识、瞳孔变化、四肢感觉与活动情况。防止自我伤害及各种导管拔脱，必要时进行约束。

（4）注意中心静脉压（CPV）的变化。肝移植术后 CVP 要求在 $10cmH_2O$ 左右，CVP 太高会影响肝静脉的回流而导致肝淤血，出现肝再灌注损伤，要排除 CVP 增高的因素，如 PEEP、腹胀等。

（5）严密监测凝血功能，定期检查血红蛋白和血细胞容积。

（6）及时进行 B 超、CT 检查。患者一旦发生神志改变甚至出现昏迷，除考虑到颅内出血外，还应排除肝性脑病（肝昏迷）、中毒性脑病和颅内转移性肿瘤，头颅 CT 检查可为此提供可靠的依据。

（五）潜在并发症——排斥反应

1. 相关因素　见本章第二节肾移植排斥反应。

2. 临床表现　①超急性排斥反应：在肝移植中罕见。②急性排斥反应：多出现在移植术后 1 周~2 个月。主要表现为烦躁不安、失眠、畏寒、发热、乏力、肝区不适或疼痛、黄疸、皮肤黄染、大便颜色变浅、体温升高及胆汁分泌减少、胆汁量锐减、色淡；实验室检查嗜酸性粒细胞、血清总胆红素、血白细胞介素 II 受体显著升高等。③慢性排斥反应：多出现于移植后 2~3 个月，进展缓慢。通常先是无症状的胆小管酶[碱性磷酸酶（AKP）和谷氨酰转肽酶（γ-GT）]升高，继而出现黄疸，对免疫抑制药治疗反应迟钝。临床穿刺活检可确诊。

3. 护理措施

（1）移植肝的功能评价与观察内容：①胆汁的量及颜色是评价移植肝功能是否恢复的一个重要观察项目，肝门静脉复通后数分钟即有胆汁流出，若无胆汁流出或胆汁的量少并呈绿色或水样，说明肝功能恢复差，应立即报告医师，及时查找原因。②凝血功能，终末期肝病多存在严重的凝血功能障碍，新肝移植后，如果功能恢复良好，凝血功能可立即恢复。③水电解质、酸碱平衡，其相关因素有手术中的无肝期可产生代谢性中毒；肝硬化患者术前长期利尿，可有低钠、低钾；术中肝保存液中的高钾及肝再灌注损伤可造成术后高钾；如果移植肝功能良好，上述情况会逐步改善，若移植肝功能不良，虽经及时治疗纠正也难恢复。④血生化指标，血清 ALT、AST 一般在术后 2～3d 升至高峰，以后逐渐下降，总胆红素多在 $100\mu mol/L$ 以内，上述指标多数 1 周左右降至正常；如果指标持续上升，表示移植肝功能不全或排斥反应。

如果怀疑有原发性移植物无功能或排斥反应，除了应做多普勒超声测定肝动脉、肝门静脉血流外，还应及时进行肝组织穿刺行肝活检，以明确诊断，及时处理。

（2）应严密观察皮肤及巩膜黄染程度、消退情况及腹部体征变化。

（3）T 形管与胆汁引流情况的观察。胆汁的质和量是对肝功能最直接的观测指标，也是衡量新移植肝的肝细胞功能的主要依据。应密切注意胆汁的色、量、质，用玻璃量杯每 6h 准确测量 1 次。患者的急性排斥反应如能得到控制和逆转，胆汁的质、量和颜色应在 3～5d 内逐步恢复。

（4）排斥反应的处理原则为早期发现、早期鉴别、早期用药。

（5）严格遵医嘱使用免疫抑制药。及时、合理地安排抗排斥反应药物治疗的时间、顺序。

（6）正确抽血查血药浓度以指导用药。及时准确采取血液标本进行检验，以监测肝功能各项指标。

（六）潜在并发症——动脉血栓及栓塞

1. 相关因素　①取肝和肝保存过程中缺血、低温保存引起肝微血管损伤；②机械性或手术操作等原因使动脉内膜损伤或术中阻断血流引起；③免疫抑制药 CsA 改变机体前列腺素的代谢，影响血管内皮细胞的凝血过程。

2. 临床表现　包括肝动脉、肝静脉和肝门静脉栓塞，主要是指肝动脉栓塞。多发生在术后 1～2 周，是最严重的并发症，病死率超过 75%。表现为肝区突发性疼痛、精神委靡、高热、腹水、胆汁分泌减少、颜色变淡、转氨酶突然升高、黄染加重。

3. 护理措施

（1）处理原则：常规应用右旋糖酐 -40（低分子右旋糖酐）；口服阿司匹林肠溶片、双嘧达莫（潘生丁），使凝血功能保持在低凝状态，必要时紧急取栓。

（2）控制输液速度：输入液体时，注意控制滴速，防止过快、过慢，以避免心血管负担过重或血液黏稠度增加。

（3）认真观察皮肤有无出血点、瘀斑、皮下淤血等出血倾向及大便隐血情况，发现异常及时汇报医师。由于保持低凝血状态，穿刺、注射部位极易发生出血，每次静脉穿刺后，均应给予加压包扎 24h，以保护静脉，肌内注射部位按压 2～3min，防止皮下出血。

（4）如发现体温突然升高和肝功能受损指标升高等，应怀疑肝动脉栓塞的可能，立即报告医师及时诊治。

（5）术后 24h 常规用多普勒超声波检查动脉及血管吻合通畅情况，以便及时调整抗凝血治疗方案。

（七）潜在并发症——胆道系统并发症

1. 相关因素 ①供肝冷藏时间长。②手术分离血管时危及胆道的血供，胆道缺血导致胆管狭窄甚至坏死。③吻合口存在较大的张力使胆管发生缺血、坏死和吻合口瘘。

2. 临床表现 胆道系统并发症是导致肝移植失败的主要原因之一，包括胆瘘、胆道狭窄和胆泥形成三大并发症。胆瘘的表现有腹痛，腹腔引流管引流金黄色的胆汁。胆汁分泌的质与量是直观而可靠的指标。其他症状包括胆红素上升、发热、肝功能异常等症状。

3. 护理措施

（1）保持 T 形管引流通畅，严密观察胆汁引流量、性、质及透明度，注意伤口敷料情况。若胆汁引流量减少，伤口有黄色渗出物，应高度怀疑胆瘘，及时报告医师。

（2）注意患者的主诉，有无腹痛现象。

（3）每日更换引流袋，严格无菌操作，防止引起逆行胆管炎加重胆泥形成。

（八）潜在并发症——感染

1. 相关因素 ①术前肝功能损害，免疫功能缺陷，机体防御能力下降。②手术复杂、持续时间长，术中失血、呼吸道机械通气。③术后使用大量免疫抑制药，进一步降低了机体的抗病能力。④围手术期长期使用抗生素可引起二重感染，患者抵抗力下降，易发生感染及菌群失调。⑤术后各种引流管的放置增加了感染的危险。

2. 临床表现 感染是肝移植术后最严重最致命的并发症之一，以肺部感染和败血症的死亡率最高。临床表现见本章第二节肾移植潜在并发症——感染。

3. 护理措施

（1）处理原则：术后常规进行三抗治疗，即抗细菌、抗真菌、抗病毒。可常规用头孢曲松（罗氏芬）抗炎，预防卡氏肺孢子虫引起的急性肺炎，氟康唑胶囊抗真菌，拉米夫定能有效地抑制乙肝病毒 DNA 合成，减少与减缓乙肝的复发，术后至少持续服用 1 年。

（2）做好保护性隔离措施：①术后 1 个月内实行严密隔离，限制入室人数，入室人员洗手、戴口罩、帽子，换专用鞋，穿隔离衣。②加强病室环境与物品的消毒管理，每天通风 2～3 次，紫外线照射 2/d，每次 40min，消毒液拖地 3/d，并擦拭家具。患者所用的物品应按质地不同分别采用高压蒸汽、煮沸、浸泡、熏蒸等不同方法进行灭菌处理。具体措施见本章第一节器官移植术后管理相关内容。

（3）认真落实患者的消毒、管理工作：口腔护理、会阴护理 2/d；pH 试纸检测口腔的酸碱度，根据 pH 选择不同性质的漱口液，指导患者有效漱口，防止口腔溃疡和真菌感染；每日更换无菌床单位被服，做好皮肤护理。

（4）预防继发感染：检查皮肤有无破损及毛囊炎；术后 5d 内用 75% 乙醇擦洗头部，第 6 天开始洗头，1/d；大小便后用 0.05% 氯己定（洗必泰）溶液擦拭会阴部。

（5）严格无菌操作：进行各种操作前均应洗手；更换各种引流管时，用 2% 碘酊及 75% 乙醇消毒玻璃接头；静脉穿刺部位每日用 75% 乙醇消毒。

（6）加强呼吸道管理，保持呼吸道通畅。呼吸机治疗期间，严格吸痰操作，定时气道湿化。患者清醒，血液循环稳定，自主呼吸恢复，应逐渐脱机，尽早拔除气管插管。定时翻身、叩背、雾化吸入，指导有效咳嗽，病情允许时鼓励患者尽早下床，防止坠积性肺感染的发生。

（7）加强饮食卫生，对所送饭菜需经微波炉加热消毒后方可食用，以预防肠道感染。

（8）遵医嘱及时行胆汁、腹腔引流液、痰、尿、大便，腋下、腹股沟、鼻腔及空气的细菌培养和药敏试验，以便及时发现感染源和部位，及时处理。

五、康复与健康教育

肝移植术后康复与健康教育内容基本与肾移植相同。具体措施见本章第二节肾移植术后康复与健康教育相关内容。

（孙爱梅）

第九节　结、直肠癌

大肠癌包括结肠癌（carcinoma of colon）及直肠癌（carcinoma of rectum），是常见的消化道恶性肿瘤，仅次于胃癌、食管癌，好发年龄41~50岁。在我国直肠癌比结肠癌发生率高，约1.5∶1。随着饮食结构、生活习惯的改变，我国尤其是大都市，发病率明显上升，且有超过直肠癌的趋势。

一、病因

根据流行病学调查和临床观察分析，可能与以下因素有关：

1. 饮食习惯　大肠癌的发生与高脂肪、高蛋白和低纤维素饮食有一定相关性；过多摄入腌制食品可增加肠道中致癌物质，诱发大肠癌；而维生素、微量元素及矿物质的缺乏均可能增加大肠癌的发病率。

2. 遗传因素　有20%~30%的大肠癌患者存在家族史，常见的有家族性多发性息肉病及家族性无息肉结肠癌综合征，此类人发生大肠癌的机会远高于正常人。

3. 癌前病变　多数大肠癌来自腺瘤癌变，其中以绒毛状腺瘤及家族性肠息肉病癌变率最高；而近年来大肠的某些慢性炎症病变，如溃疡性结肠炎、克罗恩病及血吸虫性肉芽肿也已被列入癌前病变。

二、病理和分期

1. 根据肿瘤的大体形态分型

（1）肿块型：肿瘤向肠腔生长，易发生溃疡。恶性程度较低，转移较晚。好发于右侧结肠，尤其是回盲部。

（2）浸润型：肿瘤沿肠壁呈环状浸润，易致肠腔狭窄或梗阻；转移较早。好发于左侧结肠，特别是乙状结肠。

（3）溃疡型：肿瘤向肠壁深层生长并向四周浸润；早期可有溃疡，边缘隆起，中央凹陷；表面糜烂、易出血、感染或穿孔；转移较早，恶性程度高，是结肠癌最常见类型。

显微镜下组织学分类较常见的是：①腺癌，占结肠癌的大多数；②黏液癌，预后较腺癌差；③未分化癌，预后最差。

2. 临床病理分期　结肠癌的分期普遍采用 Dukes 法。

A 期癌肿局限于肠壁，可分为三个分期：A_1：癌肿侵及黏膜或黏膜下层；A_2：癌肿侵及肠壁浅肌层；A_3：癌肿侵及肠壁深肌层。

B 期癌肿穿透肠壁或侵及肠壁外组织、器官，尚可整块切除，无淋巴结转移。

C 期癌肿侵及肠壁任何一层，但有淋巴结转移。

D 期有远处转移或腹腔转移，或广泛侵及邻近器官无法切除。

3. 扩散和转移方式　结肠癌主要转移途径是淋巴转移。首先转移到结肠壁和结肠旁淋巴结，再到肠系膜血管周围和肠系膜血管根部淋巴结。血行转移多见肝，其次为肺、骨等。结肠癌也可直接浸润邻近器官和腹腔种植。

三、临床表现

1. 结肠癌　早期多无明显症状，随着病程的发展可出现一系列症状。

（1）排便习惯和粪便性状改变：常为最早出现的症状，多表现为大便次数增多、粪便不成形或稀便；当出现部分肠梗阻时，可出现腹泻与便秘交替现象。由于癌性溃疡可致出血及感染，故常表现为血性、脓性或黏液性便。

（2）腹痛：也是早期症状。疼痛部位常不确切，程度多较轻，为持续性隐痛或仅为腹部不适、腹胀感；当癌肿并发感染或肠梗阻时腹痛加重，甚至出现阵发性绞痛。

（3）腹部肿块：肿块较硬似粪块，位于横结肠或乙状结肠的癌肿可有一定的活动度。若癌肿穿透肠壁并发感染，可表现为固定压痛的肿块。

（4）肠梗阻：多为晚期症状。一般呈慢性、低位、不完全性肠梗阻，表现为便秘、腹胀，有时伴腹部胀痛或阵发性绞痛，进食后症状加重。当发生完全性梗阻时，症状加剧，部分患者可出现呕吐，呕吐物为粪汁样。

（5）全身症状：由于长期慢性失血、癌肿溃破、感染以及毒素吸收等，患者可出现贫血、消瘦、乏力、低热等全身性表现。部分结肠癌穿透肠壁后，引起肠内瘘和营养物质的流失，致使患者出现水、电解质、酸碱失衡和营养不良，乃至恶病质。

由于癌肿病理类型和部位不同，临床表现也各异。一般右侧结肠癌以全身症状、贫血、腹部肿块为主要表现；左侧结肠癌则以肠梗阻、腹泻、便秘、便血等症状为显著。

2. 直肠癌　早期仅有少量便血或排便习惯改变，易被忽视。当病情严重时才出现显著症状。

（1）直肠刺激症状：癌肿刺激直肠产生频繁便意，便前常有肛门下坠、里急后重和排便不尽感；晚期可出现下腹部痛。

（2）黏液血便：为直肠癌患者最常见的临床症状，多数患者在早期即出现便血。癌肿溃破后，可出现血性和（或）黏液性大便，多附于粪便表面；严重感染时可出现脓血便。

（3）粪便形状变细和排便困难：癌肿增大引起肠腔缩窄，表现为肠蠕动亢进，腹痛、腹胀、粪便形状变细和排便困难等慢性肠梗阻症状。

（4）转移症状：当癌肿侵犯前列腺、膀胱时可发生尿道刺激征、血尿、排尿困难等；侵及骶前神经则发生骶尾部、会阴部时续性剧痛、坠胀感；女性直肠癌可侵及阴道后壁，引起白带增多，若穿透阴道后壁，则可导致直肠阴道瘘，可见粪质及血性分泌物从阴道排出。

四、辅助检查

1. 直肠指检　是诊断直肠癌的最直接和主要的方法。女性直肠癌患者应行阴道检查及双合诊检查。

2. 实验室检查

（1）大便隐血试验：可作为高危人群的初筛级普查的方法。持续阳性者应进一步检查。

（2）血液检查：癌胚抗原（CEA）测定对大肠癌的诊断有一定的价值，但特异度不高，有助于判断患者疗效及预后。

3. 影像学检查

（1）X线钡剂灌肠或气钡双重对比造影检查：是诊断结肠癌的重要检查，可观察到结肠壁僵硬、皱襞消失、存在充盈缺损及小龛影。但对直肠癌诊断价值不大。

（2）B超和CT检查：有助于了解直肠癌的浸润深度及淋巴转移情况，以及提示有无腹腔种植转移、是否侵犯邻近组织器官或肝、肺转移灶等。

4. 内窥镜检查　可通过直肠镜、乙状结肠镜或结肠镜，观察病灶的部位、大小、形态、肠腔狭窄程度等。并可在直视下获取活组织行病理学检查，是诊断结直肠癌最有效、可靠的方法。

五、治疗原则

手术切除是治疗大肠癌的主要方法，同时辅以放疗、化疗等综合治疗。

（一）手术治疗

手术方式的选择应根据癌肿的部位、大小、病理类型等因素来考虑。

1. 结肠癌

（1）结肠癌根治手术切除范围包括癌肿所在的肠袢及其系膜和区域淋巴结。术式包括右半结肠切除术、横结肠切除术、左半结肠切除术及乙状结肠切除术（图20-1）。

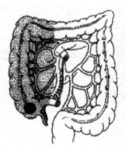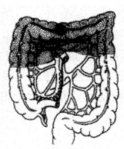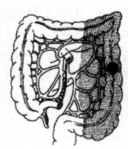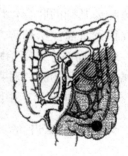

图20-1　结肠癌根治术切除范围示意图

（2）结肠癌并发急性肠梗阻的手术：左半结肠癌发生梗阻是右半结肠的9倍。右半结肠癌梗阻较适合作一期切除肠吻合术；若患者全身情况差，可先行切除肿瘤、肠道造瘘或短路手术；待病情稳定后，再行二期手术。分期手术常适用于左半结肠癌致完全性肠梗阻的患者。

2. 直肠癌

（1）直肠癌根治性手术：凡能切除的直肠癌，又无其他手术禁忌证，都应尽早施行直肠癌根治术。手术方式的选择根据癌肿所在部位、大小、活动度等因素综合判断，包括以下几点。

1）局部切除术：适用于早期瘤体小、局限于黏膜或黏膜下层、分化程度高的直肠癌。

2）腹会阴联合直肠癌根治术（Miles 手术）：主要适用于腹膜返折以下的直肠癌（图 20-2）。

3）经腹腔直肠癌切除术（直肠前切除术，Dixon 手术）适用于直肠癌下缘距肛缘 5cm 以上的直肠癌（图 20-3）。

4）经腹直肠癌切除、近端造口、远端封闭手术（Hartmarm 手术）适用于身体状况差，不能耐受 Miles 手术或因急性肠梗阻不宜行 Dixon 手术的患者（图 20-4）。

5）姑息性手术：晚期直肠癌患者若排便困难或发生肠梗阻，可行乙状结肠双腔造口。

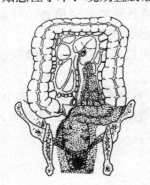 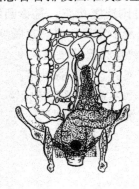 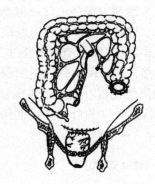

图 20-2　Miles 手术　　图 20-3　Dixon 手术　　图 20-4　Hartmarm 手术

（二）非手术治疗

（1）放疗：术前放疗可缩小癌肿、降低癌肿细胞活力及淋巴结转移，提高手术切除率及生存率。术后放疗多用于晚期癌肿、手术无法根治或局部复发者，以降低局部复发率。

（2）化疗：用于处理残存癌细胞或隐性病变，以提高术后生存率。目前，常采用以氟尿嘧啶为基础的联合化疗方案。给药途径包括区域动脉灌注、门静脉给药、静脉给药、术后腹腔留置管灌注给药等方法。

（3）局部介入等治疗：对于不能手术切除且发生肠管缩窄的大肠癌患者，可局部放置金属支架扩张肠腔；对直肠癌患者亦可用电灼、液氮冷冻和激光烧灼等治疗。

（4）其他治疗：中医治疗、基因治疗、导向治疗、免疫治疗等方法。

六、护理评估

（一）术前评估

1. 健康史　了解患者年龄、性别、饮食习惯。既往是否患过结、直肠慢性炎性疾病，结、直肠腺瘤；以及手术治疗史。有无家族性结肠息肉病，家族中有无患大肠癌或其他恶性肿瘤者。

2. 身体状况　了解疾病的性质、发展程度、重要器官状态及营养状况等。患者是否有大便习惯和粪便形状的改变；是否有大便表面带血及黏液或脓血便；是否有腹痛、腹胀、肠鸣音亢进等症状；腹部是否有肿块等。患者有无贫血、消瘦、乏力、低热、恶病质等症状；

有无腹水、肝大、黄疸等肝转移的症状。大便潜血试验、直肠指诊、内镜检查、影像学检查及 CEA 测定等结果是否阳性。

3. 心理－社会状况　患者和家属是否了解疾病和手术治疗的相关知识；患者及家属对有关结肠、直肠癌的健康指导内容了解和掌握程度等。患者和家属是否接受手术及手术可能导致的并发症；了解患者和家属的焦虑和恐惧程度。家庭对患者手术及进一步治疗的经济承受能力。

（二）术后评估

评估患者实施手术方式、麻醉方式、术中情况、术后恢复情况、并发症及预后的情况。

七、护理问题

1. 焦虑　与恐惧癌症、手术及担心造口影响生活、工作等有关。
2. 知识缺乏　与缺乏疾病和手术的相关知识有关。
3. 自理能力缺陷综合征　与手术创伤、术后引流及结肠造口有关。
4. 自我形象紊乱　与结肠造口的建立和排便方式改变有关。
5. 潜在并发症　出血、感染、吻合口瘘、造口缺血坏死或狭窄及造口周围皮炎等并发症。

八、护理目标

（1）患者焦虑缓解或减轻。
（2）了解疾病、手术及康复的相关知识。
（3）能自理或自理能力提高。
（4）能适应自我形象的变化。
（5）术后并发症能得到预防或及时发现和处理。

九、护理措施

（一）术前护理

1. 心理护理

（1）通过交流，针对患者的特殊心理进行状态评估，并行有效性的心理疏导。

（2）讲解治疗过程，术后护理技巧，消除手术顾虑。必要时请患者现身说法。

（3）需做永久性人工肛门时，会给患者带来工作和生活上的不便，会因自我形象的改变而自卑。应耐心倾听，顾虑和关心患者，说明手术的必要性，使能以最佳心理状态受手术。

2. 饮食　加强营养，纠正贫血，增强机体抵抗力。补充高蛋白、高热量、丰富维生素、易消化的少渣饮食。对于贫血、低蛋白血症的患者，应给予少量多次输血。对于脱水明显的患者，应注意纠正水、电解质及酸、碱平衡的紊乱，以提高患者对手术的耐受力。

3. 肠道准备　术前大量不保留清洁灌肠，是大肠手术必不可少的重要准备，目的是避免术中污染、术后腹胀和切口感染等。介绍三种方法。

（1）传统肠道准备法

1）控制饮食术前 3 日进少渣半流质饮食，术前 2 日起进流质饮食。

2）清洁肠道术前 3 日番泻叶 6g 泡茶饮用或术前 2 日口服泻剂硫酸镁 15～20g 或蓖麻油

30ml，每日上午服用。术前 2 日每晚用 1%～2% 肥皂水灌肠 1 次，术前 1 日晚清洁灌肠。

3）使用肠道抗生素 可抑制肠道细菌，减少术后感染。如卡那霉素 1g，每日 2 次，甲硝唑 0.4g，每日 4 次。

4）补充肠道维生素：因控制饮食及服用肠道杀菌剂，使维生素 K 的合成及吸收减少，故患者术前应补充维生素 K。

5）需行肛管直肠全切的患者，术前 3 天用 1：5 000 的高锰酸钾温水坐浴，每天 2 次。

（2）全肠道灌洗法患者手术前 12～14 小时开始服用 37℃ 左右等渗平衡电解质液（由氯化钠、氯化钾、碳酸氢钠配制），造成容量性腹泻，以达到清洁肠道目的。一般 3～4 小时完成灌洗全过程，灌洗液量不少于 6 000ml。可根据情况，在灌洗液中加入抗生素。对于年老体弱，心肾等器官功能障碍和肠梗阻者，不宜使用。

（3）口服甘露醇肠道准备法患者术前 1 日午餐后 0.5～2 小时内口服 5%～10% 的甘露醇 1 500ml 左右。高渗性甘露醇，口服后可吸收肠壁水分，促进肠蠕动，起到有效腹泻而达到清洁肠道的效果。此方法可不改变患者饮食或术前 2 日进少渣半流质饮食。另外，甘露醇在肠道内被细菌酵解，因此术中使用电刀，能产生易引起爆炸的气体。对于年老体弱，心、肾功能不全者禁用。

4. 术日晨 放置胃管和留置导尿管，若患者有梗阻症状，应早期放置胃管，减轻腹胀。如癌肿已侵及女患者的阴道后壁，患者术前 3 日每晚应行阴道冲洗。

（二）术后护理

1. 体位 病情平稳者取半卧位，以利于呼吸和腹腔引流。

2. 饮食 患者术后禁食水，行胃肠减压，由静脉补充水和电解质。2～3 日后肛门排气或造口开放后即可停止胃肠减压，进流质饮食。若无不良反应，进半流质饮食，1 周后改进少渣饮食，2 周左右可进普食。食物应以高热量、高蛋白、丰富维生素、低渣饮食为主。

3. 病情观察 每半小时监测血压、脉搏、呼吸一次，病情平稳后延长监测的间隔时间；观察腹部及会阴部切口敷料，若渗血较多，应估计量，做好记录，并通知医生给予处理。

4. 引流管的护理 保持腹腔及骶前引流管通畅，妥善固定，避免扭曲、受压、堵塞及脱落；观察记录引流液的颜色、质、量；及时更换引流管周围渗湿和污染的敷料。骶前引流管一般保持 5～7 天，引流液量减少、色变淡，方考虑拔除。

5. 结肠造口的护理 结肠造口又称人工肛门，是近端结肠固定于腹壁外而形成的粪便排出通道。

（1）造口开放前护理

1）保护外露肠管用生理盐水纱布或凡士林纱布敷在外露肠管表面，及时更换外层渗湿的敷料，防止感染。

2）保持造口通畅置造口引流者，术后及时将引流管接引流装置，保持通畅。

3）注意观察观察外露肠管有无肠段回缩、出血、苍白、淤血、坏死等现象。

（2）造口开放护理：造口一般于术后 2～3 天，肠蠕动恢复后开放。

1）患者应取造口侧卧位，防止造口流出物污染腹部切口敷料。用塑料薄膜隔开造口与腹壁切口，保护腹壁切口。

2）保持造口周围皮肤清洁、干燥，及时用中性皂液或 0.5% 氯己定（洗必泰）溶液清洁造口周围皮肤，再涂上氧化锌软膏。

3）观察造口周围皮肤有无红、肿、破溃等现象。每次造口排便，以凡士林纱布覆盖外翻的肠黏膜，外盖厚敷料，起到保护作用。

（3）正确使用人工肛门袋

1）选择袋口合适的造口袋。

2）及时更换造口袋，造口袋内充满 1/3 排泄物，应更换造口袋。

3）除使用一次性造口袋外，患者可备 3~4 个造口袋用于更换。

4）每次换袋，注意观察有无肠黏膜颜色变暗、发紫、发黑等异常，防止造口肠管坏死、感染。

（4）造口并发症的观察与预防

1）造口狭窄术后由于瘢痕挛缩，可致造口狭窄。因此，造口处拆线愈合后，每日扩肛 1 次。方法：戴上指套，外涂石蜡油，沿肠腔方向逐渐深入，动作轻柔，避免暴力，以免损伤造口或肠管。

2）肠梗阻观察患者有无恶心、呕吐、腹痛、腹胀、停止排气排便等症状。

3）便秘患者术后 1 周后，应下床活动，锻炼定时排便习惯。若进食后 3~4 天未排便或因粪块堵塞发生便秘，可将粗导尿管插入造口，一般深度不超过 10cm 灌肠，常用液体石蜡或肥皂水，但注意压力不能过大，以防肠道穿孔。

6. 注意饮食卫生 避免进食胀气性、刺激性气味、腐败及易引起便秘的食物。

7. 帮助患者 接受造口现实，提高自护能力。

（1）帮助患者及家属逐渐接受造口，并参与造口护理。

（2）鼓励患者逐渐适应造口，恢复正常生活，参加适量的运动和社交活动。

（3）护理过程中保护患者的隐私和自尊。

（4）指导患者自我护理的步骤，使能尽快回归家庭和社会。

8. Miles 手术护理 不宜过早半卧位，以免致脏器下垂。胃管、尿管待功能恢复后拔出。做好会阴部和患者的基础护理。

9. 并发症的预防和护理

（1）切口感染：①监测体温变化及局部切口情况；②及时应用抗生素；③保持切口周围清洁、干燥，尤其会阴部切口；④会阴部切口可于术后 4~7 天用 1 : 5 000 高锰酸钾温水坐浴，每日 2 次。

（2）吻合口瘘：①观察有无吻合口瘘；②术后 7~10 天不能灌肠，以免影响吻合口的愈合；③一旦发生吻合口瘘，应行盆腔持续滴注、吸引，同时患者禁食，胃肠减压，给予肠外营养支持。

十、护理评价

（1）患者焦虑是否缓解或减轻，如情绪是否稳定，食欲、睡眠状况是否改善。

（2）是否掌握与疾病有关的知识，能否主动配合治疗和护理工作。

（3）能否自理，或自理能力是否提高，能否正确护理造口。

（4）对造口的态度，能否接受造口，及有无不良情绪反应。

（5）术后并发症是否得到预防，是否及时发现和处理并发症。

十一、健康指导

（1）帮助患者及家属了解结、直肠癌的癌前期病变，如结直肠息肉、腺瘤、溃疡性结肠炎等；改变高脂肪、高蛋白、低纤维的饮食习惯。维持均衡的饮食，定时进餐，避免生、冷、硬及辛辣等刺激性食物；避免进食易引起便秘的食物，如芹菜、玉米、核桃及煎的食物；避免进食易引起腹泻的食物，如洋葱、豆类、啤酒等。

（2）对疑有结、直肠癌或有家族史及癌前病变者，应行筛选性及诊断性检查。鼓励参加适量活动和一定社交活动，保持心情舒畅。

（3）做好造口护理的健康宣教：①介绍造口护理方法和护理用品；②指导患者出院后扩张造口，每1~2周一次，持续2~3个月；③若出现造口狭窄，排便困难，及时就诊。④指导患者养成习惯性的排便行为。

（4）出院后，3~6个月复查一次。指导患者坚持术后化疗。注意观察造口排便通畅情况。避免过度增加腹压，以免引起人工肛门的黏膜脱出。Miles手术后排便次数会增多，排便控制功能较差者，指导做缩肛运动。

（孙爱梅）

参考文献

[1] 张丽.肝胆外科腹部切口感染的护理体会.内蒙古中医药，2016，35（3）：174-174.

[2] 王雪华，顾娇娇，张慧玲，等.肝胆外科手术患者切口感染的危险因素分析.齐鲁护理杂志，2016，22（8）：56-58.

[3] 葛璐璐.个性化护理策略在肝胆外科手术患者中的应用.齐鲁护理杂志，2016，22（8）：33-34

[4] 田素红，李燕，陈俊卯.内镜逆行胰胆管造影及胆道内支架的术中配合和护理[J].河北医科大学学报，2010，31（12）：1516-1517.

[5] 康双伶.不同护理方法用于普外科重症患者的临床效果.引文版：医药卫生，2016，（8）：87-87.

[6] 张言，李静，李维娜等.健康教育在普外科管道护理中的应用.护理实践与研究，2016，13（6）：63-64.